脊柱微创外科学

第2版

主　编　**刘尚礼**　中山大学孙逸仙纪念医院
　　　　戎利民　中山大学附属第三医院

副主编　**周　跃**　第三军医大学新桥医院
　　　　池永龙　温州医科大学附属第二医院
　　　　杨惠林　苏州大学附属第一医院

人民卫生出版社

图书在版编目（CIP）数据

脊柱微创外科学 / 刘尚礼，戎利民主编 . —2 版 . —北京：
人民卫生出版社，2016
　ISBN 978-7-117-23738-3

　Ⅰ.①脊…　Ⅱ.①刘…　②戎…　Ⅲ.①脊柱病 - 显微外科学
Ⅳ.①R681.5

　中国版本图书馆 CIP 数据核字（2016）第 283806 号

| 人卫智网 | www.ipmph.com | 医学教育、学术、考试、健康，购书智慧智能综合服务平台 |
| 人卫官网 | www.pmph.com | 人卫官方资讯发布平台 |

脊柱微创外科学
第 2 版

主　　编：刘尚礼　戎利民
出版发行：人民卫生出版社（中继线 010-59780011）
地　　址：北京市朝阳区潘家园南里 19 号
邮　　编：100021
E - mail：pmph @ pmph.com
购书热线：010-59787592　010-59787584　010-65264830
印　　刷：北京盛通印刷股份有限公司
经　　销：新华书店
开　　本：889×1194　1/16　印张：38
字　　数：1124 千字
版　　次：2007 年 11 月第 1 版　　2017 年 3 月第 2 版
　　　　　2017 年 3 月第 2 版第 1 次印刷（总第 2 次印刷）
标准书号：ISBN 978-7-117-23738-3/R · 23739
定　　价：298.00 元
打击盗版举报电话：010-59787491　E-mail：WQ @ pmph.com
（凡属印装质量问题请与本社市场营销中心联系退换）

编委名单（按姓氏笔画排序）

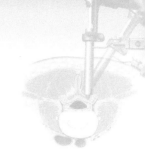

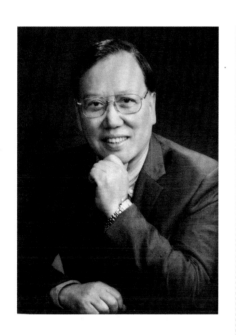

刘尚礼　主任医师、二级教授。中山大学孙逸仙纪念医院骨科教授,博士生导师。兼任国家卫生计生委组织的脊柱内镜专家组组长、中华医学会骨科分会微创学组名誉组长、中国医师协会骨科医师分会脊柱内镜专家委员会名誉组长、广东省康复医学会副会长。

曾兼任中国骨关节与风湿专业委员会副主任、中华医学会骨科分会常务委员、中华医学会骨科分会微创学组组长、中国脊髓损伤委员会副主任、中国脊柱脊髓损伤学会常务理事、中华小儿外科学会小儿骨科委员、广东省医学会骨科学分会会长、广东省小儿骨科学组主任、广东省医院评审委员会委员兼科教组组长。

还兼任《中华创伤骨科杂志》副主编、《脊柱外科杂志》副主编、《中华骨科杂志》常务编委、《中国脊柱脊髓损伤杂志》常务编委、《实用骨科杂志》编委、《临床骨科杂志》编委、《美国中华骨科杂志》编委、《中国人工关节杂志》编委、《新医学杂志》编委、《广州医药杂志》常务编委等。

曾荣获国家教委科技进步一等奖、二等奖等十多项省部委以上奖项,并获丹麦哥本哈根大学骨科客座教授、美国南伊州大学客座教授称号,国务院特殊津贴专家、国家卫生计生委突出贡献专家、中央保健局专家、中山大学资深骨科名医等多个荣誉称号。

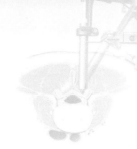

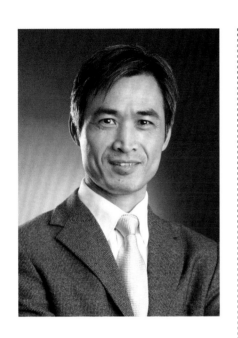

戒利民　医学博士、教授、主任医师,博士研究生导师,中山大学附属第三医院院长、骨科主任、脊柱外科主任,香港医学科学院资深院士。

兼任国际矫形与创伤外科学会(SICOT)中国部微创外科学会副主任委员,国际脊柱内镜外科学会(ISESS)执行委员,中华医学会骨科学分会脊柱外科学组委员,中国医师协会骨科医师分会委员、脊柱微创专业委员会副主任委员、脊柱内镜专家委员会副组长,中国康复医学会脊柱脊髓专业委员会委员、微创脊柱外科学组副主任委员,中国医疗保健国际交流促进会骨科分会副主任委员、脊柱内镜专业委员会候任主任委员,广东省医疗行业协会副会长骨科管理分会主任委员,广东省医学会脊柱外科学分会候任主任委员、微创学组组长、青年委员会主任委员,广东省医师协会骨科医师分会副主任委员、脊柱外科学组组长,广东省医师协会脊柱外科医师工作委员会副主任委员,广东省康复医学会脊柱脊髓专业委员会副主任委员、腰椎学组组长,广东省健康管理学会副会长、骨科学专业委员会副主任委员。现兼任《Spine中文版》《中华显微外科杂志》《中华创伤骨科杂志》《中国骨科临床与基础研究杂志》等学术期刊常务编委与编委。

已发表SCI收录期刊及国家级核心期刊论著100余篇,主编脊柱微创外科学术专著2部,副主编、参编脊柱外科学专著多部,获广东省科学技术奖三等奖1项,获国家发明专利等3项。担任国家自然科学基金评审专家,近5年,作为课题负责人主持国家自然科学基金2项,省部级课题近10项。

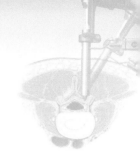

第 2 版序

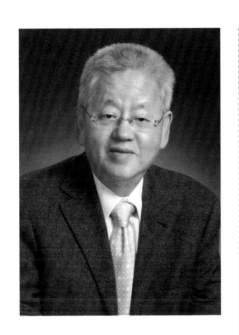

《脊柱微创外科学》第 2 版问世了,我表示热烈的祝贺。我所知道的主编刘尚礼教授是个学术严谨、勇于创新的学者,是我国脊柱微创外科先驱者之一。我十分支持脊柱微创外科(MISS)的开展。微创是以最少的创伤去获取最大的临床效果,也是患者的心理要求。微创要求技术更精准,因此医务人员要接受更多的 X 射线,付出更大的劳动,为此,我向 MISS 医生表示敬意。

今天传统脊柱外科已经取得很大的进展,也有很大成就。但是手术越来越大,创伤也随着增大。因此,人们就思考另辟新径,以达到相似效果。从 20 世纪 70 年代起,世界范围的 MISS 发展起来,成为传统脊柱外科的一个分支。传统脊柱外科是 MISS 的基础,MISS 也不能完全取代传统脊柱外科。我认为两者是会相辅相成地发展。

第 2 版的《脊柱微创外科学》比 9 年前第 1 版增加了许多内容,编排也进行了调整,这样更加符合当前 MISS 的发展。尤其是本书作者都是活跃在 MISS 第一线上的精英,更加贴近实际。希望更多的年轻骨科医生投入到 MISS 阵线,为发展我国的 MISS 事业增砖添瓦。

中国工程院院士　邱贵兴

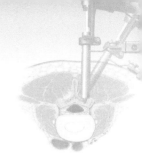

第 2 版前言

2007年第1版《脊柱微创外科学》出版以来前后共10个年头了。虽然该书编写水平有限,错漏不少,但仍然受到读者青睐,早已销售一空。目前脊柱微创外科已增加了不少内容,特别是经皮穿刺的椎间孔镜(TESSYS)技术的迅猛普及,林林总总使第2版《脊柱微创外科学》呼之欲出。应广大青年骨科医生的要求,经过一年多的筹备,邀请了目前国内第一线工作的脊柱微创专家再版编写。他们基本上是卫计委组织的脊柱内镜专家成员,同时,很荣幸的邀请到台湾脊柱微创专家徐少克教授和王超然教授参加编写其中一些章节,使本书增色不少。本书还请到邱贵兴院士写序。邱院士一向支持骨科微创,2003年,中华医学会骨科分会微创学组成立时,他亲自担任副组长兼顾问。因此,今天脊柱微创外科的蓬勃发展,要感谢邱院士当年的高瞻远瞩。在此,我向邱贵兴院士和辛勤劳动的作者表达衷心的感谢。

关于微创手术的概念,不同人有不同的理解。我绝对不认为常规手术切口小一些就是微创,那种只是经验或手艺。微创手术应该包括:①新的解剖入路结构;②新的手术工具,如光纤内镜、穿刺器材、X线影像等;③手术内外的创伤比传统手术大大减少,治疗效果达到传统手术的水平,住院时间比传统手术缩小,患者经济付出少;④最后患者满意、医生满意和社会满意。要达到这4点,对脊柱微创外科医生有更高的要求。首先,思想道德水平要高,把患者利益放在第一位。医德不好是没有资格做脊柱微创医生的,因为医德不好时在把握患者手术适应证时会不准确,直接影响手术效果。其次,要有坚实的脊柱外科传统手术经验。这个经验很重要,因为微创手术可能由于某种问题导致不成功,这就要回到传统手术来。传统手术是微创手术的基础,微创是传统手术的分支,我们永远需要传统手术。再次,我们要有热情。微创手术是新生事物,要接受新技术是要经过艰苦的学习曲线,从传统过渡到微创技术是全新过程。传统手术要求解剖、暴露和止血三个基本操作,微创还包括定位、手感与视频有机立体联系。一般来说,新学习微创手术的年轻医生最好参加正规的脊柱微创学术班的训练,而整个学习曲线最少有20例以上。开始的时候,切除一个椎间盘可能要3个小时,而传统手术40分钟就足够了。这种学习曲线的磨练需要有足够的热情与牺牲精神。最后,还要求脊柱微创医生具有自我保护意识。微创手术经常借助X线定位,长期小剂量暴露于X线对健康不利。因此,要穿好防护衣,做好隔离措施。

本书包含了基本解剖、基本操作和脊柱疾病三大内容,几乎70%的篇章是重新编写。本书中在论述细节时可能会发生解剖与操作上有重复叙述的情况,这样编写主要是因为本书具有参考工具性质,希望读者能完整地理解每一章节。由于本书的作者来自五湖四海,其书写的风格各有不同,虽然在总编的时候尽量综合各人的优点,但仍然有所参差。最后编者水平有限,疏漏、谬误之处在所难免,敬请读者批评指正。

刘尚礼　戎利民
2016 年 8 月 6 日

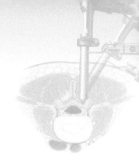

目　录

第一章　绪论 ……………………………………………………………………………… 1

　　一、概述 …………………………………………………………………………… 1

　　二、我国 MISS 的现状 …………………………………………………………… 1

　　三、我国 MISS 医生培养的构思 ………………………………………………… 2

　　四、脊柱微创外科的简史 ………………………………………………………… 3

第二章　脊柱脊髓的应用解剖学 ………………………………………………………… 7

　第一节　脊柱的应用解剖 …………………………………………………………… 7

　　一、椎骨的应用解剖 ……………………………………………………………… 7

　　二、椎骨连结的应用解剖 ………………………………………………………… 12

　　三、脊柱的血供 …………………………………………………………………… 21

　　四、脊柱的神经支配 ……………………………………………………………… 26

　　五、脊柱的功能 …………………………………………………………………… 28

　　六、脊柱的定位和体表标志 ……………………………………………………… 28

　第二节　脊髓的应用解剖 …………………………………………………………… 29

　　一、脊髓 …………………………………………………………………………… 29

　　二、脊髓被膜 ……………………………………………………………………… 30

　　三、脊膜腔 ………………………………………………………………………… 31

　　四、脊髓的血供 …………………………………………………………………… 32

第三章　微创脊柱外科手术入路解剖学 ………………………………………………… 35

　第一节　颈部应用解剖学 …………………………………………………………… 35

　　一、颈前外侧部解剖层次 ………………………………………………………… 35

　　二、颈根部 ………………………………………………………………………… 43

　　三、颈后部解剖层次 ……………………………………………………………… 45

　第二节　颈部微创入路应用解剖学 ………………………………………………… 47

　　一、上颈椎前路 …………………………………………………………………… 47

　　二、上颈椎后路 …………………………………………………………………… 47

　　三、下颈椎前路手术 ……………………………………………………………… 48

　　四、下颈椎后路手术 ……………………………………………………………… 49

　第三节　胸部应用解剖学 …………………………………………………………… 49

　第四节　胸椎微创入路应用解剖学 ………………………………………………… 56

　　一、经胸骨入路解剖 ……………………………………………………………… 56

二、胸腔镜入路解剖 ……………………………………………………………………… 56

三、椎体成形术的解剖 …………………………………………………………………… 58

四、前方胸椎间盘切除术的解剖 ………………………………………………………… 59

五、胸腰椎连接部的前方入路解剖 ……………………………………………………… 60

第五节 腹盆部应用解剖学 …………………………………………………………………… 62

一、腹前外侧壁 …………………………………………………………………………… 62

二、盆部 …………………………………………………………………………………… 70

第六节 腰背部脊柱区的解剖 ………………………………………………………………… 74

一、皮肤和浅筋膜 ………………………………………………………………………… 74

二、深筋膜 ………………………………………………………………………………… 74

三、背部肌肉 ……………………………………………………………………………… 75

四、腹后壁肌肉 …………………………………………………………………………… 77

五、血管和神经 …………………………………………………………………………… 77

六、肌三角 ………………………………………………………………………………… 78

第七节 腰椎微创入路的应用解剖学 ………………………………………………………… 78

一、腰椎后路椎间盘镜的入路解剖 ……………………………………………………… 78

二、后外侧椎间孔入路的解剖 …………………………………………………………… 79

三、前路腹腔镜下椎间盘摘除的应用解剖 ……………………………………………… 80

四、视频辅助的腰椎前方腹膜外直肠旁入路解剖 ……………………………………… 81

五、左侧腹膜后腰椎间盘摘除术入路解剖（右侧卧位）………………………………… 82

六、左侧腹膜后腰椎间盘摘除术入路解剖（平卧位）…………………………………… 83

七、经多裂肌最长肌间隙入路解剖 ……………………………………………………… 83

八、经竖脊肌腰方肌间隙入路 …………………………………………………………… 85

第四章　经皮椎间盘消融技术 ……………………………………………………………… 87

第一节 概述 …………………………………………………………………………………… 87

一、发展史与现状 ………………………………………………………………………… 87

二、等离子消融工作机制 ………………………………………………………………… 89

三、等离子消融的安全性 ………………………………………………………………… 89

四、适应证与禁忌证 ……………………………………………………………………… 89

第二节 手术操作 ……………………………………………………………………………… 90

一、颈椎间盘等离子射频髓核消融术 …………………………………………………… 90

二、腰椎间盘等离子射频消融术 ………………………………………………………… 94

三、经皮激光颈椎间盘减压术 …………………………………………………………… 97

四、经皮激光腰椎减压术 ………………………………………………………………… 98

第三节 注意事项 ……………………………………………………………………………… 100

一、术中注意事项 ………………………………………………………………………… 100

二、术后并发症及防治 …………………………………………………………………… 101

第五章　经皮椎体成形术 …………………………………………………………………… 103

第一节 概述 …………………………………………………………………………………… 103

一、经皮椎体成形术 ……………………………………………………………………… 103

二、经皮椎体后凸成形术 ………………………………………………………………… 106

第二节 手术操作 ……………………………………………………………………………… 108

一、经皮椎体成形术 …………………………………………………………… 108

二、经皮椎体后凸成形术 ……………………………………………………… 111

第三节　注意事项 ……………………………………………………………… 113

一、术中注意事项 ……………………………………………………………… 113

二、手术并发症的预防与治疗 ………………………………………………… 114

第六章　胸腰椎显微内镜技术 ……………………………………………………… 118

第一节　概述 ……………………………………………………………………… 118

一、椎间盘镜技术的发展史 …………………………………………………… 118

二、椎间盘镜技术扩展应用的发展史 ………………………………………… 119

三、椎间盘镜技术在我国的开展现状 ………………………………………… 120

四、椎间盘镜技术的临床应用范围 …………………………………………… 120

第二节　手术操作 ………………………………………………………………… 122

一、术前准备 …………………………………………………………………… 122

二、腰椎间盘突出症 MED 手术操作 ………………………………………… 123

三、显微内镜下单侧入路腰椎管单侧与双侧减压 …………………………… 129

四、显微内镜辅助下 MIS-TLIF ……………………………………………… 131

五、术后处理 …………………………………………………………………… 136

第三节　注意事项 ………………………………………………………………… 136

一、熟悉与克服 MED 学习曲线 ……………………………………………… 136

二、操作注意事项 ……………………………………………………………… 136

三、手术并发症及处理 ………………………………………………………… 138

第七章　经皮脊柱内镜技术 ………………………………………………………… 141

第一节　YESS 脊柱内镜技术 …………………………………………………… 141

一、概述 ………………………………………………………………………… 141

二、手术操作 …………………………………………………………………… 144

三、注意事项 …………………………………………………………………… 164

第二节　TESSYS 技术 …………………………………………………………… 166

一、概述 ………………………………………………………………………… 166

二、手术操作 …………………………………………………………………… 166

三、注意事项 …………………………………………………………………… 171

第三节　经皮内镜椎板间入路椎间盘髓核切除术 ……………………………… 172

一、概述 ………………………………………………………………………… 172

二、手术操作 …………………………………………………………………… 172

三、注意事项 …………………………………………………………………… 174

第八章　经鼻 / 口腔镜技术 ………………………………………………………… 177

第一节　概述 ……………………………………………………………………… 177

第二节　手术操作 ………………………………………………………………… 177

一、经鼻内镜技术 ……………………………………………………………… 177

二、经口内镜技术 ……………………………………………………………… 177

三、经口鼻联合内镜技术 ……………………………………………………… 178

第三节　注意事项 ………………………………………………………………… 178

第九章　颈椎内镜技术 ·· 180

第一节　椎间盘镜下后路颈椎椎间孔切开和椎间盘髓核摘除术 ··· 180
　一、概述 ··· 180
　二、手术操作 ·· 181
　三、注意事项 ·· 184

第二节　椎间盘镜下齿状突骨折内固定术 ··· 184
　一、概述 ··· 184
　二、手术操作 ·· 185
　三、注意事项 ·· 187

第三节　内镜下经颈动脉三角前路 C_{1-2} 微创技术 ··· 188
　一、概述 ··· 188
　二、手术操作 ·· 189
　三、注意事项 ·· 190

第四节　后路经皮内镜下颈椎间盘髓核摘除术 ··· 191
　一、概述 ··· 191
　二、手术操作 ·· 192
　三、注意事项 ·· 195

第十章　胸腔镜技术 ·· 197

第一节　胸腔镜下胸腰椎骨折减压内固定术 ·· 197
　一、概述 ··· 197
　二、手术操作 ·· 205
　三、注意事项 ·· 207

第二节　脊柱侧弯胸腔镜下前方松解手术 ··· 212
　一、概述 ··· 212
　二、手术操作 ·· 214
　三、注意事项 ·· 221

第三节　胸椎侧凸胸腔镜下矫形术 ··· 224
　一、概述 ··· 224
　二、手术操作 ·· 225
　三、并发症的预防与处理 ·· 227

第四节　胸腔镜辅助下小切口胸椎侧凸前路矫形术 ·· 227
　一、概述 ··· 227
　二、手术操作 ·· 227

第十一章　腹腔镜技术 ··· 229

第一节　概述 ·· 229
　一、腹腔镜下前路腰椎椎体间融合术 ··· 230
　二、腹腔镜下腰椎骨折内固定术 ·· 230
　三、应用解剖 ·· 230
　四、手术适应证和禁忌证 ·· 231

第二节　手术操作 ·· 232
　一、腹腔镜设备与器械 ··· 232

　　二、手术方式及途径 ……………………………………………………………… 234
　　三、术前准备 …………………………………………………………………… 239
　　四、操作步骤 …………………………………………………………………… 240
第三节　注意事项 ……………………………………………………………………… 245
　　一、腹腔镜下前路腰椎椎体间融合术 ………………………………………… 245
　　二、腹腔镜下腰椎骨折内固定术 ……………………………………………… 246

第十二章　经皮螺钉固定技术 ………………………………………………………… 248

第一节　经皮后路 C_{1-2} 螺钉内固定术 ……………………………………………… 248
　　一、概述 ………………………………………………………………………… 248
　　二、手术操作 …………………………………………………………………… 250
　　三、注意事项 …………………………………………………………………… 254
第二节　经皮前路 C_{1-2} 关节突螺钉内固定术 …………………………………… 255
　　一、概述 ………………………………………………………………………… 255
　　二、手术操作 …………………………………………………………………… 258
　　三、注意事项 …………………………………………………………………… 264
第三节　经皮齿状突螺钉内固定术 …………………………………………………… 264
　　一、概述 ………………………………………………………………………… 264
　　二、手术操作 …………………………………………………………………… 266
　　三、注意事项 …………………………………………………………………… 269
第四节　经皮颈椎椎弓根螺钉内固定术 ……………………………………………… 269
　　一、概述 ………………………………………………………………………… 269
　　二、手术操作 …………………………………………………………………… 273
　　三、注意事项 …………………………………………………………………… 276
第五节　经皮胸腰椎椎弓根螺钉内固定术 …………………………………………… 277
　　一、概述 ………………………………………………………………………… 277
　　二、手术操作 …………………………………………………………………… 278
　　三、注意事项 …………………………………………………………………… 280

第十三章　扩张管道技术 ……………………………………………………………… 282

第一节　腰椎后路扩张管技术 ………………………………………………………… 282
　　一、概述 ………………………………………………………………………… 282
　　二、手术操作 …………………………………………………………………… 284
　　三、注意事项 …………………………………………………………………… 289
第二节　极外侧入路可扩张通道技术 ………………………………………………… 292
　　一、概述 ………………………………………………………………………… 292
　　二、手术操作 …………………………………………………………………… 293
　　三、注意事项 …………………………………………………………………… 302

第十四章　脊柱显微镜外科技术 ……………………………………………………… 307

第一节　颈椎前路显微镜外科技术 …………………………………………………… 307
　　一、概述 ………………………………………………………………………… 307
　　二、手术操作 …………………………………………………………………… 308
　　三、注意事项 …………………………………………………………………… 310

第二节　颈椎后路显微镜外科技术 ·· 311
　一、概述 ·· 311
　二、手术操作 ··· 312
　三、注意事项 ··· 314
第三节　腰椎疾病的显微镜外科技术 ·· 314
　一、概述 ·· 314
　二、手术操作 ··· 315
　三、评价及展望 ·· 317

第十五章　轴向固定技术 ·· 319

第一节　概述 ·· 319
　一、发展史与现状 ·· 319
　二、腰骶椎轴向椎体间融合术（AxiaLIF）特点 ····························· 320
　三、AxiaLIF 内置物与技术分类 ·· 320
　四、适应证与禁忌证 ··· 323
第二节　手术操作 ··· 324
　一、AxiaLIF 系统 ·· 324
　二、AxiaLIF 2L 系统手术操作 ·· 337
第三节　注意事项 ··· 343
　一、术中操作注意事项 ··· 343
　二、AxiaLIF 并发症 ·· 344

第十六章　导航系统及手术机器人的应用 ······································ 346

第一节　导航系统在脊柱外科中的应用 ····································· 346
　一、概述 ·· 346
　二、手术导航的原理和主要技术设备、分类 ·································· 348
　三、影像导航系统在脊柱外科中的应用 ·· 353
　四、评价及展望 ·· 365
第二节　机器人在脊柱外科中的应用 ··· 366
　一、概述 ·· 366
　二、机器人系统 ·· 366
　三、手术操作 ··· 366
　四、脊柱机器人临床应用 ·· 367
　五、机器人辅助系统的展望 ·· 372

第十七章　其他技术 ·· 376

第一节　小切口人工腰椎间盘置换术 ··· 376
　一、概述 ·· 376
　二、手术操作 ··· 382
　三、注意事项 ··· 383
第二节　小切口腰椎人工髓核置换术 ··· 384
　一、概述 ·· 384
　二、手术操作 ··· 387
　三、注意事项 ··· 392

第三节 经皮骶髂关节内固定术 393
一、概述 393
二、手术操作 394
三、注意事项 396

第四节 显微镜下脊柱棘突间锁定术 397
一、概述 397
二、手术操作 399
三、注意事项 399

第五节 可膨胀式脊柱融合器（B-Twin）在腰椎退行性疾病中的临床应用 401
一、概述 401
二、手术操作 405
三、注意事项 411

第六节 新型经皮脊柱外固定器 411
一、概述 411
二、手术操作 412

第七节 骶管内镜下激光消融腰椎间盘减压术 414
一、概述 414
二、手术操作 414

第八节 组合微创技术 415
一、概述 415
二、手术方法 415

第九节 选择性神经根造影及阻滞术 418
一、概述 418
二、手术操作 419
三、注意事项 422

第十八章 脊柱退变性疾病 424

第一节 颈椎病 424
一、概述 424
二、手术适应证 426
三、临床疗效 430

第二节 腰椎间盘突出症 435
一、概述 435
二、手术适应证 436
三、临床疗效 440
四、展望 444

第三节 腰椎管狭窄症 445
一、概述 445
二、手术治疗 452
三、临床疗效 457

第四节 腰椎滑脱症 458
一、概述 458
二、手术适应证 460
三、临床疗效 463

第十九章　脊柱骨折 ·· 471

  第一节　颈椎骨折 ·· 471

    一、概述 ··· 471

    二、手术适应证 ··· 472

    三、临床疗效 ·· 472

  第二节　胸椎骨折 ·· 474

    一、概述 ··· 474

    二、手术适应证 ··· 475

    三、临床疗效 ·· 480

    四、展望 ··· 481

  第三节　胸腰段骨折 ·· 481

    一、概述 ··· 481

    二、胸腰椎骨折的手术适应证 ·· 492

    三、临床疗效 ·· 494

  第四节　腰椎骨折 ·· 495

    一、概述 ··· 495

    二、手术适应证 ··· 496

    三、微创技术在腰椎骨折中的临床疗效 ··· 496

  第五节　骶骨骨折 ·· 506

    一、概述 ··· 506

    二、手术适应证 ··· 509

    三、临床疗效 ·· 509

  第六节　骨质疏松性脊柱骨折 ··· 509

    一、概述 ··· 509

    二、手术适应证 ··· 513

    三、临床疗效 ·· 515

    四、临床应用中遇到的问题及对策 ··· 517

    五、椎体成形术和椎体后凸成形术的研究方向及应用前景 ······················· 519

第二十章　脊柱畸形 ·· 528

  第一节　青少年特发性脊柱侧弯 ··· 528

    一、前路微创技术在脊柱侧弯矫形术中的应用 ··· 528

    二、临床疗效 ·· 534

    三、后路微创技术在脊柱侧弯矫形术中的应用 ··· 540

  第二节　退变性脊柱侧弯 ·· 547

    一、概述 ··· 547

    二、手术适应证 ··· 552

    三、临床疗效 ·· 552

第二十一章　脊柱感染性疾病 ·· 556

  第一节　椎间盘炎的微创外科治疗 ·· 556

    一、概述 ··· 556

    二、临床疗效 ·· 561

第二节　脊柱结核 ··· 562

　一、概述 ··· 562

　二、手术适应证 ··· 562

　三、临床疗效 ··· 564

第二十二章　脊柱肿瘤 ··· 568

第一节　原发性脊柱肿瘤 ··· 568

　一、概述 ··· 568

　二、微创技术在原发性脊柱肿瘤中的适应证 ··· 573

　三、临床疗效 ··· 576

第二节　脊柱转移癌 ·· 577

　一、概述 ··· 577

　二、经皮椎体强化术治疗脊柱转移癌的适应证 ·· 580

　三、PKP/PVP 微创治疗脊柱转移癌的临床疗效 ·· 581

索引 ·· 584

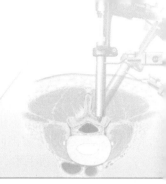

第一章 绪 论

一、概述

当今微创外科十分深入人心。但是如何给微创下个定义呢？不同观点有不同的概念。笔者认为，微创是借用非传统的特殊工具如穿刺针、扩张管道、内镜、X线机、电视机等，达到手术组织创伤最少、住院时间短、患者心理创伤小但手术效果与传统手术相仿的新术式。

微创中的新工具是很重要的，一般来说不会应用传统手术的工具。用传统工具的传统术式完成的小切口手术不能列入微创范畴，这只能认为是经验和能力。组织创伤少是指手术内外损伤范围一致，不是外面切口小，里面损伤大的倒三角形创伤。由于组织创伤少，所以伤口愈合快，住院时间一定短。这两加起来的效果就是患者心理损伤小了，乐意接受这个手术。最后手术效果一定不能比传统手术差，这是治疗的目的。为了微创而手术效果差是所有人都不会接受的。

与脊柱外科的范围一样，脊柱微创外科（minimally or less invasive spine surgery，MISS）的内容非常广泛。其中最重要的有脊柱退行性变、脊柱骨折、脊柱畸形、脊柱结核和炎症等。阶梯治疗的现代概念是首先对患者进行保守治疗，如保守治疗无效，则在进入传统外科治疗之前要思考能否进行 MISS 治疗。传统手术有很多优点，但是创伤太大，并由此带来了一系列的并发症。现代外科的发展趋势是手术的微创化、有限化和智能化。MISS 的范畴很广，包括：①经皮穿刺技术。最早的经皮穿刺是 1964 年美国学者 Smith 用长针头从皮肤穿刺经过软组织进入突出的椎间盘，注射可以溶解髓核的木瓜酶。此后，各种经皮穿刺技术如

雨后春笋，五花八门，包括了目前最先进的椎间孔镜（TESSYS）技术都是经皮穿刺；②内镜技术。目前几乎所有类型的椎间盘突出症状都可以在内镜下切除。内镜技术是通过现代光学技术，把光纤内镜送进手术区，在立体电视的配合下放大手术野，使术者更清晰地看到术野的各种微细解剖，配合止血系统和自动冲洗系统，使手术达到精准安全。现在的内镜也是琳琅满目，如显微内镜、椎间孔镜、腹腔镜和胸腔镜等；③小切口技术或小切口加内镜技术等。如胸椎特发性侧弯矫正，就可以用几个小切口置入内镜进行手术操作。又如腰椎人工椎间盘置换术可以在腹部做一个小切口，置入 AO 的环状拉钩，使术野充分暴露，效果与传统手术相当；④显微镜技术。通过小切口和自动拉钩，应用手术显微镜进行操作，就像手外科的技术一样被称为"钥匙孔手术"，显微镜放大 10~30 倍，也能达到精准安全的目的；⑤扩张管道技术。目前后路或椎间孔入路的椎体微创融合技术都可以通过小切口加特殊扩张管道进行。这些扩张后的管道提供足够的视野便于术者操作，也可以借助内镜进行。这一技术已经非常普及；⑥经皮椎弓根钉或螺钉固定技术。这一概念是利用 C 形臂机进行体外定位，经皮肤小切口置入椎弓根钉或特殊部位的螺钉固定，最后用特别的器械如枢法模公司的 Sextant 置入棒，达到固定的目的。

二、我国 MISS 的现状

我国 MISS 的发展是紧跟着国际先进步伐的。20 世纪 60 年代，美国率先经皮穿刺注射木瓜酶到突出的椎间盘内，以溶解病变的髓核。我国在 70 年代发明了胶原酶经皮注射到椎间盘内溶解髓

核,两者性质一样。20世纪70~80年代,日本开始经皮穿刺抽吸椎间盘;美国开始用关节镜经椎间孔入路切除椎间盘髓核。我国则在1990年开始了这两项手术。

我国MISS出现过两波高潮。其一是20世纪90年代末的脊柱显微内镜(MED)高潮。1997年,美国枢法模公司发明了MED,1999年传到中国,在中华大地掀起了波澜。几年间,除了香港和台湾,MED覆盖了各大省市医院。2001年,美国脊柱微创学会中国分部在广州成立;2003年,中华医学会骨科分会在广州成立了全国首个微创学组;2004年,中国康复医学会脊柱脊髓专业委员会在温州成立了MISS学组。此后,各省市骨科学会都相继成立了微创学组。学术会议此起彼伏。据不完全统计,2002年全国完成MED手术共4628例。同时,MISS另一种特色性手术是椎体成形术治疗骨质疏松症的椎体压缩性骨折。虽然这个术式在20世纪80年代从法国开始,但真正大量用于临床是20世纪90年代末的美国。2000年初,广州、苏州先后开展了这一手术。由于这一手术简单可行,效果立竿见影,很快在县级医院都得到普及,广东省则普及到镇级医院。这两种手术是MISS的标志性手术。虽然早期由于处在学习曲线期间,发生了一些并发症,但是由于每年都有全国性MISS研讨会,大家的学术水平提高很快。

到了21世纪前10年的后期,第二波全国性的微创高潮又随着经皮椎间孔镜技术(TESSYS)的开展火热起来。TESSYS的优点是比MED更精准、更微创。当然它代替不了MED,因为MED除了椎间盘突出症外,对椎管狭窄症等有更多的内涵。但TESSYS对于初发或复发的椎间盘突出症的治疗确实更优越。第二个高潮的标志是除了MISS学术研讨会此起彼伏之外,中国人的MISS走向了世界。我国学者踊跃参加国际MISS会议,国际MISS权威也频频参加我国的MISS学术会议。第二个标志是国家卫生和计划生育委员会组织MISS专家,制定了脊柱内镜临床应用规范。这意味着从国家层面上认可这一技术,使那些恶意攻击MISS的所谓专家没有市场。这次高潮的成果是许多三甲医院正式成立MISS科室,使MISS沿着正规化道路前进。

三、我国 MISS 医生培养的构思

MISS技术是一项脊柱外科领域的技术革命,与传统的脊柱外科手术有很大的区别。一名有丰富经验的脊柱外科医师要想掌握MISS手术技术仍需接受微创技术的系统培训。为确保患者安全,尽快培养出更多合格的MISS医师,制订详细的培训方案是十分必要的。

(一)MISS 医师的条件

MISS医师必须是能独立开展常规脊柱外科手术的脊柱外科医师。理由是MISS手术中常遇到病情变化,或术中出现并发症而需转为常规的脊柱外科手术,只有专业的脊柱外科医师才有能力处理这种不测情况。因此,只有具有一定的脊柱外科手术经验的医师才有信心和能力去开展MISS手术。

(二)理论学习

理论教育是MISS手术医师培训的第一步。脊柱外科医生必须参加有经验的MISS医师主讲的理论课,掌握MISS手术的适应证和禁忌证、MISS手术仪器的工作原理及器械的功能和使用方法、手术操作技巧要点及并发症的防治措施。只有具备丰富的MISS基本知识,才能尽快成为一名合格的MISS医师。

(三)技术培训

任何学习都有学习曲线,最好的技术培训首先应利用训练器进行模拟操作,这是非常有效的操作训练方法,尤其是腔镜或内镜下操作,可以达到手眼配合、操作协调。目前,国内外已有计算机模拟训练,证实有很好的实用性。动物实验是MISS技术训练中一项重要内容,它可给受训者一个与临床实际条件相似的施行手术的机会,MISS医师要熟练掌握操作技术没有比动物实验更好的方法。

(四)临床实践

经过理论学习、模拟训练和动物实验后,需经过临床实践方能成为真正的MISS医生。临床实践可以通过观摩手术和手术实践,通过有经验的指导医师带教,达到学习目的,为今后顺利开展微创脊柱手术奠定基础。

MISS技术并非是独立的专业,它是常规脊柱外科手术的进展和创新,对医生和患者都具有吸引力,而且具备逻辑学基础。MISS技术具有局限性和高并发症发生率及医疗风险,因此要求脊柱外科医生应具备传统开放手术的操作技术、优良的麻醉技术、各种特殊器械使用及术后处理技能,熟悉局部解剖结构和变异知识,具有有效防治并

发症的措施,才能扩展脊柱外科医生的思维、视觉和行为空间,顺利开展和发展 MISS 技术。

一个医学新概念的诞生必须经过循证医学和伦理学的检验,只有反复实践、前瞻性研究和长期随访才能得出最终结果。这就需要脊柱外科医生不断努力,将困难和风险留给自己,把幸福、美好带给患者。经皮穿刺手术技术中,无论哪一种,都有其严格手术指征。一般而言,这些技术的适用范围主要为经保守治疗无效的单纯性腰椎间盘突出症,而对于伴有腰椎管狭窄或纤维环钙化的椎间盘突出、手术后复发性椎间盘突出以及脱出或游离型椎间盘病变则要谨慎对待。

由于 MISS 的发展迅速,随之带来了诸多亟待解决的问题,如操作规范化问题、适应证和禁忌证问题、统一评价标准问题等。这些问题如果得不到及时、合理地解决,就无法进行科学的分析,无法得到科学的结论,必将影响到 MISS 的健康发展。因此,我们必须理智对待 MISS 技术。所谓理智就是既要积极又要慎重,就是以科学的态度、实事求是的态度对待它,既不要盲目追求,又不要置若罔闻。每一种新生的事物,无疑都存在这样或那样的不足,我们有责任、有义务去不断地完善、不断地改进,使新技术更好地造福于人类。

四、脊柱微创外科的简史

脊柱微创外科的历史实际上是经皮穿刺技术和内镜技术的发展史。

1. 真正有临床意义的脊柱微创外科(minimal invasive spine surgery,MISS)是在 1964 年,Smith 报告应用木瓜蛋白酶经皮穿刺注射到椎间盘髓核以溶解突出的椎间盘。其有效率为85.2%。但是,其主要并发症是一旦木瓜蛋白酶溶液漏到硬膜内,可能溶解马尾,导致严重事故。国内应用胶原酶溶解髓核,也产生了类似的并发症,为大部分骨科医生不能接受。到了 1975 年,日本 Hijikata 首先报道了经皮穿刺抽吸技术治疗椎间盘突出症,开创了脊柱经皮穿刺技术的新纪元。但是,这种抽吸只达到椎间盘减压作用,吸出的组织不多,很快被激光消融技术所代替。激光有不同类型,如 CO_2 激光,Ho:YAG 激光和 KTP 激光等。其作用原理是使髓核组织消融气化,减小椎间盘压力,神经根压迫随后缓解,从而达到治疗效果。但是,由于是热消融,患者术后会有腰痛及一过性神经根刺激症状。1984 年,德国 Ascher 等报告 CO_2 激光有效

率为70%~80%。1992 年,Choy 报告 333 例,竟然无 1 例有并发症。由于热消融始终有可能灼伤神经,2000 年后出现了冷消融。据报道有效率也达到 86.4%。其实,冷消融也可以冻坏神经,患者术后会有一段时间腰痛。因此,只适合限制型的椎间盘突出。

2. 1983 年,美国 Kambin 应用关节镜(arthroscopic microdiscetomy,AMD)切除 9 例突出的椎间盘,宣布了脊柱内镜技术的开始。他提出了关节镜入路解剖是在后关节、椎体后缘与神经根所构成的安全三角,后称之为 Kambin 三角。到了 1989 年,Kambin 继续报告 AMD 治疗 100 例椎间盘突出症,其优良率达到87%。以后美籍华人 Anthony Yeung 改良了笨重的关节镜,创立了 YESS 系统。其基本原理是经 Kambin 三角穿刺进入椎间盘,从内到外(in-out)切除病变髓核。他报告 500 例椎间盘突出症,有效率达 86%。但是缺点是盲切,看不见神经根。常常在 L_5~S_1 的穿刺中碰到困难。

3. 1997 年,美国 Foley 和 Smith 发明了脊柱后路内镜椎间盘切除术(micro-endoscopic discetomy,MED),其基本操作和传统椎间盘切除术相同。但是所有步骤在内镜下完成。MED 在我国受到骨科医生的欢迎。2000 年,国内刘尚礼等报告 137 例 MED 结果,优良率达93.4%。综合文献,MED 的临床疗效与传统手术相仿,但切口小、组织损伤少,很快在全国推广和普及。

4. 2004 年,德国 Hoodland 创立了经皮穿刺的椎间孔镜系统,全名为 Thomas Hoodland endoscopy spine systems(TESSYS)。这种技术是经皮穿刺的技术,在上关节突开一个骨性隧道,内镜直接达到突出的椎间盘表面,从外到内(out-in)切除椎间盘,随后可见神经根松解。Hoodland 报告 262 例 TESSYS 技术结果,优良率达 85.7%。2008 年,国内周跃等报告 216 例,优良率90%,与 MED 比较无统计学差异。TESSYS 技术还可以用于 L_5~S_1 间隙入路,甚至 L_{4-5} 间隙也可以,其基本原理与 MED 相同。目前,TESSYS 技术在中国乃至世界都得到积极推广,因其能更微创更精准切除突出的椎间盘,受到骨科医生和患者的欢迎。

5. 微创腰椎融合是一个概念,腹腔镜切除椎间盘后植骨或应用融合器融合称之为经前路椎体间融合术(anterior lumbar interbody fusion,ALIF),后路 MED 摘除椎间盘术后放入融合器(B-Twin)谓之经后路椎体间融合术(posterior

lumbar interbody fusion，PLIF）。后路经皮螺钉固定后，用扩张管道经椎间孔进行椎体融合称为经椎间孔椎体间融合术（transforaminal lumbar interbody fusion，TLIF）。腰椎外侧方经腰大肌或者腰大肌前方进行腰椎间融合称极外侧椎体间融合术（direct lateral interbody fusion，DLIF）。这些手术都是 2000 年后发展起来的，由于实用，很快就成了微创常规手术。

6. 腹腔镜技术从 1991 年就应用到腰椎间盘突出症的治疗中。Obenchain 报道了 15 例 $L_5\sim S_1$ 的椎间盘切除术，效果良好。之后 Zuckerman 于 1995 年又报道了 17 例腰椎间盘切除和椎体融合术，同样取得良好效果。后来 Oslen 总结了 75 例 $L_5\sim S_1$ 腹腔镜下融合后 2 年随访，75% 的患者术前症状得到缓解。国内张朝跃、吕国华和王文军等在 2000 年后分别报道了腹腔镜治疗腰椎结核、腰椎间盘切除融合和人工椎间盘置换等。腹腔镜技术无疑在临床上开辟了新的微创途径，但是其缺点也很明显：首先腹腔镜技术起步之初要和普通外科结合，学习曲线长；其次，腹腔大血管和脏器多，易造成损伤；再者，除了人工椎间盘置换外，单纯前路融合不牢靠，还需要辅助后路椎弓根钉固定。

7. 胸腔镜技术起源于 20 世纪 90 年代。美国的 Michael Mack 等最先在尸体和动物中研究，1993 年，他开展了胸腔镜下脊柱畸形前路松解术。1996 年，Picetti 开展了世界第一例胸腔镜下矫正脊柱侧弯术，到了 1998 年，他们报道了 50 例矫正脊柱侧弯的经验。国内邱勇等于 2002 年也成功地应用这一技术治疗脊柱侧弯。这一技术的优点是明显的，除了减少创伤与出血外，患者外形得到了极大的改善；缺点也同样易见，例如对于 $T_{11}\sim L_2$ 的病灶，由于操作空间少，并不适合。另外，其学习曲线长，适应证较为窄小，只适合侧弯度数较少、柔软度较大的患者。

8. 1984 年，法国 Deramond 和 Galibert 应用骨水泥注射到 C_2 的椎体血管瘤获得了成功，开始了椎体成形术（percutaneous vertebroplasty，PVP）的篇章。之后 Kaemmerlen 把这一技术应用到椎体转移癌的患者。但是，真正大量应用到临床是 1988 年美国 Duquesnal 将 PVP 用于治疗骨质疏松症的椎体压缩性骨折以后。2001 年，国内刘尚礼等最早报道了 PVP 治疗骨质疏松的椎体压缩性骨折。由于 PVP 存在骨水泥渗漏和不能有效改善后凸畸形的缺点，Liebencan IH 于 2001 年研制了一种可膨胀的球囊，在注射骨水泥前扩张球囊，抬高压缩的椎体，可造成一低压空间，当骨水泥注入后使椎体恢复到一定高度，减少后凸畸形。后来，这一技术被称为椎体后凸成形术（percutaneous kyphoplasty，PKP）。同理，以色列学者用一个撑开的塑料网代替球囊，也取得了相似效果，称之为 SKY 技术。2005 年，国内刘尚礼等对 PKP 作了详细描述。然而，随着后期的循证医学分析结果表明了 PVP 与 PKP 无统计学差异，就不再强调孰优孰劣了。

9. 微创技术中，经皮椎弓根钉固定技术因为实用进展飞快。1977 年，Magerl 首先提出经皮腰椎后关节螺钉交叉固定治疗骨折。1999 年，Wiesner 等提出了经皮椎弓根钉固定的临床意义。2001 年，在 Foley 等报告美国 Medtronic Sofamor Danek 公司设计的 SEXTANT 经皮椎弓根钉固定系统治疗 12 例腰椎不稳手术成功之后，各种小切口经皮腰椎融合术便发展起来。现在连退变性成人侧弯矫正术都可以应用这一系统。

10. 1998 年，美国 McAfee PC 等报告了 18 例侧前方入路治疗腰椎不稳症，2 年随访优良率超过 90%，但是存在腰神经一过性麻痹问题。建议术中进行神经监护，减少腰神经损害。国内戎利民等认为适应证还包括椎间盘源性腰痛、人工椎间盘植入及翻修、轻、中度腰椎侧弯等。应用前景广泛。

11. 2003 年，Oliveira 在解剖基础研究上进行了首例腰骶轴向融合固定术。其基本原理是从骶前轴向穿刺 $L_5\sim S_1$，然后螺钉固定。国内戎利民等 2009 年率先开展这一手术，其切口小、损伤少、恢复快，符合微创手术的要求，值得推广。

12. 2004 年，池永龙等在国内外率先应用空心螺钉经皮穿刺固定齿状突骨折 10 例，其中 8 例骨性愈合，2 例未愈合但临床无症状。这是中国人的原创性手术，在国内外引起关注。之后池永龙团队又在经皮穿刺前路固定 $C_{1\sim2}$、经皮穿刺固定髂骨骨折等方面都取得了很好的成绩。

综上，脊柱 MISS 已经取得辉煌的进步。但是科学是无止境的，随着数字化技术的改进，更多的微创工具将被发明。导航技术、智能机器人技术都会慢慢得到普及。MISS 将会在脊柱外科占有 60%~70% 的比重，前景一片光明。

（刘尚礼）

参考文献

［1］李春海,黄东生,刘尚礼,等.显微内镜椎间盘切除系统治疗腰椎间盘突出症.实用医学杂志,2000,16(1):289-290.

［2］黄东生,李春海,刘尚礼,等.椎间盘镜髓核摘除术治疗腰椎间盘突出症.中国脊柱脊髓杂志,2001,11(5):266-268.

［3］刘尚礼,李春海,丁悦,等.膨胀式椎体成形器治疗骨质疏松性椎体压缩性骨折.中华创伤骨科杂志,2005,7(12):1139-1142.

［4］郑召民,刘尚礼,李春海,等.经皮椎体成形术治疗骨质疏松性椎体压缩骨折的临床初步报告.中国微创外科杂志,2001,1(6):334-336.

［5］杨惠林,Hansen A Yuan,陈亮,等.椎体后凸成形术治疗老年骨质疏松脊柱压缩骨折.中华骨科杂志,2003,23(5):262-265.

［6］张春霖,唐恒涛,于远洋,等.腰椎后路椎间盘镜手术及疗效分析.中华骨科杂志,2004,24(2):84.

［7］戎利民,蔡道章,谢沛根,等.髓核低温消融术在颈椎病治疗中的应用.中国脊柱脊髓杂志,2008,18(2):158-159.

［8］戎利民,蔡道章,董健文,等.显微内镜椎间盘摘除术治疗老年腰椎间盘突出症.中国矫形外科杂志,2008,16(19):1508-1509.

［9］戎利民,刘斌,谢沛根,等.显微内镜辅助经皮微创椎间孔入路腰椎椎体间融合术治疗腰椎退行性疾病.中国骨与关节外科,2012,5(2):117-122.

［10］戎利民,董健文,刘斌,等.轴向椎体间融合术微创治疗腰骶椎失稳症.中华显微外科杂志,2009,32(1):15-18.

［11］周跃,李长青,王建,等.椎间孔镜YESS与TESSYS技术治疗腰椎间盘突出症.中华骨科杂志,2010,30(3):225-231.

［12］周跃,郑文杰,王建,等.经皮椎间孔入路内镜下治疗极外侧型腰椎间盘突出症.中国骨与关节杂志,2013,2(4):194-198.

［13］周跃,王伟洪,李长青,等.内镜技术在腰椎间盘突出症治疗中的应用进展.中国脊柱脊髓杂志,2011,21(3):248-251.

［14］Kambin P,Gellman H. Percutaneous lateral discectomy of lumbar spine a preliminary report. Clin Orthop,1983,174:127.

［15］Yeung AT,Tsou PM. Posterolateral endoscopic excision for lumbar disc herniation:Surgical technique,outcome and complications in 307 consecutive cases. Spine,2002,27(7):722-731.

［16］Hoogland T,Schubert M,Miklitz B,et al. Transforaminalposterolateral endoscopic discectomy with or without the combination of a low-dose chymopapain;a prospective randomized study in 280 consecutive cases. Spine,2006,31(24):890-897.

［17］Foley KT,Smith MM. Microendoscopic discectomy. Tech Neurosurg,1997,3:301-307.

［18］Perez-Cruet MJ,Foley KT,Isaacs RE,et al. Microendoscopiclumbar discectomy:technical note. Neurosurgery,2002,51(5 Suppl):129-136.

［19］Wu X,Zhuang S,Mao Z,et al. Microendoscopic discectomy for lumbar disc herniation:surgical technique and outcome in 873 consecutive cases. Spine,2006,31(23):2689-2694.

［20］Righesso O,Falavigna A,Avanzi O. Comparison of open discectomy with microendoscopic discectomy in lumbar disc herniations:results of a randomized controlled trial. Neurosurgery,2007,61(3):545-549.

［21］McAfeePC,Regan JR,Zdeblick T,et al. The incidence of complications in endoscopic anterior thoracolumbar spinal reconstructive surgery:a prospective multicenter study comprising the first 100 consecutive cases. Spine,1995,20(14):1624-1632.

［22］Watanabe K,YaukeS,Kikuchi S,et al. Complications of endoscopic spinal surgery:a retrospective study of thoracoscopy and retroperitoneoscopy. J OrthopSci,2007,12(1):42-48.

［23］Khoo LT,Fessler RG. Microendoscopic decompressive laminotomy for the treatment of lumbar stenosis. Neurosurgery,2002,51(5 Suppl):146-154.

［24］Ikuta K,Tono O,Tanaka T,et al. Surgical complications of microendoscopic procedures for lumbar spinal stenosis. Minim Invasive Neurosurg,2007,50(3):145-149.

［25］Foley KT,Holly LT,Schwender JD. Minimally invasive lumbar fusion. Spine,2003,28(15 Suppl):26-35.

［26］Pimenta L,Lhamby J,Gharzedine I,et al. XLIF approach for the treatment of adult scoliosis:2 year follow-up. Spine J,2004,7(Suppl):52-53.

［27］Knight RQ,Schwaegler P,Hanscom D,et al. Direct lateral lumbar interbody fusion for degenerative conditions:early complication profile. J Spinal Disord Tech,2009,22(1):34-37.

［28］Regev GJ,Lee YP,Taylor WR,et al. Nerve injury to the posterior rami medial branch during the insertion of pedicle screws:comparison of miniopen versus percutaneous pedicle screw insertion techniques. Spine,2009,34(11):1239-1242.

［29］Obenchain TG. Laparoscopic lumbar discectomy:case

report. J Laparoendosc Surg,1991,1(3):145-149.

[30] Deramond H,Depriester C,Galibert P,et al. Percutaneous vertebroplasty with polymethylmethacrylate:Technique, indications,and results. Radiol Clin North Am,1998,36 (3):533-546.

[31] Hijikata S. Percutaneous nucleotomy. Percutaneous nucleotomy. A new concept technique and 12 years' experience. Clin Orthop Relat Res,1989,(238):9-23.

[32] Chen YC,Lee SH,Chen D. Intradiscal pressure study of percutaneous disc decompression with nucleoplasty in human cadavers. Spine,2003,28(7):661-665.

[33] Foley KT,Smith KR,Smith MM. Frameless strereotactic guidance of cervical spine lateral mass screw placement. In:Nolte LP,Ganz R(eds),Computer assisted orthopedic surgery. Hogrefe&Huber,Seatle Trogontoo Bern,1999: S89-98.

[34] Lee SC,Chen JF,Lee ST. Management of acute odontoid fractures with single anterior screw fixatin. J Clin Neurosci,2004,11(8):890.

[35] Foley KT,Lefkowitz MA. Advances in minimally invasive spine surgery. Clin Neurosurg,2002,49:499.

[36] Yeung AT,Tsou PM. Posterolateral endoscopic excision for lumbar disc herniation. Surgical technique,outcome, and complications in 307 consecutive cases. Spine, 2001,27(7):722.

[37] Hijikata S. Percutaneous nucleotomy:a new concept technique and 12 year's experience. Clin Orthop,1989, 238:9.

[38] Choy DS. Percutaneous laser disc decompression (PLDD):a First line treatment for herniated discs. J Clin Laser Med Surg,2001,19(1):1-2.

[39] Cheng J,Zheng W,Wang H,et al. Posterolateral transforaminal selective endoscopic diskectomy with thermal annuloplasty for discogenic low back pain: a prospective observational study. Spine,2014,39(26 Spec No.):B60-65.

[40] Bhagia SM,Slipman CW,Nirschl M,et al. Side effects and complications after percutaneous disc decompression using coblation technology. Am J Phys Med Rehabil, 2006,85(1):6-13.

[41] Zampini JM,White AP,McGuire KJ. Comparison of 5766 vertebral compression fractures treated with or without kyphoplasty. Clin Orthop Relat Res,2010,468 (7):1773-1780.

[42] Ozgur BM,Aryan HE,Pimenta L,et al. Extreme lateral interbody fusion(XLIF):a novel surgical technique for anterior lumbar interbody fusion. Spine,2006,6(4): 435-443.

[43] Billinghursta J,Behrooz A,Akbarnia. Extreme lateral interbody fusion-XLIF. Curr Orthop Pract,2009,20(3): 238-251.

[44] He L,Kang Z,Tang W,et al. A MRI study of lumbar plexus with respect to the lateral transpsoas approach to the lumbar spine. Eur Spine J,2015,24(11):2538-2545.

第二章　脊柱脊髓的应用解剖学

脊柱是人体的中轴，上承颅骨，下接骨盆，全长纵贯颈（项）、胸（背）、腹（腰）和盆部，其内以椎管容纳及保护脊髓和脊神经根，其外与相邻结构一起围成胸腔、腹腔和盆腔，并对各腔内的脏器起保护作用。作为一个相对完整的功能和结构体系，脊柱既是脊柱外科手术的终端处理目标，同时又因为毗邻众多重要脏器而牵涉诸多临床学科，更因其位置深在、内容重要和毗邻复杂，与脊柱和脊髓相关的临床操作常常被初入临床的医护工作者视为畏途，盖因对其解剖结构不够熟悉、心中无底之故。因此，从整体上把握脊柱的基本构造、生理功能，尤其是应用解剖学知识，对正确理解和诊断脊柱脊髓疾病、合理选择手术入路及术式、正确开展涉及脊柱和脊髓的微创手术操作等都大有裨益。

考虑到接触本书的部分读者可能是初入临床的医科毕业生或低年资的住院医师，本章主要述及一些与理解脊柱微创手术处理目标密切相关的脊柱脊髓的应用解剖学知识，以方便他们使用本书和获取系统的脊柱外科解剖知识。希望这样的编排有助于他们理解和掌握脊柱微创技术，已经熟悉这部分内容的读者可以直接跳过。

第一节　脊柱的应用解剖

幼年时，构成脊柱的椎骨有33块，即颈椎7块、胸椎12块、腰椎5块、骶椎5块、尾椎4块。随着年龄的增加，5块骶椎融合为1块骶骨，4块尾椎融合为1块尾骨，故成人的椎骨共有24块，它们借助椎间盘、韧带和椎间关节等连成脊柱。

脊柱作为一个具有支持和运动功能的整体，其稳定性的保持有赖于"三柱"结构的完整。"三柱"概念由Danis于1984年提出，前柱为前纵韧带、椎体前份和椎间盘前份；中柱为椎体后份、椎间盘后份和后纵韧带；后柱为包括关节突、黄韧带、棘上韧带和棘间韧带等在内的椎弓根后方的诸多结构。前屈暴力主要影响前柱，纵向压缩暴力波及中柱，此时发生的椎体骨折常不致影响脊柱的稳定；若同时伴发后柱的损害，则导致脊柱不稳。因此，在处理突出的椎间盘等病变结构时，对包括椎间关节在内的后柱结构的切除必须慎重，不可随意扩大范围。

一、椎骨的应用解剖

除上、下两端的几块椎骨差异较大外，其余居中的椎骨都具有较为相似的共同形态特征，即由前方的椎体和后方的椎弓组成，椎弓又可分为椎弓根和椎弓板两部分，并伸出一对横突、一对上关节突、一对下关节突和一个棘突共7个突起。

（一）各部椎骨的特征

由于所处的部位不同，各部椎骨所承受的压力和受周围结构的影响也大不相同，因此，在具有相似的共同形态的基础上，各部位椎骨的特征性差别也很明显。

1. 颈椎　是所有椎骨中的最小者，共7个。C_1、C_2、C_7形态比较特殊，属特殊颈椎，其余4个（C_{3-6}）为普通颈椎，或称典型颈椎（图2-1）。

普通颈椎的椎体小，椎体的横径较矢状径大。椎体前面圆，后面扁平，椎体上面两侧隆凸，前后凹陷；下面两侧凹陷，前后隆凸，因此，椎体的上、下面均呈鞍状，使相邻椎体的连接更加稳定。椎体上面两侧呈崤样的隆起，称为椎体钩或

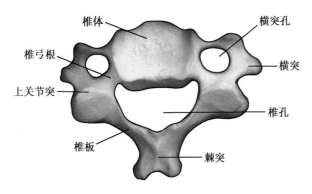

图 2-1 普通颈椎的形态

钩突;下面两侧缘相应的部位有斜坡状的唇缘,常说的钩椎关节(Luschka 关节)即由上位颈椎的唇缘与下位颈椎的钩突构成。颈椎椎弓根向后外侧突出,椎板则转向伸往后内侧,故围成的椎孔较大,呈三角形。横突短而宽,根部有一圆或椭圆形的孔,称横突孔,内有椎动脉和椎静脉通过。横突的末端分裂成前结节和后结节。前结节为肋骨的遗迹,尤以 C₆ 椎体的前结节最大,是颈总动脉压迫止血的主要受力点,故常称其颈动脉结节;后结节是颈夹肌、斜角肌等颈部肌肉的附着点。上、下关节突的关节面近似水平位。棘突的末端分叉。

(1)C₁:又名寰椎,由前弓、后弓和两个侧块构成,呈环状,无椎体、棘突和关节突,后弓上面有椎动脉沟,椎动脉出寰椎横突孔后即经此沟行向枕骨大孔,此沟到后正中线的距离,以内侧骨皮质计量为 10mm,以外侧骨皮质计量则为 18mm。前弓正中处,内面有向后凹的后关节面,与齿突构成寰枢正中关节;外面有向前突起的前结节,是上颈椎前路手术用以触摸并判断前正中线位置的重要结构(图 2-2)。

(2)C₂:又名枢椎,比其他颈椎多了一个齿突,即由椎体的上面向上发出的指状突起。齿突向上插入寰椎前弓的后面并与之形成寰枢正中关节,是头部旋转运动的解剖学基础(图 2-2)。

齿突长约 14~16mm,其根部最窄且略扁,内外径 8~10mm,前后径 10~11mm。齿突与椎体不是简单的垂直关系,其长轴与枢椎体下表面约成 64° 的夹角,在行齿突螺钉内固定术时应予注意。枢椎的椎弓根宽约 8mm,高度约 10mm,有倾斜的上关节面覆盖,方向为由外下至内上方。横突孔紧靠椎弓根外侧,方向为由内下至外上。椎弓根轴的投影点在椎板上缘下 5mm 和椎管外侧边外 7mm 处,向内偏 33°,向上偏 20°。

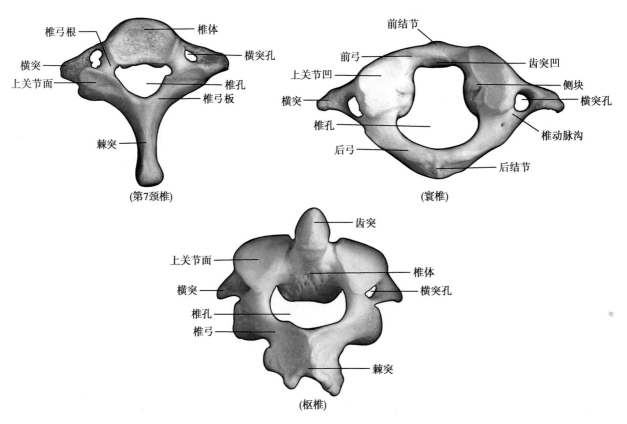

(第7颈椎)

(寰椎)

(枢椎)

图 2-2 特殊颈椎的形态

（3）C_7：又名隆椎，其形态及大小与典型颈椎相近，但其棘突特长而粗大，呈水平位后伸，末端不分叉而呈结节状，在项背交接部皮下容易触到，是辨别椎骨序数的一个标志（图2-2）。

2. 胸椎　共12个，椎体自上而下逐渐增大。上部胸椎的椎体与颈椎相似，下部则类似腰椎。椎体的两侧和横突末端的前面有半圆形或圆形的浅窝，称肋凹，分别与肋骨小头和肋结节的关节面相关节。胸椎的上、下关节突和关节面近似冠状位，棘突细长，呈垂直位向下，相邻棘突似瓦片状重叠排列（图2-3）。

易产生应力集中，在骨折时骨块易由此处进入椎管，压迫脊神经和脊髓圆锥。位于上、下关节突之间狭窄的椎弓部分常称为峡部，腰椎的峡部形态较颈、胸椎明显，并存在一道伸向乳突的骨嵴，称峡部嵴。峡部嵴与自副突伸向乳突的骨嵴（乳突副突嵴）呈倒V字形相交，现多将此二嵴合称为"人字嵴"，可作为选取腰椎椎弓根穿刺点的一个定位标志（图2-4）。

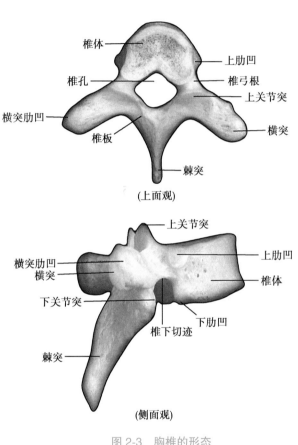

图2-3　胸椎的形态

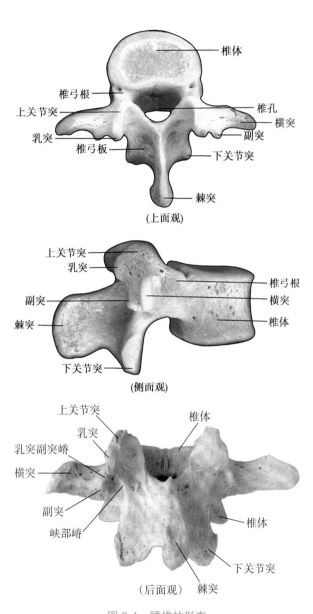

图2-4　腰椎的形态

3. 腰椎　有5个，椎体高大，椎孔呈三角形，孔径比胸椎大，比颈椎小。横突薄而长，其根部的后下侧有一个小结节，称为副突。从发生学角度说，腰椎的横突是肋骨的遗迹，本来的横突则蜕变成了副突。上关节突后方亦有一称乳突的小结节，与副突之间多有骨嵴相连。腰椎关节突和关节面呈矢状位，上、下位关节突的位置是内外关系；棘突为长方形扁板，后缘较厚，呈水平位伸向后方，这些结构特点均与腰部较大幅度的脊柱运动相适应。靠近椎弓根处的椎体后缘骨皮质明显变薄，

4. 骶骨　由5块骶椎愈合而成，略呈三角形，底朝上，尖朝下。底的上面呈椭圆形，借椎间盘与L_5相接。骶骨上面向前突出的前缘称为骶骨岬，是重要的骨性标志。骶骨的两个侧面各有一耳状面与髂骨的耳状面形成骶髂关节（图2-5）。

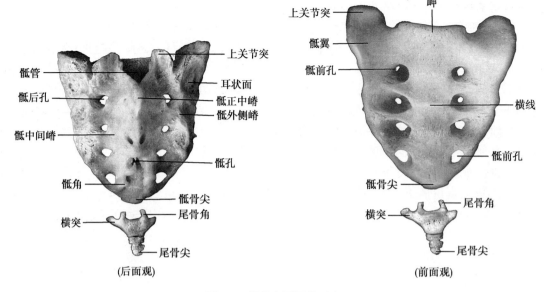

(后面观)　　　　　　　　　　　　　(前面观)

图 2-5　骶骨和尾骨的形态

在骶骨的骨盆面可见 4 条横线,为 5 块骶椎愈合的痕迹。横线的两端各有一孔,称骶前孔,有骶神经前支及血管通过。骶骨背面粗糙而隆凸,正中的纵嵴称骶正中嵴,由 3~4 个结节连接而成,是骶椎棘突愈合的遗迹。骶正中嵴两侧各有一条不太明显的粗线,称骶关节嵴,由关节突愈合而成。骶关节嵴的下端突出,称骶角,之间的缺口为骶管裂孔,是骶管的下口。骶关节嵴外侧有骶后孔,是骶神经后支及血管的通路。

5. 尾骨　整体呈三角形,上宽下窄,由 3~5 块尾椎愈合而成,是脊柱的终末部分,在人类为退化之骨,有时与骶骨相愈合。尾骨侧缘有韧带和肌肉附着(图 2-5)。

(二)椎骨各部的应用解剖

1. 椎体　表层的骨密质较薄,内部的骨松质是其主体。构成骨松质的骨小梁按压力和张力方向有序地排列,形成一个以椎体前面为基底,以椎体中央为尖顶的骨小梁密度较为稀疏的锥形区,因此,椎体的压缩性骨折常呈楔形(图 2-6)。

椎体的上、下面在青春期前为两片完整的透明软骨。青春期开始后,在透明软骨周围部分出现环状的次级骨化中心,称骺环。至 25 岁左右,骺环骨化完全并与椎体骨质融合,使椎体上、下面的周缘突出,但透明软骨的中央部分终生不骨化,并与椎间盘相贴而存在。从发生学看,此层透明软骨当归属椎体,但临床上却从应用角度将其视为椎间盘的一个有机组成,称为终板或软骨板。

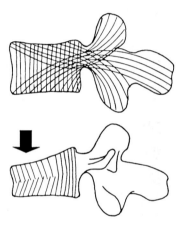

图 2-6　压缩性骨折

由于负重自上而下逐渐增加,椎体的横断面积也随之自上而下逐渐增大,至 L_5 达到极致,此腰椎横断面积约为 C_3 的 3 倍,从而保证它们在单位面积上承受的压力基本一致。

椎体上、下缘的骨赘是椎间盘退变后椎体进行功能代偿的产物,有其积极的一面,但如果骨赘压迫附近的神经根、椎动脉、自主神经丛,甚至脊髓,则需要对其进行处理和治疗。

2. 椎弓　包括两侧的椎弓根和椎弓板,与黄韧带一起围成椎管的侧后壁。

(1)椎弓根:前端接椎体,稍宽,骨密质较椎体厚,但骨松质仍较多;后端接椎板,横突和上关节突附于其侧面和上面,是应力集中部,几乎全由骨密质构成,是椎骨最为坚固的部分,也是临床上常选用的螺钉固定点。椎弓根与椎板交界处,位于上、下关节突之间的部分较为缩窄,称峡部,以腰椎最为明显。从峡部旋入螺钉,向前通过椎弓根全长可直入椎体侧部。

由于椎弓根结构个体差异较大,特别是胸椎,尽管对其进行的调查可谓不少,但各家的数据和结论难以全面吻合,故在此亦不一一列出。总的情况是,胸椎椎弓根的高度大于宽度,其截面近似椭圆形,其宽度可以容纳直径在 4~5mm 的螺钉。胸椎椎弓根轴线从关节突至椎体前缘的长度在 3.3~4.7cm,以 T_4 为界,以上 <4cm,以下 >4cm。椎弓根与矢状面有一定的倾斜角度,$T_{1~10}$ 椎弓根轴线与矢状面的夹角在 15°~23° 之间,与水平面的夹角在 10° 左右(图 2-7),故螺钉的钻入在胸椎应有相应的方向和角度。

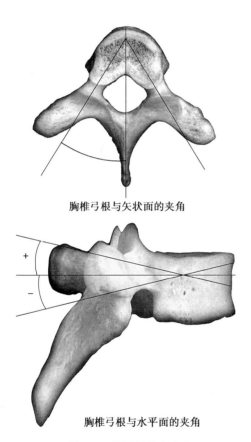

胸椎弓根与矢状面的夹角

胸椎弓根与水平面的夹角

图 2-7　椎弓根的角度

不同节段胸椎椎弓根后缘中点与相应横突根部有比较恒定的位置关系。T_1、T_2 椎弓根及横突均位于椎体上半部,椎弓根的中点对应于横突根部中点;$T_{3~10}$ 由于横突位置逐渐下移至椎体中 1/3 部,而椎弓根仍位于椎体上半部,因此,椎弓根中点对应于横突上缘;T_{11}、T_{12} 由于椎弓根矢状径明显增加,加上椎体高度增加,造成横突位置相对上移,椎弓根中点再次对应于横突根部中点。

椎弓根的高度和宽度从胸椎至腰椎均逐渐增大,据国人资料,其最小值分别为 10mm 和 5.4mm,故选用直径为 4~5mm 的螺钉仍是合适的。从后向前贯穿椎弓根全长直达椎体前面的总长度从胸椎到腰椎亦逐渐增大,在 L_3 椎体约为 45mm。椎弓根的长轴与矢状面的夹角在下胸椎至 L_3 均为 0°,与水平面的夹角在腰椎几近为 0°,螺钉的钻入方向应与之适应。据统计,椎弓根内面与脊髓的距离最近处仅约 2mm,椎弓根下切迹比上切迹弧度深,故有学者提出,为减少脊髓误伤的几率,进针的方向宁可稍偏外、偏上,而不宜偏内和偏下。

对椎弓根螺钉进针点的确定,定位方法众多,各家的方法和心得均有独到之处。对初学者而言,若以解剖结构明显,容易辨识为依据,以下标志(线)可作参考:①椎板外骨嵴,在腰椎的椎板外缘有一典型的骨嵴,或称峡部嵴,其外或外上方有一凹陷,该处约与椎弓根中心点重叠,可作为腰椎椎弓根穿刺的进针点。现多将该嵴与其外侧的乳突副突嵴合称“人字嵴”,将进针点定位于“人字嵴”顶点下方凹陷处;②下关节突下缘,该缘与关节突关节面中点垂直线的交点,其外侧 3mm 处可作为胸椎椎弓根穿刺的进针点(图 2-8)。

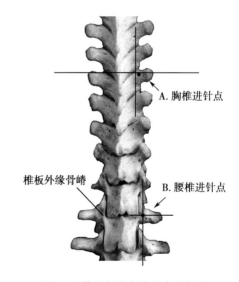

A.胸椎进针点

椎板外缘骨嵴

B.腰椎进针点

图 2-8　椎弓根穿刺定位参考标志

胸、腰椎椎弓根的解剖学测量,起初主要是为椎弓根螺钉技术的临床应用提供参考,对随后发展起来椎体成形术等通过椎弓根入路的脊柱微创手术亦有重要的参考价值。随着影像诊断技术的日益精准和普及,在进行任何椎弓根穿刺操作之前,还需要结合患者的 X 线片、CT 片等确认其椎弓根的相关数据,以确定选取椎弓根螺钉的直径、长度,以及穿刺针的进针部位、方向和角度。现有医疗条件下,应避免机械地利用既往测量数值进行盲穿,以减少对患者的医源性伤害。

(2)椎板:左、右椎板在后正中线上融合,若不融合则形成脊柱裂,多见于 $L_5 \sim S_2$ 一段。脊柱裂使肌肉缺乏正常的附着点,易致慢性劳损,是腰痛的病因之一。椎板的厚度在腰椎平均为 5mm,以 L_3 的最厚,平均达 5.9mm。椎板增厚是椎管狭窄的重要病因之一。切除一侧或双侧椎板以施行椎管减压,或进入椎管探查和切除椎管内的病变组织,是脊柱外科常用的技术手段。

3. 横突   颈椎横突根部有横突孔,其内有椎动脉、椎静脉和缠绕它们的交感神经丛通过。两侧椎动脉 98% 以上均进入 C_6 横突孔上行,个别进入 C_7 或 C_5 横突孔。有时两侧横突孔大小不一,有时横突孔会出现横行骨嵴将其分成完全或不完全的两孔,孔的容积因此缩小,这些都可能是形成颈椎病(椎动脉型)的原因之一。

上胸椎的横突较长,下胸椎的横突则较短,从 T_1 至 T_{12} 依次递减,L_1 横突的长度与 T_{12} 相仿,L_2 横突迅速增长,至 L_3 横突达到最长。显露至关节突后,在其外侧或后外侧的横突上、下缘容易辨识和显露,也可以作为确定椎弓根穿刺进针点的辅助标志。

大量肌肉和韧带通过在横突和棘突的附着对脊柱的运动和稳定发挥作用。附着于横突的主要结构有腰大肌、腰方肌、竖脊肌、横突间肌、胸腰筋膜(深层)和横突间韧带等。腹内斜肌和腹横肌通过胸腰筋膜也间接附着于横突。众多肌肉的过度牵拉可导致其在横突附着处的慢性劳损,产生无菌性炎症和局部粘连。腰部受扭转暴力,更可致横突骨折。L_3 横突最长,受牵扯最重,因而发病机会较多,称 L_3 横突综合征。

横突是保证脊柱稳定的重要结构,对腰椎前滑脱的患者可行横突间植骨融合。

4. 棘突   主要由骨松质构成,只在其表层有薄的骨密质覆盖。C_{2-6} 棘突末端分叉,C_7 棘突不分叉并形成项背区后正中线上最高的隆起。胸椎棘突细长,成覆瓦状自上向下叠盖。腰椎棘突呈平板状伸向后方,因肌腱牵拉后缘较厚。棘突上有众多肌肉和韧带附着,如斜方肌、背阔肌、菱形肌、竖脊肌、夹肌、项韧带、棘上韧带、棘间韧带等。暴力使脊柱前屈时,棘突可因棘上韧带和棘间韧带的强力牵拉而分裂成两半或从根部折断。

二、椎骨连结的应用解剖

椎骨借椎骨间的各种连结连成脊柱,这些连结按连结部位可分为椎体间连结和椎弓间连结,前者包括椎间盘、前纵韧带和后纵韧带,后者包括黄韧带、棘间韧带、棘上韧带、横突间韧带和关节突关节等。按连结形式分则有 3 种,包括软骨连结(椎间盘)、关节突关节和各种韧带连结。此外,在上、下两端与颅骨、骨盆交接处还有特定的骨连结方式。

(一)椎骨和颅骨的连结

椎骨和颅骨的连结包括寰枕关节和寰枢关节。

1. 寰枕关节   由两侧枕骨髁和寰椎侧块上面的上关节凹构成,是包括左、右侧两个关节的联合关节。关节囊松弛,其内侧部薄弱,外侧部和后部较肥厚,在关节囊周围尚有寰枕前膜、寰枕后膜以及寰枕外侧韧带等结构。前两者分别连接枕骨大孔前缘、后缘和寰椎前、后弓之间;后者是连接寰椎横突与枕骨颈静脉突之间的韧带,加强关节囊的外侧壁。寰枕关节使头部可沿冠状轴做屈伸运动,沿矢状轴做侧屈运动。

2. 寰枢关节   由 3 个关节,即 2 个分居两侧的寰枢外侧关节和 1 个居中的寰枢正中关节组成。寰枢外侧关节由寰椎的下关节面和枢椎的上关节面组成。寰枢正中关节通常又分为寰齿前关节和寰齿后关节,前者由枢椎齿突前关节面与寰椎前连合后面的齿突关节面构成,后者由枢椎齿突的后关节面寰椎横韧带构成。寰椎横韧带连接寰椎左、右侧块的内侧面,自寰椎横韧带的中部向上、下各发出一条纵行纤维束,分别附着于枕骨大孔前缘和枢椎体的后面,与寰椎韧带合称"十"字韧带,限制齿突后移。在十字韧带深部,齿突与椎骨之间还有翼状韧带和齿突尖韧带,以限制头部运动。上述韧带均被从枕骨斜坡连至枢椎椎体后壁的覆膜所覆盖(图 2-9)。

(二)椎骨间的连结

椎骨间的连结有 3 种形式,即椎间盘、关节突关节和各种韧带连结(图 2-10)。

1. 椎间盘   是椎体之间的主要连结形式。除 C_1、C_2、骶骨和尾骨之外,其他椎骨的椎体之间都以椎间盘相互连结,故椎间盘的总数为 32 个,其总厚度约为脊柱长度的 1/4。椎间盘具有增加脊柱活动和缓冲震荡的弹性垫作用,单个椎间盘的厚

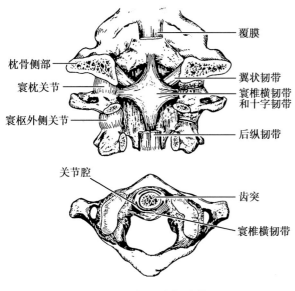

图 2-9 寰枕、寰枢关节

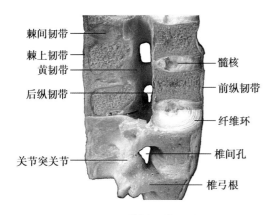

图 2-10 椎骨间的连结

薄可反映该段脊柱活动度的大小,以胸段最薄(最薄者仅 2mm),颈段次之,腰段最厚,腰骶间盘的前缘更厚达 17mm。椎间盘的结构可分为以下 3 部分。

(1)软骨板:又称终板,为覆盖于椎体上、下面骺环中间的软骨板,构成髓核的上、下界。胎儿时期有自椎体穿过软骨板的血管供应髓核,约 10 岁左右,此血管通道大部分闭锁,其后髓核的代谢在一定程度上取决于该软骨板的通透性。软骨板与纤维环一起将胶状的髓核密封,软骨板完整时髓核不能突入椎体,如软骨板不完整,则髓核可突入椎体形成 Schmool 结节。

(2)纤维环:位于髓核的四周,成年后纤维环内圈与髓核并无明显分界。纤维环由纤维软骨构成,在横切面上,可见多层纤维软骨呈同心圆排列,相邻的板层中纤维束排列呈相反的斜度而交叉(30°~60°),这样的纤维排列和走向可限制扭转活动和缓冲震荡。纤维环周边部的纤维穿入椎体

骺环的骨质中,近中央部的纤维附着于透明软骨板,中央部的纤维与髓核的纤维互相融合。纤维环前部比后部宽,板层间的间隙大,因此,髓核偏于椎间盘后部。脊柱的运动轴通过此部。纤维环较坚固,紧密附着于软骨板上,使脊柱在运动时成为一个整体,保持了脊柱的稳定性。但纤维环后部较薄弱,板层间的间隙小,板层密集,力量较弱,这是髓核容易向后方突出的一个解剖学因素。

(3)髓核:髓核是一种半流体状富于弹性的冻胶样物质,约占椎间盘切面的 50%~60%,并可随外界压力的变化而改变其位置和形态。纤维环和软骨板将髓核固定,使整个椎间盘呈密封状态,髓核在其间滚动,将所受压力均匀地传递到纤维环和软骨板,起到吸收震荡的作用。椎间盘的弹性和张力与其含水量的改变有密切关系,当含水量减少时,其弹性和张力均减退。椎间盘在受压状态下,水分可通过软骨终板外渗,含水量减少;压力解除后,水分重新进入椎间盘使体积增大,弹性和张力增高。随着年龄的增长,水分的脱失和吸收失调,髓核逐渐呈脱水状态,其弹性和张力减退,因而易受损伤(图 2-11)。

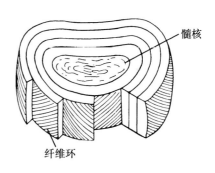

图 2-11 椎间盘的结构

需要指出的是,由于颈曲的存在,颈椎间盘前面的高度约为后面的 2~3 倍。在矢状切面上可见颈椎前面的下缘低于下位椎体的上面,也就是说,颈椎间盘的实际位置比从椎体前面所看到的间隙要高,这在上一个椎体前面下缘有增生的骨质向下方突出时更是如此。经前路行颈椎间盘切除时,应注意这种解剖关系,以免过多挖去下一个椎体上面的骨质而把应去除的椎间盘组织残留于上一个椎体的下面(图 2-12)。

2. 关节突关节 属于滑膜关节,由相邻的上、下关节突的关节面构成。关节囊较松弛,关节面覆盖透明软骨,其游离缘有关节囊附着。在颈部,上关节突朝向后上,下关节突朝向前下,其角度在

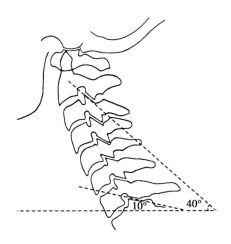

图 2-12　颈曲对椎间盘位置的影响

$C_{3\sim7}$ 为 30°~80°，且两侧角度多不相等，相等的仅占 20%，角度由上向下依次增加。由此可见，颈椎的关节突关节接近水平位，稳定性较差，在外力作用下容易脱位。在胸部，上、下关节突的关节面几乎呈冠状位，比较稳定；在腰部，关节面近似矢状位，关节囊较薄弱，前方有黄韧带加强，后方有部分棘间韧带加强，下位腰椎的上关节突居外侧（图 2-10）。

关节突关节由脊神经后支支配。后支分出的内、外侧支均有小分支分布至关节突关节囊，因此，当小关节移位时，这些神经有可能受压迫，引起腰背痛，即临床上的小关节综合征。

$C_{2\sim3}$ 关节突关节面与水平面成向前开放的 40°~50° 角，往下角度逐次减小，至下颈部关节面趋于水平位。颈部关节突关节的关节囊大而松弛，有较大的活动范围，受暴力时易脱位而少骨折。由于关节突不高，半脱位或跳跃性前脱位均可经牵引复位（图 2-13）。

胸段关节突关节面呈冠状位且与水平面成角较大，部分关节面近乎垂直排列，关节突较高，连结稳定而活动度小，受暴力时易致关节突骨折。若发生跳跃性前脱位，因交锁较紧，牵引复位较困难，常需手术复位（图 2-13）。

腰段关节突关节面与地面垂直，关节间隙斜列，至腰骶部则趋于冠状位（图 2-13）。关节囊紧张，可容许屈伸和侧屈，但几乎不能旋转（每对腰椎间的旋转只有 1° 左右），受暴力时易致关节突或峡部骨折，脱位较少。腰椎间关节与黄韧带关系密切。黄韧带不但构成关节囊的前部和内侧部，还于前份参与构成关节窝，即从内侧扩大了上关节突关节面，与上位椎骨的下关节突关节面相贴。有些标本上此处黄韧带的表面出现纤维软骨。

3. 钩椎关节　又名 Luschka 关节或颈椎体侧关节，见于 $C_{2\sim7}$ 椎体侧方，是为适应颈部负重及运动逐渐发展起来的，在儿童期及以前并不明显。钩突由椎体上面两侧部的骺环增高形成，与上位椎体下面两侧微凹的唇缘构成关节。两关节面均有软骨覆盖，前、后、侧方均有关节囊包绕，囊的后外侧部纤维层增厚，形成钩椎韧带。由于关节腔无滑膜覆盖，此关节不属于真正意义上的滑膜关节。

钩椎关节的内侧面为椎间盘纤维环的外侧缘，故此关节构成颈椎间盘的前内侧界，其存在使得椎间盘不可能向侧方突出，但也给在颈段进行经皮椎间盘切除术造成了一些困难。而且，钩突在骨质增生时可压迫脊神经根和椎动脉造成病患（图 2-14）。

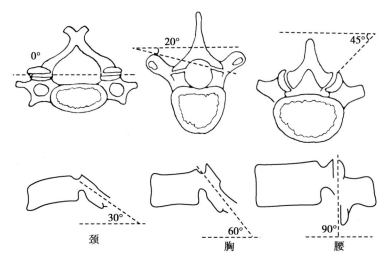

图 2-13　关节突关节面的角度变化

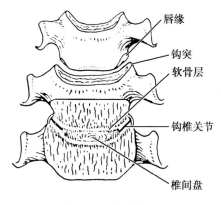

图 2-14　钩椎关节

4. 脊柱的韧带　在椎体和椎弓及其突起上有多种韧带附着,加强脊柱连结的稳定性。

(1) 前纵韧带:位于脊柱的前面,上起于枕骨底部的咽结节和寰椎前结节,下至骶骨上半部。韧带的宽窄与厚薄各部有所不同。在颈、腰两段较宽且厚,在胸段则窄而略薄。而且,前纵韧带在椎体前面不但缩窄变薄,与椎体的连结也较疏松,相反,在椎间盘前面则显宽厚,并与椎间盘和椎体边缘紧密相连。前纵韧带是人体最长的韧带,非常坚强,具有限制脊柱过伸的功能。前纵韧带由 3 层并列的纵行纤维束构成,浅层纤维跨越 3~4 个椎体,中层跨越 2~3 个椎体,深层则只连接于两个椎休之间。

(2) 后纵韧带:位于椎体的后部。上自枢椎椎体背面与覆膜相续,下达骶骨,若将覆膜视为后纵韧带的延续,则后纵韧带与前纵韧带一样均起自颅底。后纵韧带的浅层纤维可跨越 3~4 个椎体,深层只连接相邻的两个椎体,与前纵韧带相比,后纵韧带较薄弱和狭窄,但其宽窄与厚薄同前纵韧带一样在脊柱各部并不相同。在颈椎、上胸段及椎间盘的部分较宽,下胸段、腰椎和各椎体的部分较窄。由于后纵韧带于椎间盘后部变宽并贴附紧密,故椎间盘少有向正后方突出,而以向两侧突出多见。在椎体后方缩窄的后纵韧带,如桥状架于上、下微突的椎间盘之间,与椎体间留有空隙,供进出椎体的血管横过。

前纵韧带的预张力比后纵韧带约小 1/3,但它能承受的拉力约为后纵韧带的 2 倍,故一般认为前纵韧带主要防止脊柱过伸,而后纵韧带则防止过屈。在椎体压缩性骨折时,前纵韧带发生皱褶,其深面形成压迫性血肿,可挤压两侧及前方的交感神经纤维,产生腹胀等植物性神经紊乱症状。

(3) 黄韧带:又名弓间韧带,呈黄色膜状,张于相邻上、下椎板之间,由弹力纤维构成。自 C_2 椎体至骶骨,共 22 对。黄韧带于上方起自上位椎骨椎弓板的下缘和前面,向下止于下位椎骨椎弓板的上缘及前面,两侧黄韧带在中线处有一裂隙,有小静脉穿过。

黄韧带的厚度自上而下逐渐增大,在 C_2 下约 1.74mm,C_7 下约 2.6mm,C_4 下最厚可达 4mm。黄韧带在脊柱处于中立位时呈绷紧状态,预张力比前纵韧带大,在脊柱后伸时可缩短 10% 并变厚,过屈位时可延长 35%~45%。

每侧黄韧带可分为椎板间部和关节囊部,前者纤维纵列,后者从外上向内下斜列。但在腰段略有不同,因其关节囊部的外侧份已不参与关节囊构成,而椎板间部的前份却已参与。故在腰段,撇开关节囊而依黄韧带附着方位分为斜部和冠状部似更合理,其中,斜部包含了椎板间部并吸纳了部分原关节囊部,余下的关节囊部(包括不参与关节囊的已独立分出的外侧份)为冠状部(图 2-15)。

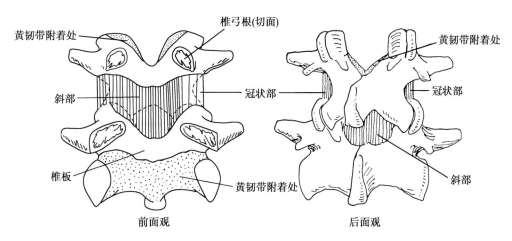

图 2-15　腰椎间的黄韧带

腰段黄韧带有两个解剖学特征与临床症状密切相关，一是它直接构成椎间关节囊前内侧壁的一部分；二是构成椎间管的前壁。黄韧带前突时于两处均可产生对神经根的压迫。腰段的黄韧带在胎儿及儿童期几乎只有斜部，两侧黄韧带的夹角为钝角，青壮年以后，由于关节突内聚，椎板内陷，冠状部面积较前增加，斜部夹角缩小为锐角，加上椎间盘向后膨隆等因素，神经根受压的可能性随之增大。

据统计，黄韧带骨化症在胸段的发生率远高于颈段和腰段，这可能与脊柱胸曲凸向后使黄韧带承受较大的张力有关。由于胸段脊柱活动度较小，故出现症状者少于颈段，但胸段椎管较狭小，一旦出现症状常较为严重。

（4）棘上韧带：呈连续的细索状突起，是一条连接棘突的坚强韧带。上端起自 C_7 棘突，向下主要附着于 L_{3-5} 棘突，最远端可至骶正中嵴，由纵行的胶原纤维组成。其深部纤维连接相邻棘突，浅部纤维跨越 3~4 个棘突，但全长被近乎横行的胸腰筋膜的纤维分割包围。纤维束内，胶原纤维呈波浪状弯曲，在脊柱前屈时被拉直，后伸时复原，具有一定的弹性，但过屈时可受损。

L_3 以上的棘上韧带较发达，于中线相接而附着于棘突末端的后方及两侧，能控制脊柱过度前屈。附着于 L_4、L_5 棘突的棘上韧带已很稀少，L_5 以下则几乎没有棘上韧带附着，其空间由竖脊肌腱纤维左右交叉代替，腱纤维束之间有弹性纤维横行连结并向内附着于棘突。棘上韧带在该部的缺失，形成了一个结构上的薄弱区，是 L_5~S_1 棘间韧带损伤远高于其他处的重要原因之一。

由 C_7 棘突向上，棘上韧带移行为项韧带，作为两侧项肌的纤维隔，有斜方肌等附着其上。项韧带整体呈三角形，其表层的索状部为其后边，张于 C_7 棘突与枕外隆凸之间；深层的膜状部由索状部发出，向深面附着于枕外嵴、寰椎后结节和 C_{2-6} 颈椎棘突，该附着缘构成三角的前边；底边在上，附着于枕外隆凸和枕外嵴；尖向下，附着于 C_7 棘突尖。人类项韧带的弹性远小于四足动物，属于退化结构，支持项部肌肉的作用也较小（图 2-16）。

项韧带虽然一直被视为棘上韧带在颈段的延续，但其组织结构与棘上韧带并不相同，主要是由弹性纤维组成，其间可含纤维软骨，故可出现块状或条索状的软骨化或骨化灶。因多见于退变椎间盘节段，推测是一种代偿性骨质增生的表现，以

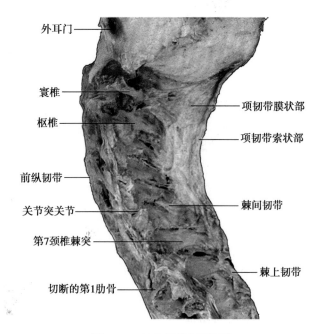

图 2-16　棘上韧带和项韧带

C_5、C_6 棘突后较常见。

（5）棘间韧带：位于相邻椎骨的棘突间，向前连黄韧带，向后移行于棘上韧带，两侧棘间韧带之间常留有一缝隙。棘间韧带主要由紧密排列的胶原纤维构成，杂以少量弹性纤维，其纤维结构可分三层：两侧浅层纤维由前上向后下；中层纤维由后上向前下。这种交叉结构可以防止腰部屈曲时椎骨前移和腰伸直时椎骨后移，但其本身却要在这种运动中受到牵拉和挤压。在腰部旋转时，棘间韧带和棘上韧带离旋转轴最远，受到的拉力也大。若竖脊肌和多裂肌软弱或萎缩，则这些韧带承受的应力将更大，特别是在腰骶部，容易受损伤而发生变性。

颈段和胸段的棘间韧带较薄弱，腰段的最为发达。腰棘间韧带左右各一，起自上一椎骨棘突的下缘，纤维斜向下前方，分别附着于下一椎骨的乳突、黄韧带后面和椎板后面的上 1/3。附着于下位椎骨棘突上缘的纤维主要来自胸腰筋膜后层，上缘的后 1/3 尚有竖脊肌腱附着。从棘突间隙弯向下外附着于下位椎板后面的纤维，手术中常被误认为黄韧带的一部分，从而产生黄韧带特别增厚的报道，被连同黄韧带一起切掉。如先将其翻起保护，减压完毕后还原重建，对保持棘间韧带生物力学上的完整性，预防术后关节失稳及脊膜膨出将有积极意义（图 2-17）。

在脊柱后路手术使用尖齿拉钩时，尖齿可以插入到棘上韧带和棘间韧带复合体中，但应注意

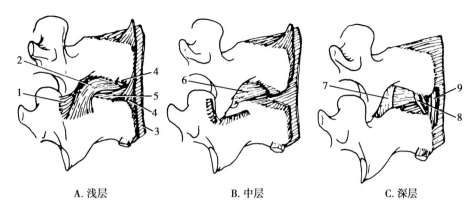

A. 浅层　　　　　B. 中层　　　　　C. 深层

图 2-17　棘间韧带的纤维附着

不要撕裂或穿透此中线韧带复合体,尤其是其深层,以免误入椎管及造成术后脊柱不稳。

(6)横突间韧带:位于相邻椎骨的横突之间。横突间韧带可分为内、外两部,内侧部作腱弓排列,参与构成腰神经后支所穿行的骨纤维孔,起保护脊神经后支及血管的作用。其厚度由上而下逐渐增厚。在上腰椎横突间隙,外侧部发育不良,仅为薄的筋膜层,在下两个腰椎横突间隙,参与构成髂腰韧带。在 L_5 与骶骨间,横突间韧带即为髂腰韧带的腰骶部。

(三)椎骨与骨盆的连结

包括骶髂关节及其周围的韧带连结(图 2-18)。

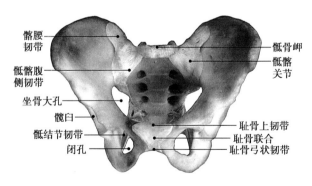

髂腰韧带　　　　　　　　　骶骨岬
骶髂腹　　　　　　　　　　骶髂
侧韧带　　　　　　　　　　关节
坐骨大孔
髋臼　　　　　　　　　　　耻骨上韧带
骶结节韧带　　　　　　　　耻骨联合
闭孔　　　　　　　　　　　耻骨弓状韧带

图 2-18　椎骨与骨盆的连结

1. 骶髂关节　骶骨与两侧髋骨的髂骨部相接,通过两者的耳状面构成骶髂关节。骶髂关节的关节面粗糙不平;关节囊极为紧张,附着于关节的周缘;关节腔较小,呈裂隙状,随年龄的增长,部分关节腔可发生闭锁,但在骶外侧嵴与髂后上棘和髂骨粗隆间可出现副关节腔。骶髂关节在构造上属于滑膜关节,但从运动范围来看,只可视为微动关节。骶骨通过骶髂关节与骨盆环后部连结,参与盆腔的构成。至此,脊柱所承受的重力向两

侧分开,经骶髂关节和两侧的髋关节传递给下肢。

2. 骶髂关节周围韧带　骶髂关节周围有许多韧带将骶、髂两骨紧密地连结在一起,从而对髋关节的稳定性起到加强的作用。

(1)骶髂前韧带:位于骶髂关节前面,为宽而薄的纤维束,内侧起自骶骨盆面的外侧,向外止于髂骨耳状面的前缘及耳前沟,仅在关节上部存在。

(2)骶髂后韧带:分为长、短两部分,为坚强的纤维束,从骶外侧嵴向外斜至髂骨,加强关节后部。后短韧带的纤维近乎水平,后长韧带斜行,在后短韧带的浅面向下与骶结节韧带相融合。骶髂骨间韧带位于骶髂后韧带的深面,连结髂骨粗隆与骶骨粗隆之间,为众多短而坚强的纤维束,从后上方加强了骶髂关节的关节囊。

(3)髂腰韧带:位于骶髂关节的上方,为肥厚坚韧的三角形韧带。起于 L_4 横突下缘和 L_5 横突,呈辐射状止于髂嵴后部的内唇。

(4)骶腰韧带:为髂腰韧带的一部分,起于 L_5 椎体与横突,止于髂窝与骶骨底。

(5)骶结节韧带:为一坚强的纤维束,起点甚宽,一部分与骶髂背侧韧带相融合,由髂后上棘和髂嵴的后部向下止于坐骨结节,其附着处由坐骨结节沿坐骨支前延为镰状突,臀大肌的一部分起于此韧带的下部纤维,部分肌纤维与股二头肌的起点相混。该韧带构成骨盆出口的后外侧界,也是坐骨小孔的下界。

(6)骶棘韧带:呈扇形,甚为坚强,韧带的基底由骶尾骨的侧面向外止于坐骨棘,后部有阴部神经通过。此韧带介于坐骨大孔与坐骨小孔之间,为二孔的分界线。从臀部观察,骶棘韧带位于骶结节韧带的深面。

骶结节韧带及骶棘韧带使骶骨稳定于坐骨结

节及坐骨棘上，防止骶骨在髂骨上向后转动，从而加强了骶骨与骨盆环的连结。

（四）椎骨与肋骨的连结

在脊柱胸段，胸椎的两侧与肋骨形成肋椎关节，包括肋头关节和肋横突关节两种（图2-19）。

1. 肋头关节　每个肋骨头原来只与其相应序数的椎体的肋凹及椎间盘构成关节，如第1、11、12肋骨头仍然保持这种关系。但以后因为肋骨上移，第2~9肋骨不但与其相当的椎体构成关节，同时还与其上一节段的椎体构成关节。第10肋有时也和相邻的两个椎体构成关节。因此，肋椎关节实际上也属椎骨间的一种特殊连结。

第2~9肋骨头的关节面呈楔形，覆盖着一层纤维软骨，倾斜的上、下关节面借肋头嵴分隔。在肋头嵴与椎间盘之间有肋头关节内韧带相连，将关节腔分为上、下两部，关节囊的前方有放射状的肋头辐状韧带加强。这些典型的肋头关节跨过椎间盘，如第4肋骨头跨过T₃₋₄间盘与T₃、T₄构成关节，若想从侧方进入椎管摘除突出的椎间盘，则必须先行处理肋骨头。第1、11、12肋头关节的关节囊较松弛，肋头关节面也仅与一个椎体构成关节，无肋头嵴，也没有肋头关节内韧带，在处理这些部位的椎间盘病变时，则可经去除椎弓根上部进入椎管，而不需处理肋骨头。

2. 肋横突关节　上7个肋骨的肋结节呈椭圆形，与同序数胸椎横突末端前面的肋凹组成关节，关节面覆盖一层透明软骨，可以做相当程度的旋转。第8~10肋结节接近肋骨的下缘，扁平，与相应胸椎横突末端的上缘构成关节，可以做一定程度的滑动。

在肋横突关节的内侧有韧带相连系，内侧纤维（肋颈韧带）介于横突前和肋颈之后，外侧纤维（肋结节韧带）介于横突末端和肋结节最外侧部之间。在上一椎骨横突下缘和下一肋颈嵴之间尚有肋横突前韧带，向外与肋间内膜相续，在它的内缘与椎体之间围成一孔，有肋间神经后支和肋间动脉通过。在椎骨横突和下关节突的根部，有肋横突后韧带斜向外下方，止于肋颈的后面，呈腱索状，向外与肋间外肌相接。

肋头关节与肋横突关节在功能上属联合关节，运动轴为由肋骨头至肋结节的连线。运动时，肋颈围绕此轴转动，使肋的前部上升或下降。

（五）椎管

为纵贯脊柱全长，由各椎骨的椎孔及骶管连接而成的骨纤维性管道。其前壁为椎体和椎间盘的后面以及覆盖其上的后纵韧带，后壁为椎板和黄韧带，两侧壁为椎弓根内面和椎间孔，其内容纳脊髓、神经根及马尾等。

与各部椎骨的椎孔形态相对应，横断面上，椎管的形态在颈段呈三角形，胸段近圆形，腰上段呈椭圆形，腰中段呈三角形，腰下段呈三叶形。新生儿腰椎管全为椭圆形，上述变化是后天负重致关节突内聚的结果。

1. 颈椎椎管　以X线片测量国人颈椎椎管内矢状径，C₂₋₇一段平均值均在15mm以上，椎管面积平均为224mm²，以C₂处最大（265mm²），C₇最

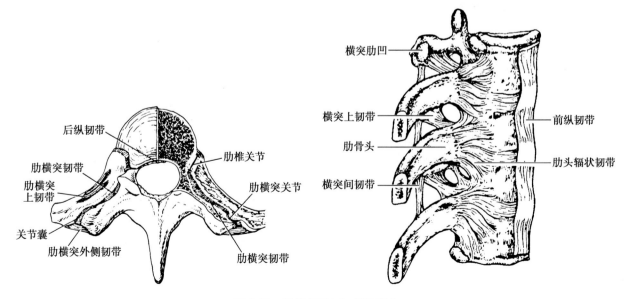

图 2-19　肋椎关节（上、侧面观）

小（207mm²）。颈椎椎管与硬脊膜之间有少量疏松结缔组织和脂肪，因其量少，颈椎CT有时难以区别椎间盘是否突出。在黄韧带与硬脊膜之间存在纤维连结，有时在中线处呈一纵行矢状纤维隔，在正常情况下对硬脊膜起固定和悬吊的作用，但在外伤时也因限制了脊髓活动而使之受损伤。在颈椎椎管后开门术掀开椎板时，需边掀起边切断此硬膜黄韧带连结。在颈部，硬脊膜和黄韧带之间的椎管内静脉丛有时很粗大，且吻合成网并与椎板内静脉相连，后开门时撕裂此静脉可导致大出血。从横断面看，脊髓的外侧缘相当于椎板与关节突交界部，故后开门椎板开窗时一般对脊髓损伤不大。椎管的缓冲容积是足够大的，有人观察到，在颈段矢状径减少60%的情况下，尚未对椎管内容物造成不良压迫。一旦因各种原因发生骨性或纤维性结构异常，导致一处或多处椎管狭窄，压迫上述内容物引发症状，则称为椎管狭窄症。向椎管的突入物除椎间盘外，还可以是后纵韧带骨化、黄韧带增厚、椎板增厚、关节突骨质增生、椎体后缘骨质增生等，而这些常继发于椎间盘退变或外伤性因素。

椎管容积随体位改变而发生变化。在伸位时，颈段椎管容积变小，脊髓松弛（其矢状径增大2~3mm），此时黄韧带发生皱褶突向椎管，若已有椎管狭窄或骨刺较大，脊髓即受压迫。在前路手术时，颈部若取过伸位，加上操作时的震动，脊髓就很容易受损，临床上有手术造成截瘫的教训，故对颈椎管狭窄患者，全麻插管也需避免颈部过伸。

2. 胸椎椎管 横断面积平均174mm²，以T₁₂最大（216mm²），T₃、T₄处最小（约164mm²）。相对于颈、腰椎椎管，胸椎椎管容积小，缓冲余地小，而脊髓所占空间相对要大，故胸椎管狭窄的后路减压手术效果较差而危险性却较大。在胸段，硬脊膜与黄韧带之间的连结有时在中线形成较完整的隔，这可能是硬膜外麻醉产生半侧麻醉的解剖学基础。在胸部，椎间孔内有肋间神经和肋间血管，椎间孔的外口在上、下横突根部前方，手术时可循肋间神经为标志进入椎管。

3. 腰椎椎管 横断面积最大，L₅处可达271mm²。腰椎椎管可分为中央椎管和侧椎管两大部分（图2-20）。

中央椎管指椎管中央部分，对应硬膜囊存在的区域，内有硬膜囊及马尾神经。由于成人脊髓末端只达L₁下缘或L₂上缘，故在L₃水平以下，硬

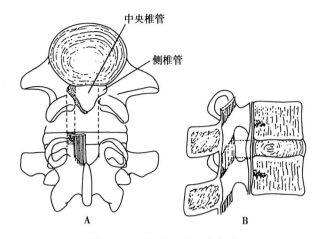

图 2-20 腰椎椎管的两大部分

膜囊内只有马尾神经而无脊髓，是腰椎穿刺的常用部分。腰椎椎管后部的硬膜黄韧带连结在L₅、S₁处恒定存在，L₃、L₄少见，手术中应注意此结构的存在并小心切断以防止硬膜撕裂。

中央椎管以外的两侧部分为侧椎管，其中平对椎间盘的部分称盘黄间隙，平对椎体的部分称侧隐窝。也有学者将两者统称为侧隐窝，将盘黄间隙视为其上部，平对椎体处视为其下部。

盘黄间隙的前壁为椎间盘侧部，后壁为上关节突和突前的黄韧带，向外通椎间管，向下通侧隐窝，间隙内主要是硬膜囊侧部及其内的马尾神经。椎间盘与黄韧带之间的最近距离，L₁为4.7mm，L₂为3.4mm，L₃为2.5mm，L₄为1.9mm，L₅为2.5mm。由于L₅、S₁神经根的硬膜囊外段在较高的平面就已形成，其上端可分别出现在L₄₋₅、L₅~S₁盘黄间隙内。腰椎黄韧带正常厚度为2.8~4.3mm，但病变时可增厚至8~16mm，可致盘黄间隙狭窄。因黄韧带增厚、椎间盘后突或上关节突骨质增生造成盘黄间隙狭窄时，受压迫的常是下一位甚至下两位的马尾神经，即神经根硬膜囊内段，只有在L₄₋₅、L₅~S₁盘黄间隙才可能同时压迫下位神经根硬膜囊外段。由于同序数的神经根并未进入盘黄间隙即转向外出椎间孔，故不受影响。腰椎间盘后突压迫神经根以L₄₋₅、L₅~S₁盘黄间隙处最为常见。

侧隐窝上接盘黄间隙，下外通连椎间管，前壁为椎体后面，后壁为椎板，外侧壁为椎弓根，内侧壁为硬膜囊，实际上是神经根硬膜囊外段所行经的一段骨性通道。侧隐窝的有无与深浅，与椎骨的解剖学形态有关。L₁椎孔为椭圆形，基本上无侧隐窝；L₂、L₃椎孔以三角形为主，侧隐窝并不明显；L₄、L₅以三叶草形为主，侧隐窝最为明显。国

人侧隐窝的矢状径多在 4.5~7mm 之间,一般认为侧隐窝矢状径 <3mm 即为狭窄,是神经根受压的重要原因。由于盘黄间隙与侧隐窝不存在截然界线,且侧隐窝后壁的上份也有黄韧带覆盖,故临床上把两者的狭窄统称为侧隐窝狭窄。陆裕朴认为,绝大多数腰椎椎管狭窄为侧隐窝狭窄,而绝大多数侧隐窝狭窄合并或继发于椎间盘突出。

腰椎椎管屈位时容积可加大 3.5~6ml,伸位时则因后壁缩短容积缩小,椎间盘后突、黄韧带前突可使本已受压的神经根受压加重,症状更为显著,借此可在伸位按压腰部找出压痛部位,帮助定位诊断。

(六)椎间管(孔)

相邻两椎弓根之间形成椎间孔,其前壁为上位椎体的下后部,椎间盘侧后方;后壁为上、下关节突形成的关节突关节和黄韧带,上、下壁各为椎弓根切迹。椎间孔内有上位序数的神经根及其伴行的根血管等出入,如 C_{5-6} 椎间孔穿出的是 C_5 神经根,$L_5\sim/S_1$ 椎间孔穿出的是 L_5 神经根。椎间孔内有横行的椎间孔韧带将孔分为上、下两部分或三部分,神经、血管各行一部。通常为神经根走行在上部分,血管和脂肪走行在下部分,若椎间孔韧带与椎间孔围成的部分太小,也会造成神经卡压(图 2-21)。

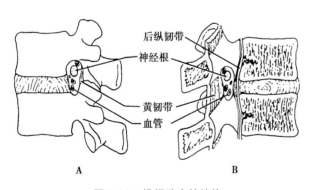

图 2-21　椎间孔内的结构

(七)骨纤维孔和骨纤维管

1. 骨纤维孔　又称脊神经后支骨纤维孔,位于椎间孔外口的后外方,开口向后,与椎间孔的方向垂直,内有腰神经后支通过。其上外界为横突间韧带,下界为下位椎体横突的上缘,内侧界为下位椎体上关节突的外侧缘。腰神经后支穿过此孔时,紧贴横突间韧带,周围脂肪组织极少,是其易受卡压的部位。骨纤维孔的体表定位相当于同序数腰椎棘突外侧的下述两点的连线:上位点在 L_1

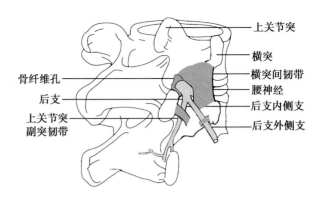

图 2-22　骨纤维孔和骨纤维管

平面后正中线外侧 2.3cm,下位点在 L_5 平面后正中线外侧 3.2cm(图 2-22)。

2. 骨纤维管　即乳突副突间骨纤维管,由位于腰椎乳突与副突之间的骨性凹槽,和连于乳突前方的上关节突至副突之间的上关节突副突韧带围成,内有腰神经后支的内侧支通过,故又称腰神经后支内侧支骨纤维管。该管自外上方斜向内下方,常分为前、后、上、下 4 个壁:前壁为乳突副突间沟,后壁为上关节突副突韧带,上壁为乳突,下壁为副突。上关节突副突韧带绝大部分起自于上关节突的外下缘,也有小部分起自乳突,或可称为乳突副突韧带。上关节突副突韧带有骨化的倾向,骨化后在乳突与副突之间出现骨桥,使骨纤维管成为完全的骨性管,且腰椎序数越大,年龄越大,骨性管的出现率越高(图 2-22)。

骨纤维管是一个近似"拱形"的隧道。从上外到内下有一个转折,即乳突副突间沟的骨面向后突起,此处上关节突副突韧带较厚,是骨纤维管的一个狭窄区。腰神经后支内侧支与伴行的血管在此狭窄区折曲走行,容易遭受挤压,且其伴行的小动脉表面缠绕有来自腰交感干的神经纤维,在受到挤压时也同样会引起腰痛。骨纤维管的体表定位相当于同序数腰椎棘突外下方的下述两点的连线:上位点在 L_1 平面后正中线外侧 2.1cm,下位点在 L_5 平面后正中线外侧 3.5cm。在纵向上,L_{1-3} 在棘突上缘上方 0.5cm 范围以内,L_4、L_5 可在棘突上缘偏下不超过 0.5cm 范围以内。

骨纤维孔和骨纤维管属于结构坚韧、缺乏弹性的孔道,行于其中的腰神经后支及其分支缺乏缓冲空间,故在腰部活动幅度过大时、在手术中牵拉竖脊肌不当时均易被拉伤。若因骨质增生、韧带骨化,使孔道变形变窄而压迫其中的血管神经,也可引起腰部不适及腰腿痛等症状,需与腰椎间盘突出症相鉴别。

（八）三角形工作区

三角形工作区（triangular working zone）前边界为神经根，下界为下一椎体的上缘终板，内缘为硬膜囊和硬膜外脂肪组织，为不扰动椎管内结构而又能巧妙地摘除腰椎间盘组织的一个小区域的三角形操作空间。测量结果显示，从三角形工作区可以插入直径在 6~7mm 之间的套管而不会损伤周围的神经结构。但穿刺角度应根据影像资料仔细推敲，角度过大易造成硬膜囊和神经根的损伤；角度过小则会擦过椎体向前造成腹腔脏器和椎体前外侧血管的损伤。若能将套管准确插至三角形工作区，伸入手术器械切开纤维环即可切除髓核（图 2-23）。

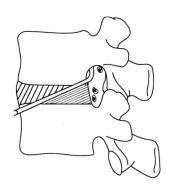

图 2-23　三角形工作区

三、脊柱的血供

脊柱的血供不但营养椎骨及其附着结构，更重要的是，这部分血管的一些分支还参与了对脊髓和脊神经的营养。因此，了解脊柱血供的特点，不仅有利于处理术区局部，减少出血，更是为了防止术中随意的分离结扎伤及脊髓的重要血供而造成截瘫等难以挽回的神经损伤，这点在视野局限的微创手术中尤其应该引起注意。

（一）脊柱的动脉

脊柱的动脉具有明显的节段性，节段动脉的分支之间存在纵行吻合链，位于椎体两侧、横突前外侧、椎弓后方、椎体后面、椎弓前面共 5 对绳梯式吻合，其中，后两对位于椎管内。同节段左、右分支之间，在椎体前面、椎管前后壁表面、椎弓后方等处也存在横行的动脉吻合。

脊柱动脉的配布可分为骨外血管网和骨内营养动脉两大部分。骨外血管网又分成横突前、横突后和椎管内 3 区（图 2-24）。

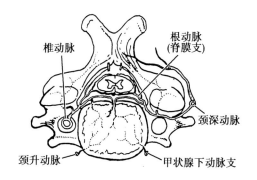

A

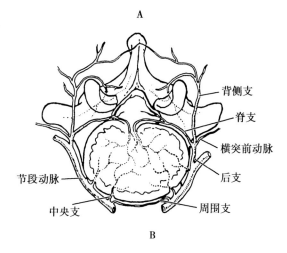

B

图 2-24　脊柱节段动脉的配布

节段动脉主干行经椎体两侧时向椎体发出两种短支：周围支和中央支。周围支营养骨膜、韧带及附近结构，并构成椎体两侧的纵链吻合和椎体前的横行吻合，其数目随年龄的增长而增加。中央支常为 1~3 支，数目在出生后即很少变化，于椎体中部穿入骨内，是骨内的营养动脉。

节段动脉于邻近椎间孔处发出后支。后支向外发出横突前支，分布于附近结构并形成纵行吻合链；向椎间孔发出脊支进入椎管，其终支名背侧支，向后越过横突分布于椎弓后方诸结构（图 2-25）。

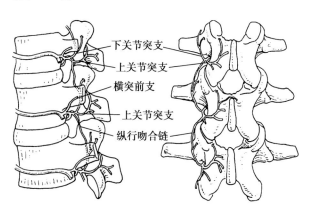

图 2-25　脊柱节段动脉的吻合

脊支于椎间孔处分成 3 支：①椎管前支，于椎体后面分出升支和降支，从升支发出横支经椎体后面中央的静脉窦孔进入椎体成为椎内营养动脉，进入前可与对侧横支形成吻合。升、降支与来自上下位的相应支吻合，构成纵行吻合链；②根动脉，又名脊膜支，多从椎管前支分出，随脊神经根走行并分布于脊神经根和脊髓；③椎管后支，于椎管后壁前面分升、降支和横行吻合支，构成绳梯式稀疏的吻合链，于椎弓根下缘处发出椎弓营养动脉，从下缘后份的滋养孔进入骨内（图 2-23）。

背侧支在横突根部附近分出上关节支、关节间支和下关节支。上位的下关节支和下位的上关节支在横突后方形成纵行吻合链。上关节支还发出一支恒定的椎弓营养动脉，于上关节突根部附近进入椎弓（图 2-24）。

1. 脊柱颈段的动脉　来源比较分散，横突前区和椎管内的动脉来自椎动脉、甲状腺下动脉和颈升动脉。它们向椎体发出的周围支在颈长肌的内侧缘处吻合成一纵行动脉链，上达寰椎前结节。动脉链上发出的横支在前纵韧带深面横过椎体与对侧者吻合。分布于椎管内的脊支主要由椎动脉发出，又名椎间动脉。横突后区的动脉绝大多数来自颈深动脉，上份有时来自枕动脉降支。颈深动脉相当于肋间后动脉的后支，它与最上肋间动脉共同由锁骨下动脉的分支肋颈干发出（图 2-26）。

椎弓外面的营养动脉多从峡部的旁中央沟进入骨内，椎弓内面的营养动脉多从椎弓根与椎板的连结线中点附近进入骨内。前者口径平均为 0.34mm，后者为 0.25mm。后路手术时应予以注意，避免造成大量出血。颈段的椎管前支在钩突外侧，从外下向上内绕过钩椎关节背外侧，经前路做钩突切除等手术时有误伤的可能。

齿突的情况特殊，由椎动脉发出的前升动脉、后升动脉和由咽升动脉发出的前水平动脉、后水平动脉供应。这 4 对动脉在齿突顶部吻合成顶弓。前、后升动脉各发出一营养动脉于齿突基底部进入齿突内，是齿突的主要营养动脉。齿突尖部由顶弓分支供应，经齿突尖韧带、翼状韧带进入齿突。如齿突骨折发生在前、后升动脉的穿支进入齿突处之上，齿突的血供将严重不足，导致延迟愈合、不愈合、齿突缺血坏死等。若骨折时伴有韧带撕裂，齿突血供将更为不足（图 2-27）。

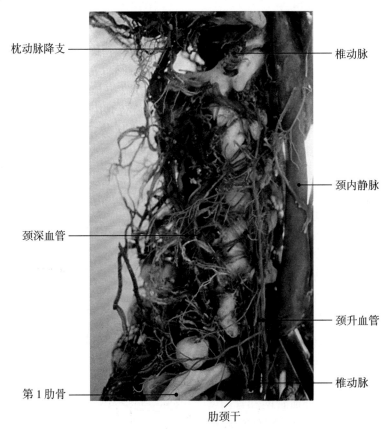

图 2-26　脊柱颈段的血管铸型

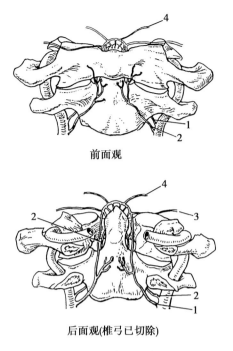

前面观

后面观(椎弓已切除)

图 2-27 齿突的动脉

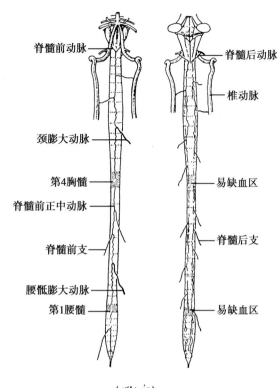

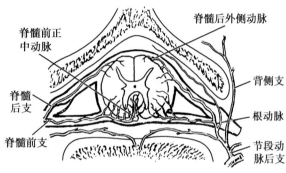

图 2-28 脊柱与脊髓的血供

2. 脊柱胸段的动脉 $T_{1\sim 2}$ 段由甲状腺下动脉、椎动脉和最上肋间动脉发支配布。$T_{3\sim 12}$ 段由第 3~11 对肋间后动脉和肋下动脉发支配布。椎弓外面的营养动脉多从上关节突根部后面进入。由于存在丰富的血管吻合,在处理术区局部时,这些节段性血管均可在椎体侧方结扎切断。但也有实验表明,节段动脉的结扎会影响前路骨融合的效果,造成融合骨块的硬度下降,且对椎间盘退变的发生有明显影响。

脊髓的动脉除颈上段来自椎动脉外,其余由节段性动脉发出的根动脉供应,随脊神经前根到脊髓者名脊髓前支,共约 3~9 支,相互吻合成脊髓前正中动脉;随脊神经后根到脊髓者名脊髓后支,共约 5~21 支(平均 11 支),互相吻合成脊髓后外侧动脉。由于数目不多,如损伤根动脉,特别是损伤脊髓前、后纵行吻合的连续性,将造成脊髓缺血,发生截瘫。最容易波及的是 T_4 和 L_1 两处。有两支较粗的脊髓前支,其一为腰膨大动脉,起自 $T_7\sim L_3$ 一段范围内,以 T_9 最常见;另一为颈膨大动脉,起自 $C_4\sim T_4$ 一段范围内,以 C_8 最常见。前者外径平均 1.0mm,后者外径 0.9mm,是脊髓的重要供血动脉。故术中需要分离结扎节段性动脉时,一定不要在椎间孔周缘附近进行,以免造成脊髓血供损伤(图 2-28)。

3. 脊柱腰段的动脉 主要来自腹主动脉发出的 4 对腰动脉;骶正中动脉发出的腰最下动脉(第

5 腰动脉)分布于 L_5 前外侧面;髂腰动脉的腰支发出脊支进入椎管,发出背侧支分布于 L_5 后面。

腰段的横突前支较粗大,经横突前面斜向下外到横突下方,分布于附近的腰大肌、腰方肌,并发支与上、下同名动脉构成纵行吻合链。腰部手术时不宜扩大解剖到横突的前面,以免损伤横突前动脉引起大出血或术后产生巨大的腹膜后血肿,导致难以处理的肠麻痹。

腰动脉进入椎体内的中央支数目自上而下递减,以 L_5 最少。成人椎间盘的营养几乎全靠椎体渗透而来,腰下段椎间盘退变较为显著,可能与动脉供应不够充分有一定关系。椎弓根的营养动脉,外面的来自腰动脉背侧支,多从乳突基底部进入;内面的若来自椎管前支,多于椎弓下缘前部进入;若来自椎管后支,多从椎弓下缘后部进入,从椎弓上缘进入者极少(图 2-29)。

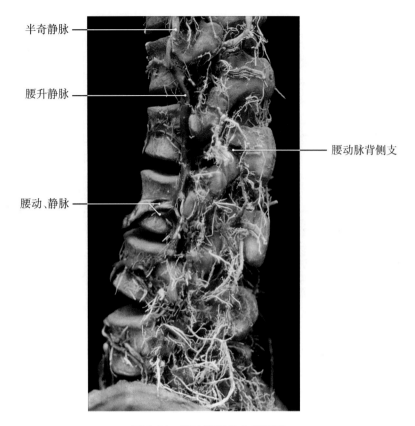

半奇静脉

腰升静脉

腰动脉背侧支

腰动、静脉

图 2-29 脊柱腰段的血管铸型

胸腰段脊柱背侧的肌肉,尤其是竖脊肌,主要由节段性来源的肋间后动脉背侧支和腰动脉背侧支营养。它们的管径较细小,多与脊神经后支伴行,从相邻横突之间进入脊柱背面,然后分为内侧支和外侧支进入肌内,主要营养竖脊肌及其附着的椎板和突起等结构,以及后正中线两侧的皮肤。其中,腰动脉背侧支的内侧支与腰神经后支内侧支伴行穿过乳突副突之间的骨纤维管,在骨纤维管的韧带骨化或受卡压时易受影响。

4. 脊柱骶尾段的动脉 骶骨的动脉来自骶正中动脉和骶外侧动脉。骶正中动脉分布于骶骨前面直至尾骨尖,并分支进入两侧骶前孔。骶外侧动脉发支进入一侧骶前孔,与骶正中动脉的分支吻合或不吻合,其在骶管内分支的分布情况与上位各段的模式相似,但发一终支从骶后孔穿出,此即为背侧支,分布于骶骨后面。骶外侧动脉发支向上参与横突前吻合链(图 2-30)。

(二)脊柱的静脉

脊柱的静脉广泛吻合成静脉丛,可分为椎管外静脉丛和椎管内静脉丛两大部分。其共同特点是无静脉瓣,血液可以双向流动;管壁薄,同一段血管口径可不一致,呈局部膨大甚至串珠状;不与动脉密切伴行(图 2-31)。

1. 椎管外静脉丛 以横突为界分为前丛和后丛。椎外前静脉丛收纳椎体及前纵韧带的静脉,位于椎体的前外侧面,与椎体内静脉交通。椎外后静脉丛收纳椎弓后面诸结构的静脉,位于椎板后方,围绕棘突和关节突,与椎管内静脉丛交通。椎管外静脉丛以颈段最为发达,其次为骶骨前面,它们汇入椎静脉、肋间后静脉、腰静脉、骶正中静脉和骶外侧静脉。

2. 椎管内静脉丛 位于硬膜外腔内,贴附椎管前、后壁,周围填充丰富的脂肪组织,可分为椎管内前静脉丛和椎管内后静脉丛两部分,各有两条纵行的静脉,分别称为前窦和后窦(图 2-32)。

(1)前窦:排列于后纵韧带两侧,有 1~2 条横支于椎体后面穿越后纵韧带深面将两侧吻合成网,椎体内静脉即汇入横支内。因此,切除椎体后壁之后,一定会有椎管前纵窦破口出血。若在椎体后壁分离并保留后纵韧带完好,则静脉窦的破口只有一处;若后纵韧带已破损或随椎体后壁一并被切除,则静脉窦破口较多,出血也较多。对这些破口,不论多少,一般均宜用吸收性明胶海绵压

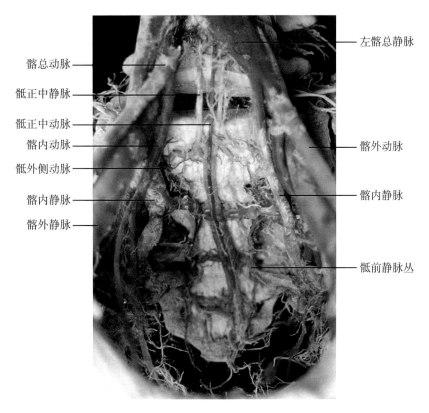

图 2-30　脊柱骶尾段的血管铸型

髂总动脉

骶正中静脉

骶正中动脉

髂内动脉

骶外侧动脉

髂内静脉

髂外静脉

左髂总静脉

髂外动脉

髂内静脉

骶前静脉丛

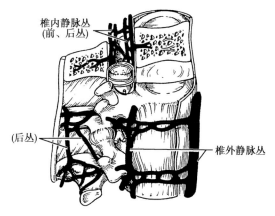

图 2-31　脊柱的静脉丛

椎内静脉丛
(前、后丛)

(后丛)

椎外静脉丛

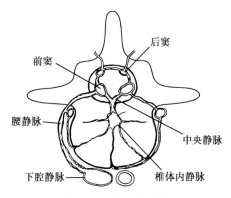

图 2-32　前窦与后窦

后窦

前窦

腰静脉

下腔静脉

中央静脉

椎体内静脉

迫止血,而不宜试图结扎出血的静脉窦,以免为止血而造成更多的出血。

（2）后窦:排列于椎弓和黄韧带前面、中线两侧,有横支相连成网并穿越左、右黄韧带之间与椎外后静脉丛交通。前窦与后窦之间有丰富的吻合支,收纳来自脊髓和根静脉的静脉血。吻合网向椎间管汇集成椎间静脉出椎间孔,每孔可有 1~3 支,分别行于椎间管的上、下份,向外开口于椎静脉、肋间后静脉、腰静脉和骶外侧静脉。

3. 脊柱腰段的静脉丛　从应用角度可区分出椎间孔 - 神经根静脉丛。它包括神经根静脉、椎间静脉和腰升静脉,与神经根关系密切,出椎间孔处可互相吻合成圈网,套于孔的周缘。静脉可于侧隐窝及椎间管内与神经根一起受到压迫,导致静脉回流不畅、组织增生和粘连等。

腰段椎管内两条前纵窦的行程,在椎弓根处突向内,于椎间盘处突向外,故后路椎体融合术时的植骨部位不宜过分偏外。根据腰段静脉丛的配布情况,椎管的前方和两侧均有丰富的静脉丛,只有后方静脉较少,因此,进入腰段椎管宜首选后入路。

脊柱静脉的结构特点为肿瘤转移到脊柱以及通过无瓣膜静脉丛向与之相连的躯干转移提供了一个途径。盆腔内的炎症、肿瘤或寄生虫,可不经肺循环而直接经脊柱静脉丛侵入椎骨、颅内或其他远隔器官。此外,脊柱内、外静脉交通涉及咽脊柱静脉,咽后方的感染可通过这一静脉系统扩散到寰、枢椎,致使寰枢韧带充血松弛,从而导致寰枢椎半脱位。Balson 基于脊柱静脉的特殊性,提出可以把它视为并列于腔静脉系、肺静脉系和肝门静脉系三者的第四个静脉系统。作为上、下腔静脉间的沟通环节,它可以平衡压差,在静脉阻塞时可作为代偿通道。由于脊柱静脉系统缺乏瓣膜,血液可双向流动,下腔静脉系或腹内压力的增高均可直接导致脊柱静脉丛血压的增高,增加手术时的出血量,故俯卧位进行手术时应避免腹部受压。

四、脊柱的神经支配

脊柱的神经支配比较复杂,但主要由 31 对呈阶段性分布的脊神经后支支配。通常,后支的内侧支分布于脊柱的外骨膜、关节面、椎弓间的韧带并支配竖脊肌中的棘肌、多裂肌和回旋肌;后支的外侧支则主要支配竖脊肌中的最长肌和髂肋肌;椎管以内的相关结构由脊神经的脊膜支 - 窦椎神经分布。

(一)脊神经后支

脊神经后支于椎间孔外口处脊神经节的外侧发出,向后行经骨纤维孔,在下位上关节突与横突根部上缘交界处,至横突间肌内缘分为内侧支和外侧支。脊柱腰段的脊神经后支在微创手术中颇受重视。资料显示,上腰段脊神经发出后支的分支点在椎间孔外 1.5cm 处,下腰段的后支分支点约在椎间孔外 2cm 处,分支点距横突根部的长度 <3mm 的最多,约占 43%。后支分出外侧支和内侧支之前的主干段长约 5~10mm,以 L_5 最长,平均(6.03±1.23)mm;L_1 最短,平均(5.18±1.09)mm。L_{1-5} 后支的直径以 1~1.5mm 者最多,占 70%。

1. 后支外侧支　较粗,沿下位椎体横突背侧的骨性纤维管向外下侧穿过竖脊肌的最长肌和髂肋肌,在此行程中相邻阶段的外侧支存在交通支。L_{1-4} 脊神经后支外侧支于距横突根部上缘约 3mm 处发出,与血管伴行沿横突走向外下方,约在距横突上、下缘等距离处被一纤维束固定在横突上,周围无明显脂肪组织,此部位亦可称为后支外侧支

骨纤维管。出骨纤维管后,后支外侧支继续沿横突背面向外下方斜行,穿竖脊肌和胸腰筋膜至皮下,沿途发出肌支和皮支。L_{1-3} 的后支外侧支较长,其本干穿过胸腰筋膜浅层并跨髂嵴至臀区皮下,构成臀上皮神经,支配臀上部和外侧部皮肤。L_{4-5} 的后支外侧支短而分散,跨髂嵴经臀到骶后,参与构成臀中皮神经。后支外侧支的分支主要分布于椎间关节连线以外的结构,如横突间韧带、髂腰韧带、横突间肌、胸腰筋膜、竖脊肌的最长肌和髂肋肌。L_{1-5} 后支外侧支的直径以 L_1 为最粗,约 1.5mm,其余按序数往下逐渐变细。后支外侧支出椎间孔处、过横突的骨纤维管处和穿胸腰筋膜浅层入臀处均较固定,这些部位如遭受卡压、损伤或牵拉,可产生局部或牵涉性腰腿痛。

2. 后支内侧支　较细,L_5 后支内侧支进入骶骨上关节突、骶翼间沟下行,然后进入腰神经后支内侧支骨纤维管;L_{1-4} 后支内侧支绕下位椎骨的上关节突外侧面向后而行,至横突后面与来自腰动脉背侧支的分支伴行,走向乳突与副突之间的腰神经后支内侧支骨纤维管。进入骨纤维管后,后支内侧支的行程类似"S"形,先行向上外方,翻越骨嵴后转向内下,然后出骨纤维管,沿椎弓板继续向内下方斜行,分支分布于关节连线内侧的关节囊、韧带及肌肉。后支内侧支在未进入骨纤维管之前,发出 1~2 支关节支分布于关节的上部,出骨纤维管后又发出一返支钩绕向上,分布于关节的下部。同时内侧支还发出一关节支向下行,分布于下位椎间关节的上内侧部,因此每一椎间关节至少接受两个神经节段的支配(图 2-33)。进入竖

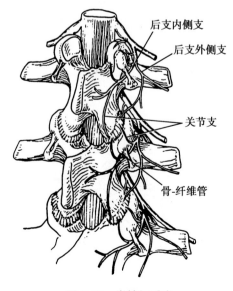

图 2-33　脊神经后支

脊肌的内侧支,主要支配竖脊肌内侧部的肌纤维,如胸背部的棘肌、腰骶部的多裂肌,且相邻节段的内侧支之间鲜有交通支。腰神经后内侧支的直径以 0.5~0.9mm 者最多,占 60%。其中以 L_2 为最粗,平均值为 (0.80 ± 0.20) mm,L_1 次之,平均值为 (0.75 ± 0.18) mm,L_3 以下按序数逐渐变细。

腰神经后支的外侧支和内侧支均有来自腰动脉的小分支伴行。内侧支穿骨性纤维管之后,恰行于乳突的下方,位于腰椎关节突关节连线上,此处也正是分离多裂肌与最长肌间隙的目标区域,故往两侧牵拉多裂肌和最长肌显露术野时,有压迫及拉伤内侧支的可能;若使用电刀或电凝止血,在该间隙深处则易伤及有小动脉伴行的内侧支,这些都是造成多裂肌等脊椎深部肌肉术后恢复受限、肌力下降的不利因素。

（二）窦椎神经

窦椎神经几乎都起源于靠近交通支与脊神经结合处的交通支上。最多可见 5 支窦椎神经进入一个椎间孔,但是,较为典型的分组是一支粗神经和几根细支。然而,在上颈区和骶区,窦椎神经的粗支常缺失。窦椎神经进入椎间孔后,行向脊神经节腹侧并在此发出一些细支。当窦椎神经进入椎管后,其主支分支的分布与脊髓动脉的后中央支的走行类似,分为一个长升支和一个短降支,从这些支中分出 1~3 根旋支支配腹侧硬脊膜（图 2-34）。

与源自椎间盘的疼痛关系密切的后纵韧带,由发自窦椎神经的不规则的神经丛支配。这些神经丛的纤维在韧带内分布密集并扩展至椎间盘后部。对于单个节段窦椎神经的走行长度和支配区域,可以有如下几种情况：①上升一个节段；②下降一个节段；③分为上、下两对,一对上升一个节段或水平走行,一对下降一个节段；④上升两个或更多节段。虽然后两种情况并不常见,但它的存在修正了以往认为窦椎神经的支配不多于两个邻近节段的说法,且说明了由一个损伤的椎间盘所引起的疼痛与窦椎神经相当广泛的分布范围相关。窦椎神经在后纵韧带的分布,除在不能活动的下骶区内较少外,在其他区域无显著性差异。

后纵韧带由许多神经丛或神经末梢支配,但并且向两侧延伸,通过椎间孔覆盖了椎间盘的背面和大部分背侧面。在急性椎间盘突出症时,这层薄而富含神经纤维的结缔组织带是导致疼痛的一个主要原因。

组成窦椎神经的神经纤维至少有粗细两种,其中一部分细小纤维是来自胸腰椎植物性神经节的节后纤维,它们可通过调节平滑肌以控制椎管内的血管,而一些较粗的纤维则参与本体感觉功能。临床和实验室研究均证实窦椎神经含有痛觉纤维,但究竟哪部分是引起椎间盘性疼痛的感受器及其结构如何至今尚无定论。

目前,对椎间盘是否有神经支配及神经支配的范围多有争议,但多数倾向于认为椎间盘纤维环的外层含有神经纤维,这些纤维末梢来自支配后纵韧带扩展部分的窦椎神经分支。

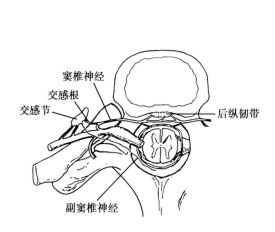

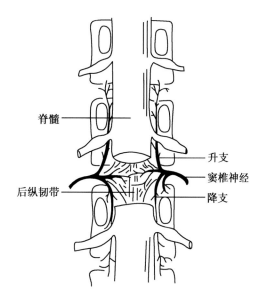

图 2-34 窦椎神经

大多数关于窦椎神经的描述认为主要的窦椎神经纤维分别到硬脊膜的腹侧面,而硬脊膜背内侧面则被认为是无神经纤维区,针刺时在该区域内可以无痛性穿过。Parke 和 Watanabe 还观察到,下腰区腹侧的硬脊膜常常被许多结缔组织固定于椎管腹侧面,且以在下腰区椎间盘边缘处的固定最为牢固。在显微镜下强行切断这些结缔组织将导致附着于其上的神经纤维破坏。推测当突出的椎间盘将硬脊膜拱起时,这种结构关系也是引起椎间盘性疼痛的一个原因。

五、脊柱的功能

脊柱作为人体结构的中轴与栋梁,承托头颅,支持并传导体重,并借胸廓支持上肢,借骨盆支持下肢,在人体进行各种运动时,均起着重要的平衡作用。

脊柱构成胸腔、腹腔和盆腔的后壁,因此对消化、呼吸、泌尿、生殖及循环各系统的器官都起支持和保护作用,其生理弯曲和椎间盘可以大大减轻外力或剧烈运动时对脑和其他脏器的震荡,脊髓和脊神经根更是受到脊柱的良好保护。

脊柱除具有支持和保护功能外,还具有重要的运动功能。虽然相邻的两个椎骨之间因连结稳固而造成可运动范围狭小,但各椎骨间运动的协同与叠加则使脊柱整体的运动范围变得很大,故脊柱在肌肉作用下可进行前屈、后伸、侧屈、旋转和环转运动。

脊柱各部的运动性质和范围,主要取决于关节突关节面的方向和形状、椎间盘的厚度及周围韧带的位置、弹力、厚薄及松紧等。如寰枢关节只能作旋转运动,做每侧约为 40°,过度旋转则受翼状韧带限制。颈部其他颈椎的关节突关节面约呈水平位,椎间盘较厚,所以可做前述各种运动,幅度也较大。

胸椎关节突的关节面接近冠状位,椎间盘较薄,棘突呈覆瓦状,而且又与肋骨相连,这些因素均限制了脊柱胸段(特别是中胸部)的运动,所以,上胸部可做旋转运动,中胸部的运动范围则很小。

腰部的关节突关节面决定了它们不适宜做旋转运动,但由于腰椎间盘很厚,所以其前屈、后伸和侧屈的幅度都最大。

由于颈、腰部的运动轴向多、幅度大,故损伤多见。而各部交接段,因上下运动幅度变化较大,

如胸腰部和腰骶部的损伤则更为常见。

六、脊柱的定位和体表标志

无论在脊柱的常规体检或脊柱手术中,准确的脊柱定位都十分重要。若定位发生错误,必定影响体检和手术效果。随着各种先进检查仪器的普及,对脊柱病变的定位主要是根据术前和术中的 X 线片及 CT 影像等来确定。但是,各部脊椎的形态及其表面标志对定位的重要参考意义不应因此而受到忽视,而应与 X 线片、CT 影像等进行核对,相互印证,以免发生定位错误。

(一)脊柱的体表定位

主要借助椎骨本身的特征性结构以及相邻诸骨较恒定而明显的骨性标志进行定位。

1. 颈椎的定位　在正常情况下,从 C_6 以下,各椎骨的棘突皆可从体表扪及,尤以 C_7 棘突最为明显,但有时也可能与邻近突起的棘突相混淆。一般来讲,若见到 2 个明显的突起,则下位的是 C_7 棘突;若见到 3 个明显突起,则中间的是 C_7 棘突。仰起头时,一般从上向下第 1 个扪到的是 C_7 棘突。通常 C_7 棘突最长,C_5 以上的棘突分叉,环状软骨平 C_6。这对临床上确定椎骨序数有一定帮助。

2. 胸椎的定位　胸椎的棘突可由 C_7 棘突向下或自 L_4 棘突向上数出,也可根据肋骨来定位。通常肩胛冈内侧缘平 T_3,肩胛下角平 T_7。此外,两肩胛冈内侧端的连线通过 T_3 棘突;两肩胛骨下角的连线通过 T_{6-7} 棘突之间。借此可以认定某一椎骨或某一病变椎骨的位置。

3. 腰椎的定位　经过脐的水平线通过 L_3 棘突;两侧髂嵴最高点的连线通过 T_4 棘突。

4. 骶骨的定位　两侧髂后上棘的连线通过 S_2(图 2-35)。

(二)椎骨与脊髓节段的对应关系

人胚早期,脊髓与椎管的长度相等,脊神经呈水平方向进出椎间孔。之后,由于椎骨的增长速度开始大于脊髓增长的速度,脊髓不再充满椎管,因其上连延髓而固定于头端,使脊柱和椎管呈现显著向尾端增长之势。出生时,脊髓末端只到 L_3 平面,至成人时,脊髓末端约平 L_1 下缘。与此同时,被椎间孔固定了位置的脊神经根,也从最初的水平走向变成了程度不同的倾斜走向,加上各脊髓节段长度与各椎骨高度本身之间的差异,因此形成了 31 个脊髓节段与椎骨序数之间独特的对应关系。

在成人,上颈髓节段(C_{1-4})大致与同序数椎骨

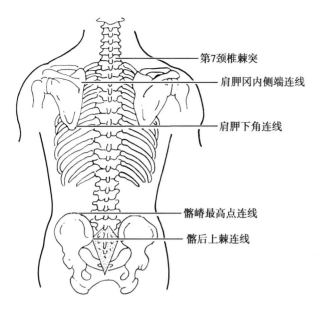

图 2-35　脊柱的体表定位

第7颈椎棘突
肩胛冈内侧端连线
肩胛下角连线
髂嵴最高点连线
髂后上棘连线

相对应,下颈髓节段(C$_{5~8}$)和上胸髓节段(T$_{1~4}$)比同序数的椎骨高一个椎体的位置;中胸部(T$_{5~8}$)的脊髓节段约比同序数的椎骨高两个椎体的位置,下胸部(T$_{9~12}$)的脊髓节段约比同序数的椎骨高3个椎体的位置,全部腰髓节段居 T$_{10~12}$ 椎体之后,骶、尾髓节段则居 L$_1$ 之后(图 2-36)。

在了解脊髓节段与椎骨椎体的对应关系的同时,还应该对椎体与棘突的位置关系有所了解,因

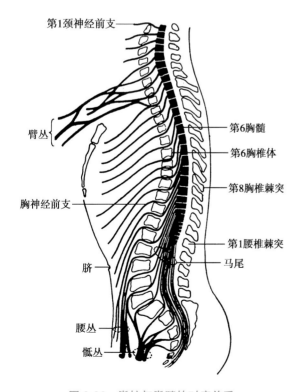

第1颈神经前支
臂丛
第6胸髓
第6胸椎体
第8胸椎棘突
胸神经前支
第1腰椎棘突
脐
马尾
腰丛
骶丛

图 2-36　脊柱与脊髓的对应关系

为临床检查多是用棘突来定位相应椎骨的。棘突尖与相应椎体的位置关系大致如下:颈椎、腰椎和T$_{1~3}$棘突尖平其本椎体下缘,T$_{4~7}$棘突尖平下一椎体中部,T$_{8~12}$棘突尖接近下一椎体下缘。把这些因素考虑进去,才可应用上面的推算方法定位脊髓节段的大致位置。例如椎管内有肿瘤压迫胸髓第 10 节段而需手术治疗时,一般在切除 T$_7$ 椎板后,即可找到肿瘤。所以正确掌握脊髓节段与椎骨的对应关系及椎骨棘突与椎骨体的位置关系,不但能对常见的脊柱外科疾病进行准确的定位和描述,还能为脊柱手术入路的选择带来极大的方便。

第二节　脊髓的应用解剖

通过脊柱微创手术治疗脊柱相关的各种功能性和器质性病变的同时,很重要的一个治疗目的就是要解除脊柱病变结构对脊髓和脊神经根的压迫,并且在手术中还要避免对这些神经组织造成新的损伤,因此,掌握脊髓及其相关结构的应用解剖学知识,对正确开展和应用脊柱微创技术大有裨益。

一、脊髓

脊髓位于椎管中央,上端于枕骨大孔处与延髓相接,下端以脊髓圆锥终于 L$_1$ 水平,藉由圆锥末端延续向下的终丝固定于尾骨背面(图 2-37)。

脊髓为前后稍扁的圆柱体,全长有两处膨大。颈膨大,在 C$_5$~T$_1$ 脊髓节段,主要支配上肢;腰膨大,在 L$_2$~S$_2$ 脊髓节段,主要支配下肢。腰膨大以下逐渐变细称为脊髓圆锥。

脊髓表面有 6 条纵行的沟裂,前正中裂位于前正中线,深约 3mm,软脊膜连同血管深入其中。后正中沟较浅,居于背侧正中线上,沟的深部有薄的胶质板形成后正中隔,深入脊髓约 5mm 而直达脊髓灰质。前外侧沟平而浅,左右各一,组成脊神经前根的根丝由此出脊髓。后外侧沟较深,左右各一,脊神经后根的根丝于此成列进入脊髓。

脊髓全长共有 31 对脊神经,每对脊神经的前后根与脊髓相对应的部分,称为一个脊髓节段,故脊髓全长共分 31 个节段,即 8 个颈髓节段、12 个胸髓节段、5 个腰髓节段、5 个骶髓节段和 1 个尾髓节段。

脊髓下端由大缩细的脊髓圆锥集中了全部骶

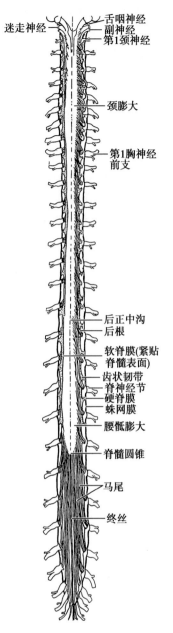

图 2-37　脊髓的形态

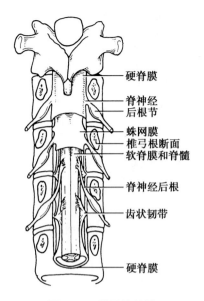

图 2-38　脊髓的被膜

尾髓节段。由于脊髓下端多终止于 L_1 椎体的中上部,所以在 T_{11}~L_1 椎体后就集中了腰、骶、尾髓及其相应的神经根,此处骨折脱位,可能既有脊髓损伤又有神经根损伤,通常在脊髓损伤未恢复前,神经根损伤多有恢复,故胸腰段骨折脱位合并截瘫者,其神经根损伤常可有一定恢复,挽回部分功能,积极的手术治疗仍不应轻易放弃。

二、脊髓被膜

脊髓表面和脑一样覆有层结缔组织被膜,由外向内依次为硬脊膜、蛛网膜和软脊膜,对脊髓起保护作用(图 2-38)。

(一)硬脊膜

硬脊膜为厚实而坚韧的管状膜,上端与硬脑膜在枕骨大孔处移行,并与枕骨大孔紧密贴附,下端在成人约至 S_2 水平。硬脊膜下端形成封闭的盲端并包裹终丝,整体呈一向上开口的盲管,故又称硬脊膜囊。硬脊膜全长包裹脊髓和脊神经根,因此可按其包裹结构的不同,相应地分为脊髓硬膜和根硬膜两部分。在根硬膜与脊髓硬膜交界处,硬脊膜形成一称为硬膜颈环的狭窄部。根硬膜比脊髓硬膜略薄,尤其在椎间孔附近最薄,向外延续为脊神经干的神经外膜。

(二)脊髓蛛网膜

脊髓蛛网膜薄而柔软,无血管,呈透明蛛网状,在枕骨大孔处直接延续为脑蛛网膜,在脊柱下端则包裹脊髓末端和马尾,止于 S_2。蛛网膜向深面发出许多蛛网膜小梁附着于软脊膜表面。在蛛网膜的内、外面及小梁表面,覆盖着一层具有吞噬功能的间皮细胞。

(三)软脊膜

软脊膜为一层菲薄而富有血管神经的被膜,紧贴脊髓表面。软脊膜虽然薄,但可分内外两层。内层称内软膜,由网状纤维和弹性纤维构成,紧贴神经组织。外层称外软膜,是胶原纤维束形成的网络,与蛛网膜小梁相延续,在脊髓两侧形成齿状韧带和前面的软脊膜前纤维索。

齿状韧带是由软脊膜外层在脊髓前后根之间形成的一系列尖端向外的三角形皱襞,由枕骨大孔延至 S_1 平面,直达脊髓圆锥。每侧齿状韧带的数目为 18~24 个，以 20~22 个多见。齿状韧带尖端附着的位置，在颈段较有规律，位于上下两神经根穿硬脊膜之间，胸段以下则多位于两神经根穿硬脊膜之间的上份中点或下方。由于齿状韧带的附着点偏后，故脊髓的前 2/3 在齿状韧带之前。

齿状韧带对脊髓起悬吊作用，可防止脊髓因运动、外力等原因而发生振荡和移位。从后路显示椎管前方组织时，必须先将其切断。

三、脊膜腔

各层脊膜之间及硬脊膜与椎管壁之间存在潜在的或充满液体的腔隙，强化了脊膜对脊髓的保护作用（图 2-39）。

（一）硬膜外腔

是硬脊膜囊与椎管的骨内膜和黄韧带之间的潜在腔隙，其中有疏松结缔组织、脂肪、淋巴和椎内静脉丛，略呈负压状态，且因腔隙中填充着较多脂肪组织，易于活动。

硬脊膜外面粗糙，有纤维束与硬膜外的脂肪相连，特别是在前正中线上与后纵韧带相连，在后正中线上有时也与椎板和黄韧带相连并形成纤维隔，这些纤维连接限制了硬膜囊的活动度。硬膜外腔的大小在椎管各段略有不同。以硬膜囊所占椎管空间计，颈段占 73% 最大，胸段占 67% 次之，腰段最小，只占 60%，相应地，硬膜外腔以腰段、胸段空间为大，颈段较小，故对矢状方向力量的缓冲，胸腰段要强于颈段。

硬膜外腔被两侧的神经根分为前后和两侧 4 个间隙。硬膜外后间隙位于后根硬膜外后方与椎弓骨膜和黄韧带之间。整个颈段的后间隙十分狭小，多为 1.5mm 左右，上颈段或可闭锁。自胸段向下，后间隙逐渐增宽，中胸段宽约 2~4mm，$L_{2~3}$ 一段可达 6mm。后间隙内有较发达的椎内静脉丛，但后正中线附近较少，是硬膜外导管留置的部位。

硬膜外侧间隙又称根间隙，居前、后根硬膜与椎管之间，其外即为椎间孔。硬膜外间隙在脑脊液的吸收、硬膜外麻药的吸收和渗透等方面十分重要。硬膜外腔内脂肪组织的多少与人的体型有关，分布规律是骶管较多，腰上部及胸下部较少，中胸部增多，上胸部又趋减少，颈部几乎无脂肪而代之以纤维组织。在颈段，中线处的纤维组织增多，并可连结硬脊膜后面与椎弓板及黄韧带，形成纤维隔。

（二）硬膜下腔

硬脊膜内面与深面的蛛网膜较紧密地相贴，两者之间的潜在腔隙称为硬膜下腔，其中仅有少量浆液，起润滑作用，尚未发现有何重要的生理和临床意义。

（三）蛛网膜下腔

蛛网膜下腔为蛛网膜与软脊膜（入颅则为软脑膜）之间的腔隙，其间充满脑脊液。脊髓蛛网膜下腔向上于枕骨大孔处与脑蛛网膜下腔相沟通，腔内的脑脊液由此经上矢状窦两侧的蛛网膜粒回流，在下则于腰部水平扩大为终池。终池内无脊

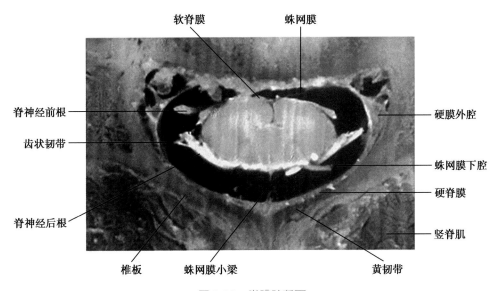

图 2-39　脊膜腔断面

髓,大量的脑脊液浸泡着马尾和终丝,是腰椎穿刺的理想部位。

(四)马尾神经

马尾神经是 L_2 水平以下蛛网膜下腔内神经根纤维束的统称,因其整体形态与马尾相似而得名(图2-36)。在硬膜囊中,每一神经根由1条前根纤维和3根后根纤维组成,自脊髓圆锥以下有 L_2~S_5 共9对神经根,故每侧有36条马尾神经纤维,两侧共72条,外加1条终丝。各神经纤维顺行向下,每合成1对神经根就减少8条神经纤维,至 L_5~S_1 椎间盘水平,只剩下5对骶神经根和1条终丝,即越向下,硬膜囊内的马尾神经纤维就越少。从横断面看,后正中线排列的是 S_5、S_4 马尾神经,外侧排列的依次为 S_3、S_2 和 S_1,越高的节段越靠外排列,故硬膜正中部位(手术)损伤极易合并 S_{3-5} 损伤而引起二便失禁、马尾神经功能受损的症状和体征。

在合成神经根的4条马尾神经纤维中,位于前内侧的1束是运动根,位于后外侧的3束是感觉根,这些神经纤维在穿出硬脊膜之前约4~5cm就被蛛网膜包被在一起并贴附于硬脊膜侧缘的内侧面下行,一般情况下它们共同穿出硬膜囊。故有时 L_{4-5} 椎间盘侧后方突出,既可压迫 L_5 神经根,又可压迫硬膜囊内的 S_1 神经根和 S_2 马尾神经纤维,产生双神经卡压的症状和体征。

构成 S_1 神经以下的马尾纤维进入椎管,合成的骶、尾神经的前支和后支分别于骶骨的骶前孔、骶后孔以及骶管裂口出骶管(图2-40)。

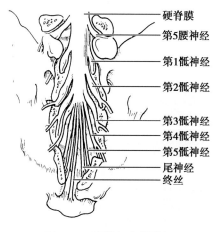

图2-40　骶神经和尾神经

硬脊膜
第5腰神经
第1骶神经
第2骶神经
第3骶神经
第4骶神经
第5骶神经
尾神经
终丝

四、脊髓的血供

脊髓的血供既有纵向的血管链,又有横向加入的节段性血管进行补充,对保持脊髓在各种状态下获得稳定的血供十分有利。

(一)脊髓的动脉

脊髓的动脉来源有脊髓前动脉、脊髓后动脉和节段性的根动脉,它们在脊髓表面形成3条纵行的动脉。1条脊髓前动脉沿前正中裂下行,2条脊髓后动脉沿后外侧沟下行,途中不断有根动脉加入(图2-27)。

1. 脊髓前动脉　在桥延沟下方起自椎动脉,约下行至椎体交叉平面与对侧同名动脉合成一支,然后沿前正中裂下降,沿途不断接受节段性动脉的加入而延伸到脊髓圆锥,并延续为一细支与终丝伴行。脊髓前动脉全程粗细不等,在颈膨大和腰膨大处可达0.7mm,而在胸髓3~6节段处仅有0.3mm。脊髓前动脉除发出外侧支参与软脊膜小动脉丛外,主要是深入前正中沟并发支营养脊髓前角及其周围神经组织。

2. 脊髓后动脉　共有2支,均起自小脑下后动脉,绕至延髓后外侧面入脊髓后外侧沟,在后根内侧迂曲下行,沿途接受许多根动脉加入。除发支参与软脊膜小动脉丛外,其穿支进入脊髓分布于脊髓后角及部分后索。

3. 根动脉　由节段性动脉在行至椎间孔附近发出脊支,随脊神经前根和后根进入椎管。这些节段性动脉,在颈段为椎动脉、颈深动脉和颈升动脉,约有60%的咽升动脉也发支供养脊髓;在胸段为肋间后动脉;在腰段为腰动脉;在骶部为骶外侧动脉、第5腰动脉、髂腰动脉及骶正中动脉等,其中骶外侧动脉发出的脊支随脊髓圆锥远侧的神经根进入,参与脊髓后动脉在圆锥部位的十字吻合(图2-41)。

根动脉在胚胎时共有60条之多,出生后大多退化。成人根动脉的大小、数目及分布变化甚大,部分根动脉仅供养脊神经根和脊髓被膜,而不分布至脊髓。根动脉的分支为前根动脉和后根动脉,分别与脊神经的前根和后根相伴行。成人约有8支前根大根动脉加入脊髓前动脉,有12支后根大根动脉加入脊髓后动脉。在脊髓第4胸髓和第1腰髓节段,血供较为薄弱,侧支循环相对欠佳,此部损伤根动脉易致截瘫发生(图2-27)。由于肋间后动脉等节段性动脉在经过横突之前即发出脊支入椎间孔,此后的终支延续为背侧支,因此,就对脊髓血供的保护而言,后路手术比前路手术的安全性更高,但过度分离和牵拉深部肌肉等结构仍应避免。

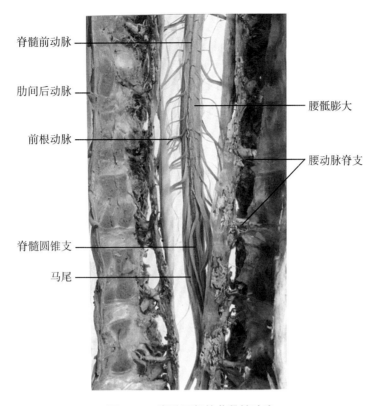

脊髓前动脉

肋间后动脉

前根动脉

脊髓圆锥支

马尾

腰骶膨大

腰动脉脊支

图 2-41　脊髓下部的节段性动脉

脊柱手术中,阻断节段动脉后出现脊髓缺血性损伤多有文献报道。有研究指出,节段血管脊支在进入椎间孔以后发出的分支,同一节段两侧或相邻的上、下节段血管分支可形成吻合丰富的血管网,共同营养椎体和脊髓,故单侧单根或单侧少数节段动脉的结扎对脊髓供血的影响不大,但随着被阻断的节段血管数目增多,发生脊髓缺血性损伤的危险性也随之大增。有学者认为,在椎间孔和主动脉之间的椎体中部阻断和结扎节段动脉,可减少对脊支和根动脉的损伤。

（二）脊髓的静脉

脊髓静脉属于椎静脉系,其分布大致与动脉相似。脊髓静脉伴行于脊神经,最终流入 Batson 静脉丛的椎管内硬膜外部分,该静脉丛由椎内、椎外和椎管内硬膜外 3 部分组成。

脊髓的静脉血经根静脉进入椎间静脉,而脊髓软脊膜静脉丛与椎间静脉有吻合,故其静脉血可经椎内静脉丛进入椎间静脉。由于椎后内静脉丛和椎后外静脉丛之间有吻合,因此脊髓静脉血也可经椎后外静脉丛回流。在脊髓外部,纵行的脊髓后外静脉互相吻合形成静脉网,接受脊髓内静脉,并和椎内静脉丛相交通,此外也和椎静脉、

小脑静脉和颅底静脉丛或静脉窦相交通。脊髓前、后静脉均为一支,在不同平面借根静脉引流,伴随腰神经的根静脉最大。当腹压增加过大时,脊髓静脉丛可因丰富的椎内外交通而淤血、受压,引起脊髓水肿,这在行脊柱后路手术时应引起足够的重视。而根静脉所汇入的腰静脉等节段性静脉,管壁薄、牵拉易出血,手术中应给予妥善结扎,对脊髓血供几乎没有影响。

（温广明　徐达传）

参 考 文 献

［1］包聚良,朱海波.下颈椎的侧方外科入路解剖及其临床意义.中国临床解剖学杂志,1998,16（4）:339-340.

［2］史亚民,柴伟,侯树勋,等.胸椎椎弓根形态测量研究.中国脊柱脊髓杂志,2002,12（3）:191-193.

［3］王冰,吕国华,马泽民,等.胸腔镜技术在脊柱前路手术中的应用.中国内镜杂志,2001,7（4）:55-56.

［4］叶启彬,邱贵兴主编.脊柱外科新手术.北京:中国协和医科大学出版社,2001:1-37.

［5］金大地主编.现代脊柱外科手术学.北京:人民军医出版社.2001:1-39.

［6］钟世镇主编.临床应用解剖学.北京:人民军医出版

社.1998:270-308.

［7］ 叶伟胜,冯世庆,曹沛宏主译.微创脊柱外科学.天津:天津科学技术出版社.2003:67~71;201~207;120~126.

［8］ 马向阳,钟世镇.枢椎椎弓根螺钉固定的应用解剖学.中华创伤杂志,2003,19(5):274-275.

［9］ 瞿东滨,钟世镇,徐达传.枢椎椎弓根及其内固定的临床应用解剖.中国临床解剖学杂志,1999,17(2):153-154.

［10］ 杜心如.经椎弓根胸腰椎内固定应用解剖学研究的进展.中国矫形外科杂志,1998,10(5):446.

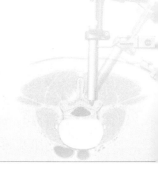

第三章　微创脊柱外科手术入路解剖学

随着脊椎微创手术技术受到越来越多临床医生的重视，针对各种式式入路的应用解剖学研究也取得了丰硕的成果，为包括脊柱内镜在内的各种微创手术的应用和完善提供了有益的思路和基础保障，这些成果同时也是本篇得以成书的基础。

由于从某一局部进入脊柱所涉及的路径和层次，在处理相同部位的不同病症时大同小异，但又因选用的术式和器械不同而各有侧重，本章并不打算穷举各个具体术式入路的应用解剖学研究数据，而主要是集中介绍一些脊柱微创手术中所涉及的层次和结构的应用解剖学要点，为读者理解本书后面各章节的具体术式入路提供参考。

第一节　颈部应用解剖学

颈椎微创手术入路与常规颈椎手术入路在方位选择上一样，有前路和后路之分，涉及相同的颈部层次。

一、颈前外侧部解剖层次

颈前外侧部借胸锁乳突肌等结构划分为多个三角形区域，熟悉各区的层次与结构，是正确选择和使用微创手术入路，避免损伤颈部重要器官和结构的基础（图3-1）。

（一）皮肤和浅筋膜

颈前外侧部的皮肤较薄，移动性大，皮纹呈横向走行。皮下组织（浅筋膜）为含有脂肪的一层疏松结缔组织，内含一菲薄的皮肌，即颈阔肌。颈部手术关闭切口时，仔细缝合该肌及所在层次有利于减少瘢痕形成。颈阔肌深面的浅筋膜内有颈前静脉、颈外静脉、颈外侧浅淋巴结、颈丛的皮支以

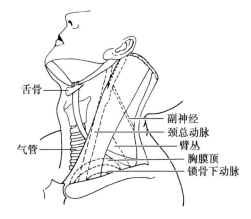

图3-1　颈部重要结构的体表投影

及面神经的颈支等。

1. 浅静脉　主要有颈前静脉和颈外静脉。

颈前静脉起自颏下部，于颈前正中线两侧沿下颌舌骨肌浅面下行，至锁骨上方转向外侧，穿入胸骨上间隙，汇入颈外静脉末端或锁骨下静脉，亦有少数汇入头臂静脉。左、右颈前静脉在胸骨上间隙内借横行的颈静脉弓相吻合。若左、右颈前静脉合为一支，沿颈前正中线下行，则称颈前正中静脉，其存在对颈前正中切口有较大影响。

颈外静脉在下颌角的后下方，由下颌后静脉后支与耳后静脉和枕静脉等汇合而成。沿胸锁乳突肌浅面斜行向下，于锁骨中点上方2~5cm处穿颈深筋膜，汇入锁骨上静脉或静脉角，少数也可注入颈内静脉，甚至椎静脉。颈外静脉与颈深筋膜结合紧密，当静脉壁受伤破裂时不易止血并可致气体栓塞，故颈部手术涉及该静脉时需确实结扎。

2. 皮神经　颈部浅层有面神经和颈丛的分支分布

面神经颈支自腮腺下缘穿出，在下颌角附近

进入颈部,行于颈阔肌深面并进入该肌支配它。面神经下颌缘支从腮腺下缘穿出后,于颈阔肌深面跨过面动、静脉,继而沿下颌骨下缘前行,支配下唇诸肌及颏肌。行上颈椎前路内镜手术,牵拉下颌骨时,应注意避免损伤下颌缘支造成局部面肌瘫痪。

颈丛的皮支由胸锁乳突肌后缘中点浅出,位置表浅且相对集中,主要有:①枕小神经,浅出位置最靠上方,钩绕副神经并沿胸锁乳突肌后缘上行,分布至枕部及耳廓背面上部的皮肤;②耳大神经,为颈丛最大的皮支,于胸锁乳突肌后缘中点浅出后,沿该肌表面上行,分布至耳廓及腮腺区皮肤;③颈横神经,横越胸锁乳突肌中份,分布于颈前区的皮肤;④锁骨上神经,多分为内、中、外三支,分别分布于颈前外侧部、胸前壁上部和肩部等处的皮肤(图3-2)。这些神经不支配骨骼肌,单支损伤时感觉障碍也不明显,它们在胸锁乳突肌后缘中点集中穿出处是颈前区局麻的麻醉点。

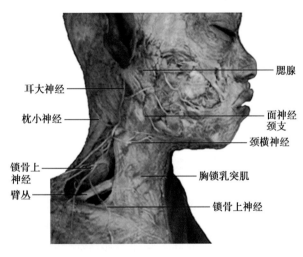

图 3-2 颈部的皮神经

3. 浅淋巴结群 均位于颈阔肌深面。颈前浅淋巴结群沿颈前静脉排列;颈外侧浅淋巴结群沿颈外静脉排列于胸锁乳突肌表面及其后缘处,它们的输出管可注入颈外侧下深淋巴结或锁骨上淋巴结。

(二)颈深筋膜

位于浅筋膜和颈阔肌深面,包绕颈、项部的肌肉、血管、神经、气管和食管等各器官。颈深筋膜可分为浅、中、深三层,各层之间的疏松结缔组织构成筋膜间隙(图3-3)。

1. 浅层 即封套筋膜,它上附于头颈交界线,

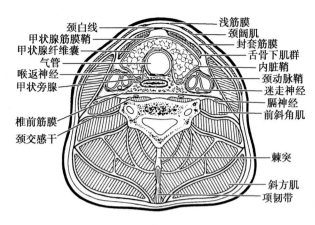

图 3-3 颈筋膜各层次(横断面)

下附于颈、胸和上肢交界线,向前于颈前正中线处左、右两侧互相延续,向两侧包绕斜方肌和胸锁乳突肌并形成两肌的鞘,向后附于项韧带和 C₇ 棘突,形成一个完整的封套结构。封套筋膜在其包裹结构处分为深、浅两层。除分层包绕斜方肌和胸锁乳突肌外,还在舌骨上部分为深、浅两层,包裹二腹肌前腹和下颌下腺;在面后部,分为深、浅两层包裹腮腺;在舌骨下部于甲状腺峡附近,分为深、浅两层向下分别附着于胸骨颈静脉切迹的前、后缘,形成胸骨上间隙。

2. 气管前筋膜 又称颈深筋膜中层或内脏筋膜,此筋膜包裹咽、食管颈部、喉、气管颈部、甲状腺和甲状旁腺等器官,并形成甲状腺鞘。在甲状腺与气管和食管上端邻接处,甲状腺鞘后层增厚并形成甲状腺悬韧带。前下部覆盖于气管者称为气管前筋膜,后上部覆盖颊肌和咽缩肌者则称为颊咽筋膜。气管前筋膜向上附着于环状软骨、甲状软骨斜线和舌骨,向下经气管前方和两侧入胸腔与心包上部相续。此筋膜层在颈根部有许多纤维性扩张部覆于大血管干上,使血管保持开放状态,一旦不慎损伤血管,其难闭合,可致空气进入引起空气栓塞。有时,也将该筋膜形成的包裹颈部诸内脏器官的筋膜鞘称为内脏筋膜鞘。

3. 椎前筋膜 又称颈深筋膜深层或椎前层,在前正中线处位于咽和食管后方,两侧居颈部大血管的后方,覆盖椎前肌等颈深肌群和前纵韧带。椎前筋膜较厚实,行颈前入路时,常需要将其切开才能处理椎骨和椎前肌等结构。此层筋膜向上附着于颅底,向下续于胸内筋膜,向两侧覆盖臂丛、颈交感干、膈神经、锁骨下动脉及锁骨下静脉。由斜角肌间隙开始,椎前筋膜向外下方包裹锁骨下动、静脉和臂丛,并走向腋腔形成腋鞘。

4. 颈动脉鞘　是颈深筋膜在两侧包绕颈总动脉、颈内动脉、颈内静脉和迷走神经形成的筋膜鞘。鞘的前壁与气管前筋膜相融合,后壁与椎前筋膜有不太紧密的粘连,侧壁与气管前筋膜之间为一潜在间隙,组织疏松可行钝性分离,是颈前入路手术常用的通道。颈动脉鞘后壁的深面有颈交感干,前壁有舌下神经降支及其参与构成的颈袢,用器械牵拉固定时应予注意。

(三)颈部筋膜间隙

颈深筋膜各层之间的疏松结缔组织构成筋膜间隙(图3-4)。

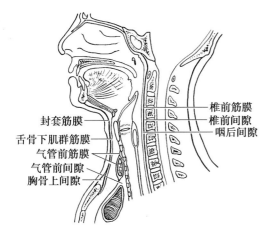

图 3-4　颈筋膜间隙(矢状面)

1. 胸骨上间隙　颈深筋膜浅层在甲状腺峡之下,距胸骨柄上缘约 3~4cm 处分为深、浅两层,向下分别附着于胸骨颈静脉切迹前、后缘,两层之间即为胸骨上间隙。内有颈前静脉下段、颈静脉弓、胸锁乳突肌胸骨头、淋巴结和脂肪组织等。

2. 咽后间隙　位于颊咽筋膜与椎前筋膜之间,内无大的血管、神经走行,但纵行和横行的小血管较多。其延伸至咽侧壁外侧的部分为咽旁间隙。该间隙的存在,使其前方被气管前筋膜包裹的食管和气管获得较好的移动性,可被推过中线以显露颈椎椎体。

3. 气管前间隙　位于气管前筋膜与气管颈部之间。内有甲状腺最下动脉、甲状腺下静脉、甲状腺奇静脉丛、头臂干和左头臂静脉。小儿还有胸腺上部伸入。

4. 椎前间隙　位于脊柱颈部、颈深肌群与椎前筋膜之间。颈交感神经干居此间隙内,纵行与椎前肌浅面。颈椎结核脓肿多积于此间隙,并可向两侧扩散至椎外侧区,经腋鞘扩散至腋窝;脓肿溃破后,可经咽后间隙向下扩散至后纵隔。

(四)肌层及颈部器官

颈前外侧区肌肉数目众多,器官毗邻复杂,通常以胸锁乳突肌、舌骨等明显标志将其划分为数个区域,以利于学习和应用。以胸锁乳突肌为标志可分为颈前区、胸锁乳突肌区和颈外侧区。颈前区又以舌骨为界分舌骨上区和舌骨下区,其中舌骨上区含颏下三角和左、右下颌下三角;舌骨下区含左、右颈动脉三角和肌三角。颈外侧区又被肩胛舌骨肌分为枕三角和锁骨上大窝(图3-5)。

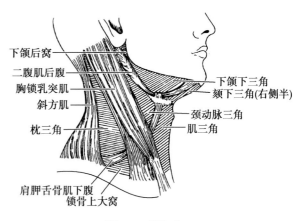

图 3-5　颈部分区

1. 舌骨上区　内含左、右下颌下三角和颏下三角。

(1)下颌下三角:由下颌体下缘与二腹肌前、后腹围成,又称二腹肌三角。该三角的顶为颈筋膜浅层,其浅面有皮肤、浅筋膜和颈阔肌;底为下颌舌骨肌、舌骨舌肌及咽中缩肌;三角内有下颌下腺、面动脉、面静脉、舌下神经、舌神经、下颌下神经节及下颌下淋巴结等结构。

舌骨借肌肉和韧带悬固在颈前部,下颌骨与甲状软骨之间。在头后仰时,颈部上端与口腔底接壤处的舌骨轮廓明显,用手指可触及舌骨体和两侧的大角,并可将其向两侧移动。舌骨也随说话和吞咽等动作向上、下和前方运动。舌骨大角约在 C_{2-3} 椎间盘水平,可作为颈椎定位的标志。附于舌骨上、下的数块小肌肉被划分为舌骨上肌群和舌骨下肌群。

舌骨上肌群位于舌骨与下颌骨之间,每侧均有4块:①二腹肌,前腹起自下颌骨二腹肌窝,后腹起自乳突内侧,两个肌腹以中间腱相连,并借筋膜形成的滑车系于舌骨;②下颌舌骨肌,居二腹肌前腹深部,起自下颌骨,止于舌骨,与对侧肌会合于正中线,组成口腔底;③茎突舌骨肌,居二腹肌后腹之上并与之伴行,起自茎突,止于舌骨;④颏舌骨肌,居下颌舌骨肌深面,起自颏棘,止于舌骨。它们的主要作用为上提舌骨。

面动脉在舌骨大角稍上方起于颈外动脉,向内经二腹肌后腹的深面进入下颌下三角,通过下颌下腺的深面向前,于咬肌的前缘处绕下颌骨下缘至面部。面动脉在咬肌前缘处位置表浅,在活体可摸到其搏动。舌动脉经舌下神经与舌骨大角之间、舌骨舌肌的深面前行入舌。面静脉伴行于面动脉的后方进入下颌下三角,与下颌后静脉的前支汇合后,于舌骨大角附近注入颈内静脉。

舌骨大角约在 C_{2-3} 椎间盘水平,而且容易在体表触摸定位,曾被考虑过于此处行经皮颈椎间盘切除术,但由于上述结构均于舌骨大角附近横行而走,难以避开,现多不主张采用(图 3-6)。

舌下神经经二腹肌后腹深面入下颌下三角,于下颌舌骨肌的深面、舌骨舌肌的浅面前行至口底,支配舌肌。舌神经于下颌下腺深部的内上方,沿舌骨舌肌的表面前行入舌。在舌骨舌肌的表面,舌神经位于下颌下腺导管的上方;在舌骨舌肌的前缘处,舌神经绕下颌下腺导管的外下方至其内侧。下颌下神经节位于二腹肌中间腱的上方,舌神经与下颌下腺深部之间,上方连于舌神经,下方有分支至舌下腺和下颌下腺。

(2)颏下三角:由舌骨体与两侧的二腹肌前腹围成。此三角的顶为颈筋膜浅层,其浅面有皮肤和浅筋膜;三角的底为下颌舌骨肌及其筋膜。该三角内有颏下淋巴结。

2. 舌骨下区　含左、右颈动脉三角和肌三角。

(1)颈动脉三角:上界为二腹肌后腹,前下界为肩胛舌骨肌上腹,后界为胸锁乳突肌上部的前缘。此三角的浅面有皮肤、浅筋膜、颈阔肌、颈筋膜浅层,深面为椎前筋膜,内侧是咽侧壁及其筋膜。三角内有颈总动脉及其分支、颈内静脉及其属支、颈外侧深淋巴结及后 3 对脑神经。

颈总动脉位于颈内静脉的内侧,沿食管、气管和喉的外侧上升至甲状软骨上缘高度分为颈内动脉和颈外动脉。颈动脉窦为颈总动脉的末端和颈内动脉起始处的膨大部,其窦壁上有压力感受器,当血压升高时,刺激压力感受器,可反射性地引起心跳变慢、血管扩张、血压下降,从而保持血压的相对稳定。行颈前入路手术,在颈动脉鞘与内脏鞘之间分离暴露颈椎及使用拉钩时,应注意对其保护。颈动脉小球为一米粒大小的扁椭圆形小体,借结缔组织连于颈总动脉分叉处的后方。该小体为一化学感受器,当血液中氧分压降低、二氧化碳分压升高时,可反射性使呼吸加深加快。

颈内动脉先位于颈外动脉的后外侧,继而位于其后内侧,在二腹肌后腹的深面上升至颅底,经颈动脉管进入颅腔。该动脉在颅外无分支。如误扎颈内动脉,可引起同侧脑部血液循环障碍,而导致对侧偏瘫和感觉障碍,甚至死亡。颈外动脉先位于颈内动脉的前内侧,经二腹肌后腹的深面入腮腺区。此动脉在颈动脉三角内有 5 条分支,由下往上从前壁发出的为甲状腺上动脉、舌动脉、面动脉,后者经二腹肌后腹深面至下颌下三角。咽升动脉发自颈外动脉起始处的内侧壁,发支营养附着于颈椎前侧壁的颈长肌,并与颈升动脉有吻合,故颈长肌血供很丰富,手术及穿刺时应予注意。枕动脉平对面动脉发自颈外动脉后壁至枕部。

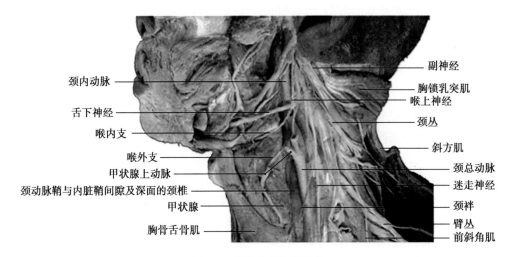

图 3-6　颈前外侧深层结构

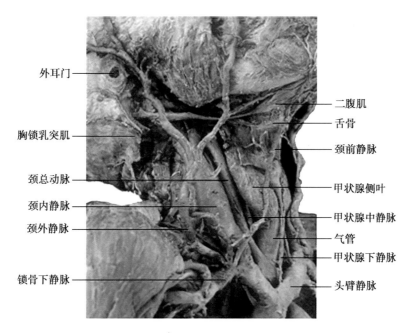

图 3-7　颈内静脉

颈内静脉位于颈内动脉和颈总动脉的外侧，胸锁乳突肌的深面。颈内静脉在颈静脉孔处续乙状窦，在颈动脉鞘内下行至胸锁关节后方，与锁骨下静脉汇合为头臂静脉。此静脉的属支有面静脉、舌静脉、甲状腺上静脉、甲状腺中静脉。颈内静脉壁附着于颈动脉鞘，并通过此鞘附着于颈深筋膜及肩胛舌骨肌中间腱，其管腔常处于开放状态，有利于静脉回流。当颈内静脉损伤时，由于管腔不易闭锁，加之胸腔负压对静脉血的吸引，易导致空气栓塞（图 3-7）。

舌下神经为躯体运动神经，由舌下神经管出颅，经二腹肌后腹的深面进入颈动脉三角，继而向前下在颈总动脉分叉处上方 1cm 越过颈内、外动脉的浅面，再经二腹肌后腹深面进入下颌下三角。舌下神经在绕过颈内动脉处发出颈袢上根，经颈总动脉表面下降。副神经为特殊内脏运动神经，与迷走神经及舌咽神经共同经颈静脉孔出颅，由二腹肌后腹的深面入颈动脉三角，越过颈内静脉的浅面向后外，穿胸锁乳突肌上部的深面进入枕三角，支配胸锁乳突肌和斜方肌。迷走神经为混合神经，内含一般内脏运动纤维、特殊内脏运动纤维、一般内脏感觉和一般躯体感觉纤维。迷走神经位于颈动脉鞘内，在颈内动脉、颈总动脉与颈静脉之间的后方下行。此神经在下神经节处发出喉上神经行向喉部，在颈动脉三角内发出颈上心支参与心丛。

颈动脉鞘包被迷走神经、颈内静脉、颈总动脉

及颈内动脉，沿颈部两侧走行，与包被食管、气管和甲状腺的内脏鞘之间存在一些疏松结缔组织。两鞘之间某些部位间隙明显，且没有重要的血管和神经分布，稍加分离即是从颈前进入椎前间隙的一个良好通道（图 3-8）。

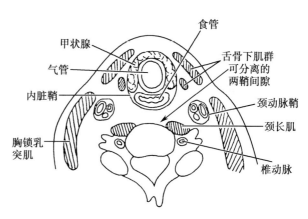

图 3-8　内脏鞘与颈动脉鞘之间筋膜间隙（示意图）

（2）肌三角：由颈前正中线、肩胛舌骨肌上腹和胸锁乳突肌前缘围成，内有舌骨下肌群、甲状腺、甲状旁腺、喉、气管和食管颈部等结构。

舌骨下肌群位于舌骨下方正中线的两旁，居喉、气管及甲状腺的前方，每侧均有 4 块，各肌均依其起止点命名：①胸骨舌骨肌，呈带状薄片，居颈部正中线两侧；②肩胛舌骨肌，居胸骨舌骨肌的外侧，为细长带状肌，分上腹和下腹，由位于胸锁乳突肌下部深面的中间腱相连；③胸骨甲状肌，居胸骨舌骨肌的深面；④甲状舌骨肌，居胸骨甲状肌

的上方,并被胸骨舌骨肌遮盖。它们的主要作用为下降舌骨和喉。

舌骨下肌群各肌的上、下部均有颈袢的肌支进入。在环状软骨高度切断舌骨下肌群,可保留从肌的上部和下部进入的神经。若术中损伤进入舌骨下肌群的神经,可导致术后肌萎缩,气管突出。

甲状腺是肌三角内的重要器官,呈"H"形,可分为一峡两叶。约有50%的人从甲状腺峡向上伸出一锥状叶,其位置多偏向左侧。甲状腺峡位于第2~4气管软骨环的前方;侧叶位于喉下部和气管颈部的前外侧,上至甲状软骨中部,下达第6气管软骨环。

甲状腺的前方由浅至深依次为皮肤、浅筋膜(内有颈阔肌)、颈筋膜浅层、舌骨下肌群、气管前筋膜。甲状腺侧叶的后内侧邻近喉与气管、咽与食管及喉返神经;侧叶的后外侧邻颈动脉鞘和交感神经。在 C_4、C_5 水平,其侧叶与颈动脉鞘有部分重叠掩盖,手术循颈动脉鞘与内脏鞘之间暴露颈椎体,尤其是行经皮穿刺颈椎间盘切除术时,应注意将两者先行向两侧分开,避免经侧叶穿刺。

甲状腺由外向内包有甲状腺鞘(假被膜)和纤维囊(真被膜)。假被膜由气管前筋膜构成。两层被膜之间的间隙称囊鞘间隙,其内有甲状旁腺、神经、血管及疏松结缔组织。甲状腺的被膜在某些部位局部增厚,形成韧带。在侧叶上端,假被膜增厚并连于甲状软骨,称甲状腺悬韧带;在侧叶内侧的中部有甲状腺侧韧带连于环状软骨及第1~2气管软骨环;在峡的后方有峡部固定带连于气管上端。由于甲状腺借上述韧带与喉和气管相连,故颈前路手术时,可与气管食管一同向内牵开。

甲状腺的动脉包括甲状腺上动脉、甲状腺下动脉及甲状腺最下动脉,它们在甲状腺内有丰富的吻合。甲状腺上动脉为颈外动脉始段的分支,与喉上神经外支伴行至甲状腺侧叶上极附近分为前、后两支进入腺体。此动脉发出的喉上动脉与喉上神经内支共同穿甲状舌骨膜入喉。甲状腺下动脉是甲状颈干的分支,沿前斜角肌内侧缘上升至环状软骨平面,经颈动脉鞘后方向内至甲状腺下极后方,分为上、下两支,分布于甲状腺、甲状旁腺、食管和气管。此动脉若妨碍颈动脉鞘与内脏鞘间隙的分离及颈椎暴露,可分离后在距甲状腺稍远处结扎切断,对甲状腺血供无不良影响。甲状腺最下动脉起于头臂干或主动脉弓,沿气管前

方上升至甲状腺峡,分布于甲状腺峡及邻近腺组织。此动脉出现率约10%,易被忽视。当行经胸骨入路暴露下颈椎及上胸椎手术时,应避免伤及此动脉。

甲状腺的静脉包括甲状腺上、中、下3对静脉。甲状腺上静脉与甲状腺上动脉伴行,注入颈内静脉。甲状腺中静脉起于甲状腺侧叶中部的外侧,向外经颈总动脉的前方注入颈内静脉。甲状腺下静脉起于侧叶下端及甲状腺峡,经气管前面下行注入头臂静脉。两侧甲状腺下静脉在气管的前方吻合成甲状腺奇静脉丛。在颈前入路及经胸骨入路时应注意对其处理,以免术中或术后出血过多。

喉上神经发自迷走神经的下神经节,在颈内动脉内侧沿咽侧壁下行,至舌骨大角处分为内、外两支。内支与喉上动脉伴行,穿甲状舌骨膜分布于会厌、舌根、声门裂以上的喉黏膜。外支与甲状腺上动脉伴行,距上极0.5~1cm处与动脉分开,弯向内侧,支配环甲肌。

喉返神经自迷走神经发出的起点不同,带来了其在上行途径中的差异。左喉返神经绕主动脉弓的下缘至其后方,右喉返神经绕右锁骨下动脉下缘至后方。两侧喉返神经经气管食管间沟上行至甲状腺侧叶深方与甲状腺下动脉交叉,继而上升至咽下缩肌下缘、环甲关节后方进入喉内,分布于声门裂以下的喉黏膜及除环甲肌以外的喉肌。约在甲状腺侧叶中、下1/3交界处,喉返神经在此与甲状腺下动脉发生复杂的交叉关系。左喉返神经多在气管食管间沟上行,常在甲状腺下动脉后方与其交叉;右侧喉返神经多行于气管食管间沟的前方,常在甲状腺下动脉的前方与其交叉或穿行于甲状腺下动脉上、下分支之间。故术中结扎切断甲状腺下动脉不应贴近甲状腺腺体进行。因喉返神经与食管、气管被同一内脏鞘包裹,分离颈动脉鞘与内脏鞘间隙时,可与气管和食管连同一起向内牵开,这对保护喉返神经是极为有利的。故在注意处理前述血管问题的前提下,从两鞘间隙进入颈椎并不会对喉返神经造成直接损伤,但应避免持续牵拉压迫而造成的间接伤害(图3-9)。

与左喉返神经在颈部全程被脏筋膜包裹并行于气管食管沟内不同,右喉返神经在颈部的行程可分为脏筋膜内段和脏筋膜外段两部。脏筋膜外段为自迷走神经发出后绕锁骨下动脉斜向内上方的一段,约在 C_7 水平至 T_1 上半个椎体之间穿入脏筋膜。若将气管食管牵至颈椎左侧,该段神经接

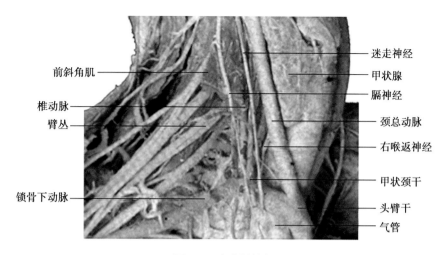

前斜角肌————

椎动脉————

臂丛————

锁骨下动脉————

————迷走神经

————甲状腺

————膈神经

————颈总动脉

————右喉返神经

————甲状颈干

————头臂干

————气管

图 3-9 右喉返神经

近水平走向。右喉返神经穿入脏筋膜后即为脏筋膜内段,先贴筋膜内壁上行,约在 C_{6-7} 向内进入气管食管沟,分支支配食管并向上分支进入喉腔。

鉴于上述解剖关系,右喉返神经在颈椎手术术中受损伤的机会大于左侧。但是,右侧入路由于没有下颌障碍,便于术者(多为右利手)操作,在右喉返神经穿入脏筋膜以上部分,即 C_7 或 $C_7\sim T_1$ 椎间盘以上操作仍是相对安全的,但应避免暴露时过度牵拉和分离颈动脉鞘与内脏鞘间隙过大。

甲状旁腺如黄豆大小,呈棕黄色,一般为上、下两对。甲状旁腺位于囊鞘间隙内,或位于甲状腺实质内。上一对在甲状腺侧叶上、中 1/3 交界的后方,下一对多位于甲状腺侧叶下 1/3 的后方,甲状腺下动脉的附近。甲状旁腺分泌甲状旁腺激素,其作用为使血钙升高。

气管颈部上平环状软骨下缘平面,下平胸骨颈静脉切迹,向下移行为气管胸部,由 6~8 个气管软骨环构成。气管颈部的前方由前向后依次有皮肤、浅筋膜,颈筋膜浅层、胸骨上间隙、气管前筋膜。第 2~4 气管软骨环的前方有甲状腺峡。峡的下方还有甲状腺下静脉、奇静脉丛及甲状腺最下动脉。此外,在幼儿还有胸腺、左头臂静脉和主动脉弓。气管颈部两侧有颈动脉鞘及其内容,喉返神经、交感干;后方为食管颈部。气管颈部的周围有结缔组织包绕,因而其移动性较大,可由中线位置牵向两侧。

食管颈部在环状软骨平面与咽相续,稍偏向左侧,经颈椎的前方下降至颈静脉切迹处与食管胸部相续。食管颈部的前方为气管颈部,两者之间为气管食管间沟,其内有喉返神经通过。食管

后方为椎前筋膜及其覆盖的颈椎和椎前肌,两侧有颈动脉鞘及其内容、甲状腺侧叶,其后外侧为交感干。食管与椎前筋膜之间填充着较多的疏松结缔组织,使其可与气管一起较容易地向两侧牵开,此特点对进行颈前入路的颈椎微创手术十分有利(图 3-8)。

喉以软骨为支架,借韧带、关节、肌肉连结而成。位于颈前部正中,成年相当于 C_{3-6} 的高度。喉的上端借喉口与喉咽相通,下端与气管颈部相连。喉的后方为咽,前方有皮肤、浅筋膜、颈筋膜浅层、舌骨下肌群。两侧为颈动脉鞘及其内容、甲状腺侧叶。喉软骨构成喉的支架,包括单块的甲状软骨、环状软骨、会厌软骨及成对的杓状软骨。甲状软骨和环状软骨都是颈部重要的体表标志。

甲状软骨位于舌骨的下方,由两块甲状软骨板构成,形成喉的前外侧壁。甲状软骨板前缘在前正中线处彼此会合并向前突出,称前角。前角的上端向前突出称喉结,男性的喉结突出明显,女性不明显。甲状软骨板的后缘游离并向上、下方突起,分别称上角和下角。上角借韧带与舌骨大角相连;下角与环状软骨构成环甲关节。甲状软骨上角大约在 $C_3\sim C_4$ 椎间盘水平,此处及下至 C_5 水平,甲状软骨与颈动脉鞘间有较多疏松结缔组织存在,形成较明显的间隙,若轻推甲状软骨(上角)向内,则间隙加大。利用此,可于颈动脉鞘内侧穿刺进针,入椎间盘内切除髓核。

环状软骨位于甲状软骨的下方,向下与气管相连。环状软骨形如指环,由前方狭窄的环状软骨弓和后方宽阔的环状软骨板构成。环状软骨是喉软骨中唯一完整的软骨环,对维持呼吸道的通

畅非常重要。一旦损伤可能导致喉狭窄。弓的后方平对 C_6 横突,可作穿刺时体表定位的参考。

3. 胸锁乳突肌区　指胸锁乳突肌在颈部所占据和覆盖的区域。其浅面有皮肤、浅筋膜、颈丛皮支、颈外静脉、颈外侧浅淋巴结,深面有颈动脉鞘及其内容、颈袢、交感干及颈丛等结构。

胸锁乳突肌为颈部的重要标志,以两个头分别起自胸骨上缘的前面和锁骨内侧部,肌纤维向上逐渐靠拢并交汇,止于乳突和上项线。其运动受副神经和 C_{2-4} 前支支配。副神经约在乳突下方(41.4±9.8)mm,距前缘(18.9±4.4)mm 处,伴枕动脉的肌支进入肌门,然后斜向外下,约在胸锁乳突肌后缘中上 1/3 交界处穿出该肌筋膜,斜越二腹肌和颈内静脉,经颈后三角分布于斜方肌。两侧胸锁乳突肌同时收缩,使头后仰;一侧胸锁乳突肌收缩,使头屈向同侧,面部转向对侧,故在头后仰及转向一侧时该肌张力增高,轮廓非常明显。

(1)颈动脉鞘及其内容:颈动脉鞘从颅底向下至颈根部,其内有颈内动脉、颈总动脉、颈内静脉、迷走神经。迷走神经位于颈内静脉与颈总动脉或颈内动脉之间的后方。颈动脉鞘的浅面有胸锁乳突肌、胸骨舌骨肌、胸骨甲状肌、肩胛舌骨肌下腹、颈袢;甲状腺上、中静脉。鞘的后方有甲状腺下动脉,隔椎前筋膜与颈椎横突、颈交感干相邻。鞘的内侧有喉、气管、咽、食管、甲状腺侧叶及喉返神经。

(2)颈袢:由第 1~3 颈神经的分支组成,发支支配舌骨下肌群。第 1 颈神经前支的部分纤维进入舌下神经,与舌下神经伴行一段距离至颈动脉三角,在此处发出颈袢上根(舌下神经降支),沿颈内动脉、颈总动脉浅面下行。来自第 2、3 颈神经前支的部分纤维组成颈袢下根,沿颈内静脉的浅面下行至环状软骨平面,与颈袢上根在颈动脉鞘表面合成颈袢。

(3)颈丛:位于胸锁乳突肌上部的深面,中斜角肌与肩胛提肌的表面,由第 1~4 颈神经的前支组成。其皮支分布于头、颈前部、胸上部、肩部的皮肤,肌支支配舌骨下肌群及颈深肌;膈神经为混合神经,主要分布于膈。

(4)颈交感干:位于脊柱颈部的外侧,为椎前筋膜所覆盖,由颈上、中、下神经节及其节间支构成。颈上节位于第 2~3 颈椎横突的前方, C_{2-3} 关节囊的前外侧,呈梭形,最大。颈中神经节位于颈动脉结节的前方,最小。颈下神经节常与第 1 胸神

经节融合成颈胸神经节,又称星状神经节,位于椎动脉起始部的后方, C_7 平面。颈上、中、下神经节各发出心支参与心丛;发出灰交通支至臂丛和颈丛,随神经丛的分支分布。

交感干行于颈长肌之前,并从上到下逐渐靠近中线,但颈长肌内侧缘却是从 C_2 开始逐渐远离中线的,约在 C_{6-7} 水平时颈交感干至颈长肌内侧缘距离最为接近。因此,在下颈椎和颈胸段手术时,助手拉钩时不应置于颈长肌之上,最好沿颈长肌内侧缘剥离少许,于颈长肌下方向外侧小心牵拉。而体形较大的颈上节,在 C_{1-2} 侧块关节突表面进行前方植骨时易被损伤。操作内镜时,若在椎前筋膜表面反复用力滑动套管,也可能会损伤颈交感神经干,特别是过度用力而将套管滑入头长肌和颈长肌内时。

损伤颈交感干可致患者出现 Horner 综合征,术后一侧面部潮红、无汗、瞳孔缩小和眼睑轻度下垂。欲从前外侧暴露椎体前缘的外侧部分、钩椎关节、椎动脉或横突孔等结构,当把颈长肌或将颈长肌连同椎动脉一起牵向外侧时,偶尔也会引起暂时性的 Horner 综合征表现。

4. 颈外侧区　由胸锁乳突肌后缘、斜方肌前缘和锁骨中 1/3 段围成。肩胛舌骨肌下腹将此区分为枕三角和肩胛舌骨肌锁骨三角(锁骨上大窝)。

(1)枕三角:由斜方肌前缘、胸锁乳突肌后缘和肩胛舌骨肌下腹上缘围成。该三角的浅面有皮肤、浅筋膜、颈筋膜浅层;深面为椎前筋膜及其覆盖的前、中、后斜角肌,肩胛提肌,夹肌。三角内有副神经、副神经淋巴结、颈丛及臂丛的分支。

副神经从颈静脉孔出颅,沿颈内静脉外侧下行,经二腹肌后腹的深面下行于胸锁乳突肌上部的深面,并分支支配该肌,然后经胸锁乳突肌后缘中、上 1/3 交界处入枕三角,继而沿肩胛提肌浅面向外下,经斜方肌前缘中、下 1/3 交界处入该肌深面,并发出分支支配斜方肌。

颈丛的皮支于胸锁乳突肌后缘中点穿过颈筋膜浅层至浅筋膜,分布于头、颈、胸前壁上部及肩部的皮肤。

肩胛背神经和胸长神经自臂丛神经根发出,前者在副神经的下方与其平行,支配肩胛提肌和菱形肌;后者经臂丛后方入腋窝,贴胸前外侧壁下行,支配前锯肌。肩胛上神经起自臂丛上干,经肩胛上切迹进入冈上窝,支配冈上肌和冈下肌。

(2)肩胛舌骨肌锁骨三角:又称锁骨上三角,

因在体表明显凹陷,故又称锁骨上大窝,由肩胛舌骨肌下腹、锁骨中 1/3 及胸锁乳突肌后缘围成。该三角的浅面为皮肤、浅筋膜、颈筋膜浅层,深面为椎前筋膜及其覆盖的前、中、后斜角肌。内有锁骨下动脉第 3 段,锁骨下静脉、臂丛及其分支、颈横动脉、肩胛上动脉、锁骨上淋巴结等。

锁骨下动脉穿斜角肌间隙进入此三角,至第 1 肋的外缘续为腋动脉,其前下方隔前斜角肌毗邻锁骨下静脉,后上方为臂丛,下方为第 1 肋。上肢出血时,可在锁骨中点上方向后下将锁骨下动脉压迫在第 1 肋上进行止血。

锁骨下静脉位于锁骨下动脉的前下方,在第 1 肋的外缘续接腋静脉,经前斜角肌下端的前面向内,在胸锁关节的后方与同侧的颈内静脉汇合为头臂静脉。其汇合处所形成的角称静脉角。左、右静脉角分别有胸导管和右淋巴导管注入。锁骨下静脉管腔粗大,血管壁与第 1 肋骨膜及附近肌表面的筋膜紧密结合,故其位置固定是静脉穿刺置管的良好部位。

臂丛由第 5~8 颈神经前支及第 1 胸神经前支的大部分组成。5 条神经根穿斜角肌间隙至此三角后,第 5~6 颈神经前支合成上干,第 7 颈神经前支单独构成中干,第 8 颈神经前支及第 1 胸神经前支合成下干。3 干各分为前、后两股,经锁骨后方入腋窝。

二、颈根部

位于颈部与胸部的交界区。此区有出入胸廓上口的血管、神经,也有与上肢相连的重要血管、神经,结构及毗邻复杂。浅层结构同颈前外侧区,深层的前斜角肌是颈根部的重要肌性标志(图 3-10)。

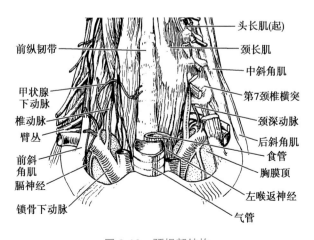

图 3-10 颈根部结构

(一)颈深肌群

包括内侧群和外侧群。内侧群为椎前肌,外侧群为斜角肌。

1. 斜角肌 包括前斜角肌、中斜角肌和后斜角肌。前斜角肌位于胸锁乳突肌深面,由 4 条肌束起自 $C_{3~6}$ 横突前结节,其纤维向下外走行,止于第 1 肋骨的斜角肌结节。中斜角肌起自 $C_{1~6}$ 或 $C_{2~6}$ 横突后结节,止于第 1 肋骨上的锁骨下动脉沟之后。后斜角肌在中斜角肌深面,起自 $C_{4~6}$ 颈椎横突后结节,止于第 2 肋骨。

在 3 对斜角肌中,以前斜角肌最为重要,它是颈部的重要标志。肌的浅面有膈神经自外上方向内下方斜行,下部浅面有锁骨下静脉横过,左侧尚有胸导管跨过;肌的后方是与中斜角肌和第 1 肋围成的呈三角形的斜角肌间隙,内有臂丛和锁骨下动脉通过。

2. 椎前肌 位于颈椎体的前方,包括颈长肌和头长肌等,主要作用为屈颈和侧屈,由 $C_{3~8}$ 神经前支支配(图 3-11)。

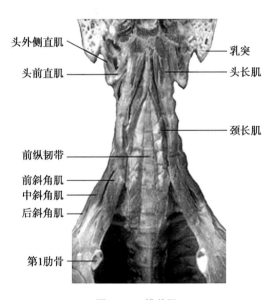

图 3-11 椎前肌

头长肌起自 $C_{3~6}$ 横突前结节,肌纤维斜向内上方,止于枕骨底部的咽结节后侧。居颈长肌的上方,遮盖后者的上部。

颈长肌位于头长肌下方,交界处有部分肌纤维被头长肌遮盖。颈长肌居脊柱颈部和 $T_{1~3}$ 椎体的前侧面,延伸于寰椎前结节和 T_3 之间,可分为上内侧和上外侧两部,两部互相遮盖。下内侧部起自 $T_{1~3}$ 和 $C_{5~7}$,止于上位($C_{2~4}$)颈椎体及下位($C_{5~7}$)颈椎横突的前结节。上外侧部起自下位($C_{3~6}$)颈椎横突前结节,止于寰椎前结节,故两侧颈长肌上端汇合处可视为前正中线的标志。颈长肌下端附着于 T_{1-3} 椎体外侧和横突前方,最低点一般恒定为 T_3 椎体,可作为前路颈胸段脊椎手术中辨认椎体水平的一个标志。

颈长肌与前正中线的距离在 C_3 水平为 5.5mm,越往下距离越大,到 C_7 水平增加到 7.0mm。在 C_6、C_7 水平,颈交感干至颈长肌内侧缘距离最为接近,是置入套管或剥离颈长肌等操作最容易损伤颈交感干的部位。而且,交感干有分支与颈长肌相连,过度牵拉颈长肌也有可能造成颈交感干受损,这在内镜术中也应予以足够的重视。

(二)血管

1. 锁骨下动脉 左、右锁骨下动脉分别起自主动脉弓和头臂干。此动脉经胸锁关节后方至颈根部,呈弓形越过胸膜顶的前方,穿斜角肌间隙向外至第 1 肋外缘移行为腋动脉。根据锁骨下动脉与前斜角肌的关系,可将该动脉分为 3 段。前斜角肌后方的一段为第 2 段,其内侧和外侧分别为第 1 段和第 3 段。各段的主要分支如下:

(1)椎动脉:起于锁骨下动脉第 1 段,穿上 6 个颈椎横突孔,经枕骨大孔入颅腔,分布于脑和脊髓。椎动脉脊柱段位于钩椎关节的后外侧,如该关节发生退行性变,有骨赘增生时,可使椎动脉扭曲或受压迫,引起椎 - 基底动脉供血不足,出现眩晕、血管性头痛、视觉障碍等症状,即椎动脉型颈椎病。

(2)胸廓内动脉:起于锁骨下动脉第 1 段,由椎动脉相对侧发出,向下入胸腔,行于胸骨两侧、第 1~7 肋软骨后面,末端分为肌膈动脉和腹壁上动脉。

(3)甲状颈干:起于锁骨下动脉第 1 段的上壁,分出甲状腺下动脉、颈横动脉和肩胛上动脉。

(4)肋颈干:起于锁骨下动脉第 1 或第 2 段的后壁,分出颈深动脉和最上肋间动脉,分别分布于颈深肌和第 1、2 肋间隙。

2. 锁骨下静脉 见肩胛舌骨肌锁骨三角。

(三)神经

1. 膈神经 由第 3~5 颈神经前支组成。位于椎前筋膜的深面,前斜角肌的前面。膈神经经前斜角肌的前方由外上斜向内下至其内侧,于锁骨下动、静脉之间由胸廓上口入胸腔,其运动纤维支配膈肌,感觉纤维分布于心包、胸膜、膈下面的腹膜。右膈神经尚分布于肝、胆囊和肝外胆道的浆膜。

2. 迷走神经 于颈总动脉与颈内静脉之间的后方下行,经颈根部至胸腔。右迷走神经行经右锁骨下动脉第 1 段前面时,发出右喉返神经。

3. 臂丛 见肩胛舌骨肌锁骨三角。

(四)胸导管与右淋巴导管

颈部淋巴结多沿血管纵行排列,包括颈前淋巴结群和颈外侧淋巴结群。每一淋巴结群又可分为浅、深两组。颈浅淋巴结引流颈部浅层组织的淋巴,其输出管注入颈深淋巴结。颈深淋巴结引流颈深筋膜深面各器官的淋巴,其输出管组成颈干,左侧经胸导管注入左静脉角,右侧经右淋巴导管注入右静脉角。在头颈交界处有数群引流头部淋巴的环形淋巴结,它们的输出管直接或间接注入颈深淋巴结。

1. 胸导管 由食管左侧出胸廓上口,至 C_7 椎体高度弓形向外,形成胸导管弓,经颈总动脉后方注入左静脉角。在胸导管的末端,有左颈干、左锁骨下干和左支气管纵隔干注入。胸导管的前方为颈动脉鞘及其内容,后方有椎动脉、锁骨下动脉、甲状颈干、膈神经及交感干,行颈根部手术切口时,在分离血管和肌肉的过程中,应避免损伤胸导管(图 3-12)。

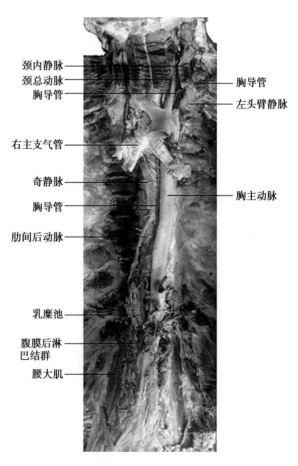

图 3-12 胸导管

2. 右淋巴导管 长约1.5cm,由右颈干、右锁骨下干及右支气管纵隔干汇合而成,注入右静脉角。右淋巴导管有时缺如,各淋巴干直接注入右静脉角或锁骨下静脉及颈内静脉。

(五)胸膜顶

为覆盖肺尖的壁胸膜,突入颈根部,高出锁骨内1/3上方2~3cm。颈根部手术或臂丛麻醉时应注意不要损伤胸膜顶,以免引起气胸。胸膜顶的前方有锁骨下动静脉、膈神经、迷走神经、前斜角肌及胸导管;后方为交感干、第1胸神经前支及第1、2肋;外侧为臂丛;内侧为气管与食管。覆盖胸膜顶上方的筋膜为胸膜上膜,又称sibson筋膜,对胸膜顶起悬吊作用。

(六)椎动脉三角

位于前斜角肌、颈长肌和锁骨下动脉第1段之间。三角内有椎动、静脉,甲状腺下动脉及颈胸神经节;后方为胸膜顶和C_7横突;前方有颈动脉鞘、胸导管弓及膈神经。星状神经节后方为C_7横突和第1肋骨,稍下方为胸膜顶,前方有颈动脉鞘及其内容。

三、颈后部解剖层次

颈后部又称为项部,以斜方肌前缘与颈前外侧部分界,上界为枕外隆凸和上项线,下界为C_7棘突至两侧肩峰的连线。

(一)皮肤和浅筋膜

与颈前外侧区不同,颈后部皮肤厚而致密,移动性小,有较丰富的毛囊和皮脂腺。浅筋膜致密而厚实,含脂肪较多,并通过许多结缔组织纤维束与深筋膜相连。

1. 浅血管 项区的浅动脉主要来自枕动脉、颈浅动脉和肩胛背动脉等的分支,各动脉均有伴行静脉。

2. 皮神经 项区的皮神经来自颈神经后支,其中较粗大的有枕大神经和第3枕神经后支。枕大神经是第2颈神经后支的分支,在斜方肌的起点上项线下方浅出,伴枕动脉的分支上行,分布至枕部皮肤。第3枕神经为第3颈神经后支的分支,穿斜方肌浅出,分布至项区上部的皮肤。

(二)深筋膜

项区的深筋膜分为深、浅两层,包裹斜方肌,属封套筋膜的一部分。浅层覆盖在斜方肌表面;深层在该肌深面,称为项筋膜,包裹夹肌和半棘肌,向内侧附着于项韧带,向上附着于上项线,向下移行为胸腰筋膜后层。

(三)主要肌肉

上颈椎后方的肌肉分浅、中、深三层,浅层为斜方肌,中层为头夹肌和头半棘肌,深层为枕下小肌群。下颈椎后方的肌肉见胸背部。

1. 斜方肌 是位于项区和胸背区上部的扁肌,宽大且血供丰富,由副神经支配。血液供应主要来自颈浅动脉和肩胛背动脉,其次为枕动脉和肋间后动脉。

2. 菱形肌 位于斜方肌深面,起自C_6~T_4的棘突,向外下附着于肩胛骨内侧缘。

3. 夹肌和半棘肌 ①夹肌位于斜方肌、菱形肌的深面,起自项韧带下部、C_7棘突和上部胸椎,向外上方止于耳后的乳突和C_{1-3}横突,作用为仰头和转头。夹肌外侧与胸锁乳突肌和肩胛提肌邻接,向前内侧遮覆半棘肌;②半棘肌位于颈椎棘突的两侧,后外方被夹肌覆盖。颈半棘肌起自上数个(T_{1-5})胸椎横突,止于上数个(C_{2-5})颈椎棘突,比胸半棘肌厚实。头半棘肌起于C_7~T_6横突和下数个(C_{5-7})颈椎的关节突,向上止于枕骨上、下项线间的骨面,肌纤维完全直行上升,颈半棘肌和头半棘肌可以牵引颈部向后,加深颈段脊柱前凸。两肌上部的深面为枕下小肌群及其围成的枕下三角(图3-13)。

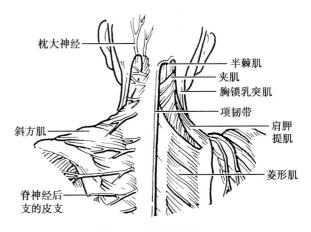

图3-13 颈后部的肌肉

4. 枕下小肌群 位于夹肌和半棘肌的深面,包括头后大、小直肌和头上、下斜肌。头后大直肌起自枢椎棘突,向上止于枕骨下项线下骨面的外侧份。头后小直肌起自寰椎后结节,向上止于枕骨下项线下骨面的外侧份,其外侧部为头后大直肌所覆盖。头上斜肌起自寰椎横突,止于枕骨上、下项线间骨面的外侧。头下斜肌厚而圆,起自枢椎棘突,止于寰椎横突(图3-14)。

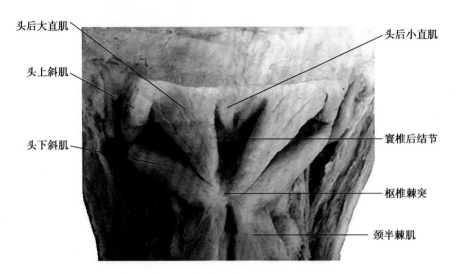

图 3-14 枕下小肌群和枕下三角

以头下斜肌为外下界,头上斜肌为外上界,头后大直肌为内上界,枕下小肌群在项区上部深层围成的三角形区域称为枕下三角。三角的底为寰枕后膜和寰椎后弓,浅面借致密结缔组织与夹肌和半棘肌相贴,枕大神经行于其间。三角内有椎动脉和枕下神经经过(图 3-15)。

椎动脉穿寰椎横突孔后转向内侧,行于寰椎后弓上面的椎动脉沟内,再穿寰枕后膜进入椎管,最后经枕骨大孔入颅。颈椎的椎体钩骨质增生、头部过度旋转或枕下肌痉挛都可压迫椎动脉,造成脑供血不足。

枕下神经是第 1 颈神经的后支,在椎动脉与寰椎后弓间穿寰枕后膜而出,行经枕下三角,支配枕下肌。

枕大神经是第 2 颈神经的后支,较粗大,从脊神经干起始后经寰枢椎间狭窄的骨性间隙穿出,在头下斜肌的下缘绕出,向上走行并分支支配头半棘肌,穿过头半棘肌和斜方肌后的皮支伴行于枕动脉内侧,分布于枕部皮肤。其起始段在颈部外伤或过度后伸时,易受挤压和刺激。

第 3~8 颈神经后支从脊神经干发出后向后行,穿经类似腰神经后支走行的骨纤维孔和骨纤维管样结构。颈骨纤维孔位于椎间孔的后外方,开口向后外,与椎间孔方向成 80°~100° 夹角。颈骨纤维管位于上、下关节突之间,自外上稍斜向内下,后支分出的内侧支在横突间区后缘处经骨纤维孔进入骨纤维管,该管可定位于同序数颈椎横突前结节的后上约 1.5cm 处。

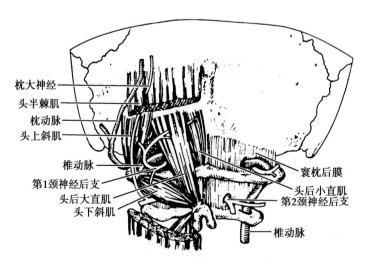

图 3-15 枕下三角区的动脉和神经

第二节　颈部微创
入路应用解剖学

通常将寰椎和枢椎作为上颈椎，$C_{3\sim7}$ 作为下颈椎，其主要微创入路分述如下。

一、上颈椎前路

（一）入路简介

仰卧位，依目标椎体和所需操作角度确定切口高度，在右侧胸锁乳突肌内侧缘做皮肤切口，切开浅筋膜及颈阔肌，在胸锁乳突肌内侧触摸辨认颈动脉鞘加以保护，然后撑开颈动脉鞘内侧与内脏筋膜鞘之间的深筋膜间隙，钝性分离至椎前筋膜，辨识 C_2 椎体以引导穿刺针插入和置管（图 3-16）。在 C 形臂机辅助下，通过该入路可行齿突螺钉内固定和 $C_3\sim C_4$ 椎间盘切除等术式处理上颈椎疾病。

（二）应用解剖学要点

（1）入路依次经过皮肤、浅筋膜（含颈阔肌）、封套筋膜、颈动脉鞘与内脏筋膜鞘之间的潜在间隙、椎前筋膜和椎前肌。

（2）此路径利用了颈动脉鞘和内脏筋膜鞘之间的潜在间隙由前路显露上颈椎。内脏筋膜鞘在颈上部包裹的是喉和咽，以甲状软骨为标志，将其推向对侧，将颈动脉鞘向外侧拉开，可使间隙明显增宽，间隙内组织疏松，除舌骨大角平面外缺乏横行的大神经血管，容易分离，穿刺相对安全。

（3）从胸锁乳突肌后缘中点穿出的 4 支皮神经中，横越颈前外侧部的颈横神经可能会受损伤，但一般无明显的不良影响，不需要多虑。

（4）支配胸锁乳突肌的副神经在该肌的中上 1/3 处入肌，一般在乳突尖下方 3~4cm 处，通常不会损伤。

（5）上颈椎前路术中容易损伤喉上神经，它与甲状腺上动脉伴行，多从入路的下方经过，故不应向颈动脉鞘下端分离间隙过大、过长。另外，置管位置靠下时，喉上神经还可因长时间牵拉或挤压而受损，致伤侧声门裂以上的喉黏膜感觉迟钝，出现误吸、呛咳等。

（6）面神经的下颌缘支在长时间持续牵拉下颌骨时也易因压迫受损，致口裂下方的部分表情肌瘫痪，应予注意。

（7）前正中线的确认，可借触摸寰椎前弓正中的前结节（咽结节）以确认，也可简单地以两侧颈长肌内侧缘汇合处作为前正中线，因它们向上均延伸附着于居前正中线上的寰椎前结节。

（8）若需切断附着于寰椎前结节的颈长肌并向外剥离以充分暴露寰椎前弓和枢椎椎体，应注意保护居颈长肌浅面的颈交感干和较大的颈上节。

二、上颈椎后路

（一）入路简介

做后正中线皮肤切口，向两侧分离暴露后，于枢椎侧块下缘外下限处，使螺钉与中线成 15°~20° 角，并向上与横断面成 35°~45° 角置入寰椎侧块。

（二）应用解剖学要点

（1）入路依次经过皮肤、浅筋膜、斜方肌、封套筋膜、头夹肌和头半棘肌，头下斜肌、枢椎侧块。

（2）头下斜肌连于枢椎棘突和寰椎横突，为寰枢关节的旋转运动肌肉，也是枕颈区寰枢椎间的标志性结构。以头下斜肌为外下界，头后大肌为

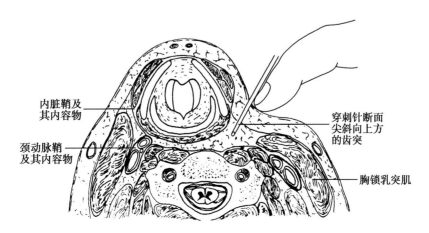

内脏鞘及
其内容物

颈动脉鞘
及其内容物

穿刺针断面
尖斜向上方
的齿突

胸锁乳突肌

图 3-16　齿突内固定术 - 上颈椎前路

内上界,头上斜肌为外上界,枕下小肌群在项区上部深层围成三角形的枕下三角,其底即为寰枕后膜和寰椎后弓,浅面借致密结缔组织与夹肌和半棘肌相贴。在头下斜肌中部,上有即将进入椎管的椎动脉,下有第2颈神经后支即枕大神经。头下斜肌内侧从后向前有寰枕后膜、第2颈神经节、行于寰枢椎间的椎动脉和这些结构周围的静脉窦。枕下神经在椎动脉与寰椎后弓间穿出,行经枕下三角,支配枕下肌(图3-14)。

(3)椎动脉是本入路的重点保护对象。在寰枢椎间,椎动脉行于寰枢椎侧关节正外侧,其外为头下斜肌,内为寰枢椎侧关节的关节囊,后有第2颈神经节;穿寰椎横突孔后,椎动脉绕寰枕关节外后侧进入椎管。穿刺导针、扩大套管或拧入螺钉时,若偏向外侧,易致椎动脉损伤。

(4)术中在处理头下斜肌时,应时刻留意该肌上面的椎动脉,切勿损伤;下部的第2颈神经后支如妨碍显露可以切断,对整体功能无大影响。

三、下颈椎前路手术

(一)入路简介

仰卧位,在颈前一侧,相当于甲状软骨上缘高度做5~7cm的横切口,全层切开皮肤和颈阔肌。纵向松解颈深筋膜,沿胸锁乳突肌前缘内侧循颈动脉鞘作钝性分离,即可抵达颈椎体前外侧面的椎前间隙(图3-17)。

(二)应用解剖学要点

(1)入路依次经过皮肤、浅筋膜和颈阔肌、封套筋膜、颈动脉鞘与内脏鞘间隙、椎前筋膜、椎前间隙、椎前肌,抵达脊柱颈段。

(2)C$_{2\sim6}$节段的手术可选择左侧或右侧进入,这取决于术者本人的经验和偏好。C$_6\sim$T$_1$节段则多采用左侧入路,因右侧喉返神经于颈根部绕锁骨下动脉发出后走向内侧的气管食管间沟,位置较左侧高、浅,易被误伤。但左侧入路时,应注意胸导管在C$_7$高度弓形向外,经颈动脉鞘后方绕出并注入左静脉角。此处的胸导管位置表浅,容易寻找,在找到后循踪深入,可避免在深部的操作中误伤。胸导管后方的椎动脉、锁骨下动脉、甲状颈干、膈神经及交感干亦应加强保护。

(3)气管前筋膜包裹咽、食管、喉、气管等结构形成内脏筋膜鞘,其内还有于食管气管沟内上行的喉返神经。颈动脉鞘为颈深筋膜向两侧扩展包绕颈总动脉、颈内动脉、颈内静脉和迷走神经形成的筋膜鞘。两鞘之间的深筋膜薄弱,连结疏松,其间少有横行的血管和神经,故只需沿颈动脉鞘内侧稍作钝性分离,即可分别向两侧牵开两鞘,暴露颈椎前方结构。

(4)椎前筋膜覆盖颈长肌等椎前肌和前纵韧带,两者之间为椎前间隙,间隙内有位于颈动脉鞘后的交感干,行于颈长肌外侧缘处,应避免损伤。

(5)颈长肌位于脊柱颈部和上3个胸椎体的前侧面,下端最低处一般恒定为T$_3$椎体,可作为辨认椎体水平的一个标志。当牵开显露不理想时,可从该肌内侧缘进行分离以显露相关的椎体和椎间盘。该肌血供较丰富,可电凝止血,但应注意勿损伤行于其前面近外侧缘处的交感干。在解剖显露良好的情况下,在该肌定位插针有助于正确放置接骨板。

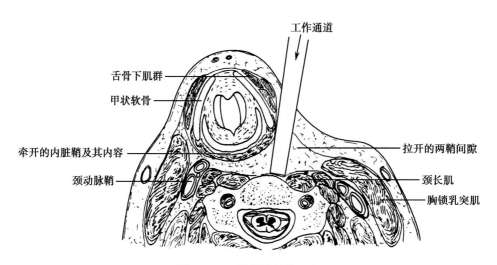

图3-17 下颈椎的颈前入路

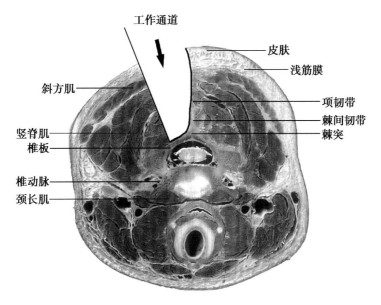

图 3-18　颈椎后路手术

四、下颈椎后路手术

（一）入路简介

俯卧位,取后正中切口,在中线切开浅筋膜至项韧带及斜方肌、菱形肌和肩胛提肌沿脊柱的附着点,沿目的椎板骨膜下分离肌肉和韧带组织,到达关节突关节侧面。

（二）应用解剖学要点

（1）入路依次经过皮肤、浅筋膜、项韧带、棘突及两侧肌肉（斜方肌、菱形肌和肩胛提肌）附着部,抵达椎板（图 3-18）。

（2）从后路到达脊柱的路径最短,而且后正中线及其稍近的两旁无重要的血管和神经。在骨膜下剥离肌肉附着点,可减少肌肉出血。

（3）各颈椎椎弓根螺钉的进针点和角度虽不相同,但进针时应始终保持与上终板平行,尽量向内侧钻孔和置钉,以避免损伤椎动脉,而且可使螺钉切入内侧骨皮质增加抗拔出力。

第三节　胸部应用解剖学

采用胸腔镜等微创技术由前路抵达胸椎,必须熟悉胸前外侧壁和纵隔两侧的应用解剖层次和结构。

胸壁由皮肤、浅筋膜、深筋膜、胸廓外肌层、胸廓、肋间肌和胸内筋膜等构成。各胸椎微创手术入路的施行主要涉及胸壁层次和纵隔两侧的解剖结构。

（一）皮肤和浅筋膜

胸前区和胸外侧区的皮肤较薄,尤其是胸骨前面和乳头的皮肤。浅筋膜与颈部、腹部和上肢的浅筋膜相续,胸骨前面较薄,其余部分较厚,故除胸骨前面的皮肤外,其余部位的皮肤均有较大的活动性。浅筋膜内含浅血管、皮神经、淋巴管和乳腺。采用胸腔镜技术时,皮肤切口一般应依皮纹张力尽量平行于肋骨,切口长度根据套管大小而定,多在 10~20mm 之间。

1. 浅血管

（1）动脉:胸廓内动脉的穿支在距胸骨外侧缘约 1cm 处穿出,分布于胸前区内侧部。肋间后动脉的前、外侧穿支与肋间神经的前、外皮支伴行分布。胸肩峰动脉和胸外侧动脉的分支也分布于胸壁。女性胸廓内动脉的第 3~6 穿支和第 3~7 肋间后动脉的穿支还分布于乳房,其中胸廓内动脉的第 2~4 穿支管径较大。

（2）静脉:除与胸廓内动脉和肋间后动脉的穿支相伴行的同名静脉外,胸壁浅筋膜内较大的浅静脉还有胸腹壁静脉。胸腹壁静脉无伴行动脉,起自脐周静脉网,行向外上方,收集腹壁上部和胸壁的浅层静脉血,在胸外侧区上部汇合成胸外侧静脉,注入腋静脉。

2. 皮神经　胸前、胸外侧区的皮神经来自颈丛和肋间神经。

（1）锁骨上神经来自颈丛,有 2~4 支,分布于胸前区上部的皮肤。

（2）肋间神经的皮支:肋间神经在腋前线附近

发出外侧皮支,分布于胸外侧区和胸前区外侧部的皮肤。近胸骨外侧缘处肋间神经发出前皮支,分布于胸前区内侧部的皮肤。第4~6肋间神经的外侧皮支和第2~4肋间神经的前皮支还分布于女性乳房。肋间神经的皮支呈节段性分布,各肋间神经皮支对应的主要体表标志大约为:第2肋间神经的皮支对应于胸骨角平面,第4肋间神经对应于乳头平面,第6肋间神经对应于剑突平面,第8肋间神经对应于肋弓平面。了解这些分布特点有助于测定麻醉平面和诊断脊髓损伤节段。

3. 乳房 由皮肤、纤维组织、脂肪组织和乳腺构成。

小儿和男性的乳房均不发达。女性乳房的大小和形态变化较大,位于胸肌筋膜前面,在胸骨旁线与腋中线之间,约平第2~6肋高度。乳房与胸肌筋膜之间的间隙称乳房后间隙,内有疏松结缔组织和淋巴管,故乳房基底于胸肌浅面可轻度移动。乳房表面中央有乳头,乳头周围是色泽较深的环形乳晕。乳腺被结缔组织分隔为15~20个乳腺小叶,每个乳腺小叶均有一输乳管,末端开口于乳头。乳腺小叶和输乳管以乳头为中心呈放射状排列。套管置入时,必须小心防止损伤乳腺。

(二)深筋膜

胸前外侧壁的深筋膜分浅、深两层。

1. 浅层 深筋膜的浅层薄弱,覆盖于胸大肌和前锯肌表面。向上附着于锁骨,向下续于腹外斜肌表面的筋膜,向内附着于胸骨,向后与胸背区的深筋膜相续。

2. 深层 深层位于胸大肌深面,自锁骨向下包绕锁骨下肌和胸小肌,在胸小肌下缘与浅层汇合,并与腋筋膜相续。位于喙突、锁骨下肌和胸小肌的筋膜称锁胸筋膜。胸肩峰动脉的分支和胸外侧神经穿出该筋膜,分布于胸大、小肌。头静脉和淋巴管穿该筋膜入腋腔,分别注入腋静脉和腋淋巴结。

(三)胸廓外肌层

胸廓外肌层包括胸上肢肌和部分腹肌。浅层有胸大肌、腹直肌和腹外斜肌的上部;深层有锁骨下肌、胸小肌和前锯肌。胸大肌和胸小肌之间为胸肌间隙,内含2~3个胸肌间淋巴结和疏松结缔组织。胸肌间淋巴结接受胸大、小肌和乳腺深部的淋巴管,引流向尖淋巴结。

与胸椎内镜置入关系密切的肌肉主要有胸大肌、背阔肌和前锯肌(图3-19)。

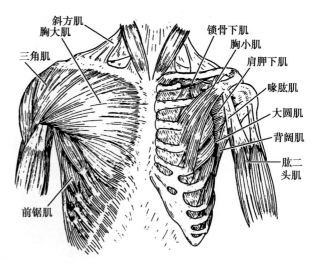

图3-19 胸前外侧壁肌肉

胸大肌轮廓分明,宽大而表浅,参与构成腋窝前壁,经其外缘与胸壁相交处所作的垂直线即为腋前线,该线通常是套管针置入的前界。

背阔肌自胸背后下方向前覆盖胸后外侧壁,形成腋后线的肌肉后界,也是套管针置入的后界。在后方扩大入路时需分离该肌。采用胸腔镜技术进行脊柱微创手术时,通常应在术前清晰标记出胸大肌和背阔肌的边界,以免套管针贯穿肌肉。

前锯肌覆盖胸壁侧面,形成腋窝内侧壁,其起点呈锯齿状附着于第1~8肋骨,套管针置入时需要对其锯齿状附着部进行钝性分离。

腹外斜肌为腹前外侧壁的一部分,以与前锯肌相邻接的锯齿状附着点起自第5~12肋,肌纤维向前下方走行并逐渐移行为腹外斜肌腱膜,套管针置入时需钝性分离该肌。

(四)胸廓

胸廓由1块胸骨、12块胸椎和12对肋构成的骨性支架及其间的肋间肌等围成,除保护和支持胸腹腔器官外,主要参与呼吸运动。胸廓的形态有明显的个体差异,与年龄、性别、营养和健康等因素有关。

肋间隙内有肋间肌、肋间血管和神经等。肋间外肌居浅层,其肌纤维由后上方行向前下方,在肋骨前端向前内续为肋间外膜;肋间内肌居中,其肌纤维走向与肋间外肌相反,两者成织网状,在肋角处肌纤维向后续为肋间内膜;肋间最内肌只在肋间隙中份出现,肌纤维走向与肋间内肌相同。肋间内肌和肋间最内肌之间有肋间血管和神经通过。

肋间后动脉、肋间后静脉和肋间神经伴行。

肋颈干发出的最上肋间动脉分布于第1、2肋间隙；发自胸主动脉的肋间后动脉则分布于第3~11肋间隙。肋下动脉行于第12肋下方，与肋间后动脉源同径似。肋间后动脉和肋间神经的主干在肋角处发出的较粗的上支和较细的下支，分别沿肋沟和下位肋骨上缘前行。行于肋骨上缘的神经血管分支细小，对机体的影响也较小。在肋沟处，较粗的肋间血管和神经排列规则，自上而下依次为静脉、动脉和神经，但在入肋沟之前，尤其肋角至正中线一段，这种排列关系并不确定，且血管和神经多行于肋间隙中位。根据肋间血管和神经的走行规律，在腋后线、腋中线和腋前线穿刺和安置套管时，均可于肋间隙中下部贴肋骨上缘进针（图3-20）。

肋角内侧有肋间淋巴结，其后组较恒定，输出淋巴管注入胸导管。

（五）胸廓内血管

胸廓内动脉发自锁骨下动脉第1段，向下入胸廓并贴第1~6肋软骨后面，沿胸骨侧缘外侧约1.25cm处下行，至第6肋间隙分为肌膈动脉和腹壁上动脉。胸廓内动脉上段发出的心包膈动脉与膈神经伴行。胸廓内动脉上段的后面紧贴胸内筋膜，下段借胸横肌与胸内筋膜分隔。两侧的胸廓内动脉均各有2条同名静脉伴行（图3-21）。

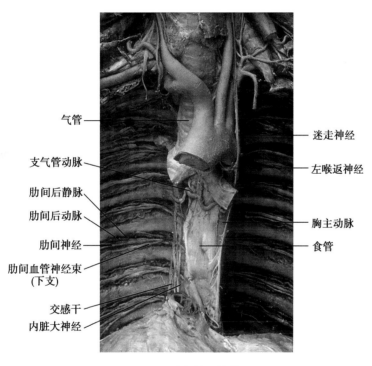

图3-20 肋间的血管神经

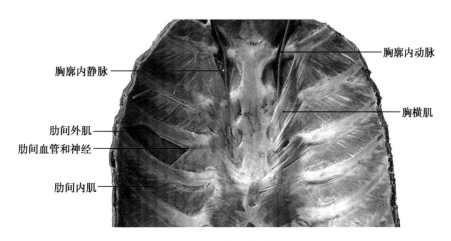

图3-21 胸廓内动脉

胸骨旁淋巴结沿胸廓内血管排列,引流乳房内侧部和胸前壁的淋巴,并收纳膈上淋巴结的输出淋巴管,其输出淋巴管参与合成支气管纵隔干。

(六)胸内筋膜

衬于胸廓内面,向上覆盖于胸膜顶上面,称胸膜上筋膜;向下覆盖于膈上面,称膈胸膜筋膜。胸骨、肋和肋间肌内面的部分较厚,脊柱两侧的部分较薄。

(七)膈肌

位于胸、腹腔之间的扁肌,呈穹隆状,封闭胸廓下口,是主要的呼吸肌。膈的腱性部为中心腱,呈三叶状。肌性部则依起点不同分为胸骨部、肋部和腰部。胸骨部起自剑突之后;肋部起自下6肋;腰部较复杂,其内侧肌束以左脚和右脚起自上2~3个腰椎椎体,外侧肌束起自内侧弓状韧带和外侧弓状韧带。各部肌束止于中心腱,故膈肌中央平坦,两侧向上隆凸。膈的下面左有脾、胃,右有肝、胆。受肝的影响,右侧隆凸高于左侧(图3-22)。

膈肌隆凸的高低,还因年龄、体位、呼吸状态和腹腔器官充盈状态的不同而发生变化。小儿的膈肌位置高,老人较低;坐立位时低,卧位时升高。极端情况,如完全呼气时,右侧隆凸可上移至第4肋间隙,左侧可上移至第5肋。了解影响膈肌位置高低的因素和毗邻器官,有助于预防术中置入套管针时刺破膈肌损伤肝、脾等器官。

胸腰段脊柱前路手术中,通过分离膈,可使整个胸腰段脊柱在胸腔镜下很好地暴露。膈的最低点(肋膈隐窝)在脊柱上的投影约在 L_2 终板上方,因此,只需在膈上做一个大约4~10cm的切口,就可以暴露整个 L_2 椎体,切口远小于传统的开放性手术。

(八)胸膜和胸膜腔

胸膜分为脏胸膜和壁胸膜两部。脏胸膜被覆于肺表面,与肺紧密结合;壁胸膜贴附于胸内筋膜内面、膈上面和纵隔侧面。依其贴附部位不同,通常将壁胸膜分为肋胸膜、膈胸膜、纵隔胸膜和胸膜顶4个部分。胸膜顶高出锁骨内侧1/3上方约2~3cm,其向上贴附的胸内筋膜对其起到固定作用。壁胸膜与胸内筋膜之间有疏松结缔组织,以脊柱两旁较发达,两层膜易于分开,对术中分离壁胸膜暴露椎体十分有利。

脏胸膜和壁胸膜在肺根处互相移行形成潜在性间隙,称为胸膜腔。胸膜腔左、右各有一个,互相独立,呈负压状态,含有少量浆液。某些因素可造成脏、壁胸膜粘连,影响呼吸功能和术中肺萎缩。当沿肋骨上缘穿刺成功,刺穿壁胸膜后,在套管插入前应首先用指尖探查胸膜腔间隙,以排除胸膜粘连。

壁胸膜各部互相转折处,即使深吸气时肺缘也不能深入其间,这些部位称胸膜腔的胸膜隐窝。肋胸膜与纵隔胸膜转折形成肋纵隔隐窝,因左肺心切迹的影响,左侧较右侧大;肋胸膜与膈胸膜转折形成半环形的肋膈隐窝,是坐立位时胸膜腔的最低部位,在平静呼吸时深度约5cm,其最低点在脊柱上的投影约在 L_2 椎体下缘或终板上方。在行胸腰椎连结部的前方入路时,若使用肋骨牵开器不当,肋膈隐窝底部的膈肌附着点可能会被撕裂,应予注意(图3-23)。

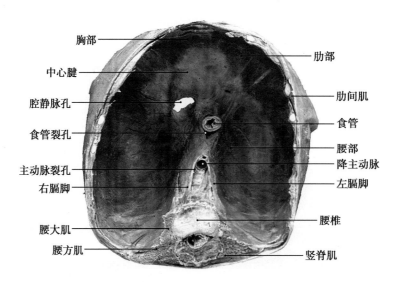

胸部	肋部
中心腱	肋间肌
腔静脉孔	食管
食管裂孔	腰部
主动脉裂孔	降主动脉
右膈脚	左膈脚
腰大肌	腰椎
腰方肌	竖脊肌

图 3-22　膈的形态结构(腹面观)

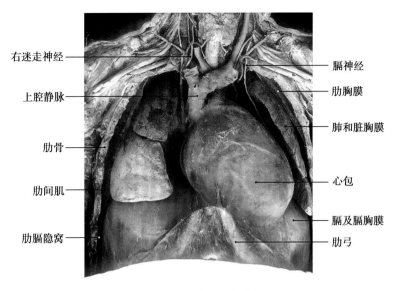

右迷走神经

上腔静脉

肋骨

肋间肌

肋膈隐窝

膈神经

肋胸膜

肺和脏胸膜

心包

膈及膈胸膜

肋弓

图 3-23　胸腔与胸膜

脏胸膜的血供来自支气管动脉和肺动脉的分支;壁胸膜的血供主要来自肋间后动脉、胸廓内动脉和心包膈动脉的分支。静脉与动脉伴行,最终注入肺静脉和上腔静脉。

脏胸膜有肺丛的内脏感觉神经分布,对触摸、切割和冷热等刺激不敏感,但对牵拉刺激敏感。壁胸膜的肋胸膜和膈胸膜周围部有肋间神经分布,胸膜顶、纵隔胸膜和膈胸膜中央部有膈神经分布,它们都属于躯体神经,对机械性刺激敏感。

(九) 肋椎关节

肋骨与胸椎形成的关节可分为两部分:通过肋结节与胸椎横突肋凹构成的肋横突关节;通过肋骨头与胸椎椎体肋凹构成的肋头关节。除第1、第11和第12肋骨的肋骨头只与相应序数的胸椎构成肋头关节外,其余肋骨均与相邻的两个胸椎相关节。这些典型的肋骨头有上、下两个关节面,上关节面与上一个胸椎椎体的下肋凹相接,下关节面与下一个胸椎椎体的上肋凹相接,之间跨过椎间盘。如第4肋骨跨 $T_{3\sim4}$ 椎间盘与 T_3、T_4 构成关节。因此,在处理 $C_7\sim T_1$、$T_{11\sim12}$ 和 $T_{12}\sim L_1$ 椎间盘病变时,可经去除椎弓根上部进入椎管,其他的则需先处理肋骨头,将其推开方可进入。

每个肋骨头都有联系椎体和椎间盘的韧带附着。关节内韧带将两个肋骨头表面的边缘与椎间盘外侧纤维连接在一起。辐状韧带可增强关节囊的强度,其走行呈辐射状,上下两部分分别附着在上下两个椎体,中部呈水平状横过椎间盘达前纵韧带。为了进入 $T_{2\sim10}$ 硬膜外间隙,需切除相应肋

骨头及其近端部分时,这些结构都要被切断。

肋头关节外侧有交感神经节(椎旁节)及节间支构成的胸交感干,并借胸内筋膜及壁胸膜与肺相隔;内侧连结椎间盘及上、下位椎体;后上方和后下方有进出椎间孔的神经和血管;上方和下方则有横过的肋间后动、静脉;下数个肋头关节的前方还有向前内下方斜行组成内脏大神经的交感神经节前纤维,这些结构在处理肋头时必须谨慎(图 3-24)。

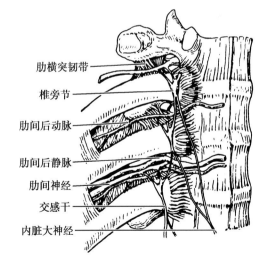

肋横突韧带

椎旁节

肋间后动脉

肋间后静脉

肋间神经

交感干

内脏大神经

图 3-24　肋头关节及其毗邻

肋横突韧带附着在肋横突关节上,其纤维束向上止于上一个椎骨的横突。

(十) 纵隔侧面观

胸腔镜进入胸腔后,建立单侧肺通气使术侧

肺逐渐萎缩,此时对胸壁内层及其结构,特别是对后纵隔侧壁结构的仔细辨认和处理决定了将要进行手术的成败。也有学者将每侧胸腔分为上($T_{2～4}$)中($T_{5～9}$)、下($T_{10～12}$)3部分,各部分的血管和骨性结构略有不同。此处仍按左、右两侧作一总述。

1. 纵隔左侧　　中部为左肺根,其前下方为心包隆凸。主动脉弓于左肺根上方跨行至其后方向下移行为胸主动脉,遮蔽胸椎的左前侧壁,并发肋间后动脉贴胸椎中凹部斜行或横行走向肋间隙,它们在进入肋间隙前常发出上、下纵行的小动脉互相吻合成动脉链,列于肋头关节前或前外侧。在胸主动脉后外2cm处可见到交感干。左迷走神经经主动脉弓左前方向后转入肺根与胸主动脉间下行,并在主动脉弓左前方发出左喉返神经绕主动脉弓下后方上行。主动脉弓最左侧的分支为左锁骨下动脉,它与主动脉弓和后方的脊柱围成一个三角形区域称为食管上三角,内有胸导管和食管上份。心包、胸主动脉和膈围成食管下三角,内有食管下份。肺根前方有经主动脉弓左前方下行至膈的膈神经和心包膈血管(图3-25)。

节段性的肋间后血管在脊柱前外侧并不紧密伴行,动脉发自胸主动脉和锁骨下动脉。其中,第1、2肋间后动脉由锁骨下动脉的肋颈干分支-最上肋间动脉发出,第3以下的肋间后动脉则直接自胸主动脉发出。静脉部分,第1肋间后静脉注

入左头臂静脉,第2~4间后静脉先合成肋间上静脉,然后注入左侧头臂静脉,第5以下的肋间后静脉多呈水平位汇入半奇静脉和副半奇静脉。半奇静脉及副半奇静脉互相交通并向右行,在$T_{7～9}$水平汇入右侧的奇静脉。由于降主动脉紧贴静脉壁并遮蔽之,半奇静脉和副半奇静脉都不能被直接看到。

2. 纵隔右侧　　中部为右肺根,其前下方为心包隆凸。膈神经和心包膈血管经上腔静脉右侧和肺根前方下行至膈。右迷走神经在右锁骨下动脉前方发出喉返神经后,本干于脊柱前方、气管右侧和肺根后方下行。脊柱侧前方的主要结构还有食管、奇静脉、交感干和内脏大神经等(图3-26)。

第1、2肋间后动脉由锁骨上动脉的最上肋间动脉发出;第3以下的肋间后动脉则直接自胸主动脉发出,并多数贴前纵韧带浅面,斜行跨越椎体和椎间盘进入各胸椎右侧凹部。越过中线后,肋间后动脉与静脉相伴行,贴椎体向后再向外进入肋间隙。在肋头前方,动脉发出上、下支形成纵行的动脉吻合链。静脉部分,第1肋间后静脉汇入头臂静脉;第2~4肋间后静脉则先行合成肋间上静脉,然后汇入奇静脉,其汇入点在T_4水平;第5肋间后静脉及其以下者直接汇入奇静脉。奇静脉在T_4水平跨过右主支气管向前汇入上腔静脉,肋间上静脉在奇静脉的汇入点可作为该水平面的一个识别标志(图3-27)。

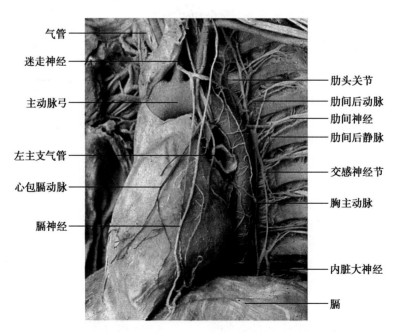

图 3-25　左侧纵隔

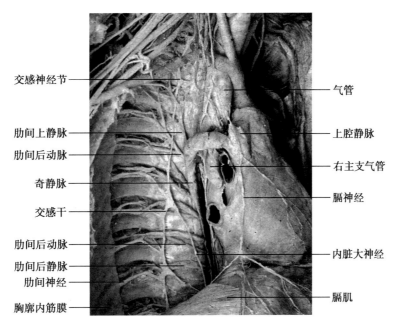

交感神经节　　　　　　　　　　　气管
肋间上静脉　　　　　　　　　　　上腔静脉
肋间后动脉　　　　　　　　　　　右主支气管
奇静脉　　　　　　　　　　　　　膈神经
交感干
肋间后动脉　　　　　　　　　　　内脏大神经
肋间后静脉
肋间神经　　　　　　　　　　　　膈肌
胸廓内筋膜

图 3-26　右侧纵隔

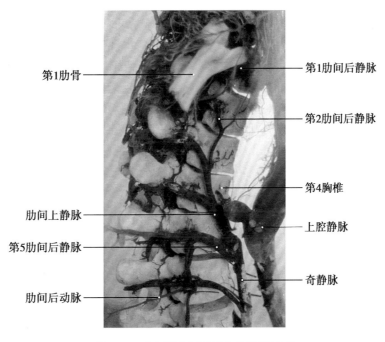

第1肋骨　　　　　　　　　　　　第1肋间后静脉
　　　　　　　　　　　　　　　　第2肋间后静脉
　　　　　　　　　　　　　　　　第4胸椎
肋间上静脉　　　　　　　　　　　上腔静脉
第5肋间后静脉
　　　　　　　　　　　　　　　　奇静脉
肋间后动脉

图 3-27　右侧肋间后静脉与奇静脉铸型

3. 交感干　位于脊柱两侧约相当于肋骨头位置的前方,其前方在纵隔左侧有半奇静脉和胸主动脉,纵隔右侧有奇静脉。胸交感干借灰、白交通支与肋间神经相连。每侧胸交感干有 10~12 个胸神经节。第 1 肋骨颈上能看到分支众多的星状神经节,第 2 肋骨颈部有 T_2 交感神经节,其他胸神经节与交感干位置一致,纵列于肋骨头位置的前方。上第 1~5 胸神经节发出的节后纤维参与构成心丛、

肺丛和食管丛。穿过第 6~9 胸神经节的交感神经节前纤维构成内脏大神经,沿脊柱前外侧面向下斜行,穿膈脚终于腹腔神经节。穿第 10~12 胸神经节的节前纤维构成内脏小神经,向下穿膈脚终于主动脉肾节。

4. 胸导管　约平 T_{12},下缘起自乳糜池,经主动脉裂孔进入胸腔,于胸主动脉与奇静脉之间上行,至 T_5 高度沿食管与脊柱之间向左侧斜行,然后

于食管与纵隔胸膜之间上行至颈部。胸导管上段和下段与纵隔胸膜相贴,受损时乳糜液可经纵隔胸膜裂孔进入胸膜腔而导致乳糜胸。

第四节 胸椎微创入路应用解剖学

采用胸腔镜等器械,可经由胸壁小切口取道胸膜腔间隙,利用肺萎缩获得的操作空间,进行胸椎微创手术。实际应用中,顺利进入胸膜腔,准确识别及处理后纵隔处的血管、神经等重要结构是手术获得成功的关键。

一、经胸骨入路解剖

(一)入路简介

皮肤切口自左侧胸锁乳突肌内侧斜向内下至胸骨颈静脉切迹中点,然后纵行至胸骨角下方。沿胸锁乳突肌内侧分离并切断肩胛舌骨肌、胸骨舌骨肌,钝性分离胸骨柄后方软组织,暴露胸骨角,用胸骨电锯沿中线纵行切开胸骨柄至胸骨角稍下方。用线锯从第2肋间隙横穿胸骨后面,横断已锯开两半的胸骨。用胸骨撑开器撑开胸骨,将气管、食管与颈总动脉、左头臂静脉分开,并将前两者推向右侧,后两者推向外侧,切开椎前筋膜,即可显露 $C_6 \sim T_3$ 椎体。进一步向上、下分离更可以显露 $C_5 \sim T_4$ 椎体(图3-28)。

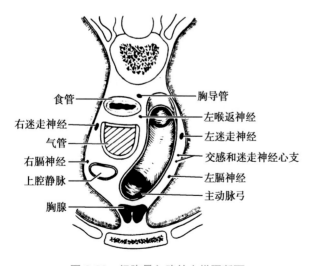

图 3-28 经胸骨入路的上纵隔断面

(二)应用解剖学要点

1. 颈胸段脊柱生理弯曲明显后凸,邻近解剖结构复杂,前路手术显露椎体部位深在,手术难度和风险较大。

2. 胸骨柄后主要为上纵隔的结构,器官由前向后可分为前、中、后3层(图3-28)。前层有胸腺,左、右头臂静脉和上腔静脉;中层有主动脉弓及其三大分支、膈神经和迷走神经;后层有食管、气管、胸导管和左喉返神经等。胸腺与胸骨之间有少量疏松结缔组织存在,两者不难分开。应注意的是成人主动脉弓上缘约平胸骨柄中点或稍上方,左侧的膈神经和迷走神经均自主动脉弓左前方下行,在与胸腺等结构自胸骨柄后分离时一定要注意保护(图3-29)。

3. 甲状腺下动脉在 C_6 平面于颈动脉鞘与椎血管之间弯向内侧,于甲状腺侧叶下极附近潜入甲状腺侧叶后面,于此处与喉返神经发生复杂的交叉关系,故在颈部分离结扎甲状腺下动脉时,应远离甲状腺进行,以免损伤喉返神经。

4. 左头臂静脉于左胸锁关节后方合成,向右下方斜行,于胸骨柄上半和胸腺后方越过主动脉弓三大分支的前方,在显露 T_4 椎体时往往需要结扎切断,必须慎重。

5. 胸导管由食管左侧出胸廓上口,至 C_7 高度弓形向外,形成胸导管弓,经颈动脉鞘后方绕出并注入左静脉角。在其末端,有左颈干、左锁骨下干和左支气管纵隔干注入。因此,左侧入路虽然回避了右喉返神经高位而复杂的走行,但却要面临收集全身约3/4淋巴回流的胸导管,并非可以大意。胸导管的前方有颈动脉鞘及其内容,后方有椎动脉、锁骨下动脉、膈神经及交感干等,术中应注意识别和保护。

二、胸腔镜入路解剖

(一)入路简介

采用图像辅助的胸腔手术(VATS)是脊柱前方手术的一种新方法。除胸腰结合部外,通常取右侧入路。有上胸椎($T_{2\sim5}$)、中胸椎($T_{6\sim9}$)和下胸椎($T_{10\sim12}$)3种不同的取孔位置。以中胸椎为例,典型的套管位置是倒"L"形,即3个套管纵行排列在腋前线,使中间的套管恰好位于与目标椎体同一平面的前方,另2个分别位于其上方和下方,第4个套管置于腋中线并与腋前线最下一个套管处于同一肋间隙(图3-30)。在选择好的肋间隙行10~20mm的切口,置入第1个套管。显露壁胸膜并切开,插入一个手指探查确认肺已萎缩,然后插入胸腔镜探查胸腔,直视下证实肺萎缩,并解除影

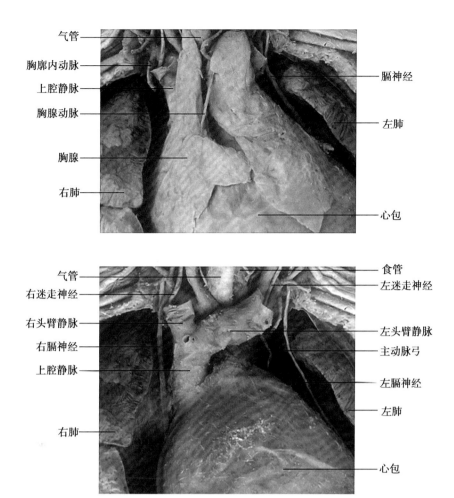

气管
胸廓内动脉
上腔静脉
胸腺动脉
胸腺
右肺
膈神经
左肺
心包

气管
右迷走神经
右头臂静脉
右膈神经
上腔静脉
右肺
食管
左迷走神经
左头臂静脉
主动脉弓
左膈神经
左肺
心包

图 3-29 胸骨后上纵隔结构

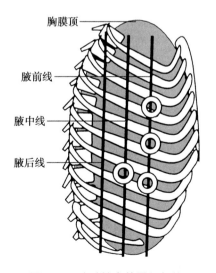

胸膜顶
腋前线
腋中线
腋后线

图 3-30 胸腔镜套管置入部位

响实施 VATS 的粘连和纤维化。X 线透视再次确认病变胸椎,从而确定其他套管的位置。切开胸壁,在内镜的直视下穿透壁胸膜,放置套管,完成术区暴露。之后,切开遮覆椎体一侧的壁胸膜,分离软组织,即可进行矫形或椎间盘摘除等多种手术操作。

(二)应用解剖学要点

1. 套管置入的位置 可分别位于腋前线、腋中线和腋后线的肋间隙,套管的数量与需要插入的手术器械直接相关。对于上段胸椎(T_{1-5})和下段胸椎(T_{10-1}),前 3 个套管仍可纵列在腋前线上,第 4 个套管则应根据对牵开器的使用要求定位,以利于暴露手术视野。

2. 矫形手术 有 2 种方法可从软组织中分离出胸椎前缘,其选择取决于手术需要空间的大小。一是在椎间盘位置上切开,二是在椎体侧方做一个平行于脊柱并跨越节段血管的纵向切口,均分离显露出椎体前方至肋骨头前缘的脊柱前外侧面。利用单极电切,切开椎间盘的纤维环,开窗以咬骨钳取出髓核,用环状骨膜刀或钝性边缘剥离器切除上、下终板。如果镜下可以看到对侧纤维环,则用高速电钻在预先放置保护奇静脉器械的前提下去除前纵韧带和残留纤维环,否则应用 Kerrison 咬骨钳去除,以敷料压迫控制椎间隙出血。

其他手术还包括半椎体切除或椎体截骨,都可以在术区暴露清楚后进行。

3. 骨折手术　由于血肿以及陈旧性骨折的瘢痕组织和新生骨使得椎体前区解剖很困难,在暴露过程中容易使血管破裂出血,故应找到供区血管予以缝扎。辨认邻近纤维环直到椎体终板的固定点。再辨认与骨折椎体相关联的肋骨头。以电钻去除 15~20mm 长的肋骨头,此时要分辨清下一位椎弓根及肋间神经。小心摘除上下的椎间盘,防止后侧碎片凸入椎管。椎间盘完全摘除后,以 Kerrison 咬骨钳沿着骨折椎骨的椎弓根去除骨质直到椎管。用电钻磨小突入椎管的骨折块,然后自硬膜囊前方摘除碎片。在取净椎管内骨折片或椎间盘组织碎片的前提下,尽可能保留椎体对侧部分。利用圆柱形电钻在邻近椎体钻取植骨床准备植骨。

4. 纵隔相关结构　须仔细分辨,右侧面的中部为右肺根,脊柱侧前方的主要结构除肋间血管外,还有奇静脉、胸导管、交感干和内脏大神经等(图 3-26)。

(1)血管:肋间血管与肋间神经走行于肋间隙中份偏上,静脉贴近肋骨下缘的肋沟,其下为动脉,再下为神经。肋间右侧 T_5 以下的肋间后动脉,自胸主动脉发出后于各胸椎凹部越过中线后与静脉伴行进入肋间隙,T_{3-5} 肋间后动脉则贴椎体前方向后上方斜行,至肋头附近水平进入肋间隙。T_4 以下的肋间后静脉直接汇入奇静脉,第 1 肋间后静脉汇入头臂静脉;第 2~4 肋间后静脉则合成肋间上静脉汇入奇静脉,其汇点在 T_4 水平,可作为识别标志;第 5 肋间后静脉及其以下者直接汇入奇静脉,它们都斜行跨越胸椎椎体和椎间盘侧面,暴露时应在肋头稍前方结扎。肋间血管必须妥善结扎后再切断,以免术中或术后发生大出血。若因病变影响不能清晰显露肋间血管,可依肋骨头至肋骨体延伸的方向估计血管位置做相应处理。

(2)神经:右交感干及交感神经节大致位于肋头关节的右前方,内脏大神经由第 6~9 胸神经节穿出后沿脊柱前外侧面向下斜行,穿过膈脚。内脏小神经由第 10~12 胸神经节穿出后向下穿过膈脚。

(3)胸导管:在约平 T_{12} 下缘处起自乳糜池,入胸腔后于胸主动脉与奇静脉之间上行,不扰动椎体前方结构通常不易伤及,但胸导管在上段和下段受损后可因乳糜液进入胸膜腔而导致乳糜胸。

三、椎体成形术的解剖

(一)入路简介

以经椎弓根入路最为常用。俯卧位,在相应椎弓根稍外侧做 1cm 长纵向切口,穿刺针对准椎弓根外上缘,向椎弓根内下缘方向成 15°~30° 角穿刺,抵达椎体后缘。透视确认后,即可将针推进至椎体前 1/3 处,准备造影和注射(图 3-31A)。

(二)应用解剖学要点

1. 入路依次经过皮肤、浅筋膜、胸腰筋膜、竖棘肌、椎弓根后外上角,穿椎弓根进入椎体。本入路及随后述及的椎弓根外侧入路和后外侧入路,也适用于由椎体成形术发展而来的椎体后凸成形术。

2. 在 T_5~L_5 一段,正常情况下,探针经椎弓根能相对安全地进入椎体。在 T_8 以上或有时在 L_2 椎弓根宽度较小,实行该技术受到限制。椎弓根的宽度可以从 CT 或 MRI 上测出。椎体压缩性骨折降至椎弓根以下水平,经此入路可能难以治疗。实际上,在椎弓根水平以下的胸椎压缩性骨折,用任何方法或入路均十分困难。

3. 若患者骨折靠上,探针应位于中线偏下;若骨折在下终板,则探针应位于中线偏上。如果椎体高度为 1.5cm 或 <1.5cm,探针应对向侧位片上椎体前壁皮质的中点。

4. 椎弓根上、下有脊神经根穿行,外侧隔肋骨头和肋间肌,毗邻壁胸膜及胸腔内的肺脏,内侧为硬膜囊,前侧方及椎体前侧面有奇静脉或下腔静脉、降主动脉等大血管,故必须在 CT 等影像设备引导下进行穿刺和注射,不主张单纯依形态学数据定位操作。

5. 对于中部胸椎或其他椎弓根较小的胸椎,进入椎弓根易使器械滑向外侧,可选用经椎弓根外侧入路。穿刺经过同上,但皮肤进针点稍外,刺向椎弓根的上方及稍外方,探针经椎弓根外侧直接进入椎体。本入路须以肋骨头内侧为其外界限制,若太靠外,可能进入胸膜腔导致气胸;若太靠下,可能刺破节段动脉;若太靠内,可能进入椎管损伤脊髓(图 3-31B)。

6. 对于椎弓根较窄的腰椎椎体,可以采用侧后方入路。皮肤进针为中线旁开 8~10cm,与垂直轴成 40°~50° 角。穿刺针经过皮肤、浅筋膜、胸腰筋膜、竖脊肌外侧部、腰方肌进入椎体侧后方的外

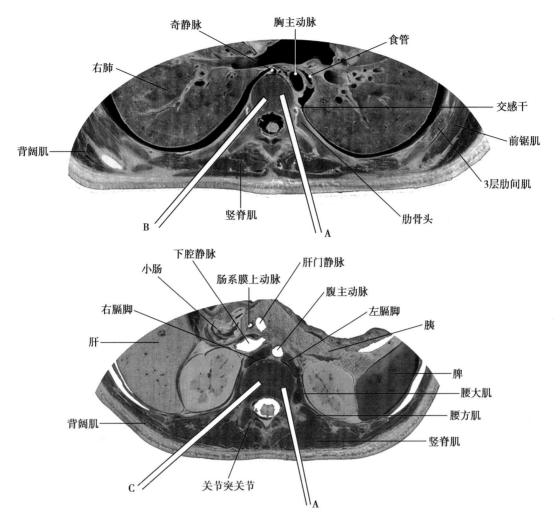

图 3-31　椎体成形术入路断面

侧部分,探针位于神经根的前侧,在椎体中心部分附近(图 3-31C)。侧位像上,探针位于横突的前面。从解剖学观察,髂嵴的最高点前方 1~2cm 处通常为腹腔后壁向后突出的弧度的顶点。故经髂嵴最高点作一垂线,其与脊柱前缘的连线大致位于腹腔后凸顶点的内后方,在该直线内侧向椎体中心穿刺可避免损伤腹膜及腹腔脏器。

四、前方胸椎间盘切除术的解剖

(一)入路简介

通常选右侧为术侧。依目标椎体在体表的投影水平决定胸前侧壁皮肤切口的位置,长度约 4~6cm。切开皮肤及浅筋膜暴露前锯肌侧面,沿其肌纤维走向分离即可暴露其下的肋骨和肋间隙。处理好肋骨和肋间隙后,切开壁胸膜,探查胸腔后置入肋骨撑开器。安置内镜,在后胸壁内侧贴近椎体前外侧部分。辨认各肋骨头,可依靠 X 线透视确认胸椎序数。于肋骨头处做"T"形切口打开

壁胸膜,钝性分离椎体前外侧部分,辨清目标椎体和相应椎间盘,分离暴露即告一段落(图 3-32)。

(二)应用解剖学要点

1. 通过术前 X 线、CT 和 MRI 等检查,不但要明确病灶节段定位,更要对术区主要血管如胸主动脉、奇静脉或半奇静脉的大小和位置分析清楚,做到心中有数。

2. 对于 T_7 以上的平面,背阔肌常需牵开或切开以暴露肋骨和肋间隙。进入胸腔有 4 种技术方法可供选择,根据手术目的选定。①间隙入路,紧贴下位肋骨的上缘分开肋间肌,再分开胸内筋膜和壁胸膜进入胸腔;②开窗技术,紧贴下位肋骨的上缘分开肋间肌,再分开下缘,暴露一段 4~6cm 长的肋骨,利用弯的剥离器将肋骨从骨膜床上分离开,切断暴露出来的肋骨前后部分,将肋骨取出,如此即可打开一个长 5~6cm,宽 3~4cm 的"窗口";③开门技术,与"开窗"相近,但只需从肋骨上缘分开肋间肌,截骨后不取出,使骨段与所附着的肋间

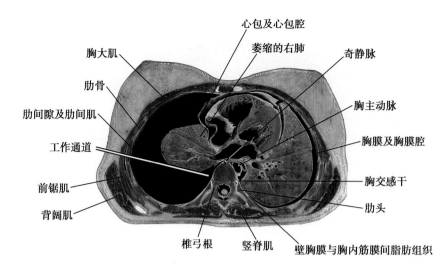

图 3-32 前方胸椎间盘摘除术入路断面

肌形成一扇可以翻动的"门";④滑动技术,分离后只截断一端肋骨,使肋骨可跨过肋间隙"滑"向另一肋骨,以获取比肋间隙入路更大的切口。

3. 去除肋骨头及其周围韧带,可显露其下的椎间隙;切除邻近 3~5mm 范围的椎骨并磨掉椎弓根上缘骨质即可暴露硬膜囊;循着硬膜囊可切除包括后纵韧带和突出椎间盘在内的胸椎间盘的后 1/3 部。

4. 对奇静脉、主动脉、胸导管、心脏、肋间神经,交感干、内脏大神经等应避免直接或间接损伤,节段性的肋间后血管如妨碍椎体暴露可于肋头前方夹闭切断。右侧纵隔主要结构的位置毗邻见胸腔镜入路解剖。

五、胸腰椎连接部的前方入路解剖

(一)入路简介

常选择左侧入路。在左侧胸腰连接部相应的胸前外侧壁做 4~6cm 皮肤切口,暴露前锯肌下部和腹外斜肌上部,沿各自肌纤维走向将其分开,暴露其下的肋骨和肋间隙。根据手术目的选择经肋间隙或经咬切肋骨进入胸腔。探查胸膜腔,确认分开脏、壁两层胸膜,并暴露膈肌。用改良 Langenbeck 钩牵开膈肌,暴露膈肌基底和下段胸椎的前外侧面。辨认各节段的肋骨头和节段性血管,可依靠 X 线透视确认椎体节段。在膈肌基底上方、第 11、12 肋骨头之前,以"T"形切口打开壁胸膜,钝性分离椎体前外侧部分。

从基底开始分离膈肌。为避免损伤腹膜后的结构,应在骨膜下将膈脚从椎体上剥离。随后小心抬起膈脚并在距椎体 3~4cm 处垂直切断。一

旦看到腹膜后脂肪组织,即改为钝性剥离,即可暴露 T_{12}~L_1 的前外侧半和 L_2 的上半部。若需暴露 L_1~L_2 椎间盘,则尚需将左侧腰大肌自起点处从椎体上分离。目标区域下方的椎体也显示清楚后,置入横膈拉钩及持钩器等作相应处理,整个目标区域即可充分暴露(图 3-33)。

(二)应用解剖学要点

1. 进入胸腔前的应用解剖要点同前。

2. 根据病变的部位选择左、右侧入路时,在 T_{11-12} 以上以右侧的操作空间较大;在 T_{12}~L_1 以下两侧操作空间无显著性差异,但左侧相邻的主动脉及分支弹性好,较少出现与动脉相关的并发症;右侧则离下腔静脉较近,静脉管壁薄、弹性差、易损伤,又有肝脏抬高膈的影响,故常选择左侧入路。

3. 胸廓切口通常在膈肌附着点的上方。但由于膈肌在肋骨下部的附着点存在解剖变异,上移的附着点可能会出现在切口的下位肋骨内面,在重新核对肋骨和肋间隙前不必慌张。

4. 使用肋骨牵开器时,应注意保护胸廓切口前方肋膈隐窝底的膈肌附着点,以免撕裂。

5. 分离膈脚时,一旦看到其下方出现较多脂肪组织,即表示已经进入腹膜后间隙,应改为钝性剥离,暴露 T_{12}~L_1 的前外侧半和 L_2 的上半部。腰大肌起自 T_{12}~L_4 的椎体和椎间盘的侧面,欲暴露 L_{1-2} 椎间盘则需将左侧腰大肌自起点处分离,此时需注意分离结扎从肌肉附着部与椎体之间向后穿行的腰动脉及其伴行静脉。

6. 正确处理腰大肌深面的血管是保证手术成功的关键一步。由于椎体前横过的腰动脉由腹主动脉直接发出,管径粗、压力大,一旦损伤就会有大

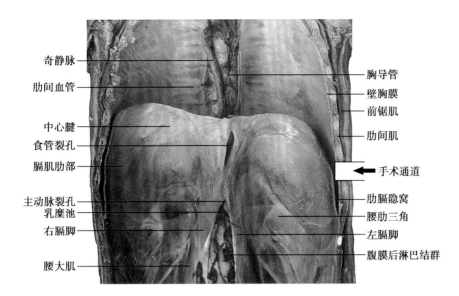

奇静脉
肋间血管
中心腱
食管裂孔
膈肌肋部
主动脉裂孔
乳糜池
右膈脚
腰大肌

胸导管
壁胸膜
前锯肌
肋间肌
手术通道
肋膈隐窝
腰肋三角
左膈脚
腹膜后淋巴结群

图 3-33　胸腰连接部前方入路断面

量出血的危险。有学者推荐在椎间孔和主动脉之间的椎体中部阻断节段动脉,以减少对根动脉侧支的损伤。行胸腔镜下前路单纯椎间盘切除或植骨融合时,宜尽可能利用椎间盘外侧的、相邻节段血管与交感干之间的乏血管神经的"安全区"进行操作,以保留节段性动脉,减少因结扎节段性动脉而造成脊髓缺血性损害的风险,同时也有利于植骨融合。

7. 处理节段性血管时,注意保护交感干等神经。胸交感干位于脊柱的外侧、胸肋关节的前方,在 $T_{11\sim12}$ 椎间盘、T_{12} 椎体前外侧逐渐向腰椎中线靠近。内脏大神经走行于脊柱前外侧,右侧于奇静脉外侧下行,左侧于半奇静脉外侧下行;在 $T_{12}\sim L_1$ 椎间盘高度逐渐伴行于交感干内侧,多在 L_1 椎体

中上份前侧方穿出膈,主要纤维终止于腹腔神经节。腰交感干于腰椎前外侧从膈的内侧脚和中间脚之间的裂隙穿出,右侧行于下腔静脉的后方,左侧行于腹主动脉外侧,约在 L_2 椎体中上份高度于腰椎前外侧与腰大肌内侧缘之间穿出。腰交感干距离内侧弓状韧带最高点约 2.5cm,镜下仔细辨认膈中间脚,尽可能在其外后方操作,有利于保护腰交感干。之后,沿椎间盘侧面向下、向上、向后分离腰大肌,可减少对腰动脉、腰丛神经的损伤。

8. 胸导管起自约平 T_{12} 下缘前方的乳糜池,经膈肌主动脉裂孔进入胸腔后行于胸主动脉与奇静脉之间,在分离膈脚和处理腰大肌时切记不要损伤(图 3-34)。

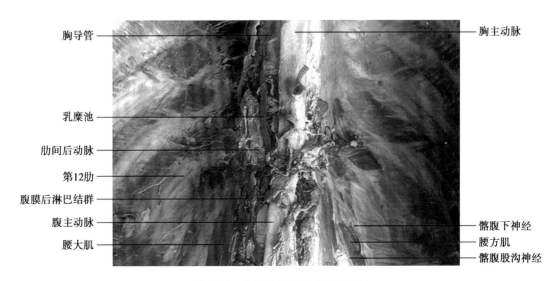

胸导管
乳糜池
肋间后动脉
第12肋
腹膜后淋巴结群
腹主动脉
腰大肌

胸主动脉

髂腹下神经
腰方肌
髂腹股沟神经

图 3-34　胸腰连接部后壁及乳糜池

第五节　腹盆部应用
　　解剖学

腰椎微创手术入路涉及胸腹盆和腰背部的各层次结构,由于盆部单独涉及的结构较少,故择其要者在腹部之后一并介绍。

腹前外侧壁在不同部位、层次和结构差别很大。进行脊柱内镜手术时,在不同部位做手术切口,必须熟悉其不同层次和结构。

一、腹前外侧壁

(一)皮肤和浅筋膜

腹前外侧壁的皮肤薄而富有弹性,与皮下组织(浅筋膜)连接疏松。除了腹股沟附近的皮肤移动性较小外,其他部位皮肤的伸展性和移动性都相当大。浅筋膜主要由脂肪和疏松结缔组织构成,脂肪厚度虽然随人的胖瘦有很大差异,但均比身体其他部位厚。大约自脐平面以下,浅筋膜分为深浅两层:浅层称为 Camper 筋膜,含丰富的脂肪组织,又称脂肪层,向下与股部的浅筋膜相互延续;深层称为 Scarpa 筋膜,是富含弹性纤维的膜性层,在中线处紧紧附着于白线,向下在腹股沟韧带下方约一横指处,紧紧附着于股部的深筋膜(又称阔筋膜),但在两侧耻骨结节之间并不附着,而是越过耻骨联合向下入阴囊,与会阴浅筋膜(又称 Colles 筋膜)相延续。

浅筋膜内有腹壁浅血管、淋巴和皮神经等结构(图 3-35)。

1. 浅血管　腹壁的浅动脉有 3 组。来自肋间后动脉、肋下动脉和腰动脉的分支较细小,分布于腹侧壁;来自腹直肌鞘内的腹壁上动脉和腹壁下动脉的分支,主要分布于正中线附近的腹前壁;腹壁下半部分则主要由起自股动脉的腹壁浅动脉和旋髂浅动脉分支分布。腹壁浅动脉发自股动脉后,向内越过腹股沟韧带中、内 1/3 交界处走向脐部;在其外侧,是走向髂嵴的旋髂浅动脉。

腹壁的浅静脉丰富且吻合成网,尤以脐区最为明显。脐以上的浅静脉经胸腹壁静脉回流入腋静脉;脐以下的浅静脉经腹壁浅静脉回流入大隐静脉,再注入股静脉,构成了上、下腔静脉系统之间的沟通途径。腹壁浅静脉在脐区还可与深部的附脐静脉相吻合,借此途径沟通肝门静脉。

2. 浅淋巴管　与浅血管伴行,脐以上者汇入腋淋巴结,脐以下者汇入腹股沟浅淋巴结。脐部淋巴管可经肝圆韧带与肝的淋巴管交通。

3. 皮神经　与胸壁相似,有前皮支和外侧皮支。前皮支从正中线两旁浅出,外侧皮支在腋中线的延长线处穿腹外斜肌浅出。它们在分布上有明显的节段性。第 8 肋间神经(T_8)分布约在剑突

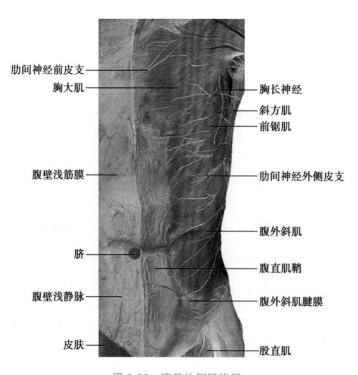

图 3-35　腹前外侧壁浅层

肋间神经前皮支
胸大肌
腹壁浅筋膜
脐
腹壁浅静脉
皮肤

胸长神经
斜方肌
前锯肌
肋间神经外侧皮支
腹外斜肌
腹直肌鞘
腹外斜肌腱膜
股直肌

平面;第 10 肋间神经(T_{10})分布约在脐平面;肋下神经(T_{12})分布约在腹股沟韧带的上方。脊髓胸段发生病变或损伤时,根据腹壁皮肤感觉障碍及过敏的平面可大致推断脊髓病变或损伤的节段。

(二)深层结构

1. 肌肉　由腹前正中线两侧的腹直肌及其外侧的 3 层扁肌组成(图 3-36)

(1)腹直肌纵列于正中线两侧,上宽下窄,起于胸骨的剑突和第 5~7 肋软骨的前面,止于耻骨联合和耻骨嵴。在脐以上,两肌内侧缘距离较宽,脐以下则较窄。腹直肌被腱膜形成的腹直肌鞘包裹,鞘内全肌被 3~4 条由致密结缔组织形成的横行的腱划分为多个肌腹。腱划与腹直肌鞘后层结合疏松易分离,但与前层结合紧密,剥离困难,且腱划内常有血管,故经腹直肌切口分开腹直肌纤维时,在腱划处应注意止血。

腹直肌鞘包裹腹直肌,分为前、后两层。腹直肌鞘前层由腹外斜肌腱膜和腹内斜肌腱膜的前层组成,后层由腹内斜肌腱膜的后层和腹横肌腱膜组成。但在脐下 4~5cm 以下,3 层扁肌的腱膜均伸至腹直肌的前面参与构成鞘的前层,使鞘的后层在此平面以下缺如,并形成一凹向下方的弓状游离缘,称弓状线或半环线。故弓状线以下,腹直肌之后仅有增厚的腹横筋膜、腹膜外筋膜和壁腹膜。

白线位于腹前正中线上,由两侧腹直肌鞘纤维彼此交织而成。脐以上的白线宽约 1cm,脐以下则因两侧腹直肌相互靠拢而变得很窄。白线坚韧而少血管,故经白线行正中切口进腹腔,层次简单,出血量少,进入较快,但愈合后瘢痕不很坚牢。

(2)腹外斜肌以锯齿状附着部起自下 8 对肋的外面,起始部与前锯肌和背阔肌相交错。肌纤维从外上方斜向内下方,在髂前上棘与脐连线附近移行为腹外斜肌腱膜,参与构成腹直肌鞘的前壁,至正中线止于白线。腱膜的纤维与腹外斜肌走向相同,与深筋膜紧密相连,其下缘伸张于髂前上棘与耻骨结节之间,向后卷曲返折增厚形成腹股沟韧带。

(3)腹内斜肌位于腹外斜肌深面,肌纤维起自腹股沟韧带外侧 1/2 或 2/3、髂嵴及胸腰筋膜,呈扇形斜向内上,后部纤维止于下位 3 对肋,其余纤维至腹直肌的外侧缘处移行为腱膜,分前、后两层,参与形成腹直肌鞘包裹腹直肌,最后终止于白线。

(4)腹横肌位于腹内斜肌深面,较薄弱,起自下 6 对肋软骨的内面、胸腰筋膜、髂嵴和腹股沟韧带的外侧 1/3,肌纤维自后向前内横行,同样于腹直肌外侧缘移行为腱膜。腱膜上部与腹内斜肌腱膜后层愈合并经腹直肌的后方止于白线,参与构成腹直肌鞘后层;腱膜下部则与腹内斜肌腱膜的后层一起经腹直肌前方至白线,参与构成腹直肌鞘前层。

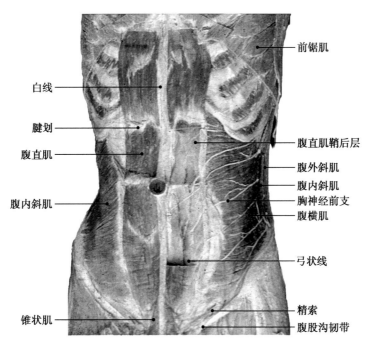

图 3-36　腹前外侧壁肌肉

2. 血管、淋巴和神经

（1）血管：腹壁深层的动脉主要有穿行于腹内斜肌和腹横肌之间的下 5 对肋间后动脉、1 对肋下动脉和 4 对腰动脉。腹上部还有行于腹直肌和腹直肌鞘后层之间的腹壁上动脉，该动脉是胸廓内动脉的终支之一。腹下部还有腹壁下动脉和旋髂深动脉，两者都是髂外动脉在腹股沟处发出的分支。腹壁下动脉行于腹横筋膜与壁腹膜之间，经腹股沟管深环的内侧斜向内上穿腹横筋膜，继续上行于腹直肌与腹直肌鞘后层之间，在脐附近与腹壁上动脉相吻合，并与肋间后动脉的终末支在腹直肌的外侧缘相吻合。腹壁下动脉较粗大，其体表投影是腹股沟韧带中、内 1/3 交界点与脐的连线，在此附近操作应避免损伤该动脉。

旋髂深动脉与腹壁下动脉约在同一水平发自髂外动脉，行向外上方，达髂前上棘，穿腹横肌分布于 3 扁腹肌、腰大肌和髂肌等。

腹壁的深静脉与同名动脉伴行。

（2）淋巴：腹壁上部的深淋巴注入肋间淋巴结或胸骨旁淋巴结，腹壁中部者注入腰淋巴结，腹壁下部者注入髂外淋巴结。

（3）神经：第 7~12 胸神经前支斜向前下，行于腹内斜肌与腹横肌之间，至腹直肌外侧缘处进入腹直肌鞘，沿途发出肌支支配腹前外侧壁诸肌。其前皮支和外侧皮支已于前述。

髂腹下神经在腹内斜肌和腹横肌之间斜向前下，至髂前上棘内侧 2.5cm 附近穿过腹内斜肌，在腹外斜肌腱膜深面向下行。在腹股沟管浅环上方约 2cm 附近穿过腹外斜肌腱膜，分布于耻骨联合上方的皮肤，肌支支配腹前外侧壁下部的肌肉。髂腹股沟神经在髂腹下神经下方约一横指，并与其平行，于腹外斜肌腱膜深面，行于精索的前上方，随精索穿出腹股沟管浅环，分布于男性阴囊或女性大阴唇上部的皮肤。生殖股神经生殖支沿精索内侧下行，分布于提睾肌和阴囊肉膜。

3. 腹横筋膜 位于腹横肌和腹直肌鞘的深面，为腹内筋膜的一部分，其上方连膈下筋膜，下方续髂筋膜和盆筋膜。腹横筋膜在上腹部较薄弱，向下逐渐增厚，近腹股沟韧带、腹直肌外侧缘和腹直肌后层以及弓状线以下的部分较致密。腹横筋膜与前面的腹横肌结合较疏松，但与腹直肌鞘后层紧密连接，手术时常作为一层打开（图 3-37）。

4. 腹膜外筋膜 为腹横筋膜与壁腹膜之间的疏松结缔组织，上腹部薄弱，向下脂肪组织则沉积较多，将腹横筋膜与壁腹膜分隔，形成潜在性的腔隙，称腹膜外间隙或腹膜外脂肪层，向后与腹膜后间隙、向下与盆部的腹膜外间隙（骶前间隙）相延续。输精管、输尿管和腹壁下动脉等均位于此层内。脊柱微创手术可通过此间隙推开壁腹膜以避免进入腹膜腔，对相关椎体和椎间盘进行腹膜外手术。

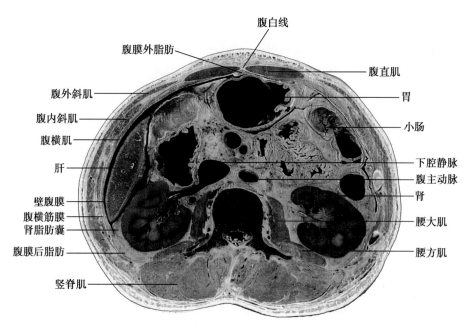

图 3-37 腹部横断面

5. 壁腹膜　为腹前外侧壁的最内层,向上移行为膈下腹膜,向下在腹股沟韧带下方移行于盆腔腹膜。由于上腹部的腹横筋膜和腹膜外筋膜均较薄弱,故膈下腹膜与膈紧密愈着,受膈运动的影响,张力较大,致使上腹部切口缝合腹膜时较易撕裂,宜连同腹直肌鞘的后层一起缝合。

6. 腹膜腔　腹膜覆盖于腹、盆腔各壁内面及腔内诸器官表面,薄而光滑,是呈半透明状的一层浆膜。依其覆盖的部位不同,可分为两部:衬于腹、盆腔壁内面的部分为壁腹膜(或称腹膜壁层);由壁腹膜返折并覆盖在腹、盆腔脏器表面的腹膜为脏腹膜(或称腹膜脏层)。脏、壁腹膜互相延续所围成的不规则的潜在性腔隙称腹膜腔。腔内仅有少量(70~80ml)稀薄的浆液,有润滑腹膜、减轻脏器活动时摩擦的作用。壁腹膜较厚,与腹、盆腔内壁之间有一层疏松结缔组织,称为腹膜外组织。腹后壁及腹前壁下部的腹膜外组织中含有较多脂肪,故又称腹膜外脂肪。脏腹膜紧贴脏器表面,从组织结构和功能上看,都已成为其所覆盖的脏器的一部分,如胃、肠壁最外层的浆膜即为脏腹膜。

由于胚胎期器官转位,将腹膜腔分隔成大、小两腔隙。小腹膜腔即网膜囊,位于小网膜和胃后方;大腹膜腔即除网膜囊以外的腔隙,两者借网膜孔相互交通。

腹腔和腹膜腔在解剖学上是两个不同而又相关的概念。腹腔是指膈以下、盆膈以上、腹前壁和腹后壁之间的腔;腹膜腔则指脏腹膜和壁腹膜之间的潜在腔隙,腔内仅含少量浆液。腹腔内的脏器实际上均位于腹膜腔之外。腹膜具有以下功能:①分泌少量浆液,润滑和保护脏器;②吸收腹膜腔内的液体等。通常腹膜腔上部(膈下隐窝)较下部(盆腔)的吸收能力强,因此膈下脓肿发生的毒血症常比盆腔脓肿的更严重,所以腹腔炎症或手术后的患者应尽可能采取半卧位,以减少对腹膜渗出液的吸收;③支持和固定脏器;④防御功能。腹膜和腹膜腔内浆液中含有大量的巨噬细胞,可吞噬细菌和有害物质;⑤有较强的修复和再生能力。

根据脏器表面被腹膜覆盖的范围大小,可将腹、盆腔脏器分为3类,即腹膜内位、间位和外位器官(图3-38)。

(1)腹膜内位器官:器官表面几乎完全被腹膜覆盖,如脾、胃、十二指肠上部、空肠、回肠、盲肠、阑尾、横结肠、乙状结肠、卵巢和输卵管等。这类器官均借韧带或系膜连于腹后壁或其他脏器,活

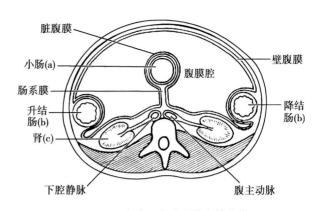

图3-38　腹膜及腹腔内器官的分类

动性较大。

(2)腹膜间位器官:器官表面有三面或大部分被腹膜覆盖,如肝、胆囊、升结肠、降结肠、直肠上段、子宫和膀胱等。

(3)腹膜外位器官:器官仅有一面被腹膜覆盖,如十二指肠降部和水平部、直肠下段、胰、肾、肾上腺及输尿管等。这类器官多位于腹膜后方,故脊柱微创手术中,可经腹后外侧壁在腹膜外对它们进行处理,如肾、输尿管等,由于不打开腹膜腔,可避免腹腔内的感染和术后脏器粘连。

7. 腹膜后间隙　位于腹后壁的壁层腹膜与腹内筋膜之间,上起自膈,下达骶岬和骨盆入口处。此间隙向上经腰肋三角与后纵隔相通,向下与盆腔腹膜后间隙相延续,内有肾、肾上腺、胰、部分十二指肠、输尿管、腹部大血管、神经、淋巴结及大量疏松结缔组织(图3-39)。腹膜后间隙的疏松结缔组织存在无重要血管、神经等结构的无血管平面,可作为胸腔镜辅助下内镜手术的外科平面,在该层面游离可以减少对脊柱周围血管、神经等重要结构的损伤。

8. 肾　为实质性器官,左右各一,形似蚕豆。长约10cm,宽约5cm,厚约4cm,重量为134~150g,女性肾略小于男性。

肾内侧缘中部凹陷,称肾门,有肾动脉、肾静脉、淋巴管、神经和肾盂通过。通过肾门的各结构被结缔组织包裹形成肾蒂,由于下腔静脉靠近右肾,故右肾蒂较短。由肾门伸入肾实质的腔隙称肾窦,主要容纳肾动脉的分支、肾静脉的属支、肾大盏、肾小盏、肾盂及脂肪组织等。肾盂离开肾门后向内下走行,逐渐变细,约在 L_2 椎体上缘移行为输尿管。

肾位于脊柱的两侧,腹膜后间隙内,为腹膜外位器官。受其上方的膈肌影响,肾的位置可随呼

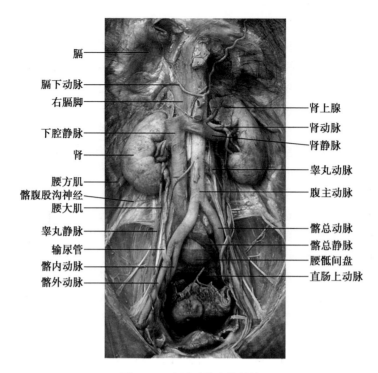

图 3-39　腹膜后隙内的结构

吸运动而有轻度的上下移动。左肾在 T₁₂ 椎体上缘至 L₃ 椎体上缘之间,右肾在 T₁₂ 椎体下缘至 L₃ 椎体下缘之间。右肾较左肾低 1~2cm。女性肾低于男性,儿童低于成人。肾上端距正中线的距离左侧为 4.2cm,右侧为 4.0cm。下端距正中线的距离左侧为 5.4cm,右侧为 5.6cm。第 12 肋斜越左肾后面的中部,右肾后面的上部。肾门约平 L₁,距中线约 5cm。竖脊肌的外侧缘与第 12 肋相交处的区域称肾区(脊肋角),可作为肾的体表定位标志。

肾与其上方的肾上腺共为肾筋膜包绕,其间有疏松结缔组织分隔。左肾前上部与胃底后面相邻,中部和内侧与胰尾和脾血管接触,下部邻近空肠和结肠左曲。右肾前上部与肝右叶相邻,下部与结肠右曲接触,内侧缘邻近十二指肠降部。两肾后面的上 1/3 部与膈和肋膈隐窝相邻,下 2/3 部自内向外与腰大肌、腰方肌及腹横肌相邻,在行腰椎间盘后方入路手术时,若进针点太靠外,穿刺角度过大,则有损伤肾及肾上腺等腹膜后间隙内的器官的危险。

肾的表面由内向外包有 3 层被膜:①纤维囊,包裹于肾实质的表面,由致密结缔组织和少量弹性纤维构成。纤维囊与肾实质连结疏松,易于剥离。在肾破裂或肾部分切除时应缝合此膜;②脂肪囊,又称肾床,是位于纤维囊外周的脂肪层,在肾的边缘部和下端较为丰富(图 3-39)。脂肪经肾门伸入到肾窦内,充填于各管道结构和神经之间。

将局麻药注入肾脂肪囊内可做肾囊封闭;③肾筋膜,位于脂肪囊的外周,包裹肾和肾上腺,由它发出的一些结缔组织小梁穿过脂肪囊与纤维囊相连,为肾的主要固定结构之一。肾筋膜分前后两层,分别称为肾前筋膜和肾后筋膜,两者在肾上腺的上方和肾的外侧缘相互愈着,在肾的下方两层分开,其间有输尿管通过。在肾的内侧,肾前筋膜被覆于肾血管的前面,并与腹主动脉和下腔静脉前面的结缔组织及对侧的肾前筋膜相移行。肾后筋膜向内经肾血管和输尿管等结构的后方附于腰大肌、椎体和椎间盘筋膜。

肾动脉在平 L₁~₂ 椎间盘高度起自腹主动脉两侧,在肾静脉的后上方向外至肾门,在肾门处通常分为前支和后支进入肾窦。前支较粗,分出 4 个分支与后支一起进入肾实质。这些分支在肾内分布于相应的肾段内,故称肾段动脉。相邻肾段动脉分支之间缺乏吻合,不存在侧支循环,故称乏血管带,一个肾段动脉如出现血液循环障碍,它所供应的肾段可出现坏死。肾静脉及其属支与同名动脉伴行。肾动脉的分支入肾部位常有变异,其中经肾上极入肾的称上极动脉,经肾下极入肾的称下极动脉。

肾内的静脉与肾内的动脉不同,有广泛吻合,无节段性,出肾门后合为肾静脉,多为 1 支,走行于肾动脉的前方,以直角注入下腔静脉。肾静脉

图中标注:
膈
膈下动脉
右膈脚
下腔静脉
肾
腰方肌
髂腹股沟神经
腰大肌
睾丸静脉
输尿管
髂内动脉
髂外动脉
肾上腺
肾动脉
肾静脉
睾丸动脉
腹主动脉
髂总动脉
髂总静脉
腰骶间盘
直肠上动脉

的长度左、右侧分别为 6.5cm 和 2.7cm，外径分别为 1.4cm 和 1.1cm。左肾静脉收纳左肾上腺静脉和左睾丸（卵巢）的静脉。约 50% 的左肾静脉借交通支与左腰升静脉相连，经腰静脉与椎内静脉丛和颅内静脉窦相通。

9. 输尿管　输尿管为成对的肌性管道，属腹膜外位器官，上端在平 L_2 椎体上缘续于肾盂，下端终于膀胱，全长 20~30cm，管径 0.3~1.0cm。

输尿管全长按走行部位可分为腹部、盆部和壁内部。腹部自 L_2 椎体上缘续于肾盂起始后，经腰大肌前面下行。在小骨盆入口处，左输尿管越过左髂总动脉末端前方，右输尿管则经过右髂外动脉起始部的前方。盆部自小骨盆入口处下行，经盆腔侧壁和髂内血管、腰骶干和骶髂关节前方下行，跨过闭孔神经血管束，达坐骨棘水平。男性输尿管走向前、下、内方，经直肠前外侧壁与膀胱后壁之间，在输精管后方并与之交叉后至膀胱壁。女性输尿管在子宫颈外侧约 2.5cm 处，从子宫动脉后下方绕过，向前下内至膀胱底。壁内部长约 1.5cm，在膀胱底处斜行穿过膀胱壁，经输尿管口开口于膀胱。在膀胱空虚时，两输尿管口间距约 2.5cm。

输尿管全长有 3 个狭窄，上狭窄位于输尿管起始处；中狭窄位于小骨盆入口跨越髂血管处；下狭窄位于输尿管穿经膀胱壁处，此处为最窄处，管径约 0.3cm。这些狭窄为结石易嵌留部位。

输尿管的血供为多源性，上部由肾动脉分支供应，中、下部由腹主动脉、睾丸（卵巢）动脉、髂总动脉和髂内动脉供应。各输尿管动脉到达输尿管内侧边缘分为升支和降支进入管壁，上、下相邻的分支相互吻合，在输尿管外膜形成血管网。由于输尿管的动脉从输尿管内侧进入，故手术显露以外侧为宜。输尿管静脉与动脉伴行（图 3-40）。

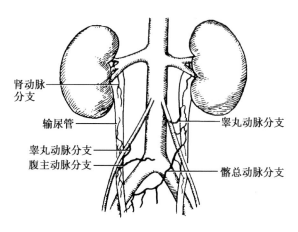

肾动脉分支
输尿管
睾丸动脉分支
腹主动脉分支
睾丸动脉分支
髂总动脉分支

图 3-40　输尿管的血供

腰椎节段的脊柱微创手术中，肌性的输尿管可因手术刺激而收缩变细，在视野有限的腹腔镜下和小切口手术时须仔细辨认，以免误伤。其在小骨盆缘跨过髂血管处较易辨认，下腰椎手术可先于此处寻找。由于输尿管前壁与壁腹膜后层黏合较紧，行腹膜外入路时可连同壁腹膜一起向内分离掀起，对保护输尿管和从其内侧进入的血供系统是可行且十分有利的。

10. 肾上腺　位于腹膜后隙的脊柱两侧，上端平 T_{11} 高度，与肾共同包被于在肾筋膜内。左肾上腺为半月形，右肾上腺呈三角形。肾上腺高 5cm，宽 3cm，厚 0.5~1.0cm，重 5~7g。左肾上腺内侧缘接近腹主动脉，右肾上腺内侧缘紧邻下腔静脉，左、右肾上腺的后面均为膈，两者之间为腹腔丛。

肾上腺的动脉有上、中、下 3 支。肾上腺上动脉发自膈下动脉；肾上腺中动脉发自腹主动脉；肾上腺下动脉来自肾动脉。这些动脉在肾上腺被膜内互相吻合成网，再从网上发出细支进入实质内。左肾上腺静脉有 1~2 支，汇入左肾静脉。右肾上腺静脉多为 1 支，汇入下腔静脉，少数汇入右膈下静脉、右肾静脉或副肝右静脉。行胸腰连合部脊柱手术时，对肾上腺及其周围血管要避免损伤。

11. 腹主动脉　在 T_{12} 椎体下缘前方经膈肌主动脉裂隙孔进入腹膜后间隙，沿脊柱左前方下行，至 L_4 椎体下缘分为左、右髂总动脉，全长 14~15cm，周径约 3cm。腹主动脉的前面为胰、十二指肠升部及小肠系膜根等；后面为 L_{1-4} 及椎间盘；右侧为下腔静脉；左侧为左交感干腰部。腹主动脉的分支有脏支和壁支两种。

（1）脏支：又有成对与不成对之分，营养腹、盆腔脏器并与其个数相对应。主要有：①腹腔干，为不成对的分支，长 2.45cm，在主动脉裂孔的稍下方，于 T_{12} 或 T_{12}~L_1 发自腹主动脉前壁，分出胃左动脉、脾动脉和肝总动脉；②肠系膜上动脉，为不成对的分支，在腹腔干发出部位的稍下方，约平 L_1 处发自腹主动脉前壁，经胰颈与十二指肠水平部之间进入肠系膜，呈弓形行至右髂窝；③肠系膜下动脉，为不成对的分支，在 L_3 水平发自腹主动脉前壁，在腹膜后向左下行，经乙状结肠系膜进入盆腔，终末支为直肠上动脉；④肾上腺中动脉，1 对，约在 L_1 高度发自腹主动脉的侧壁，向外经膈的内侧脚至肾上腺；⑤肾动脉，1 对，在 L_2 高度发自腹主动脉的侧壁，左肾动脉长 2.62cm，右肾动脉长 3.49cm；⑥睾丸（卵巢）动脉，1 对，在肾动脉起点平面稍下方发自腹主动脉侧壁,在腹膜后隙向外下越过输尿管。睾丸动脉经腹股沟管分布于睾丸;卵巢动脉在小骨盆上缘进入卵巢悬韧带分布于卵巢。

(2)壁支:营养腹、盆腔各壁及附着于其上的肌肉等,主要动脉有:①膈下动脉,在主动脉裂孔处发自腹主动脉(46.2%),向上分布于膈,起始段外径均超过1.5mm。也可起始于腹腔动脉(36.4%),或肾动脉、副肾动脉、胃左动脉和肝总动脉等。左膈下动脉发出后行向左上方至膈下,被覆膈腹膜,经左脚的前方,在中心腱左叶右缘、食管后方分为前、后两支:前支在中心腱前叶与左叶交界处前行,呈扇形分支分布于中心腱左叶和前叶左半;后支行向后外,分布于中心腱左叶后部。右膈下动脉发出后行向右前上方至膈下,被覆膈腹膜,经右脚的前方,在下腔静脉的后方、中心腱右叶左方分为前、后两支:前支紧贴下腔静脉右后侧向前外方走行,分支分布于中心腱前叶后部及中间部;后支向后外走行,分布于中心腱右叶后1/3。因膈下动脉自主动脉裂孔处发出的位置高于膈在胸腹后壁的附着缘,故切开膈时,距膈附着线边缘不宜过高,以防损伤膈下动脉造成出血或术后腹膜后血肿;②腰动脉,4对,由腹主动脉侧壁发出,呈水平位经腰椎微凹的中部向外横行。右腰动脉行经$L_{1\sim4}$中部的前面,左腰动脉则沿$L_{1\sim4}$侧壁向后,均

有同名静脉伴行。腰动脉在腰大肌的内侧缘分出背侧支和腹侧支,背侧支行向深面分布于脊柱、背部诸肌和皮肤;腹侧支分布于腹壁,与腹前外侧壁的其他血管吻合。腰动脉及其伴行静脉在妨碍术区显露时均可结扎后切断,但位置不可太靠近椎间孔,以免损伤其发出的根动脉和干扰椎间孔内的血管吻合链,在椎间孔和主动脉之间的椎体中部处理腰动脉是一个较好的选择。分离和结扎血管时,对贴其前面纵行的腰交感干要注意识别和保护;③骶正中动脉,多为1支,起自腹主动脉分叉处的后壁,距离下缘约2~3mm处,经$L_{4\sim5}$、骶骨及尾骨前面下行,并向两侧发出腰最下动脉(又称第5腰动脉),贴L_5椎体走向外侧,向邻近组织供血。在处理下位腰椎、骶骨和$L_{4\sim5}$、$L_5\sim S_1$椎间盘时,通常需将骶正中动脉及其伴行静脉结扎切断(图3-41)。

12. 下腔静脉   由左、右髂总静脉在L_5椎体高度汇合而成,走行于脊柱的右前方,沿腹主动脉右侧上行,经肝后的腔静脉窝,穿膈肌的腔静脉孔,开口于右心房。下腔静脉后面为右膈脚、$L_{1\sim4}$右前壁、右交感干和腹主动脉的壁支;右侧为腰大肌、右肾和肾上腺;左侧为腹主动脉(图3-39)。

下腔静脉的属支有髂总静脉、右睾丸(卵巢)静脉、肾静脉、右肾上腺静脉、肝静脉、膈下静脉和腰静脉,大部分属支与同名动脉伴行。睾丸静脉

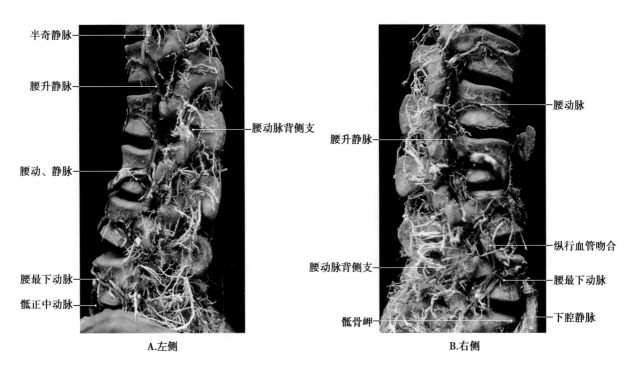

A.左侧   B.右侧

图 3-41   腰动脉及腰最下动脉铸型

起自蔓状静脉丛,穿腹股沟管深环,进入腹膜后方,经腰大肌和输尿管的前面上行,合为1支。右侧者汇入下腔静脉,左侧者垂直上行汇入左肾静脉。卵巢静脉自盆侧壁上行,越过髂外血管后的行程及汇入部位与睾丸静脉相同。

腰静脉有4对,收集腰部组织的静脉血,汇入下腔静脉。左侧腰静脉走行于腹主动脉的后方。腰静脉与椎外静脉丛和椎内静脉丛有广泛交通,可收纳椎内和脊髓的部分血液。各腰静脉间的纵行的交通支称腰升静脉。两侧的腰升静脉向下与髂腰静脉、髂总静脉及髂内静脉交通,向上与肾静脉、肋下静脉交通。两侧的腰升静脉分别经左、右膈脚上行入后纵隔,左侧的移行为半奇静脉,右侧的移行为奇静脉,最终汇入上腔静脉。

下腔静脉的变异多见于双下腔静脉、左下腔静脉和下腔静脉肝后段缺如等,变异静脉起点、行程、汇入部位以及与属支和周围结构的毗邻关系均有较大改变,在行腹膜后隙手术时应特别注意。尽管通过术前CT、MRI等检查可以大致掌握下腔静脉有否变异及变异情况,但由于变异的下腔静脉及其属支走行和毗邻仍存在一定的不明确因素,加上静脉壁薄而易破,不如动脉容易辨认和处理等原因,一般腰椎微创手术多采用左侧入路。

13. 腰交感干 由3~4个椎旁节和节间支构成,位于脊柱与腰大肌之间,上方续胸交感干,向下延续为骶交感干,约在L_2椎体中上份高度于腰椎前外侧与腰大肌内侧缘之间穿出,与腹腔丛之间存在数条交通支,左、右交感干之间也有多条横向交通支。左交感干与腹主动脉左缘相距约1cm。右交感干前面除有下腔静脉外,还有1~2条腰静脉越过。两侧交感干的外侧均有从腰大肌前面穿出并下行的生殖股神经并行,下段则分别位于左、右髂总静脉的后方,被髂总静脉和动脉掩盖(图3-42)。

腰交感神经节(椎旁节)位于T_{12}椎体下半部至腰骶椎间盘(L_5~S_1)之间,由于神经节的融合或缺如,数目常有变异。第1、2、5腰神经节位于相应的腰椎体平面,第3腰神经节多位于L_2下方的L_{2-3}椎间盘平面,第4腰神经节多位于L_3下方的L_{3-4}椎间盘平面。

在腰大肌后方向前分离其在脊柱的附着部以显露椎间盘和椎骨体,有利于对腰交感干的保护。在交感干附近尚有形态与交感神经节近似的小淋巴结,在视野有限的脊柱内镜手术中不应混淆。

14. 乳糜池 约有50%位于L_{1-2}椎体的右前方,左、右两膈肌脚之间,与后方的腰椎椎体隔前纵韧带相贴,接受肠干和左、右腰干这3大淋巴干的汇入。乳糜池左前方为腹主动脉,两者相伴行,向上经膈肌的主动脉裂孔进入胸腔,乳糜池即续为胸导管(图3-34)。因淋巴液颜色浅淡,胸导管

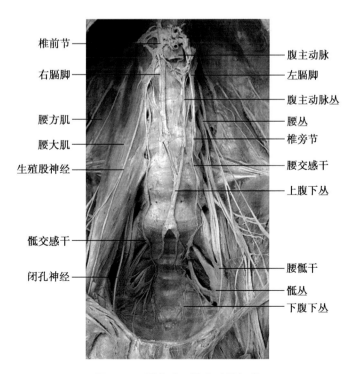

图3-42 腰交感干及内脏神经丛

椎前节
右膈脚
腰方肌
腰大肌
生殖股神经
骶交感干
闭孔神经

腹主动脉
左膈脚
腹主动脉丛
腰丛
椎旁节
腰交感干
上腹下丛
腰骶干
骶丛
下腹下丛

和乳糜池并不很显眼,手术中不仔细找寻很难发现。而且,淋巴干的弹性及活动度很小,在牵拉和处理膈肌、腰大肌、腹腔器官等周围结构时,可能会将乳糜池、淋巴干或其主要属支撕裂,形成腹膜后乳糜液漏。漏出的乳糜液若经膈肌裂口进入胸腔,则可形成乳糜胸。

二、盆部

骨盆由左、右侧髋骨和骶、尾骨及其连结结构组成,由界线(自骶岬、弓状线、耻骨梳、耻骨结节至耻骨联合上缘组成)将其分为上部的大骨盆和下部的小骨盆。女性的小骨盆又称产科骨盆,骨盆上口为界线,骨盆下口由耻骨联合下缘、耻骨下支、坐骨支和坐骨结节、骶结节韧带及尾骨尖围成。坐骨支与耻骨下支相连构成耻骨弓,左、右耻骨弓之间的夹角称耻骨下角。骨盆上、下口之间为骨盆腔。骨盆腔的前壁为耻骨及耻骨联合;后壁为骶骨、尾骨及骶尾关节;两侧壁为髂骨、坐骨、骶结节韧带及骶棘韧带,两韧带与坐骨大、小切迹围成坐骨大、小孔。侧壁前部有闭孔,由闭孔膜封闭,其上缘与耻骨上支之间留有一管道,称闭膜管,闭孔神经和血管由此穿行。骨盆有效地传递重力并保护盆部脏器,其薄弱处在骶髂部、髂骨翼和闭孔区。

人体在直立时,骨盆向前倾斜,两侧髂前上棘与耻骨结节在同一冠状面上,尾骨尖与耻骨联合在同一水平面上。男、女骨盆有明显的性别差异,主要在于女性骨盆与孕育胎儿及分娩有关。

(一)肌肉和筋膜

1. 盆部肌 包括盆壁肌和盆底肌。

(1)盆壁肌:盆壁内有闭孔内肌和梨状肌。闭孔内肌位于盆侧壁前部,起于闭孔盆面周围骨面和闭孔膜,肌束向后形成肌腱穿过坐骨小孔。梨状肌位于盆侧壁后部,起于骶前孔外侧的骨面,向后穿坐骨大孔。两肌均止于股骨转子窝,使髋关节外旋。

(2)盆底肌:盆底有肛提肌和尾骨肌,两侧肌肉合成漏斗状,共同封闭小骨盆下口及承托盆腔脏器。此外,有固定骶、尾骨的作用。

2. 盆筋膜 可分为盆壁筋膜、盆脏筋膜和盆膈上、下筋膜。

(1)盆壁筋膜:覆盖于盆腔的前、后、侧壁的盆面及闭孔内肌、梨状肌盆面,按其分布的部位,分为闭孔筋膜、梨状肌筋膜和骶前筋膜。从耻骨联合后面至坐骨棘之间的盆壁筋膜明显增厚形成肛提肌腱弓,为肛提肌起始及盆膈上筋膜的附着处。骶前筋膜与骶骨之间,尤其中下 2/3 部,存在丰富的骶前静脉丛,不易止血,术中应避免损伤。

(2)盆脏筋膜:是包绕盆腔各脏器周围的结缔组织,其内有通向脏器的血管神经,形成这些脏器的筋膜鞘和韧带,如前列腺筋膜(男)、子宫主韧带(女)、骶子宫韧带(女)等。盆脏筋膜向下与盆膈上筋膜相移行,在直肠与阴道之间形成直肠阴道隔(女),在直肠与膀胱、前列腺、精囊及输精管壶腹之间形成直肠膀胱隔(男)。

(二)盆筋膜间隙

盆筋膜间隙位于盆壁筋膜与盆脏筋膜之间或相邻的盆脏筋膜之间,主要有以下几个间隙。

1. 耻骨后隙 位于腹膜返折处之下,耻骨联合与膀胱之间。间隙内充以疏松结缔组织和静脉丛,耻骨骨折引起的血肿和膀胱前壁损伤造成尿外渗,可填充到此间隙。腹膜外膀胱手术及剖宫产手术均在此间隙进行。女性患者 $L_5 \sim S_1$ 椎间盘摘除,行前方腹膜外直肠旁入路时也可于此进入,分离腹膜。

2. 直肠旁隙(骨盆直肠隙) 位于盆底腹膜与盆膈之间,内侧界为直肠筋膜鞘,外侧界为髂内血管鞘及盆侧壁,前界男性为膀胱和前列腺,女性为子宫下部、阴道上部及子宫阔韧带,后界为直肠,借直肠侧韧带与直肠后隙相隔。此间隙较大,充满结缔组织,当有积脓时,用直肠指诊在直肠下部两侧可触及。

3. 直肠后隙(骶前间隙) 位于直肠筋膜与骶前筋膜之间。上达腹膜后隙、下达盆膈。此间隙与腹膜后间隙为同一层次的筋膜间隙,两者以骶骨岬为分野,互相延续,故腹膜后隙注气造影,气体可由此间隙上升到肾周围的脂肪囊内。该间隙后壁,内脏神经丛(上腹下丛)与前纵韧带贴附较紧,缺乏移动性,行 $L_5 \sim S_1$ 椎间盘摘除术时,应小心分离。损伤该神经丛在男性可能会导致逆行射精。

(三)盆腔内器官

主要有直肠、膀胱、部分尿道和男、女性的内生殖器官等。

1. 直肠 在 S_3 前方续于乙状结肠,沿尾骨前面下行,穿盆膈移行于肛管,全长 15~17cm。直肠在矢状切面有骶曲和会阴曲,前者凸向后,后者凸向前。在冠状切面上有 3 个侧曲,偏向为左、右、左,一般中间的侧曲曲度较大。

直肠的后方借直肠筋膜、骶前间隙和骶前筋膜与骶骨、尾骨和梨状肌相邻,其间的疏松结缔组织内有直肠上血管、骶丛、盆内脏神经、骶交感干和骶正中血管、骶静脉丛等。直肠两侧借直肠侧韧带连于骨盆侧壁,韧带内含直肠下血管、盆内脏神经等,韧带后方有髂内血管及盆丛的分支。直肠前方的结构,男、女不同,在男性直肠上部隔直肠膀胱陷凹与膀胱底上部、精囊及输精管相邻,如直肠膀胱陷凹有液体时,常用直肠指诊协助诊断,还可切开直肠前壁或穿刺进行引流。直肠下部(腹膜返折线以下)借直肠膀胱隔与膀胱底下部、前列腺、精囊、输精管壶腹及输尿管盆部相邻。在女性,直肠上部隔直肠子宫陷凹底与阴道穹后部相邻,直肠下部(腹膜返折线以下)借直肠阴道隔与阴道后壁相邻。

2. 输尿管　左侧输尿管跨左髂总动脉末端进入盆腔,右侧输尿管跨右髂外动脉起始部进入盆腔。越过小骨盆以下的部分即归为输尿管的盆部,经腰骶干、骶髂关节的前方下行,跨过闭孔血管、神经,达坐骨棘水平,男性的续行于输精管后方并与之交叉,女性的在子宫颈外侧 1~2cm 处横行穿越子宫动脉的深面。输尿管壁内部自膀胱底后外侧角向内下斜穿膀胱壁,开口于膀胱。

3. 膀胱　为储尿的肌性囊状器官。一般成人膀胱平均容量为 300~500ml,其形状、大小随尿液的充盈程度而异。成人的膀胱位于耻骨联合后方,膀胱空虚时,膀胱尖不超过耻骨联合上缘;充盈时,膀胱尖上升到耻骨联合以上,腹膜返折线也随之上移,膀胱前下壁直接与腹前壁相贴。新生儿

膀胱的位置比成人高,老人比成人低。在膀胱的后方,男性有精囊、输精管壶腹和直肠,女性有子宫和阴道。膀胱的下方,男性毗邻前列腺,女性邻接尿生殖膈。行耻骨联合上水平切口时,可按腹膜返折线及膀胱顶的体表投影进行腹膜剥离。

4. 卵巢　为女性生殖腺,呈扁卵圆形,位于髂内、外动脉分叉处的卵巢窝内。

5. 输卵管　长 8~12cm,位于子宫的两侧,临床上常把输卵管和卵巢合称为子宫附件。左侧与小肠和乙状结肠相邻,右侧与小肠、阑尾及输尿管相邻。输卵管由内向外分为 4 个部分,即子宫部、输卵管峡部、输卵管壶腹部和输卵管漏斗部。

6. 子宫　似前后稍扁的梨形,可分为底、体、颈 3 部。子宫位于盆腔中央,膀胱与直肠之间,上方邻小肠袢,下方接阴道,两侧有输卵管、卵巢、子宫阔韧带及子宫圆韧带,呈前倾前屈位姿势。子宫的位置及姿势的维持,除了尿生殖膈、阴道的托持及子宫周围的结缔组织牵拉等作用外,还依靠子宫阔韧带、子宫圆韧带、子宫主韧带、骶子宫韧带等子宫韧带的固定作用,当这些结构受损或松弛时,可造成子宫脱垂。

子宫的血供主要来自子宫动脉,部分来自卵巢动脉。子宫静脉汇入髂内静脉,子宫静脉丛与膀胱静脉丛、直肠静脉丛及阴道静脉丛均有吻合。子宫底、子宫体上部淋巴管注入腰淋巴结和髂总淋巴结,子宫两侧部分淋巴管沿子宫圆韧带入腹股沟浅淋巴结,子宫体和子宫颈淋巴管注入髂内、外淋巴结,部分向后注入骶淋巴结。子宫的神经来自子宫阴道丛,随子宫动脉分支而分布(图 3-43)。

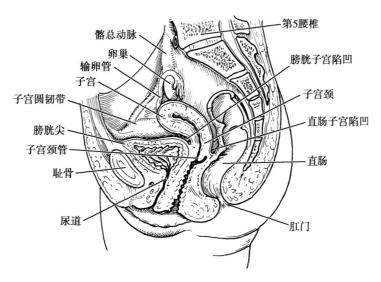

图 3-43　女性盆腔正中矢状切面

7. 阴道　为前后较扁、富有伸展性的肌性管道,长7~9cm。上端环绕子宫颈阴道部形成阴道穹。阴道后穹较深,与直肠子宫陷凹仅隔阴道后壁及腹膜,腹膜腔积血、积液可在此穿刺或切开引流。阴道的前壁上部以膀胱阴道隔与膀胱为邻,下部以尿道阴道隔与尿道为邻。后壁与直肠及肛管相邻,其间有直肠阴道隔、会阴中心腱。

8. 前列腺　位于膀胱颈与尿生殖膈之间,有尿道穿过。形态及大小均似栗子,自上而下分为底、体、尖3部。体的前面隆凸,后面平坦,正中有前列腺沟,是直肠指诊时确认前列腺的重要标志。前列腺的血供来自膀胱下动脉、输精管动脉、直肠下动脉等,多沿腺体后外侧、膀胱与前列腺相毗邻处进入腺体。在前列腺筋膜与前列腺表面结缔组织和平滑肌形成的囊之间有前列腺静脉丛。由于前列腺的血管丰富,在施行手术时,应彻底止血(图3-44)。

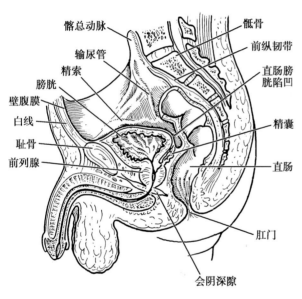

图3-44　男性盆腔正中矢状切面

9. 精囊　为一对长椭圆形的囊状器官,位于前列腺底的后上方,输精管壶腹的后外侧,膀胱与直肠之间。精囊主要由迂曲的小管组成,上端游离膨大,下端细直为排泄管,与输精管末端合为射精管。

10. 输精管盆部　输精管分为睾丸部、皮下精索部、腹股沟管部和盆部。盆部自腹股沟管深环,从外侧绕腹壁下血管的起始部,急转向内下方。越髂外血管的前方进入盆腔,沿盆侧壁向内下,从前内侧与输尿管交叉后,转至膀胱底后方,于此处膨大成输精管壶腹。

11. 射精管　由变细的输精管壶腹末端与精囊的排泄管汇合而成。长约2cm,向前下穿经前列腺中叶和后叶之间,开口于尿道前列腺部。

(四)盆部的动脉

盆部的动脉主要有髂总动脉、髂内动脉、髂外动脉及其分支。

1. 髂总动脉　左、右各一,在L_4水平由腹主动脉向两侧分出,沿腰大肌下部的内侧斜向外下,至骶髂关节前方分为髂内、外动脉。

2. 髂内动脉　为盆内的主要动脉。是一短动脉干,长约4cm,发出后斜向内下进入盆腔,其前方有输尿管越过。髂内动脉于小骨盆后外侧的盆筋膜内行至坐骨大孔上缘处,分为前、后两干,继而发出壁支与脏支。

(1)壁支:主要有:①闭孔动脉与同名静脉、神经伴行,沿盆侧壁进入闭膜管达股部;②髂腰动脉向后行,分布于髂腰肌(髂肌和腰大肌);③骶外侧动脉,沿骶前孔内侧下行,分布于梨状肌、尾骨肌等结构;④臀上动脉和臀下动脉分别穿梨状肌上、下孔至臀部,分布于臀肌和髋关节。

(2)脏支:主要有:①膀胱上动脉起自前干,由脐动脉的近侧部发出,向下至膀胱上、中部;②膀胱下动脉发自前干,沿盆壁向内下,分布膀胱下部、精囊、前列腺及输尿管盆部;③直肠下动脉多发自前干,经直肠侧韧带进入直肠下部;④子宫动脉发自前干,行向前下,在子宫颈外侧约2cm处,跨越输尿管前上方至子宫颈旁发出阴道支至阴道上部,然后向上沿子宫颈侧缘到子宫底。

3. 髂外动脉　沿腰大肌内侧下行,穿血管腔隙至股部。起始部的前方有输尿管跨过,女性还有卵巢血管跨过,其外侧在男性有睾丸动、静脉及生殖股神经与之伴行,末段前方有输精管(男)、子宫圆韧带(女)越过。

4. 骶正中动脉　起自腹主动脉分叉处的后壁,于L_5椎间盘前方越过骶骨岬进入盆腔,走行于骶骨及尾骨前面。显露盆腔后壁腰骶部结构时,通常需将骶正中动脉及其伴行静脉结扎切断。

(五)盆部的静脉

盆部静脉数量较多,壁薄,吻合丰富。主要有髂内静脉及属支、骶正中静脉及其属支。

1. 髂内静脉　在盆后侧壁与动脉伴行并多半被动脉遮蔽,其属支分别来自膀胱静脉丛、前列腺静脉丛、直肠静脉丛、子宫静脉丛及阴道静脉丛等。在骶髂关节前方,髂内静脉与髂外静脉汇合成髂总静脉。

2. 骶正中静脉　与同名动脉伴行,部分属支起始于直肠后壁,并与椎内静脉丛间有吻合。在骶骨前做直肠切除术时,游离直肠后壁时较易损伤骶正中静脉及其属支,而引起骶前出血及椎内静脉丛出血,故常规在L₄前结扎骶正中静脉直肠支,这是防止骶前出血的重要手段。腰骶椎间盘微创手术鲜有报道类似出血,但为防意外,亦不宜过分向下分离组织。

膀胱静脉丛与椎静脉丛有吻合,血液在其间双向流动。当咳嗽、用力至腹内压增高时,下腔静脉受压,迫使膀胱静脉丛血流注入椎静脉丛。膀胱、前列腺癌细胞可经此途径转移到脊椎,还可直接由椎静脉丛侵入颅内或其他远隔器官。血液进入椎静脉丛后,可通过肋间后静脉和腰静脉再到奇静脉。因此,如果下腔静脉阻塞,膀胱、前列腺的静脉血可通过上腔静脉系回流心脏。

（六）淋巴结和神经

1. 淋巴结　盆部淋巴结主要有髂内、外淋巴结和髂总淋巴结,沿同名血管排列。

2. 神经　有骶丛和腰丛的分支以及丰富的内脏神经丛。

（1）骶丛:出骶前孔后位于梨状肌前面。分支经梨状肌上、下孔出盆腔,分布于臀部、下肢和会阴。

（2）闭孔神经:发自腰丛,经腰大肌内侧缘,髂总动脉后方入盆腔,沿盆侧壁行于输尿管的外侧,向前穿闭膜管至股部。

（3）骶交感干:由腰交感干延续而来,左、右两干沿骶前孔内侧下行至尾骨前面,每干有3~4个神经节,两干汇合处有奇节。从神经节发出的节后纤维参与构成盆丛。

（4）盆内脏神经:又称勃起神经,主要由脊髓骶2~4节段发出的副交感神经节前纤维组成,加入盆丛,再随盆丛分支到结肠左曲以下消化管、盆内脏及生殖器,与这些器官壁内的副交感神经节交换神经元,节后纤维支配该器官。此外,还含内脏感觉纤维,经骶神经传入脊髓。

（5）上腹下丛和下腹下丛(盆丛):上腹下丛位于L₅前面,由腹主动脉丛向下延续而来。该丛向下发出左、右腹下神经,行至S₃高度,分别与盆内脏神经和骶交感神经节的节后纤维共同组成左、右下腹下丛(即盆丛)。下腹下丛位于盆腔脏器两侧,发出的纤维沿髂内动脉及分支形成直肠下丛、子宫阴道丛等,随血管分布到盆腔脏器,若损伤此神经丛可导致尿潴留、逆行射精或阳痿。

盆内脏神经由骶丛分出后在直肠侧韧带深方行向前下,距膀胱直肠陷凹后上方2~3cm的直肠侧壁处加入盆丛,盆丛分支伴髂内动脉及分支走行,一部分到直肠上段,大部分分布到直肠下段、膀胱和前列腺。盆丛又延续为直肠下丛、膀胱丛和前列腺丛,盆丛分支密集的部位是直肠下段侧壁和膀胱侧壁后下部。脊柱内镜手术中,于腹主动脉下端与两髂总动脉之间的区域分离组织和处理结扎血管时,应注意保护上腹下丛等盆内脏神经(图3-42、图3-45)。

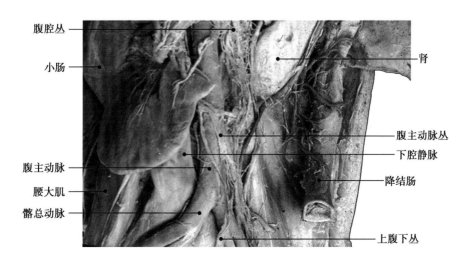

图 3-45　腹盆内脏神经丛

腹腔丛

小肠

腹主动脉

腰大肌

髂总动脉

肾

腹主动脉丛

下腔静脉

降结肠

上腹下丛

第六节 腰背部脊柱区的解剖

腰背部脊柱区是后路脊柱微创手术的必经之地。该部以肌肉为主，没有大的血管、神经分布。

一、皮肤和浅筋膜

腰背部皮肤较厚，有较丰富的毛囊和皮脂腺；浅筋膜致密而厚，脂肪组织较多，借结缔组织纤维束与深筋膜相连。整体看，该部皮肤移动性较小。

浅筋膜内主要有脊神经后支的内侧皮支和外侧皮支分布（图3-46），呈节段性分布，大多数为细小的神经支，较粗大的皮神经为臀上皮神经。臀上皮神经由第1~3腰神经后支的外侧支组成，在腰区穿胸腰筋膜浅出，越髂嵴分布至臀上部。

腰背部脊柱区浅层的动脉，节段性和区域性较明显。胸背区来自肋间后动脉、肩胛背动脉和胸背动脉等的分支；腰区来自腰动脉分支；骶尾区来自臀上、下动脉等的分支。各动脉均有伴行静脉，且多与节段性的脊神经后支的分支伴行，形成血管神经束。

二、深筋膜

脊柱区的深筋膜分浅、深两层。浅层覆盖在斜方肌、背阔肌表面，在项区较明显；深层在项区称项筋膜，在胸腰区参与形成坚韧的胸腰筋膜（图3-46）。

（一）项筋膜

位于斜方肌深面，包裹夹肌和半棘肌，内侧附于项韧带，上方附于上项线，向下移行为胸腰筋膜后层。

（二）胸腰筋膜

又称腰背筋膜，在胸背区较薄弱，至腰区增厚，覆于竖脊肌表面，向上续项筋膜，向下附于骶骨后面和髂嵴，内侧附于胸腰椎棘突和棘上韧带，外侧附于肋角。胸腰筋膜在胸下部和腰部可分为前、中、后3层。前层又称腰方肌筋膜，位于腰大肌、腰方肌前面。中层分隔竖脊肌与腰方肌，内侧附于腰椎横突尖和横突间韧带，外侧在腰方肌外侧缘与前层愈合，形成腰方肌鞘，并作为腹横肌起始部的腱膜，向上附于第12肋下缘，向下附于髂嵴。中层上部张于第12肋与L_1横突之间的部分增厚，形成腰肋韧带。切断此韧带可加大第12肋的活动度，便于显露肾区。后层覆于竖脊肌后面，与背阔肌和下后锯肌腱膜愈着，向下附于髂嵴，内侧附于腰椎棘突和棘上韧带，外侧在竖脊肌外侧缘与中层愈合而形成竖脊肌鞘（图3-47）。

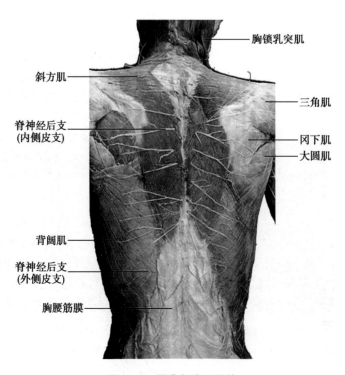

胸锁乳突肌

斜方肌

脊神经后支
(内侧皮支)

背阔肌

脊神经后支
(外侧皮支)

胸腰筋膜

三角肌

冈下肌

大圆肌

图 3-46 腰背部浅层结构

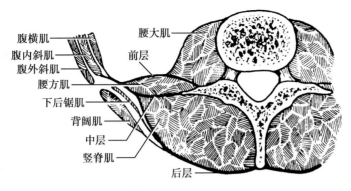

图 3-47　胸腰筋膜断层

三、背部肌肉

由背肌和部分腹肌组成,由浅至深大致可分为 4 层。

第一层:主要为斜方肌和背阔肌(图 3-48)。斜方肌位于项部和背上部的浅层,为三角形的阔肌,左右两侧合在一起呈斜方形。起自上项线、枕外隆凸、C_7 和全部胸椎的棘突,止于锁骨的外侧 1/3 部分、肩峰和肩胛冈。主要作用为使肩胛骨向脊柱靠拢。背阔肌位于背的下半部及胸的后外侧,以腱膜起自下 6 个胸椎的棘突、全部腰椎的棘突、

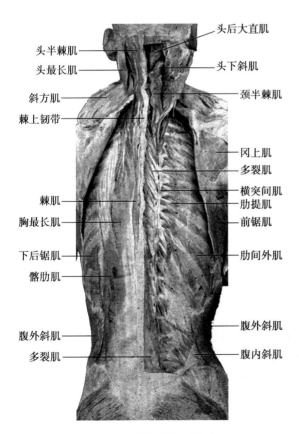

图 3-48　腰背脊柱区肌肉

骶正中嵴及髂嵴后部,肌纤维向外上会合,以扁腱止于肱骨结节间沟,使肱骨内收、旋内和后伸。背阔肌腱膜在内下方与竖脊肌鞘结合紧密,成为胸腰筋膜后层不可分割的一部分。

第二层:为夹肌、肩胛提肌、菱形肌、上后锯肌、下后锯肌和腹内斜肌后部。夹肌位于斜方肌、菱形肌的深面,起自项韧带下部、C_7 棘突和上部胸椎,向外上方止于耳后的乳突和 $C_{1\sim3}$ 横突,作用为仰头和转头;肩胛提肌位于项部两侧,斜方肌的深面,起自上 4 个颈椎的横突,止于肩胛骨的上角,内侧邻接夹肌,作用为上提肩胛骨;菱形肌位于背上部斜方肌的深面,起自 $C_{6\sim7}$ 和 $T_{1\sim4}$ 的棘突,止于肩胛骨的内侧缘,作用为使肩胛骨向脊柱靠拢并略向上;上后锯肌起于 $C_{6\sim7}$ 和 $T_{1\sim4}$ 棘突,止于第 2~5 肋角外面,可提肋,助吸气;下后锯肌起于 T_{11}、T_{12} 和 L_1、L_2 棘突,止于第 9~12 肋外面,可降肋,助呼气。

第三层:为竖脊肌和腹横肌后部。竖脊肌为腰背肌中最长的肌,纵列于脊柱全部棘突两侧,一侧竖脊肌收缩时脊柱屈向同侧,两侧收缩则脊柱后伸。总体看,竖脊肌下方起于骶骨背面和髂嵴后部,向上至枕骨和颞骨,可分为 3 列:①外侧列为髂肋肌,止于各肋,在腰段其起始段与背最长肌融合;②中间列为最长肌,止于各椎横突,上端到达乳突,其中:在腰部,背最长肌和腰髂肋肌相混杂,部分纤维附在腰椎横突和副突的整段后表面上,以及胸腰筋膜的前层上;在胸部,背最长肌以圆腱附着至所有胸椎横突的唇上,且以肉突附着至下方 9~10 根肋骨的结节和角之间;在头颈部,颈最长肌以细长的腱起始于上方 4~5 根胸椎横突的顶端,并以相似的腱附着至第 2~6 根颈椎的横突后结节上;头最长肌位于颈最长肌和头半棘肌之间,以腱起始于上方 4~5 根胸椎的横突及下方

图中标注(图 3-48):
头半棘肌　头最长肌　斜方肌　棘上韧带　棘肌　胸最长肌　下后锯肌　髂肋肌　腹外斜肌　多裂肌　头后大直肌　头下斜肌　颈半棘肌　冈上肌　多裂肌　横突间肌　肋提肌　前锯肌　肋间外肌　腹外斜肌　腹内斜肌

3~4 根颈椎的关节突上,并附着至头夹肌和胸锁乳突肌下方的乳突后缘上;③内侧列为棘肌,起点较独特,以 3~4 条腱起始于 T_{10}~S_2 的棘突上,形成一小块条状肌肉,向上分别以肌腱附着于 $T_{4~8}$ 的棘突上,故常仅见于背部,其与外侧的最长肌之间存在较明显的疏松结缔组织间隙(图 3-48)。

第四层:有横突棘肌和横突间肌等。横突棘肌包括半棘肌、回旋肌和多裂肌(图 3-49)。

半棘肌又分为胸半棘肌、颈半棘肌和头半棘肌,此群肌肉在此层位置最浅,跨过 4~6 节椎骨,起点靠近横突尖,止点则靠近棘突尖,行程比较垂直。胸半棘肌又叫背半棘肌,起自下数个($T_{6~10}$)胸椎横突,止于 C_6~T_4 的棘突,多为较分散的小肌束,属脊柱的旋转肌。颈半棘肌起自上数个胸椎横突,止于上数个颈椎棘突。头半棘肌起于上数个胸椎横突和下数个颈椎关节突,向上止于枕骨上、下项线间的骨面,肌纤维完全直行上升,颈半棘肌和头半棘肌可以牵引颈部向后,加深颈段脊柱前凸。

回旋肌位于最深层,在胸部最为显著,为一排小肌束,起于椎骨横突,止于上位椎骨的棘突根及邻近的椎板,不易与多裂肌分开(图 3-49)。

多裂肌位于中间层,由骶骨伸达 C_2。在颈部起自关节突,在胸部起自横突,在腰部起自乳突,在下起自骶骨背面与髂后上棘,肌束多跨越 2~4 节椎骨,止于上位 2~3 个椎骨棘突的下缘。多裂肌属脊柱的伸肌,在颈、胸部还可以防止椎骨向前滑脱,在腰部还起维持腰椎前凸的作用。

多裂肌在颈、胸部,多为不易分开但又相对独立的纤细肌束,在腰骶段则明显要粗壮强大得多,并总体形成一个形态相对独立的长椎体形肌块。每侧腰多裂肌可分为 5 束,各束均以短腱的形式止于 $L_{2~5}$ 棘突末端。各束的来源多有 3 处:①浅层起于骶髂长韧带和髂后上棘内侧,部分肌束以小片的腱膜起于胸腰筋膜后层;②深层起于骶骨椎板、骶髂短韧带和骶正中嵴;③外层以膜状短腱起于 $L_{1~5}$ 乳突和关节突外侧。各肌束中,起于骶正中嵴一侧的肌纤维较短,主要止于 L_5 或 L_4 的棘突末端两侧;起于髂后上棘一侧的肌纤维较长,斜向内上走行,主要止于 $L_{1~3}$ 棘突末端两侧,但各束肌纤维向上走向的斜度不一致,互相交织,在近棘突的止点以外并不能将不同起源的各束肌纤维截然分开,唯有起于乳突外侧的外层肌纤维,虽较薄弱,但表面覆有一层薄片状的筋膜,斜度和走行方向特定,由外下方至内上方斜跨 2 个腰椎,使肌束较易分辨和识别,并可指示关节突的位置所在。腰骶段多裂肌下端在腰骶结合部(L_5~S_1),肌块厚实,几乎占满整个骶三角区,上端在 L_1 处稍薄弱,整体呈自上而下逐渐变宽的长锥体形,基本位于腰椎乳突外缘至棘突之间的槽沟内。腰多裂肌前

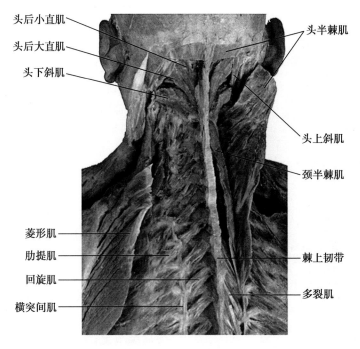

图 3-49 脊柱区深层肌肉

内侧覆盖椎板及回旋肌,内侧(两侧多裂肌之间)附于棘突和棘突间肌,浅面被覆竖脊肌筋膜,外侧与最长肌相邻,两者之间存在薄层的疏松结缔组织可供分辨与分离(图3-48、图3-50)。

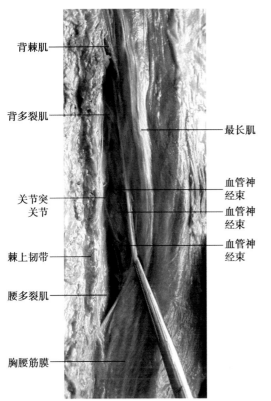

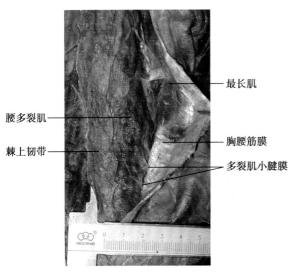

图 3-50　腰多裂肌

不同于颈、胸部的多裂肌被厚实的竖脊肌掩埋至深处,腰骶部的多裂肌仅被竖脊肌起始部的胸腰筋膜所覆盖,尤其是下半部分,位置较浅。腰多裂肌与其外侧的最长肌之间存在薄层的疏松结缔组织间隙,此间隙在 L₄ 以下明显,向上则逐渐不

明显,但间隙深部与背部竖脊肌最内侧的棘肌与最长肌之间的间隙是延续的,了解这种解剖关系有助于寻找和识别多裂肌-最长肌间隙(图3-50)。

棘突间肌左右成对,位于棘突之间,以颈部和腰部较显著。横突间肌位于上、下两横突之间,头外直肌即是此肌的最高部分。

以上肌肉除斜方肌由副神经支配、背阔肌由胸背神经支配、肩胛提肌和菱形肌由肩胛背神经支配之外,其余各肌均由脊神经的后支呈节段性支配。

四、腹后壁肌肉

腹后壁的腰方肌和腰大肌附着于脊柱的两侧、竖脊肌的前方,受腰神经前支支配。

1. 腰方肌　位于腹腔后壁,在脊柱两侧,其与后方的竖脊肌之间仅隔有胸腰筋膜的中层,其前方覆盖的深筋膜即为胸腰筋膜的深层,两层在腰方肌外缘汇合并作为腹横肌起始部的附着缘。腰方肌起自髂嵴后部的上缘,向上止于第12肋骨下缘,向内止于 L₁₋₄ 横突。作用为下降和固定第12肋,并使脊柱侧屈。

2. 腰大肌　位于腹腔后壁的腰椎两侧,起自腰椎体侧面及横突,从前方遮掩腰方肌内侧缘,向下与髂肌汇合止于股骨小转子,起屈髋的作用,在下肢固定时可使躯干和骨盆前屈。腰大肌深面是腰丛神经,其中的髂腹下神经和髂腹股沟神经从腰大肌外缘与腰方肌之间穿出,并沿腰方肌前面向外下方斜行;生殖股神经则穿腰大肌前面浅出并沿腰大肌前面行向外下方。腰大肌内侧缘与腰椎侧面之间有纵行的腰交感干。

若从一侧竖脊肌外缘与腰方肌外缘之间向内侧分离,可以抵达腰椎的横突。然后,剥离竖脊肌向后可达关节突关节,腰方肌和腰大肌则向前分离,可在咬除横突后进行脊柱侧前方减压和病灶清除等多种操作。由于操作在腰大肌的后面,不易损伤髂腹股沟神经、髂腹下神经、腰交感干和腹部大血管,并能有效避免损伤胸膜和腹膜。

五、血管和神经

项区主要由枕动脉、颈浅动脉、肩胛背动脉和椎动脉供血;胸背区由肋间后动脉、胸背脉和肩胛背动脉供血;腰区由腰动脉和肋下动脉供血;骶尾区由臀上、下动脉等供血。静脉与动脉伴行,脊柱区的深静脉可通过椎静脉丛广泛地与椎管内、颅内以及盆部等处的静脉相交通。上述血管在影响术区暴露和操作时均可结扎切断或电凝止血。

脊柱区的神经来自31对脊神经后支、副神经（支配斜方肌）、胸背神经（支配背阔肌）和肩胛背神经（支配肩胛提肌和菱形肌）等。

腰神经后支较细，于椎间孔处后根节的外侧由脊神经发出，向后行经骨纤维孔，在下位关节突与横突根部的上缘之间，至横突间肌内侧缘，立刻分为后支内侧支和后支外侧支。

骨纤维孔位于椎间孔的后外方，横突间韧带的镰状缘为其上界，下位椎骨横突的上缘为其下界，内侧界为下位椎骨上关节突的外侧缘，外侧界为横突间韧带的内侧缘。L_4、L_5的骨纤维孔有时被1~3条横行的纤维束分隔为几个间隙，从而将其中穿行的血管和神经隔开。

腰神经后支内侧支穿经骨纤维管进入脊柱后方的竖脊肌等结构，该管前壁为乳突副突间沟，后壁为上关节突副突韧带，上壁为乳突，下壁为副突。腰神经后支内侧支与伴行的血管在此狭窄区折曲走行，容易遭受挤压，引起腰痛等不适。微创手术中，过度牵拉和分离多裂肌，也可致腰神经后支内侧支受损，应尽量避免。

骨纤维孔和骨纤维管的相关应用解剖详见第二章第一节。

六、肌三角

（一）腰上三角

位于背阔肌深面，第12肋的下方。是由竖脊肌外侧缘、腹内斜肌后缘、第12肋或下后锯肌共同围成的间隙。三角的底为腹横肌起始部的腱膜。腱膜深面有3条与第12肋平行排列的神经，自上而下分别为肋下神经、髂腹下神经和髂腹股沟神经。腱膜的前方有肾和腰方肌，肾手术腹膜外入路必经此三角，当切开此腱膜时应注意保护上述神经。第12肋前方与胸膜腔相邻，为扩大手术野常切断腰肋韧带，将第12肋上提，此时需注意保护胸膜，以免引起气胸。肾周围脓肿时可在此切开引流。腰上三角是腹后壁薄弱区之一，腹腔器官可经此三角向后突，形成腰疝。经竖脊肌腰方肌间隙行脊柱手术时，分离不当会损伤穿行在腰上三角内的肋下神经、髂腹股沟神经和髂腹下神经。

（二）腰下三角

位于腰区下部，腰上三角的外下方，由髂嵴、腹外斜肌后缘和背阔肌前下缘围成。三角的底为腹内斜肌，表面仅覆以皮肤和浅筋膜，此三角也是腰疝好发部位。在右侧，三角前方与阑尾、盲肠相对应，故盲肠后位阑尾炎时，此三角区有明显压痛。

第七节　腰椎微创入路的应用解剖学

由于腰椎间盘突出症多发，加上腰椎体积大，间隙宽，周围毗邻结构不如颈椎、胸椎复杂，故脊柱腰段是应用经皮穿刺以及脊柱内镜等微创手术较早、并开展较多较快的领域。

一、腰椎后路椎间盘镜的入路解剖

（一）入路简介

俯卧位，在后正中线棘突旁（对应有症状侧）1cm，做长约1.5cm的切口，经拉钩拉开椎旁肌，垂直进入并到达椎板下缘，咬除部分椎板即可暴露神经根及硬膜（图3-51）。

（二）应用解剖学要点

1. 入路依次经过皮肤、浅筋膜、胸腰筋膜后层、竖脊肌，抵达椎板。由于到达目标区域的通路短而小，因此，皮肤切口的定位要非常精确，椎间隙水平面必须准确投射到皮肤的相应水平，才有可能准确地沿垂直轴进入椎间隙。

2. 在硬膜外静脉充血的情况下，椎管内的显微外科分离非常困难，采用使腹部悬空的特殊床具和体位有助于降低和消除腹压增高的不良影响。进入椎管探查神经根、椎间盘时，对椎管内怒张的静脉丛，在神经根显露清楚的情况下可以采用双极电凝止血。

3. 进入椎管的方法有椎板下方入路、椎板与下关节突内侧入路、侧方黄韧带入路及椎板间骨性入路4种。从解剖学观察，椎板下缘与下关节突内侧入路最好，因该处解剖结构恒定，存在潜在的硬膜囊后间隙，与硬膜囊有一定间距，位于神经根的外上方，不易损伤硬膜囊后神经根，是较安全的区域。选择椎板下方入路时，应首先显露椎板下缘与黄韧带所形成的"台阶"，视X线片所显示的椎板间隙与椎间隙的对应关系，来决定切除椎板的多少。对于L_{3-4}、L_{4-5}一般应切除0.5~0.8cm，而L_5~S_1一般只需显露其"台阶"，由椎板下缘剥离黄韧带即可。选择侧方黄韧带入路，一般指椎间

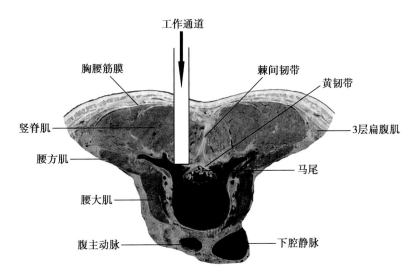

图 3-51 腰椎后路椎间盘镜的入路断面

隙较大,且椎板间隙与椎间隙呈对应关系者,将黄韧带显露后,分层剥离至最薄处,然后分离出一小缺口,由缺口处咬除黄韧带,进入椎管。选择椎板间骨性入路时,可用带刻度调控的椎板环锯等将椎板间隙扩大,然后采用经黄韧带剥离方法进入椎管。

4. 在关节突关节的下方边界,有关节脂肪垫可供识别。使用 Kerrison 咬骨钳进入脂肪垫,摘除外层黄韧带的下外部分,暴露内层的黄韧带后,应顺其纤维方向由上向下分离和咬除,咬除范围包括其附着的椎板。

5. 咬除椎板时,应注意不能切除上、下关节突之间的峡部,以免造成节段不稳定。有关实验数据及术者经验均表明,在上位椎板的咬除范围超过 10mm 时,造成峡部区域破坏致脊柱不稳的危险性将大大增加。

6. 在咬除部分上位椎板下缘和下关节突内侧缘后,由此进行黄韧带剥离即可看到椎管内的硬膜外脂肪组织,其下的硬膜囊可以清楚确认,进一步切除黄韧带前,应用神经剥离器探查并分离黄韧带深面有无粘连,特别是近中线处,有时黄韧带与硬脊膜之间存在较紧密的纤维连接,必须先行松解,再行咬除,以免损伤硬膜囊。

7. 一旦进入椎管显露神经根,应以神经根为中心,广泛探查椎管内各种病变。L_{4-5} 椎间盘咬除 L_4 椎板下缘暴露 L_5 神经根,牵开 L_5 神经根及硬膜即可暴露 L_{4-5} 椎间盘,L_{4-5} 椎间盘上缘的 L_{4-5} 椎间孔是 L_4 神经根出处。从此处横断面看,硬膜囊内后正中线排列的是 S_5、S_4 马尾神经,外侧排列的依

次为 S_3、S_2 和 S_1,越高的节段越靠外排列,故硬膜正中部位(手术)损伤极易合并 S_{3-5} 损伤而引起二便失禁、马尾神经功能受损的症状和体征。合成的腰骶神经根的马尾神经纤维在穿出硬脊膜之前约 4~5cm 就被蛛网膜包被在一起并附着于硬脊膜侧缘的内侧面,一般情况下它们共同穿出硬膜囊。故硬膜囊的损伤可以是单纯的,也可能伴发神经根损伤。

二、后外侧椎间孔入路的解剖

(一)入路简介

俯卧位,透视确定手术间隙,采用棘突旁侧后方手术入路。于棘突旁 8~12cm 选定皮肤穿刺点,穿刺针斜向中线旋转捻入,经三角形工作区抵达椎间盘(图 3-52)。

(二)应用解剖学要点

1. 入路依次经过皮肤、浅筋膜、胸腰筋膜、竖脊肌外侧部、腰方肌,沿下位椎体横突上缘和上关节突外侧缘进入椎间盘后外侧的三角形工作区。

2. 三角形工作区为一直角三角形区域,斜边即其前边界,为自硬膜囊发出的神经根;两个直角边分别为下位椎体的上缘,构成下界;硬膜囊及硬膜外脂肪组织,构成内缘。进入三角形工作区后,切开纤维环即可切除髓核。从解剖学看,自三角区插入直径 6~7mm 的普通套管不会损伤周围的神经结构,适合椎间孔内镜操作。但穿刺角度过大,易增加硬膜囊和神经根损伤的几率;过小则增加腹腔脏器和椎体前外侧血管损伤的几率。

3. L_{2-4} 神经根离开硬膜囊、椎间孔后沿椎体

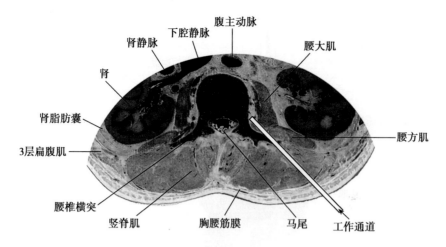

图 3-52　后外侧椎间盘摘除手术入路断面

呈弧形向前、外、下走行,到椎体外侧构成腰丛,其离开椎间孔和硬膜囊时的夹角约为 44.4°,三角形工作区平面向外下倾斜°。以 45° 角进针穿刺容易进入椎间盘髓核中心。L_5 神经根出椎间孔时与硬膜囊的夹角约为 35.4°,向前、下、外走行参与骶丛,此三角形工作区倾斜度小,穿刺时进针角度应在 40° 左右。因此,一般 L_{2-3} 和 L_{3-4} 穿刺点选择棘突中线旁开 8~10cm 处进针,L_{4-5} 和 $L_5~S_1$ 选择在棘突中线旁开 12~14cm 处。

4. 因 $L_5~S_1$ 椎间盘位置较低,受髂嵴高度和腰椎横突影响较大,术前最好摄腰椎和骨盆的 X 线片进行评估,对髂嵴较高者尤应慎重选择。

5. 髂嵴的最高点前方 1~2cm 处通常为腹腔后凸弧度的顶点。故经髂嵴最高点作一垂直线,其与脊柱前缘的连线大致位于腹腔后凸顶点的内后方,在该直线内侧向椎间盘髓核中心穿刺可避免损伤腹膜及腹腔脏器。

6. 关节突位于三角形工作区的后方,是穿刺针由后外侧进入工作区的重要影响物,当其肥大增生时,应结合 CT 影像等对进针角度作适当调整,否则会因穿刺不到位造成神经根等周围结构损伤。

三、前路腹腔镜下椎间盘摘除的应用解剖

(一)入路简介

平卧位,由腹白线经腹腔进入。将目标椎间盘($L_5~S_1$)体表定位后,于腹部中线做一 4cm 皮肤切口,切开腹白线,分离腹膜外筋膜层以暴露腹膜。切开腹膜,小心将回肠和肠系膜推向左上腹,将结肠拉向左侧。辨清髂总动脉及其分支与输尿管在腹膜后的位置后,于直肠右侧放置拉钩并将直肠拉向左侧,暴露骶骨岬。于右髂内动脉内侧 1.5cm 处,切开骶骨岬前方腹膜,从右向左钝性分离骶骨前脂肪组织和上腹下丛,并小心将其从椎间盘处向左侧推开,即可显露 $L_5~S_1$ 椎间盘前缘及其前方的骶正中动、静脉。结扎处理血管后,切开前纵韧带,至此目标椎间盘及椎体即显露完毕,可进行椎间盘摘除及椎体间植骨融合。

(二)应用解剖学要点

1. 入路依次经过皮肤、浅筋膜、白线、腹膜外筋膜层、壁腹膜前壁、腹膜腔、壁腹膜后壁、腹膜后间隙及骶前间隙、前纵韧带,抵达椎体和椎间盘。在切开壁腹膜后壁之前,与一般的腹腔内手术无异。

2. 腹主动脉沿脊柱左前方下行,至 L_4 椎体下缘水平分为左、右髂总动脉,并于分叉处的后壁发出 1 支骶正中动脉沿 L_4、L_5 和骶骨前面下行至尾骨。下腔静脉多平 L_5 水平由左、右髂总静脉汇合而成,沿脊柱右前方在腹主动脉右侧上行。因其位置居右,故左髂总静脉行程较长,并多于 $L_5~S_1$ 椎间盘左前方向右上斜行,其在髂总动脉内下方缺乏动脉的有效遮蔽,因此,该部脊柱手术多采用右侧进入。当下腔静脉的汇合点靠下时,$L_5~S_1$ 椎间盘可被其汇合(分叉)部和左髂总静脉遮蔽,这在术前检查时应当明确,以免术中被动。骶骨正中动、静脉影响术区暴露可结扎切断(图 3-53)。

3. 左、右输尿管在骨盆上口处分别从前方跨越左髂总动脉末端和右髂外动脉起始部,然后沿盆腔侧壁、骶髂关节前方向后下走行,其在跨动脉处容易辨认,清晰视野下不易误扎。

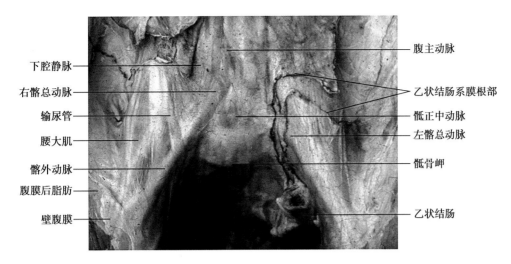

图 3-53　壁腹膜遮盖的腰骶部结构

4. 腹膜后间隙和骶前间隙在骶骨岬处是互相延续的,上腹下丛的主要分支在 L_5~S_1 水平多位于骶前间隙的中间和左侧,右侧与右髂总动脉之间的区域,只有小的纤维束,而且在显微镜下容易辨认。在该间隙作分离暴露时应该自右向左进行,以减小对上腹下丛的损伤。

四、视频辅助的腰椎前方腹膜外直肠旁入路解剖

(一)入路简介

以目标椎间盘为中心,于腹部中线上做 4cm 皮肤纵向切口。打开腹直肌前鞘,在肌腹和后鞘之间进行分离。在弓状线水平的后鞘上打一个小孔,将一个可充气气囊插入到腹膜外筋膜层里,并向下推放到侧方腰区(图 3-54)。随着气囊充气,腹膜从腹部侧方被逐渐分开。取出气囊,向上分离腹直肌后鞘侧面,由弓状线开始完成对腹膜外筋膜的解剖。轻柔地牵开腹膜,显露腰大肌。辨清腰大肌内侧的大血管,椎间盘和椎体的显露即告一段落。

(二)应用解剖学要点

1. 入路依次经过皮肤、浅筋膜、腹直肌鞘前层、腹直肌、腹直肌鞘后层、腹横筋膜、腹膜外筋膜,吹气分离壁腹膜,于其后完成目标术区暴露。

2. 腹直肌鞘后层与薄层的腹横筋膜相贴,后者与壁腹膜之间存在较疏松的腹膜外筋膜,尽管脂肪发达程度因性别和体形等因素而异,但其存在使得壁腹膜很容易完整地与腹壁分开。其间的

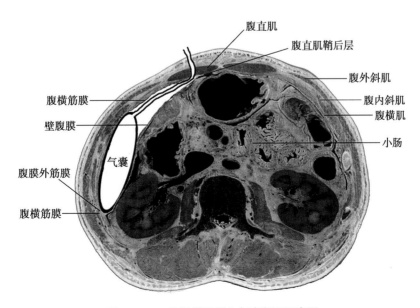

图 3-54　工作通道及插入气囊断面示意图

小血管出血不多,在充气完成收回气囊后,进行压迫或结扎止血均不会有困难(图3-55)。

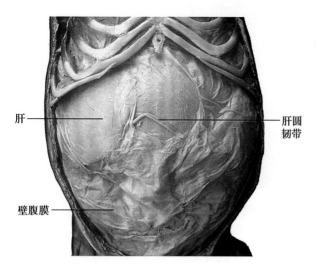

图3-55 可完整分离的壁腹膜

3. 一般 $L_{3\sim4}$ 行脐上切口, $L_{4\sim5}$ 以脐为中心, $L_5\sim S_1$ 手术在脐与耻骨的中点做切口。对于女性患者,为了美观,在行 $L_5\sim S_1$ 手术时也可做耻骨上水平切口。使用C形臂机确认切口位置以目标椎间盘为中心。

4. $L_2\sim S_1$ 均可采用此手术入路,但 $L_{2\sim3}$、$L_{3\sim4}$ 手术不常用此入路,因为这时入路位于脐上,不能看见弓状线。气囊必须通过腹直肌后鞘插入腹膜外筋膜层,而不是在弓状线下方。$L_{2\sim3}$、$L_{3\sim4}$ 入路位于左侧,$L_{4\sim5}$ 入路用气囊分开腹膜后,腹直肌后鞘必须从弓状线开始分离。$L_5\sim S_1$ 入路在弓状线以下进行,在这个水平没有后鞘,不需要分离(图3-56)。

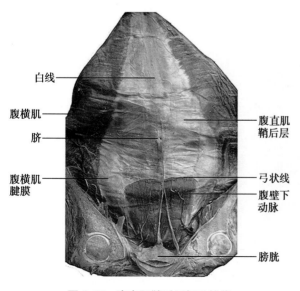

图3-56 腹直肌鞘后层与弓状线

5. 腰大肌的起点遮覆腰椎和椎间盘侧面,可将腰大肌向外侧拉开,必要时可切断其附着点的部分肌纤维。将腰大肌内侧前方的腹主动脉连同下腔静脉向中线轻轻拉开,切开前纵韧带及骨膜后,即可显露 $L_{3\sim4}$ 和 $L_{4\sim5}$ 椎间盘及其椎体。若要显露 L_5 及腰骶关节,宜在腹主动脉分叉下操作,需结扎骶正中动脉、静脉,切开骶前纵韧带及骨膜,即可显露 L_5、S_1 椎体。

6. 在 $L_{4\sim5}$ 椎间盘水平,髂总动、静脉与该椎间盘斜行交叉,必须分离并向内向下牵开。交感干纵行于腰大肌与脊柱之间,应注意保护。横行的节段性小血管可以结扎切断。

7. 如上一入路所述,$L_5\sim S_1$ 椎间盘手术首选从右侧进入。右侧髂总静脉被髂总动脉遮蔽保护,认清髂总动脉并小心向外牵开,显露过程不易损伤壁薄的静脉。骶前间隙的神经丛与椎间盘前面的前纵韧带结合较紧密,在腹膜外筋膜中缺乏移动性,不能与腹膜一起牵开,必须逐步轻柔地分离。分离时,应自右向左,并切勿过分向下,以免损伤内脏神经丛和骶前孔前方的盆交感干等。

8. 结扎切断节段性小血管时,位置不宜太靠近椎间孔,以免损伤根动脉和干扰椎间孔内的血管吻合链。一般认为在椎间孔和主动脉之间的椎体中部阻断和处理腰动脉较安全。

五、左侧腹膜后腰椎间盘摘除术入路解剖(右侧卧位)

(一)入路简介

右侧卧位,约在目标椎间盘水平的左肋下做1.5cm左右的切口,沿着腋中线,钝性分离腹外斜肌、腹内斜肌和腹横肌,暴露腹膜外筋膜,找到壁腹膜后钝性剥离,轻轻推向中线,将其从腰大肌筋膜上分开,显露腰大肌内缘、椎体外缘及大血管。将长而窄的牵开器伸入,置于腰大肌的前方、腹膜和大血管的后方拉开,即可暴露腰椎侧面。腹腔镜于腋前线置入。适用于 $L_{2\sim5}$ 水平之间的椎间盘切除和关节固定术(图3-57)。

(二)应用解剖学要点

1. 工作通道依次经过皮肤、浅筋膜、腹外斜肌、腹内斜肌、腹横肌、腹横筋膜、腹膜外筋膜下分离腹膜,腰大肌内缘及大血管之间显露腰椎侧面。

2. 暴露腹膜外筋膜后,应用手指探查左肾的下缘及前缘,腰大肌通常可在其内下侧方触及。腰大肌内侧为腹主动脉,其后壁发出腰动脉经椎

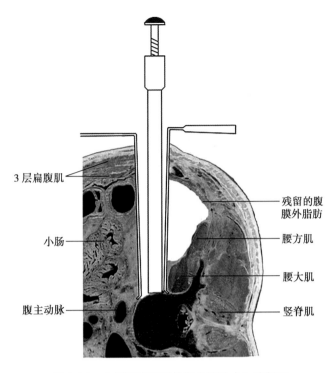

图 3-57　左侧腹膜后腰椎间盘摘除术入路断面

体中部的侧面向外走行,于腰大肌内侧缘分支。腰动脉及与其伴行的腰静脉可结扎切断。腰大肌的前方有输尿管和生殖股神经下行,在前方中部稍下处还有左睾丸(卵巢)动脉斜过输尿管前方;与脊柱之间有纵列的腰交感干和神经节,其与腹主动脉左缘距离约 1cm,分离和拉钩时勿使损伤。

3. 腰大肌血供丰富,其于腰椎与腰椎间盘侧面的附着部妨碍腰椎显露,可于其内缘适当向后牵拉,鉴于交感干的存在,对血管的确切结扎比电凝止血要安全得多。

六、左侧腹膜后腰椎间盘摘除术入路解剖(平卧位)

(一) 入路简介

平卧位,在左侧髂肋下做 1.5cm 左右的切口,沿着腋中线,钝性分离腹外斜肌、腹内斜肌和腹横肌,暴露腹膜外筋膜。探查左肾及腰大肌后,将分离球囊和套管置入腹膜后间隙,冲放气后置入特定牵开器。在切口水平的前正中线外侧 2cm 另开一约 1.5cm 的旁正中切口,分离腹膜后间隙,放置一个牵开器,向中线推开腹膜和腹腔内脏器。从第一个入口退出球囊后,即完成一个腹膜后无气体工作腔的设置(图 3-58)。之后,显露识别腰大肌、大血管、椎体和椎间盘的方法与前面大致相同。

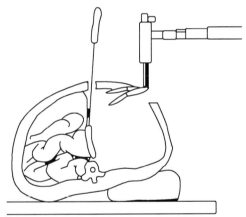

通过拉钩将腹膜和腹腔内脏器向右侧推开

图 3-58　腹膜后无气体工作腔断面

(二) 应用解剖学要点

1. 工作通道入路依次经过皮肤、浅筋膜、腹外斜肌、腹内斜肌、腹横肌、腹横筋膜、腹膜外筋膜下置入球囊充气分离腹膜,即显露腰大肌、大血管和腰椎前外侧面。

2. 对腹膜后大血管、输尿管、交感干和神经丛的识别和保护以及对小血管和肌肉的处理基本同上法。

七、经多裂肌最长肌间隙入路解剖

(一) 入路简介

俯卧位,皮肤切口可取正中线或旁开 2cm 处。

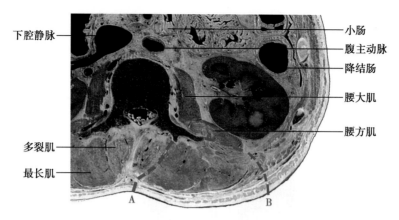

图 3-59　腰椎后路椎旁肌间隙入路断面

A=Wiltse 间隙入路；B=Watkins 间隙入路

将胸背筋膜沿棘突一侧纵行切开并分离，即可见纵行排列的最长肌肌束及其内侧的多裂肌，继而沿最长肌与多裂肌的间隙钝性分离，直达关节突关节外侧，完成术野显露。1968 年，Wiltse 等首次提出经多裂肌与最长肌间隙入路治疗极外侧型腰椎间盘突出症，随后在胸腰段脊柱骨折等治疗中得到应用，现已成为腰椎段微创手术的一个重要入路，又称 Wiltse 间隙入路（图 3-59）。

（二）应用解剖学要点

1. 入路依次经过皮肤、浅筋膜、胸腰筋膜、多裂肌与最长肌间隙，抵达关节突关节外侧至横突根部之间的凹槽区。可以满意显露腰椎横突、关节突关节及椎间孔等结构。

2. 术中，准确识别多裂肌与最长肌间隙是关键步骤。通常，两肌之间隔有薄层的疏松结缔组织，下部比上部明显，在 $L_4 \sim S_1$ 之间，切开胸腰筋膜后层（竖脊肌筋膜）即可在距后正中线约 4cm 处见薄层脂肪组织并有小动脉和静脉从深部穿出，借此可明确定位多裂肌与最长肌间隙进行分离。在 L_4 横突水平以上，该间隙多不容易从表面识别，可尝试沿最内侧排列的第 1、2 条肌束之间向外下方的深面分离，有较大的机会进入间隙。如在较高的 L_1、L_2 水平，还可尝试利用棘肌与最长肌的间隙向下分离帮助寻找。此时，从深部穿出走向间隙外侧壁进入最长肌的小血管神经束可作为肌间隙定位的解剖学标志；多裂肌外层，起自乳突和上关节突的、排列有序的薄片状筋膜，构成该间隙的内侧壁，也是一个参考标志（图 3-60）。

3. 钝性分离肌间隙时，遇小血管出血可用双极电凝止血，用拉钩将多裂肌向内侧牵开，竖脊肌向外侧牵开，可见关节突关节。在间隙深部，关节

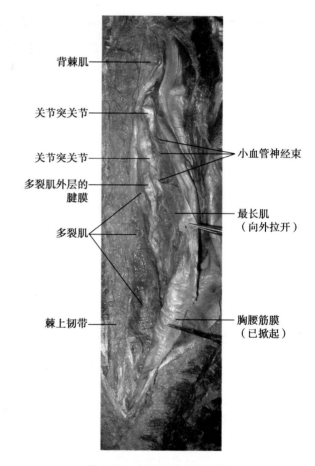

图 3-60　多裂肌最长肌间隙

突上、下均有小的神经血管束贴间隙外侧壁进入最长肌，从关节突下方穿出的小血管神经束可能正好跨过"人字嵴"顶点下的凹窝，应仔细分离拉开。电凝止血在间隙深部也应慎用，以免灼伤自关节突下方伴腰动脉背侧支分支穿骨纤维管至多裂肌的腰神经后支内侧支（图 3-50、图 3-60）。

4. 腰多裂肌整体呈长三边形或长锥体形，其

与最长肌的交界处由上内方向下外方不断远离后正中线。所以，在 L$_{1-3}$ 水平，因该间隙靠近脊柱，分离后可以轻松显露腰椎关节突关节及横突结构，有利于椎弓根螺钉置入；但若要经此间隙进行腰椎外侧椎间盘摘除或椎体间融合，则较难以清晰显露目标结构。而在 L$_4$~S$_1$ 水平，因该间隙偏离中线，操作角度变大，可以满意显露椎间孔及腰椎侧面，有利于腰椎滑脱的固定和极外侧椎间盘突出的摘除，但对椎管的显示欠佳。

八、经竖脊肌腰方肌间隙入路

（一）入路简介

常选左侧入路。侧卧位，在相应腰椎高度切开皮肤、皮下组织、少许背阔肌和下后锯肌，识别竖脊肌外侧缘和第 12 肋骨后，可切除第 12 肋骨。从竖脊肌与腰方肌之间用剥离器向脊柱方向剥离，可达 T$_{12}$、L$_1$、L$_2$ 的横突。然后，用剥离器剥离竖脊肌向后达关节突关节处，剥离腰方肌和腰大肌向前，即可显露椎体的后中部分以及神经根等结构。此间隙在 1959 年就由 Watkins 等用来施行过多例腰椎融合术，故又称 Watkins 间隙入路（图 3-59）。

（二）应用解剖学要点

1. 入路依次经过皮肤、浅筋膜、背阔肌和下后锯肌、竖脊肌外缘、竖脊肌与腰方肌间隙、腰椎横突，向前向后分离脊柱旁肌显露椎体的后中部。

2. 向后剥离竖脊肌可达关节突关节，向前剥离腰方肌和腰大肌可显露椎体侧面和后部，横突也可视操作需要进行咬除，之后可进行脊柱侧前方减压和病灶清除等多种操作。由于操作在腰大肌的后面，不易损伤髂腹股沟神经、髂腹下神经、腰交感干和腹部大血管，并能有效避免损伤胸膜和腹膜，但剥离腰大肌时应小心避开从其内侧和深面进出椎间孔的腰丛神经。

3. 竖脊肌外缘即髂肋肌的外缘，容易识别。分离该间隙的过程中应注意，脊神经后支的皮支及伴行血管穿行于间隙内，它们是臀上皮神经和臀中皮神经的主要来源，损伤会导致臀区感觉障碍。

4. 该间隙的切口位于胸腰筋膜后层与前层转折处，因此术后应仔细缝合，完全重建胸腰筋膜，以免胸腰筋膜愈合不佳影响穿行其中的腰神经后支外侧支，引起腰背痛。

5. 该间隙操作区距离体表较深，且需剥离较多的椎旁肌，属创伤较大的微创入路，选作脊柱内镜入路时宜慎重。

（温广明　徐达传）

参 考 文 献

［1］包聚良,朱海波.下颈椎的侧方外科入路解剖及其临床意义.中国临床解剖学杂志,1998,16(4):339-340.

［2］史亚民,柴伟,侯树勋,等.胸椎椎弓根形态测量研究.中国脊柱脊髓杂志,2002,12(3):191-193.

［3］王冰,吕国华,马泽民,等.胸腔镜技术在脊柱前路手术中的应用.中国内镜杂志,2001,7(4):55-56.

［4］叶启彬,邱贵兴主编.脊柱外科新手术.北京:中国协和医科大学出版社,2001:1-37.

［5］金大地主编.现代脊柱外科手术学.北京:人民军医出版社,2001:1-39.

［6］钟世镇主编.临床应用解剖学.北京:人民军医出版社,1998:270-308.

［7］叶伟胜,冯世庆,曹沛宏主译.微创脊柱外科学.天津:天津科学技术出版社,2003,67-71;201-207;120-126.

［8］马向阳,钟世镇.枢椎椎弓根螺钉固定的应用解剖学.中华创伤杂志,2003,19(5):274-275.

［9］瞿东滨,钟世镇,徐达传.枢椎椎弓根及其内固定的临床应用解剖.中国临床解剖学杂志,1999,17(2):153-154.

［10］杜心如.经椎弓根胸腰椎内固定应用解剖学研究的进展.中国矫形外科杂志,1998,10(5):446.

［11］陆志剀,王文钧,赵宏.脊柱后路椎间盘镜治疗青少年腰椎间盘突出症.颈腰痛杂志,2003,24(2):84-85.

［12］邵正仁,徐达传,钟世镇.下颈椎侧方入路的应用解剖.中国临床解剖学杂志,1999,17(4):340-342.

［13］郑召民,刘尚礼.经皮椎体成形术.中国脊柱脊髓杂志,2003,13(2):115-117.

［14］李春海,黄东生,刘尚礼,等.显微内镜椎间盘切除系统治疗腰椎间盘突出症.实用医学杂志,2000,16(1):22-23.

［15］李健,肖祥池,朱文雄.经皮穿刺颈椎间盘切除手术入路的应用解剖.中国临床解剖学杂志,2002,20(5):369-372.

［16］何尚宽,徐达传,王义生,等.经皮穿刺L5-S1椎间盘髓核摘除入路的应用解剖.中国临床解剖学杂志,1993,11(3):174-176.

［17］徐华梓,池永龙,林焱,等.扩大操作切口的电视胸腔镜下胸椎结核前路手术.中华骨科杂志,2000,20(5):287-288.

［18］滕皋军.经皮椎体成形术:手术操作技术与相关问题.中国医学计算机成像杂志,2002,8(2):125-129.

［19］单建林,姜恒,孙天胜,等. 颈椎前路手术入路中喉返神经的相关解剖学研究. 中华骨科杂志,2003,23(5):315-317.

［20］Waisman M,Saute M. Thoracoscopic spine release before posterior instrumentation in scoliosis. Clin Orthop,1997,(336):130-136.

［21］Barr JD,Barr MS,Lemley TY,et al. Percutaneous vertebroplasty for pain relief and spine stabilization. Spine,2000,25(8):923-928.

［22］Bostom MP,Lane JM. Future directions:Augmentation of osteoporotic vertebral bodies. Spine,1997,22(24 Suppl):385-425.

［23］Gsrfin SR,Yuan HA,Reiley MA. New technologies in spine:kyphoplasty and vertebroplasty for the treatment of painfull osteoporotic compression fractures. Spine,2001,26(14):1511-1515.

［24］Gail ED,Robert M,Richard P. Modified anteriorapproach to the cervicothoracic junction. Spine,1995,20(13):1519-1521.

［25］王世栋,邓雪飞,尹宗生,等. 腰椎后路椎旁肌间隙入路的解剖学与影像学观察. 中国脊柱脊髓杂志,2013,23(3):257-259.

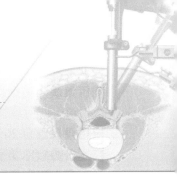

第四章　经皮椎间盘消融技术

第一节　概述

自 1934 年 Mixter 和 Barr 首次描述腰椎间盘突出症以来,对颈肩痛、腰腿痛的治疗方法层出不穷。在很长的一段时间内,脊柱外科医生一直认为开放手术是对于这类保守治疗无效患者唯一有效的方法。然而开放手术治疗不仅创伤大,还存在风险,也有一定的失败率,临床上对于开放手术的风险及疗效不佳时有报道,由此促进了各种椎间盘微创治疗技术的诞生与发展。

一、发展史与现状

(一)椎间盘髓核微创介入治疗

1. 化学髓核溶解术　Smith 于 1964 年提出化学髓核溶解术,是介于开放手术和保守治疗之间治疗颈肩痛与腰腿痛的一种微创方法,该技术经皮将木瓜蛋白酶注入椎间盘髓核内使髓核溶解、体积减小,目的在于降低椎间盘内压力,从而使纤维环回缩、减轻纤维环突出部分对神经根压迫及刺激;同时破坏位于纤维环内的感觉神经末梢,在降低纤维环外周压力的同时,减轻因纤维环破裂造成的腰痛及下肢放射痛。经过长期的临床观察及随访,发现其对纤维环未破裂的椎间盘突出引起的腰痛及下肢放射痛有较好的疗效。

化学髓核溶解术曾在欧美地区广泛展开,但随着临床病例数量的增多,越来越多的并发症被报道,诸如在退化的椎间盘内蛋白酶弥散不良,不能精确掌握溶解髓核的体积而造成椎间盘塌陷与不稳,蛋白酶经纤维环进入椎管损伤神经根,髓核溶解后继发的炎症反应等。也有使用化学髓核溶解术后造成脊髓炎及截瘫的病例报道。

2. 电动式经皮腰椎间盘切吸技术与经皮激光椎间盘减压术　因为化学髓核溶解术存在诸多不能令人满意之处,甚至可引发灾难性的并发症,所以其他的较为安全有效的新技术相继问世。1985 年,Onik 发明了电动式经皮腰椎间盘切吸技术(APLD),其适应证与化学髓核溶解术基本相同,适用于纤维环完整的椎间盘突出症。其主要作用机制为通过切吸髓核、减小髓核体积,降低椎间盘内压力,减轻突出椎间盘对神经根的压力和炎性刺激。该技术有一套特殊的动力系统,由主机提供动力,经动力传送系统带动髓核切吸器完成髓核切除,同时用负压将切除的髓核抽吸出。有研究发现,经严格筛选适应证的患者随访 1 年有效率为 75.2%,而未符合纳入标准的患者有效率为 49.4%,这表明掌握适应证是获得临床的保证。并发症方面包括术后腹膜后出血、CT 复查椎间盘高度降低(33%)、术后残留腰背疼痛(比化学髓核溶解术发生率低)。

经皮激光椎间盘减压术(percutaneous laser disc decompression,PLDD)是将空心穿刺针经过皮肤刺入病变的颈椎或腰椎间盘内,沿空心穿刺针导入激光光导纤维,通过激光仪器放射的激光热量将部分椎间盘组织汽化,主要通过减少椎间盘内压力、消除椎间盘内炎性因子、改善受压神经的血液循环,以达到治疗颈椎病、腰椎间盘突出症等疾患的一种微创技术。1984 年,美国纽约哥伦比亚大学 Choy 博士首先提出了 PLDD 的概念并进行了相关实验性研究,两年后经 FDA 批准应用于临床。1986 年 Ascher 在奥地利、1987 年 Choy 在美国分别运用波长为 1064nm Nd:YAG 激光通过光导纤维传输激光治疗腰椎间盘突出症,并共同作了首次报道。此后该技术在世界范围内得到了广泛的应用。我国自20世纪90年代初期引进了PLDD技术,1994年,齐强首先报告了采用Nd:YAG激光行PLDD手术治疗腰椎间盘突出症共10例,随访6个月,优良率100%。任龙喜等应用该技术治疗颈腰椎退行性疾病取得了良好的疗效,PLDD临床有效率为75%~90%,经8年以上随访,复发率为5%~37%,其并发症发生率为0.5%~1.0%,颈椎并发症发生率高于腰椎。该技术不足之处是其在髓核内产生的温度较高,可使髓核内组织碳化,激光的能量可传递至软骨终板、神经根等,如控制不好温度,可损伤软骨终板。

3. 椎间盘电热法纤维环成形术(IDET)　Saal于2000年报道了椎间盘内电热疗法治疗椎间盘源性腰痛的初步临床结果,该技术适应证为椎间盘源性腰痛,其作用机制目前认为有以下几种:局部加热使纤维环内胶原纤维变性收缩,从而封闭纤维环内小裂隙,加固椎间盘结构;局部热疗使纤维环组织中的胶原纤维收缩,发生再塑形,可能使撕裂处愈合,通常这种愈合是由胶原组织自身完成,无明显的瘢痕形成。此外,热能可凝固分布于纤维环和后纵韧带上的神经纤维及椎间盘内的肉芽组织,改善椎间盘的炎性环境,减少刺激的传入,加热灭活椎间盘内炎性因子及降解酶,从而消除化学性致痛因素。Saal等发现退变的椎间盘内的磷脂酶 A_2 的活性明显高于人体其他部位,由于磷脂酶 A_2 负责细胞膜磷脂转化为花生四烯酸,而花生四烯酸可进一步产生炎性介质前列腺素和白三烯,因此可以推断炎症参与了下腰痛的产生;另外,也有在病变椎间盘的裂隙里发现组胺样物质、乳酸、多肽等物质的报道,对上述物质的灭活可能是IDET的一条重要机制。

热能使分布在纤维环外层的痛觉神经末梢灭活,使之失去接收和传递疼痛信号的能力。IDET的适应证选择较为严格,一般认为不适合用于同时有下肢放射痛的腰痛患者,其并发症的发生率为0.4%,目前也存在一些问题,有研究认为IDET过程中的温度改变不足以引起产生临床效应的胶原改建及去神经化,相反导致脊柱运动节段稳定性下降;同时,纤维环外层的温度控制不当有损伤邻近神经根的可能性。

(二)等离子射频髓核消融技术

等离子射频消融技术最早应用于耳鼻咽喉科以及心血管内科,并以操作简单及出血量少等优点被广泛应用。其作用机制是定向射频能量对特定的靶组织进行破坏以及成形。其工作原理是通过100kHz的强射频电场使刀头电极周围的电解液转变为等离子状态,形成50~100μm的等离子体薄层,这些在强大磁场下获得足够动能的自由带电粒子能打断组织中的有机分子键,这种分解作用造成组织气化消融,生成氧气、氮气等低分子量气体,在40~50℃低温下对靶组织形成切割和消融效果。因此,该技术又称为等离子消融或低温消融,当电场能量较低时,组织对射频的阻抗上升,导致热效应在60~70℃的温度下达到组织收缩或止血效果,同时不破坏细胞活性。

骨科领域最早于20世纪90年代末应用等离子消融技术于关节镜中对关节软骨和半月板的切除和成形,基于其比电热和激光等技术具有更短的愈合时间、更少瘢痕产生、对邻近组织破坏小等优点,在关节科得到广泛的应用。随着等离子技术在骨科,特别是关节外科的推广,应用于病变的椎间盘成为其又一个主要功能,在21世纪初,FDA批准将其应用于脊柱外科,2000年7月实施第1例腰椎消融治疗椎间盘突出取得成功,2002年底,FDA批准应用于颈椎。在中国,射频消融技术于2002年开始应用于椎间盘髓核成形术,2003年开始应用于颈椎病的治疗。由于其临床使用表现了突出的效果,在美、英、法、德国已全面代替了激光、微波等传统治疗,医学界专家一致认为数字化等离子低温消融技术全面代表了国际最高水平。它是通过直径1mm左右穿刺针进入纤维环,对纤维环和周边组织的稳定性无任何不良影响;而传统技术需切开纤维环,这必然会在已有缺陷的部位引起进一步损伤,故等离子体髓核成形术具有传统技术不可比拟的安全性和微创特点,而且操作极为简便(表4-1)。

表4-1　经皮椎间盘消融术与经皮激光椎间盘
减压术的比较

项目	经皮椎间盘消融术	经皮激光椎间盘减压术
局部温度	低(40~70℃)	高(300~600℃)
终板损伤	轻微	较大
患者疼痛反应	小	大
术后活动	不需要卧床	不宜早期活动

二、等离子消融工作机制

等离子消融术是通过使用射频能量（100Hz）施加于生理盐水（Na^+），吸引大量 Na^+ 于汽化棒头周围，形成等离子颗粒区（plasma），该能量同时可提供 Na^+ 充足的动能以改变 Na^+ 运动方向，这样使其获得足够能量将组织细胞间的分子键（肽键）撞击并断裂而形成元素分子和低分子气体（CO_2、H_2、CO_2 等）（图 4-1、图 4-2）。

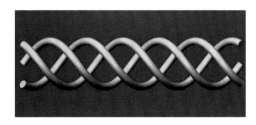

图 4-1　正常肽键模式图

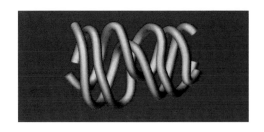

图 4-2　肽键断裂

与传统电烧、激光等热切割（300~600℃）方式相比较，等离子消融术原理为低温致使细胞分子链断裂，打破组织内分子间联系，使组织汽化，继而达到减少髓核体积，减轻纤维环突出，使其对神经根压迫缓解。其结果可移除大量病变组织而不引起周围正常组织的不可逆损伤（出血、坏死等）；低温（约 40℃）使部分髓核汽化，加温（约 70℃）使髓核内的胶原纤维收缩固化，使椎间盘总体积缩小，从而使椎间盘内压降低，达到治疗的目的。消融刀头直径为 1mm，有消融和凝固两个功能，消融可使髓核体积减小约 10%，凝固可使髓核进一步聚缩。

三、等离子消融的安全性

等离子消融技术与其他微创技术相比，其并发症的报道较少。有学者研究了消融后软骨终板的改变，认为在合适的范围内消融不会造成软骨终板及纤维环的损伤。笔者在动物实验中观察到，消融至 120 秒的髓核软骨终板仍然保持其完整性，软骨细胞轮廓清楚，细胞核形态正常，仅部分终板

软骨细胞出现肿胀；因此，结合以往学者的研究，认为在适合的消融时间及消融范围内，软骨终板不会受到损害。

利用等离子低温消融技术气化消融髓核时，工作温度范围处于较低的 40~70℃ 之间，但其在有效消融目的髓核的同时，是否会对周围组织尤其是神经组织造成损伤值得探讨。Chen 等在标准的等离子低温消融猪尸体椎间盘组织后完成了实验组织学检查，结果表明，该技术可有效去除目的椎间盘组织，同时操作通道附近的脊神经根等组织均未发现直接的机械或热损伤。等离子低温消融髓核过程中，虽然等离子刀的温度可被精确地控制在 40~70℃，但这一温度范围完全达到了导致神经组织热损伤的临界温度 42℃。因此，确定神经根避免等离子刀热损伤的安全半径有着重要临床价值。文献报道，等离子低温消融髓核时温度为 40~70℃，仅对周围 2mm 范围内的组织产生作用，等离子刀对距其 2mm 以上的神经组织是安全的。Huopt 等测定了其产生的热量在椎间盘导致温度暂时性变化的情况，当探头尖部的温度为 70℃时，11mm 以外的组织温度不会超过通常引起神经组织损伤的临界值 42℃。同时他们还阐明该手术的原理不是对椎间盘的直接热变性，而是改变了椎间盘内的生化状态。

四、适应证与禁忌证

（一）颈椎间盘等离子射频髓核消融术

1. 适应证　主要适应证、禁忌证各家学者的认识尚不完全统一，大多数学者认为只适合于保守治疗无效但又不符合手术指征、纤维环完整的包容型的颈椎间盘突出。主要有以下几点：

（1）以颈性眩晕为主要表现的交感型、椎动脉型及混合型颈椎病；

（2）神经根型颈椎病，且影像学检查提示椎间盘突出包容性好、纤维环完整；

（3）保守治疗 2 个月无明显疗效。

2. 禁忌证

（1）脊髓型颈椎病，脊髓受压严重；

（2）椎间盘脱出或游离至椎管内；

（3）骨性椎管狭窄，椎间盘钙化、骨赘或后纵韧带骨化压迫脊髓或神经根；

（4）颈椎不稳需要进行椎间融合者；

（5）精神异常或心理障碍者，不能配合穿刺操作者；

（6）出血倾向、严重心脑血管疾病。

（二）腰椎间盘等离子射频髓核消融术

1. 适应证

（1）腰痛：椎间盘造影阳性，可复制疼痛；椎间盘高度 >75% 或椎间盘高度和邻近正常椎间盘相比 >50%；保守治疗 3 个月失败；

（2）根性疼痛：腿痛大于腰痛，直腿抬高试验阴性；MRI 证实突出物小（<6mm），只有 1~2 个节段突出，CT 显示纤维环和后纵韧带没有破裂；椎间盘造影试验阳性；选择性神经根阻滞治疗失败。

2. 禁忌证

（1）纤维环破裂，椎间盘脱出或游离至椎管内；

（2）骨性椎管狭窄，椎间盘钙化、骨赘或后纵韧带骨化压迫脊髓或神经根；

（3）腰椎不稳需要进行椎间融合者；

（4）椎间盘高度丢失 >50%；

（5）精神异常或心理障碍者；

（6）出血倾向、严重心脑血管疾病。

第二节　手术操作

一、颈椎间盘等离子射频髓核消融术

（一）基本设备

美国 ArthroCare Corporation 等离子消融设备，采用 Perc DC SpineWand 工作刀头进行消融（图 4-3~ 图 4-5），C 形臂机或 G 形臂机术中定位。

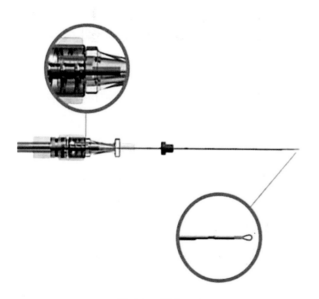

图 4-3　消融刀头

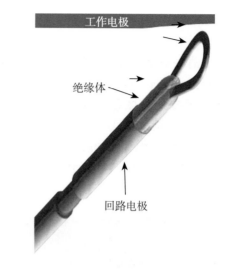

图 4-4　刀头模式图

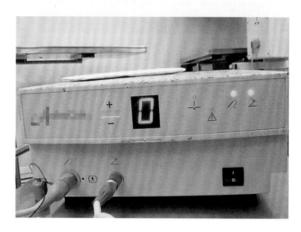

图 4-5　等离子消融仪

（二）操作步骤

1. **体位**　仰卧位，颈肩部垫薄枕头使头颈稍后伸（图 4-6），如后仰造成患者极度不适或头晕发作，则改中立位。对于穿刺 $C_{5~6}$ 以下间隙的患者，其肩部可能对透视造成影响，可用长胶布带于两侧下拉肩部。

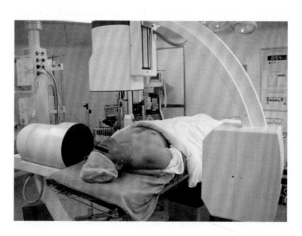

图 4-6　仰卧位体位

2. 穿刺点定位 根据影像学资料以及颈部体表定位(舌骨、甲状软骨、环状软骨)初步定位,用克氏针平行于椎间隙方向置于颈部侧方,侧位透视沿克氏针画线标记(图 4-7),此时术者在标记线上用示指尖触摸颈动脉搏动,通常椎间隙越靠上方,搏动点越靠外,沿颈动脉内侧缘向深部按压,将颈动脉向外拨开,并于此处标记即为穿刺点,依次定位各间隙(图 4-8、9),一般根据术者操作习惯选择左、右侧进行穿刺,如为神经根型颈椎病,则需在神经根症状的对侧进行穿刺。

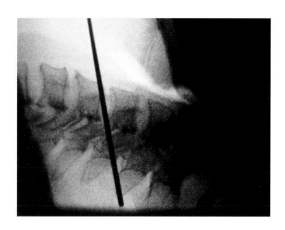

图 4-7 透视定位椎间隙

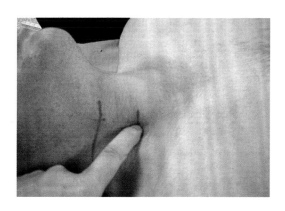

图 4-8 触摸颈动脉搏动

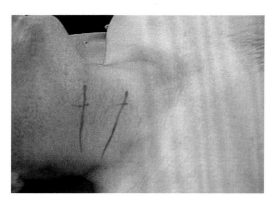

图 4-9 标记穿刺定位点

3. 穿刺椎间盘 消毒铺巾,于穿刺点(以右侧为例)皮下注射 2% 利多卡因行局部浸润麻醉,通常不需要深部注射。术者左手用指尖触摸颈动脉搏动,并沿颈动脉内侧缘向深部按压,将颈动脉向外拨开并固定,此时术者指尖可感觉到触及颈椎椎体,右手持穿刺套管针自穿刺点刺入皮肤下,G 形臂机(或 C 形臂机)引导下按适合角度,沿颈动脉鞘和气管食管鞘之间进针穿刺至目标椎间盘(图 4-10、11),穿刺进入椎间盘时可感觉到突破感。一般穿刺至椎间盘同侧的侧前方,透视确认是否穿刺到目标椎间盘,穿刺针方向是否与终板平行,是否过于靠近上终板或下终板。

如穿刺偏上或偏下,则易穿刺到上下椎体前方;如穿刺偏外,则易穿刺到钩椎关节甚至更外侧;如穿刺偏内,则易穿刺至对侧甚至穿过食管气管;如穿刺过程中出现皮下出血甚至出现血肿,则应拔除穿刺针,压迫数分钟后再改变方向穿刺;如患者出现同侧上肢的疼痛麻木,则表明针尖偏外刺激到颈丛神经。

继续向深部穿刺,必要时需多次透视侧位,理想的穿刺点应达到正位透视下针尖位于椎间隙中部,侧位透视下位于椎间盘中后 1/3 交界处,且矢状位位于椎间隙中部(图 4-12、13)。

4. 置入消融刀头 将消融刀头线缆柄部与消融仪线缆接头相连接(图 4-14),检测消融刀头有无破损,并将刀头置入生理盐水中消融测试,如产生气泡则为消融刀头可正常工作,如出现火花或有焦灼痕迹,则很有可能刀头破损,需及时更换。术者左手固定穿刺套管针,旋出穿刺针芯,将消融刀头置入套管针内,透视确认超出穿刺针远端的等离子刀头环状工作电极的位置,理想的位置应为正位透视下工作电极位于椎间隙中部(交感型颈椎病)或偏对侧(神经根型颈椎病),侧位透视下位于椎间盘后 1/3 处,且矢状位位于椎间隙中部(图 4-15、16)。

5. 消融 设置能量为 3 档,踩热凝键 0.5 秒,若有明显神经根刺激症状或咽喉部不适,应立即停止,透视并重置刀头。再踩消融键 20~30 秒,同时正反各 180° 缓慢转动刀头(图 4-17~ 图 4-19),此时主要消融椎间盘后部髓核。将刀头连同套管针一起拔出 2mm,透视确认刀头位于椎间隙中部(图 4-20),再次同法消融,此时主要消融椎间盘中部髓核。

6. 拔出刀头、套管针 消融和热凝过程中,

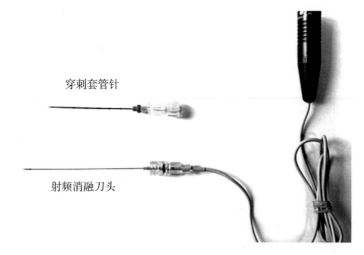

图 4-10 颈椎穿刺套管针及射频消融刀头

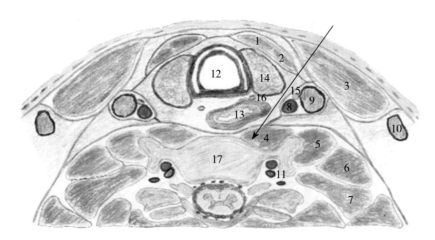

图 4-11 穿刺入路示意图

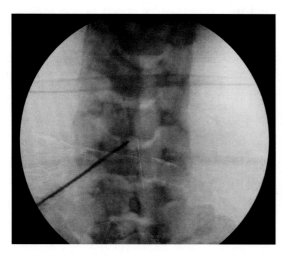

图 4-12 透视正位

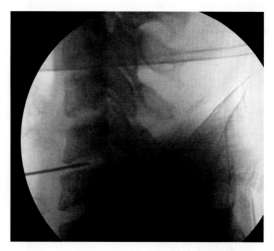

图 4-13 透视侧位

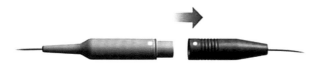

图 4-14　连接消融刀头线缆

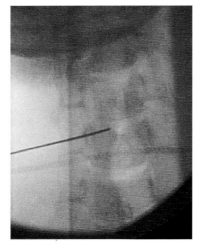

图 4-15　透视正位

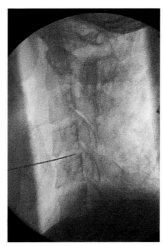

图 4-16　透视侧位

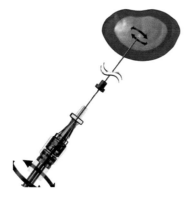

图 4-17　消融示意图

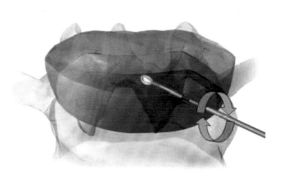

图 4-18　旋转往返刀头

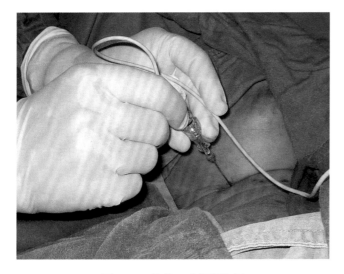

图 4-19　旋转刀头柄部旋钮

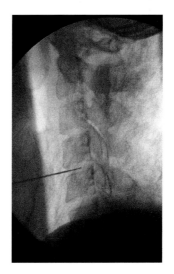

图 4-20　透视刀头退至椎间盘中部

若患者突感剧烈疼痛,应立即停止手术,然后透视确认一切是否正常。手术重新开始后,若患者仍然疼痛难忍,则必须停止手术;在消融或热凝时,如神经根或脊髓与刀头接触,将会损伤神经根而产生严重的并发症。消融完毕后,连同消融刀头及套管针一同拔除,如有需要,同法消融其他椎间盘。敷料覆盖,颈托制动。

7. 术后处理　术后严密观察生命体征和肢体运动、感觉变化,常规应用甲泼尼龙(160mg/d,静脉滴注2天)。予以口服NSAID类抗炎镇痛药对症治疗。术后当天可进食,戴颈围活动,颈托制动1周。

二、腰椎间盘等离子射频消融术

(一)基本设备

与颈椎间盘等离子射频髓核消融基本一样。采用Perc-DLE SpineWand工作刀头进行消融。不同之处在于穿刺针及刀头更长、刀头形状不同且配有深度限制弹簧卡夹(图4-21)。

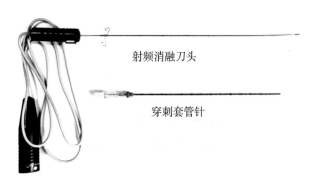

射频消融刀头

穿刺套管针

图4-21　腰椎穿刺套管针及射频消融刀头

(二)操作步骤

1. 体位　俯卧于可透视手术床,可垫腹部衬垫避免腹部受压,轻度屈髋屈膝,保持患者腰部松弛并无不适感(图4-22)。

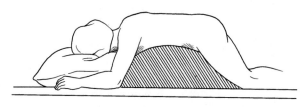

图4-22　体位

2. 穿刺点定位　体外用克氏针透视定位目标椎间隙,于腰部平行画线,距后正中线约4横指处作为椎间盘穿刺点(肥胖者距离大,瘦弱者距离

小,一般进针点距中线8~12cm)(图4-23),通常单侧穿刺即可。同时可于腰部侧方用克氏针侧位透视了解穿刺角度及方向(图4-24)。

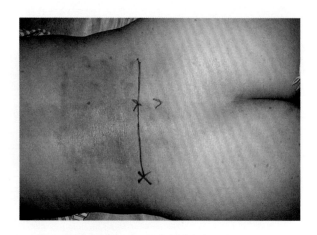

图4-23　穿刺点标记

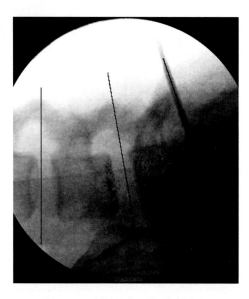

图4-24　侧位透视了解穿刺方向

3. 穿刺椎间盘　穿刺方法与腰椎间盘造影基本相同。消毒铺巾,穿刺点皮下注射2%利多卡因行局部浸润麻醉,穿刺针尽量与椎间隙平行穿刺,经椎间盘侧方穿刺进入目标椎间盘。L_{4-5}进针点一般距中线8~10cm,夹角35°~45°;L_5~S_1进针点距中线12~14cm,夹角为20°~30°;进针距离中线越大,角度应越小。术中需应用G形臂机(或C形臂机)引导进针距离和角度,穿刺针头应位于纤维环与髓核交界处(图4-25~27)。

正确的进针:腰脊神经从相应椎体的椎弓根下方出椎间孔后,向前向下斜跨椎间盘纤维环,它与下一椎体后上缘及与硬膜囊外侧缘之间构成一无重要结构的安全三角区(Kambin三角区),椎间

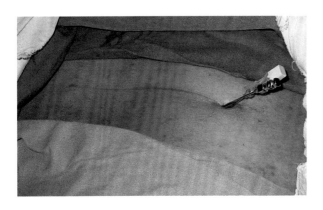

图 4-25　术中穿刺 L$_{4\sim5}$、L$_5\sim$S$_1$ 椎间盘

盘纤维环的后外侧部即位于此三角区内,且表面无骨性结构阻挡,从侧后方穿刺入路必定经过此三角区(图 4-28)。

错误的进针:当侧位显示针头在椎管后方,而正位显示针头已达椎间隙内,则说明穿刺角度过大(图 4-29A),此时多穿刺到关节突或椎板背侧,有骨性阻挡。当侧位显示针头已在椎间隙内,而正位显示针头尚处于椎体外侧缘,则说明穿刺角度过小(图 4-29B),此时多穿刺到椎体侧方,甚至无限深感而无阻挡感,应立即停止穿刺并透视。

准确的腰椎间盘穿刺示意图见图 4-30A~C。

4. 消融　穿刺椎间隙成功后,拔出穿刺针芯,如需椎间盘造影则先注入造影剂,如不需要则置入腰椎消融刀头于穿刺套管针内,将刀头置入髓核内并透视确认。插入刀头的顶端要比穿刺针的顶端长 5mm(图 4-31A),以确保刀头的工作部分在髓核内而与穿刺针无接触。将刀头轻轻向前推,直至标记线到达针头接口,穿刺套管针退回至纤维环内(图 4-31B)。将刀头向前轻推至推不动,说

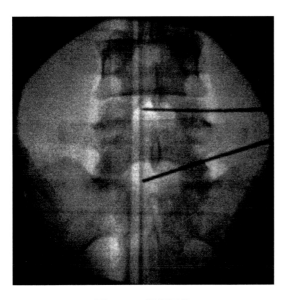

图 4-26　透视正位

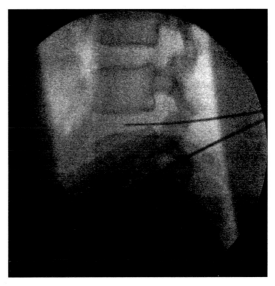

图 4-27　透视侧位

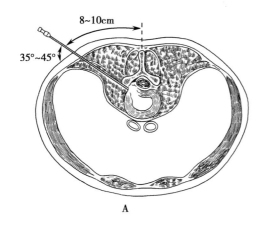

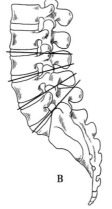

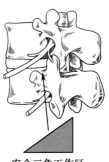

图 4-28　准确穿刺

A. 夹角;B. 方向;C. 安全三角工作区

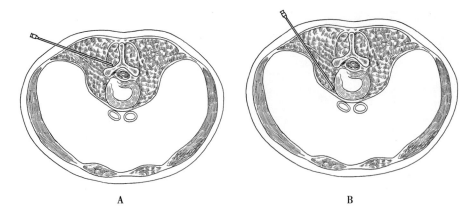

图 4-29 错误穿刺

A. 夹角过大;B. 夹角过小

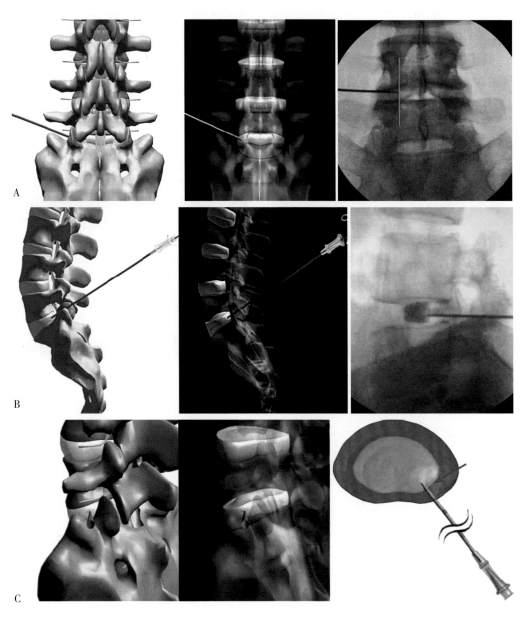

图 4-30

A. 正位针头位于椎弓根内侧缘;B. 侧位针头位于椎间隙后部 1/4~1/3;C. 斜位穿刺针头应位于纤维环与髓核交界处

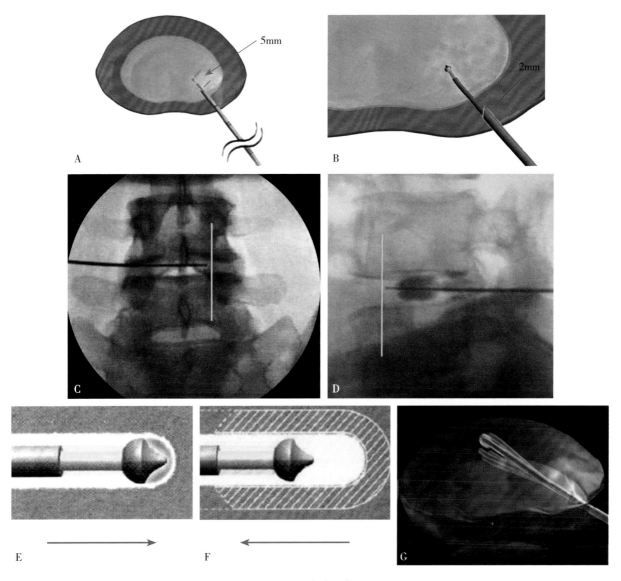

图 4-31　消融示意图

A. 刀头超出套管长度；B. 套管针退至纤维环内；C~D. 透视下消融最远点；E. 前进消融；F. 后退热凝；G. 改变刀头角度，不同方向消融

明刀头到达对侧纤维环内层边缘，透视确认后将弹簧卡夹移至穿刺针尾，此点即为消融的最远点（图 4-31C、D）。

将刀头退到最近点标记处，将刀柄的定位点置于 12 点的位置，设置消融能量挡为 4，踩下等离子系统脚踏板的消融键，缓慢推进等离子刀头至中点（已限深）打孔减压，再踩热凝键以 5mm/s 的速度原路退回，完成一个方向消融固缩（图 4-31E、F）。消融时间 30 秒。将刀头回抽直至标记线，改变刀头角度，同样方法将等离子刀头分别在 2 点、4 点、6 点、8 点、10 点另 5 个方向上进行消融（图 4-31G），消融完毕后拔出刀头和套管，敷料覆盖穿刺口。

5. 术后处理　术后严密观察生命体征和肢体运动、感觉变化，常规应用甲泼尼龙（160mg/d，静脉滴注 2 天），予以口服 NSAID 类抗炎镇痛药对症治疗。术后当天可戴腰围下床活动，腰围保护 1 周。

三、经皮激光颈椎间盘减压术

（一）基本设备（略）

（二）操作步骤

1. 体位　患者取仰卧位，肩胛间垫一窄薄枕，双肩尽量向后、向下，头部后仰。

2. 穿刺定位　将克氏针置于颈前，在 C 形臂机双向透视下确认穿刺部位（图 4-32A~C）。

3. 穿刺置管　术者站于患者的头侧，左手示、

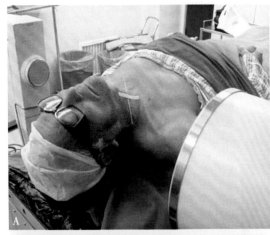

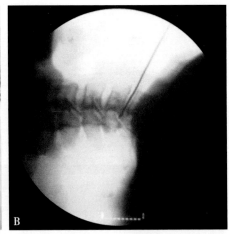

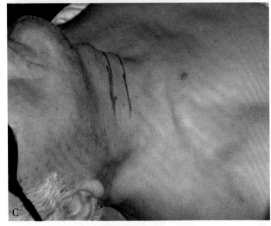

图 4-32 穿刺定位

A. 仰卧体位；B. 透视定位椎间隙；

C.标记穿刺点

中指从患者颈右侧将食管、气管向左侧牵拉，可触及椎体前缘，用 1% 利多卡因 1ml 局部麻醉后，在 C 形臂机引导下，用 21G 穿刺针刺入目的椎间盘，在颈椎侧位观察，穿刺针应位于椎间隙中央，且平行于终板，针尖应位于椎体的中后 1/3 处。颈椎正位观察，对脊髓型颈椎病针尖应位于棘突正中，对神经根型颈椎病针尖应位于棘突与椎间关节内侧缘之间(图 4-33)。确认穿刺针位置无误，拔除针芯，接好三通管，置入光导纤维。

4. 激光辐射　以 10J/s 的预定能量向椎间盘发射激光，总能量为 250~500J。

5. 术后处理　术后即刻佩戴颈部围领，卧床休息 1~2 小时，可自行到卫生间。术后 7 天可恢复坐位工作，就寝时可不戴围领，颈部围领佩戴 3 周为宜。

6. 特殊穿刺　对于颈部较短，气管食管活动度较小者，术前一定进行适当的推移练习；C₂₋₄ 部位的穿刺较为困难，通常仅用示指将气管食管拉向一边，穿刺成功后，一定用手把持住针的位置，以防被牵拉的气管食管回位时将针带出，另外，该处容易出血，故拔针时及时并给予足够时间的按压，以免血肿发生；C₆₋₇ 部位穿刺，常遇到的困难是透视不易显露，术前教会患者双肩向下、向后的动作尤为重要，没必要牵拉上肢，即可很好地显露下位颈椎间隙；对于椎体前缘骨刺形成者，在调整好方向的前提下，可采取捻针法将穿刺针缓慢钻入。对于如鹰嘴样骨刺，当穿刺针进入骨刺间时，将针尾向前上折弯，以上位椎体骨刺尖为支点，使进入骨刺的穿刺针逐渐形成一弧度，与鹰嘴样骨刺的弧度相背，此时，将针旋转 180°，将穿刺针刺入。

四、经皮激光腰椎减压术

(一)基本设备(略)。

(二)操作步骤

1. 体位　患者侧卧于手术床，患侧在上，C 形臂机固定于以目的椎间盘为中心、既能看侧位也能看正位腰椎的位置。

2. 穿刺定位　用克氏针作体表定位，并于体表画出标记线，沿此标记线棘突旁 8~12cm(视患者体型适当调整)处为穿刺点(图 4-34)。

3. 穿刺置管　常规消毒铺巾，用腰穿针刺入目的椎间盘上下关节突前缘，注入 1% 利多卡因

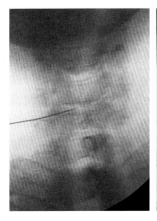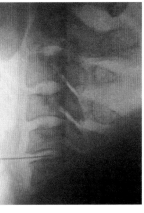

图 4-33　穿刺后透视正侧位

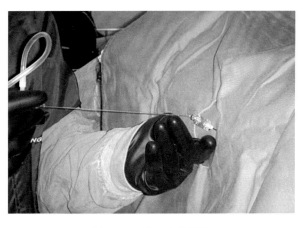

图 4-36　置入光导纤维

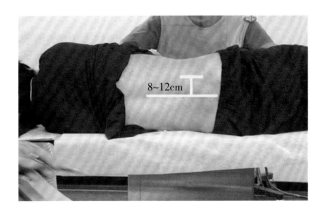

图 4-34　穿刺定位点

4. 激光辐射　以 13.5J/s 的预定能量向椎间盘发射激光，每 200J 左右向外拔出穿刺针一次，分三次拔出，最后一次拔出针尖应位于椎体后缘，每个椎间盘激光总能量为 500J 左右为宜（图 4-37）。治疗结束后在神经根局部注射得宝松 1ml（图 4-38）。

0.5ml，局麻满意后，依据目的椎间盘 L_{3-4}、L_{4-5}、$L_5\sim S_1$ 的顺序，将 18G 穿刺针逐步加大弯曲度，与患者背部呈 45°，在 C 形臂机监视下刺至椎间关节，然后使针尖滑过椎间关节外侧缘刺入椎间盘。在腰椎侧位观察，穿刺针应位于椎间隙中央，且平行于终板，针尖应位于椎体的中后 1/3 处，腰椎正位观察，针尖应位于棘突正中（图 4-35），确认穿刺针位置无误，拔除针芯，接好三通管，置入光导纤维（图 4-36）。

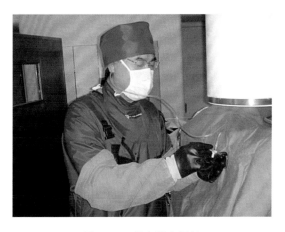

图 4-37　术中激光辐射

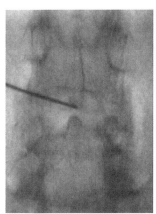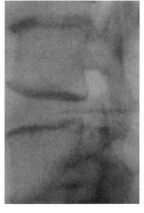

图 4-35　穿刺后透视正侧位

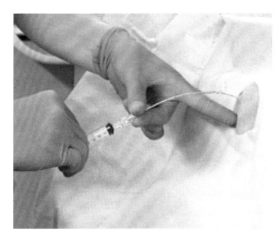

图 4-38　术后神经根局部注射得宝松

5. 术后处理 术后即刻佩戴围腰,卧床休息1~2小时,可自行到卫生间。术后7日可恢复坐位工作,就寝时可不戴围腰,围腰佩戴3周为宜。

6. 特殊穿刺

（1）$L_{2~4}$ 穿刺时,穿刺针弧度约15°左右为宜。另外,因 L_3、L_4 神经根发出的角度较小,在穿刺时很易触及,故在穿刺时应特别注意缓慢进针,特别强调应紧靠上关节突外缘刺入椎间盘,以防神经损伤。

（2）$L_5~S_1$ 穿刺比较困难,尤其是高位髂嵴时。穿刺针弧度约45°左右,穿刺点于棘突旁开约6cm,穿刺针紧靠髂骨进针,在滑过 S_1 上关节突后外缘的过程中逐渐抬高穿刺针针尾。遇到阻力时,如果穿刺针与水平面夹角过大,针尖往往触及到关节突,如果穿刺针与水平面夹角过小,针尖往往触及到髂骨,应适时调整穿刺针的方向。当穿刺针滑过 S_1 上关节突后外缘,发现针尖偏上或偏下时,可旋转穿刺针进入椎间隙。

（3）对于椎体后外侧缘有骨质增生时,在腰椎正侧位透视确认穿刺针位置准确无误时,可用旋转进针手法缓慢将针钻入。

第三节   注意事项

一、术中注意事项

（一）颈椎间盘等离子射频髓核消融术

1. 穿刺进针时,术者应确认指尖触摸到颈动脉搏动,然后沿颈动脉内侧缘向深部按压,此时指尖可触及椎体前方,穿刺针沿指尖内侧进针,可避免损伤颈动静脉。

2. 术中注意穿刺方向,应与终板平行穿刺,避免触及上、下终板,从而避免消融导致无菌性椎间盘炎或消融刀头断裂。一旦出现椎间盘炎,短期保守无效应采用外科手段。

3. 避免穿刺内聚角度过大、穿刺过深导致碰到对侧钩椎关节,造成刀头折弯或断裂。

4. 应避免穿刺过深,穿透纤维环从而损伤脊髓。

5. 尽量避免反复穿刺,预防局部血肿。术中穿刺治疗后局部短时间施压以降低局部出血可能。

6. 消融前应检查测试消融刀头有无破损,可否正常工作,如不能则应立即更换消融刀头。

7. 严格控制消融时间,常规消融时间为20~30秒,避免消融时间过短或过长。

8. 尽量使用穿刺针到达目标位置,勿多次重复使用消融刀头,避免刀头断裂。操作结束时,避免单独将刀头拔出导致刀头被套管针远端切割折断,应将刀头连同穿刺套管一同拔出。

（二）腰椎间盘等离子射频消融术

1. 穿刺时注意把握穿刺的方向,保持方向与椎间隙平行,应在 C 形臂机或 G 形臂机的监视下进行。

2. 穿刺至纤维环时,患者可感腰痛,但是无向下肢的放射痛,若出现向下肢的放射痛,需立刻停止穿刺并改变针尖位置。

3. $L_5~S_1$ 椎间隙穿刺较困难,这是由于髂翼的阻挡和骶椎横突的限制,因为 $L_5~S_1$ 椎间隙存在一个向下侧倾斜的腰骶角,大部分患者只需经腰骶角延长线与皮肤的交点穿刺即可避开髂翼阻挡,或采用髂翼下移法,即可平行或近似平行穿刺进入椎间隙,穿刺时在 C 形臂机或 G 形臂机的引导下,可安全顺利地完成穿刺。通常其穿刺点一般位于 $L_{4~5}$ 穿刺点稍外下方,以保证能紧贴髂嵴上内缘越过髂嵴且能有更大的穿刺角度。

4. 在操作过程中,椎间孔附近不要注入局麻药,以防止穿刺到神经根时疼痛反应消失,造成神经根损伤。

（三）经皮激光椎间盘减压术

1. 术者应对术中所使用激光的种类及其特性有深入的了解。洗手护士在激光照射前应检查光导纤维尖端是否超出穿刺导针尖端（颈椎 3~5mm、腰椎 5~10mm）,过长时尤其在颈椎易损伤脊髓;过短时,激光导致金属穿刺针发热而灼伤针道周围组织。

2. 激光仪管理护士要确认激光初始能量的设置（颈椎为 10J/s,腰椎为 13.5J/s）,同时,在激光发射过程中,实时喊报激光的总能量,以使术者心中有数。

3. 当患者卧于手术床后,巡回护士要使患者解除紧张情绪,摆好体位,同时要告诫患者在术中如何配合。在做颈椎时,当穿刺针刺入椎间盘后,禁止患者说话,因此术中的肢体语言交流尤为重要。如在治疗过程中感到右或左上肢不适,就握握右或左手等,巡回护士得知信息后及时向术者汇报,以供术者决定是否继续治疗。

4. 何时终止激光照射　髓核汽化声由高频高调逐渐变为低频低调,光导纤维前端可见有黑色碳化物附着,可闻及烧焦的气味,颈椎总热量在300J左右,腰椎总热量在500J左右,这是激光照射终止的参考指标。但这里应强调的是绝不能不顾患者的不适主诉而追求以上指标,是否终止激光照射的关键因素取决于患者的主诉。患者自觉背部或腰部、上肢或下肢热、痛、麻木感出现时,应终止激光照射。这里需注意的是,患者起初感觉不适,应暂停激光照射,拔出光导纤维,充分排出热气、减低椎间盘内压力或降低每秒输出功率后再试激光照射,如仍感不适或疼痛时,应立即停止照射为宜。

二、术后并发症及防治

(一)椎间盘炎

其原因尚不十分明确,可能与反复穿刺损伤软骨终板、消融刀头过于靠近终板热损伤有关。预防措施即穿刺针到达纤维环表面或进入部分时需透视,以明确其方向平行于终板并位于椎间隙中部。对于椎间隙狭窄且前方有明显骨赘形成时,穿刺操作较困难,必要时透视下穿刺以确保良好的方向及位置,避免消融时刀头贴近终板。

对于术后短期内出现颈部酸胀、疼痛感加剧,活动时加剧,CRP 与 ESR 升高,MRI 显示手术节段软骨终板水肿改变,诊断椎间盘炎并不困难,一旦确诊为术后椎间盘炎,经短期保守治疗无效应手术治疗,常规开放前路椎间盘清除椎体间植骨融合术。

(二)Horner 综合征

颈椎间盘等离子射频消融术时,因穿刺过程损伤椎旁交感神经引起,又称为颈交感神经麻痹综合征,其特点为损伤侧眼球轻微下陷、瞳孔缩小,但对光反应正常、上眼睑下垂、同侧面部少汗等。一般为自限性症状,多于术后2~3周自愈。预防处理方法:严格穿刺手法,尽量避免反复穿刺。

(三)椎间隙感染

术中应严格按照无菌操作进行,一旦发生椎间隙感染,抗生素保守治疗无效,须行外科手术干预。

(戎利民　刘斌　任龙喜)

参 考 文 献

[1] 齐强,党耕町,陈仲强,等.经皮激光椎间盘减压术的实验研究.中华外科杂志,1993,31(7):407-410.

[2] 戎利民,张非.消融髓核成形术中消融时间与椎间盘内压变化关系的实验研究.中国病理生理杂志,2008,24(10):1975-1979.

[3] 戎利民,蔡道章,谢沛根,等.髓核低温消融术在颈椎病治疗中的应用.中国脊柱脊髓杂志,2008,18(2):158-159.

[4] Singh V,Derby R. Percutaneous lumbar disc decompression. Pain Physician,2006,9(2):139-146.

[5] Fraser RD. Chymopapain for the treatment of intervertebral disc herniation. A preliminary report of a double-blind study. Spine,1982,7(6):608-612.

[6] Bradbury N,Wilson LF,Mulholland RC. Adolescent disc protrusions. A long-term follow-up of surgery compared to chymopapain. Spine,1996,21(3):372-377.

[7] Choy DS,Ascher P,Lammer J,et al. Percutaneous laser catheter recanalization of carotid arteries in seven cadavers and one patient.AJNR Am J Neuroradiol,1986,7(6):1050-1052.

[8] Choy DS. Percutaneous laser disc decompression:a 17-year experience. Photomed Laser Surg,2004,22(5):407-410.

[9] Ren L,Guo H,Zhang T,et al. Efficacy evaluation of percutaneous laser disc decompression in the treatment of lumbar disc herniation.Photomed Laser Surg,2013,31(4):174-178.

[10] Ren L,Guo B,Zhang T,et al. Medium-term follow-up findings in imaging manifestation after percutaneous laser disc decompression. Photomed Laser Surg,2013,31(6):247-251.

[11] Ren L,Guo B,Zhang J,et al. Mid-term efficacy of percutaneous laser disc decompression for treatment of cervical vertigo. Eur J Orthop Surg Traumatol,2014,24 Suppl 1:S153-158.

[12] Ren L,Han Z,Zhang J,et al. Efficacy of percutaneous laser disc decompression on lumbar spinal stenosis. Lasers Med Sci,2014,29(3):921-923.

[13] Saal JS,Saal JA. Management of chronic discogenic low back pain with a thermal intradiscal catheter. A preliminary report. Spine,2000,25(3):382-388.

[14] Helm S,Hayek SM,Benyamin RM,et al. Systematic review of the effectiveness of thermal annular procedures in treating discogenic low back pain. Pain Physician,2009,12(1):207-232.

[15] Yakovlev A,Tamimi MA,Liang H,et al. Outcomes of

percutaneous disc decompression utilizing nucleoplasty for the treatment of chronic discogenic pain. Pain Physician,2007,10(2):319-328.

[16] Pace C,Reyna J,Schlicht C. Percutaneous disc decompression for the treatment of lumbar spinal stenosis. Pain Physician,2003,6(4):509-512.

[17] Singh V,Piryani C,Liao K. Role of percutaneous disc decompression using coblation in managing chronic discogenic low back pain:a prospective,observational study. Pain Physician,2004,7(4):419-425.

[18] Smuck M,Benny B,Han A,Levin J. Epidural fibrosis following percutaneous disc decompression with coblation technology. Pain Physician,2007,10(5):691-696.

[19] Bhagia SM,Slipman CW,Nirschl M,et al. Side effects and complications after percutaneous disc decompression using coblation technology. Am J Phys Med Rehabil,2006,85(1):6-13.

[20] Calisaneller T,Ozdemir O,Karadeli E,et al. Six months post-operative clinical and 24 hour post-operative MRI examinations after nucleoplasty with radiofrequency energy. Acta Neurochir,2007,149(5):495-500.

[21] Chen YC,Lee SH,Saenz Y,et al. Histologic findings of disc,end plate and neural elements after coblation of nucleus pulposus:an experimental nucleoplasty study. Spine J,2003,3(6):466-470.

[22] Aryan HE,Ames CP,Szandera B,et al. Coblation of spinal endplates in prepeiration for interbody spinal fusion. J Clin Neurosci,2006,13(3):349-352.

第五章 经皮椎体成形术

第一节 概述

据统计分析,骨质疏松症的发病率已经跃居世界各种常见病的第 7 位。在美国、欧洲各国和日本,约有 7500 万骨质疏松症患者,其中大多数是中、老年人,并以绝经后妇女占绝大多数。在我国,骨质疏松症同样是一个严峻的公共卫生问题。目前,我国 60 岁以上的人口约 1.73 亿,是世界上老年人口绝对数量最多的国家。2003~2006 年一次全国性大规模的流行病学调查显示,50 岁以上以椎体和股骨颈骨密度值为基础的骨质疏松症总患病率女性为 20.7%,男性为 14.4%。60 岁以上的人群中骨质疏松症的患病率明显增高,女性尤为突出。按调查估算,全国 2006 年在 50 岁以上的人群中约有 6944 万人患骨质疏松症,约 2 亿 1 千万人存在低骨量。

骨质疏松症最严重的后果就是骨质疏松性骨折,其主要由于全身骨骼骨量下降及有机结构的改变,生物力学性能也出现明显变化,主要是抗压缩、抗扭转强度等显著减少,经轻微的外力作用即可能导致骨折。骨质疏松症患者最常发生的是脊柱骨折,其表现为椎体的压缩骨折,称为骨质疏松性椎体压缩骨折。其中 85% 有症状,15% 无症状。脊柱骨折很容易误诊和漏诊。由于损伤很轻,而易误诊为腰部扭伤或劳损。30% 以上的骨质疏松性椎体压缩骨折患者是因其他原因摄 X 线片后确诊。

骨质疏松性椎体压缩骨折主要发生在胸、腰椎,有时有明确外伤史,如跌跤、扭伤等,但一般不明确,患者常有腰背疼痛或周身骨骼疼痛,负荷增加时疼痛加重或活动受限,严重时翻身、起坐及行走有困难。胸椎压缩骨折会导致胸廓畸形,影响心肺功能。腰椎骨折可能会改变腹部解剖结构,引起便秘、腹痛、腹胀、食欲减低和过早饱胀感等。严重者可有身高缩短和驼背,脊柱畸形和伸展受限。但一般少有神经系统体征。局部脊柱后凸畸形、叩击痛明显,X 线片显示椎体呈楔形、双凹样压缩改变。急性期骨质疏松性压缩骨折终板下或椎体中央可见带状 T_1WI 低信号,T_2WI 高信号影,这是由于急性期椎体骨折、产生脊髓水肿所致。以往对老年骨质疏松所致的椎体压缩骨折多行保守治疗,主要是卧床休息及对症处理,但其病程长、并发症多、使患者生活质量下降。经皮椎体成形术及经皮椎体后凸成形术是近年来脊柱外科发展的微创新技术,对治疗骨质疏松性椎体压缩骨折具有较好的效果。

一、经皮椎体成形术

(一)椎体成形术的概念及作用机制

经皮椎体成形术(percutaneous vertebroplasty,PVP)即在影像导引下,通过将穿刺针经皮穿刺到病变椎体后,向椎体内注入人工骨(主要成分为骨水泥),以达到增强椎体强度和稳定性、防止塌陷、缓解腰背疼痛甚至部分恢复椎体高度的目的。椎体成形术最初源于通过开放手术,用骨移植或骨水泥增强椎体生物力学强度。1984 年,法国 Deramond 首先经皮椎体内注射甲基丙烯酸甲酯(polymethylmethacrylate,PMMA)的方法成功治疗了 1 例长期疼痛的 C_2 椎体血管瘤患者,开创了经皮椎体成形术的先河。1989 年,Kaemmerlen 将这一技术应用于脊椎转移瘤。1988 年,Duquesnal

首先应用 PVP 治疗骨质疏松引起的椎体压缩骨折（vertebral compression fracture，VCF）。近年来，PVP 已逐渐推广应用于脊椎血管瘤、骨髓瘤、溶骨性转移瘤、骨质疏松性椎体压缩骨折合并顽固性疼痛的患者，具有明显的止痛效果，并且能够加固椎体，增加脊柱的稳定性，防止椎体的进一步压缩，恢复患者的日常生活。

几乎所有的临床结果都显示 PVP 治疗后患者的疼痛缓解率高达 90% 以上，但对其原因尚无肯定的解释。可能有 3 个原因：①骨质疏松椎体内微骨折椎体成形术后得以稳定；②骨水泥承担了相当部分轴向应力，从而减少了对椎体内神经的刺激；③感觉神经末梢被破坏。最初，使用 PMMA 有放热和毒性作用，可能损害骨内神经末梢。而磷酸钙椎体成形术也能达到同样止痛效果，可见神经末梢的损害作用并不是主要原因。以往认为的椎体骨质疏松楔形压缩致脊神经后支牵张引起疼痛的解释也不可排除。

对于 PVP 术后椎体强度和刚度的改变情况，研究显示，骨水泥注入椎体后，骨水泥将沿骨小梁间隙分布至整个椎体，合适浓度的骨水泥在椎体内均匀分布而不出现椎体外渗漏，而且骨水泥固化后能显著提高椎体的生物力学强度。如 BaBai 等对 40 例新鲜人体骨质疏松椎体标本进行生物力学试验显示，椎体压缩骨折后其轴向压缩强度和椎体的刚度分别为（527±43）N、（84±11）N/mm，注入磷酸钙骨水泥后则分别为（1063±127）N、（157±21）N/mm，注入 PMMA 后为（1036±100）N、（156±8）N/mm。表明 PVP 后椎体强度和刚度均可增加，但这并不意味着骨水泥注射越多越好，过多剂量的骨水泥在缓解疼痛的同时，也可能造成较多的并发症，如骨水泥漏、肺栓塞等。有研究者指出，填充椎体体积 1/4 的骨水泥即可达到较佳的止痛效果。

Stephen 等通过双侧注射 2ml、4ml、6ml、8ml 骨水泥来观察椎体刚度和强度变化，以观察注射最佳量。结果发现强度在注射 2ml 骨水泥时即可重建，刚度在注射 4ml（胸椎）和 6ml（腰椎）骨水泥时才得以重建。

（二）椎体成形术中的植入材料

用于椎体成形术的理想填充材料应具备无毒、可降解、有生物活性、固化时不放热、可注射、传导性好和价格合理等特点，填充材料的好坏直接影响到椎体成形术的临床效果。目前，常用的材料有聚甲基丙烯酸甲酯（polymethylmethacrylate，PMMA）及矿物质骨水泥等。

1. 聚甲基丙烯酸甲酯　目前使用的 PMMA 有 3 种：SimplexP、Osteobond、Cranioplastic。前两者可加入 10% 浓度的硫酸钡，但 10% 往往显影不够，30% 浓度的硫酸钡可以较好地显影，然而硫酸钡浓度的增加，势必会影响其强度和注射性能。国外常在 PMMA 中掺入钛粉或钨，以使之能术中显影。须指出，这种 PMMA 与平常使用的 PMMA 不同，经过特殊处理后具有更低的黏稠度，更长的凝固时间。PMMA 20 分钟内凝固，1 小时内达到其最高强度。

尽管椎体成形术最初与其后的应用均证明 PMMA 是较安全的，但 PMMA 亦有许多缺点。它凝固时的放热作用（40~100℃），可灼伤附近的软组织，尤其是脊髓和神经根；同时也可烧伤椎体内的骨细胞，影响最终的骨折愈合，而椎体的融合是我们的最终目的。PMMA 凝固过程中可引起低血压或脂肪栓塞。同时 PMMA 无生物活性，不可生物降解，最终不能被骨替代。PMMA 可在其周围引起异物反应，炎性细胞聚集，巨细胞吞噬，从而影响其在体内的稳定性。另外，PMMA 还可释放有毒性的单体。因此，许多人坚决反对将 PMMA 用于椎体，除非用于椎体转移性肿瘤的姑息治疗。以色列 Disc-O-Tech 医疗技术公司研发的 Confidence 高黏度骨水泥是在传统 PMMA 骨水泥基础上改进的新产品，它没有传统骨水泥混合过程中的液态期，具有瞬间高黏度、可注射时间长、低聚合温度等优点，聚合温度只有 50~60℃，大大降低骨水泥渗漏的风险和骨水泥聚合热效应，避免肺栓塞和神经损伤，大大提高了 PVP 的安全性，但仍存在不可降解、无生物活性等不足。

2. 矿物质骨水泥　由于 PMMA 的上述缺点，研究者们在寻找能克服这些缺点的替代物。羟基磷灰石陶瓷（HA）太脆、不易塑形，虽然其成分与骨矿相同，具有良好生物相容性，但植入体内后，不能降解吸收。

磷酸三钙陶瓷（TCP）生物相容性好，但降解吸收太快，其在体内的最终成分仍是 TCP，且可塑性也差。自固化磷酸钙骨水泥（calcium phosphate cenment，CPC），也称为羟基磷灰石骨水泥（hydroxuapatite cement，HAC），其组成包括固相和液相。固相主要有磷酸四钙、磷酸三钙、二水磷酸氢钙、无水磷酸氢钙、磷酸二氢钙等之中的至少两种,还可以有氟化物、半水磷酸钙等。液相可以是蒸馏水、稀酸、血清、血液等。不同的磷酸盐在液相中发生水化反应,其最终产物也是唯一产物——羟基磷灰石(HA)。这些反应可以在人体环境中(pH 中性、温度 37℃)很好地进行。CPC 的一个重要特点就是能够自行固化,粉末与固化液调和为牙膏状后,3~15 分钟内凝结且与骨直接粘结,产品固化程度不低于 35kPa。CPC 的充填处不能有积血和活动性出血,否则会对固化的强度产生影响。CPC 植入动物体后血钙、血磷和碱性磷酸酶均处于正常水平。CPC 综合了上述植入物的优点,生物相容性好、人体吸收容易、可塑性好、固化时不放热,不引起炎症反应、无致癌、不引起过敏反应。其在体内的最终成分是 HA,降解和新骨形成对等。用于椎体成形术时可做成粉末状,再用等渗盐水拌成糊状;使用时要注意其黏稠度要合适,太低易渗漏,太稠则注入困难,增加注入压力又恐引起静脉栓塞并发症。30 分钟开始凝固,从而有合适的手术时间,4 小时完全凝固。故在作为新的骨质疏松椎体加固和填充材料方面也有广阔的前景。

3. 其他材料 除了 PMMA 及骨矿物质水泥,尚有一些其他可供选择的加固材料。如一种具有多孔结构的珊瑚状羟磷灰石材料,但由于它完全由羟磷灰石构成,不能被生物分解,在体内也很少被吸收,因此它在脊柱外科中的应用受到限制。另一些尚在研究中的加固材料,包括 Collagraf(一种牛 I 型胶原、羟磷灰石及磷酸钙的合成品)、药用石膏、骨生长因子等;但由于效果不确切、副作用较多,这些材料目前尚停留在实验研究阶段,距离临床使用尚有较大距离。

(三)椎体形成术中的穿刺途径

穿刺途径有以下几种:椎弓根途径、椎弓根外途径、后外侧途径(仅用于腰椎)及前外侧途径(仅用于颈椎)。

多数椎体形成术的经典途径是椎弓根途径。它具有以下优点:①有明确的解剖标志;②可使穿刺器械有效地植入椎体内;③较安全,可避免其他途径可能造成的损伤(如神经根、肺等)。

椎弓根途径的手术过程为:在 C 形臂机透视下,将穿刺针尖置于病椎椎弓根的外上象限(左侧为 10 点钟位置,右侧为 2 点钟位置),调整穿刺针方向,缓慢钻入椎弓根,调整 C 形臂机探头显示侧位像,继续钻入至椎体前 1/3 交界处,并将针尖

斜面朝向对侧,将针芯推出,注入少量造影剂,观察静脉回流情况。椎弓根途径的缺点是其在冠状面调节范围较小。正位片上胸椎和上腰椎的椎弓根几乎是垂直的,虽然椎弓根较宽大且在 T_5 允许较倾斜地钻入椎体。这样穿刺较安全,但在单侧穿刺灌注时不利于骨水泥到达对侧。

椎弓根外途径避免了椎弓根途径上述的缺陷。首先,由于其通过椎弓根外侧进入椎体,因此允许采用较粗的穿刺针。此外,该途径可使穿刺针较椎弓根途径更好地到达椎体中央,至少在理论上允许采用单侧穿刺灌注。其弊端是如果穿刺针靠近椎体后部,可增加骨水泥通过椎体间静脉渗漏入椎管的可能,而降低该危险的一种方法是将穿刺针置于椎体前 1/3。椎弓根外途径在胸椎有可能会损伤肺导致气胸。还有一种潜在的危险是,当穿刺针移走后,骨水泥有通过穿刺孔渗漏的可能(在后外侧途径亦有可能);但这种可能性很低,只要在骨水泥开始固化后再取出穿刺针就可以避免。该途径多采用凝固较快的骨水泥。

后外侧途径与椎弓根外途径较为相似,但穿刺针可更深地进入椎体,而且仅通过椎体侧壁。由于该途径可能造成神经根的永久损伤,故应谨慎使用。

在颈椎,由于椎弓根途径很难操作,因此多采用前外侧途径。穿刺时应尽量避免损伤颈动脉鞘,术中术者可将其推离穿刺途径。由于颈椎发生骨质疏松性骨折的可能较小,因此颈椎的椎体形成术较少,更多的是用于治疗颈椎肿瘤。

无论是椎弓根途径还是椎弓根外途径,在侧位相上针尖均应位于椎体前半部,最好将针尖置于椎体前中 1/3。

(四)椎体成形术的临床疗效

PVP 对肿瘤及骨质疏松性骨折的止痛效果都非常理想,疗效评价主要是根据疼痛缓解和防止椎体塌陷的情况。前者的效果在术后立刻产生,90% 以上患者能在 6~72 小时(平均 36 小时)内立即止痛,不需要再使用镇痛剂。但对重度压缩骨折(椎体压缩 65%~83%)的有效率仅为 67%。1999 年,Gangi 等报道 PVP 治疗骨质疏松性压缩骨折 105 例,转移性肿瘤、骨髓瘤 69 例,绵状血管瘤 11 例,止痛有效率分别为 78%、83%、73%。Cotton 报道随访 37 例 6 天 ~6 个月(平均 4.2 个月),36 例疼痛得以解除或明显改善,仅 1 例无效。另据文献有限的病例报告,所有的以加固椎体为目

的的患者,术后随访过程中均未出现椎体塌陷。

2001~2004 年,我院采用 PMMA 作为填充材料施行椎体成形术约 47 例(67 个椎体),其中骨质疏松性压缩骨折 40 例,椎体血管瘤 3 例,椎体转移瘤 3 例。单纯使用椎体成形术 44 例,3 例与后路内固定合用。绝大部分病例(43 例,92.9%)的术前症状在术后当天获得缓解,3 例在术后 3 周缓解,1 例存在持续疼痛。VAS 评分从术前的(7.2±1.4)分下降至术后的(2.7±1.8)分,椎体高度增加约 25%,骨水泥渗漏率约 12%,多为椎体前方渗漏,2 例为后方渗漏,其中 1 例无症状,仅 1 例需要去椎板减压。无肺栓塞等并发症。随访发现 4 例手术椎体再次骨折塌陷,1 例邻近节段压缩骨折。另外,2006 年 4~10 月,我院应用 Cofindence 高黏度骨水泥及其椎体成形系统治疗骨质疏松性椎体压缩骨折 23 例(31 个椎体)。随访 1~7 个月(平均 3.7 个月),术后患者背部疼痛均明显缓解或消失。术前的 VAS 评分平均为(7.57±1.10)分,术后第 3 天平均为(3.17±0.87)分,术后 1 周为(2.43±0.65)分,术后 1 个月平均(2.26±0.66)分,手术前后差异有统计学意义。2 例发生椎体旁骨水泥渗漏,无骨水泥毒性反应、肺栓塞、感染和神经损伤等并发症的发生。

近几年来,国内外文献均有大量的临床随访,均提示 PVP 对骨质疏松性压缩骨折是一种长期有效的缓解疼痛的方式。有国外学者曾对 69 例(121 个术椎)进行至少 5 年的临床随访,手术前后 VAS 评分下降平均 4.9 分,除去自然死亡的患者,有 75% 的患者在术后 5 年内 VAS 评分保持相同基线。另有 25% 的患者发生术椎邻近节段椎体骨折。

(五)手术适应证与禁忌证

1. 手术适应证

(1)骨质疏松致压缩骨折患者中有如下情况者:①卧床休息及药物治疗 3~4 周无效者;②不能耐受止痛药物者;③年龄较大(>65 岁)有疼痛症状者。

(2)椎体恶性肿瘤致压缩骨折患者中有如下情况者:①椎体塌陷程度不超过原椎体高度的 2/3 者;对椎体压缩高度超过 70% 的患者选择有争议,有椎体压缩超过 70% 经改良穿刺方法从远侧面进针成功施行椎体成形的报道;②椎体的后缘不一定完整,但没有脊髓压迫和硬膜外侵犯者;③疼痛不是主要由神经受压迫引起者。

(3)侵袭性椎体血管瘤患者中有如下情况者:①有疼痛的临床症状但无 X 线表现者,可选择性行椎体成形术,缓解疼痛;②既有临床症状又有 X 线表现,但无神经痛及神经压迫症状者,可经皮穿刺椎体注射酒精入瘤组织配合椎体成形术;③无临床症状但 X 线见骨质破坏者,可暂时随访观察。

(4)椎体转移瘤患者中有如下情况者:①转移瘤所致椎体塌陷引起严重的腰背疼痛,需卧床休息和服用止痛药来缓解者;②放疗前为防止椎体塌陷者;③放疗或化疗后疼痛不能缓解者;④转移瘤所致脊柱稳定性下降者;⑤有手术禁忌证或不愿手术者;⑥需要手术治疗的患者,术前行 PVP 术可增加椎体的强度,栓塞部分动脉,减少术中出血。

2. 手术禁忌证

(1)绝对禁忌证:①无症状的稳定骨折者;②凝血功能障碍者;③药物等其他方法治疗有效者;④椎体骨髓炎者;⑤对 PVP 术中所需材料过敏者;⑥非骨质疏松的急性创伤性骨折者。

(2)相对禁忌证:①椎体骨折线越过椎体后缘或椎体后缘骨质破坏、不完整者;②椎弓根骨折;③严重压缩骨折:上胸椎压缩比超过 50%,腰椎压缩比超过 75%;④严重心肺疾病、体质极度虚弱,不能耐受手术者;⑤成骨性转移性肿瘤者;⑥合并神经损伤、病变已经侵及脊髓造成截瘫无疼痛症状者;⑦患者存在活动性感染(非原发病引起);⑧一次对 3 个以上椎体行 PVP 时,大量被栓塞的髓质有引起肺栓塞的可能,也应被视为相对禁忌。

二、经皮椎体后凸成形术

经皮椎体成形术(PVP)被广泛应用于脊柱肿瘤和骨质疏松性骨折的治疗,取得了良好的疗效。但是由于 PVP 仅是在病变椎体中注入一定量的骨水泥,对于压缩的椎体不能起到有效地复位作用,后凸畸形保留。脊柱后凸可在许多方面产生负面影响:在生物力学方面,脊柱后凸使患者的负重重心前移,以致患者失去平衡,增加了摔倒的危险性,从而使受伤的潜在可能性增加;患者负重重心的改变也加大了椎体所承受的负荷,使椎体容易发生骨折;腰椎或胸椎椎体压缩骨折引起的后凸畸形更使肺活量降低,加重原有的限制性肺病。另外,PVP 中骨水泥的填充不能控制,骨水泥的渗漏成为限制 PVP 应用的主要原因。有报道,在骨质疏松性椎体骨折的治疗中,骨水泥的渗漏达 35%,脊柱转移瘤则高达 65%。

(一)经皮椎体后凸成形术的历史

1998 年,出现了一种可膨胀性气囊(inflatable bone tamp,IBT),其可应用于骨折复位和(或)在骨松质内造成空腔。Garfin 首先提出了经皮椎体后凸成形术(percutaneous kyphoplasty,PKP)的设计构想,Lieberman 和 Dudeney 应用 IBT 在人体行后凸成形术,将 IBT 经皮穿刺植入椎体,充气扩张后再注入骨水泥。PVP 能固定椎体,缓解疼痛,但不能改善椎体畸形;PKP 既恢复压缩椎体的强度和硬度,又可部分恢复压缩椎体的高度,矫正后凸畸形,并且充气后使椎体内压力降低,使骨水泥注入更加安全,取得了较 PVP 更好的治疗效果。最近,以色列 Disc-O-Tech 公司发明的一种新型后凸成形系统 Sky 膨胀式椎体成形系统(spinal kyphoplasty bone expander system)也已开始应用于临床。Sky 骨扩张器经工作通道插入塌陷的椎体,通过高分子聚合物围绕轴心的皱折叠出达到扩张的作用,从而复位骨折椎体,并在椎体内扩张出特定直径的空腔,然后回旋装置,使皱折叠出的聚合物材料恢复为平整状态并从椎体内拔出,然后向椎体内注入骨水泥。其类似球囊的作用,不同的是利用聚合物皱折叠出代替球囊膨胀,从而克服了球囊膨胀过程中扩张方向不能控制的不足。不同型号的骨扩张器均以特定的膨胀直径准确膨胀,其膨胀的长度又可通过简单的旋转把手来控制,扩张方向可通过术者手动控制,膨胀后的形态是固定的,可在椎体内产生一个特定形态的空腔。

(二)经皮椎体后凸成形术的生物力学研究

至于经皮椎体后凸成形术的生物力学研究,Belkoff 等采用骨质疏松椎体,模拟骨折后,对用气囊扩张椎体强化和单纯椎体强化的效果进行比较,发现前者能恢复椎体高度丢失的 97%,且能恢复椎体初始的强度和刚度,而后者仅能恢复椎体高度丢失的 30%,能恢复骨折前椎体强度,但不能恢复刚度。Wilson 等用 T_{10-12} 的脊柱标本,将 T_{11} 模拟骨折,对骨折状态、单纯注入骨水泥及气囊复位注入骨水泥三组进行脊柱稳定性测试,结果显示单纯注入骨水泥及气囊复位注入骨水泥组在伸屈范围均能减少中立位柔度[减少(25±23)%]和最大载荷柔度[减少(23±20)%];在侧凸范围,减少中立位柔度[减少(34±20)%]和最大载荷柔度[减少(20±17)%],但两组间比较无明显差异。

(三)经皮椎体后凸成形术的临床疗效

Stephen 等对 2 组各 16 例骨质疏松性 VCF 分别施行 PVP 和 PKP,结果显示 PKP 对椎体高度损失有显著的恢复作用(97%),而 PVP(30%)明显低于 PKP;两者均显著增加椎体强度;PKP 可恢复椎体的稳定性至初始状态,而 PVP 则否。Liberman 等采用椎体后凸成形术治疗 30 例(70 个椎体),术后椎体平均恢复了 47% 的压缩高低,SF-36 评分从 11.6 升至 58.7,骨水泥渗漏的发生率为 8.6%,除 1 例因术中输液过多引起肺水肿外,没有严重并发症的发生。随访 6 个月,无 1 例复发。Wade 等报道,28 例 PKP 患者术前平均椎体高度损失为(79±22)%,术后平均椎体高度恢复为(99±13)%,没有出现 1 例骨水泥渗漏。另外,Gaxfin 等对 340 例(603 节)骨质疏松性椎体压缩骨折进行 PKP 治疗的多中心研究结果表明,临床症状改善率 90%。刘尚礼课题组采用 Sky 后凸成形术治疗的 87 例(112 个椎体)骨质疏松性椎体压缩骨折患者,按照 Genant 分级,一级 29 个椎体,二级 48 个椎体,三级 35 个椎体;新鲜骨折 51 例,陈旧性骨折 36 例;术前 VAS 评分 8.7 分,平均随访 8.6 个月,所有患者疼痛消失或明显减轻,术后第 3 天的平均 VAS 评分为 1.4 分。无严重并发症发生,脊柱后凸角由术前平均 20.9° 恢复为平均 12.4°,疗效满意。

PKP 的疗效确定已成为毋庸置疑的事实,然而 PKP 与 PVP 疗效相近,目前研究尚不能对两者孰优孰劣得出肯定性结论。虽然 Shiliang Han 在进行的 meta 分析中得出,7 天内短期效果 PVP 要优于 PKP,而中远期效果 PKP 更优,在骨水泥渗漏方面两者无差异。而 Dan Xing 进行的 meta 分析中得出 PVP 和 PKP 在短期和中远期的随访中对于疼痛的疗效是无差别的,而与 PVP 相比,PKP 更能恢复后凸角度,提高椎体高度,减少骨水泥渗漏等并发症,这一结论也是众多国内外临床文献的一致结论。

(四)手术适应证与禁忌证

后凸成形术的适应证与 PVP 相同,主要为因骨质疏松和肿瘤引起的疼痛性椎体压缩骨折。另外,其还可用于胸腰椎爆裂性骨折的治疗。

球囊扩张椎体后凸成形术治疗的排除标准也与 PVP 非常相似:①无痛的 VCFs 或者 VCFs 不是疼痛的主要原因;②骨髓炎或全身性感染的存在、向后方凸出的骨块、或者是位于后方的可能危及椎管的肿瘤团块等。

第二节　手术操作

一、经皮椎体成形术

（一）器械结构

根据病变椎体水平和椎弓根大小选用不同长度和直径的带芯穿刺针，颈椎一般用 14G 或 15G，长 7~10cm，前端呈尖锥形或斜坡形的穿刺针。胸腰椎一般用 10G，长 10~15cm，前端呈斜坡形的穿刺针。用普通一次性注射器或旋转加压式注射器，利于骨水泥向椎体内注入（图 5-1）。

（二）术前准备

1. 常规检查　术前常规做心、肝、肺、肾及凝血功能检查。同时，行椎体正侧位 X 线摄片和 CT 扫描，脊柱肿瘤患者再行 MRI 检查。MRI 不仅能够反映椎体塌陷的程度，还能排除脊柱的其他疾病，如椎间盘突出、椎管狭窄等，因此患者术前应行 MRI 检查。骨扫描也可用于确诊 VCFs。

2. 术前有关功能训练　胸腰椎压缩骨折患者术中需要患者于俯卧位至少 1 小时，故术前需要患者锻炼俯卧位的耐受程度，最后最好每次可俯卧 2 小时以上。具体方法为患者的肩部和头部下方置放枕头作为支撑，使患者的胸部和腹部保持轻度悬空，以利于呼吸更为通畅，并减少俯卧时腹压增高而引起的静脉血增多。

3. 必要器械准备　术中需要做 C 形臂机定位及应用微创手术器械等。C 形臂机定位像要清晰可靠，防止其他因素干扰，确保手术安全和顺利实施。颈椎手术中最好在 CT 下进行，故需行 CT 机的准备。

4. 患者知情同意书　PVP 常见有脊髓损伤、骨水泥反应及骨水泥渗漏等并发症，要如实说明开展微创手术的安全性、科学性、实用性及手术优缺点，以及术中相关的并发症，征得患者和家属同意后并签字，以免术后医患之间发生纠纷。

（三）麻醉

常采用局部麻醉以利患者舒适和放松，通常不需要静脉麻醉，只要给予适当的局部麻醉，术中仅有轻微不适。无论哪种局部麻醉都应对穿刺点、穿刺途径和骨膜作充分的药物浸润。麻醉充分，穿刺时患者仅会感到轻微不适。

一般较少使用全身麻醉，但对于疼痛严重不能俯卧的或有精神疾病的患者应予全身麻醉。对于常规的椎体成形术尽量避免采用全身麻醉，因其可能增加手术风险，而且增加手术费用。术中监护至少包括心律、血压、心电图及血氧饱和度等。供氧设备是必需的。由于术中可能需要清醒麻醉（少数全身麻醉患者），或出现过敏反应（显影剂或骨水泥）等，应配备相应的抢救人员和设备。

（四）体位

颈椎穿刺时采用仰卧位，使颈部过伸。胸腰椎穿刺时采用俯卧位，使腹部悬空。

（五）操作步骤

1. 常规消毒铺单，在 C 形臂机透视下根据椎弓根的位置确定双侧皮肤进针点，局麻浸润至骨膜（图 5-2）。

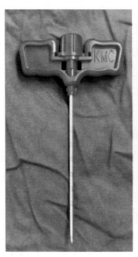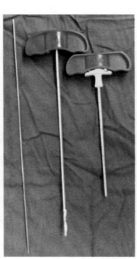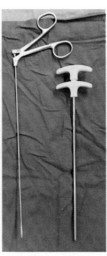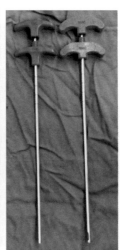

图 5-1　椎体成形器材

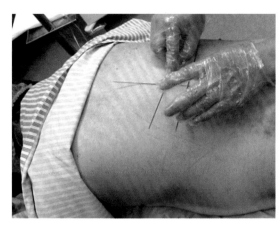
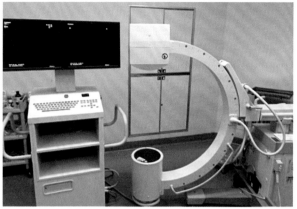

图 5-2　患者取俯卧位,术前 C 形臂机体表定位

2. 以进针点为中心在皮肤上行一小切口,插入含套管的穿刺针并抵至骨膜,C 形臂机透视下确定导针在椎弓根内,并与椎弓根的方向一致(图5-3、4)。

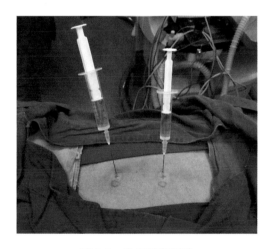

图 5-3　常规局部麻醉

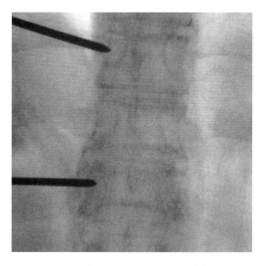

图 5-4　C 形臂机引导下进针,确保在椎弓根内

3. 在 C 形臂机透视下逐渐进针,并保持导针位于椎弓根内,至针尖抵达椎体的前中 1/3 交界处停止进针。期间,当针尖至椎弓根的 1/2 时,透视正位,如针尖位于"眼睛状"椎弓根影的中线处,则说明进针正确,可在侧位透视下继续钻入。

4. 针尖到达病变预定部位后,可注射 3~5ml 造影剂观察针尖是否位在基底椎静脉或其他大的回流静脉之内或紧邻这些结构,若非位于此位置可行进一步操作。

5. 用注射器或骨水泥储存器(Confidence 骨水泥注射时用)吸入事先配好的骨水泥,在透视下注入椎体,注射过程中在侧位 C 形臂机密切监视注入物的充填及扩散情况,边注入边将套管退至椎体后缘,期间一旦发现骨水泥的渗漏则立即停止注射。骨水泥的注射量一般为 2~10ml。有报道颈椎平均为 2.5ml,胸椎为 5.5ml,腰椎为 7.0ml(图5-5)。

6. 骨水泥凝固后,退出套管,观察 10 分钟,生命体征平稳,结束手术(图 5-6)。

(六) 术后处理

术后第 1 小时患者应保持仰卧位,因为含 PMMA 的骨水泥 90% 在术后 1 小时达到最大强度。在此期间应每隔 15 分钟检查一次患者生命体征,同时检查患者感觉和运动功能。如感觉改变或疼痛持续加重应早期检查,包括对手术区域行 CT 扫描以观察有无骨水泥的渗漏,如有,应立即手术治疗。如果术后 1 小时内没有出现不适,患者可坐起并在 2 小时后下床行走,但护理监测仍应继续。如 2 小时后未出现异常,可予出院,仍应有人监护其 24 小时。并追踪随访。

但是,必须明确一点,骨水泥虽然稳定了伤

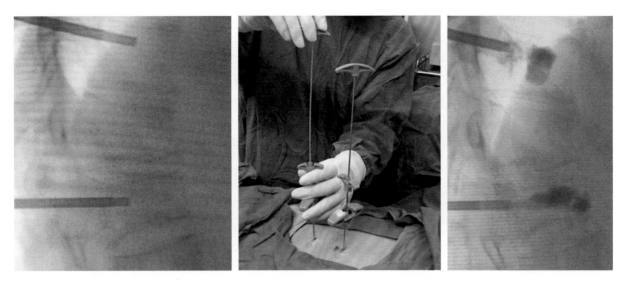

图 5-5　针尖抵达椎体前 1/3,推入骨水泥反复透视,并逐步退通道

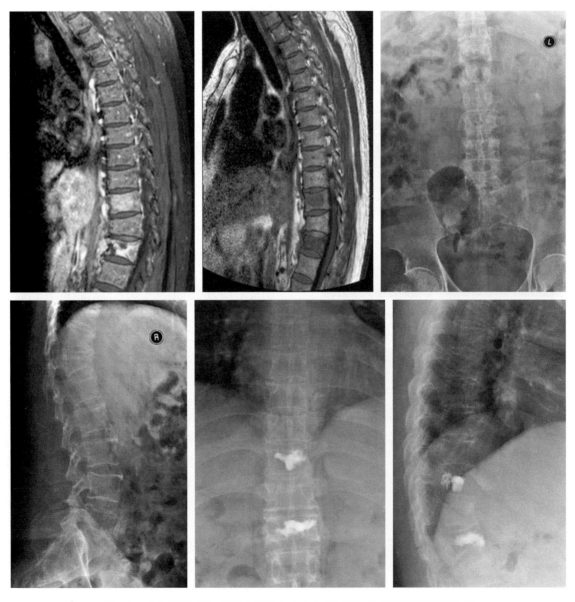

图 5-6　术前术后对比,见骨水泥填充椎体内部,无渗漏,椎体高度有所恢复

椎,但是其并不与骨松质生物结合。在伤椎自然愈合前,骨水泥周围骨松质在应力下仍然可能发生微骨折,造成椎体塌陷,引发新的症状复发。因此,在这时间段内仍需要多休息,下床行走时佩戴腰围保护。另外,多数患者在术后的腰背肌肉力量仍未恢复正常,应该在医师指导下进行腰背肌锻炼,如仰卧挺腹等。腰背肌力量的增强对术后远期疗效的保持起很大作用。

二、经皮椎体后凸成形术

(一)器械结构

PKP 器械主要包括可扩张球囊、穿刺针、手动骨钻、导针和带有压力传感器的注射装置。Sky 椎体后凸成形器械包括 Sky 骨扩张器、穿刺针、手动骨钻和导针等(图 5-7)。

(二)术前准备

1. 常规检查　术前常规做心、肝、肺、肾及凝血功能检查。同时,行椎体正侧位 X 线摄片和 CT 扫描,脊柱肿瘤患者再行 MRI 检查。

2. 术前有关功能训练　胸腰椎压缩骨折术患者术前锻炼俯卧位的耐受程度,最好达每次可俯卧 2 小时以上。

3. 必要器械准备　术中需要做 C 形臂机定位及应用微创手术器械等。C 形臂机定位像要清晰可靠,防止其他因素干扰,确保手术安全和顺利实施。

4. 患者知情同意书　PKP 和 Sky 椎体后凸成形术常见有脊髓损伤、骨水泥反应及骨水泥渗漏等并发症,术中有关相应的并发症,征得患者和家属同意后并签字,以免术后医患之间发生纠纷。

(三)麻醉

与 PVP 相同,常采用局部麻醉以利患者舒适和放松,通常不需要静脉麻醉,一般较少使用全身麻醉,但对于疼痛严重不能俯卧的或有精神疾病的患者应予全身麻醉。术中监护至少包括心律、血压、心电图及血氧饱和度等。

(四)体位

胸腰椎穿刺时采用俯卧位,使腹部悬空。

(五)操作步骤

1. 通常 PKP 采用的方法是双椎弓根途径。

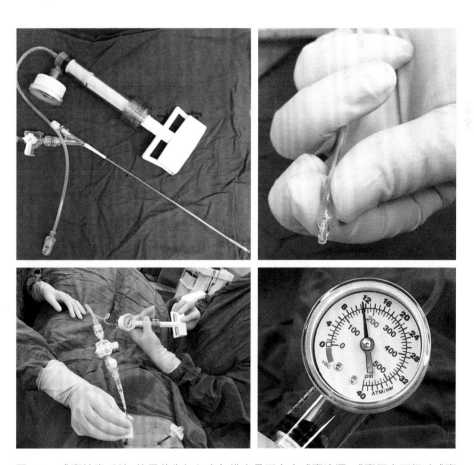

图 5-7　球囊扩张系统,使用前先打入空气排查是否存在球囊渗漏,球囊压力不超过球囊安全值

当椎弓根太小以至于无法容纳后凸成形术的工具时(通常在胸椎的中上段),则必须采取椎弓根外途径。具体步骤如下:

(1)C形臂机透视定位,并调整监视器至显示病椎终板成一直线,即X线完全平行于终板,两侧椎弓根的形状也必须对称并与棘突的间距相同。常规消毒铺巾,在C形臂机透视下根据椎弓根的位置确定双侧皮肤进针点,局麻浸润至骨膜。

(2)以进针点为中心在皮肤上行一小切口,插入含套管的穿刺针并抵至骨膜,C形臂机透视下确定导针在椎弓根内,并与椎弓根的方向一致。

(3)在C形臂机透视下逐渐进针,并保持导针位于椎弓根内,于椎体后缘时,抽出穿刺针的内芯,置入导针。拔出穿刺针,按序沿导针置入扩张套管和工作套管使工作套管的前端位皮质前方2~3mm处。

(4)将精细钻经工作套管用手指的力量缓缓钻入。当侧位显示钻头尖到达椎体1/2处时,正位应显示钻头尖不超过椎弓根影与棘突连线1/2处;当侧位显示钻头尖到达椎体前缘时,正位应显示钻头尖靠近棘突边缘。采用与钻入时相同的旋转方向边旋转边取出精细钻,用带芯的骨水泥推入管核实椎体前缘皮质未破裂后,放入可扩张球囊,其理想位置是在侧位显示位于病椎的前3/4处由后上向前下倾斜。同样方法完成另一侧的穿刺和球囊的放置。

(5)连接注射装置,同时扩张两侧球囊,当压力达到50psi时,取出球囊的内芯导丝,逐渐增加压力至球囊扩张满意,一般不超过200psi,同时C形臂机监视球囊扩张情况。当球囊已扩张达终板或预计的椎体复位效果或椎体四周皮质时,即停止增加压力。

(6)调制骨水泥至较黏稠的拉丝期时,将其灌入骨水泥推入管。抽出球囊内液体,取出球囊。将骨水泥缓慢置入,在置入过程中如出现骨水泥向椎体后缘方向流动时即停止。15mm长的球囊体积不超过4ml,20mm的不超过6ml。通常每侧需注入2~6ml。术后平卧至少1小时,以利于固化。

(7)骨水泥固化后,旋转工作套管(为了使其不被粘合在骨质中)取出,切口给予压迫止血(图5-8、9)。

2. Sky椎体后凸成形术常采用单侧椎弓根内途径;严重压缩性骨折,可在双侧同时进行膨胀重建。具体步骤如下:

(1)C形臂机透视定位,并调整监视器至显示病椎终板成一直线,即X线完全平行于终板,两侧椎弓根的形状也必须对称并与棘突的间距相同。常规消毒铺巾,在C形臂机透视下根据椎弓根的位置确定皮肤进针点,局麻浸润至骨膜。

(2)以进针点为中心在皮肤上行一长约3~5mm小切口,插入含套管的穿刺针并抵至骨膜,C形臂机透视下确定导针在椎弓根内,并与椎弓根的方向一致。

(3)在C形臂机透视下逐渐进针,并保持导针位于椎弓根内,于椎体后缘时,抽出穿刺针的内芯,置入导针,导针远端约位于离椎体前缘3/5。

(4)取出外层套管。将扩张器接上通用把手,然后套入手术套管内,经导针扩张组织,直达椎弓根。取出扩张器和通用把手,并前推手术套管,使手术套管嵌入椎弓根,深度约3mm。将直径为

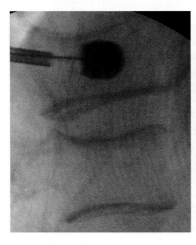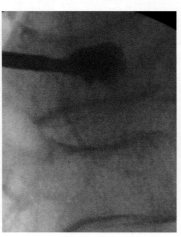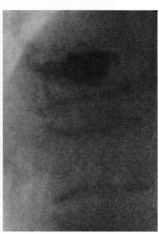

图5-8   术中C形臂机透视见球囊位于椎体中央,椎体高度恢复,通过通道注入骨水泥,均匀分布在椎体内部,无渗漏

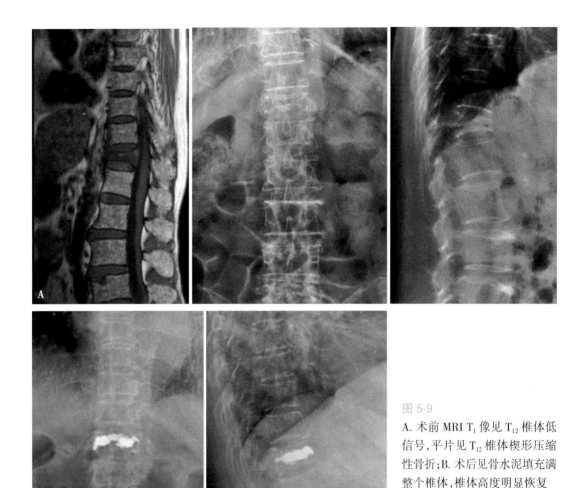

图 5-9

A. 术前 MRI T_1 像见 T_{12} 椎体低信号,平片见 T_{12} 椎体楔形压缩性骨折;B. 术后见骨水泥填充满整个椎体,椎体高度明显恢复

5.2mm 的钻头接上通用把手,经导针和手术套管以手动钟摆式钻入椎体,从而建立 Sky 骨扩张器的置入通道(此过程中导针不可有前移)。当侧位透视显示钻头尖端接近椎体前缘时,正位透视应显示钻头尖端尽量越过正中线。

(5)将 Sky 骨扩张器经过手术套管插入椎体通道内,确定安装手柄处于正确的方向(标有刻度的两面对应患者的左右侧)和确定骨扩张器处于椎体内恰当的位置后。在透视下顺时针旋转安装手柄的操作把手逐段膨胀骨扩张器。

(6)通过 C 形臂机监视骨扩张器膨胀和骨折复位情况。当骨扩张器完全膨胀或骨折复位满意后(骨扩张器可不必完全膨胀),逆时针方向旋转操作把手,骨扩张器即可回缩至原始管状结构和直径,取出骨扩张器。

(7)调制骨水泥至合适黏度后注入椎体中。

注射过程中在侧位 C 形臂机密切监视注入物的充填及扩散情况,边注入边将套管退至椎体后缘,期间一旦发现骨水泥的渗漏则立即停止注射。骨水泥的注射量一般为 2~6ml。

(8)骨水泥凝固后,退出套管,观察 10 分钟,生命体征平稳,结束手术。

(六)术后处理

同 PVP 术后处理。

第三节　注意事项

一、术中注意事项

(一)经皮椎体成形术

1. 椎弓根穿刺技术要求高,术者必须有扎实的解剖学基础和开放椎弓根穿刺技术,并了解透视下的解剖结构立体空间特点。

2. 颈椎平面穿刺时,应避免损伤颈动脉和颈静脉。通过手法推移,使它们移出穿刺途径区。在胸椎平面穿刺时,应注意避免误伤胸膜,经椎弓根入路时,应避免损伤椎弓根内侧骨皮质而导致的骨水泥溢入椎间孔和椎管,特别是在上段胸椎水平。

3. 骨水泥技术要熟悉。过早注射骨水泥容易造成渗漏,太迟则需要很大的注射压力,骨水泥扩散不均匀,而且同样会造成渗漏。

4. 生命体征监测。不能因为是局麻手术而不安排麻醉师。

5. X 线实时监测骨水泥的走向。

6. 不宜追求充填量或完全充满椎体。

(二)经皮椎体后凸成形术

1. PKP 除了经皮椎体成形术相同的注意事项外,尚要注意以下几点:

(1)球囊扩张椎体后凸成形术时应采用两侧椎弓根穿刺灌注,这样可以有效均衡地恢复椎体高度,避免其发生倾斜。

(2)扩张球囊时最好两侧同时加压,这样可使塌陷的终板有效地抬升复位,并可避免椎体倾斜;同时压力不要超过 300psi,防止球囊破裂。

(3)缓慢、逐步扩张球囊,每次增加 0.5ml,并经常检查球囊内压力是否降低,如果存在骨质疏松,可出现压力迅速下降。

(4)整个扩张过程必须在术者的视觉和双手感觉控制下,在扩张至终点后,记录球囊所用液体量,这个容量可作为注入骨水泥量的估计值。一般每侧约 3ml,总量约 6ml。

2. Sky 椎体后凸成形术除了经皮椎体成形术相同的注意事项外,尚要注意以下几点:

(1)如果采用单侧穿刺,正位透视应显示扩张器末端越过正中线,这样才能完成正确复位和骨水泥充填。

(2)扩张前保证骨扩张器在椎体内处于一个合适位置十分重要,若扩张前骨扩张器靠近的骨皮质或终板,那么在扩张过程中扩张器就有可能撑破椎体的骨皮质或终板,造成新发的椎体骨折,还会导致注射骨水泥时发生渗漏。

(3)术中导针穿入椎体不宜过深,一般到离椎体前缘 3/5 处即可。因为随后扩张组织、置入手术套管和建立骨扩张器置入通道等均有可能引起导针前移,而导针一旦前移有可能刺破椎体前壁,损

伤椎体前面的大血管。因此术中手术助手用血管钳夹持导针尾端以固定导针的位置有利于术者进行其他的手术操作。

(4)在置入手术套管时,手术套管的深度应适宜。置入过浅容易出现术中脱落,而一旦脱落再次寻找原先已经建立的穿刺通道往往不是一件容易的事;而置入过深会导致骨扩张器回缩,拔出困难。手术套管应嵌入椎弓根内,深度 2~3mm,不能超越椎体后缘。

二、手术并发症的预防与治疗

(一)经皮椎体成形术

1. 近期并发症

(1)骨水泥渗漏性并发症:

1)脊髓损伤:骨水泥可通过碎裂或破坏的椎体后壁,以及滋养孔经静脉窦进入椎管内,引起脊髓损伤。一旦发现骨水泥渗漏导致脊髓损伤,即应立即行后路椎板减压术。Lee 等报道 1 例行 T_{11}、L_1、L_2 椎体成形术后出现 T_{11} 平面以下的感觉功能和运动功能的完全丧失,CT 显示骨水泥渗漏入椎管,脊髓受到压迫,行 T_{10}~L_2 的脊髓后方椎板减压术后症状有缓解。

2)神经根病:主要由于骨水泥通过椎体后壁及静脉渗漏入椎间孔,或骨水泥穿破硬膜囊进入硬膜内,压迫神经根而产生。在胸段主要引起肋间神经痛,可经局部封闭治疗而好转。在腰段可导致根性损伤,部分需行神经根减压术。Shapiro 等报道 1 例行 L_2 椎体成形术后出现严重的腰腿痛,左侧 L_{2-4} 神经根支配区的麻木,左侧髂腰肌肌力 I 级、髋外展肌、髋内收肌、股四头肌肌力 II 级,需要留置导尿。CT 显示左侧椎弓根内侧有管状骨水泥渗漏。术后 12 小时行 L_2 椎板切除术,术中去除硬膜外骨水泥后,见硬膜囊有一个 4mm 破口,囊内可触及骨水泥,切开硬膜囊发现左侧三条神经根被骨水泥所包裹,高速磨钻磨薄骨水泥后用神经拨离子将其和神经根分离,并行 L_1、L_3 的椎弓根螺钉固定加植骨融合术。减压术后 12 周患者左下肢肌力恢复,仅残留左侧 L_{2-4} 神经根支配区的片状感觉减退,二便功能正常。另外,亦有部分为神经根灼伤,不需特殊处理。

3)椎旁软组织损伤:骨水泥渗漏至椎旁软组织引起的局部损伤,有报道骨水泥腰大肌渗漏,引起股神经麻痹,术后 3 天好转。

4)骨水泥椎间盘渗漏:骨水泥可通过破碎的

终板渗入椎间盘,但一般不会引起症状。

为尽可能避免骨水泥渗漏,在行椎体成形术时,应严格按步骤进行穿刺。如选择经椎弓根入路,则由椎弓根外上缘进针,左侧 10 点位,右侧 2 点位;正位针尖达椎弓根影与棘突连线中点时,侧位针尖达椎体 1/2 处。只有正确的椎弓根穿刺,才能避免椎弓根穿破,保证工作通道四周均为骨壁,防止骨水泥注入时经椎弓根破口渗入椎管或椎间孔。推注骨水泥的整个过程应在高质量的双向透视监控下进行,一旦发现骨水泥靠近椎体后壁应立即停止骨水泥注入。如仅为侧位透视,椎内骨水泥影将可能与侧方渗漏骨水泥影相重叠,从而无法早期发现侧方渗漏。不应强求骨水泥的注入量,Martin 等认为控制骨水泥的注入量是避免骨水泥渗漏的关键,骨水泥的注入量和患者的疼痛缓解程度并不正相关。骨水泥的固化时间因生产厂商和调配方法不同而不同,手术者术前应详尽了解,以免影响手术。

（2）骨水泥栓塞性并发症:脊柱的静脉没有静脉瓣,血流呈双向性,椎体周围静脉流入椎体中央静脉,经椎体后部的滋养孔入静脉窦与椎管内静脉交通,椎管内静脉经椎间孔、椎弓间静脉进入椎管外静脉,经腰升静脉注入奇静脉,汇入下腔静脉回右心房入肺动脉。

1）肺栓塞:Tozzi 等报道 1 例成骨不全患者因 T_{11} 自发性骨折行椎体成形术,治疗末患者出现严重的低氧血症、房颤、血流动力学不稳。超声心动图提示右心房右心室扩张,平均肺动脉压 48mmHg。CT 发现在左、右肺动脉内均有骨水泥存在。患者经呼吸机治疗,改善支气管平滑肌收缩力药物及肝素治疗 48 小时,呼吸和循环功能均无改善,行开胸动脉切开取栓术,在左、右肺动脉内共取出骨水泥 9g。虽然经过抗凝治疗,仍发现骨水泥栓子的表面大部分被血栓所覆盖,取栓术后第 1 天,患者即无静息呼吸困难,心律恢复窦性,平均肺动脉压降至 40mmHg,患者口服抗凝药 3 个月。需要指出的是,并非所有的肺栓塞都出现临床症状。

2）脑梗死:为了防止骨水泥进入静脉系统,Martin、Jenson 及 Philips 等都建议在注射骨水泥前,先注入对比造影剂,以了解椎体内静脉的引流情况,发现潜在的渗漏;如出现造影剂渗漏,则应调整穿刺针的方位。但 Vasorcelos 等认为造影剂滞留于椎体内将会干扰骨水泥注入时的监控。

Groen 等发现椎体静脉压升高处于"逆行性充血"状态,能有效地降低脂肪、骨髓、空气、骨水泥进入椎体内外静脉丛的风险,要做到这一点,需要麻醉师在球囊扩张和骨水泥注入阶段控制胸腹腔内压从而增加下腔静脉的压力,但是高胸腔内压会阻碍血液回流心脏,这对于年长患者是特别危险的,因此有控制地升高椎体静脉压需要手术医生和麻醉师的密切配合。

3）其他近期并发症:①硬膜囊撕裂:杨惠林等报道 1 例术中一侧穿刺管内有脑脊液流出,该侧即终止手术;②一过性疼痛加剧:术后一过性的经治病椎疼痛加剧可能与骨水泥聚合效应、炎症反应和局部缺血有关,可以用非甾体药物或类固醇类药物治疗;③一过性发热:PMMA 聚合反应可引起局部的炎症反应,注射后几小时可发生一过性的发热或疼痛加重,一般服用解热镇痛药 2~3 天后症状缓解;也有患者合并出现缺氧,吸氧后缓解;④硬膜外血肿:由于术后需使用肝素而出现硬膜外血肿,经血肿抽吸后恢复良好;⑤肋骨骨折:多见于严重骨质疏松患者;⑥气胸;⑦头痛:Peer 等报告 2 例椎体成形术后出现头痛,72 小时后自行缓解,其认为这可能是一种经蛛网膜作用的结果;⑧一过性低血压:在骨水泥注射时出现一过性低血压,可能与骨水泥的毒性有关。

2. 远期并发症　由于椎体成形术治疗本身以及机体对骨水泥的异物反应会加速局部的骨质吸收,从而增加经治椎再发生骨折的风险。此外,由于弹性模量和骨松质不同,经骨水泥强化处理后的椎体强度大于相邻未治椎体,这也会使邻近未治椎体将来骨折的可能性增加。Grados 等对经椎体成形治疗的 25 例进行术后 12~84 个月的随访,发现 52% 的患者出现新的骨折,分析后发现骨折发生在强化椎体邻近的为 2.27,不在强化椎体邻近的为 1.44。还需要指出的是,由于经强化的椎体和未强化的椎体在生物力特性上不同,并且骨水泥不会降解,将永久性植于体内,这可能会加速脊柱的退变。Polikeit 等对骨质疏松的脊柱功能单位进行三维有限元分析发现,少量注入骨水泥即可引起邻近椎体应力的改变。Sang-Kuk Kang 等分析了 Cobb 角、局部后凸角、矢状指数、椎体高度、BMI、年龄等因素,发现术后椎体再发骨折与局部后凸角和矢状指数相关。而 Myung-Ho Kim 等分析发现,骨密度降低、先前存在骨折和椎间盘骨水泥漏则是邻近椎体发生骨折的危险因素。亦有学者为了防止术后邻近节段再发骨折，进行预防性的骨水泥注射。

尽管多数研究中心的研究表明PVP的治疗效果明显优于保守治疗。但有2位分别来自美国和澳大利亚学者分别进行了PVP手术和假手术组的多中心随机双盲的对照研究，结果却令人意外：对于骨质疏松压缩骨折的患者，PVP术和假手术组在术后疼痛和功能的改善程度上相似，统计学无显著差异。尽管后来众多学者认为这两项随机对照在设计上存在种种纰漏，但仍在学术节引起轩然大波。但之后进行的meta分析显示，PVP术在止痛效果上仍是优于假手术的治疗。目前仍需要大规模多中心的临床随机对照试验来证明PVP是否真的比假手术有效。

（二）经皮椎体后凸成形术

相对于椎体成形术而言，后凸成形术在椎体内形成空腔，同时向椎体内空腔注射较黏稠的骨水泥，注射压力较小，因此骨水泥渗漏等并发症发生率较PVP低。文献报道椎体成形术的并发症为10%左右，后凸成形术的并发症为1%~2%。其余手术并发症的预防与治疗基本同经皮椎体成形术。PVP、PKP和Sky技术作为一种治疗骨质疏松性VCF的有效手段，已经广泛的应用于临床，但是虽然取得了良好的效果，仍存在一些问题，首先各种填充材料均不十分理想，均存在某些不足，例如：聚合时大量放热反应可导致神经损伤，骨水泥渗漏导致周围结构破坏，填充物进入静脉引起肺静脉栓塞，不能被吸收降解，不能诱导骨的生成等。因此寻找一种新的可吸收、可诱导成骨、无渗漏、无组织损害、无生物毒性的理想的填充材料将是一个发展方向；其次，骨质疏松性VCF经PVP和PKP治疗后，其邻近节段的椎体继发VCF的发生率明显升高，甚至高达50%，因此对于如何防止其邻近椎体快速退变会成为研究热点。

（刘尚礼　李春海　叶伟）

参 考 文 献

［1］Nieuwenhuijse MJ，Bollen L，van Erkel AR，et al. Optimal intravertebral cement volume in percutaneous vertebroplasty for painful osteoporotic vertebral compression fractures. Spine，2012，37（20）：1747-1755.

［2］Kim JH，SH Yoo，JH Kim，Long-term follow-up of percutaneous vertebroplasty in osteoporotic compression fracture：minimum of 5 years follow-up. Asian Spine J，2012，6（1）：6-14.

［3］Yen CH，Teng MM，Yuan WH，et al. Preventive vertebroplasty for adjacent vertebral bodies：a good solution to reduce adjacent vertebral fracture after percutaneous vertebroplasty. AJNR Am J Neuroradiol，2012，33（5）：826-832.

［4］Kim MH，Lee AS，Min SH，et al. Risk factors of new compression fractures in adjacent vertebrae after percutaneous vertebroplasty. Asian Spine J，2011，5（3）：180-187.

［5］Kang SK，Lee CW，Park NK，et al. Predictive risk factors for refracture after percutaneous vertebroplasty. Ann Rehabil Med，2011，35（6）：844-851.

［6］Kallmes DF，Comstock BA，Heagerty PJ，et al. A randomized trial of vertebroplasty for osteoporotic spinal fractures. N Engl J Med，2009，361（6）：569-579.

［7］Buchbinder R，Osborne RH，Ebeling PR，et al. A randomized trial of vertebroplasty for painful osteoporotic vertebral fractures. N Engl J Med，2009，361（6）：557-568.

［8］Shi MM，Cai XZ，Lin T，et al. Is there really no benefit of vertebroplasty for osteoporotic vertebral fractures? A meta-analysis. Clin Orthop Relat Res，2012，470（10）：2785-2799.

［9］Xing D，Ma JX，Ma XL，et al. A meta-analysis of balloon kyphoplasty compared to percutaneous vertebroplasty for treating osteoporotic vertebral compression fractures. J Clin Neurosci，2013，20（6）：795-803.

［10］Han S，Wan S，Ning L，et al. Percutaneous vertebroplasty versus balloon kyphoplasty for treatment of osteoporotic vertebral compression fracture：a meta-analysis of randomised and non-randomised controlled trials. Int Orthop，2011，35（9）：349-1358.

［11］郑召民，刘尚礼，李春海，等. 经皮椎体成形术治疗骨质疏松性椎体压缩骨折的临床初步报告. 中国微创外科杂志，2001.1（6）：334-336.

［12］郑召民，刘尚礼. 经皮椎体成形术. 中国脊柱脊髓杂志，2003，13（2）：115-117.

［13］郑召民，刘尚礼，郭家伟，等. 经皮椎体成形术配套器械的研制和临床应用. 中国脊柱脊髓杂志，2004，14（6）：371-373.

［14］刘尚礼，胡宝山，丁悦. 骨质疏松性脊柱骨折与椎体成形术. 国外医学内分泌学分册，2005，25（5）：310-312.

［15］刘尚礼,李春海,丁悦,等.膨胀式椎体成形器治疗骨质疏松性椎体压缩性骨折.中华创伤骨科杂志,2005,7(12):1139-1142.

［16］刘尚礼,叶伟,李春海.经皮椎体成形术的研究进展.

脊柱外科杂志,2008,6(1):58-61.

［17］杨惠林,Hansen A Yuan,陈亮,等.椎体后凸成形术治疗老年骨质疏松脊柱压缩骨折.中华骨科杂志,2003,23(5):262-265.

第六章 胸腰椎显微内镜技术

第一节 概述

椎间盘镜技术是指采用显微内镜经椎板间隙入路,在监视器影像指引下进行椎间盘突出髓核摘除、椎板减压的一种脊柱微创手术技术。作为脊柱内镜手术技术基础,最初被应用于临床也是最为核心的技术应用就是显微内镜下腰椎间盘髓核摘除术(microendoscopic discectomy,MED),国内常简称为椎间盘镜。随着技术的成熟,目前该技术已被扩展运用于单侧入路双侧减压治疗腰椎管狭窄症、经椎间孔入路腰椎椎体间融合(transforaminal lumbar interbody fusion,TLIF)、后路胸椎间盘突出髓核摘除术等多方面。相比既往常规的开放椎间盘髓核摘除手术,椎间盘镜技术具有切口小、出血少、视野清晰、操作更安全、术后疼痛少、恢复快等诸多微创优点。近20年来的临床应用已充分表明其操作安全、临床疗效确切可靠,与普遍被采用的判断疗效"金标准"的显微镜下腰椎间盘髓核摘除术相比,两者疗效相似,但对于不擅长使用显微镜的脊柱外科医师而言,椎间盘镜技术学习曲线更短、更易被掌握。众所周知,微创脊柱外科是近年来继脊柱内固定技术之后脊柱外科飞速发展的又一个领域,充分体现了现代外科发展趋势,任何一位脊柱外科医师都必须有准备迎接这一新挑战,因此,作为脊柱内镜手术的基础,椎间盘镜技术是每一位有志于从事脊柱微创事业者应该掌握的基本手术技能。

一、椎间盘镜技术的发展史

显微内镜下腰椎间盘髓核摘除术发展史

作为微创脊柱外科的重要组成部分,早在20世纪30年代,内镜设备就被尝试运用于进行椎管内检查,但真正意义上应用内镜技术进行脊柱疾病的诊断与治疗是始于20世纪80年代。1986年,Schreiber等首次使用改良的关节镜进行腰椎间盘髓核切除术,与穿刺技术相比,这种方法的优点在于能直视到椎间盘突出部位及受累神经根,主要缺点是光源系统与手术器械不能在同一工作通道同时使用。20世纪90年代初,Kambin及其同事开始探索关节镜下椎间盘切除术(arthroscopy microdiscectomy,AMD),术中需用生理盐水持续冲洗,主要适用于膨出型或突出型,而对于脱垂游离型突出并不安全,Kambin回顾性总结600例手术,满意率为85%~92%,再次手术率不到2%,且具有手术时间短、出血少、可避免硬膜外瘢痕形成的优点;但由于关节镜器械的局限性,影响到椎管内操作,且易出现神经血管损伤,因此该技术并未得到推广应用。此后,不断有尝试将各种内镜运用于脊柱外科,1996年4月,美国SOFAMOR DANEK公司推出了第一代的经椎板间隙入路的显微内镜腰椎间盘切除系统,但仍存在一定的局限性,包括内镜不能重复使用、图像失真以及工作管道狭小限制操作等。其发明者Foley和Smith于1997年又研制出了经腰椎后正中入路的腰椎后路椎间盘镜手术系统(MED),利用直径16mm的工作通道从后方入路经骶棘肌到达椎板间隙,通过带有冷光源的内镜将信号传至工作主机并在荧光屏上清晰显示影像,可治疗伴或不伴侧隐窝狭窄的后外侧型腰椎间盘突出或脱出症，并于1998年报告了100例MED的手术，优良率达到96%，患者术后2~42天可恢复正常工作。Mathews和Ditsworth几乎于同期报道了经椎间孔入路（transforaminal approach）的椎间盘切除术更适于极外侧型椎间盘突出症。而Yeung在1997年推出的后外侧选择性内镜下腰椎间盘摘除术系统（Yeung endoscopy spine system, YESS），则使脊柱内镜包括椎间盘镜技术真正迎来了飞速发展的时代。

1999年3月，美国SOFAMOR DANEK公司经过改进又推出了第二代MED设备，其镜下视野放大率由第一代的15倍提高到64倍，提高了图像质量、减小了内镜直径，有多种型号的工作管道以及30°成角工作内镜头扩大了手术视野、便于对侧操作。通常采用正后方入路，只需对神经根症状侧椎旁骶棘肌进行有限扩张而非常规手术中的切开剥离、咬除少量上下椎板缘，不需要过多切除黄韧带即可显露神经根袖与椎间盘突出部位，故能最大限度地保留脊柱后柱骨性与软性结构，使其术后腰痛、腰椎不稳等并发症发生率明显减少，临床应用效果更加满意。到目前为止，仍然是临床应用最为广泛的椎间盘镜系统。随着MED微创手术器械的不断改进和手术技术成熟发展，MED已成为治疗腰椎间盘突出症的一种非常重要的手术方式，甚至在多数国外医疗中心已替代"开窗术"成为常规首选式。综合大量文献报道，其近期、远期疗效优良率已超过90%，达到甚至超过常规手术疗效。

二、椎间盘镜技术扩展应用的发展史

（一）椎间盘镜技术在后路腰椎管减压与融合术中的应用

MED技术是将标准的显微椎间盘切除术和内镜技术完美结合，在MED技术成功应用于腰椎间盘突出症的治疗的基础上，METRX手术系统被扩展应用于治疗腰椎管狭窄症，即显微内镜下椎板减压术（microendoscopic decompressive laminoctomy, MEDL），尤其是通过单侧入路进行镜下双侧椎管减压，其目的是在保证减压手术效果的基础上尽可能减少手术操作创伤、保持腰椎术后力学稳定性以及减少与手术相关的术后并发症。

单侧入路双侧腰椎管减压技术最早由Young于1988年提出，此后经过改良并成功地应用于临床，基础与临床研究也证实了该技术的有效性。Guiot等采用显微内镜对腰椎各节段椎管减压进行尸体研究，通过倾斜工作通道并运用30°角度镜头增大视野范围，内镜下单侧入路与内镜下双侧入路、开放双侧入路手术一样可获得相同的良好术野显露，表明单侧入路能满足中央管及双侧侧隐窝的充分减压。Khoo等自1999年开始应用显微内镜实施单侧入路双侧椎管减压，25例腰椎管狭窄症随访1年，均取得与传统开放手术相近的疗效。2006年，Oertel等报道了对102例腰椎管狭窄症采用单侧入路显微内镜下双侧减压，97.7%的患者术后症状即刻改善，平均5.6年的中期随访其疗效优良率为85.3%。Castro-Menéndez等于2009年报道了对50例腰椎管狭窄症单侧入路内镜下双侧减压前瞻性临床研究，平均4年的中期随访结果，优良率达到72%，68%的患者感到主观满意，ODI评分平均增加30.23分，下肢痛VAS评分平均增加6.02分，腰痛VAS评分平均减少0.84分。这些研究结果表明单侧入路双侧减压不仅早期效果良好，其中远期疗效也令人满意。在椎间盘镜技术成功运用于单纯椎管减压之后，对于减压后医源性不稳或术前即存在不稳（包括部分腰椎滑脱症），后路腰椎椎体间融合术（PLIF）或经椎间孔腰椎椎体间融合术（TLIF）是必要的治疗手段。随着微创理念的发展、相关应用解剖学研究的深入以及手术器械的改进尤其是经皮椎弓根钉技术的发展，椎间盘镜技术也逐渐扩展应用于椎管减压与椎间植骨等操作。2005年，Isaacs等率先提出应用显微内镜进行椎间盘摘除、椎间植骨融合的TLIF手术，获得了与开放手术相当的疗效，但损伤更小。这种通过椎间盘镜即固定工作通道既能获取充分及有效的手术视野，相比扩张通道更能减少椎旁肌肉的损伤，又具有内镜手术的优势，真正实现了微创治疗的目的。

（二）椎间盘镜技术在胸椎微创手术中的应用

椎间盘镜技术在胸椎方面即显微内镜胸椎间盘摘除的应用报道较少，这主要与胸椎间盘突出症发病率低有关。Jho于1998年即报告了胸椎MED技术的要点，采用45°内镜可以经后路切除位于胸段脊髓前方即使已经钙化的椎间盘组织，避免了行经胸腔入路手术，将手术危险及创伤降至最低。Perez-Cruet等于2004年采用该技术治疗7例胸椎间盘后外侧与中央型突出症，疗效良好。

Smith 等于 2013 年报道 16 例椎间盘镜治疗胸椎间盘突出症,无 1 例出现手术并发症或需要转为开放手术,单节段平均手术时间 153 分钟,出血量 69ml,平均随访 24 个月,优良率 81%,表明胸椎间盘镜技术微创、安全、有效。

三、椎间盘镜技术在我国的开展现状

1999 年,MED 手术操作系统被引进我国并得到迅速推广,逐步有多家医院、医疗中心开展了 MED 手术,发展至今已经历了 15 余年,期间从对这项技术的质疑到热衷与积极开展,可谓是曲曲折折,个中原因复杂。近几年经皮脊柱全内镜技术发展迅速,其热衷趋势大有超越当初 MED 技术在国内盛行的程度,甚至存在认为 MED 技术已过时、可被经皮脊柱内镜替代的观点。尽管如此,MED 这项成熟技术还是得到绝大多数国内同行的认可,事实证明,其不仅有存在的价值,还具有不断发展的空间。

中山大学孙逸仙纪念医院骨科是国内最早开展该技术的单位之一,并在该新技术的全国推广应用中做了大量工作。从 1999 年 2 月至 2003 年 2 月,采用该技术共治疗腰椎间盘突出症 274 例 (306 个间隙),经平均 18.5 个月(8~48 个月)的随访,优良率为 93.4%。傅贤波等综合报道我国 1999 年 8 月至 2002 年全国开展的 MED 总例数为 3717 例 (3833 个间隙),获短期随访(<12 个月)的占 84%,使用疗效标准 Macnab 或 NaKai 进行评定,优良率为(93.2±5.4)%或(94.3±3.3)%。此后,国内陆续有大量的关于 MED 临床应用的报道,并将 MED 运用于腰椎融合手术中,周跃等于 2007 年在国内率先报道了应用 METRx 系统行椎间盘摘除、腰椎间植骨融合的 PLIF 手术,研究证实具有良好的初期临床效果;2012 年,戎利民等报道了应用 METRx 系统行经皮微创椎间孔入路腰椎椎体间融合术(MIS-TLIF)治疗单节段腰椎滑脱症等腰椎退行性疾病,同样获得了良好的临床疗效。

需要指出的是,与椎间盘镜设备在国内各医院的拥有普及率相比,其手术技术的推广与熟练应用并未得到相应的发展,尤其是在腰椎融合与颈椎方面的应用报道较为少见。究其原因,一方面在于部分脊柱外科医生对微创理念的偏差,仍认为常规开放手术切口并不大、操作也方便熟练、创伤并不大、没必要再采用内镜手术,对于 MED 真正的优势以及熟练掌握操作后带来的益处其实并不了解。另一方面与内镜技术学习曲线有关。由于缺乏规范的培训与指导,对 MED 开始时可能出现的困难与问题准备不足,甚至因为初期的不顺而放弃对其进一步的学习与应用;以上原因造成了 MED 在我国各地区、各医院的发展极不平衡。因此,只有通过树立正确的脊柱微创的理念、系统规范地培训与操作,才能缩短学习曲线,最终真正掌握及应用 MED 技术。

四、椎间盘镜技术的临床应用范围

MED 自 1997 年问世以来,已在全球范围内得到广泛应用,并成为治疗腰椎间盘突出症的主要手术方式选择,同时 MED 技术被扩展应用于颈椎、胸椎节段,并联合应用经皮椎弓根钉等微创技术治疗各种腰椎退行性疾病。

(一)腰椎间盘突出症椎间盘镜技术的应用

MED 手术是传统腰椎间盘手术的微创化和内镜化,除可进行腰椎间盘摘除、椎板切除外,还可以完成侧隐窝扩大及椎体后缘骨赘的切除,手术适应证与传统开放手术相似。以往认为不适合甚至是手术禁忌的,通过术者手术熟练程度的增加、手术器械及手术技术的改进,也逐渐成为相对适应证或者适应证。适应证的选择经历了由窄至宽的变化过程,目前 MED 的发展已经几乎能完成所有常规开放手术所能完成的操作。

1. 手术适应证

(1)腰椎间盘突出症诊断明确,经正规保守治疗 6~12 周,疗效欠佳或反复发作,症状较重,影响工作与日常生活者;

(2)各种类型的腰椎间盘突出症,包括旁中央型与中央型突出、脱出型和游离型;

(3)腰椎间盘突出合并钙化;

(4)腰椎间盘突出合并侧隐窝狭窄;

(5)腰椎间盘突出症合并马尾综合征(视具体情况决定是否需急诊手术)。

2. 相对适应证

(1)极外侧型腰椎间盘突出症;

(2)复发性腰椎间盘突出症;

(3)中央型突出伴双侧下肢神经根症状;

(4)多节段腰椎间盘突出症,合并或不合并多节段椎管狭窄;

(5)椎间盘源性下腰痛;

(6)腰椎间盘突出合并终板炎;

（7）椎体后缘离断症；

（8）腰椎间盘突出症同时合并节段失稳，但一般情况差或严重骨质疏松不允许行融合内固定术者。

3. 手术禁忌证

（1）合并腰椎滑脱、椎弓峡部不连或骨折需内固定融合者；

（2）中央型椎间盘突合并严重中央椎管狭窄、椎体后缘存在广泛钙化或骨赘者；

（3）局部解剖层次不清或不完整，如二次手术局部粘连严重、椎板缺如；

（4）超过 3 个节段椎间盘病变；

（5）明显椎体终板硬化、椎间隙狭窄者；

（6）活动性椎间盘炎，蛛网膜炎；

（7）有严重心肺疾病的老年患者；

（8）腰椎间盘突出诊断不明确者。

（二）腰椎管狭窄症单纯后路减压椎间盘镜技术的应用

主要适用于单节段或双节段腰椎管狭窄症，其临床表现为以一侧症状为主的下肢神经根性疼痛麻木与间歇性跛行，如存在与活动密切相关的明显腰痛或机械性腰痛，则需考虑有无节段不稳。由于是镜下操作，其手术时间较常规手术有所增加，而这类病例多为中老年患者，常合并其他内脏疾病，因此，在选择微创手术的同时，必须权衡手术麻醉时间的延长对其影响，故镜下减压一般选择单节段狭窄病例，对于超过 2 个节段椎管狭窄者建议选择常规开放手术。具体入选标准包括以下方面：

1. 手术适应证

（1）腰痛伴下肢放射痛、麻木、间歇性跛行，影像学表现与临床症状一致，且节段明确，经过至少 6 个月保守治疗无效；

（2）单侧下肢根性症状，如存在双侧下肢症状，则以一侧症状为主；

（3）下肢症状重于腰痛。

2. 手术禁忌证

（1）影像学表现与临床症状不一致；

（2）先天性腰椎管狭窄；

（3）超过Ⅰ度的退行性腰椎滑脱与峡部裂性腰椎滑脱，或术前腰椎明显不稳；

（4）Cobb 角超过 20°的退行性腰椎侧弯或存在严重腰椎畸形；

（5）有同节段腰椎手术史；

（6）存在急性感染或肿瘤性疾病；

（7）超过 3 个节段腰椎管狭窄。

手术适应证的合理选择对于能否取得满意的术后疗效非常重要，采用单侧入路进行镜下双侧椎管减压，术者首先必须具备良好的 MED 手术操作技能以及丰富的经验，必须在术前通过临床表现以及影像学资料判断能否仅采用单侧入路达到双侧椎管减压的目的，尤其是能否满足对侧椎管与神经根管的减压的需要，如果不行，则需考虑采用双侧入路甚至是开放手术减压。此外，术前需评估是否存在节段不稳以及可能出现的减压术后医源性不稳，需考虑行融合术。

（三）腰椎滑脱症 MIS-TLIF 中椎间盘镜技术的应用

采用大于常规 MED 工作鞘管直径的工作通道（≥20mm）即可完成根性症状侧的椎管减压、椎体间融合等操作，通过倾斜通道再行对侧减压，结合经皮椎弓根钉固定技术，可完成 MIS-TLIF，因此椎间盘镜技术可被运用于需要融合的各种腰椎退行性疾病，包括部分腰椎滑脱症。这种固定通道相比目前应用更为广泛的可扩张通道，其直径更小，底部不需要扩张，椎旁肌牵拉扩张可显著降低；通道更易倾斜，内镜下视野更广，利于对侧减压操作；手术视野放大，较开放手术更清晰，操作更精细安全，最大限度降低操作损伤。通道下椎间隙处理，结合术前俯卧位体位，轻度滑脱通常可获得较为满意复位，尽管复位并不是治疗的主要目的。需要指出的是，该手术技术要求高，术者须有丰富的开放式手术尤其是内镜手术经验，必须经过采用内镜技术治疗单纯腰椎间盘突出症与腰椎管狭窄症大量病例经验的积累，同时需要熟练的经皮置钉技术，以尽可能缩短手术时间、减少射线暴露。

1. 手术适应证　主要适用于单节段或双节段腰椎滑脱症，对于双节段以上腰椎滑脱者建议选择常规开放手术，具体适应证为：

（1）腰腿痛与间歇性跛行症状持续存在，影响正常生活，经 3 个月以上的系统保守治疗效果不佳；

（2）单节段或双节段Ⅱ度以内腰椎退行性或峡部裂性滑脱。

2. 手术禁忌证

（1）Ⅱ度以上腰椎滑脱；

（2）2 个节段以上腰椎滑脱；

（3）有同节段腰椎手术史；

（4）严重骨质疏松或腰椎畸形；

（5）存在腰椎感染、肿瘤等疾病；

（6）合并严重内科疾病、有手术禁忌证者。

（四）胸椎间盘镜技术的应用

1. 手术适应证　仅适用于外侧型胸椎间盘突出，无钙化或轻度钙化。

2. 手术禁忌证　中央型突出，突出物完全位于硬膜囊腹侧；广泛严重钙化、且存在粘连；同节段有手术史；超过 2 个节段突出。

第二节　手术操作

一、术前准备

术前均行手术节段影像学检查，包括 X 线正侧位与过伸过屈动力位、CT 及（或）MRI、椎管造影检查，必要时进行 CTM 检查。如何选择各项影像学检查主要取决于现有影像学资料是否与临床表现一致，如不一致则需要进一步的检查，最后根据临床表现、体征、影像学检查明确诊断，需要明确是否为单纯椎间盘突出、是否存在椎管狭窄、是否存在节段不稳以及是否为多节段病变。

手术工具与设备准备主要包括椎间盘镜系统、术中透视设备（C 形臂机或 G 形臂机）、患者麻醉体位准备，MED 系统由显示监视系统、建立手术通道器械及镜下手术器械 3 部分组成，而麻醉与体位根据不同术式决定。MED 显示监视系统包括镜头、显示器、冷光源、摄像机和录像机组成，一般统一安置在台车上并置于术者对面（图 6-1），此外还包括镜头、光源与视频线，需术前进行消毒（图 6-2）；建立工作通道器械主要包括穿刺针、不同直径的肌肉扩张管（直径 5.3mm、10mm、14.5mm）、管状工作通道（直径 16mm、18mm、20mm）、固定于手术床的自由臂装备（图 6-3、4）；镜下手术器械包括各种规格的枪状咬骨钳、髓核钳、神经剥离器、直头刮匙及弯头刮匙、吸引器、神经拉钩、双极电凝等（图 6-5）。MED 手术操作必须借助一整套内镜设备与器械才能完成，术者需对相关设备与器械熟悉与掌握，能及时处理术中出现的各种问题与一些影响干扰手术视野的故障，在确保清晰视野的前提下准确、安全地操作，从而顺利地完成手术。

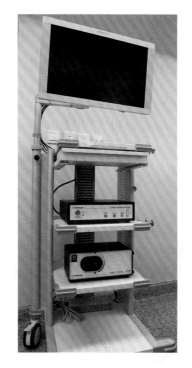

图 6-1　显示监视系统

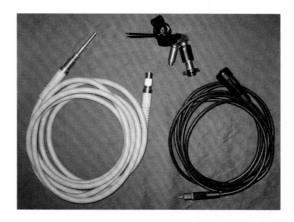

图 6-2　镜头与光源、视频线

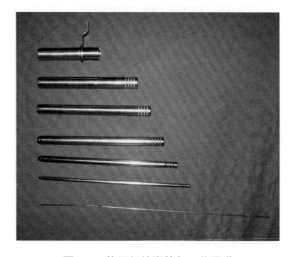

图 6-3　软组织扩张管与工作通道

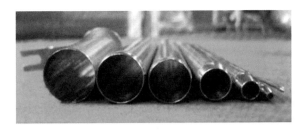

图 6-4　扩张管与工作通道轴位像

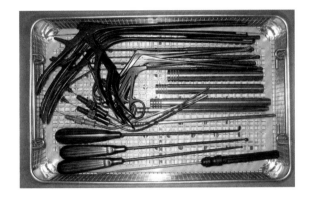

图 6-5　手术器械

二、腰椎间盘突出症 MED 手术操作

MED 手术操作步骤主要包括术前与术中目标节段定位、建立工作通道、椎板与黄韧带切除、髓核摘除等,其中建立工作通道尤为重要。术者应严格规范操作,并对每一步骤中可能出现的各种情况具备处理措施及思想准备。

(一) 麻醉与体位

通常采用硬膜外与气管插管全麻,一般采用腰硬联合麻醉即能达到满意麻醉效果,采取俯卧位,需确认腹部无受压,尤其是肥胖者,以免术中硬膜外静脉丛出血过多而影响术野操作。

(二) 切口与手术节段定位(以 $L_{4\sim5}$ 为例)

根据体表标志或透视确认 $L_{4\sim5}$ 椎板间隙,并于与之相对应的皮肤表面紧贴棘突旁标记一长约 2cm 的横向切口线,腰背部常规消毒铺巾,经切口皮肤用 20 号椎管穿刺针紧贴神经根症状侧棘突旁向深部穿刺,探及椎板间隙及其上下椎板缘,尤其是应探及到 L_4 椎板下缘(图 6-6),注意勿穿刺过深穿破蛛网膜从而术中脑脊液漏影响术野操作。切开皮肤、皮下,双极电凝止血,应避免切口过短造成皮缘受压过度而出现术后坏死。用穿刺导针经切口筋膜层向深部穿刺,术者需通过拇、示指控制穿刺深度,以免穿刺针经椎板间隙穿刺入椎管内而造成马尾、神经根损伤或蛛网膜破损

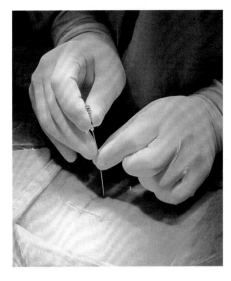

图 6-6　细针穿刺

造成术中脑脊液漏。针尖穿刺理想部位应位于 L_4 椎板下缘近小关节突内侧缘处,需确认为椎板骨性结构,并避免过于居中甚至到达对侧,必要时透视确认,术者此时需将穿刺针尖锚固以免滑落(图 6-7、8)。

(三) 建立工作通道

在穿刺导针引导下插入初始软组织扩张管,采用旋转动作将其通过筋膜、椎旁肌肉抵达 L_4 椎板骨面,需避免直接向下过度用力,以避免与穿刺导针一起滑落至椎管内(图 6-9)。移除穿刺导针,

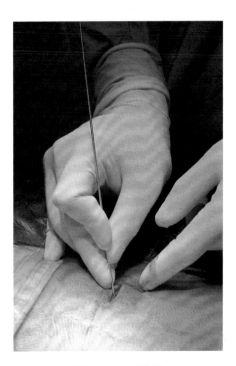

图 6-7　穿刺导针

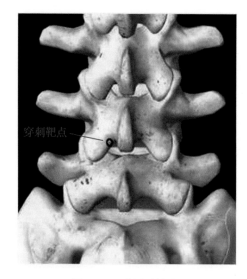

图 6-8 理想穿刺部位

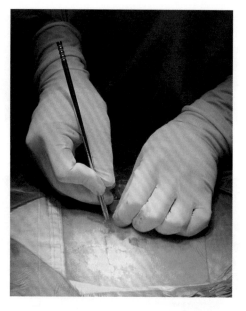

图 6-10 初始扩张管上下剥离

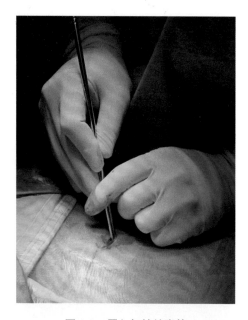

图 6-9 置入初始扩张管

上下方向滑动穿刺导针尖部探及与确认 L₄ 椎板下缘（图 6-10~12）。将其余扩张管沿初始扩张管按递增顺序插入行软组织扩张，并上下、左右方向沿椎板表面移动行骨膜下剥离椎板表面附着软组织，需保持扩张管与骨面接触，停止剥离后扩张管应基本回到期置入时的初始位置，否则表明发生移位（图 6-13、14）。操作时必须始终保持谨慎以防止扩张管进入椎管内，国人扩张管插入深度一般为 4cm 左右，如明显超过且扩张管向周围剥离幅度有卡壳阻挡感，则极有可能已进入椎管内造成严重后果，尤其是术前影像学显示椎板间隙宽大者。

置入直径 18mm 工作通道套管（图 6-15），连

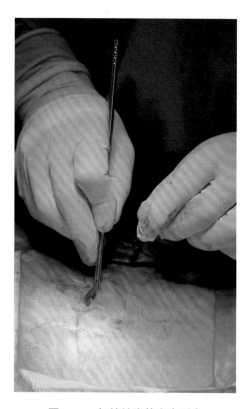

图 6-11 初始扩张管左右剥离

接自由臂两端，如术者为右利手，则自由臂固定工作套管于术中的左手侧，以避免影响操作，自由臂尽量伸展开避免过度扭曲以增加固定效果，移除扩张管，保持将工作套管牢牢地锚固于椎板及其间隙表面，拧紧自由臂（图 6-16）。正侧位透视确认通道位置，如需调整，可重新置入较粗的扩张管于套管内，适当松开自由臂，并持续向下用力移动

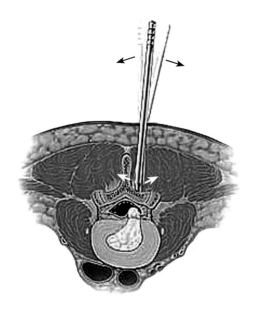

图 6-12　初始扩张管剥离示意图

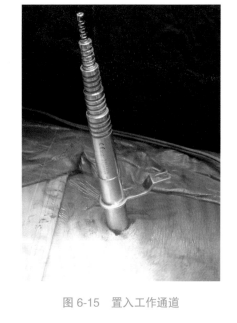

图 6-15　置入工作通道

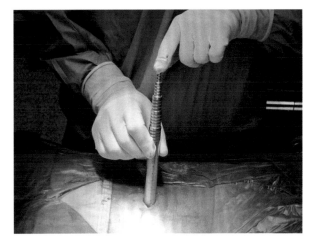

图 6-13　递增扩张软组织

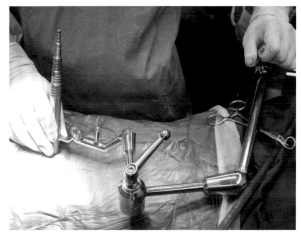

图 6-16　连接与固定自由臂

改变套管方向位置，这样可尽可能地阻挡周围软组织蔓延进入通道阻挡术野，达到手术视野良好暴露，至此工作通道建立完毕。良好的正位透视应显示通道紧贴棘突旁，并覆盖部分 L_4 椎板下部与大部分 L_{4-5} 椎板间隙，侧位透视通道对应于椎间隙平面；$L_5 \sim S_1$ 节段与此相似（图 6-17~20）。

（四）镜下操作

1. 确认术野　用髓核钳清除椎板表面残余的肌肉软组织，用长头双极电凝烧灼附于工作套管周壁的残余肌肉软组织，可直视视野下的骨性结构进行初步判断通道位置是否理想，确认后将显微内镜头与冷光源、传输线连接并固定卡压于镜头支架，将支架套于套管尾端并卡压固定，完成白平衡后镜头同时也置入工作套管内。选择镜头调整镜下视野，必要时调整清晰焦距。辨别确认镜

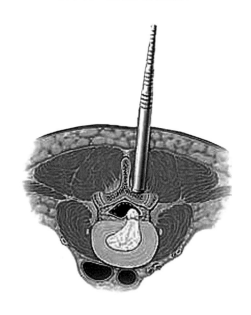

图 6-14　递增扩张示意图

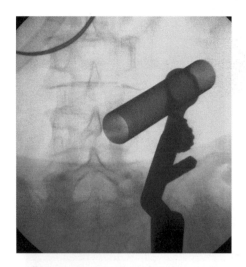

图 6-17　L₄₋₅ 节段工作通道正位透视

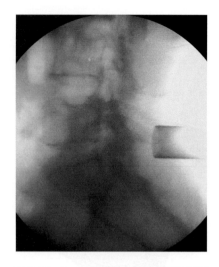

图 6-20　L₅~S₁ 节段工作通道侧位透视

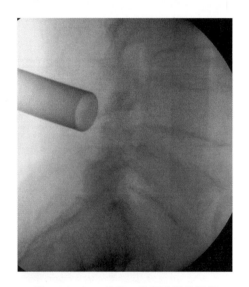

图 6-18　L₄₋₅ 节段工作通道侧位透视

下解剖,确保镜下解剖与实际解剖方位一致,通常镜下 12 点钟方位为患者躯体解剖中线即棘突棘间韧带,6 点钟方位为外侧即为关节突部位,而 3、9 点钟方位取决于根性症状位于左侧还是右侧(图 6-21)。举例说明:如为右侧根性症状,则术者站立于患者躯干右侧,镜下 3 点钟方位为 L₄ 椎板即头端,而 9 点钟方位为 L₅ 椎板即尾端,视野中央即为椎板间隙与黄韧带,通常应显露更多的上位椎板,这与常规开放开窗手术视野相同,符合既往操作习惯,监视器与光源设备置于对侧,以方便操作(图 6-22)。如镜头受到污染,可把内镜从工作通道套管中移出用镜头纸清洁干净镜头,或用盐水灌注清洁镜头,视野清晰后可进行镜下手术。

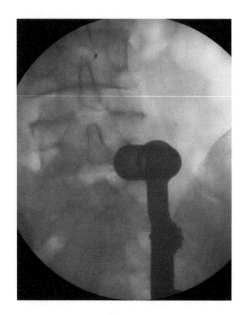

图 6-19　L₅~S₁ 节段工作通道正位透视

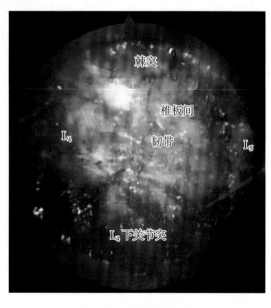

图 6-21　镜下解剖定位

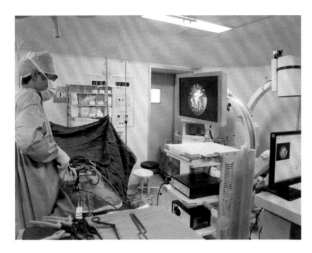

图 6-22　MED 手术场景

2. 切除椎板与黄韧带　首先用带角度刮匙沿 L$_4$ 椎板下缘刮断椎板间韧带附着处,以方便置入椎板咬骨钳进行操作,逐一咬除 L$_4$ 椎板直至显露黄韧带附着处,通常由较大空间的中央向外侧操作,以免一开始就从外侧操作在解剖不明的情况下易误伤神经根(图 6-23)。上下椎板与关节突内侧部分切除范围取决于椎板间隙大小与突出情况,通常与开放手术"开窗"大小相似,L$_5$ 仅仅需要咬除上缘部分即可,而关节突内侧部分应尽可能多地保留,关键在于下一步能否顺利与安全地切除黄韧带以进入椎管内。用直角剥离器于黄韧带深面进行游离松解(图 6-24),将椎板咬骨钳置于黄韧带深面,采用大块或分块法小心咬除黄韧带,主要咬除其外出部分,尽可能保留中央部分以减少术后粘连,如黄韧带较

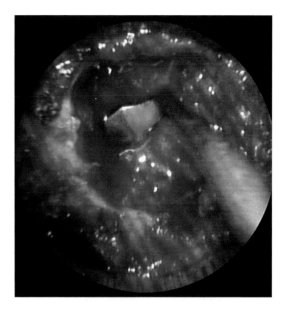

图 6-24　用直角剥离器探查松解黄韧带深面

厚,可分层咬除。在咬除过程中需反复用直角剥离器于黄韧带深面进行探查与松解,以确保勿损伤硬膜囊与神经根,作者经验是大部分的神经损伤发生于此操作过程中,须格外仔细与谨慎(图6-25)。咬除黄韧带外侧部分即可显露硬膜囊及行走神经根(L$_5$),可初步将神经根牵拉向中央显露突出椎间盘,根据显露情况与神经根牵拉张力决定是否需扩大椎板与关节突内侧部分切除范围,通常可沿神经根走行向远端、向外侧扩大减压范围,以创造足够的操作空间,避免过度牵拉神经根,必要时可调整工作通道(图6-26、27)。

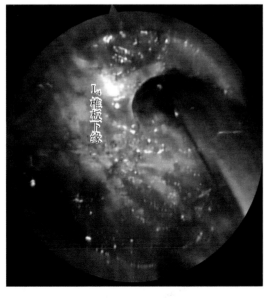

图 6-23　咬除 L$_4$ 下部分椎板

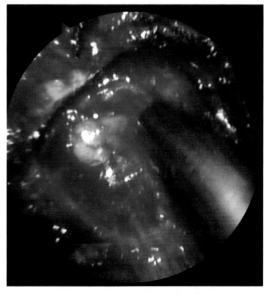

图 6-25　分块咬除黄韧带

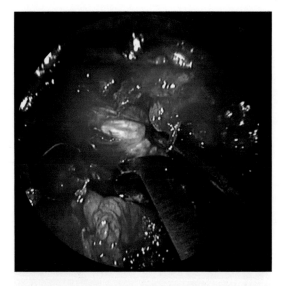

图 6-26 扩大减压范围

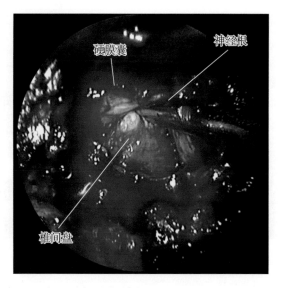

图 6-28 显露突出椎间盘

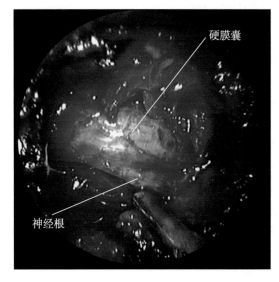

图 6-27 清晰显露硬膜囊、神经根

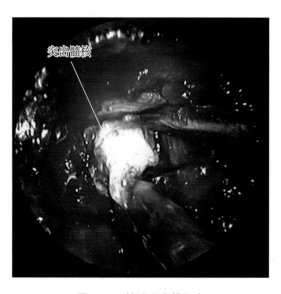

图 6-29 摘除突出椎间盘

3. 摘除突出椎间盘 辨别硬膜囊、神经根、神经根袖与突出椎间盘,用神经剥离器与带拉钩吸引器将神经根牵向中央,显露突出椎间盘(图6-28)。硬膜外静脉与纤维环表明静脉可用双极电凝烧灼,如出血较多双极电凝无法止血,可用脑棉片压迫止血。不同类型突出镜下操作有所不同,包容型突出往往神经根牵拉张力较大,先用带鞘手术刀切开张力较高的纤维环,稍挤压纤维环,突出髓核常挤出纤维环切开口,可将其摘除以减轻神经根牵拉张力,再探查椎间隙、摘除残余突出髓核(图6-29);对于非包容型突出,突出髓核往往位于后纵韧带破裂口周围,可用带钩神经剥离器探查松解,需探查后纵韧带深面以及神经根周围其至腋部;对于脱出游离型,有时黄韧带切除后即可

显露,但此时往往视野不清,脱出物与神经根辨别困难,在未确认神经根并将其牵开、保护之前,切勿贸然用髓核钳夹取脱出物,需注意脱出物与神经根、硬膜与后纵韧带之间的粘连,如为游离型,需于神经根袖周围、神经根管、硬膜前方甚至椎间隙上下平面进行探查;对于合并钙化,原则上是摘除软性突出物,尽可能不切除钙化物以免增加术后不稳可能,如钙化物明显卡压神经根,则需采用骨刀等工具将其切除;对于极外侧突出,椎间孔型突出须向外咬除更多的关节突,用弯头髓核钳向外尽可能的将其摘除,而对于完全椎间孔外突出,需完全切除同侧关节突方可显露突出物,这将造成术后节段不稳,需考虑行融合术或改用经椎间孔入路经皮内镜手术。

取出突出或脱出物后即可处理椎间隙,可用带钩神经剥离器于椎间隙内探查松动的髓核组织,用不同角度髓核钳清除椎间隙内残留突出髓核组织(图6-30)。检查所有摘除的髓核组织,如发现取出量与影像学不一致,则需要根据术中具体情况再进行探查,以免遗漏游离部分。镜下髓核摘除的手术操作实际上与开放椎间盘手术类似,最后探查神经根是否松弛与彻底减压(图6-30)。完成髓核摘除与神经根减压后,用盐水彻底冲洗椎间隙、椎管内与术野,需做到彻底止血。如纤维环破裂口整齐,可视具体情况用纤维环缝合器进行缝合。松开自由臂,慢慢地取出工作通道,镜下双极电凝对肌肉层出血都予以彻底止血。常规椎管外放置1根硅胶引流管,经切口引出,缝合筋膜与皮肤,术毕(图6-31)。

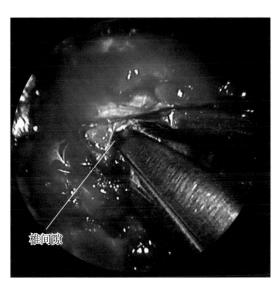

图6-30　摘除椎间隙内残余髓核示意图

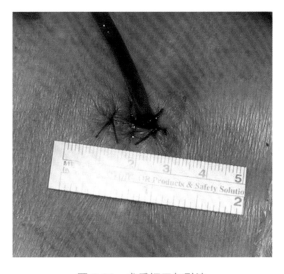

图6-31　术后切口与引流

三、显微内镜下单侧入路腰椎管单侧与双侧减压

内镜下减压手术操作与MED相似,其成功的关键在于工作通道的建立以及如何通过单侧工作通道获得对侧椎管的显露与减压。术者需具备良好的开放手术与MED手术基础,需经过一定时间的技能培训,熟练掌握使用MED系统各种设备与器械,包括一些特殊的设备诸如带保护袖套的微动力磨钻。术中硬膜外静脉丛出血常影响手术操作的顺利进行,应及时止血以确保术野清晰,从而操作安全。术中判断减压是否充分非常重要,常规开放手术通过单侧入路是难以显露对侧椎管的,而内镜手术则可通过将工作通道倾斜、并运用30°角度镜头增大视野范围、使得仅通过单侧入路清晰显露对侧成为可能,尽管如此,工作通道视野的局限性导致对侧神经根管的显露还是受到一定程度的限制,如无法确定是否减压充分,则建议改行双侧入路镜下减压。

(一)工作通道建立

以 $L_{4\sim5}$ 椎管狭窄为例。硬膜外麻醉后,俯卧位,腹部垫空。准确定位,选择下肢神经根症状侧或症状重一侧做切口,于棘突旁做横向切口,长约1.8~2.0cm,依次行软组织扩张、置入工作通道并透视确认(同MED)。对于双节段椎管狭窄,如仅需一侧减压,切口可设计于两间隙之间,上下移动皮肤切口可经筋膜层分别建立两个工作通道;如需双侧减压,则设计2个切口。

(二)单侧(同侧)椎管减压

镜下操作同MED,根据椎管狭窄情况扩大减压范围,包括 L_4 椎板下2/3、 L_5 椎板上1/2或半椎板减压、增生内聚的关节突内侧部分,重点对侧隐窝及神经根管减压,扩大神经根管,至 L_5 神经根松弛无受压(图6-32)。

(三)对侧椎管减压

将工作通道管向对侧倾斜,显露棘突基底部,采用带角度骨刀或椎板咬骨钳小心去除棘突基底部骨质(图6-33),小心分离黄韧带深层并将其咬除以扩大中央管,从而获得对侧视野与操作空间。镜下行对侧椎管减压,潜行咬除对侧椎板深层与黄韧带,对侧椎管扩大成形至硬膜囊对侧外缘,此时可见对侧神经根,重点咬除对侧上关节突内侧缘部分骨质,行对侧神经根管减压(图6-34)。工作通道角度可根据需要调整,也可将镜头深入以

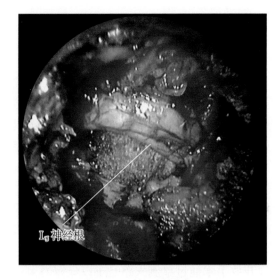

图 6-32　镜下同侧减压

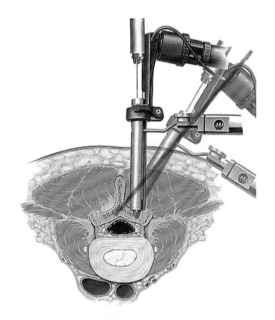

图 6-33　倾斜工作通道后处理棘突基底部示意图

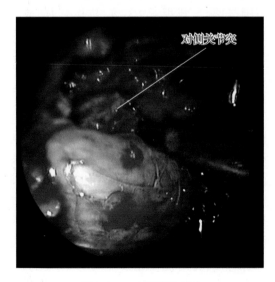

图 6-34　对侧椎管减压

获得更为清晰的对侧视野,如采用带保护套的高速小磨钻处理对侧椎板深层与关节突将更为有效与安全。减压成功后,镜下见硬膜囊膨隆、搏动良好,可见对侧硬膜囊外侧缘与神经根根袖,可用神经探子拨动对侧神经根确认松弛无卡压(图 6-35)。术中可行椎管造影来判断双侧神经根减压情况,于邻近节段用腰穿针穿刺,注入造影剂欧乃派克10~15ml,调节脊柱手术床,正侧位与双斜位透视了解造影剂通畅及神经根显影情况(图 6-36)。如术中造影提示仍存在狭窄压迫,则利用同一皮肤切口将其向对侧推移、经筋膜层于棘突旁另外建立对侧工作通道,同法对侧椎管进行镜下减压。

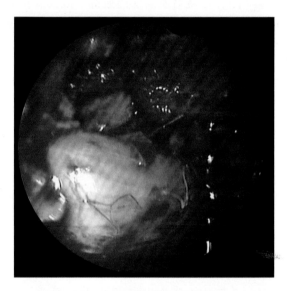

图 6-35　减压后硬膜囊膨隆

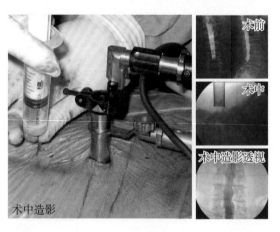

图 6-36　术中椎管造影

(四) 缝合切口与引流

术中出血可用棉片压迫或双极电凝烧灼静脉丛止血,大量生理盐水冲洗术野,拔出工作通道,常规于椎板外放置引流管,如双侧入路可双侧引流,缝合筋膜、皮肤切口,术毕。

四、显微内镜辅助下 MIS-TLIF

(一) 经皮椎弓根钉定位与置入(以 $L_{4\sim5}$ 为例)

麻醉后患者俯卧位,正位透视后于体表皮肤标记 L_4、L_5 椎弓根投影,以各个椎弓根中心点设计 4 个横向切口,其中拟建立通道行减压的切口稍长约 2~3cm,其余切口长约 1.5cm。通常利用下位椎即 L_5 椎弓根钉切口进行减压,并选择下肢症状侧或严重侧为手术减压融合侧。常规消毒铺巾,用粗细两种针头经各个切口穿刺,再次透视判断皮肤切口标记是否准确(图 6-37~39)。切开皮肤及深筋膜,用空心穿刺针穿刺目标椎弓根,穿刺靶点一般位于上关节突外缘与横突上缘交汇处,正位透视显示为椎弓根外缘(左侧为 9 点钟位,右侧为

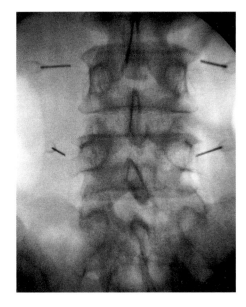

图 6-39　针头穿刺正位透视

3 点钟位),侧位透视针尖位于椎弓根中部且穿刺针头倾角与椎体上终板平行,经验丰富者也可全程在纯正位(纯 AP 位)透视下操作(图 6-40、41)。缓慢击入穿刺针,注意调整头倾角以保证其与椎体上终板平行,同时注意调整内聚角度,当侧位透视显示穿刺针尖位于椎体后缘时,正位透视显示针尖未超过椎弓根内缘,表明穿刺成功(图 6-42、43)。拔出穿刺针内芯,将导针插入穿刺针至椎体内,拔除穿刺针,条纱塞入切口内防止切口渗血,固定导针尾端,避免影响下一步操作。可同侧 L_4 与对侧 L_5 穿刺交叉同时进行,以减少透视次数,逐一完成各椎弓根穿刺与导针置入(图 6-44、45)。

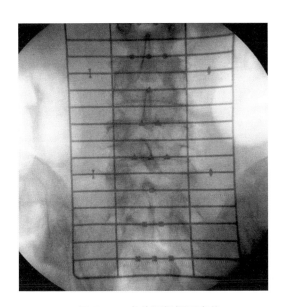

图 6-37　术前透视切口定位

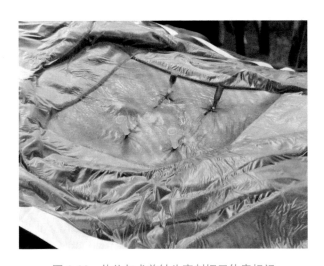

图 6-38　体位与术前针头穿刺切口体表标记

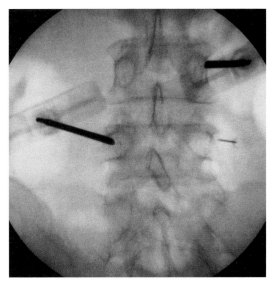

图 6-40　椎弓根穿刺点正位透视

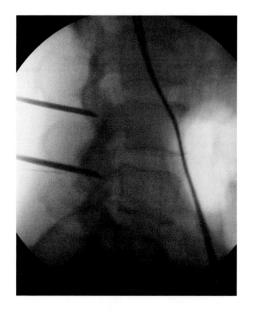

图 6-41 椎弓根穿刺点侧位透视

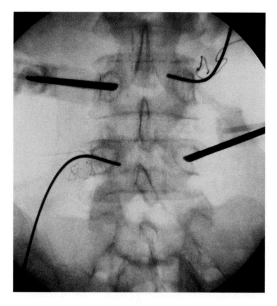

图 6-44 椎弓根钉导丝置入后正位透视

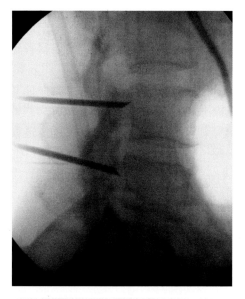

图 6-42 椎弓根穿刺侧位透视

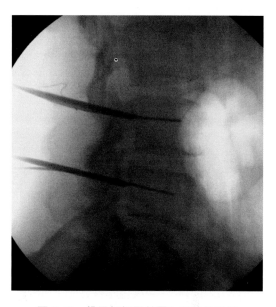

图 6-45 椎弓根钉导丝置入后侧位透视

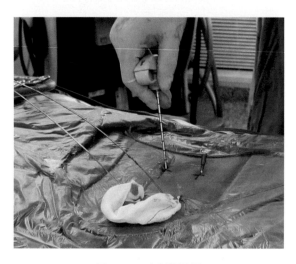

图 6-43 穿刺椎弓根

（二）建立工作通道与同侧减压

选择下肢症状侧或严重侧 L_5 椎弓根钉皮肤切口建立工作通道，筋膜层穿刺点需高于椎弓根钉穿刺处，置入穿刺导针，正位透视确认针尖位于椎间关节间隙、侧位透视位于椎间隙平面（图6-46、47），依次递增插入椎间盘镜扩张管进行肌肉软组织扩张（图6-48），最后置入直径 20mm 工作套管，建立工作通道，清除表面残余肌肉软组织，镜下辨认解剖，良好的通道建立需显露大部分下关节突、小部分上关节突与 L_4 椎板及 L_{4-5} 椎板间隙（图6-49），通道位置较标准 MED 靠外，透视确认后连接并拧紧自由臂固定装置（图6-50~52）。

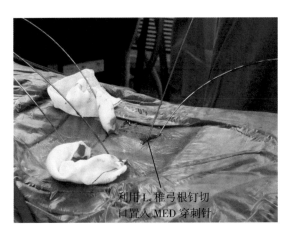

图 6-46　利用 L_5 椎弓根钉切口穿刺导针

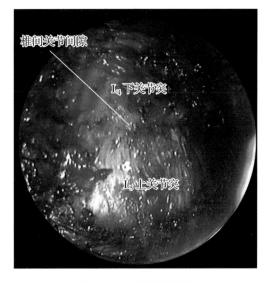

图 6-49　镜下显露范围

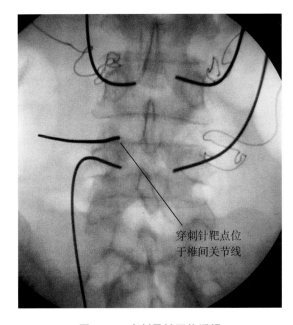

图 6-47　穿刺导针正位透视

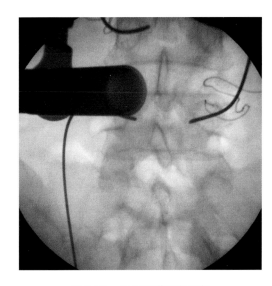

图 6-50　工作通道正位透视

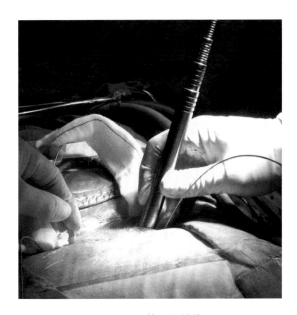

图 6-48　软组织扩张

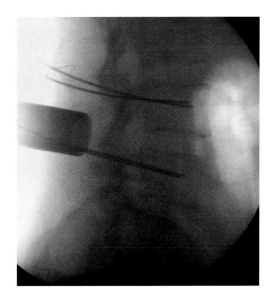

图 6-51　工作通道侧位透视

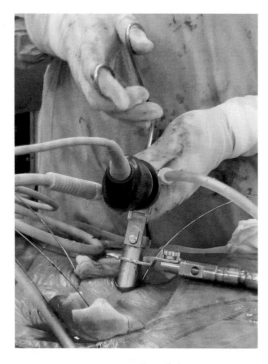

图 6-52 工作通道建立

镜下确定椎间关节间隙,用骨刀"倒 L 形"凿断 L₄ 下关节突(图 6-53),取出下关节突后可显露 L₅ 上关节突关节面及黄韧带外侧缘(图 6-54)。用椎板咬骨钳将增生内聚的 L₅ 上关节突内侧部分及部分 L₄ 椎板咬除,用直角神经剥离器分离黄韧带与硬膜囊之间粘连,咬除黄韧带,充分显露硬膜囊与 L₅ 神经根,行同侧椎管减压,如为腰椎滑脱病例,还需对出口根 L₄ 神经根进行暴露与减压(图 6-55)。

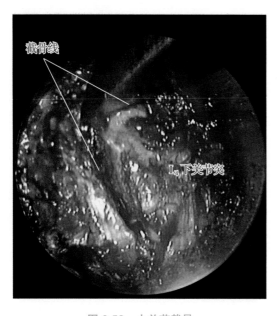

图 6-53 小关节截骨

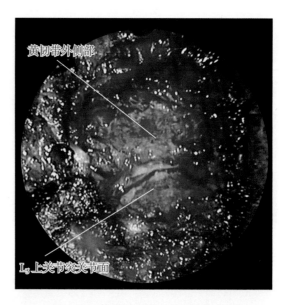

图 6-54 截骨后显露上关节突关节面

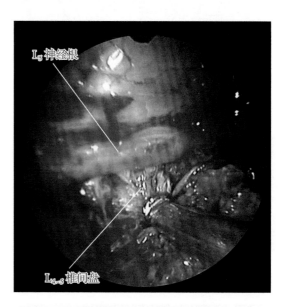

图 6-55 镜下减压神经根

（三）椎体间融合

以神经拉钩小心牵开神经根及硬膜,显露 L₄₋₅ 椎间盘,镜下尖刀切除纤维环,髓核钳咬除椎间盘,置入绞刀充分清除椎间盘组织,应用直形或弯形刮匙刮除上下软骨终板至软骨下骨,尽可能处理对侧间隙椎间盘与终板(图 6-56)。处理好终板后,试模测试椎间隙高度及深度决定置入 cage 型号。生理盐水冲洗椎间隙,将减压咬除的骨粒或混同其他植骨材料经植骨漏斗植入椎间隙内,主要植入椎间隙前方,斜行置入 1 枚已填塞骨粒的 cage 于椎间隙内,注意其位置与深度(图 6-57、58)。完成同侧减压、椎间融合后,探查确定神经根松弛无受压。如需行对侧椎管减压,操作方法同

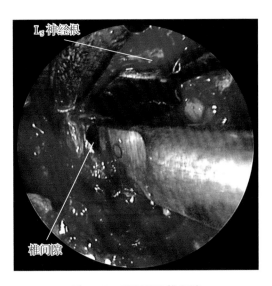

图 6-56 镜下处理椎间隙

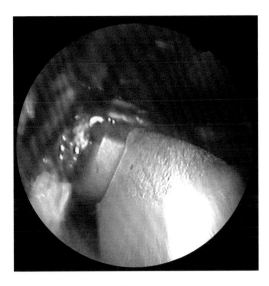

图 6-57 镜下植入 cage

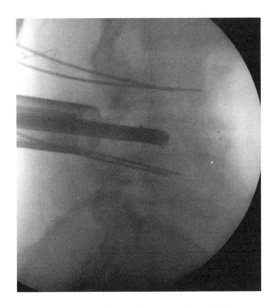

图 6-58 镜下植入 cage 术中透视

本节"显微内镜下单侧入路腰椎管单侧与双侧减压"部分。

（四）置入经皮椎弓根螺钉与加压固定

拆除工作通道与内镜系统，依次在导针引导下递增扩张软组织、开口、攻丝，沿导针拧入合适长度的经皮椎弓根螺钉，注意导针勿一同拧入穿透椎体前方皮质而损伤内脏血管（图 6-59、60），经皮穿棒，逐一拧入螺帽，通过螺钉延长杆对椎间隙进行加压，锁紧螺帽（图 6-61）。如为滑脱病例

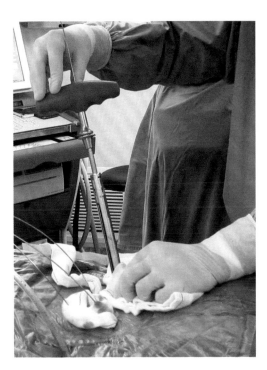

图 6-59 经皮置入螺钉

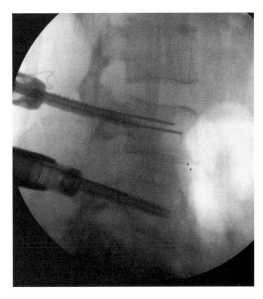

图 6-60 经皮置入螺钉侧位透视

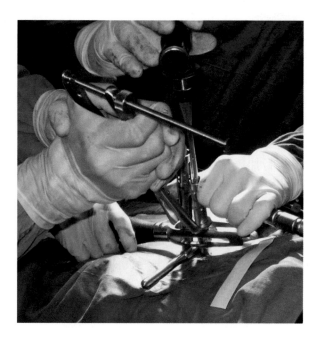

图 6-61 经螺钉延长杆减压椎间隙

或椎间隙较窄,可在处理椎间隙之前先于对侧置入椎弓根钉棒,撑开椎间隙,以便于椎间隙操作缝合各切口,经建立工作通道与减压切口置管引流,术毕。

五、术后处理

专业护理与有计划功能锻炼可有效缩短住院时间,促进患者功能恢复与早日重返工作。腰椎间盘突出症 MED 术后卧床休息,每天静滴甲泼尼龙 80mg 3 日,观察伤口和引流情况,及时更换敷料,通常 24 小时拔除引流管。常规使用神经营养药与围术期镇痛药物。术后次日床上练习直腿抬高,2~3 天后根据切口疼痛情况床上练习腰背肌,术后 3~5 天左右戴腰围下床活动,并逐渐加强腰背肌锻炼。术后 9 天左右拆线、出院。术后 4 周可开始进行有氧运动如游泳,腰围术后 6 周可去除,术后 3 个月可基本恢复正常生活,定期随访。需要强调的是,不应强调术后过早过强的活动,不利于其恢复,且容易导致突出复发。显微内镜下单侧入路腰椎管单侧与双侧减压、显微内镜辅助下 MIS-TLIF 术后处理与单纯 MED 术后基本相似,融合术后建议戴腰部支具 3~4 个月。

第三节 注意事项

一、熟悉与克服 MED 学习曲线

与其他脊柱微创技术一样,在开展椎间盘镜手术时术者必然要面临其学习曲线的问题。操作视野狭小、手眼配合、特殊操作器械与手术设备等因素,使得初学者往往难以适应、继而放弃。克服学习曲线的唯一方法就是需要通过不断地学习和反复实践才能达到熟练掌握的程度,研究表明,一般经过 20 例的操作即可达到相对的技术平台期。刚开展 MED 时,病例的选择是非常重要的,建议选择症状典型、单纯突出病例,老年患者多伴有小关节肥大、内聚和椎间盘钙化,手术操作较困难。只有在非常熟练掌握镜下髓核摘除突出髓核技术后,才可将其逐步运用于镜下减压治疗腰椎管狭窄症,并通过单侧入路行对侧减压,最终将 MED 技术运用于 MIS-TLIF。

二、操作注意事项

(一)准确定位与通道建立

术前、术中准确定位与工作通道建立是椎间盘镜手术极为重要的操作步骤,良好的穿刺定位与通道建立将给予术者巨大的信心,有利于手术操作的顺利进行。术前仔细分析影像学资料,明确髂嵴连线、髂后上棘连线与手术节段关系,了解有无移行椎,了解手术目标节段椎板间隙宽窄情况,术前可根据骨性标志徒手定位。消毒铺巾后可先用细腰椎穿刺针进行穿刺,探及椎板等骨性结构表面及其椎板间隙,切开皮肤、皮下后,用长克氏针进一步穿刺探及到上位椎板下缘则基本可确定穿刺靶点,需注意控制穿刺深度以免进入椎管内,必要时可透视确认。逐级扩张软组织时需动作轻柔,小心剥离骨结构表面软组织,同样要控制操作深度,尤其是椎板间隙宽大者,以免进入椎管内造成灾难性后果。工作通道建立后,可根据镜下影像大概判断是否定位正确,对于有经验者 L_{4-5} 与 $L_5 \sim S_1$ 其椎板间隙形状有所不同,此外如发现镜下解剖标示与平常所见截然不同,则有可能通道过于靠内甚至到对侧、套管过于靠外或误入 S_{1-2} 节段;或是进入椎管后,如初步探查感觉神经根松弛无压迫,则有可能手术节段有误,因此,建议通道建立好后透视确认,术者不应一味盲目自

信,给患者带来不必要的损伤。

(二)黄韧带切除与保留技巧

椎间盘镜下操作视野本身比较局限狭小,手术野显露好坏直接关系手术成功与否,MED 术中黄韧带的切除对于显露极为重要,且与常规手术有较大不同。由于 MED 是单镜头二维成像系统,镜下缺乏纵深层次感,难以像开放手术样将黄韧带整块切除,可综合采用黄韧带上缘游离法、黄韧带纵向剖开法、下关节突内侧咬除法等方法将黄韧带切除。具体操作多使用枪状咬骨钳,应先暴露其在上位椎板下缘深面的附着点,然后自上而下、自内向外切除,需不断用直角剥离器分离黄韧带深面与硬膜之间隙,以免伤及硬膜囊与神经根。

手术时尽量减少手术对硬膜外组织的损伤及尽可能保留黄韧带对于减少术后硬膜外粘连与瘢痕增生、减少腰椎手术失败综合征(failed back surgery symdrome,FBSS)发生率具有积极意义。有术者镜下仅将黄韧带外侧附着缘切开,并向内侧牵拉以显露神经根和椎间盘即可,而不需要切开黄韧带上下缘,或是剥除浅层黄韧带、保留深层黄韧带的技术,诚然,术者必须有丰富的内镜操作经验和高超的操作技巧。具体应根据镜下减压需求,不应该过度强调保留而影响操作。年龄小、病程短者易保留黄韧带,原因可能为年龄小、病程短者退变程度低,黄韧带增生不明显,浅深层易于分离,故而易于剥离并切除浅层,其深层黄韧带薄而柔软,术中易于卷曲拉开,不影响下一步操作。椎板间隙大小也影响保留黄韧带成功率,椎板间隙大者易保留黄韧带,反之则难以保留。其原因可能为椎板间隙小者关节突关节增生内聚常明显,致椎板间黄韧带增厚并向椎管内卷曲,浅深层结构不明显,且常与硬脊膜相粘连,有时伴有骨化,在切除增生关节突及剥离浅层椎板间黄韧带时易出血,影响镜下操作。

(三)椎管内出血的处理

咬除黄韧带前用直角剥离器分离黄韧带与硬膜囊间的粘连可减少硬膜囊外脂肪中小血管出血,如出血可用双极电凝止血。因局部椎管狭窄导致椎体后方静脉丛压力高而容易破裂出血,有时处理较困难,应尽量减少用剥离器反复推移神经根或硬膜囊,以免引起其破裂。对已破裂的静脉丛应小心用双极电凝止血,如无效则用小块吸收性明胶海绵与脑绵片压迫止血。充分减压包括摘除突出椎间盘髓核有助于静脉丛压力下降及止

血,每次操作的出血需及时止血,切忌出血较多时术者情绪急躁、盲目操作。

(四)髓核摘除量与减压范围

MED 手术通常仅需咬除椎间盘上下节段的 1/4 范围椎板供器械进入,必要时咬除小部分同侧小关节突,故对脊柱稳定性无明显干扰。对于单纯突出病例,仅需要摘除椎管内脱出游离髓核,取出椎间隙内松动髓核组织。老年患者因小关节增生、椎间盘钙化等因素存在不同程度的侧方椎管狭窄,因此主张在髓核摘除的同时行神经根管扩大。坚持以神经根为中心的减压原则,扩大狭窄的侧隐窝,显露神经根并沿神经根扩大神经根管,至神经根彻底减压。切除侧隐窝后壁的黄韧带前应在其浅面进行减压操作,以避免损伤其深部的神经根,待减压后再切除黄韧带,如此可良好地完成同侧神经根的背侧腹侧包括对侧椎管背侧减压,但难以对椎管腹侧中央部及对侧椎管腹侧减压。神经根彻底减压判断标准为减压后神经根过度张力消失变松弛,可横向移动 5mm,镜下因受压而变扁或弯曲的神经根色泽由灰暗转为白色并可见光泽,外形恢复常态,其伴行怒张静脉也随之恢复,硬脊膜囊不再有压迹而膨隆起。对于椎管狭窄病例,可采用术中造影了解对侧神经根减压效果,指导减压范围,通过与术前造影比较,如对侧神经根显影差或不显影,提示减压不充分,则改双侧入路。

(五)对侧减压技术

常规开放手术通过单侧入路是无法显露对侧椎管的,通过将工作通道倾斜并运用 30° 角度镜头增大视野范围使得内镜下单侧入路清晰显露对侧并完成减压操作成为可能。倾斜通道后处理棘突基底部以扩大操作空间,保留对侧黄韧带并在其背侧面行对侧椎板深面潜行减压更为安全,尤其是对于严重狭窄与黄韧带肥厚者。对侧减压所有操作均需在良好照明与视野下操作,并确保能将咬除的骨性组织取出勿残留。具备特殊工具包括带保护鞘磨钻有助于操作安全、有效,也是采用单侧入路行对侧减压的必要前提。尽管如此,对侧潜行减压仍然在减压程度与范围上不及通道侧,需考虑其减压效果是否足以解决对侧症状,如无法确定,建议双侧入路进行减压。

(六)复发性腰椎间盘突出 MED 手术技巧

腰椎间盘髓核摘除术后复发率为 2%~9.12%,复发病例由于局部瘢痕粘连与解剖结构不清造成

再次 MED 手术操作困难、硬脊膜撕裂、脑脊液外漏、神经根损伤等并发症发生率相应升高。Isaacs 等报道 MED 治疗复发突出病例手术失血量、手术时间、并发症、住院时间与初次 MED 比较无明显差异，与常规手术疗效相当甚至更好。再次 MED 手术操作与常规 MED 基本一致，关键在于如何进行瘢痕粘连松解、显露神经根与复发突出髓核。具体操作包括应在上位椎残余椎板与关节突交界处定位与建立工作通道；小心使用软组织扩张管剥离椎板表面瘢痕；镜下辨别骨性结构与瘢痕分界，采用刮匙沿骨性结构边缘刮除部分瘢痕，采用枪状咬骨钳咬除残余椎板；需要咬除更多下关节突、尽可能保留椎间关节、最大限度保留小关节等脊柱后柱稳定结构；进入椎管内后尽可能不剥离与硬膜囊粘连的瘢痕，沿神经根进行减压；小心牵开神经组织，完成神经根松解和椎间盘切除；椎间盘切除及粘连松解后，神经根移动受限时进行侧隐窝和神经根管扩大减压。

（七）双节段与多节段 MED 手术技巧

文献报道 MED 治疗多节段腰椎间盘突出症的优良率为 91.6%~96%，相比于单节段 MED，双节段甚至多节段 MED 更加能够体现其切口小、软组织损伤小的微创优势。但需要指出的是，双节段甚至多节段 MED 手术需重复建立工作通道，手术时间长、操作较繁琐，术者必须操作熟练，同时需更为小心谨慎。对于年龄大的患者亦应慎重，因其往往伴有心肺功能减退，需权衡微创与时间优劣。具体操作技术要点包括：可利用同一切口来处理两个相邻节段椎间盘突出，切口一般选择位于两个相邻节段的中间部位，如为 L_{4-5} 与 $L_5\sim S_1$ 同时突切口稍偏向 L_{4-5}、如 L_{4-5} 与 L_{3-4} 同时突出，则需根据具体情况选择，三节段突出则建议采用 2 个切口；对于两个相邻节段的椎间盘突出，一般先处理突出严重或造成主要症状的节段，完成一个节段手术后倾斜调整工作通道显露另一个节段操作相对容易；对于两个相邻节段非同侧的椎间盘突出，在完成一个节段手术后，可利用皮肤切口的移动，在另一个节段对侧棘突旁重新穿刺、扩张、建立工作通道，必要时可稍延长皮肤切口；对于两个相邻节段同侧的椎间盘突出，尽量保留中部分椎板，避免半椎板切除，一方面减少对后柱稳定性的破坏，另一方面有助于工作套管的锚固、避免其滑落或滑移；完成一个节段手术后，术野可用脑棉暂时压迫止血，所有节段手术完成后，需切记将向

前压迫止血的脑棉取出，切忌盲取，需重新将套管调整显露其他节段，在术野直视下将其取出；根据术野出血情况决定留置引流管的数量与部位。

三、手术并发症及处理

（一）硬脊膜损伤伴脑脊液漏

1. 原因　发生率为 0.3%~13%，术中操作不规范与术野不清晰是造成硬脊膜损伤的主要原因，多发生于咬除黄韧带时，具体原因包括：穿刺过深；软组织扩张时滑落至椎管内；椎板钳咬除黄韧带时咬破硬膜囊，尤其是黄韧带肥厚，在无较明确突破口或未先行深面分离即用枪状钳咬除黄韧带易撕裂硬膜；硬膜囊与周围广泛粘连；硬膜囊静脉丛出血致视野不清；用髓核钳取髓核时误夹伤甚至撕裂硬膜囊。

2. 术中处理　大多数 MED 术中出现的硬膜囊损伤并脑脊液漏的漏口较小，并不需要缝合。如因脑脊液漏出较多影响手术操作，可用小块脑棉片压迫破裂口，并避免用吸引器直接对着破裂口，用神经拉钩牵引时需轻柔，以免将破裂口扩大，手术完成后可用吸收性明胶海绵覆盖破裂口，局部使用生物蛋白胶。皮下筋膜需严密缝合，引流管术后第一天即拔除。若术中见硬膜撕裂较大，脑脊液漏合并马尾神经逸出，应即刻静脉滴注 1.0g 甲泼尼龙，必要时可改开放手术修补缝合。

3. 术后处理　应注意体位、补液支持治疗、预防感染、术后护理等方面。多采用头低脚高仰卧位，但是对已出现脑脊液漏并发感染的，为防止炎性脑脊液流向脑部，则禁忌采用头低脚高体位。应密切观察切口情况，勤换药，严格无菌操作，保证外敷料干燥，预防性静脉滴注脑脊液浓度高的抗生素。若术后发生头痛、头晕，头痛位于前额及后枕部，伴有乏力、厌食，抬高头部时头痛加重，而放低时头痛减轻，应考虑低颅压综合征，应适当增加输液量，维持每日补液量于 3000~4000ml，使用白蛋白等胶体液。出现严重脑脊液漏，可行腰大池引流，应谨慎进行手术修补。

4. 预防　脑脊液漏重在预防，术中操作需仔细、规范，尽可能避免硬脊膜破损及脑脊液漏的发生。具体为切除黄韧带时需不断要用神经剥离器进行黄韧带与硬脊膜之间的分离；切除椎间盘时应将硬膜囊和神经根充分牵引开；应小心谨慎分离粘连，切忌粗暴操作；出血较多影响术野时，应使用双极电凝或脑棉片压迫进行彻底止血。

（二）神经根与马尾损伤

1. 原因　伴随着硬膜囊损伤的就是神经根与马尾损伤，是 MED 最为严重的并发症，可发生于 MED 操作各个阶段，多见于建立工作通道与进入椎管、摘除髓核时，尤其是咬除黄韧带进入椎管时，再次手术局部存在瘢痕粘连者更易发生手术损伤，此外，显露范围不够、神经根张力过大、强行牵拉神经根、视野不清、神经根变异等都是出现神经根损伤的易发因素。

2. 术中处理　术者切忌慌乱，可用小块脑棉片压迫损伤处，用神经拉钩轻柔牵引开，在术野清晰前提下完成髓核摘除操作，同时应避免吸具将神经断端吸出以加重其损伤。应即刻静脉滴注 1.0g 甲泼尼龙，必要时可请上级医师上台处理，必要时改开放手术。

3. 术后处理　交替使用白蛋白与大剂量丙种球蛋白 3 日，使用神经节苷脂等神经营养药物，积极进行针灸等康复治疗，鼓励患者逐步进行康复锻炼。

4. 预防　严重神经根损伤包括马尾损伤可导致其支配区域的功能丧失，轻度神经根牵拉损伤可在术后数周或数月内逐步恢复。出现神经根与马尾损伤易发生于 MED 初学者，随着经验的积累，发生率随之下降，预防关键在于术前认真的准备与术中操作仔细规范。

（三）术后椎间盘炎

MED 术后椎间盘炎多为无菌性炎症，文献报道发生率 0.4%，低于常规开放手术（2.8%）。椎间盘炎是仅次于神经根马尾损伤的术后严重并发症，一旦发生，将给患者造成极大的痛苦和经济负担。术后椎间盘炎的诊断并不困难，剧烈的腰痛和腰椎旁肌痉挛为其主要临床表现，有时伴有股部、臀部、会阴部牵涉痛，少有发热，多发生于术后 1 个月内，实验室检查 ESR 和 CRP 常明显升高，MRI 主要表现为感染椎间隙 T_1 低信号 T_2 高信号并影响上下终板。一旦诊断明确，经短期保守治疗无效后应及早手术治疗，再次手术目的主要是清除所有病变的椎间盘组织，稳定失稳节段，可采用后路或前路手术，不主张再次 MED。关键预防措施在于 MED 术中严格无菌操作、尽可能减少对软骨终板的损伤、彻底仔细避免术后血肿形成、大量 NS 冲洗术野与椎间隙。

（四）髓核残留

术后短期出现症状复发或术后症状无明显改善，尤其是存在下肢放射性疼痛的症状时，应想到有无出现髓核残留，应及时复查 CT 或 MRI。尽管髓核遗漏往往是术中疏忽和经验不足所致，但即使是经验丰富者也不能做到完全避免，因此关键在于术中规范的操作，需探查椎间隙、后纵韧带深层、椎管内以及神经根管，避免遗漏，可根据神经根是否松弛、有无张力、取出髓核是否与影像学表现一致作为判断减压是否彻底的依据。如确诊为髓核残留，应尽早再次行 MED 或采用经皮内镜技术摘除残留髓核。

（五）术后复发

术后复发是椎间盘病理状态、患者自身因素及操作技术等多种因素造成的，普遍认为术后复发与纤维环的完整性有密切关系，髓核突出小或纤维环破损大者复发率高，纤维环本身缺损大而术中切除广泛者术后复发率亦高。术中突出髓核清除不彻底易发生于破裂游离型，只满足于清除游离于椎管内的大块髓核，未能发现突出于神经根管及后纵韧带下的游离椎间盘组织，对钙化的椎间盘组织清理亦不彻底，这些均可造成突出髓核残留，术后短期即出现症状复发。对侧隐窝狭窄与神经根管减压不彻底也是术后复发的主要原因。文献证实对复发性腰椎间盘突出再次手术时发现原手术侧的侧隐窝狭窄发生率超过 50%。MED 镜下可对侧隐窝狭窄与神经根管进行彻底的减压，可将神经根走行完全暴露，但须避免术后继发神经根通道狭窄与术后不稳，术前须对影像学进行仔细的分析，并结合临床及术中所见决定术中是否需扩大侧隐窝与神经根管开口。对于复发性腰椎间盘突出症多选择再次手术治疗，对于节段稳定性正常者可再次行 MED 或采用经皮经椎间孔入路内镜技术镜下翻修，如术前不稳，则考虑行融合术。

（董健文　戎利民）

参考文献

[1] Foley KT, Smith MM. Microendoscopic discectomy. Tech Neurosurg, 1997, 3: 301-307.

[2] Perez-Cruet MJ, Foley KT, Isaacs RE, et al. Microendoscopic lumbar discectomy: technical note. Neurosurgery, 2002, 51 (5 Suppl): S129-136.

[3] Riesenburger RI, David CA. Lumbar microdiscectomy and microendoscopic discectomy. Minim Invasive Ther Allied Technol, 2006, 15 (5): 267-270.

［4］ Righesso O,Falavigna A,Avanzi O. Comparison of open discectomy withmicroendoscopic discectomy in lumbar disc herniations:results of a randomizedcontrolled trial. Neurosurgery,2007,61(3):545-549.

［5］ Arts MP,Peul WC,Brand R,et al. Cost-effectiveness ofmicroendoscopic discectomy versus conventional open discectomy in the treatmentof lumbar disc herniation: a prospective randomised controlled trial. BMC Musculoskelet Disord,2006,13(7):42.

［6］ Shin DA,Kim KN,Shin HC,et al. The efficacy of microendoscopic discectomy in reducing iatrogenic muscle injury. J Neurosurg Spine,2008,8(1):39-43.

［7］ Matsumoto M,Hasegawa T,Ito M,Aizawa T,et al. Incidence of complications associated with spinalendoscopic surgery:nationwide survey in 2007 by the Committee on SpinalEndoscopic Surgical Skill Qualification of Japanese Orthopaedic Association. JOrthop Sci,2010,15(1):92-96.

［8］ Ikuta K,Tono O,Tanaka T,et al. Surgicalcomplications of microendoscopic procedures for lumbar spinal stenosis. MinimInvasive Neurosurg,2007,50(3):145-149.

［9］ Isaacs RE,Podichetty V,Fessler RG. Microendoscopic discectomy for recurrent disc herniations. Neurosurg Focus,2003,15(3):E11.

［10］ Rong LM,Xie PG,Shi DH,et al. Spinal surgeons' learning curve for lumbar microendoscopic discectomy:a prospective study of our first 50 and latest 10 cases. Chin Med J(Engl),2008,121(21):2148-2151.

［11］ 李春海,刘尚礼,黄东生,等. 应用 METRx 椎间盘镜治疗极外侧型腰椎间盘突出症. 中华外科杂志,2006,44(4):235-237.

［12］ 刘尚礼. 脊柱微创外科学. 北京:人民卫生出版社,2007. 121-128.

［13］ 戎利民,董健文. 微创脊柱外科手术与图谱. 广州:广东科技出版社,2011. 133-181.

［14］ Mariconda M,Fava R,Gatto A,et al. Unilateral laminectomy forbilateral decompression of lumbar spinal stenosis:A prospective comparativestudy with conservatively treated patients. J Spinal Disord Tech,2002,15(1):39-46.

［15］ Khoo LT,Fessler RG. Microendoscopic decompressive laminotomy for the treatment of lumbar stenosis. Neurosurgery,2002,51(5 Supp1):146-254.

［16］ Castro-Menéndez M,Bravo-Ricoy JA,Casal-Moro R,et al. Midterm outcome after microendoscopic decompressive laminotomyfor lumbar spinal stenosis: 4-year prospective study. Neurosurgery,2009,65(1):100-110.

［17］ 杨补,陈瑞强,戎利民. 单侧入路显微内镜椎管减压术治疗腰椎管狭窄症. 中国修复重建外科杂志,2011,25(10):1158-1163.

［18］ Isaacs RE,Podichetty VK,Santiago P,et al. Minimally invasive microendoscopy-assisted transforaminal lumbar interbody fusion with instrumentation. J Neurosurg Spine,2005,3(2):98-105.

［19］ 戎利民,刘斌,谢沛根,等. 显微内镜辅助经皮微创椎间孔入路腰椎椎体间融合术治疗腰椎退行性疾病. 中国骨与关节外科杂志,2012,5(2):117-122.

［20］ Smith JS,Eichholz KM,Shafizadeh S,et al. Minimally invasive thoracic microendoscopic diskectomy:surgical technique andcase series. World Neurosurg,2013,80(3-4):421-427.

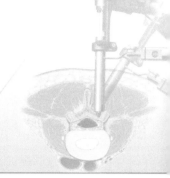

第七章　经皮脊柱内镜技术

腰椎间盘突出症、腰椎管狭窄症往往在脊柱退行性疾病中较常见、多发，前者多因局部神经的激惹引起临床症状，后者多因椎管内有效容积下降而致病。疾病发生的早期，患者多数采取休息、理疗、镇痛药等保守治疗，经阶段性保守治疗后效果不满意者，可选择手术治疗，传统上多采用后路开放式手术，但因其创伤大、破坏脊柱正常生理结构、术后患者恢复期较长等不足，脊柱手术微创化成为该领域手术技术发展的必然方向。在关节镜、腹腔镜、宫腔镜等内镜技术的启发下，在各领域学者的不懈努力下，脊柱内镜技术应运而生。近年来脊柱内镜得到了长足的发展，经皮脊柱内镜作为脊柱内镜的代表，在临床治疗方面疗效肯定并日趋成熟。

经皮内镜下腰椎间盘髓核切除术（percutaneous endoscopic lumbar discectomy，PELD）可在局部麻醉下完成手术操作，术中创伤小、出血少、视野清晰，具有安全、对脊柱的稳定性破坏小、操作时不易损伤神经、术后瘢痕组织极少造成椎管及神经的粘连、治疗失败行后路补救手术较为容易等优点。

1987 年，Kambin 报道了经后外侧关节镜下腰椎间盘切除术（arthroscopic micro discectomy，AMD），证实 AMD 技术是安全有效的椎间盘摘除技术，其优良率可达到 85%。1997 年，Yeung 研发的同轴脊柱内镜操作系统（Yeung endoscopic spine system，YESS）获得 FDA 批准。2002 年，Hoogland 发明了（Thomas Hoogland Endoscopy Spine Systems，THESYS）系统，进一步成熟称为 TESSYS 技术。此两种技术统称为经皮经椎间孔镜下椎间盘髓核切除术（percutaneous endoscopic transforaminal discectomy，PETD）。

PETD 治疗 $L_5 \sim S_1$ 椎间盘突出症，因高髂嵴及肥大横突限制了工作管道置入角度，可导致手术难度增大及 X 线暴露时间增加。为解决以上问题，Ruetten 等采用后路经皮内镜椎板间入路椎间盘髓核切除术（percutaneous endoscopic interlaminar discectomy，PEID）摘除突出的椎间盘髓核组织，术中透视少，不受高髂嵴及横突阻挡，且解剖结构为脊柱外科医生熟知。本章将分别介绍以下技术。

第一节　YESS 脊柱内镜技术

一、概述

1983 年，Kambin 从解剖学上描述了内镜下经椎间孔入路的解剖结构，他描述的"安全三角区"对椎间孔入路外科具有里程碑的意义。

Yeung 研发了杆状硬镜，它是集出入水、冷光源、摄像、操作通道于一体的多通道、广角操作的脊柱内镜系统，允许可视下在椎间盘空间内进行手术操作。并且发明了系列可变角度工具，利用不同斜面、不同形状的可旋转的套管在术中保护神经结构。形成了独特的脊柱内镜理念和操作技术，在世界范围内获得医师们的认可和应用（图7-1）。

YESS 技术的理念秉承 inside-out 的技术理念，主张先进行腰椎间盘的组织摘除，然后再向后退工作通道，摘除椎管内游离的椎间盘组织。Yeung 提出选择性椎间盘摘除（selective endoscopic discectomy，SED）的原则，强调靶点穿刺的重要性。YESS 技术穿刺方法规范、患者体位舒适、安全度

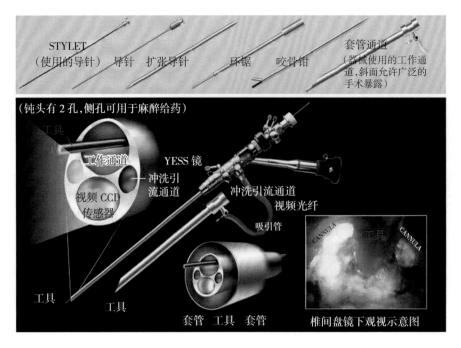

图 7-1　YESS 内镜系统（with permission Anthony Yeung）

高。他使用了脊柱内镜 23 年，完成 5000 例以上的脊柱内镜病例。仅仅发生了 1 例残留神经的热损伤，1 例残留神经的机械损伤，1 例肠道损伤，5 例硬脊膜撕裂。合计并发症发生率 <1%。解放军总医院从 2002 年开始 12 年间完成 1880 例脊柱内镜手术，二次手术的翻修率 2.23%。

除了以上明显的优势外，早期的 YESS 技术也有显露硬膜囊、神经根较差的缺点。在 2003 年学习该技术不久，笔者提出改良 YESS 技术的设想和方法。即在原来的方法基础上，将工作通道从椎间孔的侧方进入椎管。克服椎小关节对工作通道的遮挡，提高了硬膜囊的可视度和整个手术的便捷度，并于 2006 年发表了临床治疗结果（图 7-2）。

当今世面上有各种各样的脊柱内镜手术设备可以满足探查、减压、切除和冲洗病变腰椎等各种需求。对于每一种手术入路来说，不同的减压技术都受医生的练习次数和熟练程度所影响。医生的理念和技术可以总结为"由内向外"、"由外向内"和"靶向技术"。没有任何一种术式能够解决所有的病症，笔者认为技术是第一位的，器械是第二位的。本章在介绍 YESS 核心技术的基础上，结合国人习惯介绍简化的脊柱内镜手术流程。Anthony Yeung 认为如果掌握了介入和脊柱内镜技术，在特定条件下，脊柱内镜技术将会是腰椎疾病手术干预手段中最有效的方法之一（图 7-3、4）。

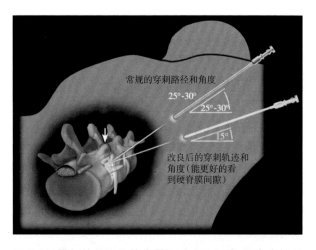

图 7-2　最初的 YESS 技术是 25°~30° 入路，现在也接受和使用了更小角度的进针方法，提高了硬膜囊和神经根的可视化（with permission of Anthony Yeung）

应用解剖：YESS 技术强调工作通道与椎间隙呈平行的关系，因此全面掌握目标椎间盘平面上的断层解剖，是开展 YESS 脊柱内镜技术的基础。

1. T_{12}~L_1 椎间盘水平面的断层解剖　该平面位于双侧肾脏的上缘。腰大肌、腰方肌刚刚起始，肌腹较小。尚可以看见胸椎发出的肋骨。椎小关节对椎管覆盖小。该间隙的安全穿刺角度：从皮肤的穿刺进针点到上关节突的前缘连线，穿刺角度与双侧上关节突连线的水平线成 25°~60° 左右。该穿刺角度，可以很好地避开内脏组织器官。穿

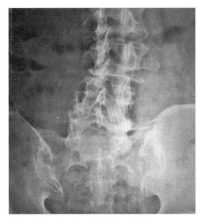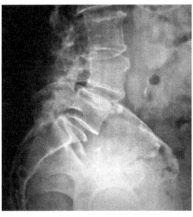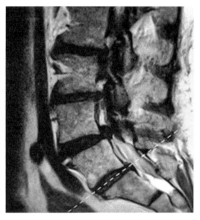

图 7-3　Anthony Yeung 的影像学显示腰椎管狭窄、腰椎滑脱、脊柱侧位（with permission of Anthony Yeung）

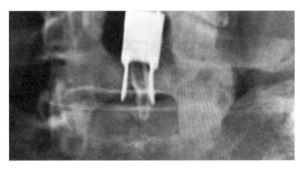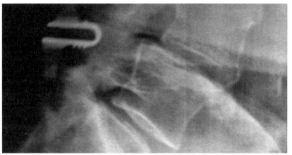

图 7-4　两次内镜手术、一次后路椎管减压非融合手术后的影像学资料（with permission of Anthony Yeung）

刺路径上的组织结构有皮肤、皮下脂肪组织、骶棘肌、上关节突外侧缘、椎间孔、椎间盘。该平面要小心肾脏和椎体前方的腹主动脉（图 7-5）。

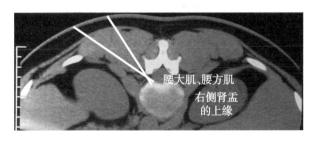

图 7-5　T₁₂~L₁ 穿刺角度

2. L₁₋₂ 椎间盘水平面的断层解剖　该平面位于双肾盂水平。椎小关节对椎管的覆盖，没有L₄₋₅、L₅~S₁ 椎间隙大。该间隙的安全穿刺角度为 40°~60° 左右，可以看见 2 个肋骨。穿刺路径上的组织结构有皮肤、皮下脂肪组织、骶棘肌、上关节突外侧缘、椎间孔、椎间盘。该水平面小心肾脏和椎体前方的腹主动脉、静脉。可能造成损伤的是硬膜囊和行走根、出口根和神经节（图 7-6）。

3. L₂₋₃ 椎间盘水平面的断层解剖　该平面位于双肾脏下缘，椎小关节对椎管的覆盖仍然较

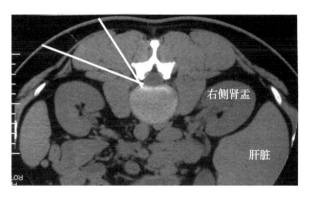

图 7-6　L₁₋₂ 穿刺角度

小。已经看不见肋骨。该间隙的安全穿刺角度为 10°~60° 左右。穿刺路径上的组织结构有皮肤、皮下脂肪组织、骶棘肌、上关节突外侧缘、椎间孔、椎间盘。可能造成损伤的是硬膜囊和行走根、出口根和神经节（图 7-7）。

4. L₃₋₄ 椎间盘水平面的断层扫描　该平面双侧肾脏已经消失。椎小关节对椎管的覆盖增大。在皮肤的穿刺进针点，该间隙的安全穿刺角度为 0°~60° 左右。穿刺路径上的组织结构有皮肤、皮下脂肪组织、骶棘肌、上关节突外侧缘、椎间孔、椎间盘。可能造成损伤的是硬膜囊和行走根、出口

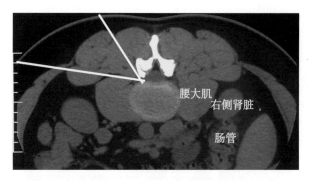

图 7-7　L₂₋₃ 安全穿刺角度

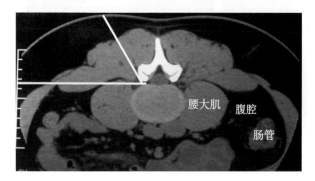

图 7-8　L₃₋₄ 安全穿刺角度

根和神经节(图 7-8)。

5. L₄₋₅ 椎间盘水平面的断层扫描　椎小关节对椎管的覆盖进一步增大。侧位透视下如果没有髂骨遮挡,且在不伤害腹腔脏器的条件下,穿刺角度为 0°~60° 左右。对于高髂骨,双侧连线超过了 L₄₋₅ 间隙平面,就遮挡了常规的 YESS 穿刺路径。克服的方法是:第一,穿刺点向棘突移动,避开髂骨,手术过程中通道内磨钻、椎板咬钳、变角度磨钻,切除更多的上关节突前缘;第二,穿刺点向头侧水平移动,与椎间盘形成 20° 左右的角度,避开髂骨的遮挡(见 TESSYS 的穿刺方法)。穿刺路径上的组织结构有皮肤、皮下脂肪组织、骶棘肌、上关节突前外侧缘、椎间孔、椎间盘。可能造成损伤的是硬膜囊和行走根、出口根和神经节(图 7-9)。

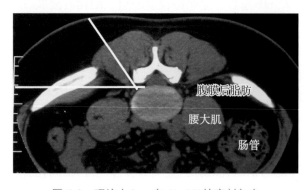

图 7-9　理论上 L₄₋₅ 有 0°~60° 的穿刺角度

6. L₅~S₁ 椎间盘水平面的断层扫描　椎小关节对椎管的覆盖最大。侧位透视下一定有髂骨遮挡,如果严格按照 YESS 的方法,穿刺角度为 60° 左右,将降低许多病例的成功率。克服的方法是:第一,穿刺点向棘突移动,避开髂骨,手术过程中通道内磨钻、椎板咬钳、变角度磨钻,切除更多的上关节突前缘;第二,穿刺点向头侧水平移动,与椎间盘形成 20°~45° 左右的角度,避开髂骨的遮挡(见 TESSYS 的穿刺方法);第三,实施经椎板间隙入路的方法(见椎板间隙入路的方法)。对于部分低髂骨病例,L₅~S₁ 间隙也可从一侧完成双侧的减压。穿刺路径上的组织结构有皮肤、皮下脂肪组织、骶棘肌、上关节突外侧缘、椎间孔、椎间盘。最常造成损伤的是出口根和神经节(图 7-10)。

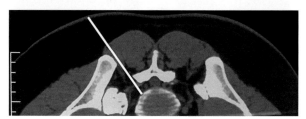

图 7-10　L₅~S₁ 穿刺入路向棘突移动避开髂骨

二、手术操作

(一)正规的 YESS 方法

Anthony Yeung 使用 C 形臂机和脊柱外科专用手术床,方便透视机的头尾侧推动。使用 C 形臂机手术比 G 形臂机手术操作范围宽。

Anthony Yeung 对手术和透视过程中医生和相关人员的放射性防护要求严格。配备有铅眼镜、铅手套、铅背心、铅围裙,手术床上配备铅布帘,手术室装有悬挂式铅玻璃屏。

手术室配备有手术助手、麻醉师、放射科技师、台上护士、巡回护士等。药物配备:麻醉药物、止痛药物、溶核药物、造影剂、染色剂。相关抢救药物和设备(图 7-11、12)。

Anthony Yeung 对透视的要求严格。按照 Ferguson 位透视方法,正位相目标间隙的椎体下缘终板和椎体上缘的终板,要成一条直线。C 形臂机射线的中心线与椎体后缘的水平线重叠,使目标间隙双侧的椎间孔重叠在一起。这样对椎间孔的穿刺,特别是多个部位脊神经背内侧支封闭的引导和监视非常有意义。

按照 YESS 的 inside-out 的理念,给学术界

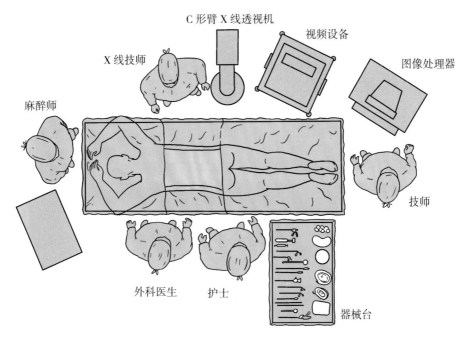

图 7-11　微创手术室配置（with permission of Anthony Yeung）

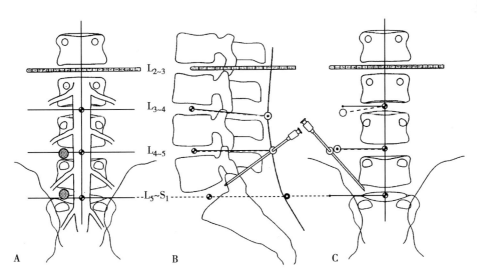

图 7-12　Anthony Yeung 最初主张穿刺针进入椎间盘的进针点位于椎弓根中心的连线上。穿刺针与正中线的交叉点位于椎间盘的中心位置。2014 年 COA 会议上 Yeung 也认为这个穿刺点在椎弓根内侧缘的连线上

形成 YESS 技术只能够完成包容性腰椎间盘突出症的印象。事实上，随着激光、可变角度磨钻的临床应用，YESS 技术可以实施椎间孔成形、椎体后下缘 / 椎体后上缘磨除；以上关节突前缘为支点，可以在后纵韧带前方或者后纵韧带水平摘除游离的椎间盘；钙化型、椎体后缘骨折椎间盘突出症可以成为脊柱内镜的常规手术；腰椎管狭窄症脊柱内镜治疗技术也正在逐步成熟中。

由于 YESS 技术工作通道与椎间隙呈平行状态，所以 YESS 技术是未来经皮内镜下椎间孔椎间融合技术（OLIF）、未来干细胞移植、人工髓核等技术的基础（图 7-13~ 图 7-17）。

对于 $L_5~S_1$ 高髂棘、远处游离的椎间盘，传统小切口、通道手术或者经椎板间隙的脊柱内镜可以取得同经椎间孔椎间盘切除术一样的成功。对于这样的突出，在传统入路有效的情况下，不需要强调椎间孔入路。椎间孔及椎间孔外的髓核突出选择椎间孔入路是为了追求同样的效果和更小的创口。

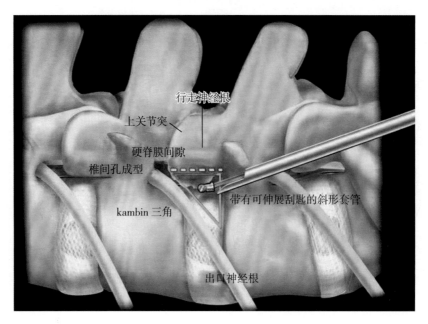

图 7-13　使用可弯曲磨钻磨除上关节突前缘,扩大椎管可视角度(with permission of Anthony Yeung)

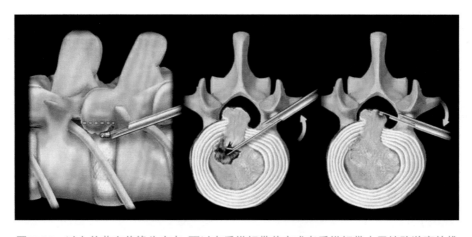

图 7-14　以上关节突前缘为支点,可以在后纵韧带前方或者后纵韧带水平摘除游离的椎间盘(with permission of Anthony Yeung)

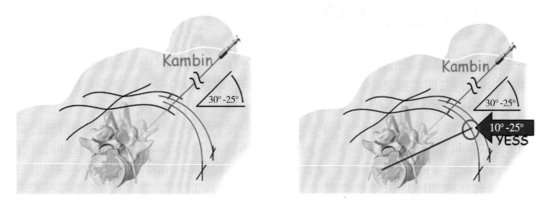

图 7-15　最初的 YESS 方法,进针点与冠状面呈 30°~25°,Yeung 认为 10°~25°可以提高硬膜囊和神经根的可视度(with permission of Anthony Yeung)

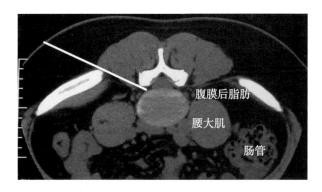

图 7-16 如果有髂骨遮挡,缩小穿刺点到棘突的距离,直到避开髂骨

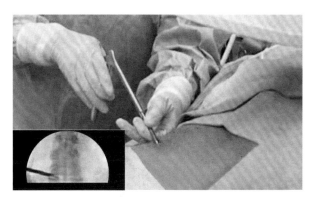

图 7-17 如果有小关节遮挡,可以使用椎板咬钳(with permission of Anthony Yeung)

(二)改良的 YESS 方法

基本方法是在 YESS 技术的基础上降低穿刺角度,后期综合椎板间技术、TESSYS 后,在实践中形成的兼具多种方法特点的改良技术。其特点是"简"和"变",优点是快、准、宽。缺陷是变,新学习的医生学习和掌握需要一定的时间。其理念是"面对后纵韧带边缘(face to margin of posteriorlongitudinal ligament)",就是将工作通道的工作面放在后纵韧带边缘的技术。改良技术的应变能力对于处理复杂性和复发性腰椎间盘突出症病例有更多的优势。

改良的方法是将穿刺针进入椎间盘的进针点向内侧推移,位于椎弓根内侧缘连线上;严重突出的病例使用侧方入路的穿刺方法,并获得 Anthony Yeung 的首肯。根据椎间盘突出的方向,选择穿刺的方法。

1. $L_5 \sim S_1$ 间隙 由于髂骨的遮挡,从后外侧进行 L_5 椎体下缘穿刺非常困难。从 2006 年开始开展椎板间入路(见椎板间入路章节),克服 YESS 技术在 $L_5 \sim S_1$ 间隙后外侧入路比较困难的不足。经椎板间的方法约占本组病例的 15% 左右。改良

YESS 技术,要求脊柱内镜医生掌握各种脊柱内镜的技术,以便在临床中可以微创方法处理常见的大多数的腰椎退行性疾病(图 7-18~27)。

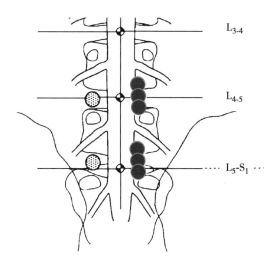

图 7-18 改良 YESS 穿刺进入椎间盘的靶点,红色的区域

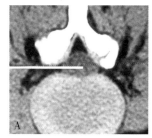 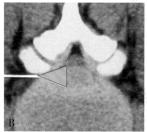

图 7-19

A. 正常椎间盘水平穿刺非常危险;B. 严重突出的水平穿刺比较安全、疗效有把握

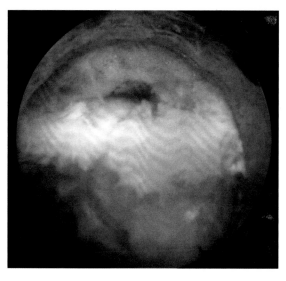

图 7-20 工作面正对后纵韧带,看见硬膜囊神经根周围的脂肪、后纵韧带、椎间盘的三层结构

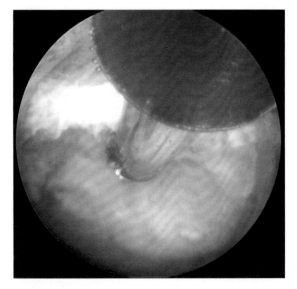

图 7-21 首先不破坏后纵韧带在保护好神经的情况下摘除椎间盘,盘内操作安全不出血

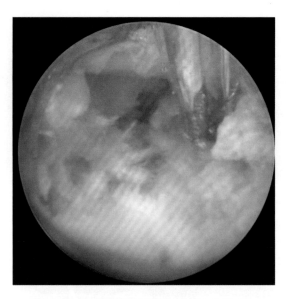

图 7-23 切除韧带后寻找游离的椎间盘

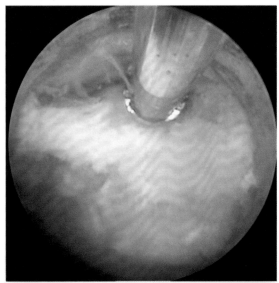

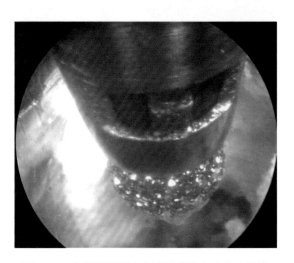

图 7-24 内镜下用可弯曲磨钻磨除上关节突前缘

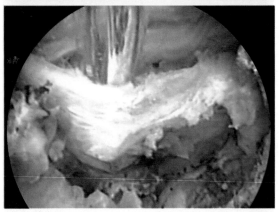

图 7-22 完成韧带下操作后,检查韧带的完整性、根据突出的性质决定是否切除韧带

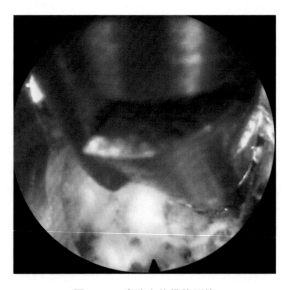

图 7-25 磨除上位椎体下缘

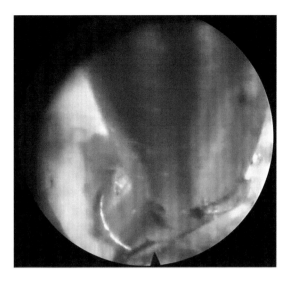

图 7-26 磨除下位椎体上缘

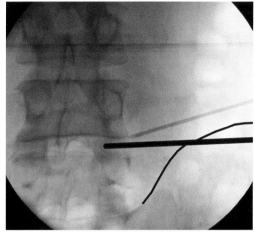

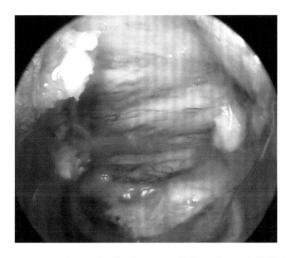

图 7-27 切断后纵韧带、磨除上位椎体下缘、下位椎体上缘后，最后达到的减压范围和效果。可以看见同侧的神经根、硬膜囊、对侧神经根的腹侧。TESSYS 减压的方法看见的是行走根外侧

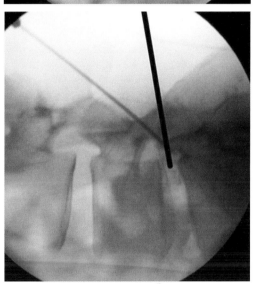

图 7-28 粗线是 YESS 的理论方法，细针显示实际的穿刺方法，与椎间盘水平面呈 20° 左右。然后按照 YESS 的 inside out 原则进行手术

2. L$_{4\sim5}$ 间隙 即使有髂骨遮挡，也不是非常严重的，都可以在向头侧倾斜 20° 以内完成穿刺。L$_5\sim$S$_1$ 间隙，都有髂骨遮挡。如果向头侧倾斜在 30° 以内，都可以按照 YESS 的方法完成手术过程。如果向头侧倾斜超过了 30°，就需要考虑按照 YESS 的方法切除小关节前缘，或者 TESSYS 的方法进行后外侧入路磨除小关节操作，或者从椎板间隙入路。在几种方法都无法完成的情况下，还可以按照髂骨上开洞的方法或者小开窗、通道的方法完成 L$_5\sim$S$_1$ 椎间盘摘除。本组病例没有髂骨开洞的病例（图 7-28~31）。

3. 对于髂嵴比较高的 L$_{4\sim5}$ 和髂嵴比较低的 L$_5\sim$S$_1$ 间隙 侧位透视无法做到与椎间隙水平线

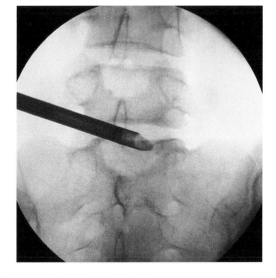

图 7-29 由于穿刺比较水平，对于髂骨比较低的患者即使 L$_5\sim$S$_1$ 也可以从一侧完成对侧椎间盘的摘除，而不需要双侧入路。L$_{4\sim5}$ 间隙从一侧完成双侧减压就更加简单

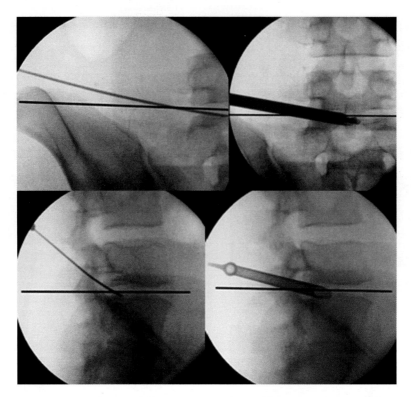

图 7-30 L₅~S₁ 间隙椎间盘突出,髂骨比较低,正位透视穿刺针头侧倾斜 10°。置入工作通道后头侧倾斜 8°。侧位透视穿刺针头侧倾斜 40°。置入工作通道后头侧倾斜 17°。工作面可以位于椎间隙的后 1/4,完成手术操作

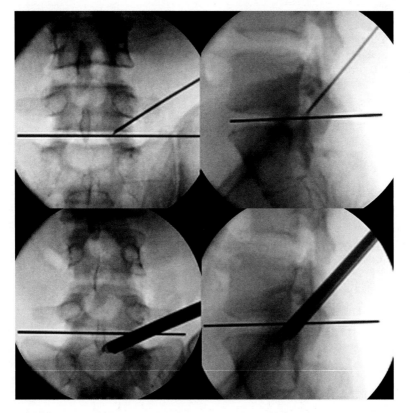

图 7-31 L₅~S₁ 间隙椎间盘突出,髂骨比较高,正位透视穿刺针头侧倾斜 32°。置入工作通道后头侧倾斜 21°。侧位透视穿刺针头侧倾斜 55°。置入工作通道后头侧倾斜 48°。工作面在椎管内不(也无法)进入椎间隙内,完成手术操作

平行的穿刺时,可以向头侧倾斜一定角度,在不咬除和(或)磨除咬除部分椎小关节后,工作通道进入椎间隙。由于上下椎体终板的挤压,通道与椎间隙水平线可以缩小,仍然可以按照 YESS 技术完成既定手术目标(图 7-32)。

以折叠手术床,或者使用可以透过 X 线平面手术床均可(图 7-33)。

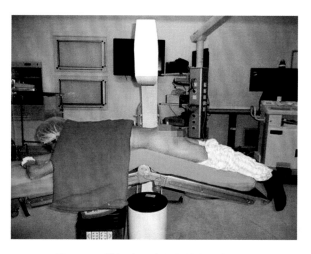

图 7-33 椎间孔入路改良技术手术体位

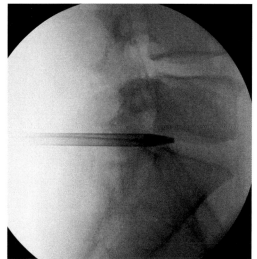

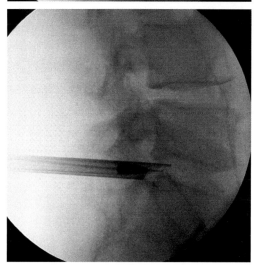

图 7-32 对于髂嵴较高的患者,可以从椎板间隙进入 $L_5 \sim S_1$ 间隙(见椎板间隙入路章节)

改良 YESS 技术继承了 YESS 技术 inside-out 的核心技术。不拘泥于穿刺针一定与椎间隙平行的原则,在正位上容许向头侧 30° 的倾斜,侧位上容许 55° 的倾斜。如果大于这个角度就需要做小关节成形,或者改变手术的入路方法,比如椎板间隙入路的方法,否则影响手术疗效。这样做的结果是极大地降低了透视的次数、增加了患者手术过程中的舒适度。

(三)改良 YESS 技术的操作步骤

1. 体位 排除腰骶部后凸角度的俯卧位。可

2. 透视 没有特殊情况下,只进行正位透视,当然这需要几十例上百例的经验积累。最少的透视次数是 2 次,一般透视的次数控制在 6 次以内,要求训练有素放射技师的配合。从透视的次数上,可以显示医生掌握该技术的水平和能力。由于透视过程具有辐射性,即使辐射剂量非常小,对于开展该手术的医生每年接受的辐射量也是有限制的。

Ahn 报道:不使用铅围裙,一名医生 1 年可以做 291 例 PELD 手术。报告中他们手术的平均时间是 49.8 分钟,透视的时间平均 2.5 分钟。按照每次透视 0.6 秒的时长计算,他的每次手术透视要达到 225 次曝光。而以椎间孔成形为特点的技术 100 次左右的透视是经常的事情。按照笔者的方法 4~10 次透视计算,仅仅 2.4~6 秒的曝光时间,加上要求透视时要求手术相关人员站在透视机 2 米以外的铅屏后,放射性辐射对医生手术数量的限制完全被克服,显示了改良技术的特点和优点(图 7-34)。

3. 麻醉 使用 1% 的利多卡因,仅仅麻醉痛觉神经,不影响运动神经。手术中患者痛觉消失,运动功能正常,可以配合医生完成手术的过程。酗酒的患者,1% 利多卡因镇痛效果差。在进入椎间盘的麻醉路径上可以使用 2% 利多卡因 +75mg 罗哌卡因进行封闭。上关节突前缘和椎管内仅仅使用 1% 的利多卡因,否则容易导致患者足屈伸无力,影响手术进程判断。

4. "简""变"的穿刺技术 改良技术穿刺角

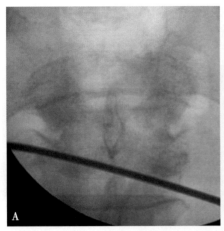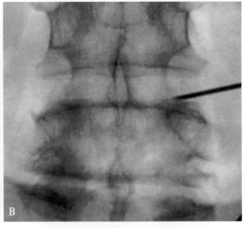

图 7-34 靶向穿刺技术两次透视完成穿刺示意图

A. 明确目标椎间隙和进针点;B. 一次性靶向穿刺到达目标点,剩余的工作都是镜下工作

度不僵化,根据每个患者的解剖特点,不同病理改变使用不同的穿刺角度。在 CT 和 MRI 水平扫描的影像学上确定穿刺的角度后,根据影像学上面的标尺测量棘突距离皮肤进针点的距离,然后进行实际操作。穿刺首先触碰的是小关节侧面,逐渐增大穿刺角度,进入椎小关节前缘的靶点。引导工作导管在不磨除骨质条件下,可直接使工作面到达硬膜囊和椎体后缘之间的后纵韧带。倾斜角度较大、椎管狭窄的患者也可在多级套管外、工作套管内或内镜下完成椎间孔成形术。把握住改良技术的"简""变"原则,根据内脏的位置,变化穿刺针的角度。工作通道与椎间隙的角度需要随

时调整,工作面的角度也是要变化的。靶向穿刺、重视医生的手感和患者感觉的反馈是改良技术的核心部分。

患者的安全性和穿刺的快捷度相比,手术安全是第一位的,穿刺的快捷是第二位的。计划实施侧方穿刺时要仔细分析术前 CT。如果是消瘦等特殊的患者,俯卧位时让患者呼吸,透视下观察肠管积气的移动轨迹。一般来说年轻、消瘦、女性患者要密切关注肠管的位置,北方人、中年男性、肥胖者患者肠管位置相对安全。一定要保证肠管积气在椎体后缘连线的前方,否则放弃侧方入路改为后外侧入路(图 7-35)。

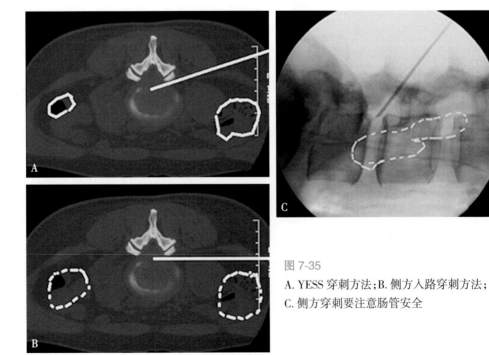

图 7-35

A. YESS 穿刺方法;B. 侧方入路穿刺方法;
C. 侧方穿刺要注意肠管安全

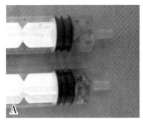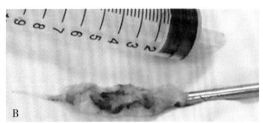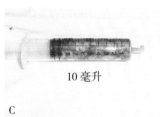

图 7-36 不同年龄阶段取出的椎间盘组织
A. 年轻患者的椎间盘；B. 中年患者的椎间盘；C. 老年患者的椎间盘

5. "简""变"的手术过程 按照"面对后纵韧带边缘"的工作通道放置原则，结合患者的术中感觉反馈，首先将工作通道置放于后纵韧带腹侧、椎间盘内，摘除后纵韧带前方的椎间盘。如果突出物属于游离型突出，退出工作通道到后纵韧带的侧方，髓核咬钳等工具咬断后纵韧带摘除向后方游离、向上游离、向下游离的椎间盘和纤维环碎片。在镜下环钻、通道内环钻、变角度磨钻的辅助下可以完成椎间盘突出钙化的病例、椎管狭窄的病例。

不同的年龄阶段取出的椎间盘组织也不相同（图 7-36）。年轻患者的突出变性椎间盘组织多呈胶冻样，摘除的量比较少。有的情况下，仅仅直视下射频消融即可。中年患者的突出变性椎间盘组织多呈成熟较大的块状，可以摘除整块或多个大块的椎间盘组织。老年患者的突出变性椎间盘组织多为退变、碎裂的组织，碎块不大、量多，最多可以接近 10ml 体积。

（四）改良 YESS 方法的缺点和补救方法

按照改良穿刺的方法手术，不进行椎间孔成

形。穿刺过程中疼痛发生的程度降低，患者对手术过程的耐受程度提高。穿刺角度缩小后，带来的风险是椎体外腹腔脏器比如肠管等脏器的损伤；椎管内比如硬膜囊、神经根的损伤（图 7-37、38）。Anthony Yeung 报道 5000 例病例发生了 1 例肠管损伤，5 例硬膜囊破裂。张西峰报道 1880

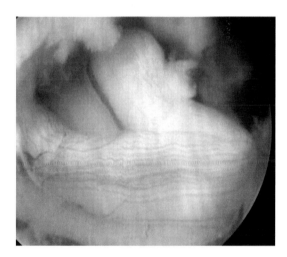

图 7-37 硬膜囊破裂，马尾神经进入工作区

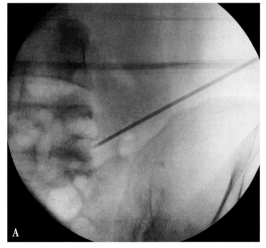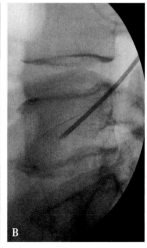

图 7-38
A. 正位透视针尖在椎体小关节外；B. 侧位透视针尖已经到达椎体的侧方

例病例没有发生肠管损伤,发生了7例硬膜囊损伤。没有发生肠管损伤,与仔细阅读判断每例患者的CT平扫有关。发生硬膜囊损伤比例较高的原因,与操作过快、不是每例都是直视下操作相关。

避免的方法:在穿刺和放置扩张棒的过程中,密切观察患者的反应。如果患者反馈有放射性疼痛。即停止进一步置入扩张棒,将工作通道建立在椎间孔外侧,直视下逐渐进入后纵韧带下方、椎间盘内。

补救的方法:一旦发现硬膜囊破裂,如果椎间盘摘除工作尚未完成,一定想方设法完成手术过程避免后续的医疗纠纷。可小心转动工作套筒,让套筒的舌头部分挡住马尾神经,仔细找寻游离的椎间盘碎片并摘除。预防的方法是穿刺时,患者反馈根性疼痛,要考虑变换穿刺的进针点向棘突靠近。对于担心硬膜囊破裂的病例,将工作通道置放于椎间孔不置入椎管中央。对于无法确定能否损伤硬膜囊的病例,不使用非镜下髓核钳摘除的方法,不做向硬膜囊方向的操作。

(五)适应证的选择

腰椎退行性疾病非常复杂,按照脊柱内镜操作的难度进行如下的分类操作:

1. L$_{4\sim5}$椎间盘突出症 保守治疗无效的L$_{4\sim5}$椎间盘原间隙的突出是脊柱内镜最常见的类型,该类型也是初学者首先要求掌握的脊柱内镜技术。张西峰报道病例中L$_{4\sim5}$间隙突出占到全部病例的53%(图7-39)。

2. 特殊类型腰椎间盘突出症的摘除 对于游离的腰椎间盘突出,不可以中规中矩地使用YESS方法,穿刺时即要按照靶点穿刺的方法开始。术中摆动工作通道,在变角度磨钻、激光等设备辅助下,完成游离病例的摘除术。对于远处游离的病例,不可进行椎间盘穿刺。要对椎管内游离的髓核进行靶点穿刺,建立工作通道,完成手术(图7-40~46)。

3. 钙化型腰椎间盘突出症 该型腰椎间盘突出症是介入和内镜治疗困难的病例,但是随着外科辅助手段的提高,可以重新审视该型的病理机制和治疗方法。一般来说钙化型腰椎间盘突出症患者病史应该比较长,症状和体征比较轻。如果症状重,出现症状时间比较短。说明一定是在钙化基础上,发生和合并了软性的突出。在激光、变角度磨钻的辅助下,钙化和椎体后缘骨赘病例都是脊柱内镜的手术适应证范围(图7-47~52)。

4. 腰椎管狭窄症 YESS技术对于椎间盘源性的腰椎管狭窄症有较好的治疗效果。虽然YESS技术最初只适合椎间盘突出症,随着对内镜应用的熟悉程度不断增加,也可以扩展到继发性的腰椎管狭窄症。如上文所述,脊柱内镜可以切除椎体后缘的纤维环,进入椎间盘和椎管,摘除脱出的纤维环和髓核。在腰椎管狭窄症时,目前也可以切除或者磨除增生的上关节突前缘、黄韧带、上位椎体的下缘、下位椎体的上缘、后纵韧带、增生肥厚的纤维环、退变的髓核组织(图7-53、54)。

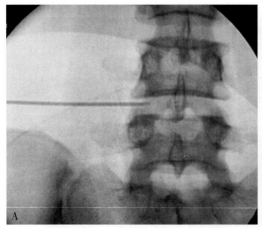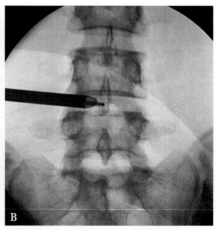

图7-39

A.穿刺路径与椎间隙水平,进入椎间盘的位置在椎弓根内侧连线;B.工作面可以看见后纵韧带的上下缘

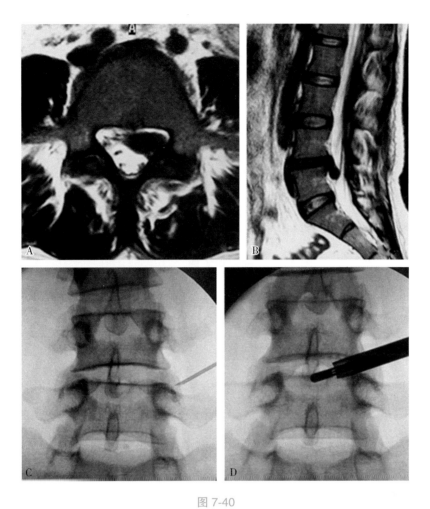

图 7-40

A~B. L$_{4-5}$ 椎间盘突出游离;C. 术前显示椎间隙不水平;D. 手术结束时髓核钳的位置,可以看见椎间隙已经变水平

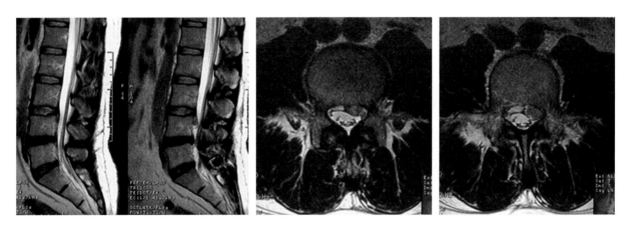

图 7-41 L$_{3-4}$ 椎间盘突出向下方游离

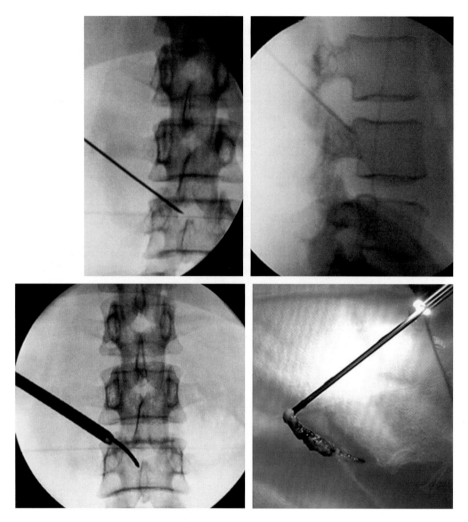

图 7-42 穿刺不是进入到椎间隙,而是进入到椎管直接摘除游离的髓核

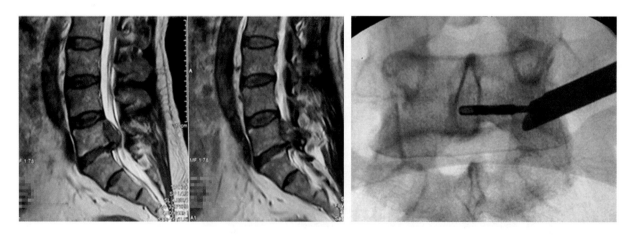

图 7-43 LDH 先后三次使用臭氧治疗后复发,使用后内侧入路摘除

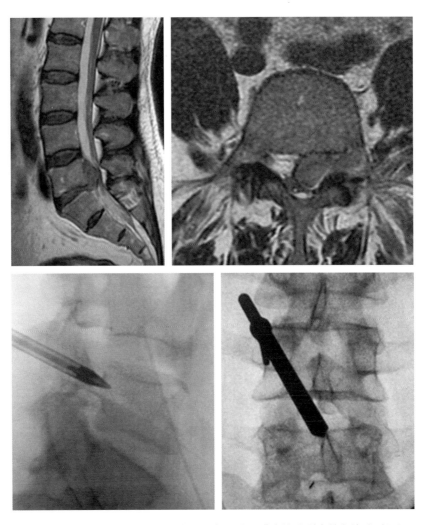

图 7-44 3 天后复查,摘除不彻底。二次经过硬膜囊摘除剩余的多块碎裂组织

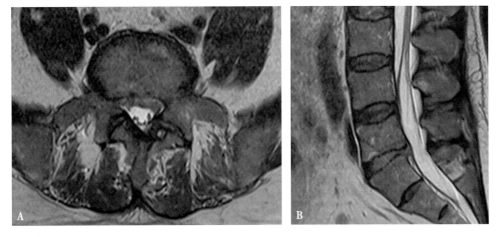

图 7-45 术后 1 个月随访
A. 冠状位 MRI;B. 矢状位 MRI

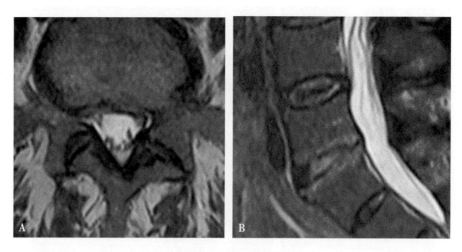

图 7-46 术后 3 个月随访

A. 冠状位 MRI；B. 矢状位 MRI

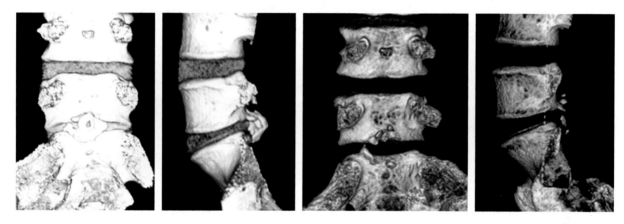

图 7-47 巨大椎间盘突出钙化，术后压迫的症状完全消失

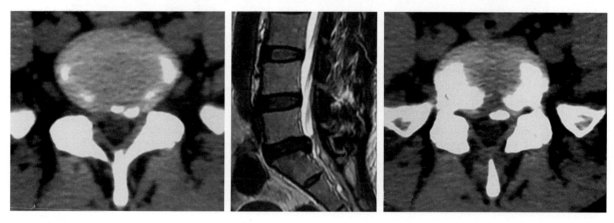

图 7-48 $L_5 \sim S_1$ 椎间盘突出钙化

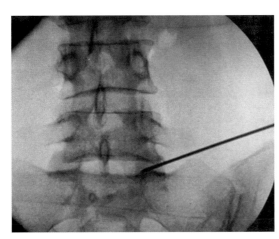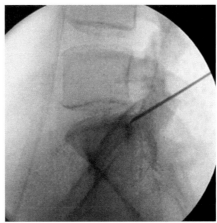

图 7-49　$L_5 \sim S_1$ 椎间盘突出按照 SED 靶点穿刺的方法直达突出的部位

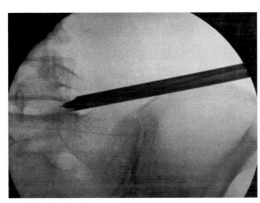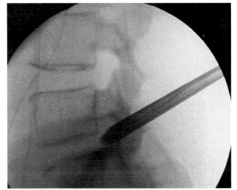

图 7-50　工作通道与椎间隙的角度变小,符合 YESS 的基本原则

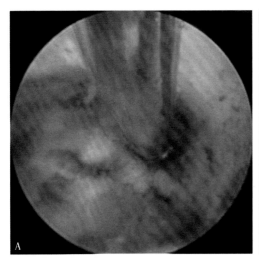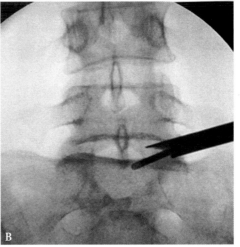

图 7-51

A. 双极射频感知后纵韧带后缘;B. 摘除后纵韧带后髓核钳可以顺利通过下位椎体后缘

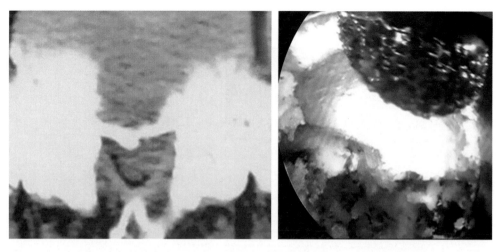

图 7-52 直视下可以轻易磨除有钙化骨赘的椎体后缘,然后摘除椎间盘

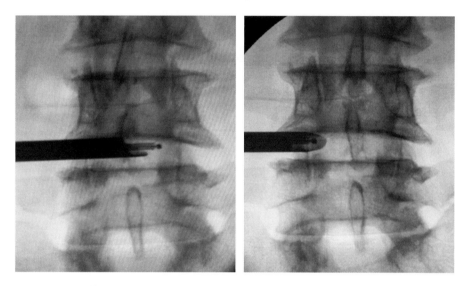

图 7-53 从对侧小关节内侧缘开始椎管前缘减压,一直退回到同侧小关节前缘

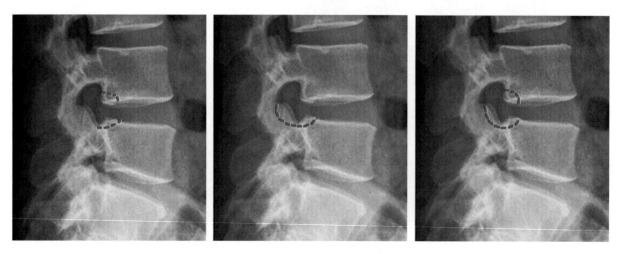

图 7-54 不同的病理改变需要磨除的部位不同,比如椎体后缘骨赘需要磨除上位椎体下缘或者下位椎体上缘;椎管狭窄需要磨除上位椎体下缘、下位椎体上缘、椎小关节前缘、黄韧带、后纵韧带

5. 复发性腰椎间盘突出症的内镜翻修

（1）概述：脊柱内镜多采用后外侧入路的方法，避免了传统手术从原来瘢痕中进入椎管的困难。因此，内镜治疗复发性腰椎间盘突出症具有很大的安全性和优越性。即使原来做了多次传统手术，正中区域充满了瘢痕，其椎间孔区域还是属于生理解剖范围，内镜进入不会发生困难。本节加以详细叙述。

（2）病因：人体腰椎的退行性变，不会因做过腰椎手术而停滞，因此腰椎间盘远期复发与人腰椎的继续退行性变有关系。腰椎间盘突出症术后复发与初次手术是否切干净椎间盘没有肯定的联系。所谓复发，是指术后 6 个月以后同一节段发生腰椎间盘突出症，并且影像学与临床症状相符合。但有资料显示，腰椎间盘突出症再手术患者中多数发生在术后半年时间内。

对于脊柱内镜术后是否需要再次内镜手术的判断，存在不同的意见。笔者的意见是，如果术后短期比如 3 天再次发生了严重的坐骨神经痛，只要没有超过术前的疼痛，可以考虑为围术期的组织出血、水肿导致"反跳痛"给予对症治疗。术后早期 MRI 常常得不到满意的结果，原因是手术后组织水肿、无菌性炎症，干扰了影像的清晰度。除非大量的积液，MRI 诊断才有积极意义。要告诉患者多关注临床症状而影像学表现为辅的原则。如果疼痛缓解半年以上再次发生了坐骨神经痛，可以描述为腰椎间盘突出症术后复发。腰椎间盘突出症术后再手术的主要原因有：①术中椎间盘组织残留：学习的早期阶段，术前病变部位定位不准确，穿刺不准确，入路方式选择不当，都可以导致减压不充分。对于椎间孔镜技术经验缺乏的医生，游离型、中央型、脱出型、椎间孔外型椎间盘突出都可以导致减压不充分，导致神经症状缓解不彻底，可能导致再手术的发生；②椎间隙内的椎间盘短期再突出：椎间盘摘除多少合适？一般认为摘除掉压迫神经的突出椎间盘即可。如果摘除过多，术后容易造成患者短期腰痛、远期椎间隙塌陷、腰椎不稳。但是如果摘除过于保守，容易造成短期再突出。这是临床见到的短期复发的原因之一，甚至术后很短时间内即可发生再突出。手术中医生掌握摘除的干净程度非常重要，期望降低再手术率是合理的，期望消除再手术率是不科学的；③适应证选择不当：对于腰椎间盘突出症合并椎管狭窄、椎体滑脱、椎体失稳的患者，务必慎重

选择手术方式。盲目追求微创，技术上无法完成预定手术计划，会影响了手术疗效，也是腰椎间盘突出症术后再次手术的原因。张西峰等在开展工作的前 100 例病例中，有 5 例短期即进行了小开窗翻修手术。主要是与技术不成熟、适应证选择不当有关；④术后椎间盘组织再次突出：现阶段内任何脊柱手术都无法阻止椎体退行性改变，所以腰椎间盘突出症复发理论上是无法避免的。椎间盘突出压迫神经根多数需要一段漫长的时间，再次突出的发生率并不高。笔者见过显微内镜下椎间盘摘除术（MED）后复发最长时间为 14 年。脊柱内镜（PELD）术后复发最长时间 7 年半。

（3）腰椎间盘突出症再手术率：由于手术医生的学习方式与临床经验不同、治疗患者的手术方式、手术的入路选择都不相同等因素，患者下腰痛术后复发再手术率也不相同，文献统计发生率在 2.5%~18%。笔者应用脊柱内镜技术治疗 1880 例中，再手术 42 例（2.23%），其中前 100 例患者的再手术率高达 6%，随着手术临床经验的丰富，术后 100 例再手术率可以降到 2% 以下。

在韩国的一项全国性调查研究中显示，2003~2013 年，18 590 例下腰痛手术患者中，13.9%（2758 例）的患者经历了第二次手术，其中传统开放融合手术（后路椎弓根螺钉内固定植骨融合术）的再手术率为 11.7%，后路椎板切除间接减压术的再手术率为 18.6%，传统开放单纯椎间盘摘除术的再手术率为 13.7%，脊柱内镜下椎间盘摘除的再手术率为 12.4%，介入射频消融术后的再手术率为 14.7%。全部再手术患者中，29.8%（768 例）的患者是在术后 1 个月内经历了二次手术的。可见无论任何手术后，再次手术是非常普遍的事情。

（4）治疗原则：腰椎间盘突出症患者如果能够耐受术后症状，VAS 评分在 4~5 分以下，患者生活、工作不受太大影响，可以首先选择保守治疗的方法，短期观察临床症状的发展方向。如果症状无法忍受，VAS 评分在 6 分以上，严重影响生活、工作，可以考虑进一步外科治疗。这是外科手术阶梯治疗的原则和理念，先保守治疗再选择微创手术或者开放手术。当然，不同的患者对疼痛的耐受程度不同，工作的性质、个人的性格都是影响手术疗效的因素。关于手术方式的选择要把握以下几个关键点。①选择医生最擅长的手术方式：微创技术具有很多的优势，但由于学习难度大，掌握技术需要经历较长的时间。而椎间孔镜技术是

微创技术中最难的部分之一。所以,在治疗复发性腰椎间盘突出症时,建议医生选择自己最擅长的手术方式;②椎板间隙入路:如果初次手术是椎间孔入路,再次手术可以避开手术瘢痕而采用椎板间入路。注意再手术时神经根损伤、马尾神经损伤、硬脊膜损伤的风险增加。如果骨窗不大,椎板间隙入路建立工作通道过程中很容易引发并发症。如果无法到达手术的靶点,可以选择传统手术;③椎间孔入路:若初次手术是传统手术,椎间孔入路是最佳选择。局麻下手术更安全,可以避免前次手术后路的瘢痕组织,降低了硬脊膜撕裂,神经根损伤的风险;④融合技术的选择:融合技术是复发的椎间盘突出症的最终手术。只有在不可能再做微创翻修,甚至不能做人工腰椎间盘置换

等非融合技术的情况下才能实施。由于患者病程长、病情复杂,所以常合并焦虑症。我们不能有单纯手术观点,要综合治疗患者。

（5）手术操作和技巧:具体操作方法参考改良YESS操作和技巧。

（6）经皮脊柱内镜下椎间孔入路在翻修其他脊柱手术中的应用:经皮脊柱内镜下椎间孔入路手术可以辅助翻修治疗多种脊柱术后椎间盘突出症复发,比如脊柱椎体内固定手术后相邻节段椎间盘突出（图 7-55）、滑脱手术后遗留小骨块（图7-56）,TLIF 手术后出现了对侧神经症状（图 7-57）、各种脊柱手术后形成小关节囊肿（图 7-58）、非融合手术后椎间盘突出复发（图 7-59）、MED 术后椎间盘突出复发（图 7-60）。

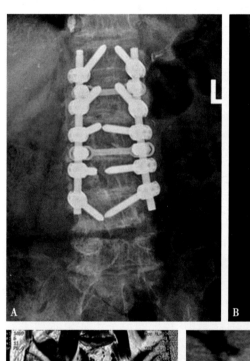
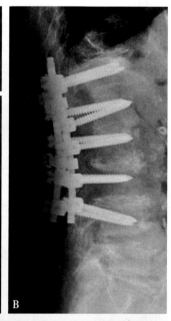
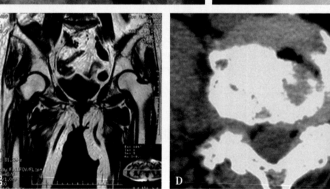

图 7-55　脊柱椎体内固定手术后相邻节段椎间盘突出
A. 腰椎内固定融合术后正位片;B. 腰椎内固定融合术后侧位片;C. 双下肢冠状面 MRI 显示股骨头无异常;D. CT 示极外侧椎间盘突出

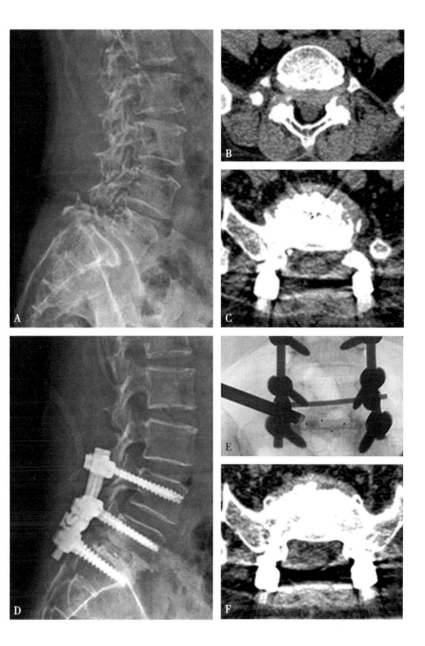

图 7-56　经皮脊柱内镜下椎间孔入路辅助翻修滑脱手术后遗留小骨块

A. 滑脱患者手术前 X 线矢状位；B. 滑脱患者手术前 X 线水平位；C. 手术后 X 线水平位显示残留骨块；D. 手术后 X 线侧位片；E. 脊柱内镜经椎间孔入路翻修去除残留骨块；F. 翻修术后复查显示残留骨块消失

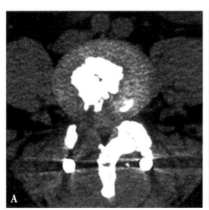
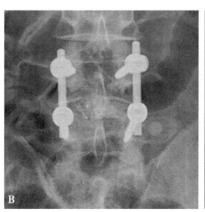
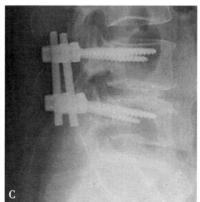

图 7-57　TLIF 手术后出现了对侧神经症状

A. TLIF 手术后 CT 影像；B. TLIF 手术后正位 X 线影像；C. TLIF 手术后侧位 X 线影像

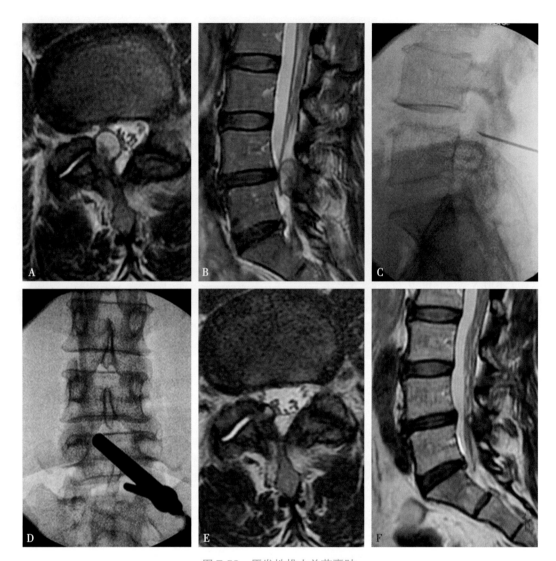

图 7-58 原发性椎小关节囊肿

A.囊肿水平位；B.囊肿矢状位；C、D.经皮脊柱内镜下椎板间隙入路囊肿切除术；E、F.术后 1 年复查

三、注意事项

围术期处理：首先术前要取得患者的理解与支持，进入手术室后，患者俯卧位于可透视的手术台上，全程由 C 形臂机监视下完成手术操作。术前半小时可以给予咪达唑仑和芬太尼镇静，缓解患者不同程度的疼痛及紧张情绪。术中患者必须保持神志清晰，可与术者交流术中体验，以防神经损伤。

术毕应询问患者下肢疼痛缓解程度，行直腿抬高试验观察改善程度，经工作套管向手术区域注入甾体药物后撤出工作套管。术后即刻于腰围保护下下床活动，一般主张患者多卧床休息。可酌情使用止痛消肿类药物及抗焦虑药物。术后 3~6 个月内避免重体力劳动或剧烈体育运动。

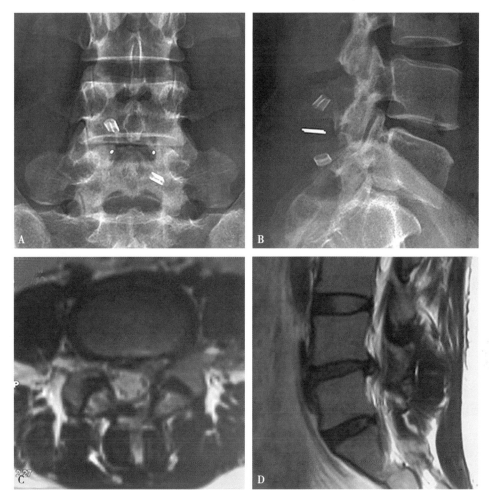

图 7-59　非融合手术后椎间盘突出复发

A.非融合手术后 X 线前后位；B.非融合手术后 X 线矢状位；C.非融合手术后 MRI 水平位；D.非融合手术后 MRI 矢状位

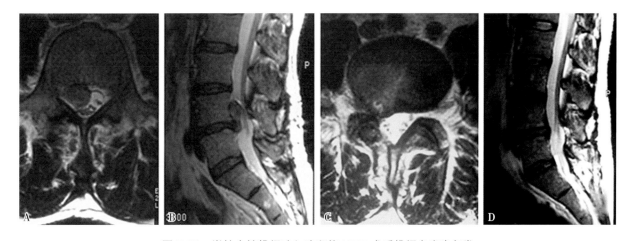

图 7-60　脊柱内镜椎间孔入路翻修 MED 术后椎间盘突出复发

A. MED 手术后 MRI 水平位；B. MED 手术后 MRI 矢状位；C.脊柱内镜翻修手术后 MRI 水平位；D.脊柱内镜翻修手术后 MRI 矢状位

（张西峰　杨惠林　孟斌）

第二节 TESSYS 技术

一、概述

TESSYS 技术是自后外侧的方向通过椎间孔进行穿刺,直接进入椎管进行游离椎间盘摘除,然后再进入椎间盘行残余髓核摘除的技术。该技术中透视多,操作较为复杂,需使用不同直径的环锯或磨钻,逐级去除部分上关节突前缘,扩大椎间孔,从而进入椎间隙进行操作。此技术具有操作远离出口根及背根神经节等优点,但易损伤椎管内血管、硬膜及神经根。对于椎间孔狭窄、巨大突出型及脱出游离型有较好的疗效。

1. 适应证 包括腰椎间盘突出症、椎间孔型及侧隐窝型腰椎管狭窄症。

相对适应证包括:腰椎失稳症、感染病灶部分清除和活检术,另外还包括少数本来应该接受开放手术,但因各种原因无法耐受的患者。如果结合其他技术形成所谓"组合微创技术"则适应证还可有望扩大。

2. 禁忌证 包括脊柱滑脱、脊柱肿瘤切除和脊柱感染病灶清除术,$T_{5\sim6}$ 以上的胸椎疾病;胸椎黄韧带钙化。

二、手术操作

(一)手术准备

1. 患者准备 椎间孔镜手术采用局部浸润麻醉,不需要术前限制食、水摄入。患者在手术过程中需配合侧卧位,髂腰部需垫起一圆柱状体位垫,使髂嵴向下移位、增大椎间孔,利于穿刺定位,可在术前对患者行体位训练。

2. 手术所需人员配备 手术医生、器械护士、巡回护士、监察患者术中情况的医师、C 形臂机技师等。

3. 手术器械与设备准备 手术专用穿刺针、软组织扩张工具、椎间孔扩大工具、工作套筒、内镜、镜下各类髓核钳、镜下磨钻、镜下骨刀骨凿等,还需配合使用冷光光源机、视频信号采集及播放系统、双极射频系统、X 线透视系统,镜下无菌液态环境冲洗、吸引系统等。

4. 术中器械、设备的摆放 配合椎间孔镜手术的 X 线、镜下显像系统、光源系统、射频系统均摆放于术者对侧,增大手术操作空间;术者和器械护士位于患者后侧,器械台置于器械护士右侧,便于及时配合术者进行手术操作;镜下无菌液态环境冲洗、吸引系统位于术者左侧,以便配合术者镜下操作需要随时调整(图 7-61)。

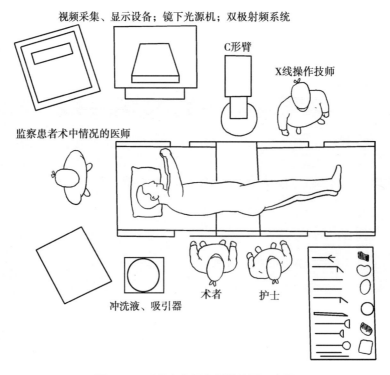

视频采集、显示设备;镜下光源机;双极射频系统

C形臂

X线操作技师

监察患者术中情况的医师

术者　护士

冲洗液、吸引器

图 7-61 手术室人员和器械放置示意图

（二）操作步骤

1. 体位　患者取侧卧位,患侧在上,髂腰部圆柱形体位垫垫高,常规消毒、铺巾。

2. 麻醉　局麻,穿刺部位逐层浸润麻醉,分三层完成,分别为:皮肤皮下、深筋膜和上关节突及周围,患者无异常感觉后开始手术,必要时增加椎间孔硬膜外麻醉。

3. 诱发试验与椎间孔阻滞试验　对于多节段退变的患者,术前依靠影像学与体征无法准确定位责任椎间盘节段,术前以腰痛症状为主的患者可行椎间盘诱发实验还原或增加其不适。对于下肢放射性症状较重的患者,于椎间孔内注射 1% 利多卡因约 3ml,患者术前症状明显缓解,明确病变责任节段。

4. 穿刺定位　在 C 形臂机透视下确定病变椎间隙的体表投影,并作标记,取 L₄₋₅ 椎间盘水平线上、脊柱后正中线旁开 11cm 为进针点。穿刺针穿刺方向在侧位为:上关节突与下位椎体后上缘的连线范围,正位像显示针尖在上关节突外缘,穿刺定位针取与躯干矢状面 30°,与水平位成 30°(图7-62)。

5. 软组织扩张、椎间孔扩大　根据需要调整,置换导丝后,用尖刀切开皮肤皮下组织约 8mm,沿导丝置入定位器,沿着上关节突腹侧缘锤击进入椎间孔(图 7-63)。

正位示针尖达到后正中线,侧位示针尖到达椎体后缘连线,置换导丝,依次用 4、6、8、9mm 骨钻扩大椎间孔(图 7-64)。

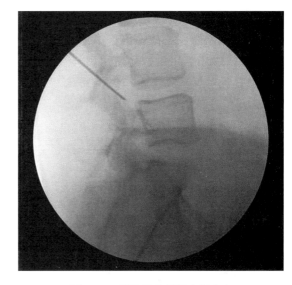

图 7-62　侧位像穿刺针穿刺方向

6. 建立工作通道　建立工作通道,置入工作套筒(图 7-65)。

7. 脊柱内镜置入　经工作通道置入 6.3mm 内镜,打开入水口和出水口连续冲洗创面。

8. 椎间孔成形　根据术前影像学判断上关节突需要切除的范围,如果切除范围不够,可以使用动力磨钻沿黄韧带表面磨除上关节突的腹侧增生部分以扩大侧隐窝。向尾端打磨到椎弓根上缘(图7-66)。

9. 黄韧带成形　经过冲洗可见到上关节突的被磨削部分,清理骨碎片。随后可见黄韧带组织,黄韧带显露的多少取决于扩孔的大小。切除黄韧带在椎间盘的附着部分,修整残余部分以方便显

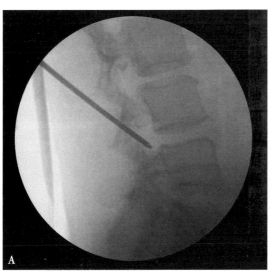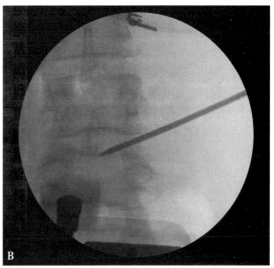

图 7-63　定位器位置

A. 侧位像定位器位置;B. 正位像定位器位置

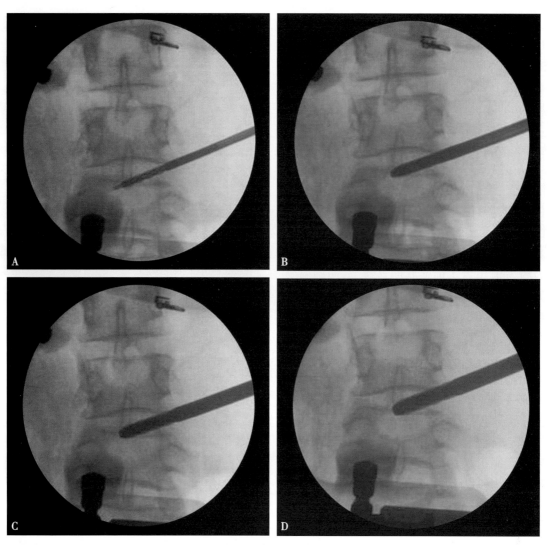

图 7-64 磨钻逐级扩大椎间孔

A. 4mm 磨钻扩孔；B. 6mm 磨钻扩孔；C. 7mm 磨钻扩孔；D. 8mm 磨钻扩孔

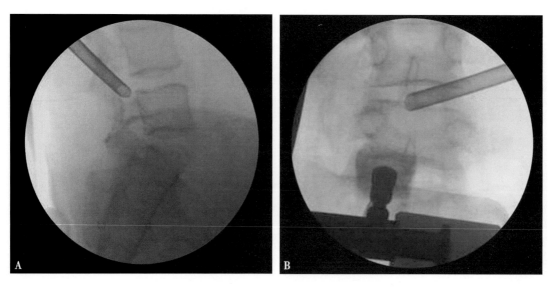

图 7-65 工作套管置入位置

A. 侧位像工作套管置入位置；B. 正位像工作套管置入位置

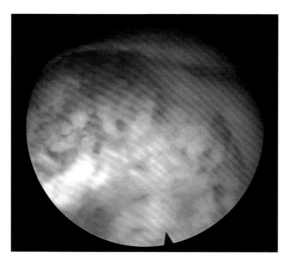

图 7-66 为被打磨修整的关节突骨面

露行走神经根,术中不可过多切除黄韧带,以免失去其对神经根的保护作用,故此对黄韧带重在成形修整(图 7-67)。

10. 纤维环成形 镜下显露神经根必然要先清理神经根周围阻碍视线的组织,包括突出的髓核组织纤维环等。年轻的或病程短的患者椎间盘的纤维环增生不明显,只要摘除椎间盘突出物即可,但更多的患者由于病程长,纤维环已经明显增生凸起,对行走神经根造成了影响,因此对纤维环的处理势在必行,以椎体后缘为标准切除增生的纤维环显露神经根,向中线清理直到显露后纵韧带,向头尾端显露椎间盘上下缘,至此方可能显露部分神经根(图 7-68)。

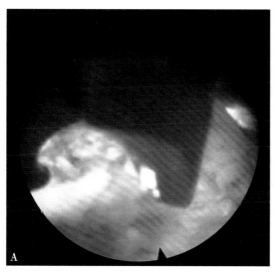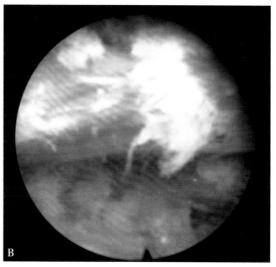

图 7-67 发现黄韧带并清理黄韧带周围的扩孔过程中产生的骨碎片及软组织碎片
A. 黄韧带切除;B. 清理扩孔过程中黄韧带周围产生的骨碎片及软组织碎片

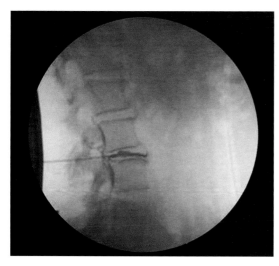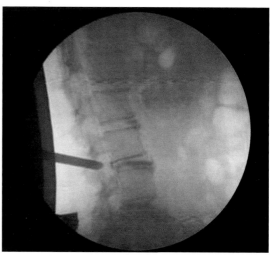

图 7-68 纤维环成形手术前后图像对比

11. 椎间盘摘除 对纤维环清理后可见突出的髓核组织,用髓核钳摘除。在这里要分别对待不同的病例,有的患者可以有明确的突出物,摘除即可,而有的患者突出物包裹在纤维环内,更有的患者突出物已经引起了明显的硬化或钙化,因此往往处理纤维环时需要同时与椎间盘髓核摘除同步进行。两者互相粘连需要仔细辨别以免遗漏（图 7-69）。

12. 后纵韧带成形 显露后纵韧带后可见后纵韧带位于硬膜囊下,与凸起的椎间盘粘连并向两侧增生,部分硬化甚至钙化。所谓后纵韧带成形是指将后纵韧带从包裹物中剥离乃至部分切除。因为突出物可以包裹在后纵韧带的附带组织中容易遗漏（图 7-70）。

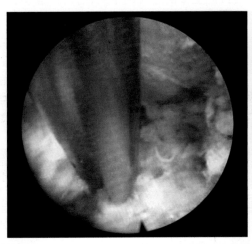
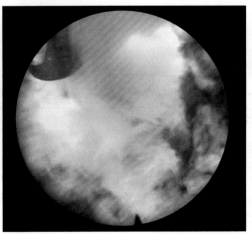

图 7-69 髓核摘除影像

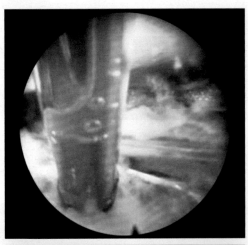
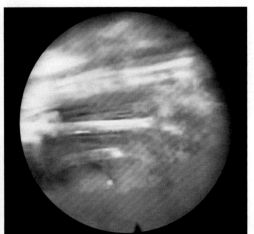

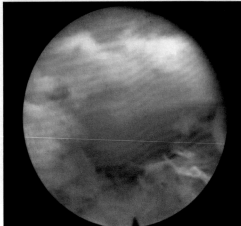

图 7-70 修整增生的后纵韧带,寻找并探查部分对侧神经根

13. 骨赘切除 首先向尾端显露下位椎体约10mm,对于增生的骨赘,先使用射频清理,露出骨赘后以镜下环踞、骨凿或动力磨钻切除。以此方法处理头端,但要注意勿损伤出口神经根,同时探查出口根旁有否骨赘,一并切除。切除骨赘范围可以视骨赘大小来定,如果视野允许,可以越过中线清理。术中使用磨钻对终板进行减压(图7-71)。

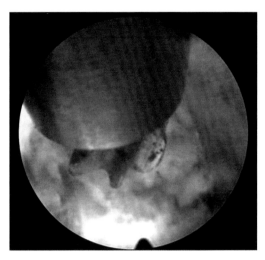

图 7-71 使用镜下磨钻对骨赘、质地较硬的结构进行处理

14. 神经根松解 完成上述步骤后探查行走神经根与硬膜囊,对其周围的包裹物进一步松解,如遇翻修手术尚需处理神经根粘连物,直到行走神经根可以自主搏动为止,并在术中进行直腿抬高判断神经根滑动是否良好,以确定神经根松解术是否已经完成(图7-72)。

（三）手术结束标准

1. 神经根周围充分的空间减压,可见神经根腹侧有明显的空间存在;

2. 充分减压后神经根复位,向腹侧回落;

3. 神经根表面血管充盈,或周围组织出血明显;

4. 硬膜囊、行走根、出口根均搏动明显;

5. 直腿抬高试验时可见镜下神经根滑动>1mm。

三、注意事项

术后卧床时间:手术中患者接受局部麻醉下,不需要复苏等过程,此外手术伤口只有8mm,因此,卧床只是为了止血,术后两小时后可以自由活动。

手术后72小时将开始出现所谓的"术后反应",表现为术前症状重现,甚至加重,也可以出现新的症状,如麻木、疼痛、酸胀无力等。持续时间可以很短也可以很长,从几天到3个月甚至更长不等。

术后大约有30%的患者会发生"反复期"的各种症状,反复期症状多种多样,但一般表现为患侧腰痛、臀部疼痛、麻木、胀感,或切口部位的酸痛等,也有少数为对侧出现症状,多数为站立和坐位时出现或明显,多数可以自行缓解。如果卧床无法缓解或症状持续进行性加重就应该复查MRI,看是否出现终板炎,此时治疗方案要有所更改,治疗周期也会延长。

手术后应避免长时间卧床而没有任何锻炼,否则会有不良后果,术后康复训练应该循序渐进,遵医嘱进行,如果条件许可应该转入康复科进行。

并发症发生情况较开放手术较低,包括硬膜囊撕裂、神经根损伤、马尾神经损伤、血管损伤、感

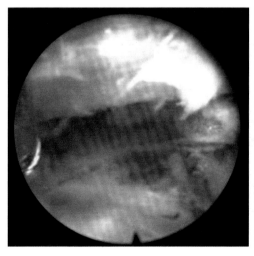
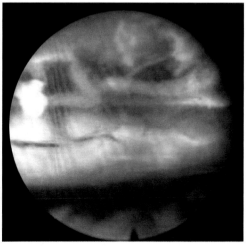

图 7-72 松解后的神经根

染、术后复发、局麻药物中毒、脊髓高压症等。脊髓高压症应值得注意,在水环境的镜下操作中,基于硬膜囊存在裂隙,冲洗液压力大于椎管内压力时,液体逆行灌入,造成脊髓局部高压,引起患者术中出现脊髓受压等一系列临床病理表现。

(白一冰)

第三节 经皮内镜椎板间入路椎间盘髓核切除术

一、概述

除了椎间孔入路技术外,PELD 对于合适病例采用椎板间隙入路进行椎间盘摘除同样也取得了良好的治疗效果。研究发现,L_5~S_1 椎间盘后缘在相应的椎板间隙以上者占 26.7%,与椎板间隙上部相对者占 40%,与椎板间隙正相对者占 33.3%。在矢状面上,L_5 椎板向后下方斜行,手术工作管道可以与椎间盘平面呈头倾 5°~10° 的角度进入椎管。此外,L_5~S_1 水平硬膜囊内仅为骶神经,为手术操作留有足够的空间。上述解剖因素使经椎板间入路摘除 L_5~S_1 突出的椎间盘髓核组织成为可能。通过 C 形臂机定位到相应的手术节段。通过导针、扩张管引导,将工作导管置于黄韧带表面。在内镜直视下突破黄韧带,通过旋转管道将硬膜囊、神经根保护在工作套管之外。利用髓核钳等工具摘除突出的髓核组织并做纤维环成形。

经皮内镜椎板间入路椎间盘切除术(percutaneous endoscopic interlaminar discectomy,PEID),具有手术入路为脊柱外科医生熟悉、穿刺定位快、术中透视少、镜下硬膜囊/神经根等重要结构均清晰可见、便于保护且可直接切除椎管内突出或脱出的椎间盘组织等优点。尤其适用于 L_{4-5}、L_5~S_1 脱出型、腋下型椎间盘突出。其不足为:因椎板间隙宽度、椎管容积的限制,仅适用于 L_{4-5}、L_5~S_1 椎间盘髓核切除;不适用于椎间孔型、极外侧型椎间盘突出;工作管道进入椎管,一定程度上干扰椎管内结构。

1. 适应证 PEID 主要适用于 L_{4-5}、L_5~S_1 椎间盘突出症,包括中央型和旁中央型腰椎间盘突出、腋下型和肩上型腰椎间盘突出、游离脱垂型腰椎间盘突出(包括向头端或向尾端脱垂)、复发性腰椎间盘突出、腰椎间盘突出伴钙化、腰椎间盘突出伴黄韧带肥厚引起的腰椎管狭窄症,活检或椎间盘炎清创,内镜下椎间融合。高位腰椎间盘突出症为相对手术适应证,通过内镜下用高速磨钻及咬骨钳行椎板开窗,同样可以将工作管道置入椎间隙,摘除突出的髓核,达到神经结构减压的目的。

2. 禁忌证 包括极外侧型椎间盘突出症、椎间盘突出伴骨性椎管狭窄、椎间盘突出伴节段性不稳。

二、手术操作

(一)术前准备

完善术前各项检查,通过影像学检查了解手术节段椎板间隙的宽度、黄韧带的厚薄以及侧隐窝的狭窄程度对工作管道置入的影响。消毒准备经皮内镜手术器械、内镜系统,手术室配备可折叠可调脊柱手术台、内镜配套光源主机、数字摄影录像系统。

(二)手术步骤

为了方便描述,手术步骤以经皮内镜椎板间入路 L_5~S_1 椎间盘髓核摘除术为例进行叙述。

1. 麻醉与体位 经皮内镜椎板间入路腰椎间盘切除术中,操作管道对神经根及硬膜囊有一定的刺激,故建议在气管插管全身麻醉状态下进行手术。全麻解除了患者的痛苦,也消除了手术相关的痛苦记忆;全麻有利于肌肉松弛,便于调整体位时椎板间隙张开;全麻还便于术中控制性降压,可减少术中出血,保持术野清晰。采用俯卧位下进行手术,全麻成功后,将患者置于俯卧垫上使腹部悬空。调整手术床,尽量减小患者腰前弓,使椎板间隙张开(图 7-73),即使是 L_{4-5} 节段,采用这种

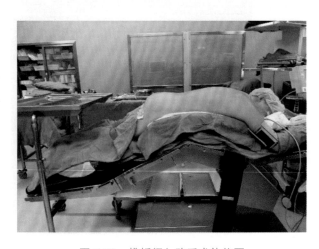

图 7-73 椎板间入路手术体位图

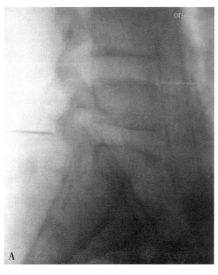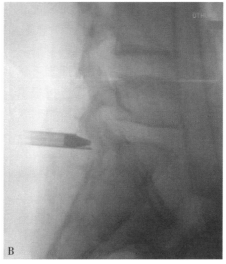

图 7-74　穿刺定位图

方法后不需要磨除关节突内缘或椎板,也可顺利将工作管道置入椎管。

2. 定位　体表定位 $L_5\sim S_1$ 棘突,沿 $L_5\sim S_1$ 棘突连线标画后正中线,于 $L_5\sim S_1$ 棘突间隙中点标画一条与身体长轴垂直的水平线,两线交点偏症状侧约 5mm 画 1 条 7mm 的线段,即为预计的切口线。手术部位皮肤常规消毒、铺巾。

3. 穿刺　于后正中线旁开约 2.5cm 插入定位针,定位针深达关节突表面即可。以定位针为参考点,C 形臂机侧位透视确认手术节段,切口的具体位置根据透视调整,以透视为准(图 7-74A)。也可手持定位针直接透视找到椎板间隙的中点,于中点偏症状侧 5mm 标记切口,这样更省时间,但辐射量更大。

4. 置入工作通道　于最终标记的切口部位做一长约 7mm 的纵向切口,切开深筋膜。切口大小应略小于工作管道直径,切口过大则出现工作管道周围渗血,同时渗血进入工作管道内可导致手术视野模糊。沿切口垂直于水平面缓慢旋转插入铅笔头状的扩张管至椎板窗的黄韧带表面。此时可轻轻推动扩张管,感知底面有韧性的黄韧带,头侧坚硬的 L_5 椎板及外侧的下关节突,也可透视调整扩张管的位置。沿扩张管缓缓旋入工作管道至黄韧带表面,再次 C 形臂机透视侧位,以确定其正确位置(图 7-74B)。

5. 镜下操作

(1) 取出扩张管,将工作管道内注满生理盐水,再沿工作管道缓慢放入内镜,调整水压止血。生理盐水持续冲洗,保持镜下视野清晰。镜下以

髓核钳清理黄韧带表面的纤维脂肪组织后,可见浅黄色有光泽的黄韧带。此时以射频电极触探,可感知黄韧带与 L_5 下关节突硬度不同。黄韧带在内侧,其质地坚韧,而 L_5 下关节突在外侧,其质地坚硬。

(2) 突破黄韧带的方法有两种:①劈开黄韧带:对于椎管较宽、黄韧带没有增厚、非巨大型腰椎间盘突出症的患者,采用此方法突破黄韧带方便快捷,术后黄韧带可重新合拢,使椎管内结构与后方软组织隔离。以射频电极紧贴 L_5 下关节突内侧缘沿黄韧带纤维走行方向在黄韧带上打孔(图 7-75),让冲洗的生理盐水沿黄韧带孔流入椎管内硬膜外,调整水压冲洗、松解硬膜外粘连,让黄韧带与硬脊膜之间有生理盐水隔离与保护。工作管

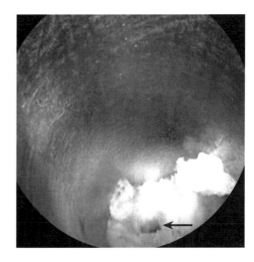

图 7-75　劈开黄韧带入路中在黄韧带上打孔示意图,黑色箭头所示为用射频电极在黄韧带上所打的孔

道尖部沿黄韧带纤维走行方向经黄韧带上打的孔小心旋转进入，纵向劈开黄韧带，调整工作管道，将黄韧带挡在工作管道外，镜下即为椎管内结构；②剪开黄韧带：此种方法相对更安全。适当下压管道使黄韧带维持一定的张力，尽量靠近椎板窗中份先垂直于黄韧带纤维走向逐渐剪开黄韧带，剪开部分黄韧带后用工作管道尖部将其一端挡在管道外，剪黄韧带与调整管道交替进行，直至外层黄韧带被剪开（图7-76）。再用神经剥离器沿纤维走向仔细分开、突破黄韧带内层，让冲洗的生理盐水进入椎管内硬膜外，让黄韧带与硬脊膜之间有生理盐水隔离与保护，黄韧带与硬脊膜有粘连时，用神经钩松解粘连带后，再剪开黄韧带内层，即可见到生理盐水保护下的硬膜囊。小心保护硬膜囊，自黄韧带突破口由内向外剪开黄韧带至 L_5 下关节突内侧缘。若黄韧带肥厚，则可用椎板咬骨钳咬除部分黄韧带以便显露及减压。若关节突增生内聚致侧隐窝狭窄，则可在内镜下用磨钻、椎板咬骨钳去除关节突内侧部分，直至显露至神经根外侧。

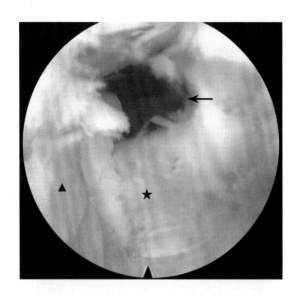

图 7-76　剪开黄韧带入路示意图三角形所示为黄韧带外层，五角星所示为黄韧带内层，黑色箭头所示为椎管

（3）镜下仔细辨清硬膜囊和神经根的位置及毗邻关系，根据椎间盘突出的不同病理类型，摘除髓核组织的顺序有一定差异。当突出的髓核组织主要位于 S_1 神经根腋下时，可先调整水压冲洗、松解突出或脱出的髓核组织，并用髓核钳小心将其取出。S_1 神经根腋下充分减压后，再向外轻柔旋转、倾斜工作管道至 S_1 神经根肩部，寻找残余的髓核组织。摘除 S_1 神经根肩部残余的髓核组织后，

再逐渐向内旋转、倾斜工作管道，将减压后的 S_1 神经根推向内侧，与 S_1 神经根腋下区域"会师"，探查摘除 S_1 神经根腋下可能残余的髓核组织。同样地，当突出物位于 S_1 神经根肩上时，在肩上减压后，若影像学不能排除腋下也有髓核，还需要对神经根腋部位进行探查。减压结束前，再次沿 S_1 神经根表面旋转管道，通过观察 S_1 神经根走行区域是否有残余的髓核组织及 S_1 神经根活动度，来判断减压是否彻底，直至硬膜囊及神经根充分减压（图7-77A）。当内镜进入椎管后，仅看到突出的髓核组织，暂时未看到神经根或硬膜囊（图7-77B）。这种情况是由于脱出的髓核组织将神经结构推移，解剖关系发生了改变。此时，不应急于倾斜管道寻找神经根及硬膜囊，而应该先小心摘除一部分髓核组织，以期通过减少突出物的容积来获得较多的安全操作空间（图7-77C），不致产生神经根及硬膜囊的过度牵拉、损伤。

（4）硬膜囊及神经根充分减压后，用射频电极彻底止血，缓慢退出内镜，经工作管道向神经根周围注入 40mg 甲泼尼龙，拔出工作管道。1% 罗哌卡因切口局部浸润镇痛。可吸收线皮内缝合切口（图7-77D）。

（三）术后处理

麻醉清醒后即可少量饮水，饮水后观察半小时无不适即可进食。2小时后在腰围保护下逐渐起床活动。术后根据患者腰腿痛缓解情况酌情口服非甾体类抗炎镇痛药物 1~3 天。手术后当天或第二天即可出院。出院后 1 个月门诊随访，根据情况去除腰围，指导患者进行腰背肌功能锻炼。

三、注意事项

并发症与预防：并发症的发生与手术操作熟练程度密切相关，并直接影响临床疗效。常见的并发症包括：

1. 神经感觉异常　表现为神经根支配区痛觉过敏和感觉麻木，通常为一过性，其发生的确切原因目前尚不清楚，可能与神经病理性疼痛、术中牵拉有关。

2. 椎间隙感染　通过大量生理盐水持续冲洗术野可降低感染率。

3. 硬脊膜撕裂　既往有硬膜外注射史，有臭氧、射频治疗史的病例，硬脊膜、神经根周围容易产生粘连。术中切忌粗暴操作，髓核钳钳夹突出

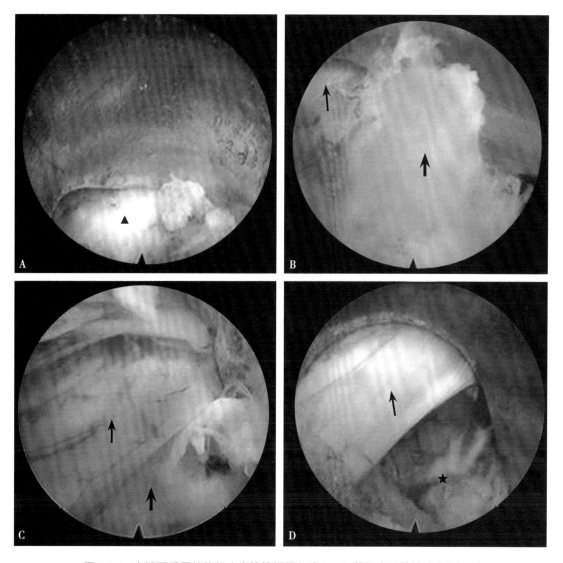

图 7-77 内镜下重要结构经皮内镜椎板间入路 L_5~S_1 椎间盘髓核摘除术（左侧）

A. 镜下可见椎板间黄韧带（三角形）；B. 突出变性髓核组织（粗箭头）遮挡镜下视野压迫神经根（细箭头）；
C. 部分摘除变性脱出髓核后，可见神经根（细箭头）表面有炎性增生血管，剩余的髓核组织（粗箭头）位于神
经根肩上；D. 压迫解除后，纤维环及后纵韧带已皱缩成形（五角星）

髓核组织前，应对其充分松解，切忌生拉硬拽。掌控好髓核钳进入的深度，保证髓核钳在视野范围内进行操作，避免误夹硬脊膜。

4. 神经根损伤 可能与手术过程中移动工作管道使神经根受到反复牵拉或挤压有关，也可能因镜下结构辨认不清而误伤引起。预防措施在于仔细辨认镜下组织结构以避免误伤。对于巨块型椎间盘突出，应先创造有效工作空间，避免未经松解而直接将工作管道置入椎间隙内。

5. 根袖损伤 常见于腋下型椎间盘突出。置入和移动工作管道时，应避免离神经根在硬膜囊上的发出点过近。

6. 髓核残留 通常发生在开展手术的初期，

与手术技术熟练程度密切相关。游离脱垂型椎间盘突出术中易发生髓核残留，术中取出突出髓核组织的量及位置应与 MRI 显像中大致相符。减压结束前，应紧贴神经根表面旋转工作管道，通过观察神经根走行区域是否有残余的髓核组织及神经根活动度，来判断减压是否彻底。

7. 术后复发 导致椎间盘突出术后复发的因素很多，主要与残余的椎间盘组织继续退变再次经纤维环薄弱处突出有关。因此，术中在尽量摘除退变松散髓核组织的前提下，尽量减少对纤维环的损伤。并行纤维环成形术，术后严格指导患者进行腰背肌功能锻炼，1 个月内在腰围保护下活动，3 个月内避免扭腰、弯腰及重体力劳动。避免

久坐及剧烈运动,建立良好的生活习惯可延缓椎间盘退变,降低突出复发的几率。

(曾建成)

参 考 文 献

［1］ 董健文,戎利民,刘斌,等. 椎间孔入路经皮内镜技术摘除脱出髓核 36 例报告. 中国骨与关节杂志,2014(8):615-620.

［2］ Kambin P,Brager M. Percutaneous posterolateral discectomy: anatomy and mechanism. Clin Orthop Relat Res,1987, (223):145-154.

［3］ Yeung AT. Minimally invasive disc surgery with the Yeung endoscopic spine system (YESS). Surg Technol Int,1999,8:267-277.

［4］ Gore S,Yeung A. The "inside out" transforaminal technique to treat lumbar spinal pain in an awake and aware patient under local anesthesia:results and a review of the literature. Int J Spine Surg,2014,8(3):1-47.

［5］ Hoogland T,Schubert M,Miklitz B,et al. Transforaminal posterolateral endoscopic discectomy with or without the combination of a low-dosechymopapain:prospective randomized study in 280 consecutive cases. Spine,2006, 31(24):E890-897.

［6］ Hoogland T,van den Brekel-Dijkstra K,Schubert M,et al. Endoscopic transforaminal discectomy for recurrent lumbar disc herniation:a prospective,cohort evaluation of 262 consecutive cases. Spine,2008,33(9):973-978.

［7］ Choi G,Lee SH,Raiturker PP,et al. Percutaneous endoscopic interlaminar discectomy for intracanalicular disc herniations at L_5-S_1 using a rigid working channel endoscope. Neurosurgery,2006,58(1 Suppl):ONS59-68;discussion ONS59-68.

［8］ Ruetten S,Komp M,Merk H,et al. Use of newly developed instruments and endoscopes:full-endoscopic resection of lumbar disc herniations via the interlaminar and lateral transforaminal approach. J Neurosurg Spine, 2007,6(6):521-530.

［9］ Ruetten S,Komp M,Merk H,et al. Full-endoscopic interlaminar and transforaminal lumbar discectomy versus conventional microsurgical technique:a prospective,randomized,controlled study. Spine,2008, 33(9):931-939.

［10］ Chen HT,Tsai CH,Chao SC,et al. Endoscopic discectomy of L_5-S_1 disc herniation via an interlaminar approach:Prospective controlled study under local and general anesthesia. Surg Neurol Int,2011,2:93.

［11］ Choi KC,Kim JS,Ryu KS,et al. Percutaneous endoscopic lumbar discectomy for L_5-S_1 disc herniation: transforaminal versus interlaminar approach. Pain Physician,2013,16(6):547-556.

［12］ Choi KC,Lee JH,Kim JS,et al. Unsuccessful percutaneous endoscopic lumbar discectomy:a single-center experience of 10,228 cases. Neurosurgery,2015, 76(4):372-380.

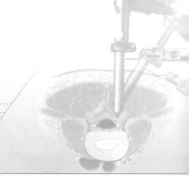

第八章　经鼻/口腔镜技术

第一节　概述

枕颈交界脊柱手术挑战性比较大,特别是前路手术。目前经口入路仍然是枕颈交界前路手术的经典入路。与其他入路如经下颌骨入路、下颌下入路比较,经口入路相对简单,椎前软组织分离暴露较为容易。缺点是操作空间狭长,撑开范围受口腔直径的限制;术后咽喉水肿严重,往往需要延迟气管插管拔管;部分病例需要切开软/硬腭暴露 C_1 以上结构。因此,不断有研究尝试将经鼻/口内镜技术作为特殊情况下替代经口开放手术的方法。

经鼻/口内镜技术的潜在优势包括对于口腔张开不够充分的病例仍可提供清晰的视野。使用不同角度的内镜系统及通过术中转镜,可以对术野进行不同角度的观察,不留死角。内镜系统有放大作用,内镜镜头可以根据手术需要靠近或离开术野,有利于更准确的判断解剖结构,避免不必要的损伤。由于镜头的优势,内镜手术不需要切开软/硬腭即可暴露 C_1 以上结构。术中软组织牵拉少,术后咽喉部水肿轻,有利于术后早期拔除气管插管。

第二节　手术操作

一、经鼻内镜技术

(一)适应证
枕骨斜坡、C_1 前弓、C_2 椎体病灶(图 8-1)。

(二)手术方法
经口气管插管全麻。患者仰卧位,头部后仰。

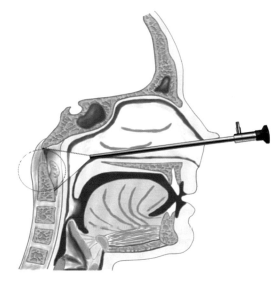

图 8-1　经鼻腔镜手术范围

术者位于患者头端。为避免在操作过程中损伤鼻黏膜,可以使用麻醉鼻咽通气管作为工作通道(图 8-2)。通过一侧鼻孔进入 5mm 的 0° 镜头,辨认咽后壁黏膜,两侧咽鼓管开口。采用 C 形臂机定位 C_{1-2} 椎体位置。于 C_{1-2} 前方纵向梭形切开黏膜,切除部分肌肉组织即可暴露 C_1 前弓,用磨钻或 Kerrison 咬骨钳切除 4~5mm 前弓。更换 30° 或 70° 镜头,便于观察深部 C_2 齿突及椎体。C 形臂机辅助观察,镜下采用高速磨钻切除 C_2 齿突及相关病灶。冲洗创面,充分止血,生物胶填充及封闭创面。改俯卧位,重新消毒铺巾,后路 C_{1-2} 椎弓根螺钉固定。

二、经口内镜技术

(一)适应证
枕骨斜坡下份、C_1 前弓、C_{2-3} 椎体病灶(图 8-3)。

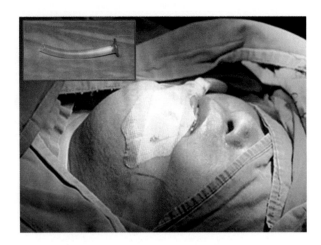

图 8-2　体位及鼻咽通气管的使用

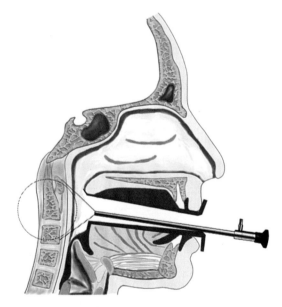

图 8-3　经口腔镜手术范围

（二）手术方法

经鼻气管插管全麻。患者仰卧位，头部后仰。术者位于患者头部两侧。采用管道拉钩系统显露咽后壁，C 形臂机辅助定位病灶部位，C 形臂机开口正对病灶部位。5mm 的 0° 镜头通过管道拉钩系统进入术野，利用内镜固定臂固定镜头。纵向切开咽后壁黏膜 3~4cm，沿中线向两侧分离并牵开颈长肌、头长肌，显露 C_{1-2} 椎体。必要时向上、向下延长切口显露枕骨斜坡下份、C_3 椎体。用磨钻或 Kerrison 咬骨钳切除 4~5mm 前弓，C 形臂机辅助下，高速磨钻切除 C_{2-3} 及相关病灶。改俯卧位，重新消毒、铺巾，后路颈椎弓根螺钉固定失稳节段椎体。

三、经口鼻联合内镜技术

（一）适应证

枕骨斜坡、C_1 前弓、C_{2-3} 椎体病灶（图 8-4）。

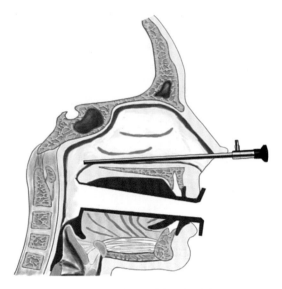

图 8-4　经鼻、口联合腔镜技术

（二）手术方法

经鼻气管插管全麻。患者仰卧位，头部后仰。术者位于患者头部右侧，一助位于患者头部左侧，二助位于患者头端。鼻孔放置鼻咽通气管作为工作通道，口部采用管道拉钩系统显露咽后壁。5mm 的 30° 镜头通过管道拉钩系统进入术野，利用内镜固定臂固定镜头，另一鼻孔通道可用于吸引器，而手术工具通过口腔通道进入。术中可以根据需要改为镜头由口腔进入，两个鼻孔工作通道作为手术操作工具通道。余操作同经鼻或口内镜技术。

第三节　注意事项

经鼻腔镜技术最早在神经外科领域应用。随着技术的发展进而应用于颅底斜坡、C_1 前弓及 C_2 椎体手术。经鼻腔镜通过鼻孔的自然通道，体表没有切口瘢痕，而且经鼻至枕颈手术区域的距离比经口途径短。鼻腔开口往往正对枕骨斜坡及 C_1 前弓，对于这个区域的病灶操作更直接。经鼻手术不需要切开软、硬腭，不需要牵开舌根，术后水肿轻。但是经鼻腔镜技术操作时一侧鼻孔放置镜头，只能有一侧鼻孔放置手术工具，操作范围较为狭小。椎前软组织分离后无法有效牵开，常常需要 U 形或梭形切除部分黏膜。术后伤口无法有效缝合,需要采用生物胶粘合。因此,有文献的评论提出经鼻腔镜仅作为经口入路的补充,用于无法经口手术的患者。

经口腔镜技术是在经典的经口开放入路基础上发展而来。与传统的开放入路比较,经口腔镜手术对口腔、舌根牵拉少,大多数情况下不需要切开开软、硬腭即可显露枕骨斜坡。与经鼻腔镜技术比较,经口腔镜手术操作空间大,可以使用多种工具相互配合经口操作。但是经口腔镜距离手术部位较远,对于枕骨斜坡的显露角度较大,无法垂直操作。与单孔腔镜技术类似,镜头与手术工具会发生碰撞,影响手术操作。鉴于经鼻或经口腔镜技术有各自的优缺点,采用经鼻、口联合腔镜手术显得更有优势。经鼻、口联合腔镜手术可以根据手术需要变换镜头与手术工具的通路,镜头与手术工具的角度更有利于手术操作。

(唐勇)

参 考 文 献

[1] Dinç H,Ahmetoğlu A,Baykal S,et al. Image-guided percutaneous drainage of tuberculous iliopsoas and spondylodiskitic abscesses:midterm results. Radiology,2002,225(2):353-358.

[2] Treatment of tuberculosis:guidelines(4th ed). World Health Organization,2010.

[3] 中国结核病防治规划实施工作指南.中华人民共和国卫生部,2009.

[4] Hodgson AR. Ambulant treatment of spinal tuberculosis. Lancet,1963,1(7272):110.

[5] 唐勇,沈慧勇,高梁斌,等.腹膜后入路腹腔镜下手术治疗腰椎结核.中国脊柱脊髓杂志,2012,22(9):775-778.

第九章 颈椎内镜技术

随着 MED 在腰椎手术中的成功应用,该技术也逐步被应用到颈椎的一些手术当中,包括后路显微内镜下颈椎椎板椎间孔切开与颈椎间盘髓核摘除（cervical microendoscopic foraminotomy/discectomy,CMEF/D）、显微内镜下颈椎管减压术（cervical microendoscopic decompression of stenosis,CMEDS）、内镜下与内镜辅助下齿状突骨折内固定术、寰枢椎病变前路松解与齿状突切除等新术式,其共同的特点就是应用椎间盘镜技术完成既往开放手术才能完成的操作,从而最大限度地减少手术创伤,以获得最佳的手术效果。

在本世纪初,经皮内镜技术（percutaneous endoscopic technique）也称全内镜技术（full-endoscopic technique）得到了极大的发展,并逐渐投入临床,在国内外的报道中,该项技术早期主要应用于腰椎间盘突出症,但在颈椎间盘突出症的治疗中应用较少。

经皮内镜下颈椎间盘髓核摘除术治疗颈椎间盘突出症,最早仅有经前路的经皮内镜下颈椎间盘髓核摘除术。随后,Ruetten 等报道了采用经后路的经皮内镜下颈椎间盘髓核摘除术治疗颈椎间盘突出症并取得了良好效果。自此,对于颈椎间盘突出症的治疗,在经皮内镜技术方面逐渐分为了前路和后路的两种入路。

第一节 椎间盘镜下后路颈椎椎间孔切开和椎间盘髓核摘除术

一、概述

后路椎间盘镜下颈椎椎板椎间孔切开（key

hole 技术）与颈椎间盘髓核摘除术是近年来开展起来的一种新的颈椎微创手术,其最大的优点就是通过后路显微内镜直接摘除突出的髓核组织以及对受压迫的神经根与狭窄的神经根管进行直接减压,从而达到治疗极外侧型颈椎间盘突出症、神经根型颈椎病的目的。这种基于开放颈后路"钥匙孔"技术,又结合了内镜应用技术具有的诸多优点,既达到减压的手术目的又避免常规后路开放手术所带来的肌肉广泛剥离与创伤;更为重要的是,不需要行前路或后路融合固定,保留了手术节段术后的活动功能,国内外临床应用结果已表明 CMEF/D 是一种安全有效的治疗神经根型颈椎病的手术方式。Roh 等最早进行了人尸体颈椎标本上 MED 的应用研究,Burke 等把经过改进的 MED 系统应用到颈椎间盘疾病的临床治疗中,以减少或避免常规开放颈椎后路较常见的术后疼痛和肌肉痉挛,并取得了很好的临床效果。Fessler 等将 MED 技术应用于颈椎间孔切开术,MEF 与传统开放手术疗效相仿,但 MEF 具有出血少、疼痛轻、康复快、术后住院时间更短、术后较少使用镇痛剂等优点。国内同样有学者致力于将 MED 技术运用于颈椎手术中,刘东宁、谢沛根等均报道了通过显微内镜采用"钥匙孔"技术治疗极外侧型颈椎间盘突出症与神经根型颈椎病,获得良好的临床疗效。

显微内镜下颈椎管减压术（CMEDS）类似于显微内镜下腰椎管减压治疗腰椎管狭窄症,通过保留更多的骨与韧带解剖结构,可减少开放手术广泛椎板切除术后颈椎前凸丢失甚至后凸畸形以及术后硬脊膜周围粘连等并发症的发生。Yabuki 等通过建立双侧工作通道及双侧椎板切除减压治疗10 例脊髓型颈椎病,包括单节段与双节段颈椎管狭窄,平均手术时间 164 分钟,平均失血 45ml,平均随访 15 个月,术后与随访期颈部疼痛 VAS 评分与 JOA 评分均明显改善,无术后不稳或再手术病例。Perez-Cruet 报道 5 例单节段、双节段甚至三节段 CMEDS,术后症状均改善并恢复工作,仅 1 例出现意外的硬膜损伤但自行愈合,其总体疗效满意。Gala 等进而采用单侧工作通道入路进行双侧颈椎管减压,以保存对侧的骨性与表面韧带结构。

（一）适应证

需严格掌握适应证,关键在于明确神经根的压迫来自于椎间孔部位。

1. 外侧型颈椎间盘突出症;

2. 单个颈椎间孔狭窄造成神经根症状,或神经根型颈椎病保守治疗无效或复发者;

3. 无合并颈椎中央管狭窄的多节段颈椎间孔狭窄;

4. 前路椎间融合术后仍然存在同节段神经根症状;

5. 无法行前路手术,如已接受气管切开或放疗者。

（二）禁忌证

1. 单纯颈部轴性痛而无神经症状;

2. 合并颈椎不稳;

3. 颈髓腹侧范围过大的病变（如广泛的后纵韧带钙化）;

4. 存在颈椎后凸畸形;

5. 中央型颈椎间盘突出症。

二、手术操作

（一）手术体位与切口定位

俯卧位,手术床调整至头高足低位,患者头部 Malfield 头架固定颈椎旋转中立与屈曲位,用宽胶布带粘贴患者肩部并向下牵引固定,以避免肩部遮挡术中透视,该体位与常规颈椎后路开放手术无异。常规透视确认手术节段与标记切口,切口选择病变节段神经根症状侧椎间关节与椎板相交处,通常于颈后中线旁开 1.5cm 长约 1.8cm 纵向切口（图 9-1）,预测工作通道管置入后应尽可能垂直于地面以方便术者操作。

（二）工作通道建立（以 C_{4-5} 为例）

颈背部常规消毒铺巾后,沿标记线切开皮肤,用利剪或单极电刀切开颈筋膜,透视引导下缓慢插入穿刺导针,针尖置于手术节段上位椎（C_4）侧块喙状突起的内下缘骨性结构处,透视确认（图 9-2、3）。

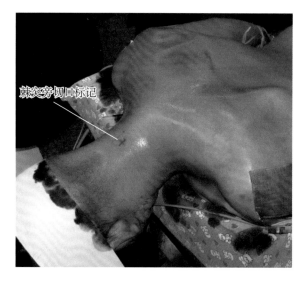

图 9-1　体表切口标记

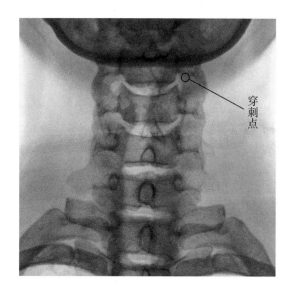

图 9-2　穿刺点示意图

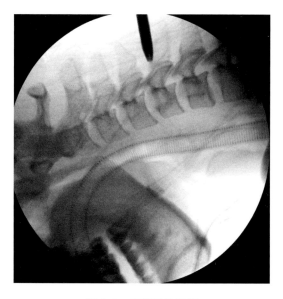

图 9-3　穿刺导针透视

置入导针需动作轻柔，如不慎进入椎板间，因外侧黄韧带菲薄不能提供足够的保护作用，则可能损伤脊髓。沿导针依次递增扩张椎旁肌肉，最后置入直径16mm工作通道管固定于目标节段椎板关节突复合体处，连接自由臂并固定于手术床边，最后移除扩张管，透视确认与调整通道位置，理想通道位置正位透视位于椎板与侧块交界处、侧位透视正对目标椎间隙（图9-4、5）。连接内镜、摄像系统及光源。

（三）椎板切除与椎间孔切开减压

　　清除镜下影响操作的椎板与侧块表面的残留肌肉软组织。C₄椎板下缘、C₅椎板上缘（及其间隙）与侧块关节间隙镜下呈"Y"形（图9-6），先用

角状刮匙从C₄近侧块关节突处椎板下缘深面小心分离黄韧带附着，操作时需特别注意该处黄韧带可能十分菲薄，交替使用微动力磨钻与Kerrison枪状咬骨钳自内向外咬除C₄₋₅椎板近1/2，咬除部分C₄下关节突与C₅上关节突，切除部分黄韧带，显露硬膜囊及同侧C₅神经根袖（图9-7）；向内侧切除部分黄韧带以更好地辨认硬膜的外侧缘及神经根袖部，继续咬除部分C₄下关节突与C₅上关节突，沿神经根走行方向小心扩大神经根管（图9-8）；C₅神经沿C₅椎弓根上缘走行，而C₄₋₅椎间隙位于C₅神经根袖水平以下，因此可用微动力磨钻采用"蛋壳"技术处理C₅椎弓根内上部，以利于松弛神经根与显露椎间盘（图9-9）。术中可

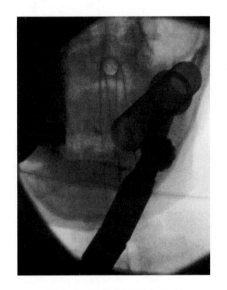

图9-4　工作通道正位透视

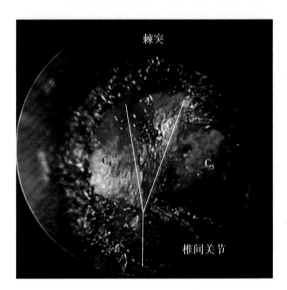

图9-6　Y形解剖

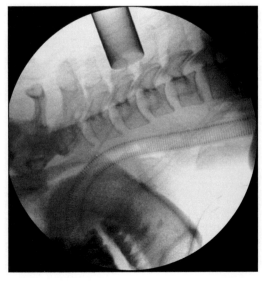

图9-5　工作通道侧位透视

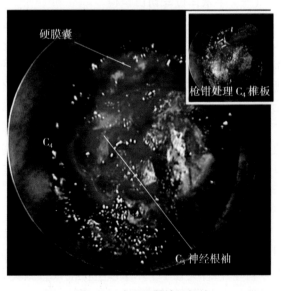

图9-7　减压显露神经根袖

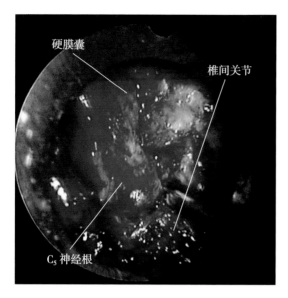

图 9-8 沿神经根走行方向扩大神经根管

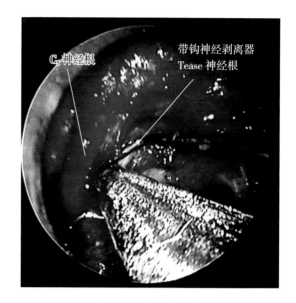

图 9-10 探查神经根

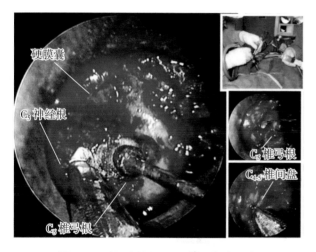

图 9-9 采用磨钻处理 C₅ 椎弓根内上部

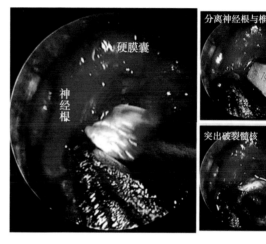

图 9-11 摘除髓核

应用双极电凝烧灼神经根表面的静脉丛以减少出血,如出血仍然难以控制,则用吸收性明胶海绵与脑棉压迫止血,甚至暂时中断手术,切忌盲目操作而造成脊髓神经根损伤。减压过程中可使用小的神经探钩拨拉与探查(tease procedure)神经根腹侧,以了解神经根管、髓核突出、骨赘以及减压情况(图 9-10)。

（四）髓核摘除与缝合切口

小心向上内拨开神经根袖,于其腋部显露椎间盘后外侧部,取出破裂突出髓核,一般不需要进入椎间隙(图 9-11)。在关闭切口之前,应再用小的神经探钩轻柔探查神经根前方有无残留压迫存在。镜下仔细止血,盐水冲洗术野,拆除工作通道管及内镜,椎管外放置引流管一根自切口引出,筋膜层可吸收缝线缝合 2 针,间断缝合皮肤,术毕(图 9-12)。

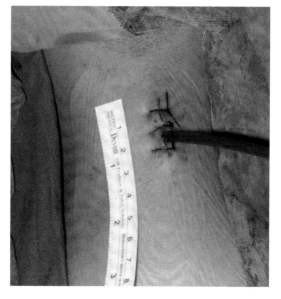

图 9-12 缝合切口

(五) 术后处理

术后每日静滴甲泼尼龙 80mg×3 日,观察伤口和引流情况,及时更换敷料,通常 24 小时拔除引流管。常规使用神经营养药与围术期镇痛药物。术后 9 天左右拆线、出院。术后戴颈托 1 个月。

三、注意事项

1. 术后椎间盘炎 临床表现为颈部不适伴轻微疼痛,多为始发症状,此后进行性加重,出现颈部及双肩部麻木和针刺样疼痛,改变体位时疼痛加重。颈部肌肉痉挛导致颈部僵硬、活动受限;相应椎间隙的棘突间隙出现压痛。实验室检查有白细胞升高及血沉增快、C 反应蛋白升高等。并发椎间盘炎时要及时给予足量的抗生素,必要时可行经皮穿刺椎间盘病灶清除术,采用含大剂量庆大霉素的生理盐水反复冲洗,直至流出液体由浊变清,术中轻微活动颈部疼痛、肌肉痉挛消失,术后予以颈围固定 3 周;或常规手术治疗,如经颈前路病灶清除椎体植骨融合术,术后予以颈围固定 6 周。

2. 硬脊膜破裂 导致硬脊膜破裂的原因多为硬脊膜有粘连,在剥离神经根显露椎间盘时发生;也可被术中的定位导针刺破所致。Richard 等报告的一项研究显示,在他们的 25 例接受内镜下颈椎椎间孔切开术的患者中,2 例发生了硬脊膜破裂。给予常规颈椎引流 2~3 天,患者痊愈,没有并发长期的慢性脑脊液漏发生,也没有出现假性脑疝症状。

3. 神经根损伤 内镜下经后路颈椎椎板开窗椎间盘摘除术的核心是神经根减压,手术的过程以神经根为中心,其损伤多为术中加重神经根的刺激与水肿。因此,在显露神经根时不能盲目操作,用神经根探子以及剥离器探测并确定神经根的位置,依神经根在椎间孔的走行暴露神经根。只有确定神经根的位置、充分显露神经根并依神经根在椎间孔的走行良好地暴露神经根后,方可进行下一步操作。

4. 椎间隙狭窄和脊柱不稳 由于内镜下颈椎椎间孔切开术不在椎间隙内进行操作,且仅去除椎间盘突出的部分,保留其余的髓核和纤维环在椎间隙内,所以在理论上可避免术后脊柱不稳和严重的纤维化瘢痕形成。

（董健文　戎利民　刘斌）

第二节　椎间盘镜下齿状突骨折内固定术

一、概述

齿状突骨折占颈椎骨折的 8%~15%。其处理不当常可导致寰枢椎脱位,损伤颈脊髓造成瘫痪,甚至危及患者生命。以往多采用上颈椎融合术治疗此类损伤,但该术式使寰枢间旋转和伸屈活动减少,影响该部分功能。1978 年,Magerl 与 Nakanishi 同时在瑞典报道前路齿状突螺钉内固定治疗齿状突骨折。此后不断有前路齿状突螺钉加压内固定术的报道,该方法可靠、出血少、并发症少。经皮齿状突螺钉内固定术,则更是在此手术技术基础上发展起来的,亦有报道取得了良好的临床效果。2004 年,林斌等利用改造过的 Metrx MED Ⅱ 椎间盘内镜系统,对 8 例齿状突骨折患者行颈前路中空螺钉内固定术,术后平均随访 9.6 个月,骨折全部一期愈合,颈椎活动基本正常。郑燕平等在计算机导航及内镜下,对 6 例齿状突 Ⅱ 型骨折患者实施颈前路齿状突螺钉固定术,术后平均随访 13.5 个月,所有患者复位固定及愈合满意。

(一) 应用解剖

齿状突为椎体向上的柱状突起,长约 14~16mm,根部较扁,前后各有一卵形关节面,分别与寰椎前弓相关节。齿状突末端较尖,上有齿尖韧带;两侧有翼状韧带附着,斜向外上方,起于齿状突上外侧面于枕骨髁内侧面,该韧带坚韧,断面呈圆形,直径 8mm 左右,限制头部过度前屈和旋转。寰椎横韧带,连接寰椎两侧块内侧面,肥厚而坚韧,位于齿状突后方,使齿状突同寰椎前弓后面紧密相接。韧带中部向上、下各发出一纵行纤维,附着于枕骨大孔前缘及枢椎后面状如十字,又称寰椎十字韧带,可加强横韧带的坚固性。覆膜起自枕骨底部的斜坡,通过齿状突及十字韧带的后方下行,移行于后纵韧带,前面同寰椎十字韧带相连,外侧附于寰枢外侧关节囊(图 9-13)。

齿状突的血供较为复杂,可能与枕颈部活动量较大有关,主要有由前方进入中央动脉,以及颈齿状突尖韧带、翼状韧带及副韧带进入的动脉维持血供。在齿状突副韧带附着点以上,齿状突骨折一般不发生延迟愈合及缺血性坏死;而对这些韧带的过度牵拉或损伤,则可造成齿状突的缺血

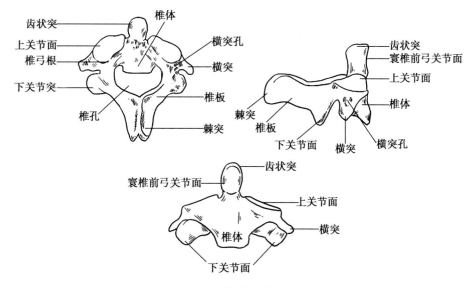

图 9-13 枢椎的解剖结构

性坏死。表明经上述韧带进入的动脉对齿状突上部的血供甚为主要。

笔者通过 40 例正常人的 CT 扫描齿状突,测量齿状突基底部冠状外径(A)、齿状突基底部矢状外径(B)、齿状突长度(C)、枢椎椎体高度(D)及齿轴心线与 C_3 椎体垂直角的夹角(F)(图 9-14、15)。其结果(表 9-1)与国内金大地、章军辉等学者所测量的基本相近,提示国人绝大多数齿状突无法用 2 枚 3.5mm 或 4.0mm 螺钉固定。

(二)手术适应证与禁忌证

1. 适应证

(1)经齿状突颈部横行骨折;

(2)经齿状突基底部横行骨折;

(3)经齿状突颈部、基底部横行陈旧性骨折不愈合。

2. 禁忌证

(1)齿状突粉碎骨折;

(2)齿状突斜行骨折;

(3)齿状突伴椎体骨折;

(4)严重骨质疏松者;

(5)全身情况不佳难以耐受手术者。

二、手术操作

(一)手术器械

1. 内镜系统;

2. C 形臂机或脊柱导航系统;

3. 中空齿状突螺钉及匹配的手术器械。

(二)术前准备

1. 头颅牵引 牵引角度、重量、时间应按病情而定。其主要是控制颈椎和脊髓损伤的进一步恶

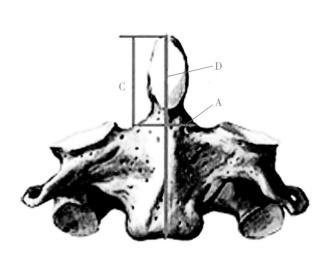

图 9-14 齿状突测量(正位)

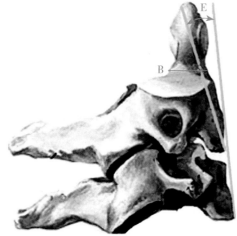

图 9-15 齿状突测量(侧位)

表 9-1 C₂ 齿状突的解剖学参数（$\bar{x} \pm s$）

解剖学参数	Schoffler 等	Xu 等	池永龙等
齿状突最小内外径（冠状）(mm)	9.3 ± 0.9	8.5 ± 0.9	8.8 ± 1.2
齿状突最小前后径（矢状）(mm)	10.5 ± 0.9	10.0 ± 0.8	10.9 ± 1.0
齿状突高度(mm)	14.4 ± 1.6	15.1 ± 1.7	14.2 ± 1.2
枢椎椎体高度(mm)	23.4 ± 2.2	20.3 ± 3.9	24.2 ± 1.8
齿状突与椎体垂直角(°)	—	64.3 ± 3.9	65.8 ± 1.4

化及再度移位、恢复正常的上颈椎解剖位置,为进一步治疗提供条件。

2. 常规功能检查　术前常规做心、肺、肝、肾及出凝血功能检查。术前必需的 X 线、CT 和 MRI 扫描或超声影像学检查。根据检查结果,确定手术方案或为术前抢救创造条件。

3. 围术期治疗　伴有脊髓损伤而产生临床症状者,应及时制订出相应围术期治疗措施,如抗休克治疗、水电解质平衡、早期皮质激素冲击治疗以及围术期抗生素治疗等。

4. 术前有关功能训练　为防止术中长时间牵拉气管和食管给颈前组织带来并发伤,术前应做气管推移训练。

5. 必要器械准备　C 形臂机定位像要清晰可靠,脊髓诱发电位波形稳定可信,防止其他因素干扰,内镜操作系统无异常,确保手术安全和顺利实施。

6. 患者知情同意书　如实向患者说明开展微创手术的安全性、科学性、实用性及手术优缺点以及术中有关相应的并发症,如出血、声音嘶哑、肢体活动障碍、内固定物变形、断裂等,征得患者和家属同意后并签字,以免术后医患之间发生纠纷。

（三）麻醉

经鼻或口腔气管插管麻醉。

（四）体位

仰卧位。头颅牵引下,头稍后伸,颈部垫枕,口中塞入绷带卷保持张口,术前牵引整复齿状突骨折移位达解剖位置后,布胶带固定头部。

（五）操作步骤

1. 在 C₃ 水平右侧胸锁乳突肌内侧缘,做一个长约 16mm 的切口,切开皮下组织、浅筋膜及颈阔肌,用血管钳沿胸锁乳突肌、颈部血管鞘内侧和气管、食管外侧间隙撑开,伸入示指触摸到颈部血管鞘并予以保护,逐层钝性分离达椎前筋膜（图 9-16）。

2. 插入扩大管,逐级扩大,沿血管鞘内侧缘逐渐上下分离,将扩大管送到 C₂ 椎体下缘,导入工作套管,并固定工作套管（图 9-17）。

3. 安放内镜,调整焦距并连接监视和录像系统（图 9-18）。

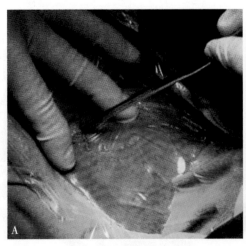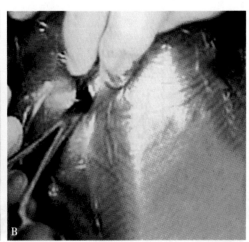

图 9-16　切口与分离

A. 在 C₃ 水平横切口;B. 沿血管鞘内缘钝性分离

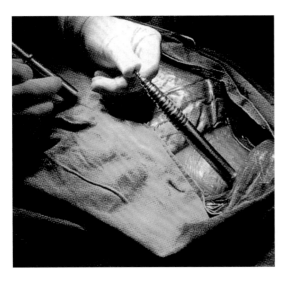

图 9-17　逐级扩大工作通道

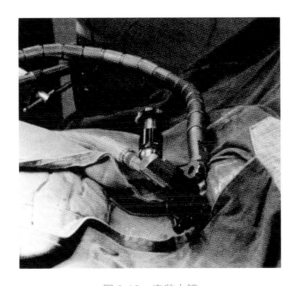

图 9-18　安装内镜

4. 在工作通道内镜监视下,将 C_2 下缘椎前筋膜电凝清理,暴露 C_2 下缘。把持导引针经工作通道内,在 C 形臂机或导航系统导引下,导引针居中沿齿状突轴心线钻入(图 9-19)。

5. 在 C 形臂机或导航系统监视下,见导引针位置深度良好,拧入中空直径为 3.5mm 或 4.0mm 的齿状突螺钉,将骨折固定。

6. 退出导引针,拆除内镜系统,关闭创口(图 9-20)。

(六) 术后处理

1. 严密观察呼吸、血压、脉搏、血氧饱和度。

2. 严密观察创口是否有血肿形成,一旦有血肿应及时处理。

3. 应用足量广谱抗生素以防感染。

4. 术后佩戴颈围、头颈胸支具或 Halo-vest 架,术后 3 天起床,1 周下床行走。佩戴颈围或支具 8~12 周。

三、注意事项

(一) 操作注意事项

1. 移位骨折术前须获得满意的复位。

2. 术前必须由 C 形臂机正确定位手术节段,并得到良好的 C_{1-2} 张口位、侧位像,三维导航系统下操作时,设计三维层面固定路径后,需要维持患者体位,否则可导致相关参数发生变化、导针行进轨迹错误,使螺钉位置欠佳、增加组织损伤和延长手术时间。

3. 内镜导入后,必须正确无误地确定进钉点和进针的角度,C 形臂机证实此位置在正位像上居

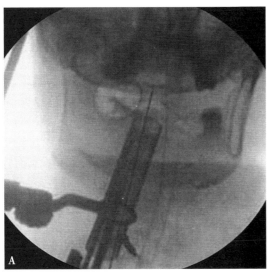

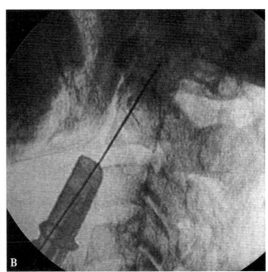

图 9-19　内镜下置入定位导针

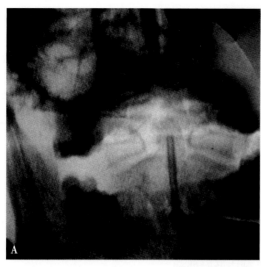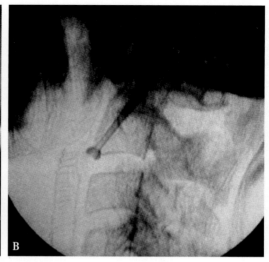

图 9-20 术后螺钉位置良好
A. 螺钉置入正位像；B. 螺钉置入侧位像

中,侧位像上在齿状突轴心线上。

4. 内镜下行中空螺钉内固定,不宜像腰椎手术那样直接用细针穿刺,然后逐步置扩张管建立工作通道;而是应先适当钝性显露,逐渐置入扩张管建立工作通道,以免损伤颈前重要结构。

5. 为防止清理椎前筋膜时出血,在操作前对节段血管给予双极电凝止血,清理椎前筋膜范围不宜过大,以免造成出血,影响手术视野。

(二) 并发症防治

1. 喉返神经损伤 喉返神经位于气管食管沟内,其容易因拉钩挤压或因工作通道长时间压迫而受损。喉返神经支配除环甲肌以外的所有喉部肌肉,其损伤后会产生声音嘶哑。术后一旦发现神经损伤,应尽早应用神经营养药和物理治疗。

2. C_2 椎体前部劈裂 置入克氏定位针的进针点太偏前,往往会导致 C_2 椎体前部劈裂,其主要原因是 C_3 上缘的骨赘物、C_{2-3} 椎间盘膨隆或颈椎生理曲度改变常影响进针点的定位。若发现螺钉拧入时,C_2 椎体前部劈裂,应退出螺钉,停止前路齿状突螺钉固定,而改为前路或后路侧块螺钉固定。

3. 脑脊液漏 当克氏定位针置入针尖超越齿状突尖部,或拧入中空螺钉时与克氏针有夹角时,螺钉将克氏定位针推入并超越齿状突尖部,从而损伤硬膜导致脑脊液从中空螺钉中空道溢出。术中发现脑脊液漏,用骨蜡封堵螺钉中空道即可。术后创口有脑脊液溢出,可局部加压沙袋。

4. 脊髓神经损伤 在术前或术中整复时,过伸颈部或操作用力过猛,会导致齿状突移位损伤脊髓神经。另当螺钉偏离中线或太偏后方,螺钉会穿破齿状突皮质,进入椎管而损伤脊髓。术中利用脊髓体感诱发电位的监测,可减少该类并发症的发生,术后出现脊髓神经损伤症状,应立即用甲泼尼龙冲击疗法及神经营养药物。

（刘尚礼　叶伟　池永龙）

第三节　内镜下经颈动脉三角前路 C_{1-2} 微创技术

一、概述

难复性寰枢椎骨折、脱位是上颈椎不稳的外科治疗的难题之一。以往,经口腔入路松解结合后路内固定融合或前路 Hams 接骨板内固定融合均取得良好临床效果,2002 年,Govender 和 Kumar 等报道了 43 例儿童难复性寰枢关节脱位,分期经口咽前路松解复位和后路内固定融合手术,所有病例均取得良好复位及成功的内固定融合。王超等则报道了 54 例难复性寰枢关节脱位经口咽前路松解复位结合后路内固定融合手术治疗的患者,其中 41 例解剖复位,13 例部分复位,脊髓压迫症状和颈椎排列得到明显改善。但与该手术方式相关的并发症也同样引人关注。据报道,该手术经口咽手术感染率高达 31.6%,容易合并颅内感染、败血症、神经损伤,甚至出现瘫痪或呼吸衰竭。颈动脉三角是上位颈椎手术简易而安全的入路途径,但其难以达到寰枢椎的广泛暴露及彻底手术。内镜下经颈动脉前路手术,可避免经口入路的诸多并发症,同时不必广泛组织分离或切断,镜下操作视野广阔、清晰、精确度高、安全性强、操作有的放矢。吕国华、池永龙等在内镜辅助下,经颈动脉三角区前路 $C_{1\sim2}$ 松解、后路内固定融合手术治疗齿状突骨折、齿状突不连等患者,获得良好的效果。

（一）适应证

1. 上颈椎骨折、脱位不稳;
2. 上颈椎类风湿关节炎;
3. 颅底凹陷症;
4. 颅颈部先天性畸形;
5. 寰枢椎原发性肿瘤;
6. 寰枢椎结核伴脊髓受压。

（二）禁忌证

1. 明显后部结构压迫脊髓;
2. 活动性感染性病灶存在;
3. 硬膜内病变;
4. 全身情况差而不能耐受手术者。

二、手术操作

（一）器械结构

1. SOFAMOR DANEK 公司生产的 METRx 镜和专用通道扩张器及连接器;
2. 成像监视系统;
3. 电凝系统;
4. 特制镜下刮匙、髓核钳和枪状咬骨钳;
5. 抽吸灌洗设备,专用高速磨钻。

（二）术前准备

1. 术前呼吸功能的检测和训练　多数学者认为第一秒用力呼气量（PEV$_1$）应 >1500ml,最大随意通气量（MVV）应 >35%,才可手术。术前对患者肺功能状态的筛选性检查是保障手术成功的必要因素之一。同时,颈前路手术需对气管进行牵拉,气管移位可以引起呼吸通气受阻、呛咳,长时期压迫可以引起喉头急性水肿等。因此术前必须进行气管推移训练,以使者术后出现最小的反应和损害。

2. 术前抗生素的应用　围术期抗生素的应用是保证手术成功的又一必要因素。建议术前1天即开始应用广谱抗生素。术中带药,在麻醉生效后滴注抗生素。

3. C 形臂机定位　麻醉生效后,必须做 C 形臂机定位,$C_{1\sim2}$ 侧位和张口位投照,并设定 C 形臂机的投照角度、球管距离和照射剂量,得到良好的 $C_{1\sim2}$ 张口位和侧位像后,术中不得随意改变标准,以避免术中妨碍操作,影响手术质量和发生并发症。

4. 诱发电位仪器及内镜的准备　脊髓诱发电位的监测可保证脊髓与脑干处于生理状态,达到手术安全性。内镜的光亮度、清晰度及各部件的准备妥当,亦是手术成功的重要因素。

5. 患者知情同意书　如实向患者及其家属说明开展微创手术的安全性、科学性、实用性及手术优缺点以及术中有关相应的并发症,如出血、声音嘶哑、肢体活动障碍和术中更换手术方式等,征得患者和家属同意后并签字,以免术后医患之间发生纠纷。

（三）麻醉

经鼻或经口腔气管插管麻醉。

（四）体位

头颅牵引下仰卧位,头部中立,颈部轻度后伸,胶布固定头部,防术中头部的活动而影响手术的操作及定位的失误。床头降低 10°,利于 $C_{1\sim2}$ 的显露。

（五）操作步骤（图 9-21）

1. 右侧或左侧甲状软骨上角水平做 20~30mm 横切口。
2. 切开皮肤、皮下组织和颈阔肌。
3. 沿胸锁乳突肌前缘切开颈深筋膜,暴露颈动脉鞘。
4. 在颈动脉鞘内侧与脏筋膜、喉与咽的前外侧分离、解剖,到达椎前筋膜,在甲状腺上动脉和喉上神经上方显露并切开椎前筋膜。
5. 通过手术切口将内镜专用通道扩张器导入,逐级扩大后,置入内镜工作套管,固定工作套管。在内镜引导下,观察与认定寰椎前弓,枢椎椎体及颈长肌。
6. 用电凝切断附着在 C_1 前结节的颈长肌并将其剥离,充分暴露寰椎前弓及枢椎椎体。
7. 切开寰枢关节囊,用电凝钩、角度刮匙、高速磨头彻底地清除寰枢椎间的瘢痕组织、异常骨化组织,显露齿状突畸形骨面。
8. 用高速磨钻磨除寰椎前弓,注意两侧不得超过 1.5cm,磨除齿状突尖部或压向脊髓的枢椎椎体,充分减压脊髓。
9. 恢复 $C_{1\sim2}$ 的生理解剖位置,然后经皮做 $C_{1\sim2}$ 侧块关节前路螺钉固定或二期做颈后路固定。

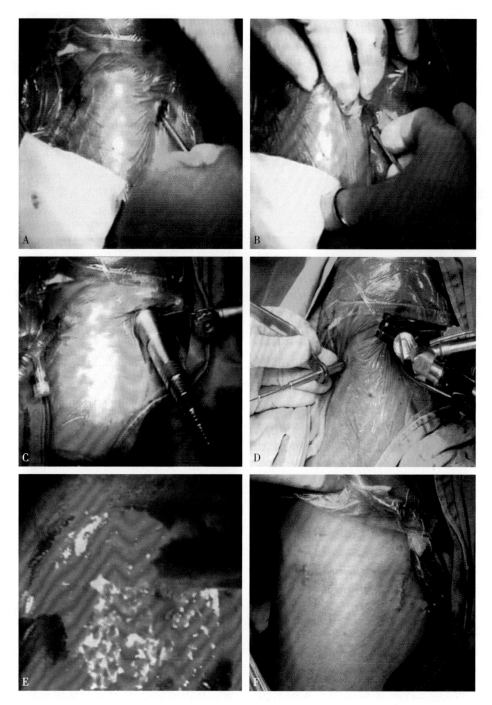

图 9-21　操作步骤

A. 切口；B. 分离；C. 逐级扩张；D. 连接内镜；E. 内镜下植骨融合；F. 术后伤口

（六）术后处理

1. 持续监测肺通气功能、血氧饱和度。必要时重复测试脊髓诱发电位和神经学检查。

2. 维持颅骨牵引，佩戴颈围或头颅胸支具或Halo-vest 架固定，术后 3 天起床，1 周下床行走。佩戴颈围或支具 8~12 周。

3. 严密观察引流液的量、色，如有脑脊液漏存在，必须及时处理。

4. 术后严密观察是否有咽喉急性水肿现象，一旦发生即应及时处理。

5. 积极选用广谱敏感的抗生素治疗并维持患者的日常需要补液量。

三、注意事项

（一）操作注意事项

1. 分离深筋膜后，应正规施行逐级扩张操作,同时仔细保护面神经的下颌支,以免损伤而致面瘫。

2. 应熟悉镜下解剖和镜下操作技巧。认定两颈长肌会合点为正中线,中线向外剥离不得超过1.5cm,以避免损伤椎动脉。

3. 在手术显露时,勿做颈内脏鞘和胸锁乳突肌远端不必要的过多分离,以免损伤甲状腺上动、静脉及其伴行的喉上神经。

4. 高速磨钻切除 C_1 前结节和齿状突尖时,切勿下压,以防脊髓和脑干损伤。

5. C_{1-2} 前侧软组织和骨性组织切除松解后,C形臂机连续透视下进行复位,同时严密观察脊髓或脑干神经监测之波形。一旦解剖复位即刻稳定,C_{1-2} 做前路内固定或做二期后路内固定。

(二)并发症防治

1. 急性咽喉水肿　咽喉壁、气管、食管及周围组织手术时受牵拉、压迫和局部刺激,术后咽喉部水肿严重,容易导致通气障碍,甚至窒息。术后应严密观察血氧饱和度,并保持呼吸道通畅,尽早应用激素类药物以减轻水肿。一旦出现急性咽喉水肿导致窒息,应即刻做气管切开或延长插管留置时间,待水肿消退后再拔管或封闭气管套管。

2. 颈部血肿　颈动脉三角区和 C_{1-2} 周围血管神经密布,术中对颈动静脉的分支进行结扎、电凝后,若缝合线不坚固,电凝结痂不坚实,或因电灼面积过广,术后强烈咳嗽、局部组织水肿等常导致缝扎线滑脱、结痂脱落,造成急性颈部出血、血肿形成,造成呼吸困难,严重者可以导致气管和咽喉部受压窒息,甚至死亡。一旦出现颈部血肿,应急诊施行探查,清除血肿,寻找出血点,重新止血。

3. 神经损伤　颈动脉三角区入路最常见的神经损伤是面神经下颌支受到长时间牵拉或压迫导致面瘫,其次是喉上神经损伤而致声门感觉迟钝而造成误吸。术后一旦发现神经损伤,应尽早应用神经营养药、激素冲击治疗或物理治疗。

4. 咽喉壁损伤　手术医生操作不慎极易损伤咽喉壁,咽喉壁是厌氧菌高度污染区域,一旦打开了咽喉壁,应认真探查和修补损伤裂口,术后禁食、常规应用抗厌氧菌的抗生素。

5. 脊髓神经损伤　手术操作粗暴或解剖不熟悉,可以导致脊髓神经损伤。一旦脊髓神经损伤,术中立即应用甲泼尼龙冲击疗法,术后继续应用神经营养药物。

6. 脑脊液漏　神经根袖或硬膜撕裂伤均可导致脑脊液漏出,术中发现后应给予修复。术后创口有渗出者,应采用局部加密缝合外加沙袋压迫。

内镜下经颈动脉前路手术,可避免经口入路的诸多并发症,其不仅损伤小、恢复快,而且可达到传统手术的复位效果,相对传统手术有明显的优越性。

(刘尚礼　叶伟　池永龙)

第四节　后路经皮内镜下颈椎间盘髓核摘除术

一、概述

经皮内镜下颈椎间盘髓核摘除术治疗颈椎间盘突出症,分为前路和后路两种入路。

前方入路对于中央型颈椎间盘突出症效果较好,但因毗邻重要器官,风险较高。同时患者的纳入标准较高。一旦遇到椎体前方增生的骨赘、椎间隙狭窄(<4mm)以及椎体向前方成角(>11°)等情况时,都可能发生工作通道建立困难的情况,增加手术风险,因此手术入路的改进以及相关设备的优化对于该项技术的推广及手术适应证的扩大有积极意义。

后方入路多针对外侧型颈椎间盘突出症,尤其是伴有增生骨化导致椎间孔狭窄的患者,在磨除部分椎板及关节突后,结合内镜技术在直视下可以摘除前方压迫的髓核组织。另外,手术通道建立相对安全。目前,后方入路经皮内镜下颈椎间盘髓核摘除术越来越多地被微创脊柱外科医师所采用。

总体来说,两种术式各有优劣,但是相互之间缺乏相应的对比研究。因此,对于两种术式的评价缺乏有力的证据支持,同时其长期疗效需待后期进一步随访研究。本节仅介绍后路经皮内镜下颈椎间盘髓核摘除术。

(一)适应证

外侧型颈椎间盘突出症,伴或不伴有椎间孔狭窄。

(二)禁忌证

1. 单纯颈部轴性痛而无神经症状;

2. 合并颈椎不稳;

3. 颈髓腹侧范围过大的病变(如广泛的后纵韧带钙化);

4. 存在颈椎后凸畸形;

5. 中央型颈椎间盘突出症。

二、手术操作

（一）术前准备

术前除了常规的手术准备外,患者术前 1 天（或麻醉后）可行颈椎间盘造影,便于术中判断脱出髓核组织。造影剂选用亚甲蓝与碘海醇的混合溶液（剂量约 0.5~1ml,以 1：3 的比例混合）。随着技术的熟练程度提高,术前可不进行椎间盘造影。

（二）麻醉与体位

患者采用气管插管全身麻醉,俯卧位,调整 Mayfield 头架使颈椎处于中立稍屈曲位,双上肢置于躯干两侧,并用宽胶布粘贴肩部适度向尾侧牵引固定,以避免影响术中透视（图 9-22）。

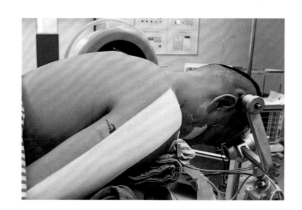

图 9-22　手术体位

术前定位:C/G 形臂机透视下定位病变椎间隙（图 9-23）,于病变节段的患侧关节突关节（距后正中线约 2cm）做一长约 8mm 皮肤切口（图 9-24）。

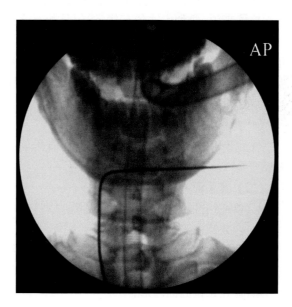

图 9-23　透视定位病变节段

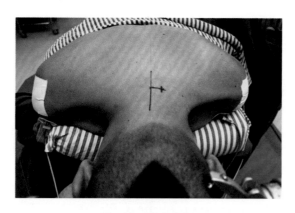

图 9-24　标记切口

（三）操作步骤

1. 透视下将穿刺针置于相应节段的上位椎体侧块后方（图 9-25~27）。拔除针芯,沿穿刺针插入导丝,当导丝插入深度适宜后,透视确认导丝位置良好,拔出穿刺针。

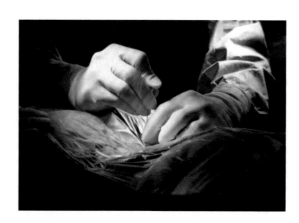

图 9-25　穿刺针穿刺

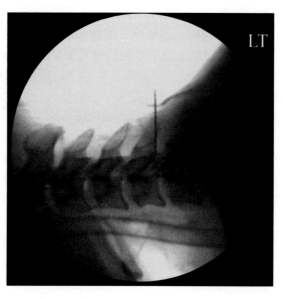

图 9-26　穿刺透视侧位

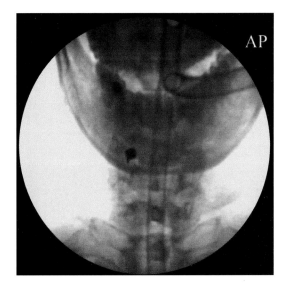

图 9-27 穿刺透视正位

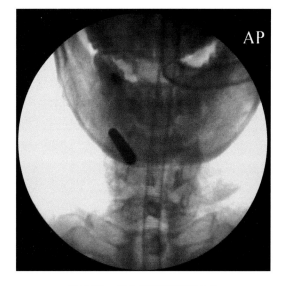

图 9-30 置入扩张器透视正位

2. 沿导丝插入钝头扩张器逐级扩张或笔芯扩张器扩张(图 9-28~30),放置工作通道,为避免卡压脊髓,工作通道口斜面应朝向脊髓(图 9-31)。

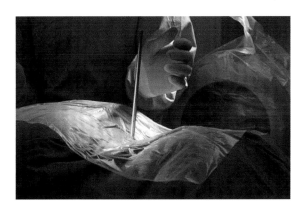

图 9-28 置入笔芯扩张器

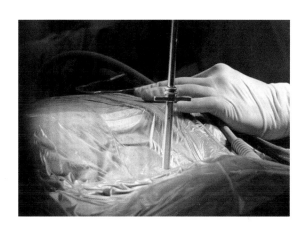

图 9-31 置入工作套管

3. 取出扩张器,插入脊柱内镜系统,进行手术(图 9-32)。术中灌洗水袋悬挂置于 1.5m 高度。

4. 镜下使用双极射频清除肌肉组织,显露病变节段上下方的椎板以及患侧的侧块关节突交界处(镜下呈 Y 形,即 V 点)(图 9-33)。

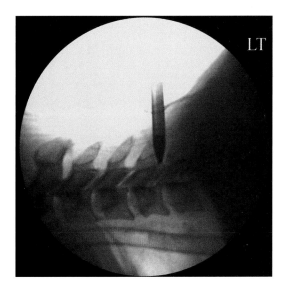

图 9-29 置入扩张器透视侧位

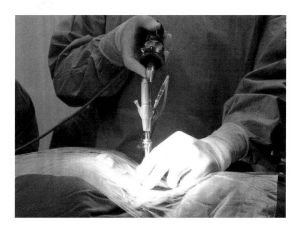

图 9-32 置入经皮内镜系统

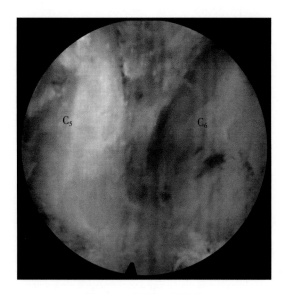

图 9-33　显露 Y 形结构

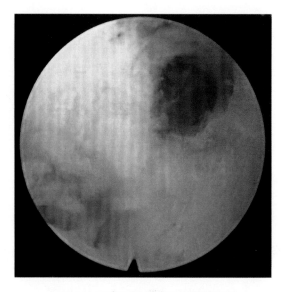

图 9-35　突破黄韧带,见前方硬膜囊

5. 再次透视确定通道位置后,用磨钻磨除部分椎板和(或)患侧的关节突(图 9-34)。为了防止术后椎体失稳及轴性颈痛,磨除范围仅限于内侧关节突关节且勿超过整个关节的 50%。

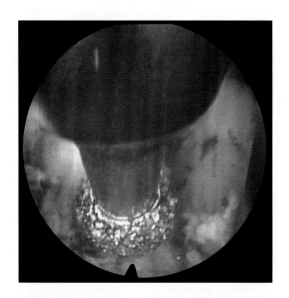

图 9-34　磨钻磨除部分椎板

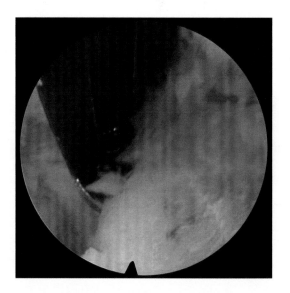

图 9-36　咬骨钳扩大咬除椎板

6. 双极射频于椎板边缘消融前方的黄韧带,当突破黄韧带,生理盐水进入椎管(图 9-35),可清晰看见硬膜囊,应用磨钻或枪钳钥匙孔(key hole)样扩大暴露部分椎管及神经根管,减压患侧神经根(图 9-36、37)。

7. 小心拨开神经根袖,于其腋部(绝大部分突出髓核位于神经根腋部)用神经探钩轻柔探查神经根前方,用髓核钳摘除脊髓前方脱出的髓核组织(图 9-38、39),必要时探查神经根肩部。

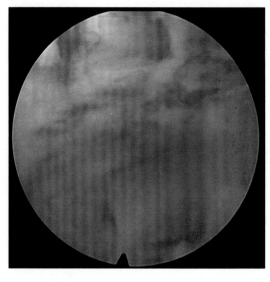

图 9-37　神经根管减压

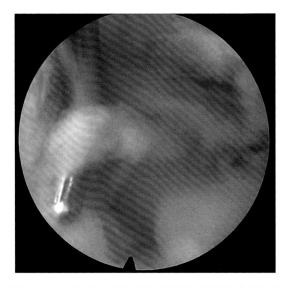

图 9-38　神经探钩于神经根袖腋部钩出脱出髓核组织

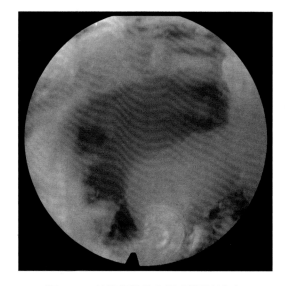

图 9-40　神经根袖前方无残留髓核组织

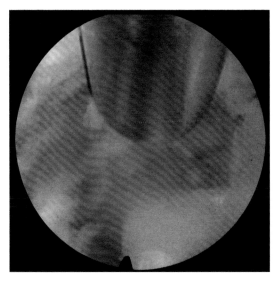

图 9-39　髓核钳摘除髓核组织

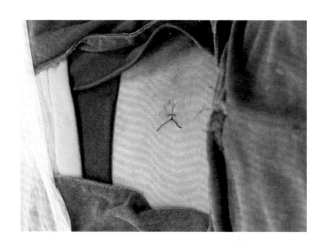

图 9-41　缝合切口

8. 充分减压后，双极射频对手术区域彻底止血，仔细探查有无残留压迫存在（图 9-40）。取出内镜系统，缝合皮肤，术毕（图 9-41）。

（四）术后处理

术后静滴甲泼尼龙 80mg，每天 2 次，持续 3 天，常规使用神经营养药与围术期镇痛药物，术后佩戴颈托 1 周。

三、注意事项

（一）术中操作注意事项

1. 初期开展此项技术时，尽量行加入美兰染料的颈椎间盘造影，以便于术中判断和抓取脱出髓核组织。

2. 需具备熟练的脊柱经皮内镜操作技术，应

用镜下磨钻时应轻柔，避免用力过度损伤硬膜囊或神经根。

3. 术中镜下进行关节突关节内侧份去除时，尽量多保留关节突关节，磨除部分不能超过内侧 1/2 范围，通常磨除围绕"V"点周围约 4mm 范围即可。

（二）并发症及处理

1. 一过性感觉减退　由于硬膜撕裂或消融热刺激造成，营养神经等对症治疗可逐渐恢复。

2. 术后椎间隙感染　目前未见文献报道。如并发椎间盘炎时要及时给予足量的抗生素，如无效则需常规手术治疗。

3. 硬脊膜破裂　导致硬脊膜破裂的原因多为硬脊膜有粘连，在剥离神经根显露椎间盘时发生；也可被术中的定位导针刺破所致。通常不会并发长期的慢性脑脊液漏发生。

4. 神经根损伤 其损伤多为术中加重神经根的刺激与水肿。在显露神经根时避免盲目操作，用神经根探子以及剥离器探测并确定神经根的位置，依神经根在椎间孔的走行暴露神经根。

（戎利民 刘斌）

参 考 文 献

［1］ 池永龙主编. 脊柱微创外科学. 北京:人民军医出版社,2006.

［2］ 刘尚礼主编. 脊柱微创外科学. 北京:人民卫生出版社,2007.241-248.

［3］ 戎利民,董健文主编. 微创脊柱外科手术与图谱. 广州:广东科技出版社,2011:185-198.

［4］ 谢沛根,陈瑞强,刘斌,等. 后路显微内镜颈椎间盘摘除减压术治疗神经根型颈椎病. 中华外科杂志,2011,49(4):375-377.

［5］ 楚磊,陈亮,汪洋,等. 后路经皮内窥镜下颈椎间盘髓核摘除术治疗颈椎间盘突出症. 重庆医科大学学报,2014,39(2):219-222.

［6］ Burke TG, Caputy A. Microendoscopic posterior cervical foraminotomy:a cadaveric model and clinical application for cervical radiculopathy.J Neurosurg,2000,93(1 Suppl):126-129.

［7］ Fessler RG, Khoo LT. Minimally invasive cervical microendoscopic foraminotomy:an initial clinical experience. Neurosurgery,2002,51(5 Suppl):37-45.

［8］ Wolinsky JP, Sciubba DM, Suk I, et al. Endoscopic image-guided odontoidectomy for decompression of basilar invagination via a standard anterior cervical approach. Technical note. J Neurosurg Spine,2007,6(2):184-191.

［9］ Adamson TE. Microendoscopic posterior cervical laminoforaminotomy for unilateral radiculopathy:results of a new technique in 100 cases. Neurosurg,2001,95(1 Suppl):51-57.

［10］ Ruetten S, Komp M, Merk H, et al. Recurrent lumbar disc herniation after conventional discectomy:a prospective,randomized study comparing full-endoscopic interlaminar and transforaminal versus microsurgical revision. J Spinal Disord Tech,2009,22(2):122-129.

［11］ Ruetten S, Komp M, Merk H, et al. Full-endoscopic cervical posterior foraminotomy for the operation of lateral disc herniations using 5.9-mm endoscopes:a prospective,randomized,controlled study. Spine,2008,33(9):940-948.

［12］ Ruetten S, Komp M, Merk H, et al. A new full-endoscopic technique for cervical posterior foraminotomy in the treatment of lateral disc herniations using 6.9-mm endoscopes:prospective 2-year results of 87 patients. Minim Invasive Neurosurg,2007,50(4):219-226.

［13］ Tzaan WC. Anterior percutaneous endoscopic cervical discectomy for cervical intervertebral disc herniation:outcome,complications,and technique. J Spinal Disord Tech,2011,24(7):421-431.

［14］ Kim CH, Chung CK, Kim HJ, et al. Early outcome ofposterior cervical endoscopic discectomy:an alternative treatmentchoice for physically/socially active patients. J Korean MedSci,2009,24(2):302-306.

［15］ Kim CH, Shin KH, Chung CK, et al. Changesin cervical sagittal alignment after single-level posterior percutaneousendoscopic cervical diskectomy. Global Spine J,2015,5(1):31-38.

［16］ KimCH, KimKT, Chung CK, et al. Minimally invasive cervical foraminotomy and diskectomy for laterally located soft disc herniation. Eur Spine J,2015,24(12):3005-3012.

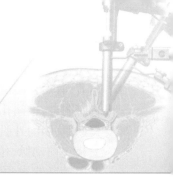

第十章 胸腔镜技术

20世纪90年代初,德国 Daniel Rosenthal 及其同事和美国 Michael Mack、John Regan 等分别单独地开始了胸腔镜用于脊柱疾病的治疗。最初,胸腔镜仅用于椎体的活检、脊柱侧弯或后凸畸形的前路松解和经胸微创椎间盘切除。现在,脊柱胸腔镜的作用已经得到了扩展,应用于包括椎体切除术、椎体重建术、内固定术、肿瘤(神经源性、脊柱和椎旁)切除术等。尽管学者们在1954年就首先描述了胸腔镜下交感神经干切除术,但是直到近年,随着胸腔镜技术本身的发展,这一手术才得到了简化和普及。对于许多疾病来说,作为开胸手术的替代手段,胸腔镜技术在脊柱外科的应用取得了明显的效果。与传统开胸手术相比,胸腔镜手术用胸壁锁孔代替长的手术切口,不需要切断背阔肌、前锯肌和肋间肌,对肩关节的活动和呼吸功能影响小,术后并发症少,恢复快,瘢痕小。随着这一技术的不断发展和完善,胸椎侧弯的微创矫形治疗成为可能。Picetti 等于1996年10月开展了第一例胸腔镜下脊柱侧弯前路矫形术,至1998年10月,他们共完成50例胸腔镜 Eclipse 矫形术,取得了良好的矫形效果。Peter O. Newton 等对25例特发性脊柱侧弯患者进行2~5年的随访,结果显示经前路胸腔镜矫形内固定对主胸弯进行矫正的长期随访结果良好。南京鼓楼医院脊柱外科于2001年开展脊柱侧弯胸腔镜前路松解手术,并于2002年6月在国内率先开展胸腔镜下胸椎侧凸 Eclipse 矫形术,均取得良好的远期疗效。

第一节 胸腔镜下胸腰椎骨折减压内固定术

一、概述

自1993年 Mack 完成首例胸腔镜脊柱前路手术以来,胸腔镜辅助脊柱前路手术技术获得迅猛发展,已由单纯前路椎间盘切除、病灶清除发展到镜下脊柱前路内固定矫形及重建,应用范围也日趋广泛。胸腔镜下胸腰椎骨折减压内固定术,目前主要有电视辅助显像胸腔镜手术(video-assisted thoracoscopic surgery,VATS)和小切口微侵袭 VATS(enlarged manipulation incision of video-assisted thoracoscopic surgery,EMI-VATS)两种,其优点是肋间切口小,不需要切除大段肋骨和使用肋骨牵开器械。利用高清晰度的胸腔镜,可提供手术区优良的成像质量和视觉效果,达到有效安全的椎管前方减压,手术失血少,术后伤口疼痛轻,能加速患者康复过程,降低围术期并发症的发生率。应用此项技术应严格掌握手术适应证,充分术前准备,规范术中操作,认真术后处理,才能达到预期目的。

(一)应用解剖

1. 椎旁解剖 椎体两侧的肋凹与肋骨头形成肋椎关节,其上覆盖辐状韧带、星形交感神经节。交感神经干垂直通过肋椎关节旁。横突的肋凹与肋骨结节形成肋横突关节,其间有肋横突上韧带附着,其后有肋横突后韧带附着,其外有助横突外韧带附着,椎间孔较小呈圆形。横突、肋骨之间有提肋肌、肋间外肌、肋间内肌附着。椎弓外侧营养动脉来自节段动脉背支,椎弓内侧营养脉也来自节段动脉背支,本干粗短。椎弓内静脉与同名动脉伴行,椎弓根静脉与自上、下关节突和横突的静脉在椎弓根处一起汇成椎弓根静脉,在椎间孔处注入椎体内或椎外静脉丛。椎间管上下各有椎间静脉通过,前内侧为椎内静脉前丛、外侧为腰升静脉。椎间孔充满了网状静脉丛,仅后方为安全区。所有脊椎静脉系统属第四静脉系统,缺乏静脉瓣,血流呈双向流注。肋骨下缘有肋间后动脉、肋间后静脉、肋间

神经通过,其排列静脉在上,动脉居中,神经在下。关节突关节方向呈冠状位,构成椎管的后界,由脊神经后内侧支发出关节支支配,内侧支恰在横突根的近侧,行走于乳突与副突之间(图10-1)。

2. 胸腔解剖 同侧肺塌陷后,就可以看到全景式的胸腔内结构,从$T_2 \sim T_{12}$,每一侧胸腔都可分为上、中、下3部分,每部分的血管和骨性结构都不相同(图10-2、10-3)。

在上肺野,第1、2对肋间后动脉由锁骨上动脉肋颈干的最上肋间动脉发出,第3、4对肋间后动脉则直接自胸主动脉发出。肋后静脉的行路左右不同,右侧第1肋间静脉注入头臂静脉,第2~4肋间静脉合成一条共同的肋间最上静脉注入奇静

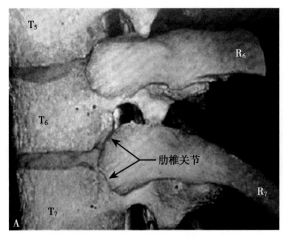
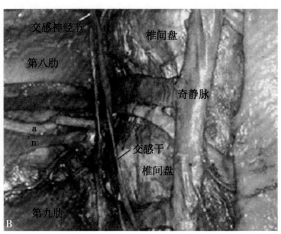

图 10-1　胸椎骨关节韧带连接(A)及椎旁、椎间孔血管神经结构(B)

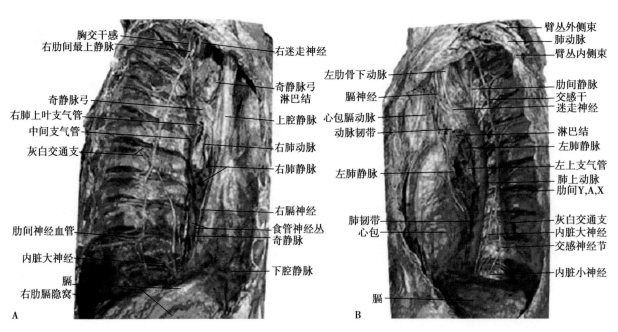

图 10-2　左右侧胸腔

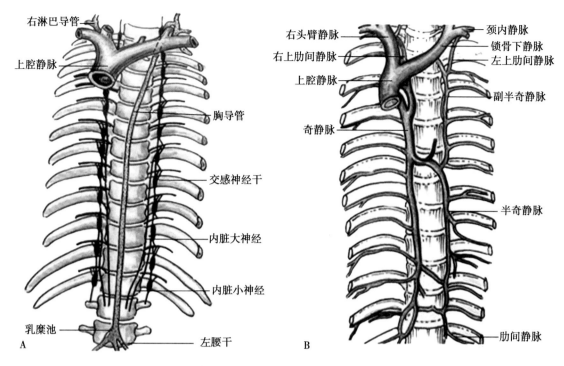

图 10-3　胸椎旁自主神经、淋巴管、奇静脉及副奇静脉系统

脉。左侧第 1 肋间静脉注入左头臂静脉,第 2~4 肋间静脉合成肋间最上静脉也注入左侧头臂静脉。肋间动脉、静脉和神经位于第 1 节椎体的中部上方。交感神经链与节段性神经和血管垂直。第 1~3 胸神经起于脊髓的胸段,出椎间孔后其前支为肋间神经,较粗大,沿肋沟内分布于胸部。胸导管在 T_{4-5} 水平从主动脉弓和食管后方越过中线达脊柱左侧,贴食管后面上行,经左锁骨下动脉后方进入颈部。第 1 肋骨最短、最扁平、弯度最大,第 1 肋骨小头与颈向下而非向上,与一般肋骨之方向不同。第 1 肋骨小头的关节面仅与一个椎体相关节、呈圆形,上面没有嵴,也没有关节内韧带。第 1 肋骨上能看到"猫爪样"星状神经节,第 2 肋骨颈部可分出 T_2 交感神经节。

在中肺野,第 5~9 肋间动脉发自胸主动脉,肋间静脉左侧注入奇静脉,右侧注入半奇静脉,肋间动静脉于每节椎体中部上方通过,在肋沟内行走时,静脉居上、动脉居中、神经居下。胸导管在右侧胸腔奇静脉内侧,上行至 T_5 平面斜行向左。在中肺野的肋骨头分别与相应椎间隙上下方的椎体相关节,肋骨头关节面呈楔形,下部关节面较大。在嵴与椎间盘之间有关节内韧带相连,在胸主动脉 2cm 处很容易见到交感神经链。在下肺野,胸导管经食管裂孔进入胸腔,在奇静脉与食管之间平行上行。

(二)胸腔镜设备与器械

1. 胸腔镜成像设备　成像系统从第一代的单晶片系统进步到目前的三晶片系统,使成像具有更好的分辨力及更真色彩。照明系统目前常采用冷光源与光纤系统(图 10-4)。内镜胸腔镜手术一般采用直径较大的硬性内镜(直径 1cm 左右),以保证成像的清晰和视野的开阔(图 10-5)。而直径较小或柔软的内镜成像效果较差,视野较狭窄,因此胸腔镜手术一般不予采用。

2. 手术器械　胸腔镜手术的器械与传统开放性手术的器械明显不同,由于侧胸壁至脊柱的操作距离大约在 14~30cm 之间,因此胸腔镜手术的器械较开放性手术的器械明显加长。通常胸腔镜手术的器械都标有刻度,有些器械末端带有角度,以便于术野暴露和手术操作。

(1)穿刺套管:最常用为 5.5mm、10.5mm 和 11.5mm 3 种套管(图 10-6)。胸腔镜常用 10.5mm 套管,若使用内镜缝合切开器,需配备 11.5mm 套管。有软套管和硬套管两种。为减少术后胸壁疼痛,通常采用软套管。

(2)内镜手术器械:包括组织抓钳、分离钳、直或弯形内镜剪刀、血管施夹器、内镜缝合切开器、爪型肺叶牵开器、直或弯持针器、单极和双极电凝、标本袋(图 10-7)。

(3)脊柱用工具:内镜用脊柱工具是开放手术

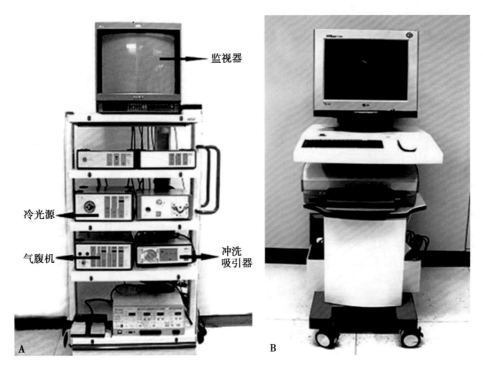

图 10-4 冷光源、监视器、冲洗吸引器及图像工作站

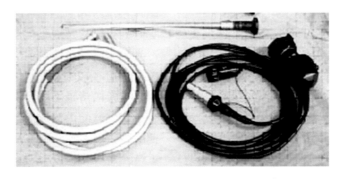

图 10-5 直径 10mm 的 0°和 30°硬杆胸腔镜

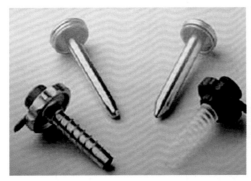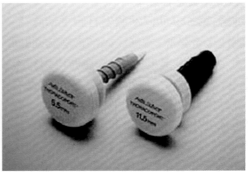

图 10-6 穿刺套管

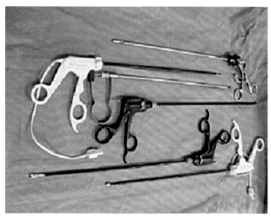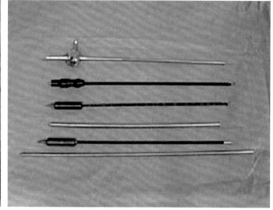

图 10-7 内镜手术器械

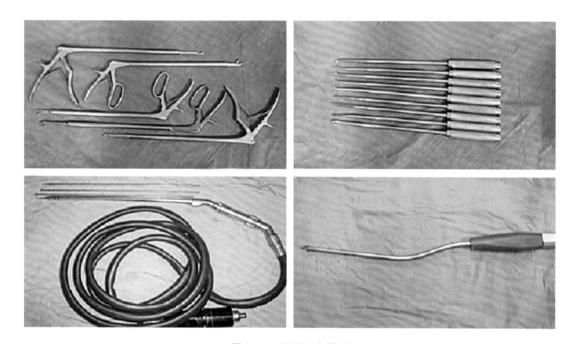

图 10-8 脊柱手术器械

工具的改进,通常长 30~40cm,上面有刻度,以厘米为单位,其头部可稍微变曲或成角。包括 Kerrison 咬骨钳、椎间盘摘除钳、刮勺、骨凿、移植骨嵌入器、骨膜剥离器、取肋骨器、微创神经剥离器(图 10-8)。

（三）内镜操作基本原则

1. 套管必须放置在从病灶到获得良好手术野的位置上(图 10-9)。

2. 套管放置太近,使操作拥挤形成篱笆效应。

3. 操作器械和监视器对着病灶面临相同的方向,以防止出现镜面效应。

4. 尖锐骨科器械的放入必须在监视器下进行。避免随意移动摄像头的位置;在重要的位置,慢慢移动镜头向后,当看到进入的器械时,再缓慢

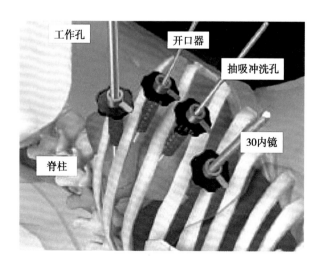

图 10-9 套管放置简图

放入,同时保证不改变镜头的方向。

5. 操作器械和术者面向脊柱(图 10-10)。

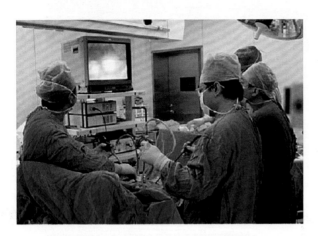

图 10-10 操作器械和术者面向脊柱

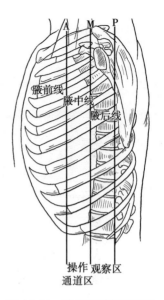

图 10-11 建立通道区域简图

6. 可以通过肋骨的计数来进行椎体定位或通过腋中线插入克氏针电视 X 线机定位。

(四)手术入路和工作通道建立

VATS 手术入路方式和切口位置的选择十分重要,正确的切口是保障手术顺利进行的关键。不合适的切口会增加手术操作难度,延长手术时间,增加手术并发症的发生率,甚至无法进行手术。根据病变的部位、性质和手术方式而决定切口的位置。不同的病椎位置,所做的操作切口(图 10-11)、光源切口和吸引切口有所不同。通常包括:①标准"锁孔" VATS 手术,即在胸壁做 3~4 个 5~10mm 小孔完成手术操作,适应单纯前路减压;②小切口微侵袭 VATS 手术,即在胸壁除做 1 个 10mm 内镜观察孔外,另在病椎部位正侧方做 1 个 3~4cm 切口进行手术,适应于大块椎骨切除和前路内固定重建。

1. 标准"锁孔" VATS 手术

(1) 上胸椎(T_{2-5}):取病椎相应肋间隙于腋中线处做操作切口,于操作切口低一个肋间隙的腋前线处做光源切口,低两个肋间隙的腋后线处做吸引切((图 10-12)。

(2) 中胸椎(T_{6-9}):取病椎相应肋间隙于腋后线处做操作切口,于操作切口高两个肋间隙的腋前线处做光源切口,于操作切口低两个肋间隙的腋中线处做吸引切((图 10-13)。

(3) 下胸椎(T_{10-12}):取病椎相应肋间隙于腋后线处做操作切口,于操作切口高两个肋间隙的腋中线处做光源切口,于操作切口低两个肋间隙的腋中线处做吸引切口(图 10-14)。

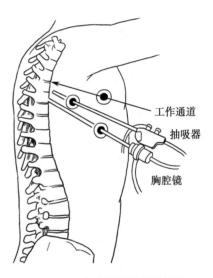

图 10-12 上胸椎通道位置简图

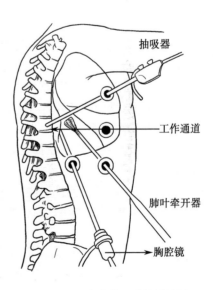

图 10-13 中胸椎通道位置简图

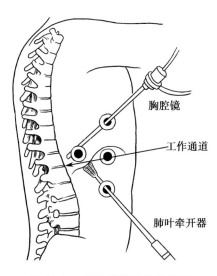

图 10-14 下胸椎通道位置简图

胸腔镜
工作通道
肺叶牵开器

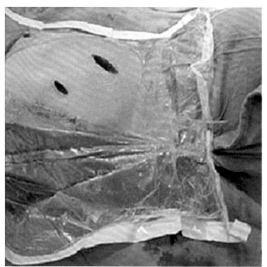

2. 小切口微侵袭 VATS 手术

（1）上胸椎（T_{2-5}）:取病椎相应肋间隙于腋后线处做操作切口,于操作切口低一个肋间隙的腋前线处做光源切口。

（2）中胸椎（T_{6-8}）:取病椎相应肋间隙于腋后线偏后处做操作切口,于操作切口低 1~2 个肋间隙的腋中线处做观测口。

（3）下胸椎（T_{9-11}）:取病椎相应肋间隙于骶棘肌外侧缘处做操作切口,于操作切口高两个肋间隙的腋中线处做光源切口。

（4）术中抽吸可通过操作切口或在操作切口上或下 1~2 个肋间隙,另做 1 个 5mm 的抽吸孔道（图 10-15）。

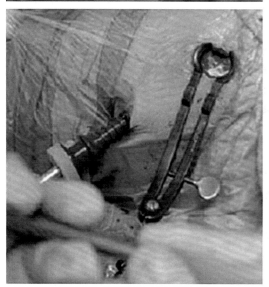

图 10-15 小切口微侵袭 VATS 手术

患者麻醉和体位放置后,通过电视 X 线机进行体表手术通道定位（图 10-16、17）。根据病变和手术的不同,选择标准"锁孔" VATS 手术或小切口微侵袭 VATS 手术。选择病变优势侧进入。如病变无左或右侧严重程度区别,则根据胸腔解剖特点选择手术入路,上、中胸椎以右侧手术入路能较易显露手术野,下胸椎选择左侧手术入路。

（五）基本手术技术

1. 组织分离　VATS 操作毕竟与开胸手术及单视野操作的传统腔镜手术有很大区别,它是一种特殊的手眼配合。非胸腔镜手术医师很难将胸腔结构的立体形态和荧光屏上的二维图像联合起来。通过荧光屏熟练进行手眼配合,才能对组织进行正确分离、处理操作。进入胸腔后,即将萎缩的肺叶向前方牵开,显露椎体、后胸壁。由右侧入路时,危险的组织结构是奇静脉、交感神经干、肋

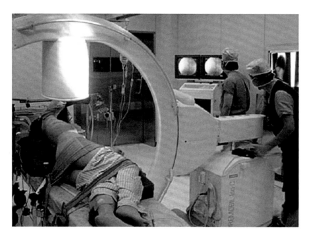

图 10-16 电视 X 线机定位

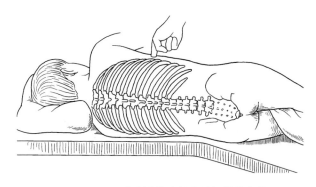

图 10-17 通过肋骨的计数来进行椎体定位

间血管和胸导管（图 10-18）。左侧入路时，危险组织结构是主动脉、半奇静脉交感神经链和肋间血管。不管从哪一侧入路，总需要切开胸膜，充分剥离软组织，仔细分辨奇静脉、半奇静脉、交感神经链、胸导管等，分离并牵开。胸腔镜下的组织分离方法有如下几种：

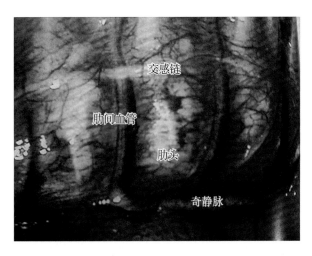

图 10-18 奇静脉、交感神经干、肋间血管

（1）钝性分离：是 VATS 手术常用分离方法。包括：①手指分离法：主要用手指分离粘连胸膜，其特点为手感好，安全性高；②剥离器分离法：胸腔镜组织分离器包括分离钩、分离钳、剥离器等，对神经、血管的分离具有快速、安全特性；③分离钳分离法：内镜组织分离钳是常用分离器械，可以对神经、血管及不同组织进行精细分离；④"花生米"剥离器分离法：开胸用的"花生米"剥离法同样可用于 VATS 手术，是比较有效的分离方法；⑤圆钝吸引器头分离法：用圆钝吸引器头分离即可吸净创面出血、积血和积液，保持分离面清楚，又可加快剥离速度和准确性，是一种十分有用的剥离工具。

（2）锐性分离：胸腔镜剪是锐性分离主要器械。胸腔镜剪刀形状、大小有各式各样，在分离时可及时

电凝小血管而不需更换器械，可加快分离速度，增加安全程度，但反复电灼会导致刀刃变钝（图 10-19）。

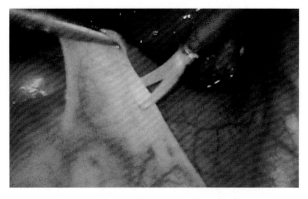

图 10-19 分离组织

（3）单极和双极分离：是 VATS 手术最常用方法，其特点是分离速度快、止血效果好，方法安全可靠。应用单极电凝要注意绝缘性，以免出现意外。双极较为安全，但电凝时烧焦的组织使层次模糊，解剖结构不清，影响进一步分离。

（4）激光分离：激光分离是理想的分离方法，快捷且不出血。较为常用的是 Nd-YAG 激光。有接触或和非接触式，常用是非接触式。激光分离要有严格的防护措施。

2. 止血 大量渗血或出血会影响手术视野和操作，因此组织止血是一项非常重要的操作。非直视下的止血，必须把握钳夹操作技术与烧灼技术，以免引起过度灼伤组织或止血不成功，目前 VATS 手术止血方法有：

（1）电凝止血：是最常用的方法，效果可靠、速度快，适用于渗血、小血管出血，但烧灼组织所产生的烟雾影响观察（图 10-20）。目前已有带吸引

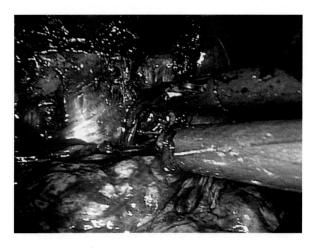

图 10-20 电凝止血

装置的电凝止血器械,可以吸去烟雾及灼烧处的积血。电凝止血器械有电刀铲、电刀钩、抓钳、分离钳、剪刀等,多数器械为单极电凝,所以电凝时要保证绝对绝缘,注意调整输出功率以免烧灼时出现意外。双极电凝器是目前较安全的电凝止血方法。

（2）施夹器完成钛夹止血:适合中、小血管止血的常用器械。有各种大小型号钛夹,术中根据血管粗细、组织多少选择适合型号,不适合型号会影响止血质量,甚至金属夹脱落(图10-21)。

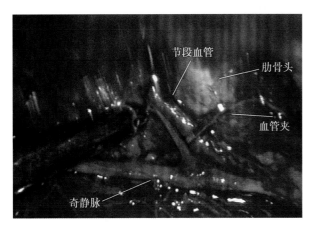

图 10-21　钛夹血管结扎

（3）氩气刀止血:氩气刀止血使用方便,凝固作用远高于电凝,对深部组织损伤小,适合于渗出和小血管出血,但不适合中、大血管出血。

（4）激光凝固止血:止血效果好、凝固力强,非接触式激光止血方便。目前常用止血激光器有Nd-YAG、钬激光、半导体激光等,但VATS手术用激光止血尚不广泛。

（5）压迫止血:适用于大血管旁组织或椎管内渗血。该处电凝止血危险大,金属夹止血困难,可应用止血海绵或凝血酶原等止血。

3. 组织切除与取出　VATS手术切口较小,无论被切除组织的大小,均需取出,组织取出体外是术中需要掌握的一项技术。直径<3cm的良性非感染组织可以直接从操作口取出。直径>3cm组织放在特制标本袋取出。

4. 肋间血管处理　肋间血管的妥善结扎、切断是保证手术安全、顺利进行的基本要求,否则可导致术中、术后的大出血。术中在椎体侧方中部将肋间血管游离,用电凝钳凝切或止血钛夹双重结扎后切断。而在脊柱结核病变中,椎旁脓肿形成及炎症反应,往往难以清晰显露肋间血管,可依肋骨头方向延伸估计肋间血管位置。然后在相应

部位用电凝钳凝切。注意勿在椎间孔处电凝,以防脊髓缺血性损伤。

（六）手术适应证与禁忌证

1. 适应证

（1）不完全性胸段或胸腰段脊柱脊髓损伤,经影像学检查证实椎管前方有致压物,而后方无致压物者;

（2）有明显的脊髓前方压迫症状者;

（3）前柱损伤严重或爆裂骨折,而后部结构未完全破坏的不全瘫者;

（4）逐渐发生瘫痪的晚期病例或陈旧性爆裂骨折者;

（5）进行性脊柱后凸畸形者;

（6）前、中柱不连者;

（7）已行后路减压但椎管前方仍有压迫者。

2. 禁忌证

（1）严重骨折脱位者;

（2）不完全性胸段脊髓损伤,影像学检查证实椎管后方有致压物,而前方无致压物者;

（3）后部结构破坏而无前方受压的不全瘫者;

（4）严重或急性呼吸功能不全,不能耐受单肺通气;

（5）广泛胸膜粘连或患者有脓胸病史及有明显出血倾向者。

二、手术操作

（一）术前准备

1. 根据影像学检查分析确定骨折类型、椎体破裂程度、损伤范围和椎管堵塞状况。

2. 仔细检查受伤平面及其相应神经支配功能。

3. 仔细检查胸椎创伤是否并发气胸、血胸及连枷胸,是否并发腹部脏器损伤。

4. 全面检查心、肺、肝、肾功能及出凝血功能,排除重要脏器损伤或疾患。

5. 做好VATS/EMI-VATS的常规准备工作及准备开放手术器械。

6. 告知患者和家属实施此项技术的优点和缺点,以及术中可能发生脊髓神经、交感神经、腔静脉、奇静脉、胸导管、输尿管(胸腰段)直接或间接损伤,有可能转为开胸手术。交代清楚术后可能发生的并发症,征得患方同意和支持。

（二）麻醉

采用双腔气管插管全麻,进行非术侧的单肺

通气和术侧的肺塌陷，以助手术野显露。对于体重在45kg以下的患儿，需要应用气管塞子。但是在手术期间，塞子有时会移位，使塌陷肺再次通气。

（三）体位

侧卧体位（图10-22）：术侧上肢和肘关节上举屈曲90°并悬吊，髋和肩部固定于手术床上，防止术中体位变动影响对病灶的处理和螺钉置入。患者略向前倾，以使塌陷肺远离胸椎，便于操作。有时可以向胸腔内注入CO_2（8mmHg），以使肺远离术野，而不需要单独进行肺牵拉。

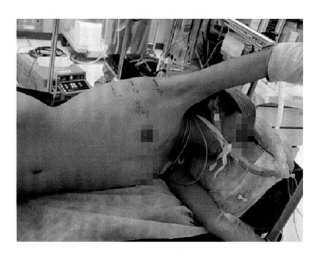

图 10-22　侧卧体位

（四）操作步骤

1. 入路

（1）VATS技术：在X线透视下确定病变椎体，在皮肤上标出骨折椎体边界，工作通道位于目标的中心，内镜通道位于脊柱轴线目标椎体上方2~3个肋间隙，吸引或灌洗通道和牵开通道位于工作通道及内镜通道前方5~10cm处。手术切口开始于内镜通道，首先在皮肤部位切开1.5cm的切口，钝性分离肋间肌，然后让麻醉医师萎陷手术侧肺，钝性打开胸膜，开始单肺通气，插入套管（Troca），直视下看清楚肺的位置，探查是否有胸膜粘连，之后沿套管插入30°透镜，然后在内镜监视下，将第2、3、4个套管插入胸腔。

（2）EMI-VATS技术：C形臂机透视下绘出骨折椎体在体表的投影及相应肋间隙和肋骨位置，在后正中线与腋后线之间，即骶棘肌外侧缘，以骨折椎体为中心，沿相应肋间隙或椎骨做5~7cm长皮肤切口。切开肋间肌，显露肋骨并将肋骨切除5~6cm，取下备作植骨材料。在肋骨床上切开胸膜，让肺逐渐萎陷。在相应腋后线上做胸腔镜光源切口，插入套管（Troca）安装胸腔镜，并安装显微窥视器撑开操作切口。

2. 分离　以T_{12}、L_1为例：通过前方通道插入扇状牵开器显露病变区，利用牵开器向下牵拉膈肌，显露其在脊柱的附着点，以单极电凝标记出膈肌切开线（图10-23），然后沿此线用内镜剪切开膈肌，保留距脊柱附着处1cm边缘，以便术后闭合膈肌。

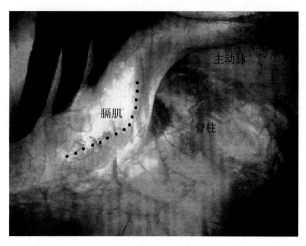

图 10-23　膈肌切开线

3. 显露　切开膈肌，腹膜后脂肪就显露出来，将其从腰大肌附着点前方推开。在椎体处解剖腰大肌附着点，小心隐藏在腰大肌下方的节段血管，给予分离结扎，定位结扎骨折椎体及上下椎体的椎横血管，显露T_{12}、L_1、L_2椎体。

4. 切除　用骨凿打开压缩椎体上终板或下终板处的椎间隙，切除椎间盘和破裂的骨性终板。小心取出椎体骨折的骨块，注意不要去掉脊柱非骨折部。

5. 减压　需要做椎管内减压者，应暴露椎弓根和椎管。切除近端肋骨的时候，要与肋间神经一起保留节段血管。用Cobb分离器、刮勺和肋骨切断器将血管和神经小心地从肋骨上分离开。在分离神经血管束时，如果发生出血，为了避免损伤肋间神经，需要用双极电凝进行止血。

诸如椎间盘切除术、胸椎骨折减压固定术和椎体切除术等，需要对神经根和脊髓进行手术减压，因此暴露脊髓就非常重要。对交感干切除术、前路松解术和椎体活检术，则没有必要暴露椎管。

神经根孔内有韧带、神经根、大量血管丛和硬膜外脂肪，通过横断神经根孔并不能清楚地暴露椎管。要暴露椎管，最可靠的方法就是从硬膜侧面切除肋骨和椎弓根。为了暴露椎弓根，需要切除肋骨近端 2cm 和肋骨头。首先，从肋骨下壁小心地将神经血管束分离出来，用骨膜剥离器和直角肋骨切除器将肋间肌肉从肋骨上分离开（图 10-24A、B）。用直角肋骨切除器将肋横突韧带切断（图 10-24C）。将 Cobb 骨膜剥离器平行于关节软骨面插入肋椎关节（图 10-24 D、E），切断肋椎韧带。如果能看到肋椎关节发亮的关节面，就能确定已经完全切除了肋骨头（图 10-25）。在切除肋骨头时必须保护交感神经链、胸导管及肋间动静脉和肋间神经，必要时可一一结扎。

神经血管束、韧带、软组织都从肋骨上分离开后，切除肋骨近端 2cm，暴露椎弓根和椎管。近端肋骨的切除，可使用磨钻或咬骨钳等一块一块地进行切除，也可用摆锯先横断，然后再整块切除（图 10-26）。如果需要的话，可以暴露切除的肋骨作为植骨来源。

切除近端肋骨后，辨认骨折椎椎弓根，用骨膜剥离器暴露椎弓根的侧面，用刮匙探清椎弓根的上侧面。为了暴露硬膜外间隙，从椎弓根的上侧面切断神经根孔韧带（图 10-27 A）。一旦确定了椎弓根的上侧面，可以使用咬骨钳来切除椎弓根，从而暴露硬膜外间隙（图 10-27 B、C）。如果椎弓根较宽，可以用磨钻将其侧壁打薄，然后，用 Kerrison 咬骨钳将椎弓根的内侧部分切除。

如果病变位于椎间隙水平，需要将椎间隙尾侧椎弓根头侧切除掉，这样才能暴露硬膜外间隙。如果病变对神经成分有压迫，而且范围广泛，或者扩展到椎间隙的头侧，就必须切除整个椎弓根。

切除椎弓根的过程中，硬膜外静脉可能会发生小的出血，需要使用吸引器来清理术野。切除椎弓根后，可以使用双极电凝或脑棉来达到硬膜止血的目的，这与开放手术中使用的方法相同。如果使用脑棉，应当在套管外用止血钳将脑棉的线头抓住，防止丢失到胸腔内。清楚辨认硬膜外间隙，可以使减压过程在直视下安全地进行。

切除肋骨头及椎弓根，可以暴露硬膜的外侧面，如果要暴露硬膜的腹侧面，必须使用磨钻在椎体上开出一个空腔来。为了达到椎管的对侧，需要打出一个 1~2cm 宽的空腔。要充分暴露椎管，摘除压迫椎管的骨折碎块，必要时进行椎体切除术（图 10-28、29）。在骨块压迫部位上方和下方的正常硬膜都要暴露。所需空腔的大小与造成脊髓压迫的病变范围成正比，病变范围较大，需要的空腔就大（诸如需要切除椎体），这样才能看到整

个的病变，而且能降低工具进入硬膜外间隙的危险性。

6. 植骨　准备植骨床，以双角规测量植骨床长度和深度，从患者髂嵴取三面骨皮质块植入骨缺损部，或用钛网重建脊柱生理曲度（图 10-30）。

7. 固定　在 C 形臂机透视下，在减压椎的上、下椎体外侧方钻孔，穿透对侧骨皮质，注意不要损伤椎体周围的重要组织。见钻孔定位位置良好，再按步骤扩大钉道、拧入螺钉、安装钉板系统或钉棒系统，完成接骨板螺钉内固定（图 10-30）。

8. 闭合　内镜下常规缝合膈肌裂孔，反复冲洗胸腔，去除凝血块和其他碎屑，于肋膈脚最低处放置胸腔引流管。取出套管，缝合所有通道。

（五）术后处理

1. 严密观察术后生命体征，对于慢性阻塞性肺疾病、心血管疾病及高龄患者，需术后 24 小时保持人工通气。术后给予小剂量低分子肝素预防血管栓塞。

2. 待患者麻醉清醒后严密观察感觉、运动及括约肌功能变化，并做详细检查和记录。

3. 严密观察胸腔引流瓶的水柱变化，引流量及颜色变化，通常术后 24~48 小时后拔出引流管。

4. 术后应用抗生素及神经营养药物。

5. 术后摄片观察内固定稳定情况，分别于术后 3 天、1 个月、6 个月、12 个月复查内固定稳定情况。

6. 术后第 2 天开始物理治疗，1 小时 / 天；术后第 3 周起行强化理疗，2~3 小时 / 天；术后 4~6 周下床负重。

三、注意事项

（一）操作注意事项

1. 处理病变椎体前应在胸腔镜引导下插入克氏针，C 形臂机透视下进一步确定手术部位。

2. 手术操作及器械进出胸腔必须在胸腔镜引导监视下进行，靠近脊髓的操作须首先暴露脊髓。

3. 椎体内固定螺钉入钉点应选择在肋骨小头前缘钻孔，置钉须在胸腔镜和 X 线机双重监视下进行。

（二）并发症防治

1. 出血　当切断椎弓根或切取椎体后缘骨块时，椎体出血很多，操作视野模糊，最佳的方法是用骨蜡涂封椎体创面止血，但要注意术后血压升高，有时骨蜡会脱离创面出血。

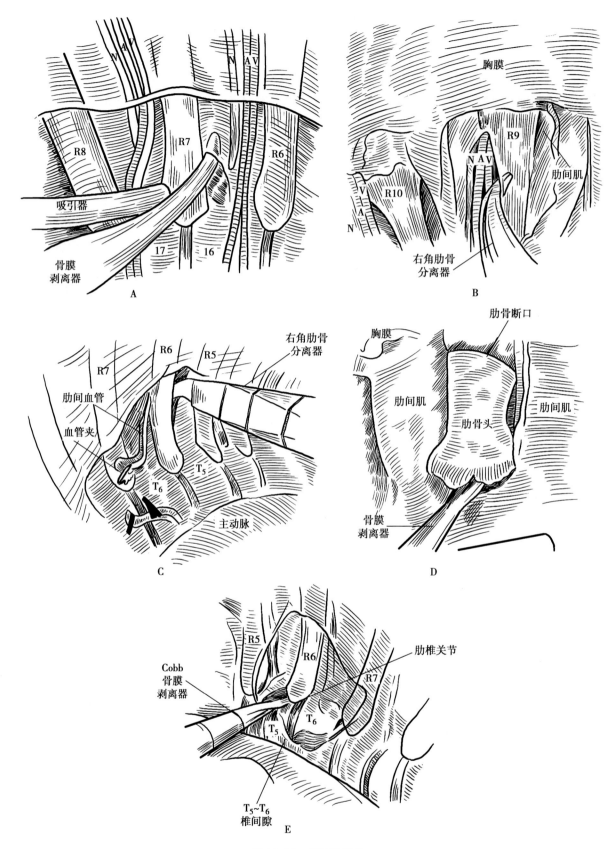

图 10-24　切断肋骨头

A. 用 Cobb 骨膜剥离器将神经血管束、肌肉、韧带从近端肋骨上分离；B. 用直角肋骨切开器来从肋骨侧面分离软组织；
C. 用直角肋骨切开器来切开肋横突韧带；D. 用直角骨膜剥离器分离肋椎韧带；E. 将神经血管束和肋间肌肉从肋骨上
分离出来，将 Cobb 骨膜剥离器插入肋椎关节，切断韧带，将关节脱位

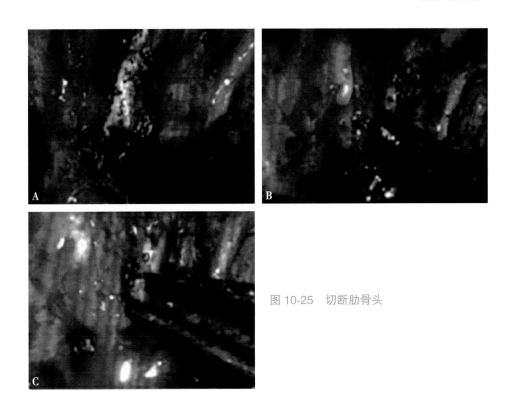

图 10-25 切断肋骨头

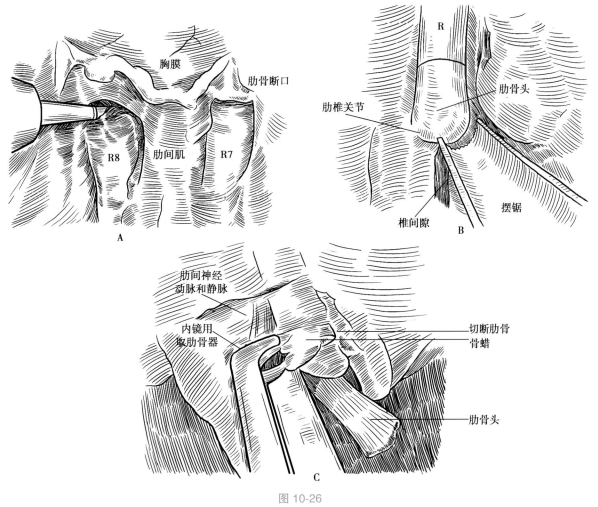

图 10-26

A. 磨钻横断肋骨；B. 用摆锯横断肋骨；C. 用肋骨切断工具横断肋骨

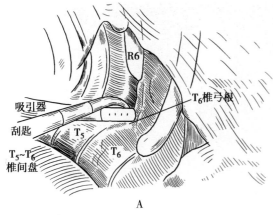

A

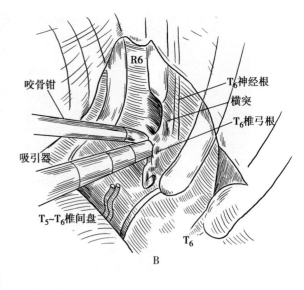

B

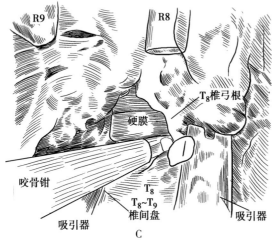

C

图 10-27

A. 刮勺从椎弓根的上缘将神经根的韧带切断,暴露椎弓根的边缘;B. 用 Kerrison 咬骨钳切除椎弓根的头侧部分,暴露硬膜间隙;C. 病变范围延伸到椎间盘头侧时,必须切除整个椎弓根,这样才能清楚看到硬膜

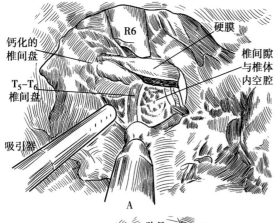

A

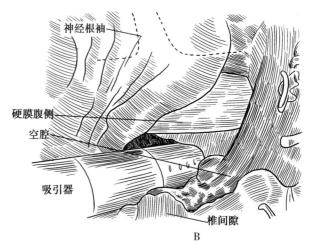

B

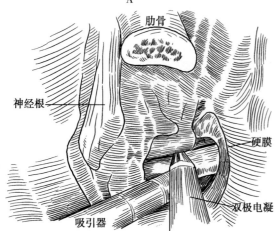

C

图 10-28

A. 在椎间隙的背侧和椎体上钻出一个间隙,暴露硬膜腹侧;B. 切除椎体后壁显露硬膜腹侧面;C. 应用绝缘的双极电凝进行硬膜外止血

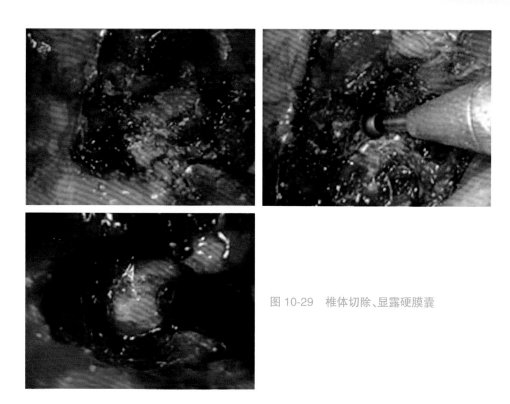

图 10-29 椎体切除、显露硬膜囊

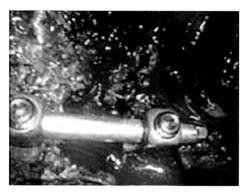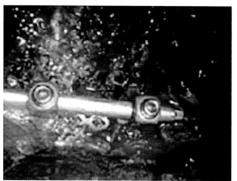

图 10-30 椎体重建内固定

2. 螺钉定位错误 最常见螺钉打破上、下终板,部分钉体进入椎间隙,或螺钉位置偏后进入椎管。主要原因在于操作者凭临床经验确定螺钉位置,而忽视术中摄片或 C 形臂机透视定位。

3. 脊髓及神经根损伤 常由于切取椎体后缘骨块时,操作过于粗暴,或过度牵开脊髓而导致脊髓损伤,或因椎体出血错误地用单极电凝止血,导致脊髓损伤,或因切除椎弓根时误伤神经根。切除肋骨时,骨膜下剥离以保护肋间神经。任何器械不要深入硬膜外间隙。使用软性套管,套管口局部用 1% 布比卡因(加 1∶100 000 肾上腺素)麻醉,将套管流口置于肋骨上缘,避开血管神经束,可以将肋间神经痛发生率降到最低。术中,保护星状神经节(位于第一肋骨头附近),就可以避免

Horner 综合征。

4. 硬膜撕裂伤 切取椎体后缘骨块时,将硬膜撕裂而致损伤,很难给予修复,可以使用吸收性明胶海绵覆盖,等待硬膜自动愈合,或采用游离肌肉片、筋膜片胶水固定。

5. 内固定松脱 骨质疏松患者,螺钉内固定欠稳定,易产生内固定松动,或因螺钉位置偏前、偏上或螺钉未穿透对侧皮质,均易导致术后内固定松脱。骨质疏松术中可做椎体强化或钉道强化。螺钉位置可以在 C 形臂机监视下进行调整。

6. 暂时性肋间神经痛、术后肺扩张不全、感染、乳糜胸等,以上均为胸腔镜前路手术共有的并发症。

(吕国华 钱邦平)

第二节　脊柱侧弯胸腔镜下
前方松解手术

一、概述

现在几乎可以利用胸腔镜来治疗所有原先需要开胸手术的脊柱疾病。脊柱畸形手术的目的是将脊柱撑直，并且安全地获得正常的生理曲度。手术必须既矫正矢状面的畸形，又矫正额状面的畸形。术者必须努力使患者头、躯干和骨盆的位置得到平衡（即达到矢状面上的平衡），并且通过适当的关节融合手术来达到脊柱的持久稳定。最安全地矫正大的弯曲对于儿童患者是极为重要的。如果将纤维环、椎间盘和前纵韧带去除，松解了脊柱前方的软组织，那么超过 70°的僵硬性侧凸能够得到更为安全的矫正，并且可以获得更佳的美容效果。在 1993 年之前，脊柱外科医生们乐于在开胸的情况下进行脊柱的前路松解，这样可以增加椎体的活动度、降低脊柱的僵硬性、便于进行椎体间的融合，使畸形的矫正度更大而且更为安全。而现在将胸腔镜用于脊柱的前路松解的原因是其手术并发症比开胸手术要少得多。对于儿童患者来说，脊柱前路手术需要掀开软骨的终板以便进行前路椎体间的植骨。这个操作增加脊柱融合的稳定性，并且可以在患儿生长发育的过程中预防曲轴现象。曲轴现象发生于骨骼尚未成熟的患者，当脊柱后路达到稳定的融合时，椎体前柱持续生长所造成的无法控制的畸形进一步加重。外科医生对儿童进行开胸手术进行前路松解和椎体间融合植骨感到为难，因为患者术后疼痛较重、呼吸系统并发症比较高以及有些患者出于"美容"的目的来接受手术却会在胸部残留有 9~12 英寸的瘢痕。这些顾虑使得外科医生不得不先应用支具治疗，或者对患者进行观察直至他们骨骼已经发育成熟。电视胸腔镜的应用使得脊柱前路松解的适应证进一步扩展，而没有开胸手术所带来的并发症和影响美观。

（一）应用解剖

开展胸腔镜下脊柱侧弯松解或矫形手术的前提条件是必须对胸段脊柱的解剖特点非常熟悉。与颈、腰段脊柱相比，胸段脊柱的解剖较为复杂且具有其自身的特点。

T_1 从表面看更像是一个颈椎，其椎体前缘扁

平，横径大于前后径，棘突宽厚且较 C_7 的棘突更为突出。T_9 具有典型胸椎的外形，但其无下肋凹，因此 T_9 椎体与第 10 肋不构成肋椎关节。T_{10} 是最后一个既具有肋椎关节又具有肋横突关节的胸椎。T_{10} 椎体较 T_9 小，具有一个完整的肋椎关节面，与第 10 肋构成肋椎关节。T_{11}、T_{12} 比其他胸椎大，外形更像腰椎。T_{11} 只有肋椎关节，其横突发育较小，不形成肋横突关节。T_{12} 椎体较 T_{11} 小，其肋椎关节的位置较 T_{11} 更偏向尾侧。

胸椎的横突由于与肋骨形成肋横突关节以维持脊柱的稳定，因此其较腰椎的横突更加结实。而上胸椎与下胸椎相比，其横突更长而结实。胸椎的连接也有其自身的特点。经过胸椎椎体部分的前纵韧带较椎间盘部分的前纵韧带窄而厚。前纵韧带与椎间盘和椎体的上下缘紧密连接，但在椎体的中部附着并不牢固。胸椎部的后纵韧带较颈椎和腰椎部厚，从上到下逐渐变窄，与前纵韧带相比，其含有的纵形纤维更加致密而紧凑。胸椎部位的椎间盘厚度基本一致，前后分别与前纵韧带和后纵韧带紧密连接，其侧方还通过韧带与肋骨头产生连接。

胸腔镜手术时，肋骨头的定位和计数非常重要。第 1~2 肋骨头一般位于相应椎体水平；第 3 肋骨头位于 T_2、T_3 椎体之间，依次类推到第 9 肋骨头；第 10~12 肋骨头则位于相应椎体水平。

胸椎前方的解剖结构较为复杂，胸主动脉、奇静脉、半奇静脉、胸导管和交感神经链等均位于胸椎的前方。在进行胸腔镜手术时必须熟悉整个胸椎区域的解剖结构，这样才能避免损伤上述组织。

右侧上胸椎区域（图 10-31）：第一间静脉位于迷走神经的外侧，向右汇入右头臂静脉。第 1 肋被脂肪组织、头臂静脉和星状神经节等覆盖，因此在胸腔镜下不能看见。第 2 肋是胸腔镜下于右侧胸腔内见到的第一根肋骨。节段性血管位于椎体的中央，两根节段性血管之间的突出部分是椎间盘。右侧迷走神经位于右锁骨下动脉的前方进入胸廓并发出喉返神经。于气管的后方，右侧迷走神经发出分支进入心、肺和食管等器官。交感神经链位于肋骨头的前方，紧贴壁层胸膜。下颈部的交感神经节和上胸部的交感神经节共同构成星状神经节，一般位于第 1 肋骨头的旁边，手术时需加以保护，以免发生 Horner 综合征。

右侧中胸椎区域（图 10-32）：右侧中胸椎区域可见沿胸椎右侧表面上行的奇静脉，汇集 4~12 肋

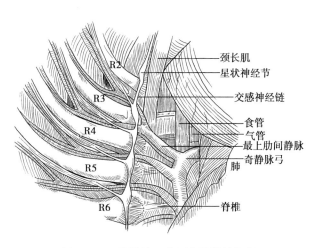

图 10-31　胸腔镜下右侧上胸椎的解剖

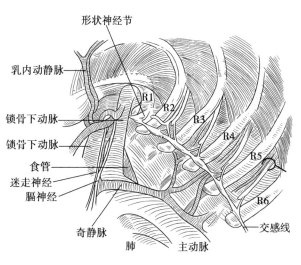

图 10-33　胸腔镜下右侧下胸椎的解剖

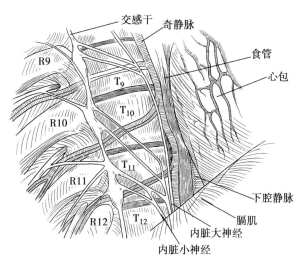

图 10-32　胸腔镜下右侧中胸椎的解剖

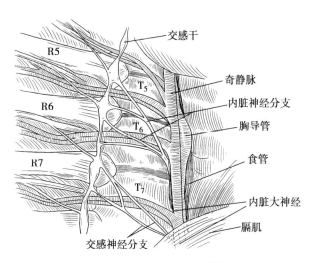

图 10-34　胸腔镜下左侧上胸椎的解剖

间静脉,在 T_4、T_5 水平注入上腔静脉。肋骨的上缘内侧从上到下依次为肋间静脉、肋间动脉和肋间神经,因此胸腔镜锁孔的位置应做在肋骨的下缘,以免损伤肋间血管神经束。右侧中胸椎区域还可见内脏大神经和胸导管,内脏大神经由 5~9 交感神经节的分支构成,沿肋骨头的前方下行,胸导管约在 T_5 水平向左越过中线注入左静脉角。

右侧下胸椎区域(图 10-33):奇静脉延续于右腰升静脉,穿膈肌后沿脊柱的右前方、食管的后方和胸主动脉的右侧上行。右侧下胸椎区域还可见由 10~12 胸交感神经节发出纤维组成的内脏小神经。

左上胸椎区域(图 10-34):主动脉弓左侧直接发出左颈总动脉和左锁骨下动脉。左侧第 1 肋间静脉斜行穿越主动脉弓的前方,注入左头臂静脉。左侧迷走神经于左颈总动脉和左锁骨下动脉之间

下行,发出左侧喉返神经。左侧迷走神经的前方还有左膈神经,下行支配膈肌。

左侧中胸椎区域(图 10-35):胸主动脉一般于 T_4 水平续于主动脉弓末端,开始时位于胸椎的左侧,而后逐渐移行致椎体的前方,在 T_{12} 下缘穿膈肌的主动脉裂孔进入腹膜后。

左侧下胸椎区域(图 10-35):半奇静脉延续于左腰升静脉,沿脊柱的左前方、胸主动脉的后方上行,一般于 $T_{8~9}$ 水平向右注入奇静脉。Adamkiewicz 动脉是一个单侧动脉,一般位于 $T_4~L_4$ 的左侧,且绝大多数位于 $T_{9~11}$ 之间,它对于胸髓的血供非常重要。

(二)手术适应证与禁忌证

1. 适应证

(1)Cobb 角 >70°、Bending 位 X 线侧凸矫正率 <50% 的僵硬性脊柱侧弯,以及 >70° 的胸椎后

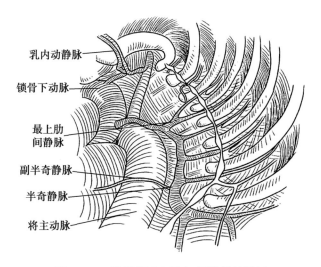

乳内动静脉
锁骨下动脉
最上肋
间静脉
副半奇静脉
半奇静脉
将主动脉

图 10-35 胸腔镜下左侧中、下胸椎的解剖

凸畸形。先进行前方松解手术可增加脊柱的柔软性,从而使后路矫形手术获得更好的疗效。

(2)对于估计后路矫形术后残留 Cobb 角 >50°、未发育成熟的儿童,在行后路矫形手术之前,可先行胸腔镜前路骨骺阻滞术,这样可以防止"曲轴效应"的发生。

(3)对于一些胶原代谢性疾病、神经纤维瘤病所致的脊柱侧弯,以及先天性半椎体畸形、严重的剃刀背畸形等患者均适合做胸腔镜下前方松解手术。

2. 禁忌证

(1)术前存在严重的呼吸功能障碍、肺气肿和高气道压力等,以至不能耐受单侧肺通气的患者。

(2)对于曾有过肺炎、结核和开胸手术病史的患者,可能存在较广泛的胸膜粘连,由于胸腔镜下去除胸膜粘连非常耗时,且容易出血造成视野模糊,术后并发气胸和感染的几率也大大增加,因此此类患者不宜行胸腔镜下前方松解手术。

(3)低体重儿童胸腔容积小、肋间隙狭窄、单肺通气困难、"操作距离"短,因此体重低于 20kg 可作为胸腔镜手术的相对禁忌证。Newton 认为脊柱侧弯越严重,则胸腔镜手术时从侧胸壁至椎体的操作距离越短,视野的暴露和手术操作也越困难,经一个锁孔所能切除的椎间盘数也越少,这就需要做更多的锁孔并且更加频繁地在锁孔之间调换手术器械。因此他认为对于非常严重的脊柱侧弯,尤其是神经肌源性脊柱侧弯和儿童患者,更适宜做开放性手术。南京鼓楼医院认为对于 Cobb 角 >90° 的严重脊柱侧弯,虽然操作空间狭小、椎体旋转严重、手术难度大,但通过术前的仔细评估和

术后的细心操作,仍可获得良好的松解效果,且不会增加并发症的发生率。

二、手术操作

(一)术前准备

1. 认真检查测定肺功能多项指标,有哮喘或肺气肿者,应先改善其肺功能。

2. 尽量选用左侧卧位,可避开心脏、食管、主动脉等重要结构,以减少并发症。

3. 术前摄站立位平片和 Bending 片,选择需固定椎体。

4. 术前侧卧位摄通过每个椎弓根的 CT 正位像,了解椎体旋转、椎弓根大小、脊髓和神经根状况。

5. 术前应做脊髓血管造影,以避免损伤 AdamKiewicz 动脉(即根大动脉)引起脊髓供血障碍。

6. VATS/EMI-VATS 术前常规准备。

7. 术前所需的器械都应严格要求挑选准备。

(二)麻醉

手术时需采用侧卧位并形成人工气胸,其生理特点与普通全麻截然不同。因此对行 VATS 手术的患者应做全面术前估计,重点应放在呼吸和循环系统上。吸烟、高龄、冠心病、过度肥胖、肺功能损害均为 VATS 手术麻醉处理的危险因素。吸烟患者呼吸道分泌物增加,抑制支气管黏膜上皮细胞的纤毛运动,使呼吸道分泌物不易排出。吸烟可使碳氧血红蛋白(CO_3-Hb)含量增加,血液氧合能力下降,组织供氧减少。术后易发生肺不张和低氧血症。术前停吸烟 48 小时可减低 CO_3-Hb 含量,术前停吸烟 2 周以上,可以改善分泌物的清除能力。高龄患者心血管系统疾病和慢性肺部疾患的发病率明显升高,机体其他功能明显下降。年龄超过 70 岁者术后肺不张的危险性明显增加,超过 80 岁者近 60% 需术后呼吸支持 24 小时以上。心血管系统的危险性取决于冠心病的严重程度,左心室功能,年龄及其他并发症如糖尿病、肾功能不全、心律失常等。运动试验有助于心血管系统危险性的判断。运动实验阳性者应进一步行运动同位素心肌扫描或运动超声心动图检查,必要时做心导管检查。严重冠心病则需行冠心病治疗。肥胖者的肺顺应性下降,功能残气量降低,闭合气量增加,术中易发生低氧血症。其血流迟滞,血内脂肪酸增加,易出现血栓栓塞。

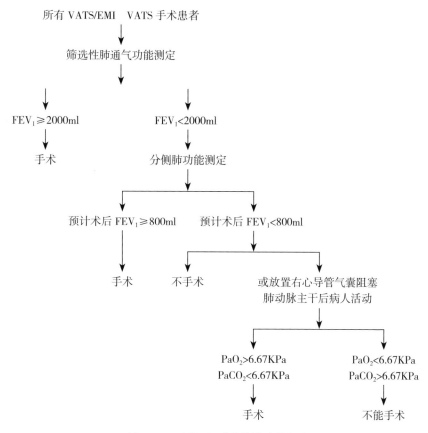

图 10-36　VATS 手术前肺功能程度

麻醉前需做肺功能测定,根据肺量仪的测定项目如用肺活量(FVC)、肺活量(VC)、用力呼气1秒率(FEV_1)、呼气高峰流率(PEF)、最大通气量(MVV)、潮气量(TC)、补呼气量(ERV)及残气量(RV)的结果,来估计术前、术中、术后呼吸道和肺部功能的改变。

1. 肺通气功能值的临床意义　肺通气功能检查对于手术安全性的评估价值尚有争议,但对于患者肺功能状态的筛选性检查是简单、实用的。大多数学者认为 $FEV_1<1500ml$ 或 MVV<35%,按常规肺功能标准,患者基本上失去了手术治疗或确诊的机会。但是患者肺功能状态能否耐受手术并不取决于手术前总肺功能,而是取决于健肺或保留肺的功能状况。多数学者认为健肺的 $FEV_1>800ml$ 作为患者能够承受单肺通气和胸腔镜手术的功能指标是完全可靠的。但很少仅因一项不够条件而被拒绝手术。为客观地把握手术指征、临床实际工作中按图 10-36 的顺序进行患者的肺功能状态评估。

2. 单肺通气的方法　VATS 手术麻醉采用单肺通气的特殊方法,将患者两肺分隔开,可对一侧肺通气,而另一侧肺萎缩。其目的是防止患侧肺的液体如分泌物、血液和组织液向对侧扩散,保证手术过程中健侧肺正常通气。

目前最常用单肺通气的插管方法为双腔支气管导管法,绝大多数患者可以采用此法(图 10-37)。

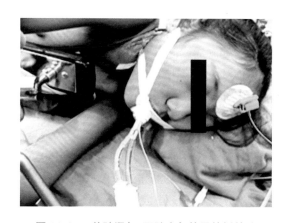

图 10-37　单肺通气、双腔支气管导管插管法

双腔支气管导管法易操作、易定位,成功率高,术中可对双肺进行分别通气和吸除分泌物。插入后必须对其位置进行检查,保证其正确位置后,总气囊充气,检查双侧肺是否一致,如果不一致或一侧无通气则说明导管插入过深,应当拔出2~3cm,重新检查。再夹闭一侧支气管,检查另一

侧的呼吸音,如确定无误,则插管成功。偶尔可遇到导管无法插入,应用纤维支气管镜辅助插管即可成功。此外纤维支气管镜在确定导管位置上也有直观可靠的优点。双腔支气管导管可用 Fr41、39、37、35。男性成人以 Fr39 常用,身材高大选用Fr41,矮小选用 Fr37。女性常选用 Fr37,偶尔可用Fr39 或 35。

由于双腔支气管导管法不适合小儿,所以小儿单肺通气常用支气管堵塞法。特殊情况下,可以采用单肺支气管导管法,此法如果术中需暂停对手术侧肺通气,则需将导管退回总气管导管内。其成功率低,目前基本上被双腔支气管导管法所取代。

3. 单肺通气的呼吸管理 单肺通气存在低氧血症的危险,在单肺通气过程中对气管、肺的呼吸管理至关重要。理解单肺通气呼吸管理的基本因素如合适的潮气量(VT)、呼吸频率(F)、吸入氧浓度(FiO_2)、呼吸气末正压(PEEP)在单肺通气中的作用是指导正确的呼吸管理的关键。临床研究表明,单肺通气时增加 VT 对 $PaCO_2$ 无明显影响。VT 可达 8~12ml/kg,$PaCO_2$ 可保持在 5.33kPa(40mmHg)以下。单肺通气常可出现呼吸道阻力增加,肺顺应性下降。理论上吸入高浓度氧可引起吸收性肺不张,但单肺通气时仍可选择高浓度或 100% 氧,以减少低氧血症的危险。分流所引起的低氧血症不能单靠增加 FiO_2 来纠正,而定期抽取动脉血样进行血气分析是精确的方法。如出现低氧血症,立即对非通气肺间断正压通气能立即缓解低氧血症。因此法影响手术操作,所以非通气肺持续气道正压(CPAP),使用 0.49~0.98kPa(5~10cmH$_2$O)可以预防和纠正低氧血症而不影响手术操作;或者采用通气肺呼气终末正压(PEEP),压迫肺泡毛细血管,增加肺毛细血管阻力,使血流向非通气肺转移增加分流。临床上可采用 0.49kPa(5cmH$_2$O)PEEP,最大不超过 0.98kPa(10cmH$_2$O)。如果上述方法不能纠正已出现低氧血症则应暂停单肺通气。

除单肺通气呼吸管理外,还必须常规监测血压、心电图、脉搏、氧饱和度。除建立静脉通道外,还应建立动脉通道,必要时同时监测中心静脉压和肺动脉压。

(三)体位

手术开始前,患者先仰卧在手术台上。麻醉师插好双腔气管内导管,一条动脉测压管,一根中心静脉导管。巡回护士给患者插好气囊导尿管,在下肢套上充气式弹力袜以防深静脉血栓形成。在这个阶段,神经生理监护技术员开始进行体感诱发电位(SSEP)或运动诱发电位(MEP)的监护,也可对两者都进行监护。手术床应该是可透视床,以保证术中能够进行前后位和侧位透视观察。

在准备工作完成后,患者改为侧卧位,术侧在上。体位摆好后,麻醉师应该再次检查一下双腔气管内插管。因为在患者变换体位的过程中,插管的位置有可能发生变化。术侧靠上,通气侧胸廓与手术床贴近,往往将后者称为"下侧肺"。一旦患者处于侧卧位,就应该在非手术侧的腋窝处放置一个泡沫垫衬垫好。非手术侧大腿屈曲,患者双膝和骨突出部位均用靠垫或泡沫垫垫好。臀部应该牢固地绑在手术床上,以保证术中手术床向前倾斜时的安全(图 10-38)。在胸腔镜手术操作过程中,往往要采用向前倾斜的方法来使萎陷的肺从脊柱表面移开,依靠重力作用可以增加手术视野暴露范围(图 10-39)。靠近手术床的上肢

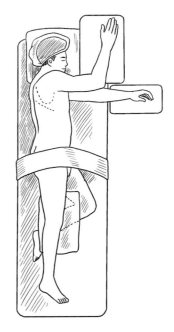

图 10-38 将患者摆放在侧卧位,术侧在上。腋部及所有的骨支出部位都衬垫好。用一圆枕保护贴床侧的腋窝、胸壁、臂丛神经和肩胛骨。将患者用固定带绑到手术台上,以保证术中安全地旋转手术床。病变的位置、套管入口、肩胛骨、可能进行开胸手术的切口都要在胸壁上做好标记。将术侧的上肢抬高,以使肩胛骨向头端和背侧移动,离开胸壁的侧方。将术侧的支气管导管堵塞,造成单侧气胸;一旦停止通气,术侧肺就会萎陷,为脊柱手术操作提供了暴露空间

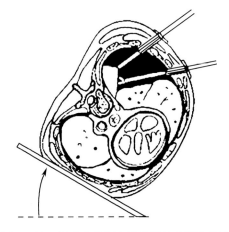

图 10-39　手术床前倾有利于脊柱暴露和处理

通常放在一个垫好的上肢板上，术侧的上肢放在一个靠垫上抬高，或将其用悬带保护起来，也可以将其放置在乙醚过滤器上。将术侧上臂外展，使肩胛骨向背侧移动，可以给胸壁提供更多的暴露空间。如果要在中、下胸椎水平入路进行手术，将上肢放到一个靠垫上抬高，提供的暴露空间就足够了。但是如果需要暴露上胸椎（T$_{1-5}$），则上肢就需要外展，并且用带子绑到乙醚过滤器上，这样可以为在腋部的上方肋骨间隙选择锁孔提供空间。患者体位摆好后，要在腹部和下肢盖上保温毛毯，以防患者体温过低。

（四）锁孔选择与定位

1. 套管的选择　一般选择软性而不是硬质套管，以防止肋间神经受压，导致术后肋间神经痛。套管多为保护性塑料衬管，以维持通往胸腔的路径。内镜插入部位需摆放套管，可使内镜不被血液及术中从套管带出的切除物质干扰，还可在操作区内摆放套管便于反复置入或移出器械。如仅为单个器械置入的部位（如吸引器或牵开器），多不用套管。这些器械可直接以小切口经肋间隙进入胸腔。软性套管的直径需要能容纳器械和置入物，一般直径为 11mm 或 15mm 的导管适合进行胸腔镜下的多种操作。直径为 7mm 的套管可用来置入吸引灌洗装置。如需要植骨或置入内植物，则需直径为 20mm 的套管。置入直径较大（如16~25mm）的物体，则需要扩张套管或延长胸廓切口 2.54~5.08cm（1~2 英寸）（小切口开胸手术）。直径为 7mm 和 11mm 的套管是圆形的。直径为 15mm 和 20mm 的套管为扁椭圆形，不会压迫肋间神经。

2. 锁孔的定位　胸腔镜下前方松解手术的锁孔选择与定位非常关键，正确设计锁孔的位置不

仅可以减轻对肋间神经血管的压迫和损伤，防止术后胸壁皮肤麻木和肋间神经痛的发生，而且可以更加方便和彻底地切除椎间盘和上下终板，达到更好的融合效果。胸腔镜下前方松解手术的锁孔选择必须遵循一些基本原则，锁孔之间必须隔开一定的距离，以避免术者的双手及其与内镜之间的距离靠得太近，从而使手术者获得充分的操作空间。用于牵开、吸引等操作的锁孔应位于腋中线的稍前方，一般在腋中线和腋前线之间，这样可以使手术者的手臂处于一个相对自然、舒适的位置。插入胸腔镜的锁孔位置最好位于腋中线的稍后方，一般在腋中线和腋后线之间，这样可以保证内镜的位置位于手术者的操作范围之外选择和放置锁孔是手术的关键。锁孔放置的手术操作虽然简单，但需要根据患者的病变位置、病变性质、脊柱节段及具体手术方案情况而定。如锁孔放置错误，将为手术带来不必要的麻烦。

暴露上胸椎的锁孔选择（图 10-40）：在腋窝的下缘作锁孔可以到达 T$_{2-5}$ 椎体。由于腋窝内存在臂丛神经和血管，因此应避免在腋窝内做锁孔。第 1、2 肋间由于锁骨下动静脉的存在，因此也不宜做锁孔。操作锁孔通常做在第 3、4 肋间隙，而插入胸腔镜的锁孔位置应位于第 4、5 肋间隙、背阔肌的前缘。

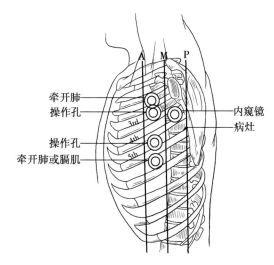

图 10-40　暴露上胸椎的锁孔选择

暴露中胸椎的锁孔选择（图 10-41）：T$_{6-9}$ 胸椎位于胸腔的中段，因此较容易暴露而不需要牵开膈肌。中胸椎的操作一般 3~4 个锁孔便可完成。如采用 0° 角的内镜，则锁孔的位置可设计成 T 形，如采用 30° 角的内镜，则锁孔的位置可设计成 L 形。

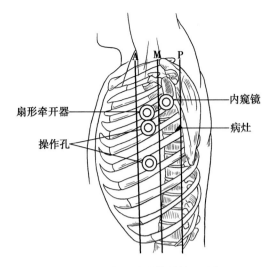

图 10-41　暴露中胸椎的锁孔选择

对于脊柱侧弯前方松解手术而言,锁孔的位置设计成 L 形更加合适。

暴露下胸椎的锁孔选择(图 10-42):$T_{10~12}$ 椎体离膈肌很近,因此在暴露时需将膈肌向尾侧牵开。可适当升高手术台的头侧,利用重力作用使膈肌、肝、脾等腹腔内容物的位置下降。T_{12}、L_1 椎体的暴露较为困难,可适当切开膈肌脚并尽量压低膈肌暴露其椎体,一般不需要在腹膜后间隙另做锁孔。暴露下胸椎时,锁孔的位置设计成 T 形或 L 形均合适。

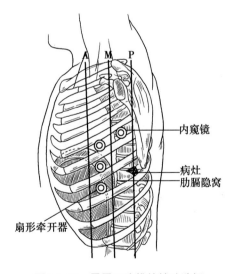

图 10-42　暴露下胸椎的锁孔选择

(五)脊柱显露和胸膜切开

1. 一般原则　进行胸腔镜脊柱外科手术,医师要非常熟悉胸椎、脊髓、胸腔和纵隔的解剖位置。通常情况下,胸腔镜可以暴露 $T_{1~2}$ 和 $T_{12}~L_1$ 椎间隙。左、右侧入路的选择取决于多种因素,包

括病变位置、范围及与大动脉的相对位置,可通过术前 CT 和 MRI 来结果来决定。大多情况下对于中线的病变,使用右侧入路较多,如果病变偏向左侧,使用左侧入路更为安全。因为膈肌右侧位置较高,如果病变位于 T_9 以下,左侧入路更为安全。

2. 胸椎的手术解剖　胸椎呈柱状,稍呈卵圆形;从 T_1 至 T_{12},椎体的体积逐渐增大;每一胸椎的高度要略小于其前后径和宽度;相对来说,胸椎椎间盘较窄,与之运动幅度较小相适应。术中可见相邻椎间隙之间,椎体表明稍微内凹,节段血管位于椎体中央,椎间隙和椎板凸起。椎弓根将椎体和后柱结构,即横突、关节突间部、小关节、椎板和棘突连接接在一起(图 10-43)。椎弓根呈卵圆形,外周为坚硬的骨皮质,中央为骨松质,与椎体的上 1/3 相邻。相邻两个椎体的椎弓根形成了神经管的边界,神经根正是从这里穿出来的,因此,椎弓根包围着硬膜的一侧部分。在神经根孔中,神经根被韧带、大量硬膜外脂肪、硬膜外丰富的静脉丛以及根髓静动脉包围着。要暴露硬膜,最好通过切除椎弓根来进行,而非通过去除神经根孔内的组织。椎弓根的上缘与椎体终板相连续,因此,沿着椎弓根的上缘进行操作,术者就会很容易地找到椎间隙。进行神经根减压时,为了充分暴露椎管,必须切除椎体尾侧的一部分椎弓根,只有这样才能看到硬膜(图 10-44)。

肋骨头是重要的定位标志,交感神经节和交感干就位于壁层胸膜下,肋骨头的外侧。肋骨通过坚强的韧带与横突和椎弓根组成关节,肋横突韧带和肋椎韧带都较为密且厚,相对缺乏弹性。在横突、椎弓根、椎间隙、相邻的椎体下方,肋骨形成了一个三角形的间隙,肋骨头与椎弓根的基底、椎体(在椎间隙的尾侧或者椎间隙的水平)形成关节,可以帮助术者在术中确定椎间隙和椎弓根的相对关系。其中,T_9 相对的是 $T_{8~9}$ 椎间隙,T_8 相对的是 $T_{7~8}$ 椎间隙,依次类推。除了在 T_{11} 和 T_{12} 以外,这种关系都是正确的。在这两个节段,肋骨与椎弓根尾侧的椎体和椎间隙形成关节。肋椎关节是一种浅的球窝型关节,其软骨表面发亮,这种特点可以帮助辨认已经切除的肋骨头。

要打开椎管,看清楚神经根、硬膜和脊髓,其中的关键是肋椎三角,该三角位于肋骨与横突和椎体相结合的部位。为了暴露椎弓根,要整块切除肋骨近端 2~3cm,这样就可以切除椎弓根,打开鞘膜囊侧壁。切除椎弓根,可以清楚地看到硬膜,

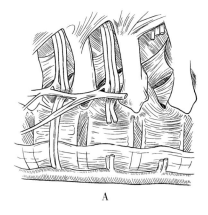
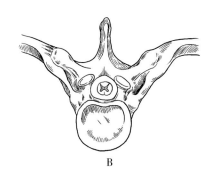

图 10-43　胸椎的手术解剖

A.胸椎解剖示意图；B.胸椎轴面观

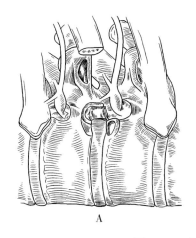
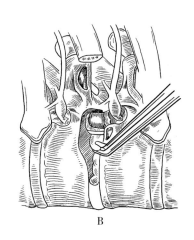

图 10-44　显露胸椎节段硬膜

A.切除突出椎间盘尾侧的椎弓根的上半部分；B.在椎间隙背侧和相邻的椎体
中开出一个空腔

同时看清脊髓的方向，在操作过程中，可以很好地保护脊髓。

椎间静脉、动脉和神经之间的解剖关系确定。椎体的侧面凹陷，节段血管就位于凹陷中。在神经根孔部位，节段血管分出根髓支，而且节段神经与节段血管伴行。神经血管束向外走行，从头侧向尾侧，在每个肋骨下侧面的沟内有静脉、动脉和神经。

3. 暴露脊柱和松解肺脏　阻断通气后，不通气的肺脏几分钟内就会萎缩。肺脏上可能会有影响暴露脊柱的粘连存在，使用电凝剪可以非常容易地分离纤维性粘连，然而对于广泛、致密的粘连（硬化疗法、肺炎、支气管哮喘、血胸、开胸手术或胸腔镜检查造成），其可以造成肺脏大面积的僵硬瘢痕，会妨碍内镜进入胸腔。局限性的致密粘连，可以通过手术方法分离，但是，要避免进入肺实质，防止肺脏漏气；然后，可以用工具牵开肺脏，也

可向前转动患者，通过重力作用将肺脏牵开。要机械性牵开肺脏的话，需要小心进行，避免损伤肺实质。要进入下胸腔的椎间隙，还需要牵开膈肌。

4. 脊柱定位与胸膜切开　术中，要确保暴露的椎间隙正确，需要在直视和电透视下仔细确定椎间隙的水平。在胸腔镜下，在胸腔顶侧，第一根可以看到的肋骨为第二肋，可帮助进行椎间隙的定位。也可先确定第十二肋骨位置，依次向上计数相邻的肋骨。

壁层胸膜的切口方式取决于具体的手术方式（图 10-45），切开胸膜，将胸膜从手术部位向外翻，暴露椎骨表面、血管和交感干。可以使用剪刀和单极电凝切开胸膜，切开要位于肋骨头或椎间隙水平，这样能避免损伤节段血管。可以使用内镜剪或胸膜分离器掀起胸膜，将胸膜从脊柱表面推离节段血管，然后将胸膜从术野中推开。

5. 分离、结扎血管　在椎体中部的凹陷，有节

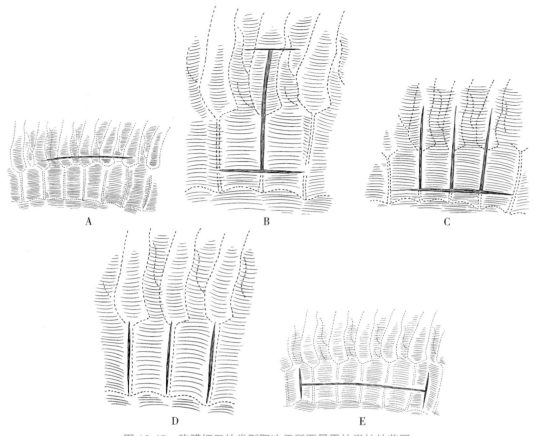

图 10-45 胸膜切口的类型取决于所要暴露的脊柱的范围

A. 交感干切除术；B. 椎间盘切除术；C. 椎体切除术；D. 以病变椎间隙为中心；E. 病变范围较大时，跨越多个节段

段血管，它直接与主动脉以及奇静脉、半奇静脉相连，中间没有其他结构来缓冲血管内压。在侧方，节段血管分出分支，穿过神经根孔，供应神经根和脊髓。节段血管向外侧走行时，有肋间神经伴行。节段血管和肋间神经组成神经血管束，走行于肋骨尾侧面的神经血管沟内。如果可能的话，应该保护并保留节段血管，但是大多数情况下，必须分离并结扎节段血管。分离节段血管时，用 Debakey 钳轻轻地抓起节段血管，用直角钳分离。节段血管一旦分离清楚，可以用血管夹来结扎（图 10-46）。通常情况下，沿着椎体侧面的中点分离节段血管最容易，该部位在大血管和神经根孔的中间。

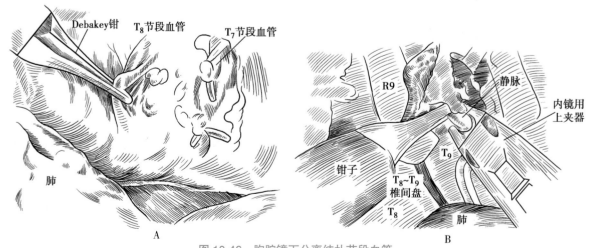

图 10-46 胸腔镜下分离结扎节段血管

A. 分离节段血管，用血管钳进行结扎；B. 用钳子抓住节段血管，用多发钛夹进行止血

对于这些血管,需要用血管夹来安全地进行永久性止血。血管夹之间的距离要足够大(即 1cm),这样才能在两个血管夹之间锐性横断血管。没有确定性结扎前,不要横断血管。

(六)椎间盘切除和植骨

以电刀切开纤维环,使用髓核钳、刮匙等去除椎间盘组织及上下终板(图 10-47)。在切除椎间盘后,取自体肋骨植入椎间隙。植骨完成后,再次查看有无出血存在。

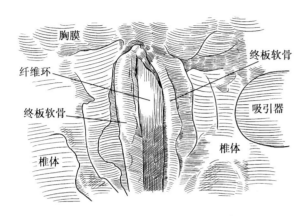

图 10-47 切除椎间盘及上下终板

(七)闭合切口

操作完成后,冲洗胸腔并仔细检查。任何游离骨碎块、椎间盘或其他碎屑都要从胸腔内取出。最好将片状纤维蛋白胶原轻轻地放置到硬膜的表面来进行硬膜外止血。一般不需要缝合椎体前方的壁层胸膜,如果需要的话,可以缝合胸膜。从胸壁上去掉套管,内镜下检查切口,确定切口部位是否出血。内镜直视下放置胸腔引流管。为了促进肺脏复张,可以使用锥状胸管。通过最下方的锁孔放置胸管,胸管要在胸壁上固定好。肺脏复张的过程中,检查肺脏,看是否有漏气发生,并在内镜下检查胸管位置。去掉内镜,皮下、皮内缝合会管切口。保持 −1.96kPa(−20cmH_2O)负压吸引,留置胸管直到引流量 <100ml/d。

(八)术后处理

1. 严密观察术后生命体征;

2. 严密观察胸腔引流瓶引流液的量、颜色及水柱波动等情况;

3. 48~72 小时内,引流量 <100ml/d,可以拔除引流管;

4. 术后应用广谱抗生素预防感染;

5. 术后 1 周开始做功能练习,术后 8 周可以下床活动。

三、注意事项

进行胸腔镜手术前,需要评价患者是否合并手术禁忌的严重肺疾病,胸腔镜脊柱手术也一样,其手术禁忌证包括:无法进行选择性插管(如气管狭窄或患者年龄 <5 岁)、有肺部或肺实质性疾病、无法进行单肺通气、严重的胸膜粘连无法插入胸腔镜以及其他的内科手术禁忌证。

(一)术前评估

术前需要进行全面体格检查,明确患者的功能状态和耐受力,明确肺部症状、体征以及吸烟史,了解患者胸部手术史和外伤史、毒物接触史(如硅酸、石棉)、结核病史以及慢性和急性肺脏病史(尤其是肺炎、胸腔积脓、肺创伤和肋骨骨折的病史)。诊断检查要包括:胸椎正、侧位 X 线检查和其他影像学检查(如 MRI、CT 或脊髓造影)。在 X 线片上,要注意发现肋骨数目的异常。胸部和脊柱的 X 线片、MRI 或 CT 能够提供手术区域组织的病理改变。

如果存在肺疾患的手术禁忌证,应该做血气分析和请呼吸内科会诊。术前,通过内科治疗,将患者的肺功能和身体状况调整到最佳状态。如果患者有反应性呼吸道疾病,术前给予呼吸道支气管扩张剂雾化治疗,口服或静脉给予氨茶碱。术前检查血清茶碱和心血管药物(如地高辛)水平,全面检查血清生化指标、血细胞计数和出凝血时间。

术晨,患者清洁沐浴。入手术室前给予广谱抗生素预防治疗。如果患者有脊髓病变,手术前预防性给予甲泼尼龙治疗,剂量按照治疗脊髓损伤的剂量[30mg/kg 静脉冲击治疗,以后按 5.4mg/(kg·h)剂量连续使用 23 小时]。术前可以使用抗栓塞长袜和压缩空气服装,预防静脉淤血和深静脉栓塞。

(二)麻醉与术中监护

胸腔镜手术对于麻醉的要求非常高,术前患者的肺功能、动脉血电解质等指标均需正常。麻醉师在插管前应对患者做详细的体格检查,观察患者的呼吸方式和节律,听诊呼吸音等。脊柱侧弯胸腔镜手术一般采用单肺通气。单肺通气可通过一个双腔支气管导管来完成。可以利用光纤支气管镜来帮助插入双腔支气管导管并判定其位置。在每一次变换患者体位后均需检查双腔支气管导管的位置,以确保患者呼吸的顺畅。因此,在整个手术过程中,必须确保光纤支气管镜随时可以使用。麻醉师在铺单前将非手术侧的肺萎陷,并且在 20 分钟内达到完全肺不张。

胸腔镜手术的术中监护非常重要。可通过桡动脉或股动脉插管监测血压、动脉血 pH 值、PCO_2 和 PO_2 等。通过颈内静脉或锁骨下静脉插管可测量中心静脉压,从而监测患者的血容量改变。用一根 Foley 导管插入患者的膀胱可于术中监测其肾功能的变化。胸腔镜手术时,内固定物的放置、脊柱的撑开、压缩和去旋转等操作以及结扎节段性血管等,均可对脊髓的血供产生影响,从而导致神经系统并发症的发生。因此,术者在制订手术方案时必须考虑尽可能减少脊髓的缺血程度和持续时间、增加脊髓对缺血的耐受性以及尽早发现脊髓的缺血性改变。近年来,以体感诱发电位(SEP)和运动诱发电位(MEP)为代表的神经电生理监护方法被广泛应用于脊柱外科手术中,使得人们可以早期发现脊髓的缺血性改变,从而大大降低了神经系统并发症的发生率。

1. SEP　SEP 是对躯体感觉系统(感觉或含感觉纤维的周围神经或感觉径路)的任一点给予适当刺激,在该系统特定通路上的任何部位所检出的电反应。SEP 应用于脊髓功能的监护有近三十年的历史。当脊髓缺血时,SEP 的波幅和潜伏期均会出现改变,More 等将 SEP 波幅下降 50% 或潜伏期延长 10% 作为判断脊髓缺血的标准。Apel 等在脊柱前路手术中应用 SEP 监测结扎节段性血管对脊髓血供的影响,他们将 SEP 波幅下降 50% 作为判断脊髓缺血的标准,阻断节段性血管后如 SEP 波幅下降 50%,则表明脊髓出现缺血性改变,即该节段性血管对脊髓血供很重要,应放弃结扎。邱勇等发现在脊柱前路手术中阻断 T_{5-11} 节段性血管后 2 分钟,SEP 波幅和潜伏期均出现明显改变。但随着阻断时间的延长,SEP 逐渐恢复,当阻断节段性血管 17 分钟后,SEP 已基本恢复正常,所有患者术后均无神经系统并发症发生。Pollock 等应用 SEP 监测主动脉缩窄修复手术中的脊髓缺血性改变,阻断主动脉后 15 例中 8 例 SEP 无改变,6 例阻断 15 分钟后 SEP 出现变化,当去除阻断 5 分钟后 SEP 恢复正常。1 例阻断 5 分钟后 SEP 波形消失,去除阻断 3 分钟后 SEP 恢复正常。所有患者术后均无神经系统并发症发生,因此他们认为 SEP 是监测脊髓缺血的有效指标。

Grossi 阻断狗的主动脉并观察其 SEP 变化,一组刺激胫神经(PN-SEP),另一组将电极置于 L_{1-2} 硬膜外,从而实现对脊髓的刺激(SC-SEP)。结果刺激脊髓组只需 3 秒经 6 次刺激后便可得到良好的 SEP 波形,而刺激胫神经组需 90 秒内连续刺激 200 次才能得到稳定的 SEP 波形。阻断主动脉后,刺激脊髓组 SEP 波形完全消失的时间显著长于刺激胫神经组 $[(13.7 \pm 1.0) \min \text{ vs. } (11.3 \pm 0.7 \min)]$,去除阻断后刺激脊髓组 SEP 波形的恢复时间明显快于刺激胫神经组。因此他们认为对于判定脊髓缺血,SC-SEP 比 PN-SEP 更加敏感。

2. MEP　MEP 系用电或磁刺激大脑运动区或其传出通路,在刺激点下方的传出径路及效应器 - 肌肉所记录到的电反应。很多研究表明,MEP 是监测脊髓缺血性损伤的敏感指标。于泽生等认为脊髓前索缺血是导致 MEP 变化的解剖基础,而缺血时脊神经元兴奋性下降则是 MEP 变化的细胞电生理基础。脊髓缺血可使神经传导速度减慢,导致一过性神经传导阻滞,从而表现为 MEP 潜伏期的延长。脊髓缺血还可以使运动神经元兴奋性下降,放电运动神经原的数量减少,从而表现为 MEP 波幅的降低。David 等通过狗脊髓缺血再灌注损伤实验发现 MEP 波幅的改变与脊髓组织病理损害程度呈正相关。Meylaerts 等将 MEP 波幅下降 75% 或潜伏延长 10% 作为判定脊髓缺血的标准,他们发现有些患者术中 MEP 波幅缓慢下降,而另一些患者术中 MEP 波形突然消失。他们认为 MEP 缓慢改变表明脊髓的血液灌注处于临界状态,虽然运动通路信号的传导开始减慢,但神经元的活性尚能维持,当脊髓血供恢复后,MEP 迅速恢复正常。而 MEP 突然消失,表明脊髓血供完全中断,此时神经元遭受严重损伤,因此当恢复脊髓血供后,MEP 恢复缓慢。Laschinger 等通过阻断狗的胸主动脉造成脊髓缺血并观察 MEP 变化,结果显示阻断胸主动脉后,阻断水平以下的脊髓组织出现缺血性改变,MEP 逐渐消失。恢复脊髓血供后,MEP 由脊髓近端向远端逐渐恢复,若远端脊髓建立了侧支循环,则阻断胸主动脉后,远端脊髓的 MEP 保持正常。

肌源性 MEP 即复合肌肉动作电位(CMAP),Nakagkwa 认为 CMAP 能同时体现脊髓前角运动神经元和运动传导通路的电活动。由于脊髓前角运动神经元对于缺血最为敏感,因此 CMAP 表现出对脊髓缺血的超敏性。也正由于此,CMAP 表现出一定的假阳性,即术中 CMAP 出现变化的患者,术后并没有全部出现运动功能障碍。因此,Nakagawa 等建议术中可联合其他方法监测脊髓缺血。Deletis 认为最佳的脊髓监护方法应能够同时对脊髓的运动和感觉传导通路进行监护。Owen 认为神经源性 MEP(NMEP)同时包含沿运动传导通路顺行传导的电信号和沿感觉传导通路逆行传导的电信号。因此,NMEP 能同时对运动和感觉传导通路进行监护。Pereon 等的研究证明了 Owen 的观点,他们碰到 1 例患者,术中 NMEP 出现改变,但术后未出现运动功能障碍,其左腿却出现了感觉异常。Kai 通过结扎狗的节段性血管造成脊髓缺血,并观察 NMEP 变化,结果表明 NMEP 对脊髓的缺血性改变非常敏感,当脊髓缺血时,NMEP 表现为波幅的下降和波形的改变(波峰从多相变为单相),而潜伏期则无明显改变。

对于手术结束时 SEP 和 MEP 仍不稳定的患者,其脊髓血供处于临界状态,手术结束后仍会发生脊髓缺血。因此,对于此类患者,术后仍需进行一段时间的脊髓监护。Guerit 等认为术中脊髓监护只能反映当时脊髓的功能状态,由于术中患者处于低代谢状态,脊髓对缺血的耐受性较高,而术后患者的代谢加快,脊髓的血供需求增加,因此术中监护正常并不能保证术后不出现神经并发症,特别对于低血压、贫血或情绪不稳定的患者,术后继续行神经监护尤为必要。术后 MEP 监护不可行,由于在清醒状态下电刺激会造成患者疼痛,而刚做完手术的患者尚处于镇静状态,经颅磁刺激不可靠,因此 SEP 便成为术后脊髓监护的唯一有效方法。

(三)术后处理

术后使用胸腔引流管时,胸膜疼痛可以导致中等程度的不适和影响深呼吸,这种疼痛常放射到胸腔顶部和肩胛骨。通过给予非胃肠道镇痛剂、患者自控的镇痛泵、口服镇痛剂、腰椎硬膜外镇痛剂和皮肤镇痛剂贴膜,可以控制这种胸膜痛和手术后切口的疼痛。普通胸腔镜手术后,医师常规给予局部胸膜麻醉,但在脊柱胸腔镜手术中如果显露硬膜囊,应该避免局部胸膜内麻醉,因为脊髓麻醉会导致突发性呼吸骤停。

术后,通常在手术室或麻醉苏醒室拔出气管插管。如果患者肺复张不全或呼吸道分泌物过多,应保留插管并进行机械性通气,促进肺复张和吸出呼吸道分泌物,防止分泌物吸入。如果术中每隔 1 小时复张肺 5~10 分钟,可以使术后肺复张不全发生降低到最低限度。术后正压呼吸治疗(间

歇性正压呼吸)对患者是有用的。如果手术后患者持续性肺复张不全,需要应用溶黏液制剂和支气管镜下清除支气管中黏稠分泌物。

术后,在苏醒室中就要行胸部 X 线摄片,如果肺完全复张且胸腔引流管引流量很少,只需在胸腔引流管拔出前和拔出后再行胸部摄片。术中,手术区域,尤其是硬膜外静脉丛小心止血可以大大减少引流量,胸腔引流管内应保持 $-1.96kPa$($-20cm\ H_2O$)的负压,并留置至引流量 <100ml/d。引流量减少后,检查引流管有无气体溢出,如果没有气体溢出,可以拔出胸腔引流管。如果术中打开硬膜囊,胸腔引流管应置于低位,通过重力进行引流(同时水封引流管)而不是抽吸引流液,以免形成蛛网膜胸膜瘘。术中关闭硬膜囊后,应使用引流和腰腹腔分流来引流脑脊液,降低硬膜囊内静水压直至硬膜愈合。

如果手术顺利、出血少、没有其他的手术意外,手术后患者可以住在普通病房观察和进行术后治疗。如果手术时间长、需要特殊护理,手术后可以住在重症病房进行观察和进行手术后治疗。

术后 24 小时内患者就可以活动,可以根据脊柱手术的需要佩戴支具,如胸腰骶支具和 Jewett 过伸位支具。

(四)手术并发症预防和处理

胸腔镜脊柱手术和前路开胸手术一样可以产生多种胸腔和神经学的潜在并发症,但同样的并发症在两种手术中的发生率不同。与胸腔镜手术相比,开胸术有较高的胸壁和切口疼痛综合征(开胸术后疼痛)、肋间神经痛、肩胛带肌功能失常、肺复张不全、肺炎、肺功能失常和急性手术后疼痛。正是由于这些原因,开胸术后,患者住院时间和手术后康复时间较长。

术者拟行内镜下脊柱手术时,应考虑手术会失败而改行开胸手术。肺粘连、严重脊柱畸形、活动性硬膜外出血、硬膜囊撕裂伴脑脊液漏,或者无法满意地显露和直视病变区域,都是选择开胸术放弃胸腔镜手术的理由。术者选择手术方案时,应该同时考虑手术目的和患者安全性。手术方案同样要考虑到术者的个人经历、经验和技术水平。术前应告知患者有进行开胸的可能,并做好开胸的心理准备。术中出现血管(主动脉或奇静脉)、内脏或心脏损伤需要转开胸手术。医师和洗手护士应该准备随时进行开胸手术。胸廓撑开器和开胸器械应该置于无菌柜中以备随时使用。

医师需要熟悉胸腔、纵隔和脊柱的解剖结构，清楚患者独特的病理表现，掌握内镜器械操作（如稳定、精确和三角成像原理），具有在内镜下入路、牵引、安全分离组织结构的经验，只有这样才能够预测和预防手术并发症。应该牢记开胸手术经验，即使已经进行过成百上千例开胸脊柱手术，也并不足以使医师能够进行胸腔镜手术！特殊、专一和高强度的实践和训练对安全进行胸腔镜手术是必需的。

胸腔镜脊柱手术并发症的预防和处理方法几个主要原则：

1. 术前摄片，定位病变部位，术中透视或摄片定位，或内镜下直接计数肋骨，确定病变部位，可以避免病变水平定位错误。术中，切除足够的椎体，使硬膜腹侧面完全位于直视下，避免脊髓减压不够，椎体切除的深度可以用测深器测量或术中X线检查进行判断。术后行脊柱X线、CT或MRI影像检查，评估椎管减压是否完全。

2. 内镜直视下插入所有套管，尤其是插入位于第7肋间水平以下的套管，是预防肺损伤或器械穿透膈肌损伤肝或脾的方法。插入第一个套管前，医师首先用手指经第一个入口插入，判明是否有肺粘连（以及肺是否已经萎陷）。第一个套管是唯一不在内镜直视下插入的，同时，套管不应该置于第1、2肋间隙，以免损伤锁骨下静脉。

3. 术中，轻拉或不牵拉肺脏，运用重力牵引肺脏（让患者向前侧身），就可以避免肺损伤。注意观察每次放置扇形牵开器的位置和方式，直视下小心分离粘连。如果有气体从肺内逸出，可以在内镜下钉合肺裂口，在肺复张之前和复张过程中要通过内镜仔细检查肺脏表面是否有损伤。

4. 湿化通气，雾化吸入，经常支气管吸痰，必要时支气管镜吸痰等，都可以将肺复张不全和支气管黏液栓塞程度降到最低。术中每隔1小时复张肺5~10分钟，术后间歇正压通气和鼓励呼吸，都可以将术后肺复张不全程度降到最低。

5. 引流量减少后，立即拔出胸腔引流管，减轻胸膜疼痛、促进深呼吸。持续性气胸提示肺气体逸出、胸腔引流管位置不对，或胸腔引流管胸壁造口关闭不严。如果因肺气体逸出而导致气胸，持续吸引没有改善，常需要再手术钉合肺部裂口或硬化治疗。尚有少量引流液时，拔出引流管后经常会发生胸腔积血，这是由于在拔出套管或引流管过程中损伤肋间血管，或脊柱表面节段血管结

扎不当，或持续性硬膜外静脉出血。拔出胸腔引流管后，如果胸腔积血量大，需要手术用胸腔镜清除积血并控制出血。

6. 使用双极电凝和小块止血海绵可以很好地进行硬膜囊止血。冲洗胸腔后，笔者使用纤维胶原碾压片阿维烯覆盖硬膜血管止血。这种纤维胶原黏附在血管表面，很难像吸收性明胶海绵一样被冲掉。拔管后，如果管口有出血，应该在内镜下小心检查，分离节段血管，并用血管夹结扎每一根血管，确保彻底止血。

7. 乳糜胸继发于胸导管和胸腔淋巴管损伤，是一种罕见并发症，表现为引流管流出牛奶样液体。乳糜胸需要手术治疗，胸导管修复手术前数小时经鼻饲管给予橄榄油可以促进乳糜微粒产生，这样有助于手术中发现乳糜液溢出的部位，术中，胸导管可以用血管夹结扎，小的淋巴管可以用缝合线多重结扎。如果在手术后，乳糜胸仍然持续存在，应该给予患者全胃肠外营养，空置胃肠道数月。

8. 单纯性胸膜渗液，可以通过经皮胸腔穿刺抽吸进行治疗。如果有脑脊液硬膜-胸膜瘘，这种脑脊液漏很难停止，常规的胸腔负压引流会促进脑脊液外渗，因此脑脊液硬膜-胸膜瘘最好的处理方法是防止脑脊液漏。硬膜撕裂要紧密缝合，确保没有脑脊液漏出，这种缝合方法对术中转开胸手术同样需要。可以用缝线或硬膜夹关闭硬膜囊，并用纤维蛋白胶和筋膜片封闭硬膜囊裂口。如果手术中硬膜囊是敞开的，使用腰部引流和腰-腹膜分流来降低脊髓内压力，引流脑脊液，同时不要放置负压胸腔引流管。如果放置胸腔引流管可以产生压力梯度将脑脊液吸引到胸腔中，而应该将引流管水封，利用重力将液体引流出胸腔。

9. 手术中使用重而尖的器械时，运用稳定、牢固、精确的两点固定和分离技术，避免内脏、软组织和脊髓损伤。为了避免心律失常，手术中单极电凝不要靠近心脏，电凝的器械要绝缘，避免电流传导。

（邱勇　钱邦平）

第三节　胸椎侧凸胸腔镜下矫形术

一、概述

自Picetti等于1996年开展了第一例胸腔镜下脊柱侧弯前路矫形术以来，此项技术逐渐推广

应用,其中长期随访结果显示,经前路胸腔镜矫形内固定的长期随访结果良好。

（一）适应证

由于镜下操作难度大,矫形力应用受限,因此胸腔镜下脊柱侧弯矫形手术仅适用于年龄较轻、Cobb 角较小、侧凸较柔软、脊柱矢状面形态正常或有轻度前凸的特发性胸椎侧凸患者,对于 King Ⅱ 型和 King Ⅲ 型脊柱侧弯尤其适合。对于 King Ⅴ 型脊柱侧弯,可采用选择性融合技术,即上胸弯较柔软时可仅融合下胸弯。对于 Risser 分级小于 2 的患者,胸腔镜 Eclipse 矫形术可消除椎体的生长潜能,防止曲轴效应的发生。Picetti 于 1996 年 10 月开展了第一例胸腔镜下脊柱侧弯前路矫形术,他选择的病例均为特发性胸椎侧凸,平均年龄 12.7 岁,平均 Cobb 角 58.1°。

（二）禁忌证

对于后凸型胸椎侧凸,行胸腔镜 Eclipse 矫形术时前方加压可加重已经存在的后凸畸形或产生曲轴效应。如胸椎前凸畸形过大,则会影响患者的肺功能,使其不能耐受单肺通气,并且会使胸腔镜下的操作空间变得更加狭小。因此,以上两类患者不适合做胸腔镜 Eclipse 矫形手术。

患者的肺功能均须正常,无肺炎、结核和开胸手术的病史,即术前胸膜粘连存在的可能性很小。脊柱侧弯越严重,则胸腔镜手术时从侧胸壁至椎体的操作距离越短,视野的暴露和手术操作也越困难,经一个锁孔所能切除的椎间盘数也越少,这就需要做更多的锁孔并且更加频繁地在锁孔之间调换手术器械。因此,对于非常严重的脊柱侧弯,尤其是神经肌源性脊柱侧弯和儿童患者,更适宜做开放性手术。Picetti 认为双主弯患者不适合做胸腔镜矫形手术,另外未发育完全的存在后凸畸形的侧凸患者,术后脊柱前部的生长阻滞,而后部继续生长,可产生曲轴效应,故这类患者也不适合做胸腔镜矫形手术。

二、手术操作

（一）术前准备

同第十章第二节。

（二）麻醉和体位

同第十章第二节。

（三）锁孔选择与定位

胸椎侧凸胸腔镜下矫形术的锁孔设计原则,与脊柱侧弯胸腔镜下前方松解手术基本相同。术前用记号笔标记出肩胛骨边缘、第 12 肋,以及髂嵴等体表标志。C 形臂机正侧位透视,定出需行内固定的最上端和最下端的脊椎在侧胸壁的体表投影。最上端锁孔位置应位于需固定的最上端椎体的中部水平,最下端锁孔位置应位于需切除的最下端椎间盘水平,这样可以使上、下端脊椎的螺钉置入变得更加容易。胸椎侧凸胸腔镜下矫形术的固定节段一般为 $T_5 \sim L_1$,如膈肌位置较低,可固定到 L_2,一般在腋中线和腋后线上做 4~5 个锁孔便可完成手术。由于卧位时膈肌常升至第 8 或第 9 肋水平,因此第一个锁孔位置不宜过低,一般在腋中线和腋后线上第 6 或第 7 肋间隙做第一个直径 2cm 的锁孔,以免损伤膈肌。在做锁孔时应尽量靠近肋骨上缘,以免损伤肋间神经血管束。

（四）脊柱显露和胸膜切开

胸椎侧凸胸腔镜下矫形术的初始步骤,与胸腔镜下前方松解手术基本相同。

（五）椎间盘切除和植骨

同第十章第二节。

（六）置钉矫形

当镜下松解手术完成后,便可在 C 形臂机引导下置入 Eclipse 中空螺钉。螺钉置入的位置一般位于肋骨小头的前方,椎体的中央。透过操作孔置入相应长度的短棒,从下向上依次抱紧压缩 Eclipse 螺钉,矫形固定(图 10-48)。

螺钉的置入位置必须位于椎体的中央并且与终板平行。螺钉位置的偏斜可产生两种情况,一种是置棒困难,当棒强行置入螺钉后,位置偏斜的螺钉处便可产生很大的应力,很容易导致脊椎骨折;另一种情况是棒的置入变得更加容易,但产生的矫正力减弱,从而达不到预期的矫形效果(图 10-49)。节段性血管的结扎在青少年并不构成脊髓损害的威胁,但对于胸腔镜矫形手术,节段性血管不宜过早切断,切除椎间盘时并不一定要切断节段性血管。这样可减少出血,使手术野更加清晰,而且在钻入椎体钉时,位于椎体中央的节段性血管还可作为进钉的参考位置。在手术过程中 T_5 和 T_{12} 的椎体钉最难钻入。T_5 椎体较小,侧壁前倾,导引器易向前打滑,容易损伤前方的奇静脉或半奇静脉。T_{12} 椎体部分被膈肌阻挡,进钉困难且容易损伤膈肌。因此,钻入这两个椎体钉时须反复透视,小心操作。

（七）闭合切口

矫形完成后,不需要缝合椎体前方的壁层胸

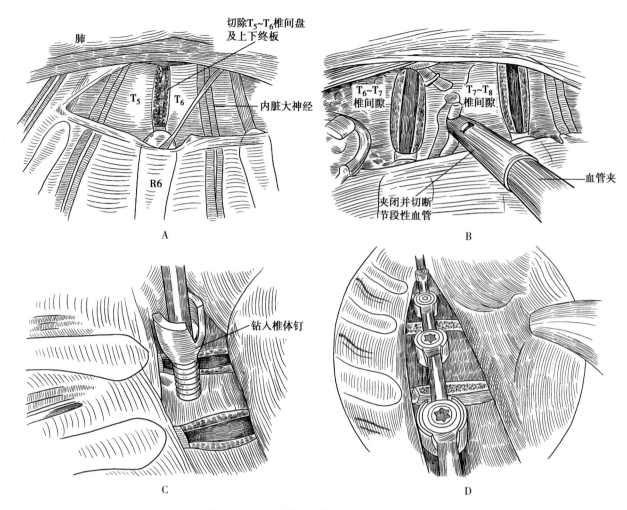

图 10-48　胸腔镜下脊柱侧弯前路矫形手术

A.切除椎间盘及上下终板；B.切断节段性血管；C.拧入椎体螺钉；D.安装矫形棒

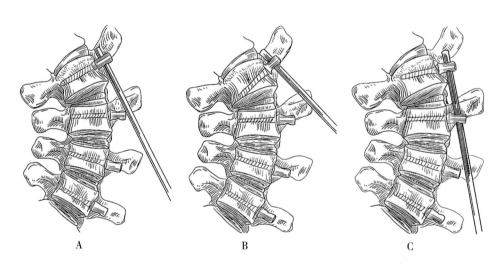

图 10-49　胸腔镜下脊柱侧弯前路矫形手术时螺钉的置入位置

A.螺钉的置入位置必须位于椎体的中央并且与终板平行；B.螺钉向下偏斜可造成置棒困难。当棒强行置入螺钉后，位置偏斜的螺钉处便可产生很大的应力，很容易导致脊椎骨折；C.螺钉向上偏斜可使棒的置入变得更加容易，但产生的矫正力减弱，从而达不到预期的矫形效果

膜,再次查看有无出血存在,缝合切口,通过最下方的锁孔放置胸腔引流管。

（八）术后处理

1. 严密观察术后生命体征;

2. 严密观察胸腔引流瓶引流液的量、颜色及水柱波动等情况;

3. 术后引流量 <50ml/8h 时可拔除胸腔引流管;

4. 术后应用广谱抗生素预防感染;

5. 出院后石膏外制动 3 个月。

三、并发症的预防与处理

胸椎侧凸胸腔镜下矫形术的并发症,除具有与胸腔镜下前方松解手术相似的并发症以外,还具有一些特殊的并发症。胸椎侧凸胸腔镜下矫形手术时,由于内固定物的植入,缝合椎体前方的壁层胸膜较为困难,因此术后的胸腔引流量较胸腔镜下前方松解手术多,且患者更容易出现呼吸系统并发症。另外,胸椎侧凸胸腔镜下矫形手术后还会出现一些内固定方面的并发症,如螺钉的拔出、内固定物的松动等;远期并发症,主要包括脊椎不融合、假关节形成,以及矫正丢失等。因此,手术者在进行胸椎侧凸胸腔镜下矫形手术时,必须严格掌握手术适应证、熟练掌握手术技巧、规范操作,这样才能最大限度地防止并发症的发生。

（邱勇　钱邦平）

第四节　胸腔镜辅助下小切口胸椎侧凸前路矫形术

一、概述

近年来,胸椎侧凸前路矫形术越来越受到重视,与传统后路矫形手术相比,前路矫形手术的融合节段明显缩短,其融合范围一般是从上终椎到下终椎,这样可保留较多的腰椎活动节段。Betz比较了 78 例前路矫形手术和 100 例后路矫形手术的融合节段,结果前者比后者平均少融合 2.5 个节段。前路矫形手术的另一个优点是对胸椎矢状面的形态有良好的矫正效果。Betz 发现前路矫形手术胸椎后凸的重建效果明显好于后路手术;在胸椎后凸减少的病例,后路矫形手术组有多达 60% 的患者后路矫正不满意（$T_{5-12}<20\%$）,而前路

矫形组 81% 的患者术后恢复了正常的胸椎后凸。对于低骨龄儿童患者,前路矫形手术还可以同时切除融合区域内的椎间盘和上下终板,消除融合区域脊柱的生长潜能,从而防止曲轴效应的发生,前路矫形手术对腰背肌肉无损伤,因此术后下腰痛的发生率大大降低。

胸椎侧凸前路矫形手术的方法很多。传统的如双开胸前路矫形手术、单开胸经皮广泛游离前路矫形手术,近年来又出现了胸腔镜下胸椎侧凸矫形手术,然而这些手术均具有一定的缺点和局限性。全开放胸椎侧凸前路矫形手术创伤较大、恢复慢、伤口长、不美观,在处理上下终椎区域时,全开放前路矫形手术较困难,终椎区域的椎间盘和上下终板常不能彻底切除,从而造成松解的不彻底和远期假关节的发生。胸腔镜下胸椎侧凸矫形手术,虽然克服了全开放前路矫形手术的上述缺点,但是自身也具有一定的局限性,如手术适应证较少;它仅适用于年龄较轻、Cobb 角较小、侧凸较柔软、脊柱矢状面形态正常或有轻度前凸的特发性胸椎侧凸患者,胸腔镜手术对肺功能的要求较高;另外它还存在技术要求较高、操作复杂、手术者过量接受 X 线等缺点。

胸腔镜辅助下小切口开胸前路矫形手术,是一种新型胸椎侧凸前路微创矫形手术。它将传统开胸矫形手术和胸腔镜手术的优点融合在了一起,克服了两者的缺点和局限性。

胸腔镜辅助下小切口开胸前路矫形手术的适应证与传统开胸前路手术一样,但是创伤大大减小,外形更加美观。由于采用胸腔镜技术,因此在处理上下终椎区域时,操作难度大大降低。与胸腔镜前路矫形手术相比,其技术难度较低,费用减少,手术者也不需要接受大量 X 线的照射。南京鼓楼医院于 2002 年开展胸腔镜辅助下小切口开胸前路矫形手术,取得良好疗效。

二、手术操作

患者取侧卧位,凸侧朝上,经第 6 或第 7 肋进胸,手术切口长约 8cm,前端位于腋前线偏前 1~2cm,后端位于腋后线偏后 1~2cm。进胸后的操作与传统开胸前路矫形手术一样,将壁层胸膜打开,结扎节段性血管,然后直视下切除侧凸中间区域的椎间盘和上下终板,分别于腋中线水平切口上下 1~2 个肋间隙做近端和远端锁孔。利用胸腔镜手术器械进行节段性血管的结扎和上下终椎区

域脊椎的松解和螺钉的置入,其操作既可于直视下完成,也可以在胸腔镜的辅助下完成,置入相应长度的短棒,在胸腔镜辅助下从下向上依次拧紧压缩椎体螺钉、矫形固定,植骨完成后缝合椎体前方的壁层胸膜,再次查看有无出血存在,通过远端的锁孔放置胸腔引流管,术后引流量<50ml/8h时可拔除胸腔镜引流管,出院后石膏外制动3个月。

(邱勇　钱邦平)

参 考 文 献

［1］ Picetti GD 3rd,Pang D,Bueff HU. Thoracoscopic techniques for the treatment of scoliosis:early results in procedure development. Neurosurgery,2002,51(4):978-984.

［2］ Newton PO,Upasani VV,Lhamby J,et al. Surgical treatment of main thoracic scoliosis with thoracoscopic anterior instrumentation. Surgical technique. J Bone Joint Surg Am,2009,91 Suppl 2:233-248.

［3］ Niemeyer T,Freeman BJC,Grevitt MP,et al.Anterior thoracoscopic surgery followed by posterior instrumentation and fusion in spinal deformity. Eur Spine J,2000,9(6):499-504.

［4］ Newton PO,Shea KG,Granlund KF.Defining the pediatric spinal thoracoscopy learning curve:sixty-five consecutive cases. Spine,2000,25(8):1028-1035.

［5］ Early SD,Newton PO,White KK,et al. The feasibility of anterior thoracoscopic spine surgery in children under 30 kilograms. Spine,2002,27(21):2368-2373.

［6］ Sucato DJ,Welch RD,Pierce B,et al. Thoracoscopic discectomy and fusion in an animal model:safe and effective when segmental blood vessels are spared. Spine,2002,27(8):880-886.

［7］ 邱勇,凌为其,沈勤,等.节段性血管阻断对脊髓传导功能的影响.中国脊柱脊髓杂志,2002,12(4):258-260.

［8］ Nakagawa Y,Tamaki T,Tamada H,et al. Discrepancy between decreases in the amplitude of compound muscle action potential and loss of motor function caused by ischemic and compressive insults to the spinal cord. J Orthop Sci,2002,7(1):102-110.

［9］ Dong CC,Macdonald DB,Janusz MT. Intraoperative spinal cord monitoring during descending thoracic and thoracoabdominal aneurysm surgery. Ann Thorac Surg,2002,74(5):S1873-S1876.

［10］ 邱勇,吴亮,王斌,等.特发性胸椎侧弯胸腔镜下前路矫形与开放小切口前路矫形的疗效比较.中华外科杂志,2004,42(21):1284-1287.

［11］ Newton PO,Upasani VV,Lhamby J,et al. Surgical treatment of main thoracic scoliosis with thoracoscopic anterior instrumentation. a five-year follow-up study. J Bone Joint Surg Am,2008,90(10):2077-2089.

［12］ Lee CS,Park SJ,Chung SS,et al.A comparative study between thoracoscopic surgery and posterior surgery using all-pedicle-screw constructs in the treatment of adolescent idiopathic scoliosis. J Spinal Disord Tech,2013,26(6):325-333.

［13］ 池永龙主编.脊柱微创外科学.北京:人民军医出版社,2006.

［14］ 刘尚礼主编.脊柱微创外科学.北京:人民卫生出版社,2007.264-280.

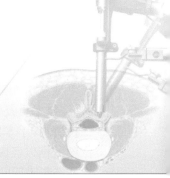

第十一章　腹腔镜技术

第一节　概述

随着科技的进步与人们对健康要求的提高，脊柱微创技术得到了空前的发展与普及。腹腔镜技术以创伤小、恢复快、美观等优点受到了医师与患者的青睐，在全世界被广泛推广应用，同时也为脊柱疾患的微创化治疗提供了方向与途径。1991年，Obenchain 报道了第一例腹腔镜下的腰椎间盘切除手术；1995 年，James 等最先报道了腹腔镜下前路腰椎融合术，接着 Zucherman 等用腹膜后腹腔镜技术完成 17 例腰椎融合手术，临床随访均表明手术效果良好。1998 年，国内吕国华等在动物实验的基础上，首先开展腹腔镜前路腰椎 BAK 融合术。目前，腹腔镜技术的应用几乎囊括所有腰椎疾病的前路手术治疗，如腰椎骨折、结核、肿瘤、椎间盘突出症、脊柱侧弯等疾患。

脊柱外科早期应用腹腔镜技术主要是进行单纯腰椎间盘摘除术，尤其是 L_5~S_1 节段。此后，在此基础之上相继出现了前路腹腔镜下椎间融合术。最近还出现了腹腔镜下人工椎间盘置换术。这些技术的开展一方面得益于脊柱植入物的不断开发，另一方面得益于腹腔镜技术经验的积累与完善。但临床应用中具有潜在的风险性，如果适应证选择不当，或者手术时机掌握不佳，开放前路脊柱手术经验欠缺，往往有可能导致灾难性的后果，值得我们注意。并且目前的研究仍缺乏系统的前瞻性多中心随机临床试验来证实其有效性、安全性和与标准手术对比的结果。因此，需要我们进一步在技术教育、基础研究和临床应用等方面进行规范研究，以确保安全进行腔镜技术脊柱外科前路手术。

利用先进的腹腔镜设备和特制加长前路脊柱手术操作器械，通过动物和人体标本解剖学模型的建立，以及广泛的临床应用结果显示，腹腔镜在脊柱外科中的应用与传统开放手术相比，具有减少创伤和出血量、术中后并发症少、功能障碍轻、恢复快、住院日短和费用低等明显优势。总之，尽管腹腔镜技术存在许多不足，但仍显示出很强的生命力。随着脊柱微创器械的研发，腹腔镜技术的进步，相信在器械的帮助下逐渐地扩大手术的范围，减少副损伤，使脊柱微创手术的技术更安全、更有效，胸腹腔镜技术将会成为治疗脊柱疾病较有前途的手段，可进一步推动脊柱手术微创化的发展。

最早开展腹腔镜下 L_{4-5} 或 L_5~S_1 椎间 BAK 融合的是美国的 Zdeblick 和 Zuckerman，之后 Regan 和 McAfee 进行了多中心研究。早期 34 例中，平均手术时间 218 分钟，手术时间随融合水平的增多而延长，平均出血量 128ml。术后坐骨神经放射性疼痛消失，效果良好。1995 年以来以 Regan 和 McAfee 为代表北美脊柱专家进行了一系列动物实验与临床试验对照研究，发现该术式的优越性在于既可避免后路或后外侧入路融合术弊端，又可避免前路开放手术带来的增加创伤与出血机会，加快患者术后恢复，减少了并发症发生率。

中南大学湘雅二医院脊柱外科在国内较早地开展了腹腔镜腰椎外科前路手术研究，在进行临床应用之前，首先进行了动物模型的建立和人体下腰椎大血管解剖学研究。动物模型研究中，20头家猪中成功 16 例，失败 4 例（原因为后腹膜破裂），2 例并发症（1 例髂静脉损伤、1 例膀胱损伤），结果证实应用腹腔镜技术进行腰椎手术是可行的，该技术重复性好，对组织损伤小，术野内解剖结构清晰，手术的安全性和有效性较高。显露下位腰骶椎以经腹腔入路为宜，而显露上位腰椎以选择经腹膜后间隙入路为宜。在人体下腰椎大血管解剖学研究中证实左侧髂静脉更易损伤。因此，正确手术入路、熟练镜下解剖技术、融合器植入时的血管保护是避免血管损伤的关键。2009 年，南华大学附属第一医院王文军等报道了全世界首例腹腔镜下腰椎人工椎间盘置换术，标志着腹腔镜脊柱外科技术新的发展水平。

一、腹腔镜下前路腰椎椎体间融合术

随着腹腔镜技术的成熟，目前有经腹腔和腹膜后两种入路到达腰椎，椎间盘切除的范围亦可到达所有腰椎间盘。1991 年，Obenchain 首次报告 1 例腰椎前路腹腔镜下 L_5~S_1 椎间盘切除术（经腹腔入路），1994 年，泌尿外科医生 Gaur 和 McDougall 首先报道内镜下的腹膜后入路。经腹膜后入路的腹腔镜手术具有以下优点：①不需要造成气腹；②不需要进入腹腔；③可避免分离脊柱附近的大血管。目前研究较多的是切除椎间盘后植入椎间融合器行腰椎融合术，椎间融合器技术的发展为腹腔镜技术的进一步应用带来了新的契机，应用腹腔镜技术置入脊柱融合器可保留脊柱后柱的负重结构，并可减少术后疼痛。腹腔镜下植入椎间融合器还有很多潜在的优点：可以避免后路手术的脊旁肌损伤、硬膜外瘢痕、神经根牵拉和硬脊膜撕裂等并发症。和腹腔镜胆囊摘除术一样，脊柱前路微创外科手术可以使患者更快康复。

Oslen 等为 75 例患者行 L_5~S_1 椎间盘切除加椎体融合术，2 年随访结果显示，75% 的患者疼痛症状得到缓解。Mathews（1995）、Zucherman（1995）和 Regan（1996）等先后应用此项技术施行了前路腰椎融合术，主要用于腰椎间盘切除及椎体间融合（ALIF），方法创伤小且安全、有效；但仍存在许多缺点，妨碍了这一技术的应用，如可选择的内植入物有限，内固定几乎不可能，椎间盘组织切除不彻底，神经根减压不充分等。最近 Liu 等的研究认为，尽管腹腔镜下前路腰椎融合术（laparoscopic anterior lumbar interbody fusion，LALIF）是安全有效的，但缺点也有很多，目前 LALIF 并不是常规采用的最佳技术。另有研究表明，腹腔镜也可用于脊柱感染的治疗，ParKer 等为 1 例 L_3、L_4 椎体骨髓炎患者在腹腔镜下采用经腹膜后途径进行病灶清除及髂骨植骨术，术后加用抗生素，并于 1 周后行内固定术，效果令人满意。

二、腹腔镜下腰椎骨折内固定术

胸腰椎骨折截瘫前路手术的探索始于 20 世纪 70 年代。影像学的发展，特别是 CT、MRI 的临床应用，证实脊柱骨折脱位后，脊髓神经所受打击或压迫大多来自其前方，即使后路手术使脊柱排列得到重新恢复，但并不能使前方压迫获得满意解除。因此，后路椎板切除减压不适用于多数脊柱骨折脱位并截瘫患者，而前路减压的合理性和有效性已得到公认。胸腰椎骨折截瘫前路减压的临床研究结果显示：前路直接减压效果确切，不完全瘫痪的神经功能改善率相当高；前路减压同时可进行椎间植骨和内固定，重建脊柱稳定性；CT 扫描证实椎管容积术后恢复正常。由于传统前路手术创伤大、并发症较多，因此对于胸腰椎骨折前路减压目前仍有顾虑，手术适应证也未完全统一。

近年来，腹腔镜腰椎外科已由单一、简单病种的治疗走向多元、复杂病种的治疗，腹腔镜与小切口技术结合的微创手术弥补了早期闭合腹腔镜腰椎手术的不足及技术局限，进一步扩大了腹腔镜腰椎外科技术的应用范围。现在腹腔镜技术的应用几乎囊括各种腰椎疾病的前路手术治疗。但由于开展时间较短，缺乏广泛、系统的前瞻性多中心随机临床试验研究，其远期疗效有待进一步观察。

三、应用解剖

前路腹腔镜腰椎入路需要对腹腔的解剖有深入了解，包括腹部的分界及标志、腹前壁的层次、腹膜的相关特征构造、与腰骶椎相关的腹膜后结构等。前入路需经过腹前外侧壁，牵开腹腔内脏器官获得良好暴露，然后经腹腔或腹膜后间隙直达腰骶椎。

（一）腹部分界及标志

腹部可用两条垂直线和两条水平线分为九区。上水平线为通过两侧肋弓最低点（相当于第 10 肋）的连线；下水平线为通过两侧髂结节的连线；两条垂直线分别是经过左、右腹股沟韧带中点的垂直线。这四条线将上腹部分为左、右季肋区和中间的腹上区；中腹部分为左、右腹外侧（腰）区和中间的脐区；下腹部分为左、右腹股沟区（髂区）

和中间的耻（腹下）区。$L_{4~5}$ 和 L_5~S_1 是腹腔镜入路最频繁的部位，位于脐区，脐约相当于 L_4 椎体水平，对肥胖的个体，脐的位置则更偏下方。当患者处于仰卧位时，大网膜从横结肠水平向下覆盖腹内脏器，具有活动性的小肠紧邻腹前外侧壁；当患者处于 Trendelenburg 位时，这些结构可向上移动，使得腹膜后入路变得相对容易。

（二）腹腔内结构

患者将膀胱排空后，腹腔深处的结构易于辨认。在女性，子宫位于膀胱后方，将子宫前移便可辨认乙状结肠和直肠，子宫和乙状结肠外侧为子宫圆韧带、卵巢、输卵管。上述结构的深部，腹膜后间隙内有输尿管和卵巢动脉。在男性，输精管出腹股沟管腹环后，沿骨盆侧壁向后下方走行至膀胱底后面。乙状结肠位于降结肠和直肠之间，长约 40cm，是位于腰骶椎前方的重要结构，由系膜连于盆腔左后壁，活动度大，易于移动，术中需牵拉才可暴露椎体。乙状结肠在降入盆腔移行于直肠之前，在 L_4 水平向中线偏移。

右侧输尿管斜行跨越右髂外动脉进入盆腔，易于辨认，左输尿管位于乙状结肠系膜深面，在经腹膜入路时不易辨认。少数患者左输尿管在 L_5~S_1 椎间盘水平直接跨越中线，术中应警惕此种解剖变异。为暴露 L_5~S_1，可在乙状结肠、直肠交界处分离乙状结肠系膜，在髂血管分叉处直达 L_5~S_1 椎间盘处。向上延长乙状结肠系膜中部的切口或分离腹膜返折处的乙状结肠系膜，可达左侧 $L_{4~5}$ 椎间盘。

（三）腹膜后结构

分离乙状结肠系膜，可直达腹后壁和脊柱。脊柱的动脉具有明显的节段性，节段动脉的分支之间存在纵行吻合链，位于椎体两侧、横突前外侧、椎弓后方、椎体后面、椎弓前面共 5 对形成绳梯式吻合，其中后两对位于椎管内，同节段左、右侧分支之间，在椎体前面、椎管前后壁表面、椎弓后方等处也存在横行的动脉吻合。节段动脉间丰富的吻合有重要的代偿作用，手术时需分离结扎。脊柱静脉广泛吻合成丛，可分为椎管外静脉丛和椎管内静脉丛两大部分，其共同特点是无瓣膜，血液可以双向流动；管壁薄，同一段血管可口径不一，呈局部膨大甚至串珠状；不与动脉密切伴行。

下腔静脉起自 L_5 椎体右侧，与降主动脉伴行，左髂静脉跨越 L_5 椎体和 $L_{4~5}$ 椎间盘前方，达下腔静脉，术中应注意保护。在此应注意腰椎附近的

重要血管：腹主动脉终端在 L_4 水平分为左、右髂总动脉，髂总动脉沿 L_5 椎体下缘、腰大肌内侧行向外下，至骶髂关节处分为髂内和髂外动脉。左髂总动脉的前方有输尿管和卵巢动脉经过，其后内方为左髂总静脉。骶正中动脉为单个的动脉，起自腹主动脉后壁，在 L_5 椎体前面下降入盆腔，有时从骶正中动脉起始部位发出一对第 5 腰动脉，又称腰最下动脉，术中应注意识别并加以保护。骶正中静脉多为 1 支，大多与骶正中动脉伴行，但两者位置关系不恒定，注入左或右髂内静脉的内下壁者最为多见，少数注入髂总静脉或下腔静脉。

前纵韧带覆盖于椎体前表面，腰大肌位于脊柱腰骶段两侧，起于腰椎体侧面横突及 T_{12}~L_5 椎间盘处；腰小肌（出现率 50%）起自 T_{12} 和 L_1，止于髂耻隆起，作用为紧张髂筋膜；腰方肌位于腹后壁脊柱两侧，起自髂嵴后部，向上止于第 12 肋和 $L_{1~4}$ 横突，其内侧有腰大肌，后有竖脊肌。生殖股神经在腰大肌前穿出，在该肌前面下行。在腰大肌腱性起点的前方，椎体两侧可见交感神经。在骶骨中线及远端，副交感神经丛向前延伸至主动脉，在主动脉分叉下方靠近骶腹膜，此丛在暴露 L_5~S_1 椎间隙时易受损伤导致男性逆行射精。自左腰大肌中部至左髂动、静脉间进入，可显露 $L_{4~5}$ 椎间盘；左输尿管在腹膜后下行，在向前跨越髂总动、静脉前，自外侧向中央略斜行于腰大肌前表面，术中应注意辨认并加以保护。

四、手术适应证和禁忌证

（一）腹腔镜下前路腰椎椎体间融合术

1. 适应证

（1）腰椎间盘源性疼痛，伴或不伴有椎间盘突出，经过 6 个月以上保守治疗无效者；

（2）椎间盘退变性病变，伴或不伴有椎间隙狭窄；

（3）由于椎间隙高度减小引起的椎间孔狭窄；

（4）Ⅱ度以下的腰椎滑脱症。

2. 禁忌证　从手术的安全和手术效果考虑应该注意排除以下情况，包括：

（1）Ⅱ度以上腰椎滑脱；

（2）中度以上的骨质疏松症及其他代谢性骨病；

（3）一般情况差（如患有明显的心血管疾病或其他恶性疾病）；

（4）超过理想体重 40% 以上的肥胖症、正在

妊娠、有各种容易产生并发症的心理素质者；

（5）既往有腹部手术史和后路腰椎内固定手术史者应慎重考虑。

（二）腹腔镜下腰椎骨折内固定术

1. 适应证

（1）椎体骨折合并不完全脊髓神经损伤，影像学证实前方致压物存在，而无后方骨折块嵌入椎管；

（2）前柱损伤严重或爆裂骨折，后部结构未完全破坏的不完全性瘫痪；

（3）迟发性逐渐瘫痪或陈旧性爆裂骨折，影像学证实前方致压物存在；

（4）疼痛性进行性后凸畸形，伴有或不伴有神经功能障碍；

（5）后路手术后，仍有前方致压物存在。

2. 禁忌证

（1）全身情况不佳，重要脏器功能障碍；

（2）合并严重血气胸、多发肋骨骨折；

（3）明显出血倾向；

（4）严重骨质疏松；

（5）骨折脱位伴明显后方关节结构不稳。

第二节 手术操作

一、腹腔镜设备与器械

（一）腹腔镜基本设备

1. 内镜成像系统

（1）电视腹腔镜（图 11-1）：在进行腹腔镜微创手术时，通常使用高分辨率的硬镜。现代腹腔镜管由杆状透镜、镜头间的空气间隙以及补偿周边失真的透镜组成。电视腹腔镜上装有可调节摄像

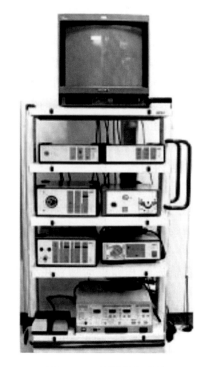

图 11-1　内镜成像系统

头，可将手术图像传送到信号处理器，并在监视器上显示。由光纤把光线经腹腔镜传递到腹腔。腹腔镜有不同直径（2.0~14.0mm）和视角（0°~70°）。10mm 角度腹腔镜（30°）视野广阔、图像分辨率高，尤为适用于腹腔镜腰椎微创手术。

（2）冷光源（图 11-2）：腹腔镜系统的照明是由冷光源完成的。冷光源用的灯泡中充有卤素或氙气，其输出功率为 70~400W。现在 300W 氙气灯泡已成为多数腹腔镜手术用的标准光源。其突出特点是光线强烈，色温 5600~6000K，与太阳光类似；而且氙光源具有出色的传输光谱，涵盖了从紫外线到红外线的整个波段。

（3）监视器和影像记录设备（图 11-3）：由于

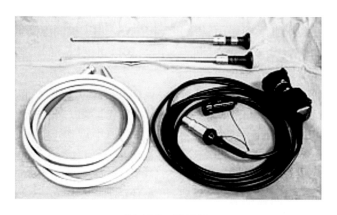

图 11-2　冷光源

腹腔镜手术时,影像替代了医生的直觉视觉感受,因此高质量的视频系统至为重要,监视器是影像链中的最后一环,对其质量要求应与摄像机相同。高分辨率的摄像机应连接高质量的监视器,否则就不能体验出高品质摄像机的优越性。此外,监视器必须要显示不闪动的高分辨率的图像,同时要有良好的对比度和色彩。可应用录像机或图像工作站实时记录手术影像。

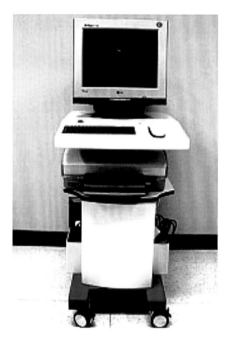

图 11-3　监视器和影像记录设备

2. 气腹机　腹腔镜手术有赖于腹腔手术空间建立,因此需向腹腔内灌注 CO_2 气体,使前腹壁抬高,以获得良好的术野和操作空间。目前常应用全自动 CO_2 气腹机维持气腹。CO_2 是目前用于建立和维持气腹的主要气体,其在血液中溶解度很高,37℃时每毫升血液可以溶解 0.5ml 气体;如果有少量 CO_2 进入血液循环,可以很快吸收、排出,不会引起致命的气体栓塞。CO_2 的主要缺点是腹膜的广泛吸收,可以显著增加血液中 CO_2 的浓度,可引起心律失常和支气管痉挛,还可以导致腹膜反应,引起疼痛和血管扩张。腹腔内压最少维持在 8mmHg。理想的电子控制气腹机流速应达到 30L/min,这样在腹腔抽吸时就不会使腹内压过于降低。

3. 冲洗吸引设备　腹腔镜手术时必须要有良好的冲洗吸引设备。冲洗流速最少应达到 1L/min,吸引管内径应该是在 5~10mm 可调,以便吸出烟雾、液体或凝血块。吸引头应有多个侧孔,以便快速吸出血块和大量液体。腹腔内冲洗应该是用温热(37℃)、等渗液体。最好是使用生理盐水或乳酸林格液。可以在 1000ml 灌注液中加入 3000 单位肝素,可以防止注入凉灌洗液时血块形成,也有助于吸引血块时使之破碎,易于吸出。

4. 非气腹装置

(1) 腹壁提拉装置(图 11-4):作用为机械性地提拉手术野上方的腹壁,来代替气腹营造腹腔镜手术所需的空间。由腹壁提拉器和机械臂组成。

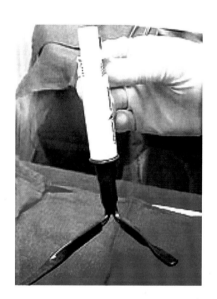

图 11-4　腹壁提拉装置

(2) 腹膜后分离气囊(图 11-5):是经腹膜后入路的常用设备,置入腹膜后间隙内,气囊内注水或注气,协助剥离腹膜和推开腹膜内器官以暴露术野。有些分离气囊中心有管道以便放入腹腔镜。

(二)腹腔镜手术器械

1. 穿刺套管(图 11-6)　套管是内镜和手术

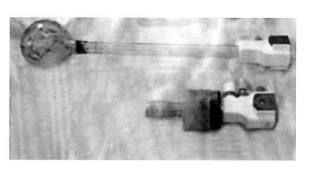

图 11-5　腹膜后分离气囊

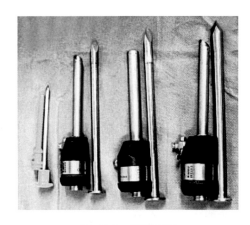

图 11-6　穿刺套管

器械的通道,均带有密封垫和活动阀门,防止气体漏出。穿刺套管有不同形状、大小和质地,外径3~35mm 不等。理想的穿刺套管应满足下列条件:首先要安全、易于控制、较少创伤;其次是置入腹壁的套管要有良好的固定,在快速更换器械时不至于连同套管一起拔出;再者是套管要密封良好,防止过多气体泄漏。

2. 软组织解剖分离器械(图 11-7)　包括软组织抓钳、组织分离钳、内镜分离剪、电钩、钛夹钳等。通常有很长的器械轴,达 20~30cm。器械轴

可旋转 360°,使头端自由转换方向,方便腹腔内的操作。

3. 内镜脊柱手术器械(图 11-8)　内镜用脊柱工具是开放手术工具的改进,通常长 30~40cm,上面有刻度,以厘米为单位,其头部可稍微弯曲或成角,这些工具有 Kerrison 咬骨钳、椎间盘咬骨钳、刮匙、骨凿、嵌骨器、骨膜剥离器、神经拉钩等。

二、手术方式及途径

内镜辅助下腰椎前路手术起源于普外科的腹腔镜手术。内镜辅助下腰椎前路手术入路主要分为:经腹腔气腹式或非气腹式、经腹膜后充气式或非充气式、内镜辅助下小切口技术。

(一)气腹经腹腔途径

1. 手术通道建立　患者取 Trendelenburg 体位,使小肠及腹内脏器向头端移动。骨盆及腰椎下方垫枕以保持腰椎前凸位。在腹壁做 4 个5~18mm 切口。首先在脐下一横指做第 1 个 10mm切口(腹腔镜通道),放置 10mm 套管,并注入 CO_2气体,使腹腔获得满意充盈后,通过套管插入 30°腹腔镜;在腹腔镜监视下于两髂前上棘内上 2、3横指处,做第 2、3 个 5mm 切口,并插入 5mm 套管,

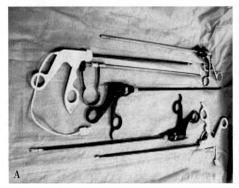
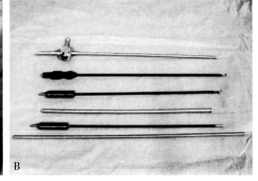

图 11-7　软组织解剖分离器械
A. 分离器械;B. 电凝器械

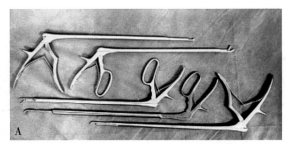
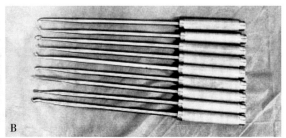

图 11-8　内镜脊柱手术器械
A. Kerrison 咬骨钳、椎间盘咬骨钳;B. 刮匙

作为吸引器、牵开器进入或组织分离用通道。在脐与耻骨联合中点做第 4 个 15~18mm 切口,经此插入相应直径的套管,作为椎间盘切除和椎间融合的工作通道。用特殊抓持器械将小肠牵拉向上腹部,术中需认清腹主动脉分叉处,工作通道建立在下腹正中线附近,位置根据欲手术的部位而定(图 11-9)。

2. L₅~S₁ 椎间隙的显露 辨认腹主动脉分叉处,在其下方纵行切开后腹膜,钝性分离即可显露 L₅~S₁ 椎间隙及骶正中血管,钳夹分离骶正中动、静脉,向两侧分离牵开髂动、静脉。解剖分离时应避免暴力,避免使用单极电凝以防止发生男性逆向射精症。在此基础上,椎间盘摘除术的入路将根据术者的不同偏好而异。荧光镜可用于观察椎间盘摘除及置入物放置的深度,腹腔镜可同时观

察并确认手术不损伤重要的血管及其他结构(图 11-10)。

3. L₄~₅ 椎间隙的显露 操作过程与 L₅~S₁ 椎间隙显露相似,但需术前经 MRI 或 CT 精确定位以帮助识别腹主动脉分叉的部位。如腹主动脉分叉在 L₄~₅ 椎间隙水平上方,以上述相同方法进行分离即可显露 L₄~₅ 椎间隙。但在绝大部分病例中,腹主动脉分叉处位于 L₄~₅ 椎间隙或其下方,此时需首先辨认髂动、静脉,节段性动脉和腰升静脉也应被确认、钳夹并分离。由于主动脉和腔静脉跨越脊柱右侧,如欲获得 L₄~₅ 椎间隙的充分暴露,上述处理血管的步骤非常重要(图 11-11)。

(二)气腹经腹膜后途径

1. 手术通道建立 患者取右侧卧位,于腋后线肋脊角尾侧 4cm 处(第 12 肋尖端处)做一切口

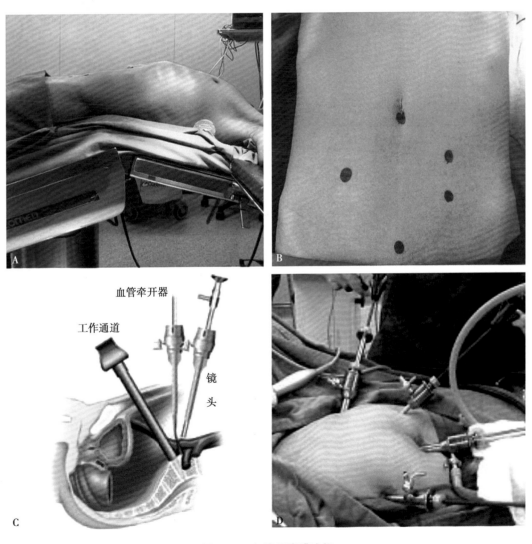

图 11-9 气腹经腹膜途径

A. Trendelenburg 体位;B. 腹部操作、光源及吸引切口标志;C. 腹腔镜操作示意图;D. 腹腔镜操作图

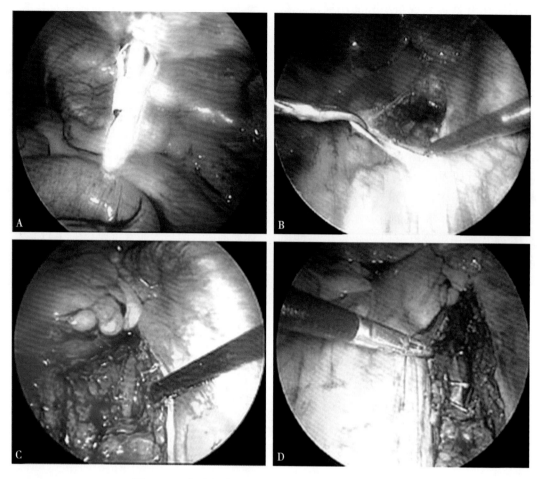

图 11-10　气腹经腹腔入路暴露 $L_5 \sim S_1$ 椎间盘手术操作

A. 在腹腔镜引导下置入操作套管；B. 切开后腹膜；C. 显露骶正中血管；D. 结扎骶正中血管，暴露 $L_5 \sim S_1$ 椎间盘

（图 11-12），钝性分离三层腹壁肌，切开腹横筋膜，分离腹膜后间隙，沿第 12 肋可达脊柱。经该切口在腹膜后间隙置入气囊，注入生理盐水 300ml 扩张腹膜后间隙。排出盐水，取出气囊，换 10mm 套管置入，放置腹腔镜。向腹膜后间隙注入 CO_2，维持气压 8~10mmHg，在原切口尾侧腋中、腋后线上再置入 2 枚套管，放置牵开、剥离器械，向中线牵开腹膜及腹腔内容后，显露相应椎体及椎间盘。

2. 椎体和椎间盘显露　经观察通道用腹腔镜观察腰大肌、腹主动脉、下腔静脉、肾脏、输尿管、腹膜腔内容物；在腹腔镜引导下，钝性分离腹膜后脂肪，在腰大肌和腹主动脉之间的间隙进行分离达病变部位，保护好输尿管及从腰大肌内缘穿出的腰神经丛，向两侧牵开腰大肌和大血管，用钛夹结扎显露节段腰椎动脉并切断，显露手术区椎体、椎间隙（图 11-13）。

（三）非气腹经腹腔途径

Albert Chin 首先将腹壁提升装置应用于腹腔镜辅助腰椎前路手术。作为气腹的替代者，该装置扇形提拉器在关闭状态下经 15mm 的腹部小切口置入腹腔，然后张开，与扇形提拉器连接的液压动力装置垂直提拉腹壁，以获得手术操作空间。其余通道的建立，均与前述气腹腹腔镜手术入路类似（图 11-14）。此种方式不需要气体密闭装置，手术过程中可以使用常规器械和置入物。在置入扇形提拉器之前，可用手指经脐下切口伸入腹腔探查有无腹腔内粘连存在，若有疏松粘连，则可顺便予以钝性分离。

提拉器在闭合状态朝向手术野置入腹腔，再由其"根"部插入连为一体的套管和腹腔镜，直视下确保其未误伤腹内脏器（小肠或大网膜）后，在手术野上方展开扇页、锁定并调整好角度，然后将提拉器固定于液压机械臂上，调整提拉（图 11-14）

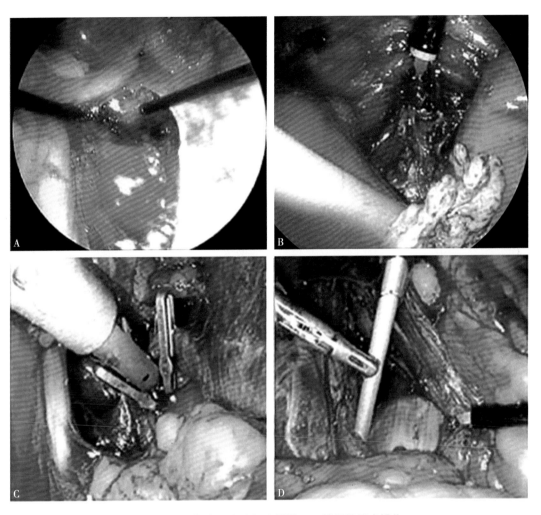

图 11-11　气腹经腹腔入路暴露 L_{4-5} 椎间隙手术操作

A. 牵开后腹膜；B. 分离牵开髂动、静脉；C. 结扎腹腔静脉的分支；D. 暴露 L_{4-5} 椎间盘

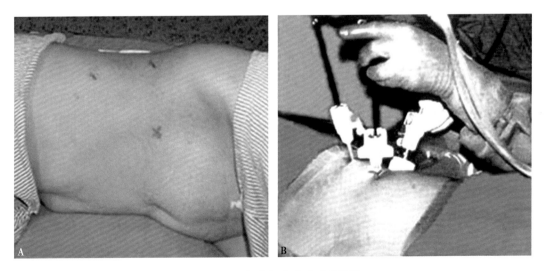

图 11-12　气腹经腹膜后手术通道

A. 气腹经腹膜后途径示意图；B. 气腹经腹膜后途径操作图

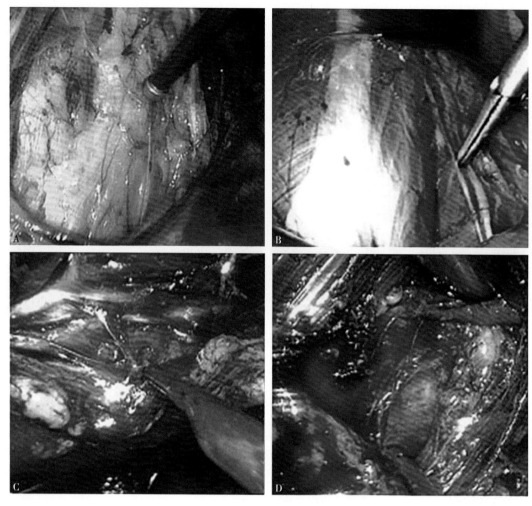

图 11-13 气腹经腹膜后入路手术操作

A. 腰大肌表面分离;B. 暴露腰大肌内缘神经丛和输尿管;C. 处理节段血管;D. 显露 L_{4-5} 椎间盘

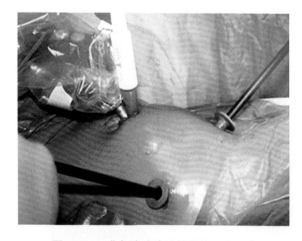

图 11-14 非气腹式腹腔镜腰椎手术通道

非气腹式腹腔镜腰椎手术通道的力量以免过度牵拉腹壁,拉起腹壁显露好手术野上方的空间。辅助通道在腹腔镜直视下置入,工作通道的置入位置依欲手术的部位而定,辅助通道是刚性或可弯

曲的无阀装置,通过可弯曲的辅助通道可以放入长弯钳、直角钳、长弯剪等常规开腹手术器械。暴露椎体及椎间隙的方法和建立气腹经腹腔途径类似。

(四)非气腹经腹膜后途径

患者取仰卧或右侧卧位,左胁腹部下垫沙袋(图 11-15)。腹部做两切口,左胁腹部切口置入分离气囊和腹腔镜,位置在腋前线上第 11 肋与髂嵴连接中点处,第 2 个切口位于腹正中线附近,位置由需手术的椎体位置决定。此入路可以完成 $T_{12} \sim S_1$ 椎体间的融合、病灶清除等手术。左胁腹部切口约 15mm 长,分离腹侧壁肌肉,钝性分离腹外斜肌、腹内斜肌、腹横肌,显露腹膜外脂肪组织,也可用手指进行辅助的钝性分离。自切口内放入椭圆形的分离气囊至腹膜后间隙处,同时从气囊中央插管处放入腹腔镜,经气囊内充气,随着气囊的膨胀可以逐渐在镜下看到腹膜的轮廓及腹膜从

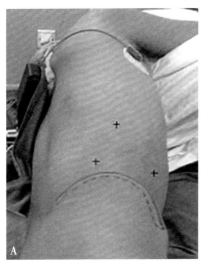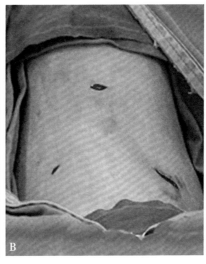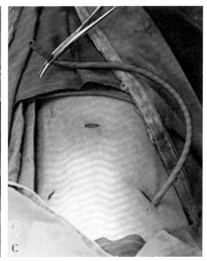

图 11-15　非气腹经腹膜后手术入路

A.非气腹经腹膜后体位;B.非气腹经腹膜后切口;C.置入分离气囊

腹前壁内侧剥离的情况。需持续分离使腹膜及腹内脏器移至近中线位置以便能放入前方的工作通道。

　　腹膜后间隙暴露、腹膜自腹前壁内表面剥离后,从左胁腹部切口放入 10cm 长扇形提拉器,在腔镜直视下张开扇臂,将扇形提拉器连接于液压机械臂上,通过提拉腹壁扩展操作空间。特制的气囊牵开器可经左胁腹部或前腹壁的工作通道置入腹膜后间隙,充气后用来帮助牵开腹膜及腹膜内脏器。工作通道建立于前腹壁中线旁约 2cm,做一长约 12mm 切口,位置取决于需显露的病变部位或椎间隙水平。切开皮肤,显露并切开腹直肌前鞘,向外侧牵开腹直肌,显露并切开腹直肌后鞘;在中线附近可见腹膜及其内容物,如果分离气囊不能提供充分暴露,也可用手指进行钝性分离,以帮助将腹膜从腹壁内侧剥离。腹膜内包裹小肠,可用扇形牵开器牵开,如有必要还可以从工作通道置入气囊牵开器辅助操作。之后其余步骤与前述的经腹膜途径类似。

　　需要注意的是必须显露大血管,是否分离或牵开这些血管取决于需显露的椎间隙水平。$L_5 \sim S_1$ 椎间隙在腹主动脉分叉下显露,而 $L_{4\sim5}$ 椎间隙及附近水平需向脊柱右侧牵开腹主动脉及下腔静脉。经皮穿刺的 Steinmann 针可用于保持大血管的牵开状态,手术中应注意辨认并保护大血管和输尿管以防止损伤,交感和副交感神经丛在大血管前方向上延伸。如分离显露多个椎体还需钳夹相应的椎体节段性血管,在 $L_{4\sim5}$ 水平还应辨明、钳夹髂腰静脉。常规的腰椎间盘切除和终板的处理,可通过工作通道施行,切骨术和不同型号的刮匙均可在工作通道内应用。另外,一些椎间置入物(如同种异体移植物,假体置入物)也可使用。

(五)内镜辅助下小切口入路

　　内镜辅助下小切口技术是一种优秀的微创腰椎手术。在内镜的辅助下,可以仅用一个小切口即可完成腰椎前路椎间融合术 ALIF。可通过一个单独的通道置入普通内镜,也可通过小切口处置入新型可折弯内镜。由于切口很小,只有主刀医生可通过切口看到手术视野。应用内镜后,使得助手也能获得良好的手术视野,以更好地协助完成手术(图 11-16)。

三、术前准备

　　腹腔镜手术的术前准备与一般腹部外科手术基本相同,仅就脐部准备、肠道准备及特殊的准备要点列举如下。

(一)脐部准备

　　术前皮肤准备时要重点清洁脐窝。先用棉签蘸满无刺激性药液浸泡脐部。待其积垢充分软化后再用干棉签拭净。注意不要过度拭擦脐部,这样反而招致表皮损伤、渗液甚至发生炎症。术前的皮肤消毒可用有机碘(聚吡咯酮碘)液浸泡,然后再用聚吡咯酮碘棉球在脐窝内旋转多次即可。

(二)肠道准备

　　腹腔镜手术强调的术前肠道准备,要求手术时肠管呈完全空虚且无积气状态。手术前一日进

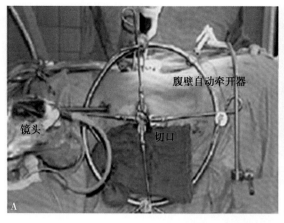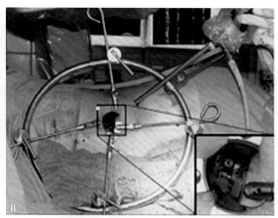

图 11-16　内镜辅助下小切口入路

A. 前路切口拉钩与内镜位置；B. 小切口内镜辅助下手术操作

软食，下午 4 时口服 20% 甘露醇 500ml+0.9% 氯化钠 500ml 清洁肠道。手术日晨再做一次肥皂水灌肠并留置导尿管使膀胱空虚。

（三）术前检查

如需融合节段包括 $L_{4\sim5}$，最好术前行 CT、MRI 扫描确定大血管分叉的位置，因为血管分叉常常位于该间隙前方不利暴露。

（四）器械准备

术前根据 X 线片测量准备合适的椎间融合器型号，并准备好撑开器和环状刮匙。要求有可透 X 线的手术床、C 形臂机及相关的腹腔镜器械。另外最好安排一位有一定腹腔镜经验的腹部外科或血管外科医师协助手术。

四、操作步骤

（一）腹腔镜下前路腰椎椎体间融合术

1. 体位　患者仰卧于稍右斜的可透 X 线的手术台，双手自然平放于躯干两侧，腰下垫一小枕。取头低脚高体位（亦即 Trendlenburg 体位，约 30°~45°），用肩托防止滑动，用束带将患者妥善固定。此体位可以令肠管移向头端以免阻挡视野，也可使气腹集中于手术部位便于暴露。

2. 切口　需要 4 个小切口。首先做脐部切口，从此处形成气腹并置入腹腔镜。在脐下缘相当于时钟 5~7 点处用尖刀插入 2mm 后再向上挑开皮肤约 10mm。以两把布巾钳在脐旁 3~5cm 处挟持并提起腹壁以使腹壁远离网膜及肠管。术者左手持一把布巾钳，右手持气腹针管正对脐窝放入切口内，穿刺入腹内充入 CO_2 气体建立气腹。拔出气腹针，在该切口插入钝头的 Hasson 套管针，经

此插入 0° 镜，这样其余的套管针便可以在直视下插入腹内。避开腹壁血管，在脐与耻骨联合连线中点两旁各插入 1 个 5mm 套管针，耻骨上缘正中插入 1 个 18mm 套管针，但此时必须经尿管排空膀胱。

3. 术野暴露

（1）$L_5\sim S_1$ 暴露技术：首先在脐周插入钝头的 Hasson 套针，充入 CO_2 气体建立气腹，经此插入 0° 镜，这样其余的套针便可以在直视下插入腹内。避开腹壁血管，在脐与耻骨联合连线中点两旁各插入 1 个 5mm 套针，耻骨上缘正中插入 18mm 套针，但必须留置尿管排空膀胱。从 5mm 套针孔内放入耙钩将小肠推向上腹腔，此时从右侧孔可见大血管分叉和乙状结肠系膜。右侧输尿管跨过有髂内动静脉，腹腔镜下可见其蠕动，左输尿管在腹膜后行走于乙状结肠深面。确认左右输尿管后才能切开乙状结肠系膜和后腹膜，纵行切开后腹膜，钝性分离到 $L_5\sim S_1$ 椎间盘和骶正中血管，用铬夹结扎骶正中血管后切断（图 11-17）。如果是男性患者，粘连于椎间隙上方的腹膜应作钝性分离，避免用锐性分离和电刀烧灼，以免损伤下腹神经丛引起术后逆向射精。Kitner 耙钩和内镜血管拉钩可用于向两侧牵开髂内血管。

（2）$L_{4\sim5}$ 暴露技术：透过腹膜看清主动脉和下腔静脉分叉后，向右切开乙状结肠系膜，便可以看到 $L_{4\sim5}$ 椎间隙。术前 CT、MRI 扫描有助于确定大血管分叉高度。乙状结肠横卧于腹中线左侧，必要时可在其系膜穿线，经左下腹壁穿出将其向外侧牵开。看清左髂内动静脉，必要时结扎横跨该节段的小血管和腰升静脉、髂腰静脉，便于松解左

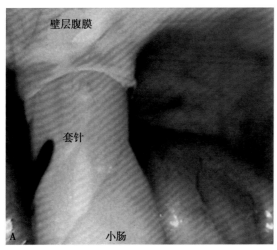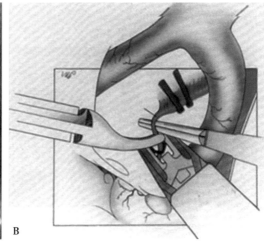

壁层腹膜

套针

小肠

A   B

图 11-17　处理骶正中动脉

髂内动静脉,用专用拉钩轻轻将其牵开暴露出 L_{4-5} 椎间隙。如果大血管分叉正好位于正前方,融合器只能在分叉下面插入。

与开放手术用螺钉确定椎间隙中线不同,腹腔镜用的是克氏针,经过腹壁刺入 L_{4-5} 椎间盘,打入的位置通过前后位和侧位透视来调整。透视 C 形臂机可以用来确定耻骨上缘 18mm 套针孔的位置,以确保该套针孔正对 L_{4-5} 椎间隙。

植入融合器前,用改良后的内镜器械可以完成椎间盘摘除术。融合器的型号选择和骨松质填充如前述。2 枚融合器在 C 形臂机透视下经过套针孔植入椎间盘,与开放手术一样也要确保其位置正确。融合器植入后,将气腹压力降低到 10mmHg,检查有无静脉出血,因为在气腹高压力下静脉通常不出血。用可吸收线连续缝合后腹膜,检查套针孔有无出血,>10mm 的插孔应该缝合以防术后切口疝。

4. 融合器的植入(图 11-18、19)

用 1 枚克氏针在脐下腹正中线经腹壁刺入将要融合的椎间隙,通过 C 形臂机透视调整其位置,确保克氏针刺入椎间盘的正中线。定出中线后,经过 18mm 套管针在克氏针两侧插入各 1 枚导针,在导针引导下于中线两侧从前向后钻出 2 个导孔并扩大之。用垂体咬骨钳和环状刮匙清除椎间盘组织直到露出软骨终板,做这个操作时应该用侧位透视控制孔的深度以免穿入椎管。在其中一孔逐次由小到大放入撑开器直到椎间隙高度恢复正常,暂时不拔,在对侧孔也放入相同大小的撑开器并撑开。然后用磨钻上下对称地磨掉孔内骨皮质,丝攻攻出螺纹。取髂嵴骨松质填入融合器腔内,

在透视监控下拧入椎间隙已经准备好的孔内。同法拧入另一枚融合器,透视确保融合器位置正确。所有这些操作都经过 18mm 套管针内进行,做切口时应用 C 形臂机透视确定腹壁切口的位置使之对准融合间隙。融合器植入后,将气腹压力降低到 10mmHg,检查有无静脉出血,因为在气腹高压力下静脉通常不出血。用可吸收线连续缝合后腹膜,按其插入相反顺序拔出这些套管针,检查套管孔有无出血,最后拔出 Hasson 套管针,>10mm 的插孔应该缝合以防术后切口疝。

5. 术后处理　和其他手术相同,术后 3 天戴腰椎支具下床行走,避免剧烈运动。因为 BAK 融合器是钛制的,不会造成 MRI 图像扭曲,它的生物相容好,可以永久植入。腹腔镜腰椎融合术的技术学习曲线要经历 5~10 例,一旦掌握,与开放手术比较,是有效和安全的。随着手术者的经验提高和器械的改良,这种手术的并发症会明显减少,手术时间、住院时间和康复时间也会缩短。

(二)腹腔镜下腰椎骨折内固定术

1. 麻醉和体位　L_1 骨折行胸、腹腔镜联合手术的病例采取单肺通气全麻,L_2 以下手术采取普通气管插管全麻。侧卧体位,手术床头、尾侧各放低 15°~20°,使手术侧得到更好显露。

2. 手术入路和手术通道

(1)充气式经腹膜后腹腔镜手术应用于 L_{2-4} 椎体骨折前路手术。其手术通道建立和腹膜后结构的分离显露见本书第二部分——手术方式及途径。

(2)胸、腹腔镜联合手术应用于腰椎体骨折前路手术。首先在胸壁腋前线第 7~8 肋间做一个

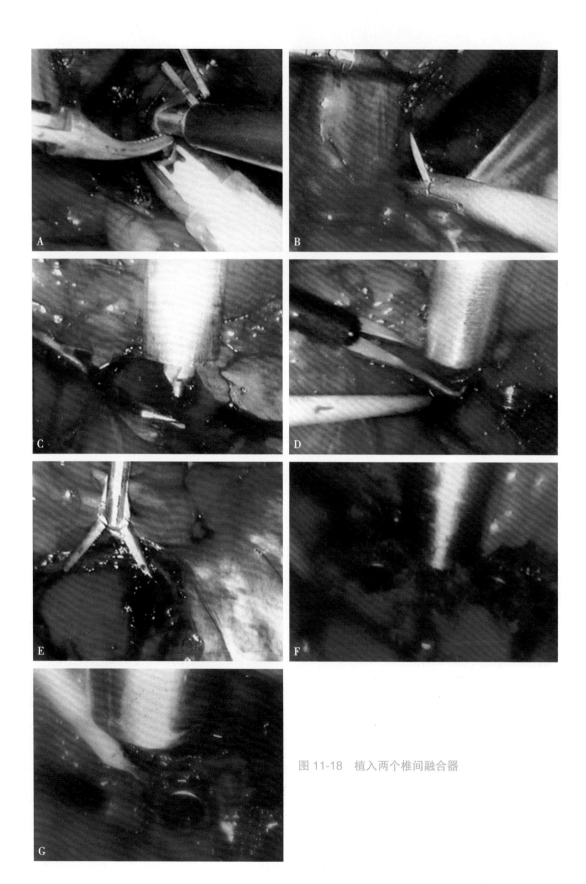

图 11-18　植入两个椎间融合器

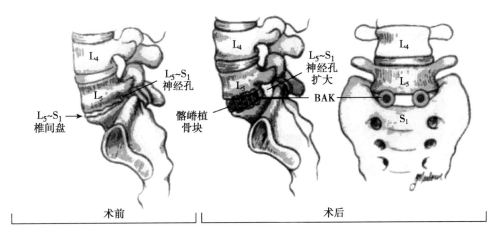

图 11-19 术前、术后示意图

10mm 的胸腔镜观察孔,再在 T_{11-12} 椎体对应胸壁做一个 20mm 切口达胸腔,作为下胸椎固定的手术操作口。在 12 肋下缘 L_1 相应腹壁表面做一个 3~4cm 的斜切口,作为显露 L_{1-2} 椎体的通道。胸腔镜监视下用长柄组织钳在膈肌上做一孔道,以通过胸腔镜观察腰椎手术,并可经此通道安装胸腰椎内固定连接棒或板。

(3) 腹腔镜辅助腹膜后小切口前路椎体切除和重建手术适于 L_{2-4} 椎体前路手术。沿第 12 肋尖与耻骨结节连线做一 3~4cm 切口,逐层切开皮肤、皮下组织、腹外斜肌筋膜,分离腹内斜肌、腹横肌至腹膜。经该切口在腹膜后间隙置入腹膜分离气囊,并注入生理盐水 300ml,以向腹侧分离、推开腹膜。经腹腔镜观察腹膜后间隙充分显露后,将分离气囊排水取出;沿该切口放置微创腹壁牵开器,可通过牵开器进行手术操作和腹腔镜观察。也可另在小切口前侧 3cm 做一 10mm 切口,插入 10mm 套管作为腹腔镜观察通道(图 11-20)。

3. 椎体切除减压和前路重建

(1) 椎体显露:L_1 椎体骨折手术时,首先通过胸壁操作孔,在胸腔镜监视下,将 T_{12} 表面壁层胸膜用电凝钩切开,游离 T_{12} 椎体表面节段性血管,在血管结扎钛夹远近端双重结扎后,用电凝剪切断,切断的节段性血管向椎体前后推开,充分显露 T_{12} 椎体,备内固定(图 11-21)。

(2) 腰椎椎体:无论伤椎或固定椎则通过腹壁切口显露。内镜监视下,首先在欲手术切除椎体连接的椎间盘插入克氏针,电视 X 线机进一步确定手术目标椎体。选择椎间盘无血管区,将腰大肌自前缘向后牵开向背侧牵开,在腰椎中央凹陷处,将节段性腰动静脉游离、双重结扎、切断,切开

椎体表面骨膜,并向前、后方推开,椎体及其前、后缘充分显露(图 11-22)。

(3) 椎体切除和硬脊膜前方减压:彻底切除向后移位的骨折块和椎间盘碎片是解除硬脊膜前方压迫的关键。新鲜骨折的骨折块和椎间盘碎片,用组织钳或腰椎刮匙较易取出。而对于陈旧性骨折,则需应用锐利骨刀或电动钻仔细逐步切除硬脊膜前方致压物。陈旧性骨折前方减压,首先在椎体侧方用骨刀作大块骨切除,然后逐层向后切除,当剩薄层椎体后壁时,则以电动钻将后壁磨穿。在内镜监视下,用咬骨钳或刮匙进一步扩大窗口,并彻底去除压迫硬脊膜的骨折块和椎间盘碎片。为同时进行椎间植骨、内固定,在减压同时一并切除于骨折椎体连接的上、下椎间盘和软骨组织(图 11-23)。

(4) 椎体复位和矫形手术中可通过背侧体外推压、椎体间撑开器应用或椎体螺钉撑开器应用,完成成角畸形矫正和椎间高度恢复。

(5) 椎体间植骨和内固定在手术同侧髂嵴取与椎间缺损相应长度的三面骨皮质,内镜监视和引导下通过腹壁小切口,将移植骨块嵌入椎体间。移植骨块前方骨缺损,用碎骨块填充。内固定采用钉棒或钉板前路椎体内固定装置,内固定器装于椎体侧方。电视 X 线机监视下将椎体螺钉安装于侧方中央部位,注意螺钉勿偏前或偏后入椎管,以免损伤大血管和椎管内神经组织。L_1 椎体骨折前路内固定螺钉连接装置通过膈肌孔道安装。术毕经电视 X 线机透视证实植骨和内固定位置良好,无活动性出血,则冲洗伤口,放置引流管,逐层伤口缝合。胸、腹腔镜联合手术,则需从原胸腔镜观察孔放置闭式胸腔负压引流管。

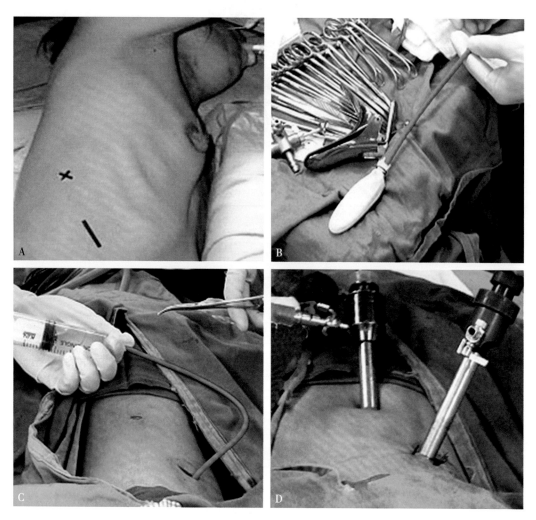

图 11-20 腹腔镜辅助腹膜后分离步骤

A.腹腔镜辅助下小切口体表标志;B.制作分离气囊;C.灌入生理盐水分离腹膜后间隙;D.插入腹腔镜

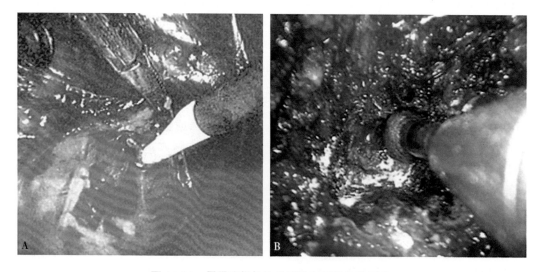

图 11-21 暴露病椎椎体并磨除骨折块与椎间盘

A.镜下游离病椎椎体,结扎节段血管;B.磨除骨折块与连接的椎间盘

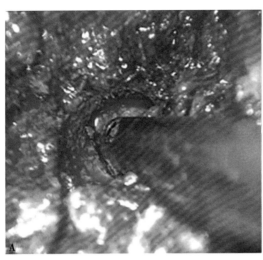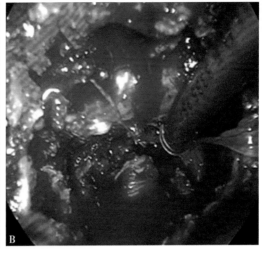

图 11-22　脊髓减压

A.咬除椎体后缘骨块;B.充分减压压迫脊髓的骨块与软组织

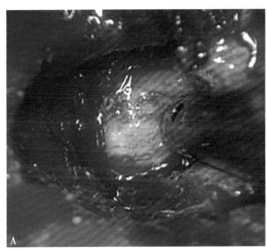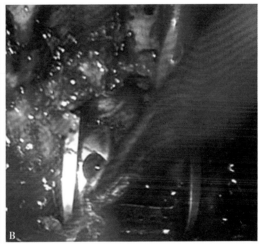

图 11-23　植骨融合固定

A.切除后纵韧带暴露硬膜;B.安装椎间融合器

4. 术后处理

（1）术后 2 天床旁监护仪密切观察血压、脉搏。注意伤口引流血量,必要时输血。腹部引流管术后 48 小时拔除。

（2）术后常规应用抗生素 1 周,地塞米松 3~4 天。

（3）术后禁食 1~2 天,待胃肠功能恢复后开始进食易消化食物。处理可能发生的肠胀气。

（4）胸腹腔镜联合手术患者,术后鼓励呼吸和咳嗽,促进肺复张和呼吸功能恢复。

（5）术后卧床时间视患者术后脊柱稳定性决定。后柱完整和已进行前路内固定重建,术后 2 周可坐起,否则需卧床 3 个月后起床。外固定支架保护 6 个月。

（6）术后 2 周和术后 3、6、12 个月复查 X 线片,观察内固定稳定及骨融合情况。

第三节　注意事项

一、腹腔镜下前路腰椎椎体间融合术

（一）操作注意问题

1. 所有的套管针必须在插入钝头的 Hasson 套管针后才能在直视下插入。

2. 髂内静脉和下腔静脉在气腹压力下会变

扁,整个手术过程中必须辨认清楚。

3. 必须用前后位和侧位透视确认融合器的位置正确。

4. 磨削终板时和插入融合器前必须小心将椎间盘组织清除以防其向后突出。

5. 降低气腹压后,套管针孔和术野必须仔细检查以防术后腹内出血。

6. 大于10mm的套管针孔必须缝合以防止术后切口疝。

(二)手术并发症及防治

1. 出血 出血常见于髂内动静脉损伤、套管针损伤腹壁血管以及暴露过程中的渗血,影响手术操作,术后形成血肿可引起感染。在气腹高压力下,静脉通常会变扁,分离后腹膜时切忌锐性分离,手术操作时需认清血管结构,结扎时用双层血管钛夹,在血管分叉下方植入融合器时尤应注意操作轻柔,可减少髂内动静脉出血机会。一旦不慎发生,应立即剖腹止血,修补损伤的血管并注意下肢血运情况。术后可用罂粟碱解除动脉痉挛,用肝素预防静脉血栓形成。熟悉腹壁血管的解剖,通过腹腔镜可以看清血管走行方向与腹膜前方的深层血管,在腹腔镜的强光照射下透过皮肤可以窥见行走于皮下的浅层血管,插入套管针时注意避开这些血管。肥胖的患者通过上述方法很难观察到腹壁血管,较易伤及,此时可经穿刺切口处皮肤下以长直缝针缝合止血,亦可退出套管针扩大切口止血。钝性分离过程中常引起渗血,有腹部手术史或子宫内膜异位症的患者更容易发生,这类患者最好不要采用腹腔镜手术。

2. 融合器植入位置不佳 在腹腔镜下植入融合器需要一定技巧,从切口的选择到椎间隙中线的确定,每一步骤都可以影响融合器的植入位置。透视确定切口及中线时一定要注意体位的影响。

3. 椎间盘向后突出 前路开放手术很少发生这种并发症,腹腔镜下手术却时有发生。主要是因为刮除髓核时没有将其碎屑清除干净,拧入融合器时残余椎间盘组织向后退入椎管所致。器械改良后这种并发症减少。

4. 暴露困难 原因有腹腔内粘连及解剖异常。术前准确判断可避免其发生,安排一名有腹腔镜经验的腹部外科医生作助手有利于术野显露。

5. 术后逆向射精 主要原因为分离后腹膜时损伤了下腹部的交感神经所致,该神经在正常情况下可以关闭膀胱颈防止精液流入膀胱。在此部位止血时要用双极电凝,避免锐性分离。出现此并发症时常无特殊方法,但多可自然恢复。

据报道,腹腔镜下前路腰椎椎体间融合术的术后融合率和开放前路腰椎融合术相似,但手术中出血量少,住院时间及康复时间短,手术死亡率比开放手术要低。其缺点为手术用时较长,但随着术者经验的增长,手术时间也随之减少。椎间融合器的改进,为成功的椎间融合提供了技术保证。随着手术器械的不断改良,术者经验的不断提高,腹腔镜下前路腰椎融合术的手术并发症将会进一步减少,手术适应证范围将会有所扩大。

二、腹腔镜下腰椎骨折内固定术

(一)操作注意事项

安全有效地显露手术野、预防大血管和神经损伤是腹腔镜辅助前路腰椎手术的关键因素。术者必须熟悉腰椎各节段血管和神经分布特点及镜下辨识能力。通过模拟和活体动物训练,达到熟练镜下操作技能方可开展该手术。术中切除骨折椎体前,将其周围结构解剖清楚,在内镜引导下进行椎管减压和骨折碎片的去除。椎管内静脉丛出血用吸收性明胶海绵压迫和双极电凝止血。如发生不可控制出血,则应立即转为开放手术,因此腹腔镜腰椎前路手术应常规备开放手术器械。

(二)手术并发症及防治

1. 腹主动脉或下腔静脉损伤 主要由于椎体显露分离时器械误伤、靠近大血管进行节段性腰动静脉的分离结扎所致大血管撕裂或椎体钉固定时方向错误损伤大血管。因此,椎体显露分离须从椎体中央开始,骨膜下前后方向小心进行椎体显露。在椎体中央进行腰动静脉的分离、结扎和切断。术中电视X线机监视、引导椎体螺钉在正确方向和合适长度固定。

2. 脊髓损伤 椎管减压时手术器械损伤和内固定螺钉误入椎管为常见原因。因此,去除椎管后壁骨、椎间盘对脊髓的压迫前,须显露椎弓根,椎体侧方骨刀切除大块骨;仅剩薄层椎体后壁时,用咬骨钳或刮匙,由椎体后壁向前去除硬脊膜前方损伤骨和椎间盘致压物。在椎体螺钉固定前,将患者维持标准侧卧位,选择正确的椎体螺钉进入部位、方向,并在电视X线机监视、引导下进行椎体螺钉固定。

3. 椎体切除时大出血 椎体中央静脉向后

引流,由椎体后壁中部穿出,汇入硬脊膜前方静脉窦,切除椎体后壁时难免造成硬脊膜前方静脉窦出血。手术时间过长、不断负压抽吸、腹部受压等可导致大量失血,严重时可危及生命。因此,切除椎体前,将椎体周围解剖结构显露清楚,尽量缩短手术时间;硬脊膜前方静脉窦出血采取压迫止血;避免腹部压迫。如闭式腹腔镜手术或小切口手术止血困难,则应立即转为常规开放手术止血。

4. 植骨吸收及假关节形成 植骨量不足或骨块嵌入不好、植骨块质量差,常可发生骨吸收和假关节形成。所以,须有足够长度的自体髂骨的三面骨皮质作为植骨材料。

5. 内固定失败 固定椎体骨质疏松、椎体固定螺钉反复操作和植入骨吸收及假关节等,可导致椎体固定螺钉松动、脱出和断裂。因此,骨质疏松患者不宜内固定。椎体螺钉固定力求一次成功,用足够坚强和合适长度自体骨椎间嵌入植骨。

自 20 世纪 90 年代,腹腔镜技术开始在腰椎各种疾病的前路手术治疗中应用,大量研究结果表明:内镜辅助脊柱前路手术,其术野清晰,并有组织局部放大作用,不仅能安全、有效地达到与开放手术同样的目的,而且软组织损伤少,对脏器的干扰小,术中出血量、引流量少,伤口痛持续时间明显缩短。

近十余年,内镜脊柱前路手术经验同样提示:内镜脊柱前路手术是一较复杂的手术,技术和设备要求高,学习曲线较长,术中处理复杂病变和大出血有一定局限性。这些问题尤以在腹腔镜腰椎前路手术中表现突出,手术并发症也较多。目前,除腹腔镜前路 $L_5 \sim S_1$ 椎间融合为成熟定型手术外,其他手术还处于探索研究之中。为在腰椎疾病的手术治疗中利用内镜技术优势,使手术技术达到简单易行,进一步扩大内镜手术范围,内镜辅助扩大操作孔的微创手术技术应运而生。2002 年,ElSaghir 报道的体腔外小切口胸腰椎前路手术和Hovorkr 等报道的内镜辅助腹膜后胸腰椎前路手术技术,有效地解决了闭合式内镜手术存在的问题,使胸腰椎前路手术既具内镜微创特点,又简单易行,有较大的手术适应范围;而且,当出现血管损伤时,处理较为便利,避免了转为开腹手术带来的时间耽搁。

临床随访证实腹腔镜技术仍存在一些问题无法完全克服:①对手术医生操作技术要求很高,需要熟悉腹腔镜技术的普外科医师协助完成,最好具备熟练地开放手术的基础,腹腔镜技术存在较长的学习曲线;②完全借助于器械在胸腔内操作,手术视野局限,在脊柱肿瘤或结核病灶切除的完整性、术后患者生存率的改善等方面仍存在较大的争议;③大血管损伤时镜下处理困难等问题;④对患者要求亦较高,胸腔镜技术要求患者能耐受单肺通气,而腹腔镜技术要求患者既往无腹部手术史;⑤配套的手术器械还很不完善,需要进一步改进手术器械。

(王文军 LEE Sangho 吕国华)

参 考 文 献

[1] Obenchain TG. Laparoscopic lumbar discectomy:a case report. J Laparoendosc Surg,1991,1(3):145-149.

[2] James FZ,Bailey BH,Brown MJ. Instrumented laparoscopic spinal fusion. Spine,1995,20(1):20-29.

[3] Zucherman JF,Zdeblick TA,Bailey SA,et al. Instrumented laparoscopic spinal fusion:preliminary results. spine,1995,20(18):2029-2034.

[4] 吕国华,王冰,钱驭涛.腹腔镜腰椎手术入路动物模型的解剖学可行性研究.中国内镜杂志,2002,8(8):23-26.

[5] 吕国华,王冰.腹腔镜技术概论//池永龙.脊柱微创外科学.北京:人民军医出版社,2006:214-227.

[6] Khoo L,Beisse R,Potulski M,et al. Minimally-invasive thoracoscopic-assisted anterior repair of thoracic and thoracolumbar fractures:A single institution experience with 371 procedures. AANS/CNS Section on Surgery of the Spine & Peripheral Nerve,Annual Meeting. Orlando,Florida.02-27-2002.

[7] 郑亚才,严康宁,李应国,等.胸腔镜技术在胸椎、上腰椎前路手术的应用.中国微创外科杂志,2004,4(4):307-308.

[8] 吕国华,王冰,李晶,等.胸腔镜技术在胸椎结核前路手术的应用.中国脊柱脊髓杂志,12(4):250-253.

[9] Lenke LG. Anterior endoscopic discectomy and fusion for adolescent idiopathic scoliosis. Spine,2003,28(15 Suppl):S36-43.

[10] 邱勇.胸腔镜下脊柱侧凸微创手术的并发症及其预防.中国脊柱脊髓杂志,2008,18(5):329-330.

[11] 王文军,贺更生,李学林,等.世界首例腹腔镜下腰椎人工椎间盘置换术.南华大学学报,2009,37(3):245-249.

[12] 吕国华.内镜脊柱微创外科技术的基础与临床研究,中南大学,2009,博士论文.

第十二章 经皮螺钉固定技术

维持脊柱稳定性是脊柱外科手术中不容忽视的要求。随着脊柱生物力学研究和内固定器械的不断发展,脊柱内固定技术也在不断改善。目前,微创外科手术已越来越得到大家认可。其中,经皮螺钉固定技术亦得到了较大的发展。

对上颈椎骨折及关节不稳的患者,1994年,Vaccaro 设计了经皮穿刺 C_{1-2} 关节突螺钉固定器械并应用于临床。池永龙等在 Vaccaro 的基础上设计了一套经皮操作手术器械,并成功地进行了14例经皮后路 C_{1-2} 关节螺钉内固定加植骨术,所有患者均达骨性融合,临床效果满意。2004年,Borm 等亦报道在导航设备引导下行经皮后路 C_{1-2} 关节螺钉内固定加植骨术,随访结果良好。而后,池永龙等又报道了前路经皮穿刺作 C_{1-2} 螺钉内固定及前部结构植骨融合术,结果亦较满意。

对Ⅱ型齿状突骨折患者,池永龙等在前路齿状突螺钉加压内固定技术基础上进一步改进,通过自制器械,采用经皮齿状突螺钉内固定术进行治疗,获得了良好的效果。

椎弓根螺钉内固定系统因为能有效地保证脊柱三柱的稳定性,符合脊柱内固定的生物力学要求,已渐渐成为脊柱外科手术中最为常用的脊柱内固定系统。但在颈椎疾患中,由于颈椎解剖结构及毗邻关系的特殊性,其内邻脊髓,外邻椎动脉,上下有神经根跨越,椎弓根的宽度小,且角度变化也特殊,故而椎弓根内固定较晚应用于临床。1994年,Abumi 等和 Jeanneret 等分别报道了用颈椎弓根内固定技术治疗颈椎损伤。2004年,池永龙等报道行经皮进行颈椎椎弓根螺钉固定术治疗 Hangman 骨折和颈椎峡部骨折。

传统开放手术需要对椎旁软组织进行广泛的剥离和长时间的牵引暴露,导致椎旁肌损伤、组织学改变和失神经支配;术中出血多、术后腰背痛、康复慢均可能使患者对疗效不满意,影响生活质量。为了有效地减少内固定手术过程中的组织损伤,人们开始探索并设计微创的方式置入椎弓根钉。其中经皮椎弓根钉内固定术(minimally invasive percutaneous pedicle screw surgery)因置钉过程较为安全、置钉位置较为准确等众多优点,逐渐被广泛地应用于治疗腰椎滑脱、胸腰椎骨折、脊柱肿瘤等存在脊柱不稳的脊柱疾病中,并逐渐成为微创脊柱外科手术的基本术式之一。

第一节 经皮后路 C_{1-2} 螺钉内固定术

一、概述

C_{1-2} 关节呈水平状,椎间无椎间盘结构,主要依靠韧带维护稳定。寰枢椎关节不稳定的治疗有很多经典方法,如 Gallie(1937)与 Brooks(1978)固定技术、Halifax(1991)椎板夹固定技术及 Magerl(1987)关节突螺钉固定技术。

Alexander R. Vaccaro(1994)设计了一套经皮穿刺 C_{1-2} 关节突螺钉固定器械并应用于临床。McGuire 和 Harkey(1995)在 Magerl 技术基础上作了改良,亦应用经皮穿刺技术进行 C_{1-2} 关节突螺钉固定,为微创脊柱内固定技术奠定了可信的临床应用和手术器械研究基础。笔者(2001)在 Vaccaro 的基础上设计了一套经皮操作手术器械,并成功应用于14例经皮 C_{1-2} 关节螺钉内固定加植骨术,取得了良好效果。

（一）应用解剖

第 1 颈椎名为寰椎,其独特之处在于没有椎体,而是由两个侧块加前后弓组成(图 12-1)。侧块较厚,且有两个关节面,上关节面微凹,呈肾形,与枕髁相关节,外高内低位;下关节面微凹呈圆形,与枢椎相关节,外低内高位。前弓较小,有一个小的前结节和后关节面,后者与齿状突相关节。后弓上表面的前部是椎动脉沟,椎动脉沟指示椎动脉位置。后正中线到椎动脉沟最内侧边的平均距离,若以内侧骨皮质计算为 10mm(最小为 8mm),以外侧骨皮质计算则为 18mm(最小者为 12mm)(图 12-2)。

第 2 颈椎为枢椎,椎体向上有柱状凸起,称为齿状突。齿状突长约 14~16mm,齿状突与椎体连结处最窄,内外径 8~10mm,前后径 10~11mm。齿状突长轴与椎体下表面形成约 64° 的夹角,在后方椎弓通过椎弓根与椎体连结。枢椎的椎弓根向后内侧直达横突孔,其内侧为上关节面覆盖,方向为

由外下至内上方。椎弓根宽约 8mm,椎弓根高度约 10mm,椎弓根轴的投影点在椎板上缘下 5mm 和椎管外侧边外 7mm 处(图 12-3),向内偏 33°,向上偏 20°,紧靠椎弓根外侧是横突孔,方向为由内下至外上。

上颈椎椎旁肌可分为浅、中、深 3 层,浅层是斜方肌覆盖于整个颈椎与上胸椎表层。中层是头夹肌与头半棘肌,分布于整个颈椎的后方。深层是头后大直肌、头后小直肌、头下斜肌、头上斜肌。头后大直肌起于 C₂ 棘突,止于枕骨下项线。头后小直肌位于头后大直肌内侧,起于 C₁ 后结节,止于枕骨下项线的外侧部。头下斜肌起于 C₂ 棘突,向外止于 C₁ 横突。头上斜肌起于 C₁ 横突,止于枕骨下项线的外侧部,枕大神经位于头下斜肌深面支配头皮部感觉。

第一颈神经后支较粗大,称为枕下神经,向后绕过枕寰关节由横突间穿出,支配枕下三角周围诸肌。第二颈神经后支最大,称为枕大神经,支配

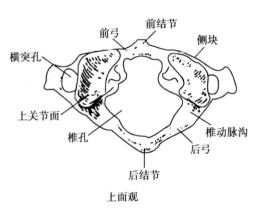
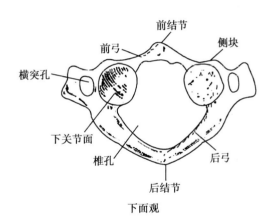

上面观　　　　　　　　　　　　下面观

图 12-1　寰椎解剖结构

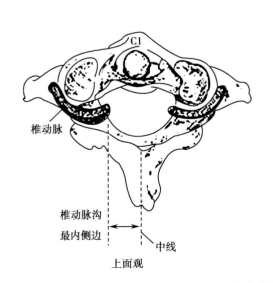
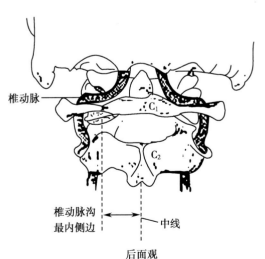

上面观　　　　　　　　　　　　后面观

图 12-2　椎动脉沟与后正中线的关系

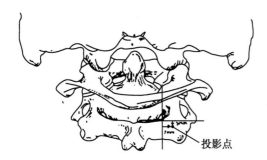

图 12-3　枢椎椎弓根轴在椎板上的投影点

枕骨下部肌肉,并发出感觉支。枕大神经在寰枢间狭窄的骨性间隙穿出,在颈部外伤或过度后伸时,很容易受到挤压和刺激。

(二)手术适应证与禁忌证

1. 适应证

(1)寰枢前弓或后弓骨折;

(2)寰枢前后弓双骨折(Jafferson 骨折);

(3)合并齿状突尖部骨折的寰枢椎脱位;

(4)寰椎横韧带、翼状韧带撕裂;

(5)创伤性寰枢椎旋转性半脱位;

(6)齿状突发育不全寰枢脱位或半脱位;

(7)先天性寰椎后弓缺如。

2. 禁忌证

(1)椎动脉解剖结构变异;

(2)螺钉植入处骨折;

(3)术前薄层 CT 扫描证实 C_2 椎弓根过小;

(4)其他疾病不能耐受手术者。

二、手术操作

(一)手术器械

1. 中空穿刺针内径为 1.2mm,针尾带有 10ml 针筒。

2. 扩大套管内径为 1.2mm,外径为 5.8mm,长 150mm。

3. 保护套管内径为 6.0mm,外径为 7.0mm,长 70mm。

4. 中空钻头内径为 1.2mm,外径为 3.0mm,长 150mm。

5. 中空六角起子内径为 1.2mm,外径为 5.8mm,长 250mm。

6. 中空拉力螺钉内径为 1.2mm,外径为 3.5mm,螺纹长为 10mm(图 12-4)。

(二)术前准备

1. 头颅牵引　术前认真做好颅骨牵引,颅骨牵引针位置必须正确,不得偏斜、过前或过后,避

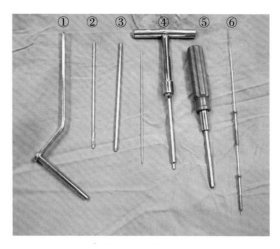

图 12-4　器械结构

①中空保护套管;②中空穿刺针;③中空扩大套管;④中空钻头;⑤中空六角起子;⑥中空拉螺钉

免牵引力线不正而致牵引复位失败。牵引重量根据病情而定,不得过重和长时间牵引,以免出现牵引所致脊髓损伤。

2. 心、肺、肝、肾功能及出凝血等项目检测　上颈椎骨折脱位合并脊髓损伤,病情较重。术前强调心、肺、肝、肾以及有关项目检测,根据检测结果,确定手术指征,或术前给予积极调整治疗来创造手术条件。

3. 围术期治疗　围术期治疗非常重要,对于伴有脊髓损伤的治疗,应根据病情轻重,酌情制订出相应围术期治疗措施。如早期皮质激素冲击疗法、抗休克治疗、水电解质平衡治疗以及围术期抗生素治疗。

4. 诱发电位监测　上颈椎手术风险大,术前术中均有损伤脊髓或脑干的可能,所以术前必须做脑干或脊髓诱发电位检测,术中必须在监测下进行,以达到手术安全性。

5. C 形臂机定位　由于经皮手术具有盲目性,因此术前影像学资料必须齐全,并及时做各种位置的投照,以得到良好影像效果。术前必须设定 C 形臂机的投照角度、球管距离和照射剂量,专人负责以使术中不要重复动作,减少照射剂量,保证手术质量,防止其他并发症产生(图 12-5)。

6. 经皮器械准备　术前认真检查经皮手术器械是否准备齐全,各种规格内固定物是否齐全,确保手术顺利实施。

7. 术前病情告知　经皮穿刺内固定是一种新开展脊柱微创手术,其疗效可靠,安全性强;但毕竟是一种新术式,术中难免碰到各种难以预料的

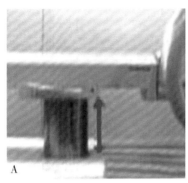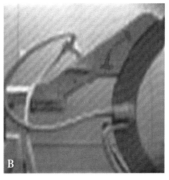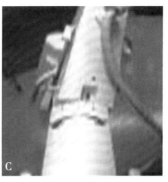

图 12-5　C 形臂机调节定位

A. 高度调节定位；B. 前后调节定位；C. 侧向调节定位

改变,因此术前应如实告知家属和患者本人,言明该术式优缺点以及术中所产生各种变化,并具体安排各种预防措施,征得患方同意并签字,以防产生医患医疗技术上纠纷或法律程序上的纠纷。

8. 手术者辐射防护　参加手术的医师护士和麻醉师均应穿戴射线防护衣、围领、头帽、眼镜等。如防护衣等不够,主刀和助手必须穿戴,其他人员在透视时,可以暂时性回避,以保证医护人员的健康。

（三）麻醉与体位

患者取俯卧位,经鼻或经口气管插管麻醉或局部神经阻滞麻醉。患者上、下磨牙间填入牙垫,使口腔处于张口位置(图 12-6、7)。

（四）手术步骤

1. 头部固定　头颅骨钉牵引或 Mayfield 架固定下,颈部保持正中并稍屈曲位。在双 C 形臂机监测下,通过牵引复位后见 C_{1-2} 关节处于正常解剖结构位置固定头部(图 12-8)。

2. 在 C_2 棘突旁开 2cm 处将皮肤切开 5mm 深达皮下筋膜,经切口刺入直径为 1.2mm 的克氏导针(图 12-9),C 形臂机监视下,证实该穿刺导针位于 C_2 侧块下缘,外下象限(图 12-10)。

3. 以克氏导针为基准,导入内径为 1.2mm,外径为 5.8mm 的扩大套管(图 12-11)。

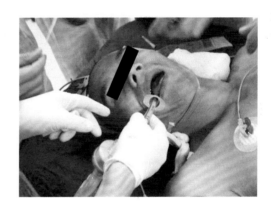

图 12-7　张口垫入牙垫

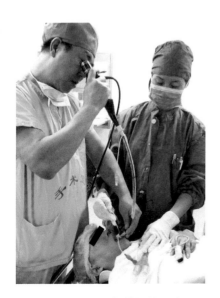

图 12-6　经口气管插管麻醉

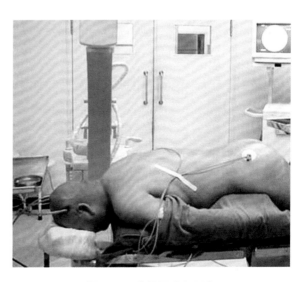

图 12-8　体位及头部固定

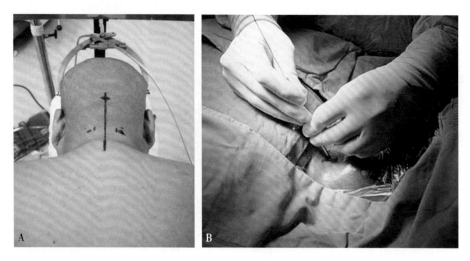

图 12-9 进针点与穿刺

A. 体表标志上穿刺点位于 C_2 棘突旁 2cm；B. 经切口刺入直径 1.2mm 克氏导针

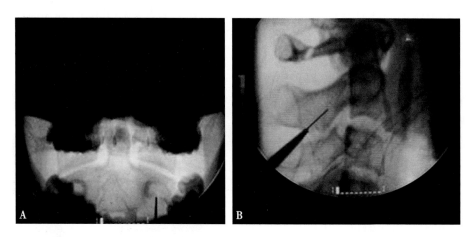

图 12-10 C 形臂机监透下穿刺针位于 C_2 侧块外下象限

A. 张口位克氏定位针在侧块外下象限；B. 侧位克氏定位针在侧块外下象限

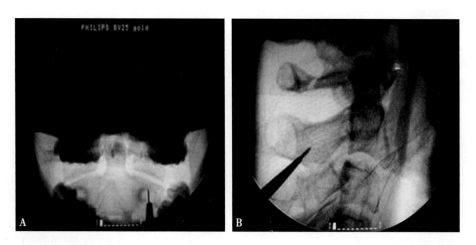

图 12-11 沿穿刺针置入扩大套管

A. 张口位扩大管与克氏定位针的位置；B. 侧位扩大管与克氏定位针的位置

4. 克氏导针在扩大套管保护下,用低速电钻将克氏针穿过关节突中心钻入寰椎侧块达前缘皮质处(图12-12),在 C 形臂机监视下,正位透视,见克氏导针通过 C_{1-2} 关节突中心点,向内与中线交角15°~20°(图12-13)。在侧位像上,克氏导针向上交角35°~45°(图12-14),向上角度对准寰椎前弓上缘。

5. 通过扩大套管,经皮导入保护套筒,将保护套筒尖部顶在 C_2 侧块下缘。退出扩大套管,在保护套筒内沿导针置入扩大钻头,此时,应在 C 形臂机监视下,钻头扩大螺钉孔道,孔道深度要适宜,钻头穿过 C_{1-2} 关节面即可停止钻入,不得钻穿寰椎侧块前皮质。退出钻头,测量钉道深度选择适合长度螺钉,沿钻孔道置入中空 3.5mm 拉力螺钉或 4.0mm 皮质螺钉(图12-15)。

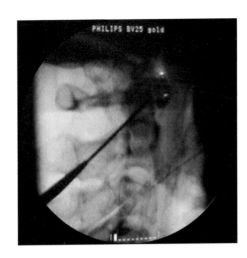

图 12-14　沿穿刺针置入扩大套管(侧位),侧位像上克氏针通过关节突中心偏上 35°~45°

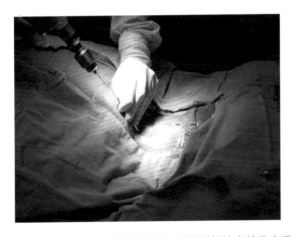

图 12-12　在扩大套管维持标准角度下以低速电钻将克氏定位针钻入 C_{1-2} 侧块

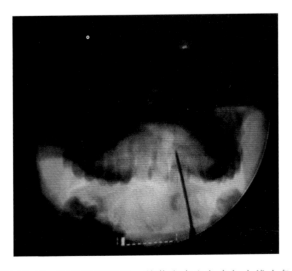

图 12-13　定位针通过 C_{1-2} 关节突中心向内与中线交角15°~20°

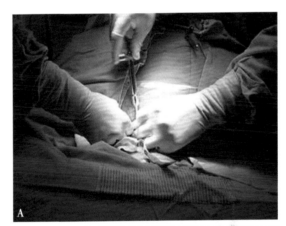

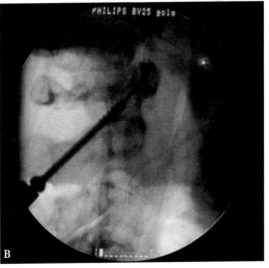

图 12-15　置入第 1 枚螺钉

A. 术中拧入螺钉;B. 术中后路经皮 C_{1-2} 侧块螺钉侧位置

6. 同法处理对侧,确定两关节突固定螺钉准确无误,退出穿刺导针(图12-16)。

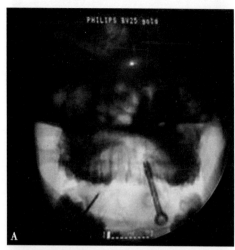

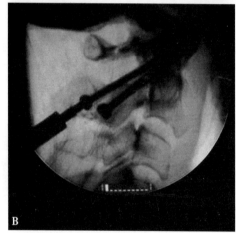

图 12-16 同法置入第 2 枚螺钉

A.正位显示螺钉位置正确;B.侧位显示螺钉位置正确

7. 将内径为 6mm 的保护套筒移至 $C_{1~2}$ 关节突关节处,用绝缘电刀烧灼 $C_{1~2}$ 关节突后部软组织(图12-17),再用刮匙刮除已烧灼的软组织,暴露 $C_{1~2}$ 关节突骨质,在 C 形臂机透视下将已取髂骨骨松质通过保护套筒植入 $C_{1~2}$ 关节突后方(图12-18)。

8. 术毕,创口缝合一针或以创口敷贴粘胶即可(图12-19)。根据内固定稳定状况,给予患者佩戴颈围或支具。

(五)术后处理

1. 严密观察呼吸、脉搏、血压、血氧饱和度及四肢活动情况。

2. 严密观察创口局部有否血肿形成,一旦出现血肿,即刻处理。

3. 术后佩戴颈围或装置支具,或根据病情需要安装 halo 氏架固定维持 8~12 周。

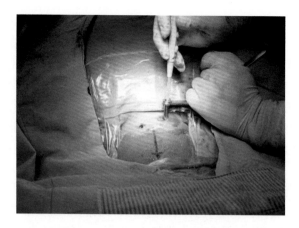

图 12-17 绝缘电刀烧灼 $C_{1~2}$ 关节囊

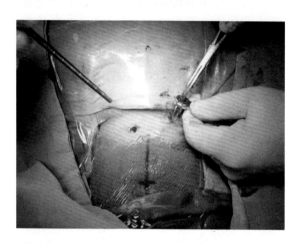

图 12-18 通过保护套筒监透下植骨融合 $C_{1~2}$ 关节

4. 术后抗感染治疗 3~5 天。

5. 术后 3~5 天,嘱患者起坐,或下床进行功能练习。

三、注意事项

(一)术中操作注意事项

1. 术前充分牵引,要恢复 $C_{1~2}$ 解剖结构。

2. 摆体位要小心谨慎,需使寰枕关节屈曲,而保持下颈椎伸展位,头部始终保持中立位,牵引固定或牵引下布胶带固定。

3. 术中 C 形臂机监测,必须投照正位和侧位 $C_{1~2}$ 关节突图像。不能放弃其中任一位置投照,否则将导致手术失败。

4. 严格掌握穿针角度,C_2 侧块外下象限向内 15°~20°,向上 35°~45°,穿刺点不能太靠外,以免穿刺针或钻头滑移伤及脊神经及椎动脉。

5. 穿刺导针成功后,所有操作必须在保护套管内进行。

6. 严格选择螺钉长度、直径和类型。

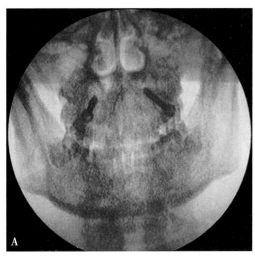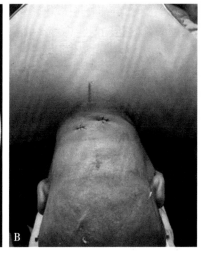

图 12-19　术毕螺钉位置及创口

A. 正位 X 线透视像提示螺钉位置正确；B. 手术创口左右各自缝合一针

（二）并发症的防治

1. 牵引出现脊髓病征　由于牵引重量过大、牵引力线不正确及牵引时体位改变，未能获得寰枢关节的稳定性，反而加重导致脊髓受压，可出现脊髓病的体征。因此，一旦通过牵引获得复位或稳定，即刻改用可调式 Halo 架固定或即刻施行寰枢关节突螺钉内固定手术。

2. 椎动脉损伤　由于解剖不熟悉，操作没有严格按照程序，穿刺导针、扩大钻或螺钉偏外损伤椎动脉，其发生率约 3.7%，一旦发生椎动脉损伤，应即刻停止操作，采取应急措施，填塞或结扎止血。

3. 脊髓损伤　穿刺导针或螺钉拧入，操作角度偏内侧，容易穿破椎弓内侧皮质，损伤脊髓时有脑脊液漏出，必须停止操作，同时用骨蜡封闭钻孔道。术后严密观察脊髓神经症状的改变。

4. 螺钉折弯或折断　经寰枢关节突内固定术后没有制动，过早活动颈部或复位不稳定，增加螺钉应力，导致内固定螺钉弯曲，甚至折断。术后一旦发现螺钉折弯，必须严格制动，佩戴颈圈、石膏头盔或 Halo 架固定，直至骨愈合方才解除。

5. 感染　由于无菌操作不严密或患者术前有感染性病灶存在，导致术后感染。一旦发现感染，必要时切开引流，加用大量敏感抗生素应用。

经皮后路 C$_{1-2}$ 关节突螺钉内固定术有一定危险性，但只要掌握 C$_{1-2}$ 解剖结构特点，熟悉颈局部解剖关系，正确选择进针点角度与深度，该项技术还是安全可靠的。该手术可保留寰枢椎的运动功能，创伤小，恢复快，是一项很有前途的技术。

（池永龙　王向阳）

第二节　经皮前路 C$_{1-2}$ 关节突螺钉内固定术

一、概述

1987 年，Magerl 报告后路关节突螺钉固定 C$_{1-2}$ 不稳定以来，经皮前路 C$_{1-2}$ 关节突螺钉内固定术被许多学者不断采用。Alexander R Vaccaro（1994）、McGuire 和 Harkey（1995）以及笔者（2001）分别后路经皮穿刺进行了 C$_{1-2}$ 关节突螺钉内固定技术。由于相当一部分病例寰枢椎向下方移位时间较长，下颈椎代偿性前凸，颈椎后方软组织（项韧带、棘上韧带及黄韧带）挛缩，使下颈椎不能屈曲，手术野不能暴露，给后路内固定操作带来极大不便，甚至失败。为此，王超和党耕町（1999）首先从前路暴露经 C$_{1-2}$ 关节突螺钉内固定，二期 C$_{1-2}$ 后路寰椎后部结构植骨融合；笔者（2002）首先从前路经皮穿刺，做 C$_{1-2}$ 螺钉内固定，并在前部结构植骨融合术。现介绍作者经皮前路 C$_{1-2}$ 关节突螺钉内固定技术。

（一）应用解剖

寰椎的前方为一弓形板，占寰椎的 1/5，连接两侧侧块，前有小结节，为颈长肌及前纵韧带的附着，后方正中有圆形齿状突关节面，构成寰齿关节。两侧块上关节凹与枕骨髁构成枕寰关节，可行头部屈伸、旋转、内收、外屈运动。关节周围有松弛关节囊包绕，关节囊后部及外侧部肥厚，周围有枕寰前膜、枕寰后膜及枕寰外侧韧带加强。下关节凹与枢椎构成寰枢关节,向外下方倾斜,利于寰枢椎间最大限度的旋转运动(图12-20)。

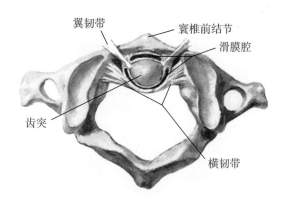

图12-20　寰枢椎上面观

横突孔位于侧块基部外侧,内有椎动脉和椎静脉通过。椎动脉第三段(枕段)位于枕下三角区,自寰椎横突孔上方穿出后,呈锐角向后方,并围绕寰椎上关节面的后外侧向内,颈椎动脉沟转向前方,穿越寰椎后膜的外缘进入椎管,而后颈枕骨大孔入颅(图12-21)。因此,椎动脉最易损伤的几个部位为:$C_{1\sim2}$关节突外侧、C_1后弓中线外侧2cm以外、C_1侧块上方更接近中线的部位。

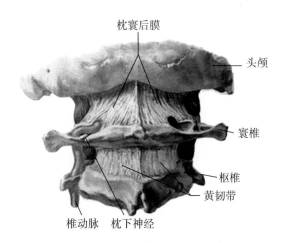

图12-21　椎动脉第三段

寰枢关节结构特殊,包括两个车轴关节和两个侧方摩动关节,前者即在寰椎前弓后面与齿状突前面之间的关节及寰椎横韧带前面与齿状突后面之间的关节;后者即为两侧寰枢椎关节突的椎间关节(图12-22)。维持寰枢椎关节稳定的结构包括两侧连接寰枢椎侧块的关节囊、连接寰椎前弓和枢椎前面的前寰枢韧带、连接寰椎后弓和枢椎椎板的后寰枢韧带、附着于寰椎两侧块内侧面与齿状突后面的寰枢横韧带、由齿状突尖和枕骨

大孔前正中缘的齿状突尖韧带,以及后纵韧带向上延续,稍作扇形附着椎体后面,覆盖寰椎横韧带和枢椎齿状突韧带止于枕骨斜坡的覆膜所构成。寰枢关节全体可作为一个枢轴关节,该轴垂直通过齿状突,寰椎与颅骨即在此轴线上做旋转活动,每侧为40°~50°,过度活动受到翼状韧带限制。寰枢关节前间隙正常为2~2.5mm,齿状突至寰椎后弓距离约为19mm以上。

颈前部手术的体表最重要的标志为胸锁乳突肌。当头后仰或旋转时该肌显得非常突出,在该肌和颈前部之间有一深沟,向上达下颌后窝,向下达锁骨上凹,在沟的深处可摸及颈部大血管。甲状软骨是喉的主要保护组织,坚硬且有抵抗力,其两侧软骨板联合成角可以摸到,男性更为明显,甲状软骨损伤后可导致喉黏膜水肿,甚至不能呼吸。甲状软骨上缘2.5cm处为舌骨体,舌骨是喉气管的主要支持物,当头后仰,两侧固定喉气管时,舌骨体下部轮廓明显可见,用示、拇两指夹持,可以左右移动;说话、吞咽和咀嚼时向上、下和前方运动。

在环状软骨平面压迫胸锁乳突肌前缘,颈总动脉被压于C_6横突前结节上,这个摸到的突起称为颈动脉结节。当椎动脉损伤大出血时,将颈动脉压迫于$C_{6\sim7}$横突前结节上即可暂时性止血,并可赢得时间进行椎动脉修补术。如自胸锁关节向上画一线至耳垂,在甲状软骨上缘平面之上为颈外动脉的行走,之下为颈总动脉之行程。

颈血管鞘为一筋膜管,包裹颈总动脉、颈内动脉和迷走神经,此鞘的后壁有交感干,前壁有舌下神经降支。鞘的前壁和气管前筋膜相融合,鞘的后筋膜和椎前筋膜相贴连,此间隙较疏松,颈前路手术大多从此间隙进入。

椎前筋膜位于颈部大血管后方,在咽和食管的后方,覆盖颈长肌、头长肌、头前直肌、头外侧直肌和前纵韧带,此筋膜较厚,颈前路手术须将此筋膜打开。

笔者取40例正常$C_{1\sim2}$CT扫描片及X线片测量有关项目。正位像上测量:①寰椎侧块上缘中点和下缘中点连线与中心轴的夹角称标准角(A);②寰椎椎动脉内壁至寰椎侧块下缘中点连接的距离(B);③寰椎侧块上下缘中点连线在枢椎下缘交点至基点的距离(C);④寰椎侧块上缘的外1/4和内1/4至枢椎下缘进针点的连线与中线的夹角称安全角(D)(图12-23)。侧位片上测量:①枢椎前结节中心点至寰椎侧块上缘中点连线与C_3椎体

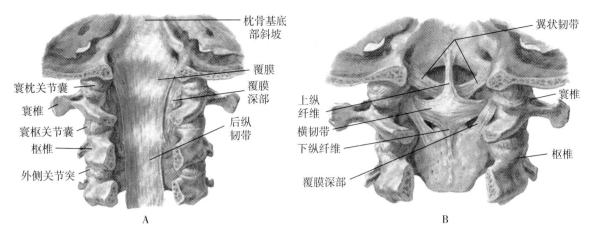

图 12-22 寰枢椎关节韧带解剖

前缘垂线的夹角称标准角（E）；②寰椎侧块上缘的前 1/4 和后 1/4 至枢椎前结节中心点连线与 C_3 椎体前缘垂直线的夹角，称安全角（F）（图 12-24）。测量结果数据见表 12-1。

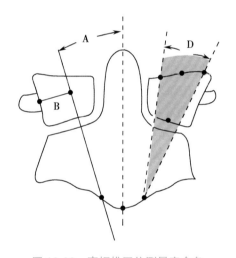

图 12-23 寰枢椎正位测量安全角

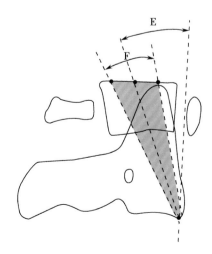

图 12-24 寰枢椎侧位测量安全角

表 12-1 40 例正常 C_{1-2} 影像学资料测量数据

项目	$\bar{x} \pm s$	范围
A（°）	24.0 ± 3.7（右）	20.5~28.5
	23.8 ± 1.8（左）	20.0~28.2
B（mm）	5.6 ± 2.2（右）	4.5~8.5
	5.8 ± 1.9（左）	4.5~8.7
C（mm）	10.1 ± 2.5（右）	9.8~12.8
	9.5 ± 1.8（左）	8.5~12.0
D（°）	25.1 ± 1.6（右）	15.2~30.3
	24.8 ± 1.5（左）	14.8~32.1
E（°）	24.1 ± 1.8	20.5~28.5
F（°）	18.6 ± 1.5	12.6~26.8

王胜、池永龙等选用 10 具防腐固定、灌注红色乳胶的头颈胸段脊柱标本及 3 具新鲜成人尸体标本，在 C 形臂机下，用克氏针倾斜标记侧位时螺钉的倾斜角，从而确定皮肤切口位置范围。防腐尸体标本直接行前方结构进行逐层解剖，然后开放进行齿状突螺钉、C_{1-2} 侧块螺钉模拟手术。新鲜尸体标本先行 C 形臂机下 C_{1-2} 侧块或齿状突模拟经皮手术内固定，然后行头颈段手术套管走向进行逐层解剖至椎前间隙。用游标卡尺测量甲状软骨后上缘与周围重要血管神经组织的相应距离，精确度为 0.02mm。

解剖时以甲状软骨后上缘为定位标记点，测量此点与邻近甲状腺上动、静脉、舌下神经、喉上神经、舌咽神经、甲状腺中静脉等的距离（表 12-2）。

王胜、池永龙等从解剖中证实甲状腺上动、静脉及喉上神经在 C_{3-4} 水平横贯于颈内脏鞘和动脉鞘之间，成为上颈椎前路开放手术必须显露的组织。应用经皮穿刺套管模拟手术入路发现，此手

表 12-2　甲状软骨后上缘与邻近血管神经的距离测量数据表

测量项目	$\bar{x} \pm s$(mm)	左右对比 P 值	变异系数(CV)
甲状软骨后上缘与皮肤切口的距离(L_0)	-17.49 ± 2.90	0.34	16.58%
甲状软骨后上缘与甲状腺上动脉的距离(L_1)	-5.95 ± 1.74	0.98	29.24%
甲状软骨后上缘与喉上神经外支的距离(L_2)	4.52 ± 1.39	0.85	30.75%
甲状软骨后上缘与舌动脉的距离(L_3)	15.68 ± 1.26	0.76	8.04%
甲状软骨后上缘与舌下神经的距离(L_4)	17.80 ± 1.58	0.85	8.88%
甲状软骨后上缘与舌咽神经的距离(L_5)	20.10 ± 1.44	0.40	7.16%
甲状软骨后上缘与甲状腺中静脉的距离(L_6)	-49.66 ± 5.30	0.34	30.76%
C_{2-3} 椎体表面软组织厚度(T)	2.59 ± 0.54	0.81	20.58%

术入路上方与甲状腺上动、静脉相邻,外侧为颈总动脉鞘,内侧为颊咽筋膜包绕的颈内脏鞘,下方距离甲状腺中静脉较远。在 C_{2-3} 水平套管位于咽后间隙,重要的血管神经均在其前方与咽喉相隔,不虞有损伤的可能,但此时与 C_{2-3} 关节囊前外侧的交感神经链较为邻近,有损伤的可能。椎动脉于 C_{2-3} 横突孔间,周围有丰富的肌肉覆盖,距前正中线 15~20mm。

解剖中还对经甲状腺上动脉下方和经甲状腺上动脉上方两种手术入路进行对比,发现经甲状腺动脉上方入路手术距离喉上神经、舌动脉、舌下神经、舌咽神经等较近,较易损伤,且不易推开喉咽部,易进入喉咽部肌肉丛,出血量增加,最危险的是损伤食管。解剖学测量后认为:由 C_{4-5} 椎体水平穿过颈内脏鞘和颈动脉鞘之间联合筋膜,到达椎前筋膜前间隙(咽后间隙)为最佳入路。

3 例新鲜尸体解剖时皮肤切口位于 C_{4-5} 水平,套管入路是经甲状腺上动脉血管神经丛下方穿过联合筋膜,进入椎前筋膜前间隙。双侧解剖证实经皮手术时,其套管路径均是如此。经皮穿刺临

床 42 例均无明显手术入路的并发症。统计分析显示 经皮手术和开放手术在手术入路并发症方面无显著性差异。

(二)手术适应证及禁忌证

同后路经皮 C_{1-2} 关节突螺钉内固定术。

二、手术操作

(一)器械结构

配套器械包括导针管、扩大管和保护套管,导针管包括单孔和双孔导管。

(二)术前准备

1. 头颅牵引　上颈椎损伤后,头颅牵引是一项不可缺少的抢救和治疗措施。牵引角度、重量、时间应按病情而定。牵引目的是控制颈椎和脊髓损伤的进一步恶化及再度移位,恢复正常的上颈椎解剖位置,为进一步治疗提供条件。达到理想牵引效果后,根据病情的进展情况以及早期功能锻炼或手术操作要求,可以改为持续牵引或 Halo-vest 架固定。

2. 围术期治疗　上颈椎损伤的病情危笃,尤

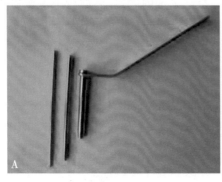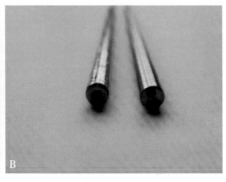

图 12-25　配套器械

A. 导针管、扩大管和保护套管;B. 单孔导针管和双孔导针管

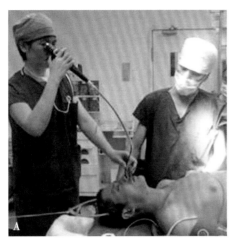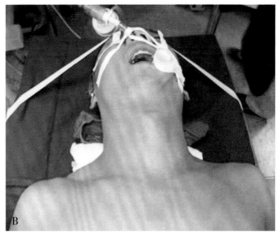

图 12-26　经鼻气管插管麻醉

A. 头颅牵引下经鼻支气管镜下气管内插管;B. 垫入牙垫使口腔呈张口位

其伴有脊髓损伤而产生临床症状者,应及时制订出相应围术期治疗措施,如抗休克治疗、水电解质平衡、早期皮质激素冲击治疗,以及围术期抗生素治疗等。

3. 常规功能检查　术前常规做心、肺、肝、肾及出凝血功能检查。术前必需的 X 线片、CT 和 MRI 扫描或超声影像学检查。根据检查结果,确定手术方案或为术前抢救创造条件。

4. 术前有关功能训练　颈前路手术均需牵拉气管和食管,长时间手术给颈前组织带来并发伤,术后引出多种并发症。为更有利于手术安全性和提早功能训练,术前应做 3~4 天的气管推移训练,每次推移气管过中线,3 次 / 天,每次训练 10~15 分钟。同时要做卧床排便训练,正确使用便盆的方法以及上、下肢主被动功能练习。

5. 必要器械准备　术中需要做 C 形臂机定位、脊髓诱发电位监测及微创手术器械应用等。所以术前必须严格按照要求进行预照和预测。C 形臂机定位像要清晰可靠,脊髓诱发电位波形稳定可信,防止其他因素干扰,确保手术安全和顺利实施。

6. 患者知情同意书　患者最担心是术后偏瘫或截瘫,因此要如实说明开展微创手术的安全性、科学性、实用性及手术优缺点、术中有关相应的并发症,如出血、声音嘶哑、肢体活动障碍、内固定物变形、断裂以及预防的措施和术中更换手术方式等。征得患者和家属同意后并签字,以免术后医患之间发生纠纷。

（三）麻醉

经鼻或经口气管插管麻醉或局部神经阻滞麻醉。麻醉完成后,上下牙齿间填入牙垫,使口腔呈张口位(图 12-26)。

（四）体位

仰卧位(图 12-27),头颅骨钉牵引下用半圆形填充物将颈项部垫高,头稍后伸。在 C 形臂光机监视下,通过牵引复位后见 C$_{1-2}$ 关节处于正常解剖结构位置,以布胶带固定头部,正位投照 C 形臂机由头侧向尾侧倾斜 15°~20°,得到良好的张口位像(图 12-28)。

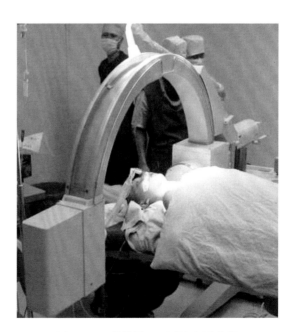

图 12-27　体位及 C 形臂机侧位投照

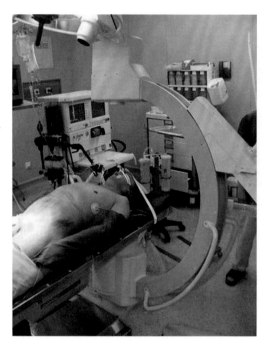

图 12-28　C 形臂机正位投照

（五）操作步骤

1. 在 $C_{4\sim5}$ 水平右侧胸锁乳头肌内侧缘，用尖刀片切开皮肤约 5mm，切开浅筋膜，用直血管钳沿胸锁乳突肌内侧边缘钝性分离皮下组织及深部组织直达椎前筋膜。将内径为 1.2mm，外径为 5.8mm 的扩大管沿已分离的通道导入椎前部位（图 12-29）。

2. 在 C 形臂机监视下，将扩大套管沿颈动脉内缘上下钝性分离组织，将套管头部扩大，正确到达 C_2 椎体左下限，距 C_2 椎体中线的左侧 5mm 处（图 12-30）。然后将直径为 1.2mm 的克氏针通过扩大管的内管径，将针尖导入 C_2 椎体下缘中线旁开 5mm 处。

3. 用电钻将克氏针向外交角 20°~25°，正位观察克氏针通过 $C_{1\sim2}$ 侧块的中心部为最佳位置。侧位观察克氏针向上交角 35°~45°，沿枢椎体对准寰椎侧块后上方穿入寰枢侧块中部（图 12-31）。允许导针在正、侧两个安全三角区内。

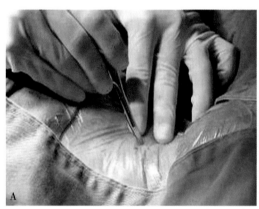
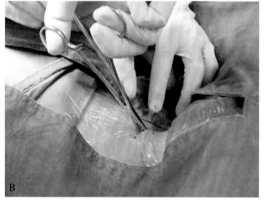

图 12-29　位于 $C_{4\sim5}$ 右侧胸锁乳突肌内侧做切口与分离
A. $C_{4\sim5}$ 水平右侧胸锁乳突肌内侧作 5mm 切口；B. 以直止血钳钝性分离组织

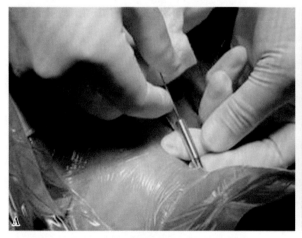
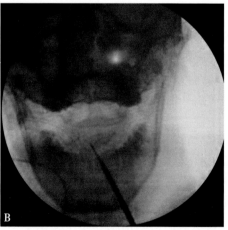

图 12-30　导针与套管置入操作
A. 克氏定位针置入扩大套管；B. 针尖位于 C_2 下缘中线旁开 5mm

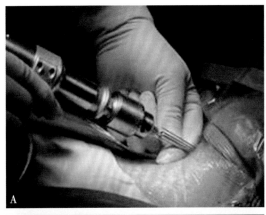
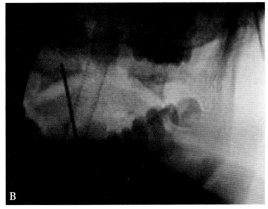
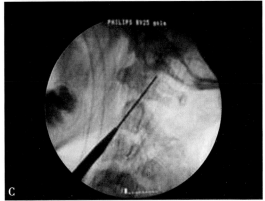

图 12-31 在安全三角区内置入导针

A. 用电钻将克氏定位针钻入 C_{1-2} 侧块；B. 克氏定位针位于 C_{1-2} 侧块安全三角区内，向外交角 20°~25°；C. 克氏定位针针尖对准 C_1 侧块后上缘，位于安全三角区内，向上交角 35°~45°

4. 再次投照正、侧位像，见克氏定位针位置良好；沿扩大套管导入保护套筒。将保护套管脚尖顶在 C_2 椎体下缘距中线约 5mm 处（图 12-32）。

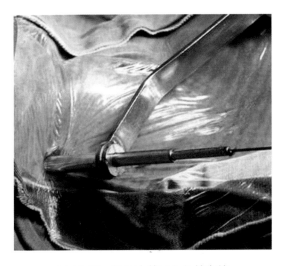

图 12-32 沿扩大管导入保护套筒

5. 退出扩大器，将 1 枚与克氏定位针同样长度的克氏针通过保护套管抵达 C_2 椎体下缘，测量选择螺钉的实际长度。采用中空直径为 3mm 钻头经克氏定位针制造螺钉孔道（图 12-33）。

6. 退出中空钻头，沿已钻的螺钉孔道置入 3.5~4.0mm 中空拉力螺钉（图 12-34）。

7. C 形臂机透视下，确定 C_{1-2} 关节突固定螺钉正确无误，退出克氏固定针（图 12-35）。

8. 同法处理右侧（图 12-36）。

9. 将内径为 6mm 的保护套筒送至 C_{1-2} 关节突处，用电刀烧灼 C_{1-2} 关节突前部软组织，再用刮匙刮除 C_{1-2} 关节突软组织，暴露骨质。在同侧髂骨前嵴上做 5mm 切口，用颈椎前路刮匙刮取足够的骨松质，再将已取髂骨骨松质通过保护套筒植入 C_{1-2} 关节突前方（图 12-37）。

10. 同法完成对侧植骨后，退出保护套管，创口缝合一针，手术完成。

（六）术后处理

1. 术后严密观察生命体征，同时注意喉头有否水肿，严密观察血氧饱和度。

2. 术后严密观察有否出血倾向，一旦发生颈前血肿，及时做血肿处理。

3. 术后严格制动，佩戴颈围或支具，或根据病情需要安装 Halo 氏架固定 8~12 周。

4. 术后第二天可以在颈围保护下，开始坐立，逐渐下床行走并做功能练习。

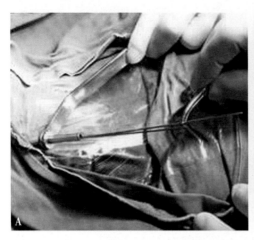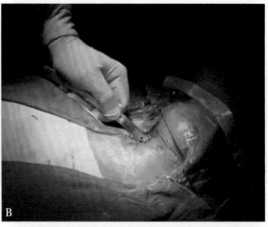

图 12-33　测量螺钉长度制造螺钉孔道
A. 测量螺钉长度；B. 退出扩大管

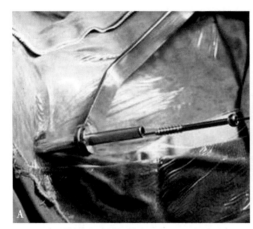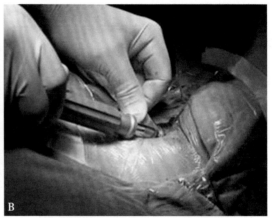

图 12-34　沿保护套筒置入空心螺钉
A. 置入空心拉力螺钉；B. 拧入螺钉

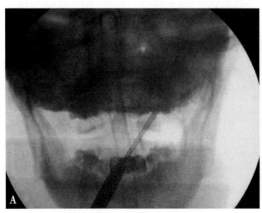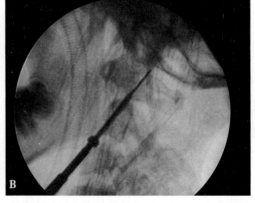

图 12-35　C 形臂机正位侧位透视像
A. 正位像显示螺钉位置佳；B. 侧位像显示螺钉位置佳

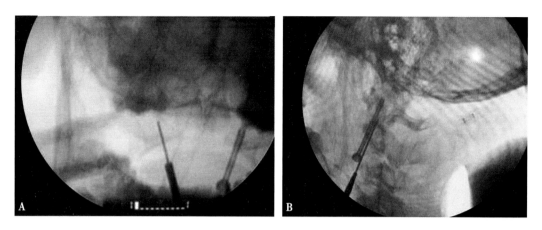

图 12-36 同样方法置入第 2 枚螺钉

A. 正位像示第 2 枚螺钉位置良好;B. 侧位像示螺钉位置良好

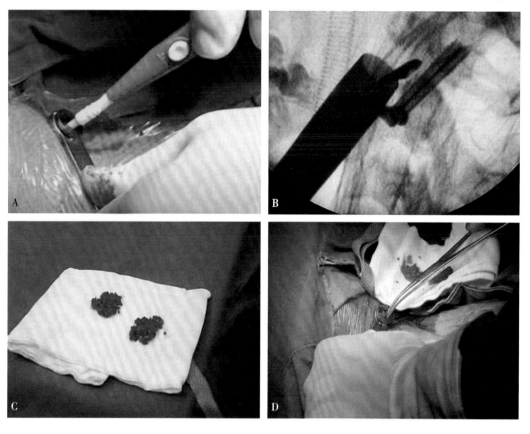

图 12-37 C$_{1-2}$ 关节突前方植骨

A. 电刀烧灼 C$_{1-2}$ 关节突前方软组织;B. 保护套筒下刮除 C$_{1-2}$ 前方软组织;C. 用刮匙取出自体髂骨部骨松质;D. 通过保护套管透视下将骨置入 C$_{1-2}$ 前方

5. 术后抗感染治疗 3 天。

三、注意事项

（一）操作注意事项

1. 皮肤入针点不能过高或过低，穿刺点必须在 C_{4-5} 水平胸锁乳头肌内侧缘，皮肤穿刺点过高或过低均难完成良好的螺钉固定位置。因为穿刺点的过高，克氏定位针和扩大管与 C_2 椎体的夹角过大，很难与寰枢侧块后上缘成一条直线，勉强施行，克氏定位针变形，针尖易刺出侧块后方损伤脊髓和椎动脉；穿刺点过低，克氏定位针和扩大管与 C_2 椎体的夹角虽然很容易达到理想要求，但针尾部紧贴胸骨，术者不能完成操作步骤，甚至手术失败。

2. 穿刺针从动脉鞘内侧缘进入，术者手指应紧压胸锁乳突肌内侧缘，直至触及横突，此时穿刺针进入不易损伤颈动脉。当克氏定位针和扩大管进入血管鞘筋膜与椎前筋膜之间后，不要急于将扩大管推向中线，这样会将食管壁形成皱折，克氏针易误伤食管。正确操作应在间隙沿血管鞘内壁上、下划动，分离使扩大管尖部在透视下达到 C_2 椎体右下缘，此位置正为咽后壁，有足够厚的软组织覆盖，咽喉部无重要神经血管，这时将克氏针和扩大管移过中线，到达指定位置。

3. 克氏定位针必须通过 C_{1-2} 关节突中点，偏内易损伤脊髓，偏外易损伤椎动脉。进针点应该在 C_2 椎体下缘，离中线 5mm 为佳。向外 20°~25°，向上 35°~40°。

（二）并发症的防治

1. 咽后壁及食管穿刺伤　穿刺针太偏中线，易损伤食管。笔者尚没遇到，但必须引起注意。当穿刺针达到椎体边缘后，不要急于移至中线，这样容易刺伤紧贴椎前的食管，应将穿刺针在扩大管的保护下，沿颈动脉鞘内侧上下滑动分离组织，针尖到达 C_2 椎体下缘后，慢慢移过中线就可避免损伤食管。

2. 椎动脉损伤　固定螺钉走向太偏外，角度过大，易损伤椎动脉。一旦发生椎动脉损伤，不要轻易退出螺钉，以免发生大量出血，导致血肿压迫脊髓及软骨组织。应在 C_{6-7} 横突处局部压迫止血、观察，如果没有再出血，无软组织血肿即可。若出血仍不止应即刻停止操作，开放创口采取应急手术措施，压迫伤侧椎动脉，伤处填塞吸收性明胶海绵及出血纱布或结扎椎动脉止血。

3. 脊髓损伤　穿刺导针或螺钉拧入，操作角度偏内侧，容易穿破椎弓内侧皮质损伤脊髓。笔者固定 37 例病例，2 例发现螺钉进入椎管，占 5.4%（2/37），幸运的是术后未发现脊髓损伤症状。术后 X 线和 CT 复查，确定螺钉与脊髓位置相关数据，再次手术将螺钉退出重行固定。术前术中应实行脊髓神经诱发电位监测脊髓功能，一旦发生波形改变，立即停止手术。如发生明确的脊髓损伤，术后应行脊髓损伤常规治疗。

（池永龙　王向阳）

第三节　经皮齿状突螺钉内固定术

一、概述

齿状突骨折是一种常见损伤，约占颈椎骨折的 8%~15%。Anderson 将齿状突骨折分为三型：Ⅰ型骨折少见，只在有症状时才需要治疗；Ⅲ型发生于椎体，进行闭合复位与固定治疗，96% 可获得愈合；Ⅱ型骨折发生于齿状突腰部，预后较差，不愈合率在 15%~85%。

对于Ⅱ型齿状突骨折，一些作者主张早期 C_{1-2} 关节后融合术，后融合使寰枢间旋转活动减少 47° 左右，伸屈减少 10° 左右。Nakanishi（1978）首先报道前路齿状突螺钉内固定术，12 例中 10 例获得愈合。Magerl（1978）与 Nakanishi 同时在瑞典采用同样技术并报告治疗结果。Böhler（1982）报道融合率为100%，他主张应采用前和后部融合术。此后不断报道前路齿状突螺钉加压内固定术，方法可靠，并发症少。国内许多学者亦开展了齿状突螺钉内固定术，并在其方法上做了一些改进。笔者（2001）在此手术技术上进一步改进，采用经皮齿状突螺钉内固定术。现据笔者的经验介绍经皮齿状突螺钉内固定技术。

（一）应用解剖

齿状突为椎体向上的柱状突起，长约 14~16mm，根部较扁，前后各有一卵形关节面，分别与寰椎前弓相关节。齿状突末端较尖，上有齿尖韧带；两侧有翼状韧带附着，斜向外上方，起于齿状突上外侧面于枕骨髁内侧面，该韧带坚韧，断面呈圆形，直径 8mm 左右，限制头部过度前屈和旋转。寰椎横韧带，连接寰椎两侧块内侧面，肥厚而坚韧，位于齿状突后方，使齿状突同寰椎前弓后面紧密相接。韧带中部向上下各发出一纵行纤维，附着于枕骨大孔前缘及枢椎后面状如十字，又称寰椎十字韧带，可加强横韧带的坚固性。覆膜起

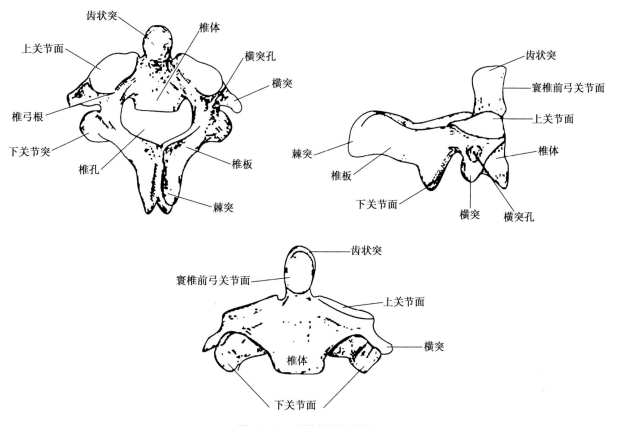

图 12-38　枢椎的解剖结构

自枕骨底部的斜坡,通过齿状突及十字韧带的后方下行,移行于后纵韧带,前面同寰椎十字韧带相连,外侧附于寰枢外侧关节囊(图 12-38)。

齿状突的血供较为复杂,可能与枕颌部活动量较大有关,主要有由前方进入的中央动脉以及经颈齿状突尖韧带、翼状韧带及副韧带进入的动脉维持血供。在齿状突副韧带附着点以上,齿状突骨折一般不发生延迟愈合及缺血性坏死;而对

这些韧带的过度牵拉或损伤,则可造成齿状突的缺血性坏死。表明经上述韧带进入的动脉对齿状突上部的血供甚为主要。

笔者通过 40 例正常人的 CT 扫描齿状突,测量齿状突基底部冠状外径(A);齿状突基底部矢状外径(B);齿状突长度(C);枢椎椎体高度(D)及齿轴心线与 C_3 椎体垂直角的夹角(E)(图 12-39、图 12-40)。其结果(表 12-3)与国内金大地、章军辉

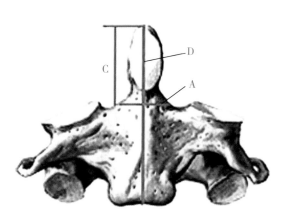

图 12-39　齿状突测量(正位)齿突基底冠状外径(A)、齿突长度(C)、枢椎椎体高度(D)

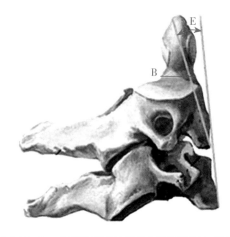

图 12-40　齿状突测量(侧位)齿突基底矢状外径(B)、齿突轴心线与 C_3 椎体垂直角的夹角(E)

表 12-3　齿状突 CT 扫描测量数据($\bar{x} \pm s$)

项目	Schoffler 等	Xu 等	池永龙等
齿突基底部内外径(冠状)(mm)	9.3 ± 0.9	8.5 ± 0.9	8.8 ± 1.2
齿突基底部前后径(矢状)(mm)	10.5 ± 0.9	10.0 ± 0.8	10.9 ± 1.0
齿突高度(mm)	14.4 ± 1.6	15.1 ± 1.7	14.2 ± 1.2
枢椎椎体高度(mm)	23.4 ± 2.2	20.3 ± 3.9	24.2 ± 1.8
齿突与椎体垂直角(°)	——	64.3 ± 3.9	65.8 ± 1.4

等学者所测量的基本相近,认为国人绝大多数齿状突无法用 2 枚 3.5mm 或 4.0mm 螺钉固定。

(二)手术适应证和禁忌证

1. 适应证

(1)经齿状突颈部横行骨折(Ⅱ型);

(2)经齿状突基底部横行骨折(Ⅲ型);

(3)齿状突骨折不愈合。

2. 禁忌证

(1)齿状突粉碎骨折;

(2)伴有 C_2 椎体骨折;

(3)齿状突斜行骨折;

(4)严重骨质疏松者;

(5)短颈畸形者;

(6)颈反屈畸形者。

二、手术操作

(一)器械结构

自行设计的经皮齿状突螺钉内固定器械,包括穿刺针、扩大管、操作保护套筒及中空六角起子(同经皮前路 C_{1-2} 关节突螺钉内固定术器械)。

(二)术前准备

同经皮前路 C_{1-2} 关节突螺钉内固定术。

(三)麻醉

经鼻气管插管麻醉或局部神经阻滞麻醉(图 12-41),上、下牙间填入牙垫,使口腔呈张口位。

(四)体位

仰卧位。

(五)操作步骤

1. 头部固定　头颅骨钉牵引下,肩部垫薄枕,头稍后伸,在 C 形臂机监测下,通过牵引复位后,使齿状突处于解剖位置,以布胶带固定头部。

2. 在 C_{4-5} 水平右侧胸锁乳突肌内侧缘,用尖刀片切开皮肤 8~10mm,用直止血钳沿胸锁乳突肌内侧缘钝性分离皮下组织及深部组织直达椎前筋膜。在 C 形臂机监测下,将内径为 1.2mm,外径为

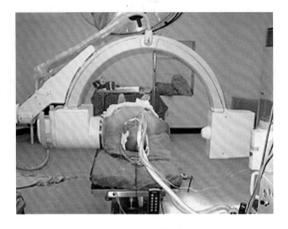

图 12-41　麻醉与体位

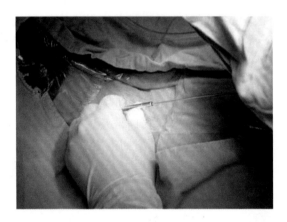

图 12-42　导针导管置入

5.8mm 的导针管沿已分离的间隙插入,到达 C_{4-5} 椎前筋膜(图 12-42)。

3. 将导针导管沿血管鞘内侧缘的疏松筋膜间隙上下滑动,将导管尖端在 C 形臂机监测下正确达到 C_2 下缘,将直径为 1.2mm 克氏针通过扩大管内管道插入,正位居正中,侧位在齿状突轴心线上(图 12-43)。

4. 用电钻将克氏定位针置入齿状突。确定克氏定位针正位 X 线片上居中,侧位 X 线片上通过齿突轴心线(图 12-44),如初始导针位置不满意,

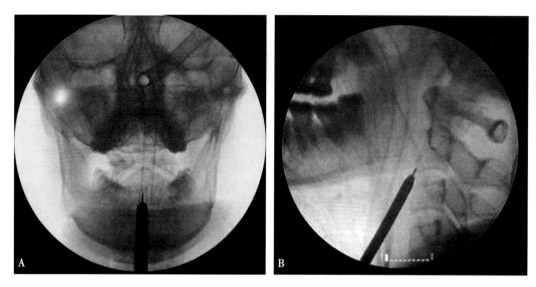

图 12-43　定位穿刺扩大管透视下的位置
A. 定位穿刺扩大管到达 C_2 下缘,正位居正中;B. 侧位在齿状突轴心线上

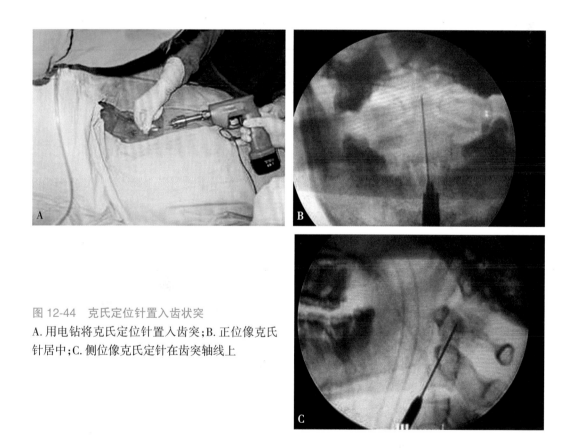

图 12-44　克氏定位针置入齿状突
A. 用电钻将克氏定位针置入齿突;B. 正位像克氏针居中;C. 侧位像克氏定针在齿突轴线上

可用双孔导管进行调整。

　　5. 置入扩大管,再沿扩大管送入操作保护套管,退出扩大管(图 12-45)。精确测量齿状突螺钉长度后,螺钉入钉点扩大,将直径为 3.5mm 中空齿状突加压螺钉,通过导针在保护套管内拧入齿状突(图 12-45、46)。

　　6. 退出保护套筒及克氏定位针(图 12-47)。经 X 线透视或正侧位摄片显示螺钉位置。

　　7. 术毕勿置引流条或管,缝合创口一针,术后佩戴支具或颈围(图 12-48)。

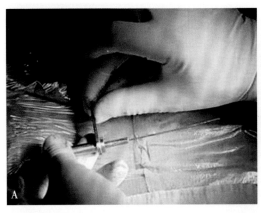
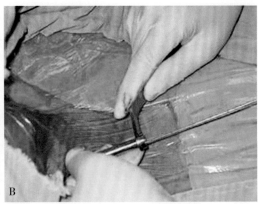

图 12-45 保护套筒下操作
A. 沿扩大管送入保护套筒；B. 退出扩大管，送进螺钉

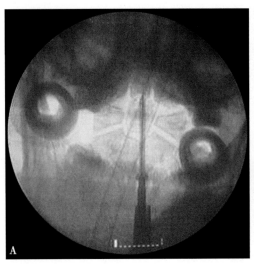
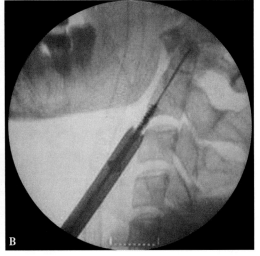

图 12-46 拧入齿突螺钉操作
A. 张口位螺钉导入位置；B. 在保护套筒内，透视下拧入齿突螺钉

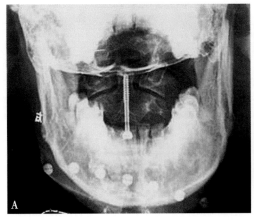
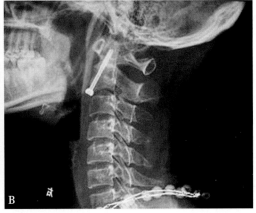

图 12-47 手术完毕正侧位片显示螺钉位置
A. 正位 X 线片；B. 侧位 X 线片

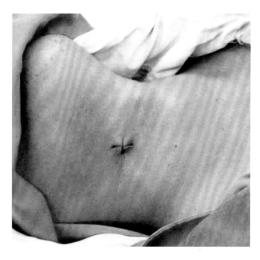

图 12-48　术毕创口缝合一针

（六）术后处理

1. 严密观察呼吸、血压、脉搏、血氧饱和度,尤其对喉头水肿的观察。

2. 严密观察局部创口处有无血肿形成,一旦出现血肿,即刻进行处理。

3. 术后抗感染治疗 3 天,防止感染。

4. 术后佩戴颈围或安装支具固定 8~12 周。术后即可起坐及下床功能练习。

三、注意事项

（一）操作注意事项

1. 皮肤穿刺点不能过高或过低,穿刺针到达 C_2 下缘后,必须与齿状突尖部连成一线,这时穿刺点与 C_2 下缘有一角度约 20°~25°,如皮肤穿刺点过高或过低均难完成这个夹角。

2. 穿刺针进入不能过偏正中线,以防穿刺针误伤食管。

3. 穿刺针从颈动脉鞘内侧缘进入到达 C_2 椎体下缘偏右,然后紧贴 C_2 下缘慢慢移向正中线,将食管气管推向左侧,保证下一步操作不损伤任何重要组织。

4. 克氏定位针必须从 C_2 下缘终板边缘 1~2mm 处进针,否则置入螺钉时会造成 C_2 前缘骨皮质劈裂骨折。

（二）手术并发症防治

1. 颈动脉穿刺伤　如穿刺误伤颈动脉,即刻退出穿刺针,手指压迫颈动脉数分钟,见无出血,再行穿刺。

2. 食管穿刺伤　穿刺针偏内,易损伤食管,虽然笔者没有遇到,但必须引起注意。

3. C_2 椎体前部劈裂　螺钉拧入时,发现 C_2 椎体前部皮质劈裂,应退出螺钉,停止前路固定手术,改行后路 $C_{1\sim2}$ 融合术。

4. 中空螺钉折断　术后没有佩戴颈圈,过度过早颈部功能活动,导致螺钉折断。所以术后需颈圈固定 3~4 周,颈部功能锻炼时,活动度不能过大。

5. 脊髓神经损伤　在术前或术中整复时,过伸颈部或操作时用力过猛,易导致齿状突移位损伤脊髓。术前、术中最好以脊髓神经诱发电位监测脊髓功能,一旦发生波形改变,立即停止手术;波形恢复正常后再手术。

6. 脑脊液漏　克氏定位针或螺钉穿透齿状突尖部损伤硬膜将导致脑脊液漏,术中必须在 C 形臂机监视下操作,以防损伤硬膜。

（池永龙　王向阳）

第四节　经皮颈椎椎弓根螺钉内固定术

一、概述

在胸腰段脊柱疾患中,椎弓根螺钉技术很早就得到了应用,但在颈椎疾患中,由于颈椎解剖结构及毗邻关系的特殊性,其内邻脊髓,外邻椎动脉,上下有神经根跨越,椎弓根的宽度小,且角度变化也特殊,故而椎弓根内固定较晚应用于临床。1993 年,孙宇等报道颈椎椎弓根观测以及临床意义。1994 年,高雨仁等则进行了颈椎后路关节突椎弓根联合内固定的解剖学研究。同年,Abumi 等和 Jeanneret 等分别报道了用颈椎椎弓根内固定技术治疗颈椎损伤。1998 年,国内王东来等亦首次报道应用椎弓根接骨板治疗颈椎损伤和肿瘤。此后,不断有学者报道颈椎椎弓根螺钉内固定的病例。至于经皮颈椎骨折椎弓根螺钉内固定术,2004 年池永龙等报道了行经皮进行颈椎椎弓根螺钉固定术治疗 Hangman 骨折和颈椎峡部骨折。

（一）应用解剖

1. 颈椎椎弓根的形态学　从解剖结构上看,椎弓根是椎骨中最强硬的部位,椎弓根骨皮质呈筒状,中间围有少量骨松质,颈椎椎弓根常用解剖参数包括:①椎弓根高度（pedicle height,PH）:椎弓根上下皮质外缘之间最短距离;②椎弓根宽度（pedicle width,PW）:椎弓根内、外侧皮质外缘最短距离;③椎弓根骨松质高度（PSH）:椎弓根内径骨松质直径的高;④椎弓根骨松质宽度(PSW):椎弓根内径骨松质直径的宽;⑤椎弓根的长度:长度测量包括两部分,以椎弓根轴线与关节突表面的交点为起点,一是起点沿轴线到椎弓和椎体交界处的距离(L_1);二是起点沿轴线到椎体前缘的距离(L_2);⑥椎弓根横断面((pedicle transverse angle,PTA):椎弓根轴线在椎体横断面的投影与椎体冠状面垂线的夹角;⑦椎弓根矢状面角(pedicle transverse angle,PSA):椎弓根轴线矢状面上的投影与椎体冠状面垂线的夹角。而枢椎的椎弓根则与其他颈椎不同,为"狭义椎弓根",特指枢椎上关节面和下关节突之间的部分,即峡部。其高度为枢椎横突孔内侧的椎弓高度,即峡部的高度,宽度特指横突孔部椎弓的宽度。Xu等测得男性枢椎椎弓根的高度小于宽度,高度平均7.7mm(5~10mm),女性平均6.9mm(4~10mm);宽度男性平均8.6mm(6~12mm),女性平均7.9mm(6~7.9mm)。L_2男性平均25.6mm(23~31mm),女性平均25.5mm(23~29mm)。男性PSA平均20.4°(14°~30°),PTA平均33.3°(26°~40°);女性PSA平均20.0°(13°~25°),PTA平均32.7°(28°~41°)。瞿东滨等测量国人(未区别男女)枢椎椎弓根的高度明显大于宽度,左侧高度平均8.2mm(6.1~11.1mm),右侧平均8.3mm(6.1~10.8mm),双侧平均8.3mm(6.1~11.1mm),左右无明显差异;宽度在上、中、下方不等,上宽平均7.9mm(3.0~12.4mm),中宽平均6.0mm(1.7~10.2mm),下宽平均4.1mm(1.4~8.3mm)。

至于下颈椎椎弓根的形态学数据,Ebraheimt和Xu等测量干燥C_{3-7}的结果表明,椎弓根宽度由C_{3-7}逐渐增大,PW平均值(6.2±0.7)mm,PSW平均值在2.3~3.0mm之间。王东来等测得C_{3-7} PW平均值在4.51~6.23mm之间,PSW平均值在2.71~4.69mm之间,同水平测量高度大于宽度值。PSA平均值在30°~45°之间,PTA平均值≤5°。谭明生等测量42套成人C_{3-7}干燥骨,共210块椎骨标本,显示PH为6.28~7.12mm,PW为4.85~6.61mm,椎弓根轴线全长为28~32mm,进针点至椎弓根管终点为14~16mm,进针点至椎弓根管起点的距离约8mm,椎弓根骨管长度5.51~6.55mm;椎弓根轴线与矢状面的夹角由C_3至C_7逐渐减小。另外,根据闫德强的观察结果,除寰椎外,C_{2-7}上下关节突间侧凹的存在率为100%。背侧观其形态学特征,上下关节突关节面之间两侧外缘,上关节突呈"羊角"形,下关节突呈八字形,左右近似对称,形态如翻转的括

号,C_2呈"][" 形,C_{3-6}呈")("形,C_7呈"> <"形。由于侧凹显著,凹底又位于上下关节突之间,故称其为"关节突侧凹"。不同侧凹的深度不同,从0.52~4.16mm不等。

2. 颈椎椎弓根与邻近结构的关系　椎动脉从枢椎横突孔穿出后转到寰枢关节外缘。而后上行穿过寰椎横突孔后转向后内方绕侧块之后,经寰椎后弓上面的椎动脉沟向中央走行,穿过寰枕后膜进入颅内。枢椎的上关节面几乎伸至横突,关节面的外下方为横突管,其内为C形或S形走行的椎动脉,使椎弓根截面形呈C形,从而使枢椎上关节面外侧1/3呈悬空状,造成解剖结构的薄弱;由此造成部分椎弓根中下部宽度过小,导致20%~27.5%的枢椎不适于进行椎弓根螺钉固定。颈神经根从椎间孔的下部向外穿出,并占据了横突间孔的下半部。对于枢椎椎弓根与C_{2-3}神经根关系及椎弓根内壁与硬膜囊之间的距离的测量,尚无文献报道。

下颈椎椎弓根内邻脊髓,外邻椎动脉,上下有神经根跨越。Xu等对20具尸体颈椎C_{3-7}椎弓根与神经和硬膜位置关系进行了解剖测量,发现椎弓根与硬膜和上位神经根无间隙存在,与下位神经根间隙仅在1.4~1.6mm范围内。校佰平等测量20具国人尸体C_{3-7}椎弓根与其附近神经根及硬膜囊的关系,发现椎弓根与其上侧方的神经根及其内侧硬膜囊之间没有间隙。椎弓根与其下方的神经根之间的距离为1.4~1.6mm。

3. 颈椎椎弓根螺钉进钉点的定位标志及进钉方向

(1) Xu法(图12-49):进钉点为枢椎椎板上缘水平线下5mm与椎管内侧缘外7mm的交点处。进钉内斜角为30°,上倾角为20°,但后来有研究表明其内斜角和上倾角均偏小。

(2) 闫德强法(图12-50、图12-51):以寰椎的上关节突后上缘的突尖为定位标志,进钉点在突尖的中垂线(C)与后弓缘(D)的交点。枢椎的进钉点在椎弓根外缘矢状线(B)与下关节突上缘水平线(K)的交点。上下关节突间侧凹、关节突后平面为下颈椎定位标志。垂直于关节突后平面的椎弓后上缘高度水平线(F)与上下关节突间侧凹外缘的矢状线(M)的交点(E)为进钉点。

下颈椎进钉方向采用直角定位定向方法:以椎弓后上缘F点为参考,过F点的NE线与关节突后平面QE垂直交于E点,从而确定进钉点高

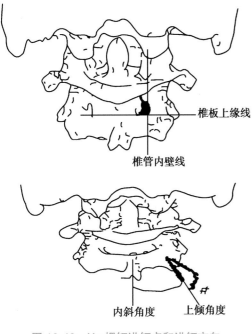

图 12-49　Xu 螺钉进钉点和进钉方向

度的方法为直角定位；以关节突后平面为参考，进钉方向与 QE 垂直为顺椎弓根指向，消除关节突后平面角度垂直于 ZE 的进钉方向则与终板平行，此为直角定向。

（3）Abumi 法（图 12-52）：$C_{3~7}$ 进针点为固定椎的上位椎的下关节突下端的略下方侧块外缘向内约 5mm 处，与椎体矢状线成 25°~45° 角；$C_{5~7}$ 与上终板平行，C_4 针尖端略向头方倾斜，C_3 较 C_4 再略向头方倾斜。

（4）Ebraheim 法（图 12-53）：于上一椎体左右下关节突下缘连横线，再于相邻椎骨侧块外缘连纵线，进针点为横线下 1.6~2.6mm。纵线内 4.5~6.4mm 处；水平面上与侧块表面成 90°~100° 夹角，矢状面上与侧块表面成 53°~94° 夹角。

（5）谭明生法（管道疏通法）（图 12-54）：于侧块背面上 1/2 椎弓根轴线与侧块背面骨皮质的交点 A，与椎弓根管口内侧缘起点平行矢状面

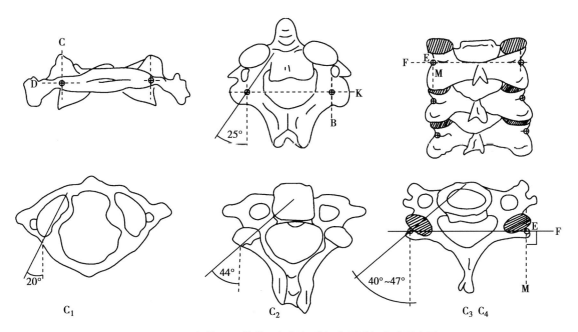

图 12-50　闫德强颈椎椎弓根螺钉进钉点及进钉角度示意图

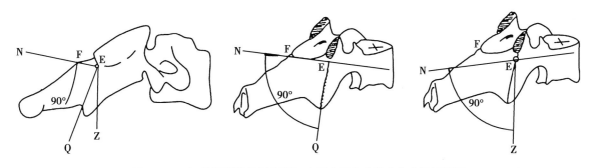

图 12-51　闫德强颈椎椎弓根螺钉内固定直角定位定向方法示意图

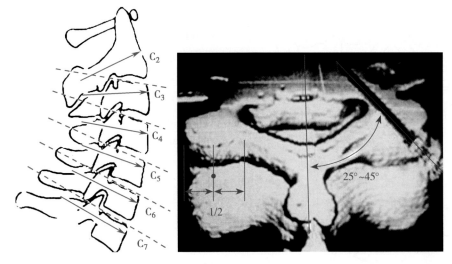

图 12-52 Abumi C$_{3\sim7}$ 椎弓根进针法

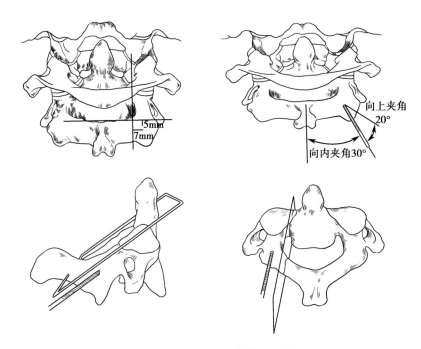

图 12-53 Ebraheim 颈椎椎弓根进针法

的延长线与侧块背面骨皮质的交点 B 之间,约 5mm×9mm 的椭圆孔部用咬骨钳或磨钻去除骨皮质,用 3mm 刮匙以旋转方式刮除骨松质,暴露椎弓根管口和椎弓根管腔 3~5mm,用直径 1mm、长度 30mm 的克氏针在 C 形臂机透视下定位,根据术前测量矢状面及水平面夹角值,直视下置钉。

(6)王东来法(图 12-55):以颈椎关节突背面中点为原点,建立平面直角坐标系,进针点为 C$_{3\sim6}$ 在外上象限的终点,C$_7$ 在 Y 轴上,上关节面下缘略下方;进针方向为 C$_{3\sim6}$ 与矢状线成 40°~45° 夹角、C$_7$ 与矢状线成 30°~40° 夹角,平行相应节段椎体上

终板。

(7)计算机辅助定位置钉法:Merloz、Schwarzenbach 和 Lainepg 采用的计算机辅助技术监测椎弓根螺钉位置的原理基本相同。首先是术前行螺旋 CT 扫描重建椎体的三维结构,然后选择合适的进钉点、方向及合适直径和长度的螺钉,并采用带有发光二极管的标准钻头。其精度可达到 1mm,置入的准确性可达 92%(而手感法置入的准确性仅为 58%)。

(8)诱发电位监测置钉法:近年来,一些学者采用诱发电位来监测椎弓根螺钉置入位置,预防

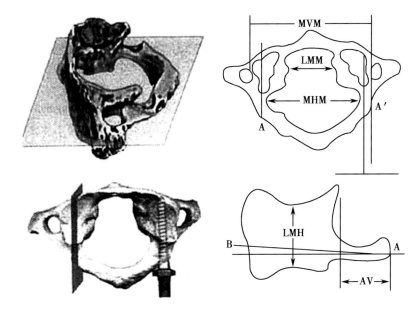

图 12-54　谭明生颈椎椎弓根进针法

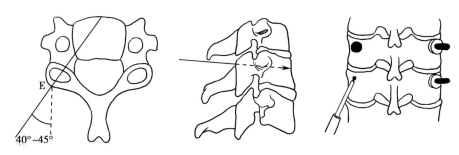

图 12-55　王东来颈椎椎弓根进针法

神经损伤的发生。

（二）手术适应证及禁忌证

1. 适应证

（1）C_2 椎弓根断端骨折线与固定螺钉的方向垂直者，经牵引可复位但不稳定的 Hangman 骨折；

（2）C_{1-2} 类风湿关节炎颈椎畸形矫正重建者；

（3）C_{1-2} 陈旧性脱位、颈椎畸形矫正重建者；

（4）枢椎以下颈椎各种原因所致的严重颈椎炎失稳需重建稳定性和畸形矫正者。

2. 禁忌证

（1）椎动脉解剖结构变异；

（2）其他疾病不能耐受手术者。

二、手术操作

（一）术前准备

1. 头颅牵引　牵引目的是控制颈椎和脊髓损伤的进一步恶化及再度移位；恢复正常的上颈椎解剖位置；为进一步治疗提供条件。牵引角度、重量、时间应按病情而定。

2. 围术期治疗　对于伴有脊髓损伤而产生临床症状的颈椎骨折患者，及时制订出相应围术期治疗措施，如抗休克治疗、水电解质平衡、早期皮质激素冲击治疗以及围术期抗生素治疗等，可提高患者的生存率。

3. 影像学检查　术前 X 线，CT 和 MRI 检查是必要的。X 线强调侧位及左右斜位片，从中了解骨折类型、移位情况及椎间孔形态。CT 断层扫描显示枢椎椎弓根横断面骨折线方向、椎弓宽度、横突孔改变等。在 CT 水平断层上精确测量出颈椎棘突中线至椎弓轴心线夹角的度数和体表距离。手术操作应严格按照此参数执行。MRI 扫描了解脊髓损伤情况，术前认真分析制订治疗方案。

4. 术前定位　术前 C 形臂机作张口位、正位、侧位及左右斜位的投照获得准确的术前定位是手术成败的关键，亦是减少或杜绝术中并发重要组织损伤的关键。因此，必须设定 C 形臂机的投照角度、球管距离、照射剂量;各个部位不同,投照方向相应进行改变;均必须在术前做好标志,术中严格按术前设定标准实施,可以获得统一投照成像,避免影响术中操作和手术质量,以及防止其并发症的发生。

5. 常规功能检查　术前常规做心、肺、肝、肾及出凝血功能检查。术前必需的 X 线、CT 和 MRI 或超声影像学检查。根据检查结果,确定手术方案或为术前抢救创造条件。

6. 必要器械准备　术中需要 C 形臂机定位、脊髓诱发电位监测及微创手术器械等。C 形臂机定位像要清晰可靠,脊髓诱发电位波形要稳定可信,防止其他因素干扰,确保手术安全和顺利实施。

7. 患者知情同意书　要如实说明开展微创手术的安全性、科学性、实用性及手术优缺点、术中相关的并发症,如出血、声音嘶哑、肢体活动障碍、内固定物变形、断裂以及预防的措施和术中更换手术方式等。征得患者和家属同意后并签字,以免术后医患之间发生纠纷。

(二) 麻醉

气管插管麻醉或局部神经阻滞麻醉。上下牙齿间填入牙垫,使口腔呈张口位。

(三) 体位

头颅牵引下俯卧位,颈部稍屈曲,以布胶带固定在 U 形牵引架上。注意眼睛勿受压。

(四) 操作步骤(以枢椎椎弓根断裂为例)

1. 根据术前的 X 线片准确标定固定的部位所在,根据 CT 断层扫描片显示测量颈椎椎弓根轴心线、延长线在颈后皮肤交点至颈中线的距离,根据此数据做皮肤穿刺,在 C 形臂机监测下将克氏定位针送达所需固定的进针点(图 12-56)。

2. 以克氏定位针为基准,导入内径为 1.2mm,外径为 5.8mm 的扩大管,使扩大管尖部处于正确的进针点位置上。C 形臂机监透下,正位投照,克氏定位针向内 40°~47°;侧位投照,向上夹角平行于上终板。用低速电钻将克氏定位针穿过椎弓根轴心达椎体前缘皮质(图 12-57)。

3. 沿着扩大管,导入保护套管并退出扩大管。在保护套管内沿克氏定位针导入外径为 3.2mm 中

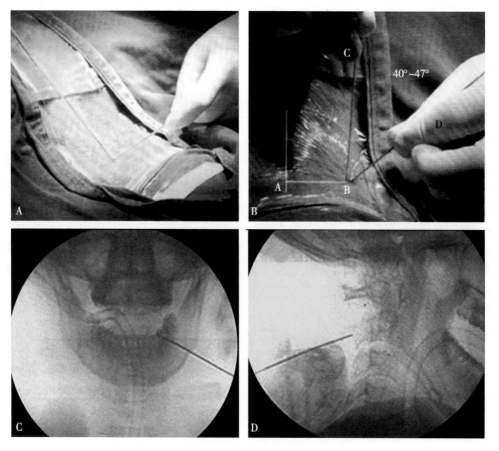

图 12-56　体表进针点

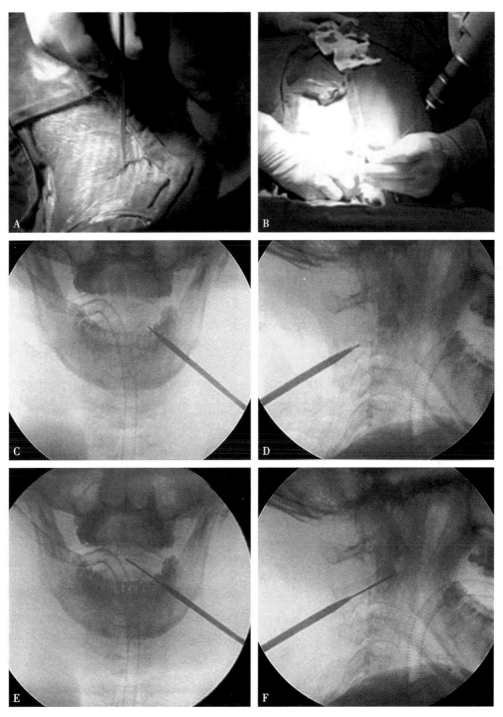

图 12-57 克氏针进入椎弓根定位操作

A. 沿克氏针导入扩大套管;B. 低速电钻导入克氏针;C. 透视下观察扩大管正确位置;D. 侧位观察扩大管正确位置;E. 正位克氏针与中线夹角 40°~47°;F. 侧位克氏针向上 20°

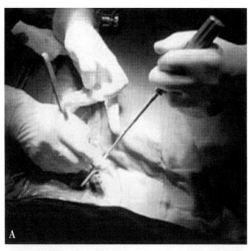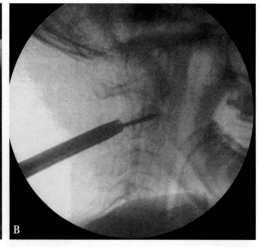

图 12-58　制造螺钉孔道

A. 制造螺钉孔道；B. 透视下钉道位置正确

空钻头制造螺钉孔道（图 12-58）。

4. 退出中空钻头，测量螺钉孔道深度，选择合适直径和长度的拉力螺钉，沿克氏定位针拧入螺钉，螺钉头部螺纹必须过骨折线，再拧紧使骨折断端紧密接触。

5. 同样方法处理对侧。

6. 术毕创口缝合一针，根据内固定稳定状态，选择不同的外固定架佩戴，保护颈部，确保处于制动位。

（五）术后处理

1. 严密观察生命体征变化情况，重复脊髓诱发电位监测。

2. 严密观察创口局部有否出血或血肿形成，一旦出现即刻处理。

3. 术后佩戴颈围 8~12 周。

4. 术后继续抗感染治疗 3~5 天。

5. 术后 3~5 天嘱患者起床或下床做功能练习。

6. 对有神经症状的患者，应特别注意翻身护理及膀胱、直肠功能护理，防止并发症发生。

三、注意事项

（一）操作注意事项

1. 术前应做充分头颅牵引，尽量恢复颈部解剖结构。

2. 术中 C 形臂机监测是十分必要的，确定进钉点，要严格按标准角度进行，然后在进钉点的基础上再进行定向（参照池永龙法）。

（1）寰椎椎弓根进钉点：寰椎的上关节后上缘突尖的垂线与寰椎后弓线的交点。进钉角度向中线夹角 10°~20°，向上倾斜 5°。

（2）枢椎椎弓根进钉点：枢椎椎弓根外缘矢状线与下关节突上缘水平线的交点。亦可以 C_2 侧块中点为进钉点。进钉角度一般向头端倾斜 25°~30°，向内倾斜 30°~35°。

（3）下颈椎椎弓根进钉点：垂直于关节突后平面的椎弓后上缘水平线与上下关节突间侧凹外缘矢状线的交点。进针夹角 C_{3-5} 向中线夹角约 47°，C_6、C_7 分别为 42°、40°。

3. 颈椎弓根螺钉进钉时应始终保持与上终板平行，尽量向内侧钻孔及置钉，这样不仅可以避免椎动脉损伤，而且螺钉切入内侧骨皮质增加抗拔出力。

（二）并发症的防治

脊髓、神经根和椎动脉损伤：椎弓根内邻脊髓，外邻椎动脉，上下神经根跨越，因此最常见的并发症就是脊髓、椎动脉、神经根的损伤。Miller 等报道在尸体下直视置入椎弓根钉，结果有 25.0%~47.3% 的穿透率。Abumi 等对 180 例颈椎弓根螺钉应用患者进行回顾性评价，对 712 个椎弓根钉中 669 个进行影像学检验，有 45 枚穿透椎弓根皮质，伤及椎动脉 1 例，2 枚螺钉引起神经症状。因此，对每个椎弓根置钉方向均应根据每个椎弓根实际 X 线和 CT 测量来决定进钉点和方向，才能减少并发症的发生率，一旦发现并发症的发生，应及时处理。

颈椎椎弓根宽度小，且角度变化也特殊，虽然已有较多报道椎弓根内固定术成功的实例，但经皮颈椎骨折椎弓根螺钉内固定术仍应注意其并发症的发生，在椎弓根置钉个体化的同时，不应盲目地追求微创颈椎骨折椎弓根螺钉内固定治疗。

（刘尚礼　叶伟）

第五节　经皮胸腰椎椎弓根螺钉内固定术

一、概述

经皮椎弓根钉固定术是利用经皮椎弓根钉固定系统,通过影像学的准确定位和引导,经皮将椎弓根钉和(或)连接棒、螺帽完全置入体内,完成椎体固定的一种创伤小、出血少、康复快的微创脊柱外科手术。其中经皮椎弓根钉内固定术因其创伤小、感染风险低、术后康复快等优点,广受国内外众多医生和患者的推崇。

自从 20 世纪 50 年代,Paul Harrington 为脊柱侧弯矫形和矫形维持研制了 Harrington 棒,并于 1962 年报道其临床应用结果,被人们称为现代脊柱后路内固定之父后,随着时代的发展,脊柱内固定的理论和器械也在不断的进步。目前,因为能够有效地保证脊柱三柱的生物力学稳定性,椎弓根螺钉内固定系统已经成为最为常用的脊柱内固定系统。但人们并不满足于现状,随着越来越多的脊柱外科医生利用椎弓根螺钉内固定手术治疗脊柱疾病,大量的椎弓根螺钉内固定手术的经验得到积累,人们对传统、开放的置钉术式所引起的广泛组织损伤、术中出血多、长时间的术后康复有了充分的认识。为了减少患者的病痛,改善患者的术后生活质量,人们开始改进脊柱椎弓根钉内固定手术。

1982 年,Magerl 首先报道了经皮椎弓根钉系统固定技术,主要用于治疗胸腰椎骨折和椎体滑脱,钉的连接装置位于皮外,属于临时外固定装置,其优点在于创伤小、出血少、康复快,属非融合性固定,可待骨性愈合及软组织修复达到一定程度后,拔除外固定。其缺点是感染的风险大、组件笨重,因力臂较长易导致弹性变形引起病椎塌陷或高度丢失。1995 年,Mathews 将经皮椎弓根钉及连接杆在直视下埋于皮下筋膜,减少了感染的风险,但有较高的骨不连发生率,可能与力臂过长有关;钉棒接合处承受的张力大;固定装置位于皮下,易导致局部疼痛不适和皮肤破损不适。到了 2001 年,德克萨斯州立大学神经外科研究中心的 Kevin T. Foley 在 Neurosurgery 上报道了经前路行腰椎椎间融合,数周后利用经皮植入椎弓根螺钉微创固定系统置入椎弓根螺钉治疗腰椎滑移症的方法,其可视化的椎弓根螺钉植入设备以及固定装置后来被 Medtronic 骨科器械公司采用并生产,成为 SEXTANT 经皮椎弓根螺钉内固定微创脊柱系统(图 12-59)。这也是目前最常用的经皮穿刺椎弓根螺钉内固定系统。由于经皮椎弓根钉内固定术创伤小、出血少、疼痛轻、恢复快等优点,目前已经成为国内外炙手可热的微创脊柱外科手术之一。随着经皮椎弓根内固定技术与各种导航引导技术、计算机辅助技术和内镜技术的相结合,它开始被广泛地应用于各种脊柱外科疾病的治疗。我们有理由相信,微创经皮椎弓根钉内固定手术将成为未来治疗相关脊柱疾病的主要方式。

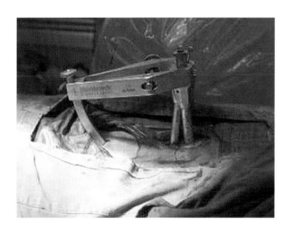

图 12-59　SEXTANT 经皮椎弓根钉内固定

手术的适应证与禁忌证如下:

1. 适应证

(1) 腰椎退行性疾病后路固定,可配合椎间盘镜下或可扩张通道下减压融合;

(2) 无神经损伤症状的胸腰椎骨折后路固定;

(3) 患侧 TLIF 融合,对侧经皮椎弓根钉内固定;

(4) 椎间盘源性腰痛 ALIF,后路经皮椎弓根钉内固定;

(5) XLIF 融合,后路经皮椎弓根钉内固定;

(6) 单纯 AxiaLIF 术后融合失败需行翻修术与后路固定;

(7) 化脓性脊椎炎或椎间盘炎经皮椎弓根钉内固定能迅速减轻疼痛,避免长时间卧床。

2. 禁忌证

(1) 超过双节段的胸腰椎后路固定(相对禁忌证);

(2) 胸腰椎骨折椎管内明显脊髓压迫必须减压者,骨折脱位伴小关节交锁者,陈旧性骨折。

(3) 严重腰椎后凸、侧凸畸形,难以穿入前凸预弯的棒;

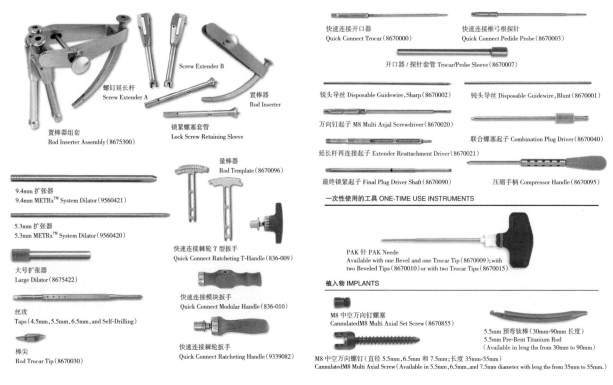

快速连接开口器 Quick Connect Trocar（8670000）

快速连接椎弓根探针 Quick Connect Pedide Probe（8670003）

开口器/探针套管 Trocar/Probe Sleeve（8670007）

锐头导丝 Disposable Guidewire，Sharp（8670002）

钝头导丝 Disposable Guidewire，Blunt（8670001）

万向钉起子 M8 Multi Axjal Screwdriver（8670020）

联合螺塞起子 Combination Plug Driver（8670040）

延长杆再连接起子 Extender Reattachment Driver（8670021）

最终锁紧起子 Final Plug Driver Shaft（8670090）

压缩手柄 Compressor Handle（8670095）

一次性使用的工具 ONE-TIME USE INSTRUMENTS

PAK 针 PAK Neede
Available with one Bevel and one Trocar Tip（8670009）；with two Beveled Tips（8670010）or two Trocar Tips（8670015）

植入物 IMPLANTS

M8 中空万向钉螺塞
CannulatedM8 Multi Axial Set Screw（8670855）

5.5mm 预弯钛棒（30mm-90mm 长度）
5.5mm Pre-Bent Titanium Rod
（Available in leng ths from 30mm to 90mm）

M8 中空万向螺钉（直径 5.5mm,6.5mm 和 7.5mm；长度 35mm-55mm）
CannulatedM8 Multi Axial Screw（Available in 5.5mm,6.5mm,and 7.5mm diameter with leng ths from 35mm to 55mm.）

螺钉延长杆 Screw Extender A

Screw Extender B

置棒器 Rod Inserter

置棒器组套 Rod Inserter Assembly（8675300）

锁紧螺塞套管 Lock Screw Retaining Sleeve

量棒器 Rod Template（8670096）

9.4mm 扩张器 9.4mm METRx™ System Dilator（9560421）

5.3mm 扩张器 5.3mm METRx™ System Dilator（9560420）

大号扩张器 Large Dilator（8675422）

快速连接棘轮 T 型扳手 Quick Connect Ratcheting T-Handle（836-009）

丝攻 Taps（4.5mm,5.5mm,6.5mm,and Self-Drilling）

快速连接模块扳手 Quick Connect Modular Handle（836-010）

棒尖 Rod Trocar Tip（8670030）

快速连接棘轮扳手 Quick Connect Ratcheting Handle（9339082）

图 12-60　SEXTANT 器械

（4）恶液质或严重心肺疾病患者；

（5）已行后路椎弓根钉内固定术需翻修者。

二、手术操作

（一）手术器械

目前市面上存在多个品牌的经皮椎弓根螺钉内固定系统,它们的基本原理相同,但操作方式略有区别。这里主要以枢法模公司生产的 SEXTAN 微创椎弓根螺钉内固定系统为例,介绍手术操作的过程。

SEXTANT 微创椎弓根钉系统,包括:中空螺钉,预弯连接棒,螺帽,螺钉延长杆,缩紧螺帽套管,置棒器,各级扩张器,丝攻,棒尖,量棒器,穿刺针,导针和各种规格的起子,压缩手柄等（图 12-60）。

（二）麻醉及体位

气管内插管全麻下,取俯卧位,锁骨、胸部及双侧髂前上棘垫软枕或啫喱垫,使腹部悬空。

（三）操作步骤

1. 术前定位　清晰的 DR 胸或腰椎正侧位片,明确椎弓根的位置和情况,帮助我们制定穿刺路径,有效地减少术中穿刺的次数和置钉失败的可能性。术前用 C 形臂机进行定位,用记号笔做椎弓根的体表标志。有条件的手术室,G 形臂机或者导航引导下手术,可以很大程度地减少透视、定位的时间。

2. 穿刺和透视　麻醉、消毒满意后,以 22 号穿刺针确定皮肤进针点,沿椎弓根向后走行的方向,距椎弓根体表投影 1~2cm 处穿入皮肤,达到上关节突和横突的交界点,在 C 形臂机的正侧位片透视下,确定进针点为:右侧椎弓根 2 点钟方向,左侧椎弓根 10 点钟方向（图 12-61）。

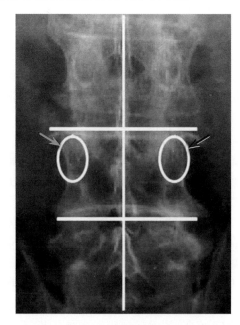

图 12-61　穿刺进针点

在 C 形臂机的正侧位片透视下,确定进针点为:右侧椎弓根 2 点钟方向（红色）,左侧椎弓根 10 点钟方向（蓝色）

3. 插入导针　导针沿穿刺针的方向插入，在透视下见导针通过椎弓根，前端距离椎体前缘1/4个椎体，移除穿刺针。导针应选择前端圆钝并自带螺纹者，穿刺的过程中应反复透视，确定导针的位置，避免导针穿刺得过快、过深，甚至穿透椎体前缘皮质，损伤内脏及血管（图12-62）。

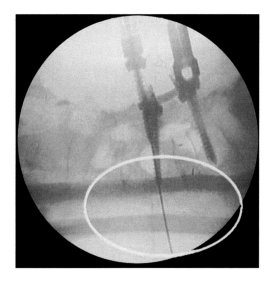

图12-62　置钉过程中，导丝穿入腹腔

4. 扩张和攻丝　利用各级扩张器，逐级扩张肌肉、筋膜。保留直径最大的扩张器作为攻丝的保护套，移除其余的扩张器，沿导针插入丝攻。为避免置钉过程困难甚至掀开椎弓根皮质、损坏椎弓根螺钉，丝攻必须使用直径与螺钉一致者。通过丝攻柄上的刻度时刻了解丝攻进入的深度，攻丝过程中必须使用C形臂机反复透视，除了观察丝攻深度，还要注意导针的位置，防止丝攻将导针带入过深。攻丝完毕后移除扩张器，保留导针。

5. 置钉　中空螺钉安装于螺钉延长棒中；螺帽的光滑端置入锁紧螺帽套管中，注意螺帽的螺纹端不能放在套管中。将组装好的锁紧螺帽套管插入螺钉延长棒中形成螺钉组套。螺钉组套沿导丝进入椎弓根。值得注意的是：①无论是攻丝还是置钉，都应由助手利用器械夹持住导丝，并维持导丝的位置，避免攻丝和置钉的过程中将导针带入（图12-63）；②若导丝出现旋转，一定要警惕。导丝的旋转往往意味着导丝与丝攻、螺钉组套之间存在较大的摩擦力，这往往意味着攻丝或者螺钉组套并没有沿着导丝的方向进入椎弓根。③置钉的过程中需反复透视，确保螺钉沿导丝在椎弓根内拧入。当螺钉前缘经过椎弓根后，可拔出导丝。

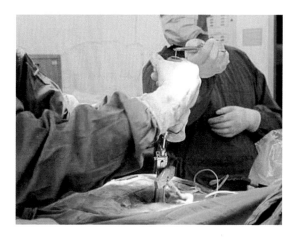

图12-63　攻丝及拧入螺钉时，助手均需用钳子夹住导丝外露部分

6. 放置连接棒　同法置入同侧螺钉后，旋转螺钉延长棒，使同侧螺钉延长棒尾端两个平面相对，交叉扣入并确保两者之前无任何缝隙（图12-64）。安装置棒器及棒尖，棒尖到达头端螺钉钉尾后，锁紧头端螺母以稳定棒尖（图12-65）。安装量棒器以确定连接棒的长度。移除量棒器和棒尖，置入合适长度的连接棒（图12-66）。置棒的过程中注意反复透视，确定连接棒先后穿过各螺钉钉尾；注意避免暴力置棒。

7. 锁紧螺帽　C形臂机正侧位透视下确认钉棒位置正确，行撑开、加压等操作后，锁紧螺帽。

（四）术后处理

经皮椎弓根钉内固定对比传统开放内固定手术，不需要放置引流管，内固定后应给予抗生素预防感染。术后48小时内可戴腰围下床活动；术后3个月复查X线片、6个月复查CT以了解骨折恢复或内固定物情况，3个月后可解除腰围。

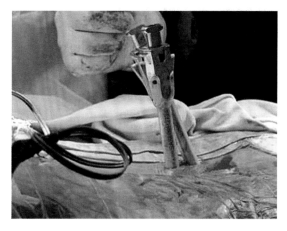

图12-64　螺钉延长棒的交叉扣入

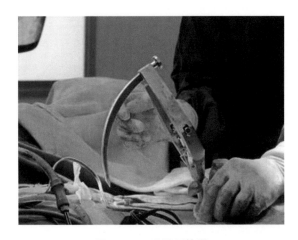

图 12-65　连接置棒器

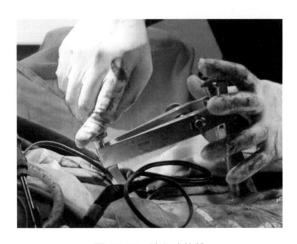

图 12-66　植入连接棒

三、注意事项

（一）操作注意事项

1. 螺钉装配时螺塞套管在螺钉延长杆内有两挡,不同的步骤用不同的挡位,否则会造成穿棒受阻或无法螺塞锁紧棒;

2. 在攻丝和拧入螺钉时,助手应用血管钳夹住导针外露部分,避免操作过程中导针被带入过深,刺穿椎体前缘而损伤大血管及内脏;

3. 在穿棒器上装配棒尖和棒时,一定要装紧,彻底锁紧穿棒器上的螺母,确认不会掉出后再穿入体内,否则掉入肌肉内将难以取出;

4. 一般固定范围从 T_{10}~S_1, T_{10} 以上棒的前凸设计与胸椎后凸弧度不符合,棒两端突起会使患者术后产生不适,不推荐应用;骨折固定最常用 70~90mm 棒,单节段退行性病变固定最常用 30~50mm 棒, L_5~S_1 常用 30~40mm 棒;

5. 经皮拧入螺钉一直拧到拧不动螺丝起子,

此时说明万向螺钉已经触及骨面,再退半个螺纹,使螺钉延长杆在体外可以活动,以保证万向钉尾部可自由活动以利于穿棒;

6. 穿棒困难的原因包括装配螺钉时螺塞套管未安装到位导致螺塞过度旋入螺钉,阻碍穿棒,可退回几个螺纹再穿棒,如两个延长杆未完全贴合也会造成穿棒困难。

（二）并发症的防治

经椎弓根内固定手术的关键是将螺钉经椎弓根拧入椎体,掌握好进针点及进针角度又是其中最重要的两点。经皮椎弓根钉内固定的手术并发症与传统开放内固定手术相似。由于脊柱的解剖复杂,错误的进针可导致严重的并发症,如:

1. 脊髓和硬膜囊损伤　术中进针时向内角度 >15°,易穿过椎弓根的内侧壁,造成脊髓和硬膜囊锐性损伤;

2. 神经根损伤　椎弓根螺钉方向偏内侧及下方,螺钉穿透椎弓根内侧缘或下缘,有可能损伤神经根;

3. 导针损伤内脏或大血管　导针置入过深,穿破椎体前缘皮质,易伤及内脏和大血管;

4. 内固定物折断　术后过早负重活动或内固定物质量问题可导致内固定物断裂。

除此之外,内固定术后感染也是经皮椎弓根钉内固定术的一个增加患者痛苦、延长住院时间、增加治疗费用的重要并发症。

（陈博来　李永津　林新源）

参考文献

［1］ 王向阳,徐华梓,池永龙,等. 双孔导管在经皮颈椎前路枢椎齿状突螺钉内固定术中的应用. 中国脊柱脊髓杂志,2015,25（5）:438-442.

［2］ 池永龙,徐华梓,林焱,等. 经皮穿刺内固定治疗上颈椎骨折与不稳. 中国脊柱脊髓杂志,2004,14（2）:73-78.

［3］ Li WL, Chi YL, Xu HZ, et al. Percutaneous anterior transarticular screw fixation for atlantoaxial instability: A case series. J Bone and J Surg［Br］,2010,92（4）:545-549.

［4］ Wu YS, Chi YL, Wang XY, et al. Microendoscopic anterior surgery for irreducible atlantoaxial dislocation: Technique note and initial experience. J spinal disord, 2010,23（2）:113-120.

［5］ 池永龙,王向阳,毛方敏,等. 经皮颈前路螺钉内固定治疗齿突骨折. 中华骨科杂志,2004,24（2）:91-94.

［6］ Chi YL, Wang XY, Xu HZ, et al. Management of odontoid fractures with percutaneous anterior odontoid screw fixation. Eur Spine J,2007,16(8):1157-1164.

［7］ Wang J,Zhou Y,Zhang ZF,et al. Comparison of percutaneous and open anterior screw fixation in the treatment of type II and rostral type III odontoid fractures. Spine,2011,36(18):1459-1463.

［8］ 王向阳,徐华梓,池永龙,等. 前路经皮三钉固定治疗老年寰枢椎联合骨折. 中华骨科杂志,2011,31(10):1056-1060.

［9］ Wu AM,Wang XY,Chi YL,et al. Management of acute combination atlas-axis fractures with percutaneous triple anterior screw fixation in elderly patients. Orthop Traumatol Surg Res,2012,98(8):894-899.

［10］ Xu H,Chi YL,Wang XY,et al. Comparison of the anatomic risk for vertebral artery injury associated with percutaneous atlantoaxial anterior and posterior transarticular screws. Spine J,2012,12(8):656-662.

［11］ 王超,党耕町,刘忠军. 前路经枢椎体寰椎侧块螺钉固定术. 中华骨科杂志,1999,19(8):457-459.

［12］ 池永龙,徐华梓,林焱,等. 经皮前路侧块螺钉内固定植骨融合治疗 $C_{1,2}$ 不稳. 中华外科杂志,2004,42(8):469-473.

［13］ 王胜,池永龙,徐华梓,等. 经皮穿刺套管导向器的设计和临床应用. 脊柱外科杂志,2005,3(5):287-291.

［14］ Dickman CA,Sonntag VKH. Posterior C_1-C_2 transarticular screw fixation for atlantoaxial arthrodesis. Neurosurgery,1998,43(2):275-280.

［15］ Wright NM,Lauryseen C. Vertebral artery injury in $C_{1,2}$ transarticular screw fixation:results of a survey of the AANS/CNS section on disorders of the spine and peripheral nerves. J Neurosurg,1998,88(4):634-640.

［16］ Nakanishi T,Sasakit,Tokita N,et al. Internal fixation for the odontoid fracture. Orthop Trans,1982,6:176.

［17］ 夏虹,刘景发,徐国洲,等. 颈前路螺钉内固定治疗齿状突骨折. 中国脊柱脊髓杂志,2000,10(3):142-144.

［18］ 刘少喻,刘景发,黄山东,等. 齿突导针定位器在齿突骨折内固定中的应用. 中华骨科杂志,2001,21(4):209-212.

［19］ 金大地,陈建廷,瞿东滨,等. 颈前路中空螺钉直接内固定治疗齿突骨折. 中华骨科杂志,1999,19(8):

453-456.

［20］ 郑江,李开南,刘莉,等. 腰椎后路经皮微创与传统开放手术影响竖脊肌形态学改变的比较. 中国组织工程研究与临床康复,2010,14(39):7307-7310.

［21］ Agrawal A,Mizuno J,Kato Y,et al. Minimally invasive pediclescrew placement in a case of L4 fracture:case report withreview of literature. Asian J Neurosurg,2010,5(2):64-69.

［22］ Sairyo K,Sakai T,Yasui N. Minimally invasive technique fordirect repair of pars interarticularis defects in adults using apercutaneous pedicle screw and hook-rod system. J Neurosurg Spine,2009,10(5):492-495.

［23］ Wang MY,Mummaneni PV. Minimally invasive surgery for thouacolumbar spinal deformity initial clinical experience with clinical and radiographic out comes. Neurosurg Focus,2010,28(3):E9.

［24］ Samdani AF,Asghar J,Miyanji F,er al,Minimally invasive treatment of pediatric spinal deformity. Semin Spine Surg,2011,23(1):72-75.

［25］ Deininger MH,Unfried MI,Vougioukas VI,et al,Minimally invasive dorsal percutaneous spondyldiscitis. Acta Neurochir(Wien),2009,151(11):1451-1457.

［26］ Park Y,Ha Jw. Comparison of one-level posterior lumbar interbody fusion performed with a minimally invasive approach or a traditional open approach. Spine,2007,32(5):537-543.

［27］ WangJ,ZhouY,ZhangZF,et al. Radiological study on disc degenoration of thoracolumbar burst fractures treated by percutaneous pedicle screw fixation. Eur Spine J,2013,22(3):489-494.

［28］ Wang HW,Li CQ,Zhou Y,et al. Percutaneous pedicle screw fixation through the pedicle of fractured vertebra in the treatment of type A thoracolumbar fractures using Sextant system:an analysis of 38 cases. Chin J Traumatol,2010,13(3):137-145.

［29］ Kruger A,Rammler K,Ziring E,et al. Percutaneous minimallyinvasive instrumentation for traumatic thoracic and lumbarfractures:a prospective analysis. Acta Orthop Belg,2012,78(3):376-381.

第十三章 扩张管道技术

第一节 腰椎后路扩张管技术

一、概述

后路腰椎椎体间融合术（posterior lumbar interbody fusion，PLIF）与经椎间孔入路腰椎椎体间融合术（transforaminal lumbar interbody fusion，TLIF）是治疗下腰椎退行性疾病合并不稳的腰椎后路主要手术方式，其目的在于矫正畸形、稳定脊柱、促进融合与早期康复，目前已广泛应用于临床。融合是判断下腰椎退行性疾病合并失稳手术疗效的金标准，众多文献已报道双侧椎弓根钉棒坚强内固定的应用使得椎间融合率超过90%。然而，常规开放手术切口大、出血多、椎旁肌肉剥离牵拉广泛，因此，即使获得了良好的融合，但术后疗效却并不满意，术后腰背痛时有发生。微创入路脊柱手术（minimal access spinal surgery，MASS）是在经典微创脊柱手术（minimal invasive spinal surgery，MISS）基础上发展而来的新的微创脊柱技术，其特点是可在直视下通过特殊扩张管设备小切口（mini-open）下完成手术，即采用特殊的管状拉钩或撑开器，通过旁正中微创肌肉撑开入路可减少椎旁肌肉的剥离及缺血损伤，在减少各种与入路相关并发症的同时达到与常规 PLIF 相当的临床疗效；同时弥补 MISS 镜下"手眼分离"操作的困难，适应证较广，具有组织创伤小、疗效确切、恢复快等优点。

（一）微创扩张管小切口腰椎后路肌间隙入路的优点

1. 对多裂肌具有保护作用 由于采用的是肌间隙入路，避免了传统开放 PLIF 与 TLIF 对椎旁肌肉、韧带的广泛剥离造成多裂肌失神经营养变性。扩张管由小到大撑开肌肉间隙或肌束间隙时肌纤维是被逐渐推开，其排列顺序不会发生明显改变，术后肌纤维之间基本不形成瘢痕组织，其生理功能尽可能地得到保留。同时，扩张管与撑开器对肌肉的牵拉力均匀分布在其四周，不同于传统拉钩使局部肌肉内压异常增加而引起肌肉变坏死。动物模拟腰椎后路手术实验证明距传统拉钩 5mm 处肌内压超过 100mmHg，明显高于正常水平，且肌肉局部血流急剧减少，持续 3 小时后组织学观察发现有坏死和即将坏死的不透明肌纤维，术后 48 小时则有巨噬细胞侵入，导致肌肉坏死。

影像学证据：术后椎旁软组织的生理学变化包括早期的创伤性水肿、肌纤维坏死、失神经和缺血性改变，以及远期的肌肉组织退变（主要表现为肌肉横截面积减小和脂肪沉着体增多），通过 MRI 或 CT 可观察到微创扩张管小切口入路 PLIF 组术后多裂肌的萎缩和变形均较传统开放 PLIF 组明显减少。

实验室证据：肌酸磷酸激酶同工酶主要存在于骨骼肌组织，骨骼肌受损伤时血浆肌酸磷酸激酶同工酶显著增高，故肌酸磷酸激酶同工酶可作为骨骼肌损伤的标志物。实验表明，肌酸磷酸激酶同工酶的升高主要与肌肉退变过程相关，腰椎手术后 3 小时腰背肌开始发生退变，1 周后肌肉开始再生，因此升高主要发生在术后 1 周内，时间曲线表现为术后第 1 天达到高峰，以后逐渐下降，7 天后基本恢复正常。Kim 等人腰椎微创融合术和开放性 PLIF 比较研究中发现，微创融合术中磷酸激酶水平在术后第 1 天和第 3 天明显低于开放手术。

保护多裂肌可对脊柱稳定性尤其是动态稳定

性具有更好地保护作用,可更好地预防术后近期并发症。通过临床观察,微创扩张管小切口 PLIF 与 TLIF 术后患者短期腰痛症状出现少,且程度轻。此现象应与微创手术患者肌肉剥离少,创面小有一定关系。患者一般术后 3 天左右可在腰围保护下下床行走,理论上降低了长期卧床引起的各类并发症的发生。

2. 有效减少术中出血　通过减少对软组织的剥离,实现了手术创面的微小化。此外,通过扩张器对整个手术通道外肌肉均匀施压,可有效减少术中出血量。在改善手术视野,缩短手术时间的同时,减少了术后血肿的发生,进一步减少了对患者内环境的干扰,达到了手术微创化的目的。

3. 减少硬膜粘连发生　术中剥离的骶棘肌创面上成纤维细胞侵入血肿是导致瘢痕形成的重要原因,微创扩张管小切口 PLIF 与 TLIF 对肌肉剥离少,保留了大部分后柱结构,因此对于预防和减少硬脊膜外瘢痕形成应有非常重要的意义。

(二)适应证与禁忌证

1. 适应证　与常规开放 PLIF、TLIF 的手术适应证相似,主要包括:

(1)脊柱本身稳定性破坏:外伤、退行性腰椎节段性不稳、椎体滑脱、脊柱结核及其他感染。

(2)手术造成的医源性不稳与腰椎翻修术。

2. 禁忌证

(1)手术入路不允许:入路存在感染、肿瘤、既往手术瘢痕粘连及解剖不清。

(2)超过 2 个节段的 PLIF 与 TLIF,目前各种微创扩张管系统最大撑开范围为 2 个节段。

(三)手术设备

由于微创入路脊柱手术所需特殊的管状扩张系统设备的局限性,目前小切口手术只能应用于胸腰椎 1~2 个节段的内固定。不同管状扩张系统产品的设计各有特色与不足,通常需配备良好的光源系统,从而能保证在窄小的通道视野下完成减压、融合与内固定操作。

目前,常用的包括 Medtronic Sofamor 公司 MAST™ QUADRANT™ 可扩张通道微创系统(图 13-1),Depuy Spine 公司 Pipeline 可扩张通道系统(图 13-2)。

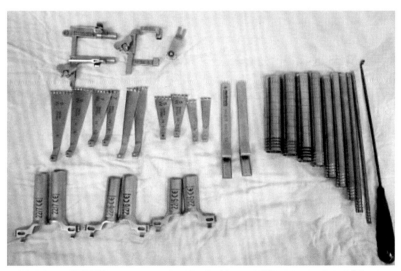

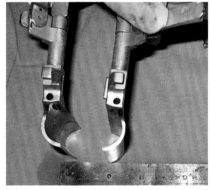
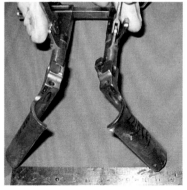

图 13-1　QUADRANT 可扩张通道微创系统

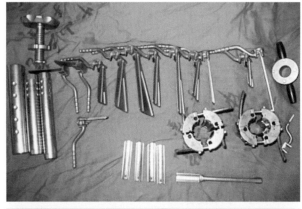

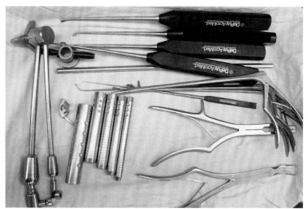

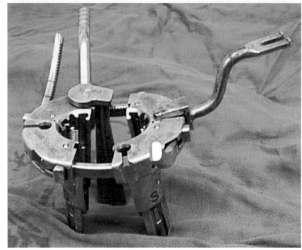

图 13-2　Pipeline 可扩张通道系统

二、手术操作

（一）MAST™ QUADRANT™ 可扩张通道下手术操作

1. 手术体位　气管内麻醉后,俯卧位,需避免胸腹部受压,体位安放完毕后可术前透视,确认手术区域准确,术野无杂物遮挡术中透视。如使用无菌手术膜,应撕去切口区薄膜,以免术中置入经皮递增管状扩张器时将薄膜碎片带入到手术入路中而引起异物残留,影响手术切口愈合。

2. 切口定位　以 L_{4-5} 单节段、MAST™ QUADRANT™ 可扩张通道微创系统为例。透视确认 L_4、L_5 的椎弓根中心点并标记,以其纵向连线标记切口线,通常位于棘突旁开 3.5~4.5cm 处,长为 2.8~3.0cm,常规消毒铺巾(图 13-3、4)。

3. 建立工作通道　沿一侧切口标记逐层切开皮肤、皮下组织及腰骶筋膜,触摸确认多裂肌与最长肌间隙,用示指钝性分离,沿肌间隙以细针穿刺,定位同侧 L_4 椎板下部,沿定位针依次置入递增式扩张套管,紧贴骨质小心仔细剥离上、下关节突

和椎板表面的软组织(图 13-5)。剥离范围切勿超过下关节突外侧缘,以免损伤进入椎间孔的神经根与血管束。依据扩张管外壁的深度标尺,选择合适深度的可扩张工作通道撑开叶片,连接光源与自由臂固定装置,置入撑开器,适度撑开通道叶

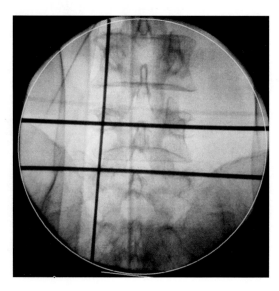

图 13-3　透视椎弓根

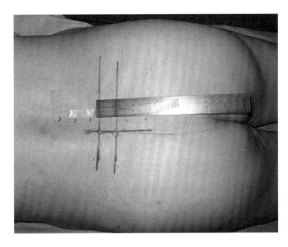

图 13-4　标记切口

片（图 13-6、图 13-7），以获得更广的手术视野，建立工作通道（图 13-8），必要时可透视确认扩张管显露节段是否准确（图 13-9、图 13-10）。

4. 置入椎弓根螺钉　咬除椎板外残余的软组织，清楚暴露同侧 L_4 与 L_5 椎板、椎板间隙、关节突关节。结合术前照片，按照常规开放手术的置钉方法置入椎弓根螺钉。置钉过程中注意勿损伤椎弓根内壁，根据探子的触感及术中透视确保置钉位置准确（图 13-11、图 13-12），术中可根据置钉方向的要求调整工作通道的位置，必要时可松开自由臂以倾斜工作通道，以便完成置钉操作（图 13-13）。

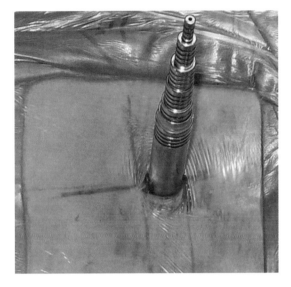

图 13-5　递增置入扩张管

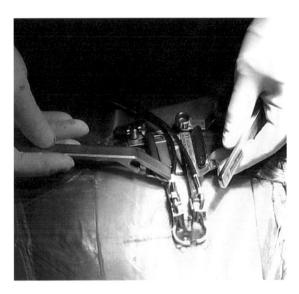

图 13-7　用撑开器撑开通道叶片

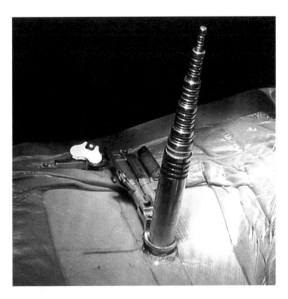

图 13-6　置入通道叶片

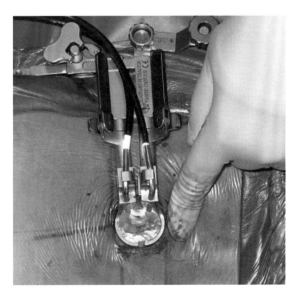

图 13-8　通道建立完毕

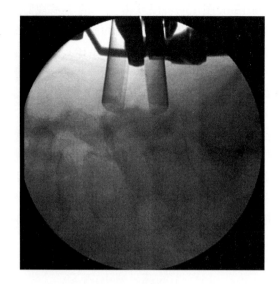

图 13-9　透视侧位

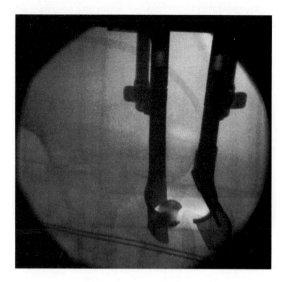

图 13-12　透视正位

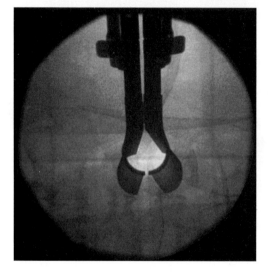

图 13-10　透视正位

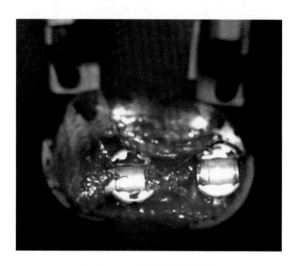

图 13-13　直视下完成置钉

　　5. 减压、融合、固定　根据手术目的进行减压融合。PLIF 操作为保留棘突与棘间韧带,行后路单侧椎管减压,以枪状咬骨钳咬除病变节段部分上下椎板与关节突,减压范围应满足椎管与神经根充分减压及置入 cage 操作需要,通常咬除 L$_4$ 下关节突超过 3/4、L$_5$ 上关节突内侧部,切除增厚的黄韧带,显露硬膜囊及神经根(图 13-14)。以神经拉钩小心牵开神经根和硬膜,自单侧切除 L$_{4\sim5}$ 椎间盘组织,刮除上下终板至软骨下骨,测试椎间隙高度与深度决定置入 cage 型号。同时重点对神经根管减压至神经根完全松弛无受压,椎间隙植骨并置入 cage(图 13-15、图 13-16)。

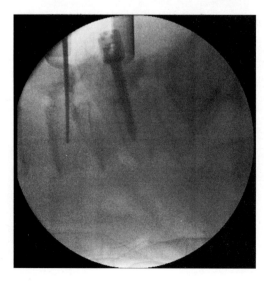

图 13-11　置入椎弓根螺钉透视侧位

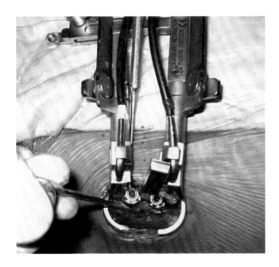

图 13-14 直视下减压融合

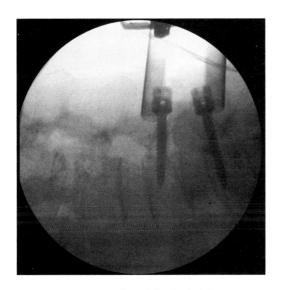

图 13-15 减压融合后透视侧位

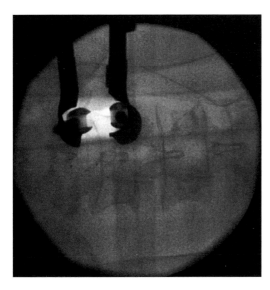

图 13-16 透视正位

TLIF 操作不同之处为经椎间孔入路,首先自外向内咬除或用高速磨钻行同侧椎间关节切除,暴露神经根(出口根与行走根)并牵开,显露椎间盘侧后方。然后行椎间盘切除、终板处理、植骨与 cage 植入,根据术前椎管狭窄情况同时行部分椎板减压。

经过通道置入预弯好的棒,确保硬膜囊及神经根安全的情况下再使用配套的加压器适当加压,锁紧螺帽,完成一侧减压固定融合(图 13-17),可透视了解固定情况。如无配套加压器,也可先将扩张管撤出,通过切口透视下置入普通加压器对椎间隙进行加压固定。

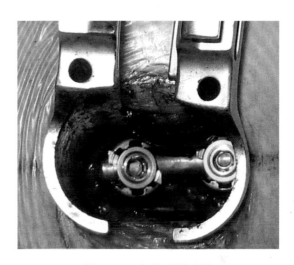

图 13-17 加压、固定完毕

回缩工作通道牵开叶片、松开自由臂取出扩张管装置,肌肉纤维将自然回弹并遮盖钉棒。根据具体情况决定是否需对侧减压与固定,如需要可同法于对侧建立工作通道、减压与置钉,通常椎间隙 1 枚 cage 即可。完成减压固定后常规椎板外置引流管,缝合筋膜、皮下组织、皮肤(图 13-18、图 13-19)。如有两套扩张管系统,则可双侧同时操作,同时建立工作通道、置钉、减压、融合与固定,其优点在于可同时撑开与压缩椎间隙。

(二)Pipeline 扩张管下手术操作

1. 切口与定位 以 L_{4-5} 单节段 Pipeline 扩张管下单侧固定为例。全麻后俯卧位,透视确认患侧即存在下肢神经根性症状一侧的 L_4、L_5 椎弓根中心点,以其纵向连线为切口(图 13-20、图 13-21),通常位于棘突旁开 3.5~4.5cm,长 2.8~3.0cm,沿切口切开皮肤、皮下组织和腰骶筋膜。

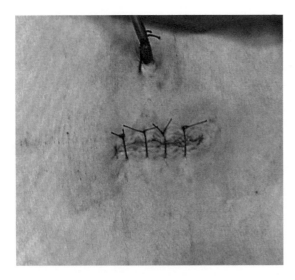

图 13-18　一侧切口

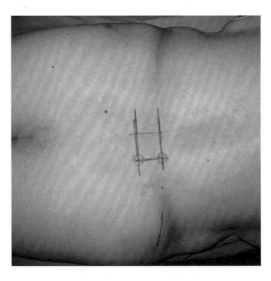

图 13-21　切口标记

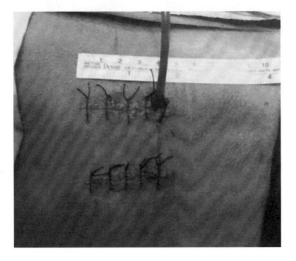

图 13-19　双侧切口

2. 置入扩张管建立工作通道　细定位针穿刺至同侧 L_4 椎板下部，沿定位针依次递增插入扩张管套管，仔细剥离上、下关节突和椎板上软组织，紧贴骨质结构进行反复剥离，切勿超过关节突外侧缘以免损伤进出椎间孔的神经根与血管束。依据扩张导管外壁的深度标尺，选择合适深度可扩张工作通道，连接光源与自由臂固定装置，置入牵开器，适度撑开可扩张通道（图 13-22~图 13-24）。

3. 扩张管下单侧置钉、减压、融合固定　通过牵开器通道咬除椎板外残余软组织，清楚暴露同侧 L_4 与 L_5 椎板、小关节突及其间隙。置钉、减压、内固定均通过扩张管操作，具体操作与常规开放

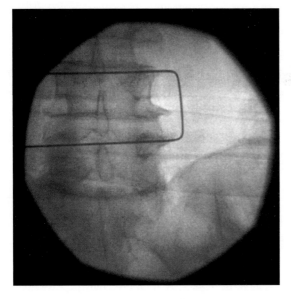

图 13-20　术前透视椎弓根

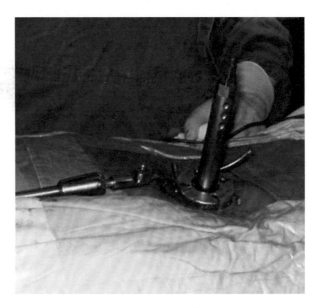

图 13-22　置入扩张管及通道

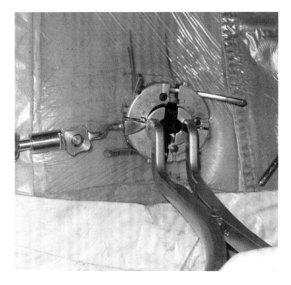

图 13-23　撑开可扩张通道

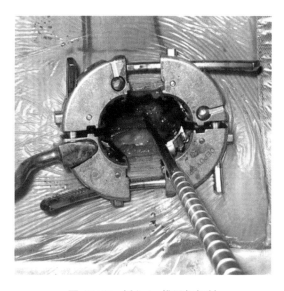

图 13-25　插入 L$_4$ 椎弓根探针

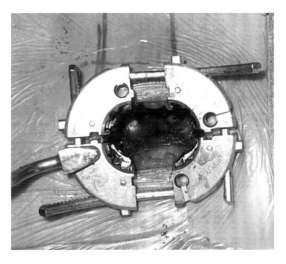

图 13-24　扩张通道下术野

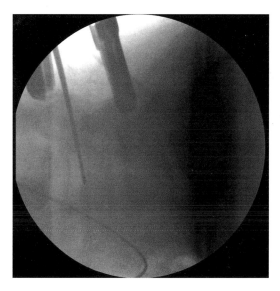

图 13-26　L$_4$ 椎弓根探针透视侧位

手术相似（图 13-25~ 图 13-36）。术中可根据置钉方向需要适当调整工作通道位置，必要时可松开自由臂以倾斜工作通道便于置钉。置入预弯好的棒后可采用配套器械对间隙加压，如无则可拆除工作通道对钉棒加压。

三、注意事项

（一）单侧固定手术注意事项

单侧 PLIF 或 TLIF 后，采用单侧固定是否会出现对侧神经根症状鲜见报道，但这恰恰是在应用单侧固定之前及之中需要担心与考虑的问题。原因在于常规单侧椎弓根钉需对间隙加压后，由于对侧未减压，有无可能造成原本无狭窄或轻度狭窄但尚无症状的椎间孔出现狭窄，从而出现相

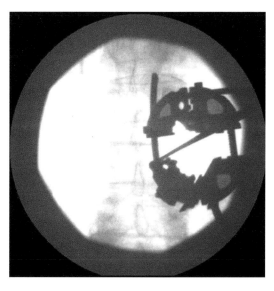

图 13-27　透视正位

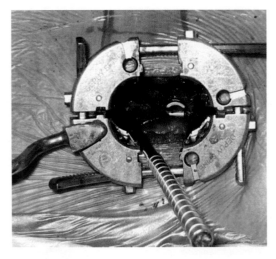

图 13-28　插入 L$_5$ 椎弓根探针

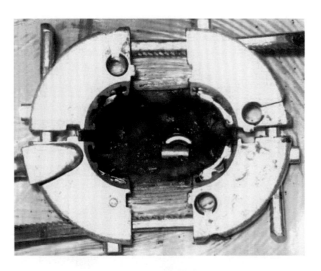

图 13-31　椎管减压

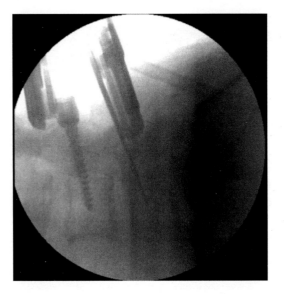

图 13-29　L$_5$ 椎弓根探针透视侧位

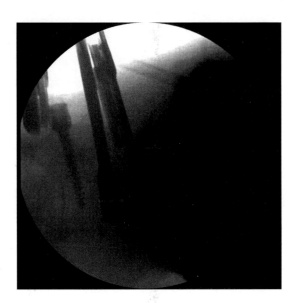

图 13-32　处理椎间隙

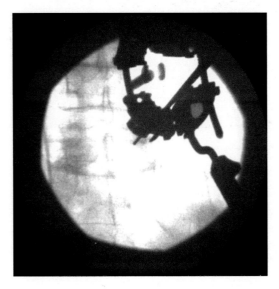

图 13-30　透视正位

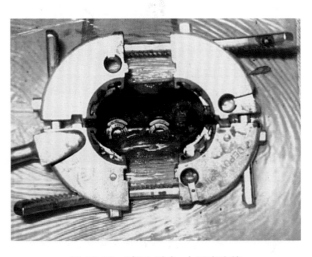

图 13-33　减压、融合、内固定完毕

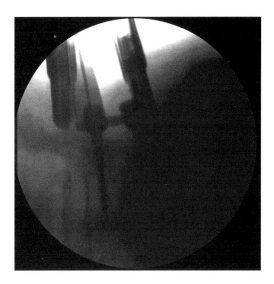

图 13-34　透视侧位

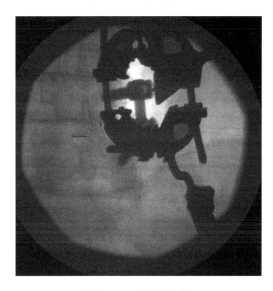

图 13-35　透视正位

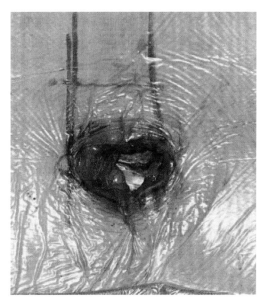

图 13-36　术后切口

应的神经根症状,此外采用cage后是否会因为选用cage型号不合适(过高或过低)而导致对侧椎间孔高度的改变。另外,自症状侧入路向椎间隙植入骨粒后,是否会由于cage植入时而将骨粒挤向对侧从而压迫对侧神经根。这些担心并非没有可能,Hunt等就报道1例单侧TLIF术后18个月出现对侧神经根症状。笔者分析,由于内固定术后腰椎前凸的增加可能会导致对侧椎间孔的轻度狭窄,因而在选择cage或植骨块型号大小时需兼顾椎间隙与椎间孔高度的同时恢复,对于MRI影像学提示术前对侧椎间孔存在狭窄者,需考虑对侧减压。而如计划采用单侧固定,则术前与术中需注意以下事项:

1. 术前仔细影像学评估　单侧固定技术尽管相对双侧固定操作更加简单省时,但需注意避免出现术后对侧神经根症状。对于仅有单侧神经根症状或以一侧神经根症状为主者,通过单侧入路尤其是在内镜下能达到充分减压的目的,但需要在术前通过影像学检查排除存在对侧神经根管的狭窄,即使是术前并无对侧神经根症状,因为cage置入后椎间隙高度的恢复并不完全等同于椎间孔高度的恢复。

2. 术中需选择合适型号的cage　这依赖于术前影像学的分析与术中判断,也很大程度上取决于手术医生的经验,其实在大多数情况下采用cage撑开椎间隙后也是对椎间孔神经根的一种间接减压;cage尽可能置于椎间隙中央,避免偏后而直接造成对侧神经根的压迫;植骨粒应主要植入椎间隙前方,以避免被cage挤压至对侧后方而压迫对侧神经根。

3. 加压适度　由于是非对称性固定,单侧钉棒加压需适度,以避免造成继发性侧凸或加压过度造成对侧神经根管继发狭窄。术中可透视确认,如确实无法明确,必要时可术中椎管造影以确认对侧神经根无受压。

(二)并发症及其预防处理措施

1. 与微创入路相关并发症　主要与术中所使用的特殊撑开入路系统有关,最常见为出血、周围软组织损伤以及感染。熟悉手术相关解剖、细致谨慎的操作以及手术器械的严格消毒质控,是预防上述并发症行之有效的方法。此外,特殊器械的故障或失效包括器械的折弯、碎裂、松脱以及整体或部分的破损,一旦器械破损后不宜再放入术野中。寻找及取出破裂碎片,重新消毒新器械,重装将使手术时间延长。因此,手术医生以及器械护士术前熟悉器械的正确安装以及使用方法,常规检查器械的完整性及功能状态,术中按规程对器械进行使用,术后严谨的器械维护及管理是预防上述问题的可行方法。

2. 与后方腰椎椎间融合相关并发症　包括脑脊液漏、置钉位置不良以及椎间植骨(或融合器)位置不良等。细小的硬脊膜破裂口引起脑脊液漏者可使用吸收性明胶海绵、纤维蛋白胶覆盖,术后患者取平卧或头低脚高位24小时即可自愈。多数情况下一期直接修补硬膜技术上存在较大困难,而且并不必要。减少置钉位置不良的发生可通过术前仔细研究高质量的X线正侧位片,拟定椎弓根钉道;术中透视避免视差,使术野位于透视野的中央,采取标准的正侧位投照透视,确认钉道;或者使用导航等辅助方法实现。椎间植骨块或融合器的安放需直视下埋入椎间隙中,也可通过透视侧位片确认,钉棒关系锁定时适当加压,减少椎间植入物通过后方的纤维环开口游离进入椎管的发生。

3. 与麻醉、手术创伤相关并发症　无特异性,最常见的包括肺炎、静脉炎、深静脉栓塞等。相应的预防和处理包括术后定时翻身拍背排痰,抗生素的合理使用,静脉通道的管理,术后早期的主动下肢肌肉收缩运动。

(戎利民　刘斌　董健文)

第二节　极外侧入路可扩张通道技术

一、概述

极外侧入路腰椎椎间融合术(extreme lateral interbody fusion,XLIF)作为一种可扩张通道技术,是从外侧经腹膜后间隙穿过腰大肌到达椎间隙的一种微创椎间融合方式。由于XLIF术不需经腹腔,不用游离和牵拉大血管,也不需进入椎管及牵拉神经根,因此可以有效避免前路和后路手术的相关风险;同时,该技术还具有手术时间短、手术创伤小、术中出血少、术后恢复快等优点;因而是一种安全、有效的微创术式,具有良好的应用前景。然而,该技术也存在一些潜在并发症,例如:腰大肌分离后可致屈髋无力、腰骶神经根损伤、生殖股神经损伤等;另外有关血管损伤、腹腔脏

器损伤、融合器移位、对侧的神经根症状、终板骨折、植骨不融合等并发症也时有报道。XLIF技术扩大了脊柱微创手术的适应证,它使脊柱外科医生通过很小切口、类似开放手术操作完成微创脊柱手术,但是,由于XLIF是一项新的微创技术,目前国内外开展的还不多,且大多随访时间较短,尚需开展长期随访的多中心、大样本的前瞻性RCT研究。

近年来,有学者将工作通道的位置前移到腰大肌前缘、大血管后方的间隙,手术入路介于ALIF和XLIF之间,称之为OLIF(oblic lumbar interbody fusion),该手术方式避免了腰神经丛损伤的可能,不需要术中神经监护,更可将手术范围延伸至$L_5\sim S_1$。但该技术在通道建立时需直视下进行,类似ALIF有血管损伤的风险,融合器最后放置需要采用遥感式摆动到正侧方的位置。

(一)极外侧入路可扩张通道技术的优缺点

1. XLIF优点

(1)与前路手术(ALIF)相比:手术入路不需要普外科医师帮助,不需要过多剥离牵拉腹膜与大血管,避免了前路手术常见的并发症,如分离牵拉大血管时造成血管损伤、损伤腹下神经丛导致的逆行性射精等;不需要损伤前纵韧带及前方椎间盘纤维环结构,这些结构的完整对有效限制椎体间分离、限制腰椎背伸、腰椎轴向旋转运动具有重要的稳定作用。

(2)与后方入路手术(PLIF、TLIF)相比:不需要切除椎间小关节从而避免影响节段稳定性,腰椎小关节对限制腰椎背伸及轴向旋转运动起着重要作用;不需要经椎管内操作,避免对硬膜囊与神经根的牵拉与损伤,从而避免术后硬膜外纤维瘢痕与粘连形成,减少腰椎手术失败综合征发生。

(3)生物力学优势:XLIF允许了最大面积与体积的椎间融合器置入。更大面积的植入物可从左到右横跨整个椎间隙、坐落于上下终板周围硬骨质环处,可将终板载荷分散分布于更大的面积,使承重应力分散,降低所植入骨质的压力,提供了更好的融合环境,融合器也不易出现下沉;更高的融合器植入还能更有效地直接恢复椎间孔高度,使膨出的椎间盘纤维环与皱缩增生的黄韧带回缩,从而恢复椎间孔容积与中央椎管容积,达到间接减压效果。

(4)有效恢复腰椎力线:XLIF融合器的形

状特点决定了其对腰椎冠状位、矢状位畸形的矫正效果明显优于后路手术所采用的融合器，尤其是在多节段的应用，畸形的有效矫正同时又有助于减少后路钉棒载荷，减少内固定松动发生率。

（5）对于感染性胸腰椎疾病，可避免将前方椎间隙感染带到原本可能无感染的椎管内与后方，造成医源性感染扩散；可处理入路侧腰大肌内脓肿。

（6）切口微创优势：尤其是对于退行性腰椎侧凸病例，选择凹侧入路，可利用同一切口同时处理多节段，相比后路多节段融合手术创伤明显减小。

（7）学习曲线短：所有操作可在直视下操作，也可内镜辅助下完成。

2. XLIF 缺点　无法直接处理椎间盘后部，尤其是突入椎管内部分；尽管可植入最大面积与体积的椎间融合器，但间接减压效果有限，部分病例需再行后路直接减压，从而增加手术时间与创伤；对于旋转畸形严重的退行性侧凸病例，双侧腰大肌解剖变异有可能造成建立工作通道时腰丛神经损伤发生率增加，工作通道建立的轨迹与融合器的置入不易保持良好的方向；对于感染性胸腰椎疾病，高位腰段病变难以同时处理入路侧腰大肌脓肿；无法同时处理对侧腰大肌脓肿，大多需要另做前路切口；无法运用于 $L_5 \sim S_1$ 节段，$L_{1 \sim 2}$ 等高位节段建立工作通道有时需切除部分肋骨；大多数 XLIF 病例仍需辅助侧方或后路内固定，受通道空间限制，侧方固定仅限于单节段，需要特制接骨板或采用普通单钉棒固定，采用后方椎弓根钉固定多需要更换手术体位。

（二）手术适应证与禁忌证

1. 适应证
（1）椎间盘源性腰痛；
（2）腰椎失稳症；
（3）腰椎管狭窄症；
（4）Ⅱ度以内腰椎滑脱症；
（5）轻、中度腰椎退行性侧凸；
（6）以椎间隙破坏为主的腰椎感染性疾病，包括急性/慢性化脓性感染、非特异性感染、结核、腰椎术后椎间隙感染；
（7）腰椎翻修手术。

2. 禁忌证
（1）$L_5 \sim S_1$ 节段病变；

（2）严重中央型椎管狭窄，尤其是严重黄韧带增生、骨化；
（3）先天性腰椎管狭窄症（短椎弓根）；
（4）椎间关节严重增生、内聚；
（5）Ⅱ度以上腰椎滑脱症；
（6）严重腰椎退行性侧凸合并严重旋转畸形；
（7）需要后路减压者；
（8）椎体感染破坏大而严重，病变超过2个以上节段者；
（9）椎间隙感染坏死物突入椎管内形成硬膜囊需减压者；
（10）双侧巨大腰大肌脓肿；
（11）有腹膜后手术史。

（三）手术设备

包括可折叠可调脊柱手术台、XLIF 工作通道（图 13-37）、XLIF 手术工具（图 13-38）、XLIF 融合器、植骨材料、内固定器械与内植物、神经监护设备。

二、手术操作

（一）麻醉与体位

气管内插管麻醉成功后，患者90°侧卧于可调节脊柱手术床上，腰部对准腰桥并垫枕，通常采

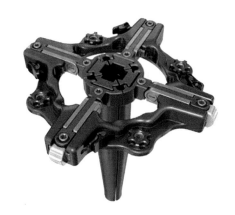

图 13-37　XLIF 工作通道

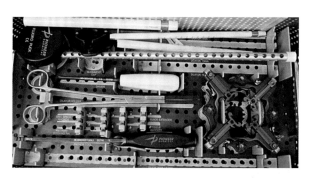

图 13-38　XLIF 手术工具

取右侧卧位、左侧在上,左侧手术入路可避免肝脏与下腔静脉阻挡影响操作;对退行性侧凸需多节段融合、矫形者,可采用凹侧入路,有利于自同一切口处理多节段。保持90°右侧卧位,腹腔内脏可由于重力移向对侧而有利于腹膜后间隙手术操作,逐步调整腰桥,尽可能张开入路侧髂肋距离,可通过局部皮肤张力或透视判断,对于 L_{4-5} 节段需尽可能通过手术台调整降低髂嵴高度以避免其影响通道建立(图13-39)。屈曲左侧髋关节、膝关节以放松腰大肌,躯干与下肢使用宽布胶带固定

于手术床(图13-40),最后透视确定患者体位为90°标准侧卧位,判断标准为透视显示AP位棘突居中、双侧椎弓根对称,侧位椎体前后缘与双侧椎弓根投影完全重叠(图13-41、图13-42)。透视显示目标节段间隙尽可能垂直地平面,以利于手术操作并保持良好的方向。皮肤消毒前使用体表标记装置标记切口部位,常规消毒铺巾。

(二)手术步骤

1. **显露腹膜后间隙** 常规 XLIF 切口位于身体腋中线附近,术前侧位透视手术节段椎间隙,

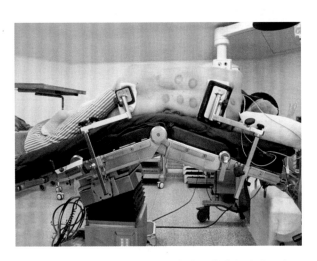

图 13-39 右侧卧位体位与手术床调整增加髂肋距离

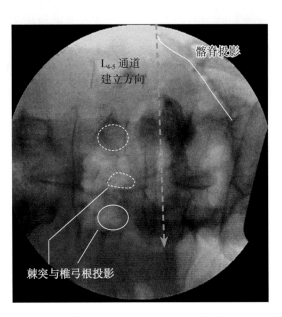

图 13-41 AP 位透视确认标准侧卧位与髂嵴高度、L_{4-5} 通道预计轨迹

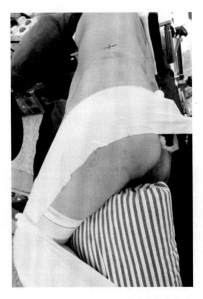

图 13-40 宽胶布固定屈髋屈膝位

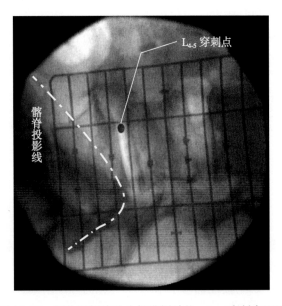

图 13-42 侧位透视确认为标准侧卧位、L_{4-5} 穿刺点不受髂嵴影响

$L_{3\sim4}$ 及其以上节段椎间盘侧方穿刺点为其矢状面中心点、$L_{4\sim5}$ 节段穿刺点为其中心点偏前处以减少腰丛神经损伤可能,穿刺点于腋中线附近皮肤体表投影即为切口中心点,以投影点平行椎间隙方向做一直切口,长度约 3cm(图 13-43),如为 3 个以上节段手术则可能需要 2 个或相应多个切口。逐层切开皮肤、筋膜,钝性与锐性结合切开与分离腹内、外斜肌,切开最后一层筋膜即腹横筋膜即到达腹膜后间隙。在处理腹横筋膜时需与腹膜鉴别,如筋膜表面有较多脂肪组织或在其表面周围可较轻松分离则很有可能为腹膜层,一旦破损需即刻缝合修补以免破裂口进一步扩大。术者示指尖抵住腹横筋膜深层并顺其向后滑向后腹壁,手指轻柔地来回扫动将附着于腰大肌、后腹壁的腹膜分离,从而将腹膜与腹腔内容物推开腹侧与对侧离开术区,此时手指向后可触及横突及横突间肌所形成的"屏障",向下可触及腰大肌,高位节段腰大肌较小较薄可清晰触及其深部的椎体及椎间盘侧方(图 13-44、图 13-45)。

2. XLIF 工作通道建立　由侧方切口经腹膜后间隙置入初始型号扩张管抵达腰大肌(不建议用细穿刺针),并初步抵住目标椎间盘侧面,透视调整其位置,直至侧位透视确认扩张管头端位于目标椎间隙矢状面中心点或稍偏前处,正位透视位于椎间隙中线且预计通道轨迹与之平行(图 13-46、图 13-47)。

将初始扩张管经腰大肌肌纤维轻轻敲入目标椎间盘内,再次透视确认其位置良好(图 13-48、图 13-49)。在初始扩张管引导下插入各级扩张管,逐级递增扩张腰大肌肌纤维到达目标椎间盘侧面,再次透视确定其位置(图 13-50~ 图 13-52)。

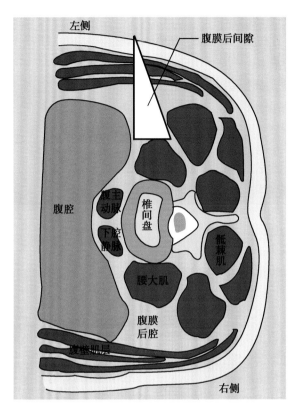

图 13-44　切口分层解剖与腹膜后间隙示意图

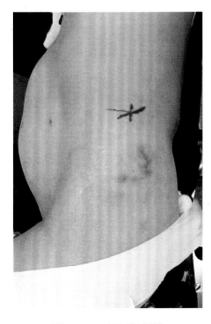

图 13-43　切口标记线

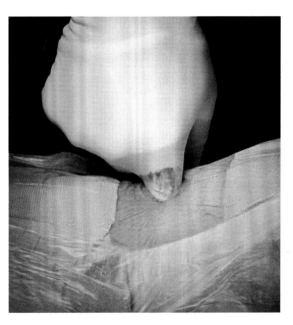

图 13-45　术者示指进入腹膜后间隙

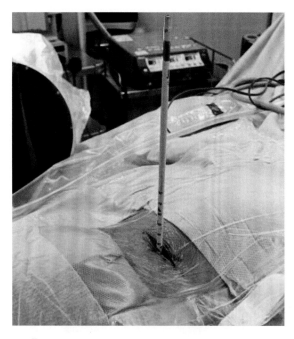

图 13-46 置入初始扩张管

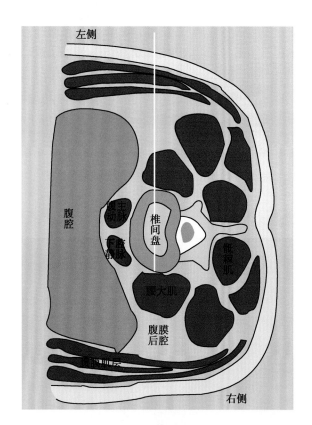

图 13-47 工作通道轨迹示意图

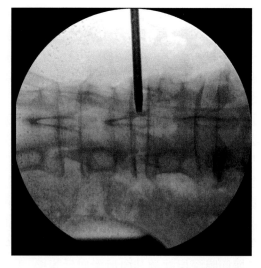

图 13-48 初始扩张管 AP 位透视插入椎间盘内

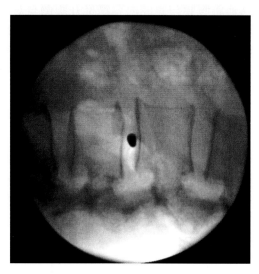

图 13-49 初始扩张管侧位透视

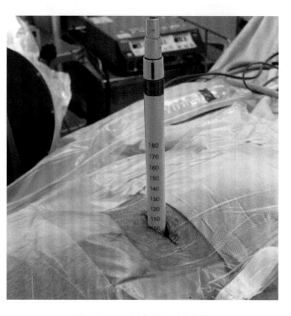

图 13-50 逐级插入扩张管

根据扩张管进入深度，选择合适长度与规格的扩张通道系统，叶片长度一般超过扩张管深度10~20mm，将扩张通道组装好后，沿扩张管插入至椎间盘与邻近上下椎体侧面，正侧位透视确认扩张通道叶片位置，理想位置为 AP 透视显示头

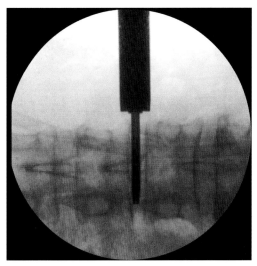

图 13-51 逐级扩张 AP 位透视

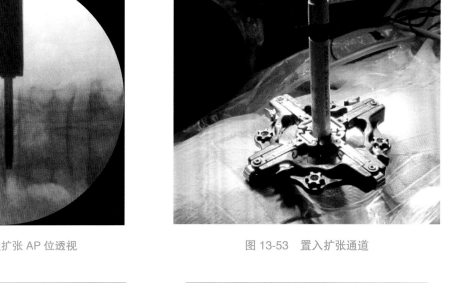

图 13-53 置入扩张通道

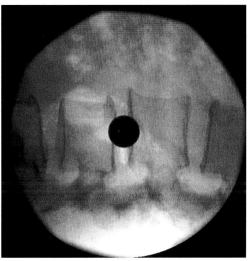

图 13-52 逐级扩张侧位透视

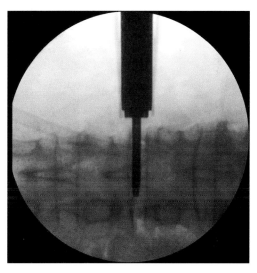

图 13-54 扩张通道叶片初始位置 AP 位透视

尾端叶片涵盖椎间隙范围、侧位透视显示头尾端叶片与腰椎纵轴线一致，否则需进行调整，同时需注意椎旁骨赘对叶片的阻挡与影响（图 13-53~图 13-55）。

连接扩张通道与自由臂并固定于手术床旁，向头尾、前后方向逐一撑开扩张通道叶片（图 13-56），透视确认撑开进度与状况。头尾端显露范围为：如单纯切除椎间盘则只需显露椎间盘与上下部分椎体即可；如需行前路内固定则需显露更大的范围，其中包括椎体节段血管，术中根据需要还可以进行调整；前后叶片不超过上下椎体前后缘；还可直视下通过单独调整单个叶片对未能被叶片牵开的腰大肌肌纤维或卷入的肌纤维进行

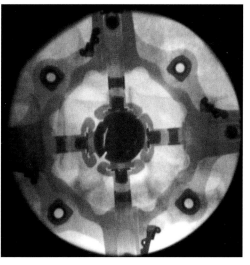

图 13-55 扩张通道叶片初始位置侧位透视

撑开(图 13-57),直至目标椎间盘侧面及其邻近上下椎体部分侧面清晰显露,手术工作通道即建立完毕(图 13-58~ 图 13-60)。

在建立工作通道过程中涉及腰丛神经及其分支损伤可能与神经监护的必要性,由于腰丛穿行于腰大肌内,常出现于肌肉的中、后 1/3 处,而生殖股神经常位于腰大肌前方,扩张管钝性分离腰大肌前中部需注意勿损伤腰大肌表面的生殖股神经,有建议全程使用神经监护。即使扩张管在腰大肌前中 1/3 间前行仍有损伤可能,EMG 实时

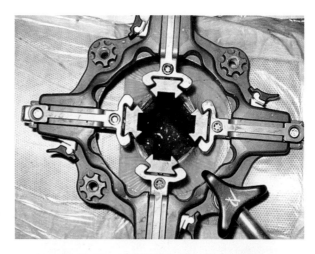

图 13-58　扩张通道建立后直视下术野

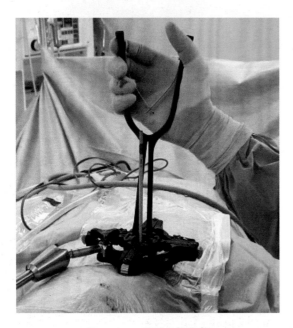

图 13-56　撑开扩张通道

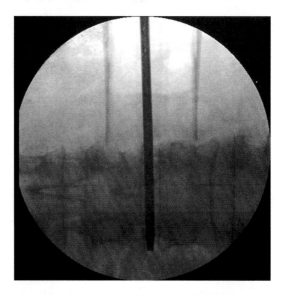

图 13-59　通道建立好后 AP 位透视

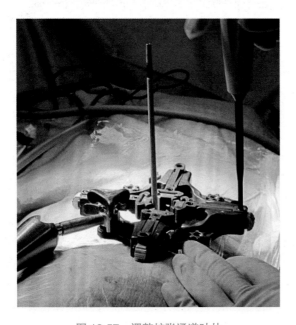

图 13-57　调整扩张通道叶片

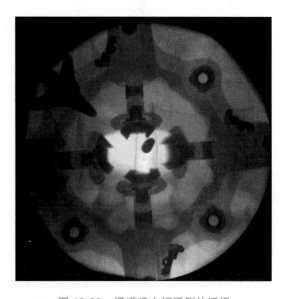

图 13-60　通道建立好后侧位透视

监控系统有助于降低其可能性，一般是将一个孤立的电极贴于大腿后方作为刺激源，另外一个电极夹附着于扩张管的近尾端提供动态的微弱电刺激，其作用主要是了解逐级增大的扩张管与腰丛神经之间的距离。当扩张管逐级扩张通过腰大肌时，因与神经的距离不同，能引起 EMG 反应的电刺激阈值也不一样，当刺激源越接近神经时，需要引起 EMG 反应的刺激频率就越小，刺激的阈值也越低，利用神经监测系统也就可间接确定腰丛神经的位置从而建立安全的通路。经验表明，当阈值超过 10mA，预示着神经与扩张管的距离不仅允许通过工作套管，还提示着拥有充裕的工作空间。置入扩张管时既要保证扩张管在腰大肌的前中 1/3 间前行，又要确保腰丛神经位于工作通道的后方并没有被卷入通道内，此外还需确保大血管位于经腰大肌工作套管的前方。

3. 通道下椎间盘切除、终板处理、椎间植骨与 cage 置入　通道下行椎体间融合可直视下或辅助内镜下完成操作，两者操作步骤基本一致。辅助内镜则先需选择 0° 腹腔镜或 3D 镜头（0°），将其通过连接装置固定于扩张通道内，连接光纤线，清晰显示术野，完成 XLIF 接下来的操作步骤。

直视下或镜下清理目标椎间盘及其邻近上下椎体侧面表面残余肌肉软组织，清晰显露目标椎间盘侧面（图 13-61）。环形切开并切除椎间盘侧方纤维环，部位选择位于椎间隙前中部且宽度足够以便置入植入物。

依次采用不同规格铰刀处理椎间盘与上下终板（图 13-62～图 13-65），确保操作方向与上下终

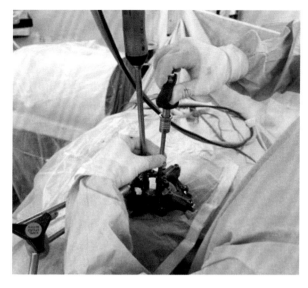

图 13-62　铰刀处理间盘与上下终板

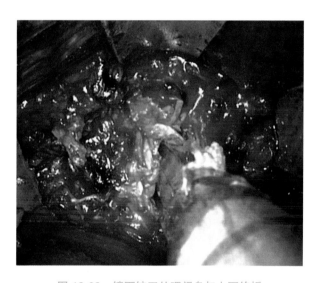

图 13-63　镜下铰刀处理间盘与上下终板

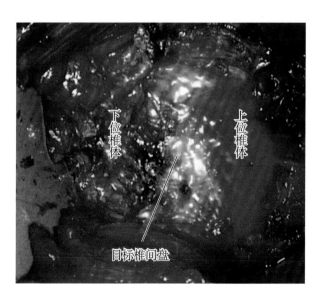

图 13-61　镜下术野清晰显示目标椎间盘侧面

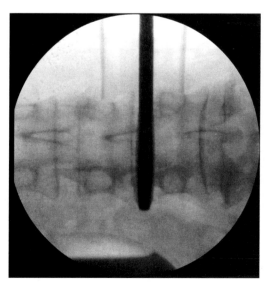

图 13-64　铰刀处理间隙 AP 位透视

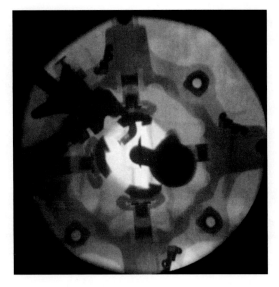

图 13-65 铰刀处理间隙侧位透视

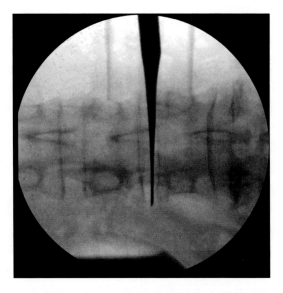

图 13-67 Cobb 剥离器松解对侧纤维环

板平行,深度达对侧纤维环,透视确认铰刀深部并在其柄部画线标记,以此指导其他器械如刮匙、髓核钳、Cobb 剥离器、试模、融合器把柄的操作深度。

采用刮匙与髓核钳处理与取出髓核与纤维环、终板软骨组织(图 13-66),需避免终板过度处理而造成术后融合器下沉。采用 Cobb 剥离器松解对侧纤维环(图 13-67),此步骤对于对侧骨赘增生明显者尤为需要,有利于间隙均匀撑开、融合器置入与病变节段冠状位矫形。处理间隙过程中需确保患者体位不变与维持操作方向、深部,必要时可透视确认,一旦体位改变,器械于椎间隙内操作势必偏差倾斜,将影响融合器置入位置,且有可能造成大血管或神经损伤等灾难性后果。

椎间盘与终板处理完毕后(图 13-68),选用合适高度与宽度的试模置入椎间隙内,透视确认试模深度,要求计划使用的融合器长度需横跨整个椎间隙即上下邻近椎体左右侧缘(图 13-69、图 13-70)。

根据试模结果选用合适规格的矩形椎间融合器,cage 内填充满所取的自体髂骨骨松质粒或异体骨等其他植骨材料(图 13-71),将 cage 置入椎间隙(图 13-72),侧位透视确认 cage 完全占据椎间隙前中部、正位透视为 cage 侧缘被邻近椎体边缘硬骨质覆盖,从而提供最大支撑,椎间隙高度、矢状位与冠状位轴线得到良好恢复(图 13-73、图 13-74)。对于胸腰椎感染性疾病,病灶清除后,大量生理盐水冲洗椎间隙。根据缺损情况可选择自体大块髂骨、XLIF 融合器、钛网进行前柱重建,尽可能采用自体骨,局部可混合链霉素或其他敏感抗生素。

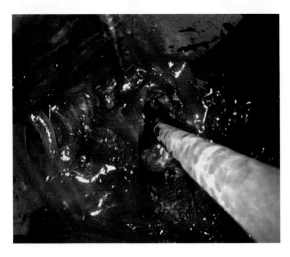

图 13-66 刮匙处理椎间盘与终板

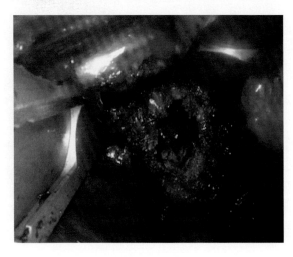

图 13-68 椎间盘与终板处理后间隙

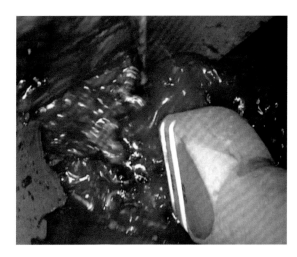

图 13-69 置入试模

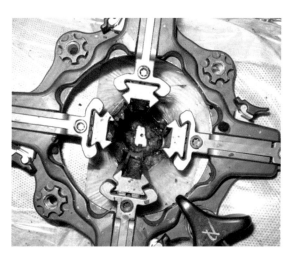

图 13-72 融合器置入后

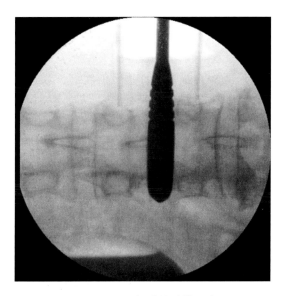

图 13-70 透视确认试模深度

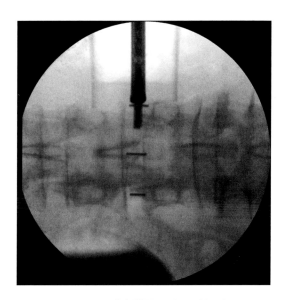

图 13-73 融合器置入后 AP 位透视

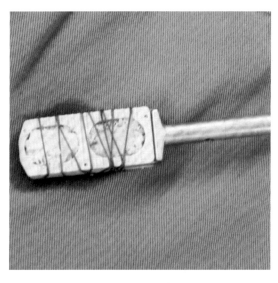

图 13-71 融合器内填植骨材料

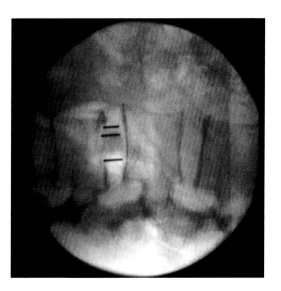

图 13-74 融合器置入后侧位透视

对于腰椎管狭窄症患者,术中造影有助于判断 XLIF 融合器植入后间接减压效果,可在侧卧位或改俯卧位时进行,常规腰椎穿刺,注入 12~15ml 造影剂,通道调整手术床透视正位、侧位、斜位,并与术前椎管造影比较。如明显改善,则单纯辅助内固定即可;如改善不明显,则需再从后路直接减压。

采用后路辅助椎弓根钉棒固定或者直接采用前路固定需根据患者的具体情况,通常采用的是后路固定。直视下或镜下彻底止血并冲洗术野后,缓慢拔出扩张管,以便观察腰大肌形态是否恢复并确保彻底止血,逐层缝合切口,放置引流管(图 13-75)。如需后路固定,则将患者改为俯卧位或Ⅱ期手术。

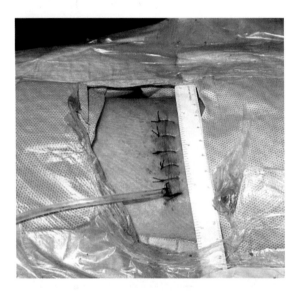

图 13-75　切口缝合后

4. 术后处理　按照气管插管全麻术后常规护理,预防性静脉滴注抗生素不超过 24 小时,如未行后路减压,一般术后不需要静滴甲泼尼龙。术后第 2 天即可拔除引流管与导尿管,可在床上自主翻身活动、坐起,根据患者腰部切口疼痛减轻情况术后 2~5 内可下床活动,逐步从站立、扶助行器行走到自由行走,建议佩戴腰部支具,支具术前即可量模制作好。术后复查 X 线与三维 CT 了解内固定与减压情况,一般术后 1 周出院,术后 1 个月、2 个月、半年、1 年、2 年定期复查。一般佩戴支具时间为 3 个月左右,届时复查影像学了解内固定与椎体间融合情况,佩戴支具期间尽可能限制腰部过屈过伸与旋转运动,拆除支具后可逐步行腰背肌功能锻炼,推荐一些有氧运动诸如慢跑、骑自行车与游泳,术后半年可逐步恢复中、重体力劳动。

对化脓性感染病例,术后继续经静脉滴注敏感抗生素,可根据病灶组织培养结果调整抗生素方案,一般滴注 4 周后改口服抗生素 6 周;对结核病例,术后继续口服四联抗结核治疗(异烟肼、利福平、乙胺丁醇、吡嗪酰胺),可联合静脉滴注可乐必妥 2 周,抗结核化疗时间计划一般为 1 年。术后、出院前均需定期复查血象、ESR、CRP、肝肾功能。

三、注意事项

(一) 术前准备

1. 影像学检查与分析　包括腰椎正侧位 X 线片、腰椎过伸过屈动力位、CT、MRI,必要时需行腰椎管造影与 CTM,排除存在严重椎管狭窄、椎间关节严重增生、先天性短椎弓根等禁忌证。责任节段难以明确时可行腰神经根阻滞、腰椎间盘造影等检查。术前分析腰椎 X 线评估工作通道建立的可行性,术前腰丛 MRI 显像有助于判断各节段腰丛分布特点以指导工作通道的建立,术前 CT 了解感染性病变邻近椎体破坏程度以决定可否置钉固定。

2. 必要的手术设备准备　主要包括 XLIF 工作通道、手术工具、融合器与植骨材料;内固定器械与内植物;0° 腹腔镜系统。

3. 感染病例术前准备　完善术前各项血液生化检查,包括查血常规、ESR、CRP、肝肾功能等。化脓性感染病例或非特异性感染术前需静脉滴注敏感抗生素控制菌血症或毒血症,结核病例术前需联合应用抗结核药 1~2 周以减少毒性反应。

(二) 术中并发症及其处理

术中如腹膜破裂需及时缝合修补,避免措施主要为仔细辨别解剖层次、确认腹膜外脂肪组织、术者手指小心钝性分离;输尿管一般随腹膜一同分离推向腹侧,如损伤需及时修补,多发生于感染性疾病存在腹膜后粘连者;经腰大肌置入扩张管可损伤腰丛及其分支,避免措施为透视下正确选择穿刺点、下位腰段应适度偏前、在分离腰大肌时需仔细辨别神经样结构、任何横行组织不任意切断,应尽可能减少通道下操作时间,以减少扩张叶片对周围组织的长久挤压;过度处理终板,应保持操作方向与终板方向一致,尤其是椎体旋转畸形明显者,逐渐增大铰刀规格;应保持操作深度,可在各器械柄部画线标记,无法确定时应及时透视,否则可能损伤对侧血管等重要器官,造成严重后果;置入融合器应与原操作方向一致,一旦偏前或偏后都可能造成严重后果,应及时调整,必要时重新处理周围的椎间盘,建立正确的植入空间;过度剥离椎体侧面时可能损伤节段血管,可用双极电凝与压迫止血,必要时缝合结扎。

（三）术后并发症处理

1. 腰神经丛损伤 从侧方分离扩张腰大肌纤维与置入工作通道,最有可能损伤的是腰大肌内腰神经丛,包括 L_{1-4} 神经腹侧支纤维,临床多表现为术后一过性大腿前方麻木或疼痛,少数患者术后下肢肌力下降。虽相关解剖学研究已证实,腰丛随着椎间隙下移逐渐向腹侧移行,在 L_{1-2}~L_{3-4} 间隙平面,腰丛行走于椎间盘侧位中心点后方区域,而在 L_{4-5} 间隙平面则移行至椎间盘侧位中心点附近甚至前方。术后大腿麻痛的主要原因是工作通道建立和扩张的过程中腰神经丛遭受向前方的过度持久牵拉,而当建立的扩张通道位于腰丛前方时,神经丛组织松弛易被分离,受损风险小。因此,高位节段工作通道中心可位于椎间盘侧位中心点区域,而对于低位节段,适当前移工作通道一定程度上可减少腰丛损伤发生,尤其是 L_{4-5} 间隙,使用初始扩张管代替导针也有助于减少穿刺过程中造成腰丛的直接损伤。术前 MRI 腰丛显像确定手术入路中腰神经丛的分布特点及其与病变椎间盘侧位中心点的相对位置关系有助于指导安全建立 XLIF 入路,保持屈髋手术体位可松弛腰大肌以减少扩张时损伤,此外,尽量减少扩张程度,尤其是撑开后的工作通道不应超越椎体前后缘、缩短通道下手术时间,实时神经监测与透视均可一定程度减少腰丛损伤的发生率。通道下首先直视或镜下仔细观察术野中与神经相似的组织,用神经探子向椎间盘后方钝性剥离腰大肌及神经,直到神经监测提示无神经受损风险,开始建立手术入路。

退行性腰椎侧凸病例 XLIF 入路相关并发症发生率高达 12%（8%~75%）,明显高于非侧凸腰椎退行性变病例,其原因为椎体旋转造成重要解剖结构变异所致。腰丛与工作通道间的位置关系可以提示腰丛损伤风险的高低,术前 MRI 腰丛显像确定手术入路中腰神经丛的分布特点,有助于术前计划各节段不同的通道建立中心点。通常 L_{1-2} 节段两侧与 L_{2-3} 节段凹侧腰丛于后方行走并远离于椎间盘矢状面中心点,神经松弛易被分离,腰丛损伤风险低;L_{2-3} 节段凸侧与 L_{3-4} 节段凹侧,腰丛行走于椎间盘矢状面中心点后方附近,存在导针

穿刺直接损伤的可能性;L_{3-4} 节段凸侧与 L_{4-5} 节段两侧腰丛则移行至椎间盘矢状面中心点前方,存在导针穿刺受损以及扩张管牵拉损伤的风险。因此,随着手术节段下移,腰丛医源性损伤的风险逐渐增加,尤其是 L_{4-5} 节段。由于退行性腰椎侧凸解剖结构的不对称性,同一节段凸侧腰神经丛分布较凹侧偏前,在顶椎节段尤其明显,前移的腰丛往往增加了工作通道对其损伤的风险,同一节段两侧腰大肌退变程度不等,凹侧腰大肌较凸侧明显萎缩;相对于椎间盘,凹侧腰大肌的位置较凸侧偏后,更容易钝性分离、扩张。综上所述,对于退行性腰椎侧凸,建议选择凹侧入路,对于下腰椎腰丛逐渐前移的特点,工作通道位置也应适当前移,但需要注意的是,过度前移工作通道会增加前方血管与腹腔脏器损伤风险。

2. 生殖股神经损伤 扩张腰大肌有可能损伤生殖股神经造成大腿前方暂时性麻痹,大多数经过保守治疗 6 周左右症状可消失。尽管运动神经可通过肌电图轻易地辨别,但像生殖股神经与股外侧皮神经这样的感觉神经并不能被肌电图识别,术野中的神经组织常常可直视下辨别,但却可能对肌电图刺激无反应,术中操作需特别小心,尽可能减少过渡的牵拉与使用电凝电切。

3. 感觉异常性股痛综合征 是股外侧皮神经损伤所引起的一种并发症。股外侧皮神经存在解剖变异,通常其于腹膜后位于腰大肌前方、途经髂前上棘内侧到达股前,在跨过缝匠肌后分为前支与后支,因此 XLIF 后出现感觉异常性股痛综合征最有可能的是于腰大肌平面直接损伤了神经纤维束。但根据 Williams 与 Trzil 报道,股外侧皮神经可途经髂前上棘外侧到达股前,因此不能排除是由于工作通道直接压迫而造成症状,术中仔细观察术野中与神经相似的组织、减少通道对髂嵴的压迫可减少感觉异常性股痛的发生。

4. 融合相关并发症 处理病变椎间盘需贯通至对侧,处理椎间盘和置入融合器的过程应小心操作,避免伤及对侧血管,应避免终板过度处理,可减少术后融合器下沉发生率。对于出现术后融合器下沉、移位、椎弓根钉松动或断裂,延迟融合或不融合,多需行翻修术。对于老年患者,多存在骨质疏松症,需同时抗骨质疏松治疗。

5. 感染相关并发症 包括感染病灶复发、感染扩散、切口愈合不良、窦道形成等,预防措施主要包括尽可能彻底清除病灶、不放置引流等。感

染处理包括改用敏感抗生素、联合用药、静脉用药至少4~6周,同时加强营养支持治疗,局部切口加强换药治疗,必要时需再次手术清创引流、窦道切除,严重椎间感染甚至需取出融合器,改自体骨植骨与支撑。

(戎利民　董健文　刘斌)

参 考 文 献

[1] 周跃,王健,初同伟,等. 内窥镜下经 X-Tube 单侧和双侧腰椎椎弓根螺钉固定的疗效评价. 中华创伤杂志,2007,23(9):654-658.

[2] 董健文,戎利民,刘斌,等. 单侧 PLIF 治疗腰椎退行性疾病的近期随访. 中国骨科临床与基础研究杂志,2009,1(2):93-97.

[3] Bogduk N,Twomey LT. Clinical Anatomy of the Lumbar Spine. 2nd ed. Melbourne,Australia:Churchill Livingstone,1991:86-89.

[4] Fleckenstein JL,Watumull D,Conner KE,et al. Denervated human skeletal muscle:MR imaging evaluation. Radiology,1993,187(1):213-218.

[5] Foley KT,Holly LT,Schwender JD. Minimally invasive lumbar fusion. Spine,2003,28(15S):26-35.

[6] Gejo R,Matsui H,Kawaguchi Y,et al. Serial changes in trunk muscle performance after posterior lumbar surgery. Spine,1999,24(10):1023-1028.

[7] German JW,Adamo MA,Hoppenot RG,et al. Perioperative results following lumbar discectomy: comparison of minimally invasive discectomy and standard microdiscectomy. Neurosurg Focus,2008,25(2):E20.

[8] German JW,Foley KT. Minimal access surgical techniques in the management of the painful lumbar motion segment. Spine,2005,30(16S):52-59.

[9] Isaacs RE,Podichetty VK,Santiago P,et al. Minimally invasive microendoscopy-assisted transforaminal lumbar interbody fusion with instrumentation. J Neurosurg Spine,2005,3(2):98-105.

[10] Kader DF,Wardlaw D,Smith FW. Correlation between the MRI changes in the lumbar multifidus muscles and leg pain. Clin Radiol,2000,55(2):145 -149.

[11] Kawaguchi Y,Matsui H,Tsuji H. Changes in serum creatine phosphokinase MM isoenzyme after lumbar spine surgery. Spine,1997,22(9):1018-1023.

[12] Khoo LT,Palmer S,Laich DT,et al. Minimally invasive percutaneous posterior lumbar interbody fusion. Neurosurgery,2002,51(2S):1661-1681.

[13] Kim DY,Lee SH,Chung SK,et al. Comparison of multifidus muscle atrophy and trunk extension muscle strength:percutaneous versus open pedicle screw fixation. Spine,2005,30(1):123-129.

[14] Kim KT,Lee SH,Suk KS,et al. The quantitative analysis of tissue injury markers after mini-open lumbar fusion. Spine,2006,31(6):712-716.

[15] Mummaneni PV,Haid RW,Rodts GE. Lumbar interbody fusion:state-of-the-art technical advances. Invited submission from the Joint Section Meeting on Disorders of the Spine and Peripheral Nerves,March 2004. J Neurosurg Spine,2004,1(1):24-30.

[16] Park Y,Ha JW. Comparison of one-level posterior lumbar interbody fusion performed with a minimally invasive approach or a traditional open approach. Spine,2007,32(5):537-543.

[17] Sihvonen T,Hemo A,Paljarvi L,et al. Local denervation atrophy of paraspinal muscles in postoperative failed back syndrome. Spine,1993,18(5):575-581.

[18] Stevens KJ,Spenciner DB,Griffiths KL,et al. Comparison of minimally invasive and conventional open posterolateral lumbar fusion using magnetic resonance imaging and retraction pressure studies. J Spinal Disord Tech,2006,19(2):77-86.

[19] Tsutsumimoto T,Shimogata M,Ohta H,et al. Mini-open versus conventional open posterior lumbar interbody fusion for the treatment of lumbar degenerative spondylolisthesis:comparison of paraspinal muscle damage and slip reduction. Spine,2009,34(18):1923-1928.

[20] Wiltse LL,Bateman JG,Hutchinson RH,et al. The paraspinal sacrospinalis-splitting approach to the lumbar spine. J Bone Joint Surg Am,1968,50(5):919-926.

[21] Suk KS,Lee HM,Kim NH,et al. Unilateral versus bilateral pedicle screw fixation in lumbar spinal fusion. Spine,2000,25(14):1843-1847.

[22] Mariano FF,Pedro S,Heman R,et al. A prospective randomized study of unilateral versus bilateral instrumented posterolateral lumbar fusion in degenerative spondylolisthesis. Spine,2007,32(4):395-401.

[23] Moreland DB,Asch HL,Czajka GA,et al. Posterior lumbar interbody fusion:comparison of single intervertebral cage and single side pedicle screw fixation versus bilateral cages and screw fixation. Minim Invasive Neurosurg,2009,52(3):132-136.

[24] Shin HC,Yi S,Kim KN,et al. Posterior lumbar interbody fusion via a unilateral approach. Yonsei med J,2006,47(3):319-325.

[25] Lowe TG,Tahemia AD,O'Brien MF,et al. Unilateral transforaminal posterior lumbar interbody fusion(TLIF): indications,technique,and 2-year results. J Spinal

Disord Tech, 2002, 15(1):31-38.

[26] Tuttle J, Shakir A, Choudhri HF. Paramedian approach for transforaminal lumbar interbody fusion with unilateral pedicle screw fixation. Technical note and preliminary report on 47 cases. Neurosurg Focus, 2006, 20(3):E5.

[27] Deutsch H, Musacchio MJ Jr. Minimally invasive transforaminal lumbar interbody fusion with unilateral pedicle screw fixation. Neurosurg Focus, 2006, 20(3):E10.

[28] Beringer WF, Mobasser JP. Unilateral pedicle screw instrumentation for minimally invasive transforaminal lumbar interbody fusion. Neurosurg Focus, 2006, 20(3):E4.

[29] Harris BM, Hilibrand AS, Savas PE, et al. Transforaminal lumbar interbody fusion:the effect of various instrumentation techniques on the flexibility of the lumbar spine. Spine, 2004, 29(4):65-70.

[30] Sethi A, Lee S, Vaidya R. Transforaminal lumbar interbody fusion using unilateral pedicle screws and a translaminar screw. Eur Spine J, 2009, 18(3):430-434.

[31] Ozgur B, Aryan H, Pimenta L, et al. Extreme Lateral Interbody Fusion(XLIF):a novel surgical technique for anterior lumbar interbody fusion. The Spine Journal, 2006, 6(4):435-443.

[32] Knight RQ, Schwaegler P, Hanscom D, et al. Direct lateral lumbar interbody fusion for degenerative conditions:early complication profile. J Spinal Disord Tech, 2009, 22(1):34-37.

[33] Acosta FL, Liu J, Slimack N, et al. Changes in coronal and sagittal plane alignment following minimally invasive direct lateral interbody fusion for the treatment of degenerative lumbar disease in adults:a radiographic study. J Neurosurg Spine, 2011, 15(1):92-96.

[34] Bergey DL, Villavicencio AT, Goldstein T, et al. Endoscopic lateral transpsoas approach to the lumbar spine. Spine, 2004, 29(15):1681-1688.

[35] Kim SM, Lim TJ, Paterno J, et al. Biomechanical comparison:stability of lateral-approach anterior lumbar interbody fusion and lateral fixation compared with anterior-approach anterior lumbar interbody fusion and posterior fixation in the lower lumbar spine. J Neurosurg Spine, 2005, 2(1):62-68.

[36] Sohn MJ, Kayanja MM, Kilincer C, et al. Biomechanical evaluation of the ventral and lateral surface shear strain distributions in central compared with dorsolateral placement of cages for lumbar interbody fusion. J Neurosurg Spine, 2006, 4(3):219-224.

[37] Youssef JA, Mcafee PC, Patty CA, et al. Minimally invasive surgery:lateral approach interbody fusion:

results and review. Spine, 2010, 35(26 Suppl):S302-311.

[38] Rodgers Wb CC, Gerber Ej. Experience and early results with a minimally invasive technique for anterior column support through extreme lateral interbody fusion(XLIF). US Musculoskeletal Review, 2007, 1:28-32.

[39] Pimenta L, Oliveira L, Schaffa T, et al. Lumbar total disc replacement from an extreme lateral approach:clinical experience with a minimum of 2 years' follow-up. J Neurosurg Spine, 2011, 14(1):38-45.

[40] Pimenta L, Diaz RC, Guerrero LG. Charite lumbar artificial disc retrieval:use of a lateral minimally invasive technique. Technical note. J Neurosurg Spine, 2006, 5(6):556-561.

[41] De Maat GH, Punt IM, Van Rhijn LW, et al. Removal of the Charite lumbar artificial disc prosthesis:surgical technique. J Spinal Disord Tech, 2009, 22(5):334-339.

[42] Phillips F. Minimally invasive XLIF fusion in the treatment of symptomatic degenerative lumbar scoliosis. Spine J, 2005, 5(4, Supplement):S131-S132.

[43] Pimenta L, Lhamby J, Gharzedine I, et al. 107. XLIF approach for the treatment of adult scoliosis:2-year follow-up. Spine J, 2007, 7(5, Supplement):52S-53S.

[44] Anand N, Baron EM, Thaiyananthan G, et al. Minimally invasive multilevel percutaneous correction and fusion for adult lumbar degenerative scoliosis:a technique and feasibility study. J Spinal Disord Tech, 2008, 21(7):459-467.

[45] Benglis DM, Elhammady MS, Levi AD, et al. Minimally invasive anterolateral approaches for the treatment of back pain and adult degenerative deformity. Neurosurgery, 2008, 63(3 Suppl):191-196.

[46] Dakwar E, Cardona RF, Smith DA, et al. Early outcomes and safety of the minimally invasive, lateral retroperitoneal transpsoas approach for adult degenerative scoliosis. Neurosurg Focus, 2010, 28(3):E8.

[47] Isaacs RE, Hyde J, Goodrich JA, et al. A prospective, nonrandomized, multicenter evaluation of extreme lateral interbody fusion for the treatment of adult degenerative scoliosis:perioperative outcomes and complications. Spine, 2010, 35(26 Suppl):S322-330.

[48] Tormenti MJ, Maserati MB, Bonfield CM, et al. Complications and radiographic correction in adult scoliosis following combined transpsoas extreme lateral interbody fusion and posterior pedicle screw instrumentation. Neurosurg Focus, 2010, 28(3):E7.

[49] Uribe JS, Arredondo N, Dakwar E, et al. Defining the safe working zones using the minimally invasive lateral

retroperitoneal transpsoas approach:an anatomical study. J Neurosurg Spine,2010,13(2):260-266.

[50] Grothaus MC,Holt M,Mekhail AO,et al. Lateral femoral cutaneous nerve:an anatomic study. Clin Orthop Relat Res,2005,(437):164-168.

[51] Williams pH,Trzil KP. Management of meralgia paresthetica. J Neurosurg,1991,74(1):76-80.

[52] Moro T,Kikuchi S,Konno S,et al. An anatomic study of the lumbar plexus with respect to retroperitoneal endoscopic surgery. Spine,2003,28(5):423-428; discussion 427-428.

[53] Benglis DM,Vanni S,Levi AD. An anatomical study of the lumbosacral plexus as related to the minimally invasive transpsoas approach to the lumbar spine. J Neurosurg Spine,2009,10(2):139-144.

[54] Park DK,Lee MJ,Lin EL,et al. The relationship of intrapsoas nerves during a transpsoas approach to the lumbar spine:anatomic study. J Spinal Disord Tech, 2010,23(4):223-228.

[55] Regev GJ,Chen L,Dhawan M,et al. Morphometric analysis of the ventral nerve roots and retroperitoneal vessels with respect to the minimally invasive lateral approach in normal and deformed spines. Spine,2009, 34(12):1330-1335.

[56] Guerin P,Obeid I,Gille O,et al. Safe working zones using the minimally invasive lateral retroperitoneal transpsoas approach:a morphometric study. Surg Radiol Anat,2011,33(8):665-671.

[57] Kepler CK,Bogner EA,Herzog RJ,et al. Anatomy of the psoas muscle and lumbar plexus with respect to the surgical approach for lateral transpsoas interbody fusion. Eur Spine J,2011,20(4):550-556.

[58] Hu WK,He SS,Zhang SC,et al. An MRI study of psoas major and abdominal large vessels with respect to the X/DLIF approach. Eur Spine J,2011,20(4):557-562.

[59] Wang MY,Mummaneni PV. Minimally invasive surgery for thoracolumbar spinal deformity:initial clinical experience with clinical and radiographic outcomes. Neurosurg Focus,2010,28(3):E9.

[60] Rodgers Wb CC,Gerber Ej. Minimally Invasive Treatment (XLIF) of Adjacent Segment Disease after prior Lumbar Fusions. Internet J Minimally Invasive Spinal Technol,2009,3(4):13.

[61] Anand N,Rosemann R,Khalsa B,et al. Mid-term to long-term clinical and functional outcomes of minimally invasive correction and fusion for adults with scoliosis. Neurosurg Focus,2010,28(3):E6.

[62] Rodgers WB,Gerber EJ,Patterson J. Intraoperative and early postoperative complications in extreme lateral interbody fusion:an analysis of 600 cases. Spine,2011, 36(1):26-32.

[63] Moller DJ,Slimack NP,Acosta FL,Jr.,et al. Minimally invasive lateral lumbar interbody fusion and transpsoas approach-related morbidity. Neurosurg Focus,2011,31 (4):E4.

[64] Sharma AK,Kepler CK,Girardi FP,et al. Lateral lumbar interbody fusion:clinical and radiographic outcomes at 1 year:a preliminary report. J Spinal Disord Tech,2011, 24(4):242-250.

[65] Tonetti J,Vouaillat H,Kwon BK,et al. Femoral nerve palsy following mini-open extraperitoneal lumbar approach:report of three cases and cadaveric mechanical study. J Spinal Disord Tech,2006,19(2):135-141.

[66] Jahangiri FR,Sherman JH,Holmberg A,et al. Protecting the genitofemoral nerve during direct/extreme lateral interbody fusion (DLIF/XLIF) procedures. Am J Electroneurodiagnostic Technol,2010,50(4):321-335.

[67] Tohmeh AG,Rodgers WB,Peterson MD. Dynamically evoked,discrete-threshold electromyography in the extreme lateral interbody fusion approach. J Neurosurg Spine,2011,14(1):31-37.

[68] Uribe JS,Vale FL,Dakwar E. Electromyographic monitoring and its anatomical implications in minimally invasive spine surgery. Spine,2010,35(26 Suppl): S368-374.

[69] Regev GJ,Haloman S,Chen L,et al. Incidence and prevention of intervertebral cage overhang with minimally invasive lateral approach fusions. Spine,2010,35(14): 1406-1411.

[70] Ozgur BM,Agarwal V,Nail E,et al. Two-year clinical and radiographic success of minimally invasive lateral transpsoas approach for the treatment of degenerative lumbar conditions. SAS Journal,2010,4(2):41-46.

[71] Rodgers WB,Cox CS,Gerber EJ. Early complications of extreme lateral interbody fusion in the obese. J Spinal Disord Tech,2010,23(6):393-397.

[72] 何磊,戎利民,董健文. 极外侧入路腰椎椎体间融合术入路安全性及相关并发症的研究进展. 中国脊柱脊髓杂志,2012,22(11):1046-1050.

[73] 何磊,戎利民,董健文,等. 极外侧椎体间融合术治疗腰椎退行性疾病的近期疗效及安全性评价. 中华骨科杂志,2014,34(1):48-55.

[74] 何磊,董健文,刘斌,等. 退行性腰椎侧凸极外侧椎体间融合入路腰丛分布的MRI研究. 中华医学杂志, 2014,94(3):178-181.

[75] He L,Kang Z,Tang WJ,et al. A MRI study of lumbar plexus with respect to the lateral transpsoas approach to the lumbar spine. Eur Spine J,2015,24(11):2538-2545.

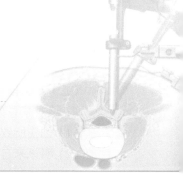

第十四章　脊柱显微镜外科技术

第一节　颈椎前路显微镜外科技术

一、概述

随着脊柱外科技术的发展,神经外科医师首先将手术用显微镜应用于腰椎后路和颈椎前路减压手术。1968 年,Yasargil 等学者逐渐开始报道该技术。Caspar 在使用显微镜进行腰椎间盘的摘除后,进一步应用于颈椎前路椎间盘切除术。到 20 世纪 80 年代中期,该技术得到发达国家多数神经外科和脊柱外科医师的认同并成为标准技术。近年来,国内也开始推广这一技术,但是目前国内脊柱外科医师对于手术显微镜的运用与欧美国家仍有一定差距。

颈椎前路手术入路周围的解剖结构复杂,伴行有重要的神经、血管及组织,包括皮肤、颈筋膜、颈阔肌、胸锁乳突肌、舌骨下肌群、喉上神经、喉返神经、迷走神经、动脉鞘、脏器鞘等重要组织,在该部行手术难度大、风险高,正是因为此特点,颈椎手术是解剖学领域的难点。

颈椎前路手术包括颈椎前路椎间盘切除术(anterior cervical discectomy,ACD)、颈椎前路融合手术(anterior cervical fusion,ACF)和两者相结合的颈椎前路椎间盘切除 + 融合术(anterior cervical discectomy and fusion,ACDF)。目前,ACDF 是颈椎前路手术的主流术式。此外,对于多节段压迫,ACDF 的融合率较低,有时需要行前路颈椎椎体次全切融合术(anterior cervical corpectomy and fusion,ACCF)。颈椎前路显微镜外科技术是利用手术显微镜辅助进行颈椎前路手术。利用手术显微镜辅助手术,可以获得清晰的手术视野,通过尽可能小的损伤达到最安全手术操作。这是一项值得在国内脊柱外科领域广泛推广的技术,它很好地展现了微创脊柱外科的理念。

原则上显微镜外科技术可以应用于所有颈椎前路手术,并且其适应范围更广,包括了由创伤、退变、感染或肿瘤病变导致的神经组织受压、颈椎曲度异常和动力性不稳,前路手术通过减压、恢复颈椎生理前凸和增加颈椎稳定性而达到治疗目的,而显微镜外科技术主要体现在减压环节。

(一)适应证

1. 退行性病变

(1)单节段或者多节段的椎间盘软性突出;

(2)单节段或者多节段的椎体骨赘压迫;

(3)颈椎后纵韧带骨化(节段型、局限性);

(4)颈椎椎体滑脱。

2. 创伤

(1)不累及椎弓根骨折的半脱位或者全脱位;

(2)椎体骨折,尤其是伴有向椎管内移位的骨折块;

(3)椎板切除术后,或者其他后方结构破坏所产生后凸畸形;

3. 肿瘤

(1)椎体良性肿瘤或者转移瘤;

(2)全脊柱切除术的前路椎体切除术。

4. 感染性疾病

(1)椎体炎;

(2)椎间盘炎;

(3)硬膜外脓肿。

（二）禁忌证

1. 绝对禁忌证

（1）创伤所致颈椎后柱断裂；

（2）明显来自于神经结构后方的压迫。

2. 相对禁忌证

甲状腺肿大或者其他影响手术操作的颈部包块。

二、手术操作

术者应在术前仔细分析患者影像学资料，选择合适的手术入路，决定手术方案。手术宜选择气管插管全身麻醉，对于有脊髓病变的患者，可以给予适当剂量的甲泼尼龙冲击治疗。为确保镜下操作的稳定性，患者体位准备时应使用头架，并在术中根据手术操作位置调整患者体位（图 14-1）。

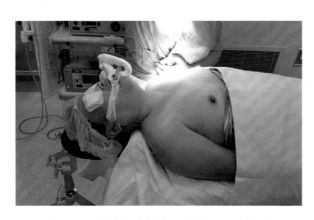

图 14-1　颈椎前路显微镜外科手术患者体位

（一）手术入路选择和颈前软组织的显露

这一步骤不需要显微镜下操作，手术入路和切口选择与常规颈椎前路手术一致。C$_{2-6}$节段入路取决于术者的个人偏好，而 C$_6$~T$_1$ 则多采用左侧入路，因其易引起喉返神经损伤的概率较小。单纯的椎间孔病变采取对侧入路使视角倾斜，有助于镜下减压。根据笔者经验，1~4 节段的颈椎显微镜外科手术不需要取斜切口，横切口一般可顺利完成手术，同时也保持了术后颈部皮肤美观。根据病变节段的高低，右侧颈中线旁皮纹内做长度约为 4cm 横切口，如为多发节段则适当延长切口。横向切开颈阔肌，纵向分离扩大术野，沿胸锁乳突肌前缘内侧钝性向深部分离，达椎体前缘，根据颈长肌内侧缘定位颈椎中线。用电刀烧灼椎体表面，判断椎间隙及椎体位置，在目标间隙插入针头，根据透视照片定位椎间隙。用自动拉钩或 S 形拉钩

于颈长肌内侧深面向两侧拉紧，充分显露椎体并使其位于视野中央，操作时应防止拉钩损伤食管和颈部大血管。将 Caspar 撑开器固定针平行于终板旋入操作区域两端椎体的中 1/3 部分，置入 Caspar 撑开器，适当撑开以扩大椎间隙，同时还能起局部固定作用（图 14-2）。

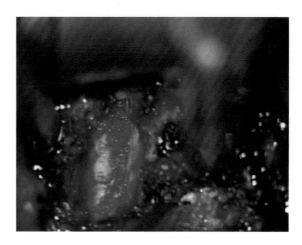

图 14-2　颈前路椎间隙显露

（二）颈椎间盘突出症的前路显微镜椎间盘摘除术

在手术显微镜下，平行于椎间隙沿前纵韧带在前纤维环上下缘的附着处锐性切开该韧带和纤维环。纤维环切开时需要在直视下进行，刀片插入深度不要超过 15 号刀片的全长。避免过度使用单极电凝和骨蜡止血。

1. 摘除髓核　调整手术显微镜的位置及视角方向，获得清楚立体的视野。以术前影像资料做参照，确定脱出或者游离髓核的大致位置，用刮匙或髓核钳取出已松动的浅表纤维环和髓核碎片。所有的手术器械进入椎间隙时应十分轻柔，对椎间盘组织进行操作时切勿施加向下的压力，防止已突出的髓核进一步进入椎管或向后方压迫引起脊髓损伤。一般使用手术显微镜能清楚看到后纵韧带破口处，首先摘除卡在破口的髓核组织，再用颈椎钩子或 1~2 号咬骨钳打开后纵韧带破口。椎间盘髓核穿透后纵韧带后可以向各个方向游走，因此应该在破口的同侧广泛打开后纵韧带进行探查。然后逐层咬开后纵韧带，一般从内向外侧进行相对轻松。如果脱出髓核周围出现纤维化，其可能与硬膜囊紧密相连，在摘除过程中应循序渐进地咬除，防止撕裂硬膜。当操作进行到神经沟

近端时,该区域有进入椎间孔的神经根和血管,要避免伤及。利用此方法将所有松动的椎间盘组织清除干净。根据手术操作部位需要,向两侧稍倾斜手术显微镜,取出游离及隐藏在椎间隙前外侧缘的椎间盘碎片。外侧椎间盘充分摘除的标志是能看清钩椎关节,后方椎间盘充分摘除的标志是能看清硬膜囊(图14-3)。对于游离脱出的椎间盘髓核附近的硬膜外间隙需要进行探查,椎管侧方探查要能清楚观察到神经根近端直到钩椎关节的外缘,对于那些向头侧或者尾侧移位而隐藏到相邻椎体后方的椎间盘组织,需要切除足够范围的后纵韧带并部分切除相邻椎体的后壁,直至能清楚看见并取出游离脱出的髓核;有时甚至需要行椎体次全切除术以确保完全取出游离的椎间盘组织。

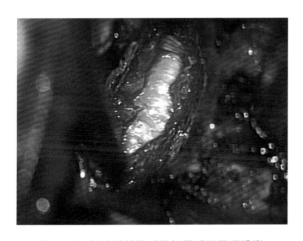

图 14-3　切除髓核及后纵韧带后可见硬膜囊

2. 椎间融合　对于前路颈椎间盘摘除术后是否进行融合仍然存在争议,融合术能为手术节段提供即刻稳定性,重建椎间隙高度,扩大椎间孔,减少术后颈部疼痛。而单纯的前路颈椎间盘摘除术有避免融合带来的相关并发症、缩短手术时间、减少手术失血等优点。考虑到不融合患者术后颈痛、后凸畸形及再手术发生率较高,笔者通常选择进行融合术。融合术通常采用取髂骨自体植骨或者 cage 椎骨融合(图14-4)。具体方法与传统颈前路手术相同,可根据患者具体情况选择使用。

3. 止血及闭合　对于神经根前方及上方的硬膜外出血,可以先用双极电凝小心烧灼止血;完成侧方区域的显露及椎间孔探查后,可将可吸收性明胶海绵填塞于椎管侧方及椎间孔处进行止血。

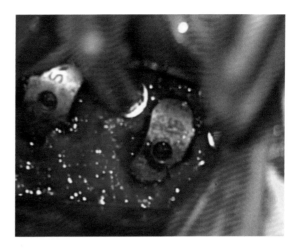

图 14-4　显微镜下显微镜下置入椎间融合器

相邻椎体下缘的硬膜外出血也十分常见,一般将吸收性明胶海绵填塞于椎体深面的硬膜外间隙即可止血。对于椎前组织及手术入路的活动性出血点应用双极电凝或结扎等方法一一予以止血,然后逐层缝合关闭手术创口。笔者的经验是颈前路血运丰富,组织疏松,生长较快,缝合时不必太过紧密,这样有利于减少血肿形成。

（三）颈椎病的前路显微镜外科手术

颈椎病显微镜外科手术入路及椎前显露与椎间盘突出手术相同。颈椎病的外科治疗多需要清除增生的致压物——骨赘,对于颈椎间盘的处理同颈椎间盘突出症的前路显微镜椎间盘摘除术描述。近年来,人们将手术显微镜应用于颈椎前路减压手术,外科医生安全、充分去除颈椎前方的致压物的能力大大提高。

1. 椎间隙的处理　颈椎病患者椎体前方的唇状骨赘可能较大以至于将整个椎间隙全部遮盖,从而影响椎间隙的判断,此时应用磨钻清理骨赘显露椎间隙,磨除深度应超过椎体前方骨皮质。置入 Caspar 椎体撑开器,将椎间隙前部软性纤维环及髓核用刮匙和髓核钳清理干净。严重的颈椎退变可见椎间隙十分狭窄。此时可以使用高速磨钻去除相邻椎体增生的骨赘和部分终板,持续向后推进,直达椎体的最后边缘及后方骨赘。通常有 3 种方法去除后方骨赘,用高速磨钻磨除(图14-5)、使用小刮匙或者使用小号 Kerrison 咬骨钳。在去除后方骨赘时,可以根据需要向头侧或者尾侧倾斜手术显微镜,进行潜行减压,去除椎体后方靠近边缘的骨赘,这是显微镜辅助颈椎手术相比传统手术的优势之一,它可以为术者提供潜行减

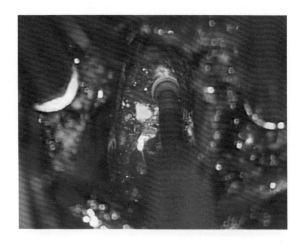

图14-5　显微镜下高速磨钻辅助磨除骨赘

压时需要的良好视野,提高手术的安全性和精准性。手术切除骨赘的范围由椎管是否充分减压来决定。对于椎管已非常狭窄的患者,尽量避免在大块骨赘深面置入手术器械进行操作,可以用金刚钻头磨除。沿椎体后面延伸的多节段压迫或者椎体后方的压迫常常需要椎体次全切除术以充分减压。

2. 椎间孔狭窄的处理　处理椎间孔骨赘的方法同椎间隙的处理方法。椎间孔处的骨赘一般在内侧更为明显并与后纵韧带紧密相连。骨赘切除时需要用Caspar椎体撑开器将椎间孔扩大,可以利用磨钻直接磨除骨赘,也可以先将其部分磨除,再用刮匙或者Kerrison咬骨钳咬除。在操作过程中,术者应注意到神经根变异的可能性,防止误伤。

经过充分减压,可以选择适当的方法进行植骨融合。彻底止血后闭合创口,具体参照"(二)颈椎间盘突出症的前路显微镜椎间盘摘除术"。

(四)椎体次全切除术

前文中提到,在一些情况下例如创伤、肿瘤、退行性变位于椎体后方时需要进行椎体次全切除以获得充分减压。切除椎体的前2/3,向外切除的范围保持在椎弓根的内侧缘。首先处理切除椎体上下的椎间隙[同"(二)颈椎间盘突出症的前路显微镜椎间盘摘除术"],然后用磨钻或四关节咬骨钳由浅表向深处去除椎体骨质直到留存后方的薄层骨质,此时可以继续用磨钻磨除剩余骨质,亦可用Kerrison咬骨钳咬除。后纵韧带可以视手术需要进行切除。减压完成后可以选择自体髂骨块植骨融合或者钛网植骨融合术。

三、注意事项

(一)手术操作要点

1. 充分的术前准备　术前应将患者置于稳定的体位,减少术中移动。此外充分分析评估影像资料,制订合适的手术方案也是手术成功的关键。

2. 器械的使用　Caspar撑开器和颈椎自动拉钩的使用可以为颈椎前路显微镜外科提供稳定的视野,减少拉钩滑动引起的周围组织损伤。利用高速磨钻进行减压,由浅入深,不用反复进出术野,可以使减压更为安全;操作时应避免人为施加压力和使用不锋利的磨头。

3. 潜行减压　显微镜辅助颈椎手术的优点之一是可以为术者提供多个角度的清晰视野,利用这一特点可以对椎体后方靠近后缘的致压物进行潜行减压,这一方法安全有效。

4. 镜下解剖与实物解剖有所差异,术者应不断熟悉镜下解剖标志和病理改变,尤其要改变传统手术多依赖探查的方法,显微镜外科大部分操作在直视下完成,也需要训练过程中适应手术中视角的不断变换。

(二)常见并发症及处理

显微镜外科手术与传统颈前路手术相比,某些并发症出现的几率明显降低,常见的并发症有:神经损伤、硬膜撕裂及脑脊液漏、周围器官及血管损伤、融合失败等。

1. 神经损伤　是颈椎前路手术最严重的并发症,严重的脊髓损伤可引起四肢瘫。使用手术显微镜可以很大程度上减少神经损伤的风险(0.1%),但是仍然存在这一危险性,并且应该在术前充分告知患者,术中仔细操作,尽量避免神经损伤的发生。对于颈椎严重压迫的患者,为了预防医源性损伤,常常采用甲泼尼龙冲击治疗;术后若出现症状加重,应继续激素治疗,并明确病因。早期以脱水、激素冲击治疗和高压氧治疗为主,辅以神经营养药物,后期以神经康复治疗及锻炼为主。

2. 脑脊液漏　显微镜辅助颈椎前路手术出现硬膜损伤最常见的原因是使用高速磨钻导致的误伤。在进行椎间融合之前,应使用吸收性明胶海绵和纤维蛋白黏合剂修补破损的硬膜。对于较大的硬膜缺损,术后应放置引流管,预防性使用抗生素。

3. 周围器官和血管损伤　此种并发症主要由术中拉钩引起,尤其是人工拉钩在牵拉过程中滑动。使用自动拉钩不仅可以有效避免这一并发症，还能提供稳定的手术视野。早在 20 世纪 80 年代，Caspar 就研发了颈椎自动拉钩，这是显微镜外科手术可以普及的有力保障。术后吞咽困难和声音嘶哑往往是由于术中长时间的牵拉引起，一般术后 3 周内可以逐渐恢复。在手术过程中也应有意识地间断放松拉钩，以减少周围组织损伤。

4. 其他并发症　融合失败和内固定失效的发生率随着手术技术和器械的进步会逐步降低。过度地撑开椎间隙可以引起术后轴性疼痛，这一症状随着时间逐渐减轻。椎间融合器通常需要 2 个月才能达到稳定状态，因此应告知患者术后颈托使用和相关注意事项。

显微镜外科技术应用于颈椎前路手术始于 20 世纪 80 年代，Caspar 首先研发了包括手术显露、减压及植骨融合内固定的整套器械。其中 Caspar 撑开器可以平行撑开暴露椎间隙，Caspar 自动拉钩可以减少 1 个助手并获得一个稳定的手术视野。手术显微镜是脊柱显微镜外科的基本设备，其镜座成 180° 平行安装，采用电磁耦合设计，可以方便地调节镜头在各个方向上自由移动。目前的高端显微镜均配备可变焦镜头，可以调节工作距离，便于适应不同区域的手术操作和不同术者的习惯。手术显微镜的双目镜系统可以提供三维立体成像，镜下视野的清晰度和立体感较肉眼和内镜均大大增强。在神经减压、肿瘤切除等方面，显微镜对于脊柱外科优势明显。颈椎前路显微镜外科手术有一定的学习曲线，主要表现在手 - 眼协调、视轴变换、焦距调节和视野局限等方面。

近年来，颈椎前路手术得到了广泛的运用和发展，术后并发症也逐渐降低，而颈椎前路显微镜外科手术更是提高了手术的精准性、安全性和有效性，同时扩大了颈椎前路手术的适应证。颈椎前路显微镜外科手术适用于所有可以进行常规颈前路手术的病例，此外，一些既往认为前路手术较为困难和危险的病例，借助手术显微镜亦可以轻松完成。例如切除较大的骨赘、肿瘤和肥厚的韧带时，镜下止血更加直接彻底，减压更为精细安全。在欧美先进国家，显微镜已经成为脊柱外科医师的常规工具。相信随着国家经济水平和医疗水平的不断进步，我国的脊柱外科医师也将更加普遍地使用手术显微镜辅助进行颈椎前路显微镜外科手术。

第二节　颈椎后路显微镜外科技术

一、概述

颈椎后路手术的目的是扩大椎管、解除脊髓后方的压迫。完成椎管减压后，扩宽了脊髓所在的空间，使受到压迫的脊髓可以向后方退让，间接地解除了来自脊髓前方的因素对脊髓的压迫；也可直接解除脊髓后方黄韧带肥厚对脊髓造成的压迫，及处理继发于孤立的小关节增生而引起的椎间孔狭窄。颈椎后路手术的范围，应当根据 X 线片显示的椎管狭窄的节段、临床症状及体征所提示的神经系统损害节段，以及磁共振、CTM 所显示脊髓受压的节段来确定。随着技术的发展和设备的改进，后路显微镜外科技术已经广泛应用于颈椎病，显微镜的应用减少了不必要的软组织和骨结构破坏，提高了手术安全性，减少了围术期的并发症，并且可以应用于颈神经根的周围，具有较好的应用前景（图 14-6）。

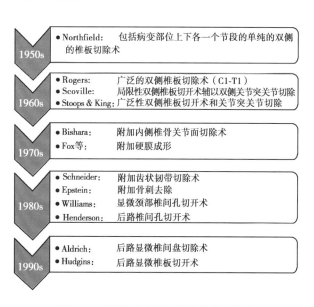

1950s	• Northfield：　包括病变部位上下各一个节段的单纯的双侧的椎板切除术
1960s	• Rogers：　　　广泛的双侧椎板切除术（C1-T1） • Scoville：　　局限性双侧椎板切开术辅以双侧关节突关节切除 • Stoops & King：广泛性双侧椎板切开术和关节突关节切除
1970s	• Bishara：　附加内侧椎骨关节面切除术 • Fox 等：　　附加硬膜成形
1980s	• Schneider：　附加齿状韧带切除术 • Epstein：　　附加骨刺去除 • Williams：　　显微颈部椎间孔切术 • Henderson：　后路椎间孔切开术
1990s	• Aldrich：　后路显微椎间盘切除术 • Hudgins：　后路显微椎板切开术

图 14-6　颈椎后路减压技术的发展简史

（一）适应证

1. 单节段或多节段单侧椎间孔型或旁中央型椎间盘突出；

2. 继发于孤立的小关节增生的椎间孔狭窄；

3. 前路颈椎间盘切除和融合或前颈椎间盘置换术后出现持续性神经根性症状；

4. 不宜开展前路手术，如行有气管造口术，颈

前辐射暴露史,颈前浅表有感染;

（二）禁忌证

1. 中央型腰椎间盘突出或者前方骨赘形成;

2. 继发于椎管狭窄的脊髓型病变;

3. 后纵韧带骨化;

4. 颈椎后凸;

5. 颈椎不稳;

6. 患病时间短,症状轻者,经保守治疗后症状可缓解;

二、手术操作

（一）术前准备

1. 一般性准备

（1）根据病情与检查,积极改善患者的全身情况,给予各种必要的补充与纠正。有便秘者,术前给予缓泻剂,术前夜给予灌肠。有排尿障碍者,术前应导尿,留置导尿管。

（2）颈部病变影响呼吸者,术前应进行深呼吸、咳嗽等训练,术前几天可开始雾化吸入,必要时给予抗生素。

（3）术后需俯卧者,应提前进行俯卧位训练,使患者能适应此卧位。

（4）术前 6~8 小时内禁食。

（5）术前日准备手术野皮肤,清洗剃毛,范围要超过切口周围 15cm 以上。颈部手术应剃去枕部头发。

2. 器械

（1）显微镜或小型放大镜;

（2）术中透视用 C 形臂机;

（3）逐级扩张器;

（4）可扩张通道（16~21cm）;

（5）咬骨钳（Pituitary 钳,Kerrison 钳）;

（6）微型刮匙;

（7）高速磨钻。

3. 体位　采取 Mayfield 三点固定夹/Gardner-Wells 夹钳进行头部固定。麻醉后,患者可采取改良俯卧位:衬垫放置在骨性突出处,减少腹部压力,30° Trendelenburg 卧位使手术部位高于心脏减少静脉出血,同时颈部前屈扩张椎管。也可采取半坐位,使颈椎纵轴垂直于地面。C 形臂机和图像显示屏等装置可放置在术者对面。

（二）手术方法

1. 定位

（1）C$_2$ 和 C$_7$ 的棘突可以作为手术的体表标志。

（2）在侧位透视的指导下,确定目标节段。

（3）将手术的切口标志标记于中线棘突的侧方 0.5~1.0cm 处。

（4）皮肤和皮下组织可以用局部浸润麻醉。

2. 切开

（1）在病变部节段,距离中线大约 5~10mm 的侧面做纵向长为 10~15mm 的切口。

（2）纵向切口达到深筋膜的深度与皮肤纵向切口的长度一致。

3. 暴露和透视

（1）用手指或者钝性分离工具钝性分离椎旁肌肉。

（2）在透视的指导下缓慢打开扩张通道或放置管道直至达到侧块（图 14-7）。

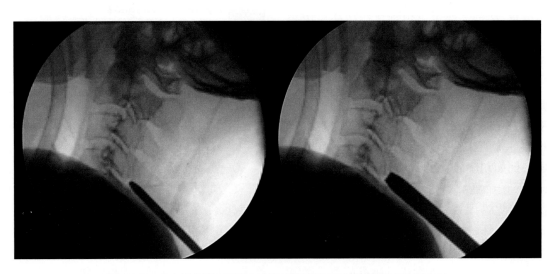

图 14-7　术中透视侧面图像显示逐级扩张器正缓慢扩张至目标水平

（3）透视用来调整扩张通道的位置和路径：在头尾纵向方向上扩张通道应该位于椎间盘间隙中心（在侧面的透视显像能够很好地显示出来），在中间向侧方的横向上应该位于椎板小关节连接处（图14-8）。

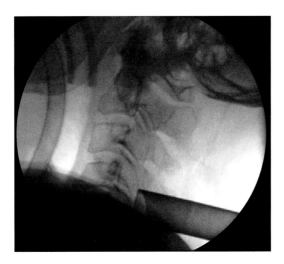

图14-8　术中透视侧面图像显示通道在目标水平的位置

（4）将扩张通道连接在手术台侧方的一个自由臂上。

（5）利用双极电灼除去残余的软组织，并暴露侧块的内侧半和椎板小关节的连接处。

（6）用弯刮匙来确定椎板间隙并分离上外侧的黄韧带。

4. 部分下关节突的切除　利用高速磨钻切除头侧椎体下关节突的内侧1/3，直至可以看见尾侧椎体的上关节突（最好的标志是看到关节软骨）（图14-9）。

5. 上关节突的切除

（1）利用高速磨钻或者小的Kerrison咬骨钳切除已暴露的尾侧椎体的上关节突的内侧1/3（图14-10）。

（2）腹侧骨皮质可以用1mm的Kerrison咬骨钳或合适角度刮匙进行切除。

（3）暴露和减压的目的是解除椎间盘、黄韧带及骨赘对神经根及硬膜囊的压迫（图14-11）。

6. 神经根探查

（1）利用神经钩沿神经根的腹侧来检查神经根，看是否有骨赘或椎间盘碎块。

（2）如果神经根活动度欠佳，提示减压不完全、压迫未解除。

7. 止血和缝合

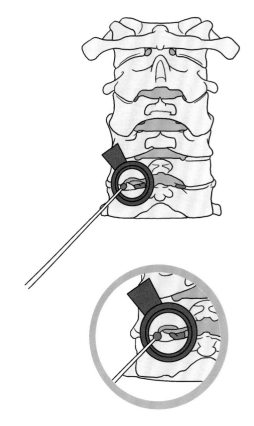

图14-9　头侧椎体的下关节突切除后的管状通道视野所见，切除部分下关节突后暴露上关节软骨

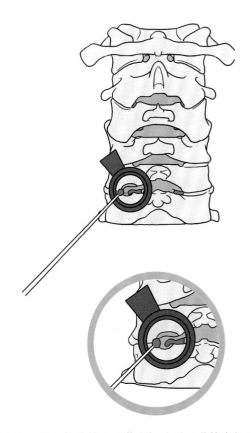

图14-10　尾侧椎体的上关节突切除后通道管内视野所见，磨除部分上关节突可见神经根

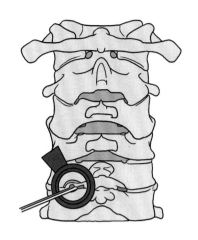

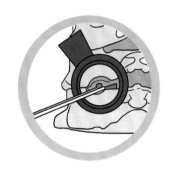

图 14-11　尾侧椎体的上关节突部分除后,取出突出髓核

（1）在关闭伤口之前充分止血。

（2）因颈椎后路手术的感染率较高,所以在关闭时应该进行逐层缝合。

三、注意事项

1. 浅表手术伤口感染　口服常规抗生素往往是有效的;如果口服抗生素失效或者深部感染,清创和抗生素盥洗是必要的。

2. 硬脊膜损伤　术中可用脂肪、肌肉等覆盖,随后用上纤维蛋白胶或者合成黏合剂;如果硬脊膜损伤较大,可以在术后引流脑脊液 2~3天;需注意有可能形成假性脑膜膨出或者脑脊液瘘管。

3. 短暂性神经根麻痹　可能源于术中过多牵拉神经,或者继发于原先缺血的神经根水肿和再灌注,C_5神经根由于走行特殊最容易出现。好发于术后 24~48 小时,但多数情况下保守治疗有效。

颈椎后路显微镜外科技术具有以下优点:①提供最直接进入脊髓和神经根后侧、椎管后侧、椎间孔等处病变部位的入路;②提供解决椎间孔病变（椎间盘软性突出和骨刺）的捷径而不需要行广泛

的椎间盘切除术。其缺点为:①对脊髓和神经根前侧的病变部位暴露不佳或有危险性;②即便是单节段病变,如果骨赘、退缩的骨块、椎间盘碎块向前突出,减压则不充分;③与前路手术相比需要较长时间的术后恢复（肌肉不适时间较长、制动时间长等）;④与前路手术相比,对前侧病变采取直接减压术而导致严重神经系统并发症,包括四肢瘫痪的危险性增加;⑤与前路手术相比,手术定位较困难和危险,尤其是对不稳定的患者。

新的技术的出现和设备的改进,客观上也促进了颈椎病手术的发展。然而,每种手术方式都有其适应证,对于有手术指征、能够耐受手术的患者,选择什么样的手术方式仍是脊柱外科界争论不休的话题。虽然研究和临床趋势更多倾向于采用前路手术,颈椎前路手术可以解除各种原因引起的来自脊髓前方的压迫,并通过接骨板固定等方法有效地恢复颈部的稳定性;但是,绝不能认为前路手术就能完全取代后路手术,采取前入路还是后入路要根据病变特点来确定,不宜追求某一种方式。

第三节　腰椎疾病的显微镜外科技术

一、概述

20 世纪中后期,显微镜外科技术开始应用于外科临床手术,开辟了微创外科的新纪元。随着显微镜外科技术的深入发展,其应用范围也逐渐扩大到整个外科领域,在外科手术中的作用也日益凸显。

腰椎间盘突出症是脊柱外科的常见病和多发病,给人们的工作、生活带来巨大影响。腰椎间盘切除术是目前最为常用的腰椎手术,自 1934 年 Mixter 和 Barr 等首次报道腰椎间盘摘除术治疗腰椎间盘突出症以来,大量的循证医学证据表明该手术安全、有效,并发症发生率低,可明显改善症状。

然而,传统手术创伤大,对腰椎后路结构破坏较多,术者需要长时间卧床。为减少并发症,改善预后,传统手术方式不断改进,在 20 世纪 70 年代,Iwa 和 Caspar,Williams 介绍了显微镜腰椎间盘切除技术,经过几十年的发展,日益成为腰椎间盘突出症手术治疗的"金标准"。与传统手术相比,显

微镜技术具有更小的切口、更小的组织结构损伤、更轻的全身和局部反应、更短的功能恢复时间。在脊柱外科临床实践中,最为常用的显微镜外科技术包括显微镜腰椎间盘摘除术及内镜下腰椎间盘切除术,前者又分为手术显微镜及手术放大镜辅助技术。内镜技术在本书其他章节详细讲解,本章不再赘述。

本章节将重点阐述手术显微镜及放大镜辅助的显微镜技术在腰椎疾病治疗中的应用,包括手术的适应证、禁忌证、手术操作及注意事项。

(一)适应证

显微镜腰椎间盘切除术的手术适应证与传统手术类似,理想的适应证包括:

1. 典型的神经根性疼痛,腿痛超过腰痛;

2. 影像学检查与症状相符;

3. 症状持续 6 周以上,保守治疗无效;

随着手术器械和技术的不断进步,显微镜手术的适应证也在不断扩大,如腰椎间盘突出症合并神经根管狭窄者及后纵韧带骨化等。

(二)禁忌证

1. 严重且广泛的腰椎管狭窄;

2. 合并腰椎不稳、滑脱、畸形、肿瘤、结核;

3. 有精神疾病无自主行为能力;

4. 合并严重内科疾病不能耐受手术。

二、手术操作

(一)术前准备

显微镜操作可采用手术显微镜或带头灯的放大镜(图 14-12、图 14-13),手术室内还应配备 C 形臂或 G 形臂机及数字显像设备。

(二)麻醉与体位

选择硬膜外麻醉或全身麻醉。大部分医生倾向于选择硬膜外麻醉,因其能够避免全身麻醉带来的不良反应,同时在神经根受到刺激时患者会有反应,从而避免神经根的损伤。全身麻醉通常适用于紧张或者难度较大的病例。

常选用俯卧位,卧于可透视的 Wilson 架上,也可以在胸部和两侧髂前上棘处分别垫软垫,悬空腹部以避免受压,减少静脉出血量,同时可以使患者腰椎前屈,张开椎板间隙,利于手术操作。也有部分学者提倡膝胸卧位,使髋关节和膝关节屈曲,最大限度地减少腰椎前凸和对腹腔血管的压迫。

术前透视,应用笔者设计的定位板或克氏针,

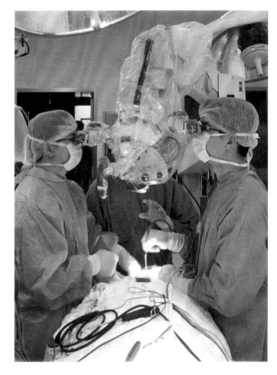

图 14-12　应用手术显微镜进行手术操作

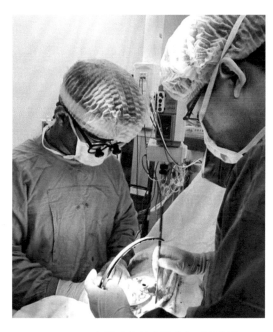

图 14-13　应用手术放大镜进行手术操作

明确病变椎间隙的位置(图 14-14)。

(三)手术步骤

1. 切开、暴露　根据临床症状、体征及影像学决定手术侧别。切口术野消毒、铺单后确定椎间隙,在棘突旁开 1.5cm 处插入 9 号定位针至椎板,再次透视下确认穿刺针位于手术间隙。以穿刺点为中心做长约 1.5~2.2cm 皮肤纵向切口,暴

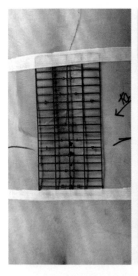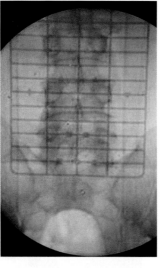

图 14-14　应用定位板进行术前定位

露切开皮肤及筋膜,放置 Caspar 显微镜椎间盘拉钩或 McCulloch 牵开器,暴露椎板间隙。此时,将手术显微镜放入视野内。操作显微镜的焦距为 400mm,手术区域和显微镜之间应保留足够空间,术者在操作时不会碰到显微镜镜头,可以降低手术切口感染的风险。

2. 减压　用小咬骨钳或单极电凝清除椎板和小关节上的软组织后,显示上位椎板下缘和黄韧带。若有出血,可用双极电凝止血,用刮匙解剖出上位椎板下缘并做部分咬除,有小关节肥厚时也需要切除部分靠近中线的小关节突。从上位椎板下缘开始剥离黄韧带。尽量保留硬膜外脂肪,减少术后硬膜外粘连。

进入椎管,做尽量靠中央的椎板扩大开窗,及时用骨蜡涂抹骨创面,充分显露神经根和硬膜囊(图 14-15),探明硬膜与黄韧带和椎板的关系,显露硬膜囊并牵向中线,轻柔解剖并保护硬膜,探明椎间盘突出和根管狭窄情况(图 14-16),用带拉钩的吸引器牵开、保护神经根,用小尖刀切开后纵韧带及纤维环,髓核钳摘除髓核(图 14-17),方法与开放手术相同。在后纵韧带和硬膜下探查以确定是否还有游离的椎间盘碎片存在。切除椎间盘后还应对神经根进行彻底减压,用球形探子探查侧隐窝是否通畅。中央管狭窄者受累的硬脊膜及神经根能自如移动,大号球形探头可沿神经根插入神经根管时,确定神经根减压已足够。

3. 缝合　透视确定椎间隙无误,检查有无活动性出血。缝合冲洗创腔,应用双极电凝确切止血,检查无活动性出血,用 1-0 或者 2-0 可吸收线

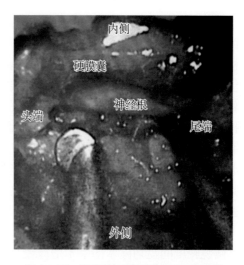

图 14-15　显微镜下显露神经根、硬膜囊

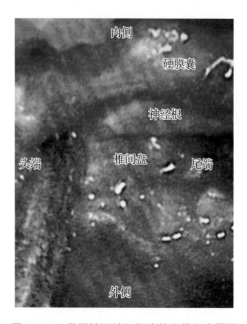

图 14-16　显微镜下神经根牵拉和椎间盘暴露

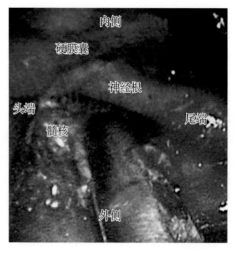

图 14-17　椎间盘摘除术后可以见椎间隙

缝合腰背筋膜 1 或 2 针,内翻缝合皮下组织,放置半管引流,无菌敷料覆盖伤口。

(四)术后处理

术后患者在恢复室复苏,术后最初 2 小时应卧床休息,静滴地塞米松 3 天。术后次日床上练习直腿抬高,2~3 天后根据患者感觉情况床上练习腰背肌,1 周左右戴腰围下床活动,1 周后拆线,可予出院。嘱出院后循序渐进增加站立、行走时间,继续腰背肌锻炼,1 个月后恢复轻体力劳动,3 个月内避免重体力劳动。

三、评价及展望

显微镜椎间盘切除技术由 Iwa、Caspar 和 Williams 于 20 世纪 70 年代提出,Wilson、Kenning 和 Davis 等也开始应用该技术,将手术显微镜和放大镜应用于椎间盘手术,取得了良好的效果。许多学者对显微镜腰椎间盘切除术和标准裸眼腰椎间盘切除术治疗腰椎间盘突出症的临床疗效进行比较,结果表明两种手术安全、有效,均取得了良好效果,总体无明显差异。但在术中出血、术后症状改善、住院时间等方面,显微镜手术组具有明显优势。因此,显微镜椎间盘切除术逐渐成为腰椎间盘突出症手术治疗的“金标准”。现将腰椎显微镜技术的主要优点和缺点总结如下:

(一)优点

1. 自带良好光源和放大作用,手术视野暴露清晰、充分;

2. 放大视野可准确找到出血点,快速止血,减少术中出血;

3. 有限牵拉,对正常结构的保护较好,术后康复迅速;

4. 靶向椎间盘暴露过程中减少了神经根操作,避免神经根粘连;

5. 主刀和助手间视野相同,便于配合;

6. 自带摄像系统,有利于手术演示、教学。

(二)缺点

1. 无法观察显微镜手术视野以外的解剖结构,存在损伤风险;

2. 需要良好的手眼协调性,存在一定的学习曲线;

3. 术者和助手需要频繁操作显微镜,可能增加创口感染的风险。

总之,显微镜脊柱外科技术是将传统脊柱外科技术与显微镜外科技术完美结合的技术。随着显微镜外科技术、器械不断发展,治疗腰椎疾病已日益成熟。但显微镜仅仅是一种技术、一种手段,良好的治疗效果才是手术的根本出发点和追求目标。掌握不同部位的解剖特点和熟练镜下操作是开展显微镜技术的重要前提。骨科医师的临床经验和微创技术操作训练应视为必不可少的条件,严格选择适合显微镜技术治疗的病种、部位和手术途径往往是避免意外伤害、获得成功的基础。

(贺石生　张海龙)

参 考 文 献

[1] 田伟,韩骁,何达,等. 手术显微镜与放大镜辅助下腰椎间盘摘除技术临床效果的比较. 中华骨科杂志,2011,31(10):1132-1137.

[2] Kosary IZ,Braham J,Shacked I,Shacked R. Microsurgery in anterior approach to cervical discs. Surg Neurol,1976,6(5):275-277.

[3] Sachdev VP,Radna RJ. Anterior-approach cervical diskectomy under the operating microscope,1994,61(3):233-238.

[4] Saringer W,Nöbauer I,Reddy M,et al. Microsurgical anterior cervical foraminotomy(uncoforaminotomy)for unilateral radiculopathy:clinical results of a new technique. Acta Neurochir(Wien),2002,144(7):685-694.

[5] Jho HD. Microsurgical anterior cervical foraminotomy for radiculopathy:a new approach to cervical disc herniation. J Neurosurg,1996,84(2):155-160.

[6] Kadoya S,Nakamura T,Kwak R. A microsurgical anterior osteophytectomy for cervical spondylotic myelopathy. Spine,1984,9(5):437-441.

[7] Ahn J,Tabaraee E,Bohl DD,et al. Minimally Invasive Posterior Cervical Foraminotomy. J Spinal Disord Tech,2015,28(8):295-297.

[8] Branch BC,Hilton DL Jr,Watts C. Minimally invasive tubular access for posterior cervical foraminotomy. Surg Neurol Int,2015,6:81.

[9] Clark JG,Abdullah KG,Steinmetz MP,et al. Minimally Invasive versus Open Cervical Foraminotomy:A Systematic Review. Global Spine J,2011,1(1):9-14.

[10] Franzini A,Messina G,Ferroli P,et al. Minimally invasive disc preserving surgery in cervical radiculopathies:the posterior microscopic and endoscopic approach. Acta Neurochir Suppl,2011,108:197-201.

[11] Gala VC,O'toole JE,Voyadzis JM,et al. Posterior minimally invasive approaches for the cervical spine.

Orthop Clin North Am,2007,38(3):339-349.

[12] Hilton DL Jr. Minimally invasive tubular access for posterior cervical foraminotomy with three-dimensional microscopic visualization and localization with anterior/posterior imaging. Spine J,2007,7(2):154-158.

[13] Skovrlj B,Gologorsky Y,Haque R,et al. Complications, outcomes,and need for fusion after minimally invasive posterior cervical foraminotomy and microdiscectomy. Spine J,2014,14(10):2405-2411.

[14] Winder MJ,Thomas KC. Minimally invasive versus open approach for cervical laminoforaminotomy. Can J Neurol Sci,2011,38(2):262-267.

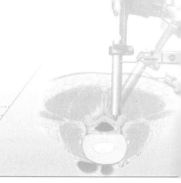

第十五章　轴向固定技术

第一节　概述

一、发展史与现状

腰椎融合术（lumbar fusion）目前已成为下腰椎疾患包括椎体滑脱、脊柱侧弯或由于创伤性原因引起的腰椎不稳等疾病的有效手术方法。但传统开放式腰椎融合术的缺点之一是广泛的肌肉剥离和长时间的牵拉导致的软组织损伤。研究表明，椎旁肌肉缺血、挛缩、神经支配缺失等病理改变导致脊柱融合病（fusion disease），包括腰椎手术后腰部力量减弱、慢性腰痛发生、恢复时间延长等，这大大影响了手术效果和满意度。微创治疗技术自 20 世纪 80 年代开始被引入腰椎间融合术，其目的在于通过最小的组织损伤途径，用最精确的内植物置入腰、骶椎，最大限度减少椎旁软组织的损伤，具有创伤小、出血少、术后恢复快等优点，可有效降低脊柱融合病的发生。目前常见用于腰椎间融合的微创手术方法包括：微创前路腰椎椎间融合术（mini-ALIF）、微创后路腰椎椎间融合术（mini-PLIF）、微创经椎间孔腰椎椎间融合术（mini-TLIF）、微创极外侧椎间融合术（mini-XLIF）等。

虽然目前微创腰椎融合术已经显著减少了传统手术的缺点，但是其仍不可避免地对椎旁软组织和脊柱结构造成一定程度的损伤和破坏。为此，美国 Cragg 教授从介入医师的专业角度于 2000 年首先提出了一种全新的腰椎入路概念——骶前轴向入路，并在尸体标本上证实轴向入路的可行性，设计出一整套相应的专利器械。巴西 Carlos Oliviera 于 2002 年开展了第一例骶前轴向入路腰椎病理活检术，证实了此入路安全、有效，并经过反复不断地改进相关器械，设计出了理想的椎间盘髓核切除及刮除终板的器械，即镍钛合金切除器及组织抽取器，从而可达到常规切除椎间盘髓核的标准。Oliveira 随后于 2003 年第一次临床开展了轴向融合内固定手术（axial Lumbar interbody fusion，AxiaLIF）。Cragg 等于 2003 年 8 月在世界脊柱大会上首次报道了这种新的术式。2004 年，美国 FDA 批准 AxiaLIF 应用于临床；2005 年 1 月，美国开展了第一例 AxiaLIF 病例融合 L_5~S_1 节段，2005 全年即有 86 例患者进行了 AxiaLIF。2006 年 9 月，TranS1 公司在美国进一步完善了 AxiaLIF 技术，研发了 AxiaLIF 360° 器械，即在原来 AxiaLIF 的基础上附加 2 枚后路经皮关节突螺钉固定。研究显示 AxiaLIF 螺棒附加关节突螺钉的生物力学强度与 AxiaLIF 螺棒附加椎弓根螺钉强度相当。2007 年 10 月，TranS1 公司在纳斯达克上市。至 2007 年 9 月，共有 2000 例患者行 AxiaLIF。2007 年，AxiaLIF 在亚洲应用于临床。笔者于 2007 年在亚洲最先开展了此技术。

2008 年 5 月，经过完善改进器械后，在美国开展了第一例 AxiaLIF 2L 术，即 L_{4-5} 及 L_5~S_1 双节段轴向融合术，AxiaLIF 2L 可通过与单节段 AxiaLIF 一样的 2cm 的切口以融合 L_{4-5}~ 和 L_5~S_1 节段。至 2009 年 10 月，已有 8000 多例患者进行了 AxiaLIF 和 AxiaLIF 2L 手术。笔者于 2009 年同样在亚洲最先开展了 AxiaLIF 2L，取得较好的临床效果。随访结果显示患者住院时间明显减少、术后疼痛小、恢复快、融合率与常规手术相同，而总的手术并发症发生率仅为 1% 左右。

随着技术的发展及观念的改变，经骶前入路

腰椎非融合技术逐渐得到了应用。TranS1 公司在 AxiaLIF 基础上,发明了经皮髓核置换(percutaneous nucleous replacement,PNR)器械。PNR 技术主要通过骶前入路应用人工髓核替代退变的椎间盘,在保留受累腰椎节段活动和功能的情况下消除腰痛及下肢痛。荷兰 Dick Zeilstra 教授于 2008 年 6 月开展了第一例 PNR,并逐渐在全球开展应用。

2010 年后,TranS1 公司为了达到更好的轴向撑开椎间隙效果,将一体化设计的 AxiaLIF 螺棒分解为三部分,即 AxiaLIF plus,随后又推出分体设计的 AxiaLIF 2L plus 器械。目前,AxiaLIF 技术已在国内较广泛地逐渐开展应用于临床。

二、腰骶椎轴向椎体间融合术(AxiaLIF)特点

AxiaLIF 最突出的特点是经骶骨前入路和轴向融合内固定。因骶前直肠后间隙内主要为脂肪组织,避免了常规手术中对入路中多种组织的损伤;同时,通过贯穿腰骶椎中轴的手术通道进行操作,轴向切除椎间盘髓核及软骨终板,使手术对脊柱周围软组织、脊柱本身的稳定结构如韧带、纤维环、小关节等的损伤显著降低,能够最大限度地减少对手术入路对椎旁组织和脊柱稳定结构的损伤和破坏,从而最大限度地减少术后并发症、缩短住院时间、降低住院费用,最大限度地提高手术效果和满意度,降低脊柱融合病的发生。植入 AxiaLIF 螺棒后,不仅可即刻提供椎体间的坚强固定,也可提供轴向支撑,恢复椎间隙正常高度,从而恢复腰椎整体高度和生理弯曲,解除椎间孔狭窄。由于椎间隙高度的恢复,原来折叠或皱褶的黄韧带、后纵韧带和突出的纤维环复位,从而使神经根管或中央椎管的狭窄症状得到改善。

应用 AxiaLIF 系统的理想状态和核心目的是完成的 L_{4-5} 与 $L_5 \sim S_1$、$L_5 \sim S_1$ 节段沿 L_5 椎体中轴线撑开固定及椎间融合。因为术中所有的工作通道、钻头和专用工具等均为硬质直管状,不能够弯曲,故为能够顺利达到手术目的和理想状态,该手术方式最基本的要求是,手术在直肠后间隙内经骶骨前的路径需尽可能地与 L_5 椎体的中轴线相吻合,若偏离度过大,将不能顺利完成各项操作。

三、AxiaLIF 内置物与技术分类

按照 AxiaLIF 的发展过程,可将其器械分为 5 类:单节段 AxiaLIF、AxiaLIF 2L、AxiaLIF 360°、PNR、AxiaLIF$^+$(AxiaLIF 2L$^+$)。

(一)单节段 AxiaLIF

单节段 3D 轴向螺棒融合器(3D AxiaLIF Rod™,TranS1 Inc 公司,美国)轴向融合 $L_5 \sim S_1$ 节段,由钛合金制成,设计成不同螺纹直径及螺距,呈去顶的圆锥状。它包括上下两部分:上部最大直径为 9mm,下部最大直径为 12mm,两部分均有螺纹,但上下部连接处无螺纹(图 15-1)。由于上下两部分螺距不同,下部螺距大于上部螺距,在旋入 AxiaLIF 的过程中是以滞后模式前进的。当螺棒上部进入 L_5 椎体后,螺棒上下两部分别位于 L_5 和 S_1 椎体内,这种滞后模式的前进便产生了对 L_5 椎体相对于 S_1 椎体的推力。因为椎间隙是可动的,这种推力便转换为对 $L_5 \sim S_1$ 椎间隙的撑开力,从而在螺钉旋入的同时撑开了椎间隙。AxiaLIF 具有撑开恢复椎间隙高度、间接椎间孔减压及即刻 $L_5 \sim S_1$ 节段坚强固定的特点(图 15-2、3)。

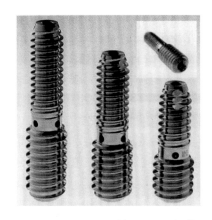

图 15-1　不同型号的 AxiaLIF 螺棒

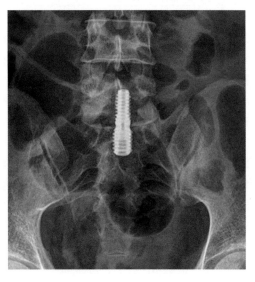

图 15-2　AxiaLIF 术后正位

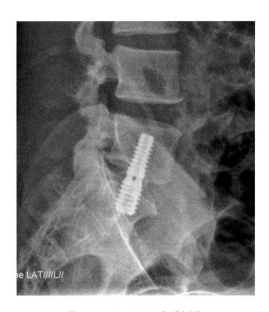

图 15-3　AxiaLIF 术后侧位

（二）AxiaLIF 2L

双节段 AxiaLIF 轴向固定 L_{4-5} 及 $L_5{\sim}S_1$ 节段。由两个螺棒组合而成（图 15-4）。L_{4-5} 螺棒类似于单节段 AxiaLIF 螺棒，上下两部分螺距和直径不同，上下连接部无螺纹结构。其尾部中空，内部无螺纹，可与 S_1 螺棒锥形轴相连，结合后可形成坚强的单一结构。L_{4-5} 螺棒植入 L_4 和 L_5 椎体内，撑开 L_{4-5} 椎间隙，最大可撑开 5mm 间距。S_1 螺棒由两部分组成，上部分为光滑无螺纹的锥形轴，可对合 L_{4-5} 螺棒尾端，下部分为螺纹结构。S_1 螺棒可通过对抗 L_{4-5} 螺棒撑开 $L_5{\sim}S_1$ 椎间隙，每转一圈可撑开

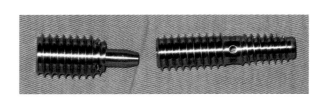

图 15-4　AxiaLIF 2L 系统内固定物由 L_{4-5} 螺棒及 S_1 螺棒组合而成，通过对抗 L_{4-5} 棒撑开 $L_5{\sim}S_1$ 椎间隙，通过 L_{4-5} 棒的不同螺距撑开 L_{4-5} 椎间隙

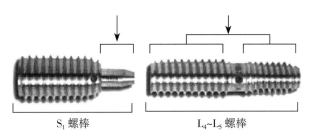

S_1 螺棒　　　　　　$L_4{\sim}L_5$ 螺棒

图 15-5　S_1 螺棒、L_{4-5} 螺棒 AxiaLIF 2L 系统螺棒撑开椎间隙的不同原理

大约 2.5mm（图 15-5）。

（三）AxiaLIF 360° 技术

在 AxiaLIF 螺棒固定后附加 2 枚后路经皮关节突螺钉固定（图 15-6）。关节突螺钉可分为全螺纹及半螺纹螺钉，此系统可分为单节段或双节段 AxiaLIF 360°（图 15-7、图 15-8）。相比椎弓根螺钉固定，AxiaLIF 360° 技术具有操作微创、不需要剥离肌肉、比椎弓根螺钉术后疼痛更轻、出血更少等特点。

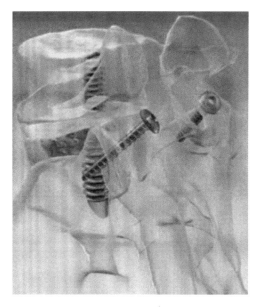

图 15-6　AxiaLIF 360° 系统

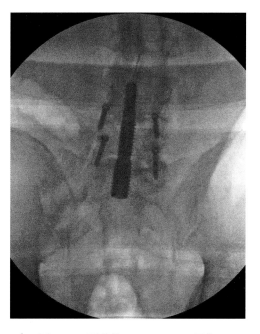

图 15-7　双节段 AxiaLIF 360° 正位

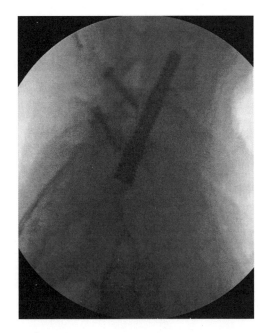

图 15-8 侧位

（四）PNR 技术

经皮轴向髓核置换内植物，为经骶前轴向入路非融合器械。主要包括近端锚定螺棒、远端锚定螺棒、远端锚定塞、近端锚定塞 4 部分构成（图 15-9）。近端锚定螺棒为全螺纹结构圆柱体，顶部为密封，尾部中空，内无螺纹。远端锚定螺棒为全螺纹中空圆柱体，其中近端锚定螺棒及远端锚定螺棒起锚定固定作用，分别植入 L_5 及 S_1 椎体内。近端锚定塞底部为钛合金结构，底部中空，内有螺纹，与远端锚定塞对合；顶部为高分子膜材料，在一定压力下可撑开为中空封套膜，内可注入椎间盘成形高分子材料（图 15-10、图 15-11）。远端锚定塞为顶部螺纹结构钛合金，在注入椎间盘成形

材料后，与近端锚定塞对合旋紧，防止高分子材料泄漏（图 15-12、图 15-13）。PNR 技术通过切除退变的髓核替换人工髓核假体，避免破坏纤维环、软骨终板、前纵韧带、后纵韧带，提供稳定性同时保持腰椎活动度，还可调节轴向压缩负荷，具有缓冲震荡的能力。可用于早期进展的退行性椎间盘疾病（图 15-14、图 15-15）。

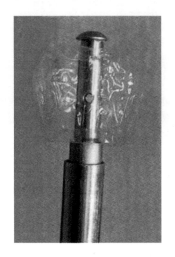

图 15-10 近端锚定塞在一定压力下可撑开为中空封套膜

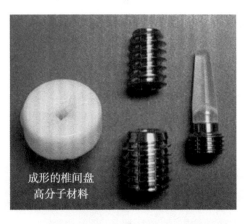

成形的椎间盘
高分子材料

图 15-11 近端锚定塞注入高分子材料形成人工椎间盘

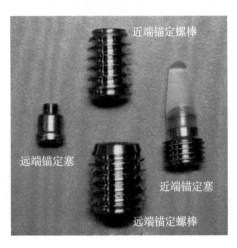

近端锚定螺棒

远端锚定塞

近端锚定塞

远端锚定螺棒

图 15-9 PNR 系统由四部分组成

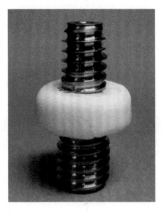

图 15-12 组合后 PNR 系统

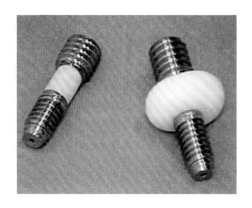

图 15-13　注入高分子材料前、后形状变化

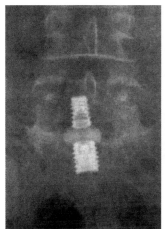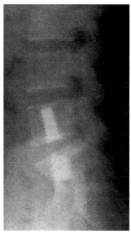

图 15-14　PNR 术后透视正侧位

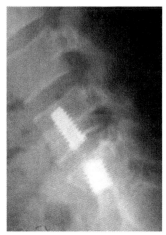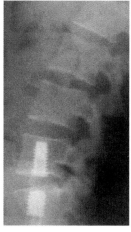

图 15-15　PNR 术后透视动力位

（五）AxiaLIF⁺（AxiaLIF 2L⁺）

通过对 AxiaLIF（AxiaLIF 2L）进行改进，增大了椎间隙撑开高度，可达到更好的间接减压的效果。本系统由 3 部分组成：近端螺棒、远端螺棒及中间连接器。与 AxiaLIF（AxiaLIF 2L）撑开方式不同，AxiaLIF⁺（AxiaLIF 2L⁺）通过远端螺棒将中间连接器置入近端螺棒，依靠连接器尾端的螺纹与远端螺棒内螺纹将近端螺棒撑开，其撑开高度可控且更为理想（图 15-16、图 15-17）。

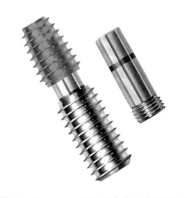

图 15-16　AxiaLIF⁺ 系统由三部分组成

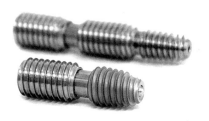

图 15-17　AxiaLIF⁺ 及 AxiaLIF 2L⁺ 系统

四、适应证与禁忌证

（一）适应证

1. 腰椎管狭窄症融合术后形成假关节者；

2. Ⅰ~Ⅱ度腰椎滑脱症（AxiaLIF 2L 仅适用于Ⅰ度腰椎滑脱症）；

3. 退行性椎间盘疾患，病史及影像学证实为椎间盘源性腰痛。

（二）禁忌证

1. 凝血障碍性疾病；

2. 肠道疾病（如克罗恩病，溃疡性结肠炎）；

3. 妊娠；

4. 严重脊柱侧弯；

5. 骶骨发育不全；

6. Ⅲ~Ⅳ度腰椎滑脱症（AxiaLIF 2L 禁用于>Ⅰ度腰椎滑脱症）；

7. 肿瘤；

8. 创伤。

第二节　手术操作

一、AxiaLIF 系统

（一）术前准备和体位

1. 术前准备　术前常规进行骶尾骨侧位 X 线摄片，测量尾骨旁进针点至 S_{1-2} 间隙及 L_5~S_1 椎体连线，评估能否建立良好的骶前通道。如果椎体有严重成角，会导致进针轨道操作困难。应行骶尾部 MR 和（或）CT 检查，明确是否结肠、直肠与骶骨有粘连，否则在创建骶前通道有可能造成肠穿孔（图 15-18）。术前常规清洁灌肠，肠道感染者需控制好方可安排手术。

2. 麻醉及体位　腰硬联合麻醉后，患者俯卧位，垫枕置于髋关节下以托起骶骨，保持腰骶部生理前凸。建议将 20F 导管插入直肠，10ml 空气注入气囊，以便行 X 线透视时增强直肠显影。用手术薄膜粘贴遮盖肛门。在 AxiaLIF 螺棒置入、椎体间撑开时，可采用术中肌电图和（或）体感诱发电位进行神经监测，术者单位并未常规置肛管及神经监测。G 形臂或双 C 形臂机置于腰骶部进行术中全程正侧位透视监控（图 15-19、图 15-20）。

（二）手术切口

术前应用宽胶布将臀部向两侧牵开以充分显露骶尾部，标记尾骨尖旁（左右均可）约 1cm 处做长约 1.5~2.0cm 手术切口（图 15-21、图 15-22）。常规消毒铺巾，逐层切开皮肤、皮下组织及筋膜，手指经切口钝性分离筋膜，直至指尖能触摸到尾骨尖腹侧面（图 15-23），必要时可将一把血管钳尖端

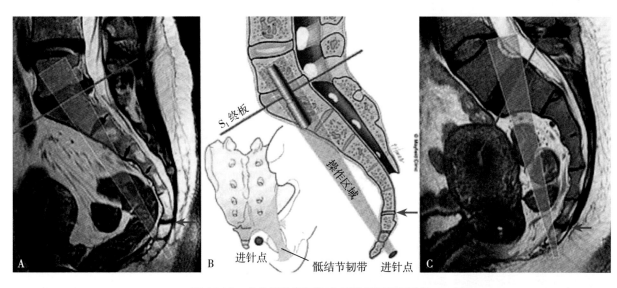

图 15-18　术前影像学评估建立骶前通道可能性
A~B. 显示可建立理想的骶前通道；C. 骶骨角成角过大难以建立理想通道

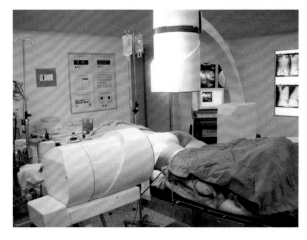
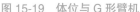

图 15-19　体位与 G 形臂机

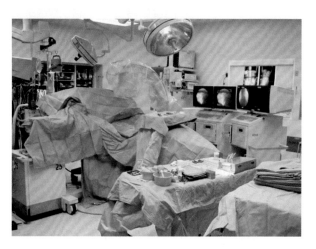

图 15-20　体位与双 C 形臂机

置于尾骨尖腹侧面透视确认。

（三）建立骶前间隙手术路径

用钝头空心剥离器置入切口后分开深筋膜，

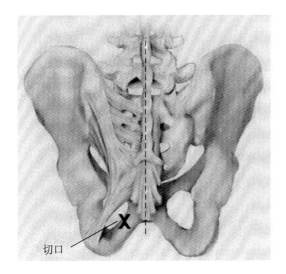

图 15-21　切口标记示意图

向头侧推进（图 15-24、图 15-25），碰到远侧骶骨横线后，术者可感觉到剥离器与骶骨撞击感，缓慢轻柔地沿着骶前正中线前行，进入骶前间隙。通过手指小心控制剥离器手柄，保证剥离器钝头端一直紧贴骶骨表面前行。轻微有节律地小幅度摆动剥离器，推开骶前间隙的脂肪组织及其他内容物，使其与骶骨分开（图 15-26、图 15-27）。通过 G 形臂机监控透视确保剥离器始终在骶正中线上（图 15-28），避免不慎误入骶前旁侧的骶孔，损伤骶神经。对于无 G 形臂或双 C 形臂机单位可于体表置 1 枚克氏针于后正中线上作为引导。空心剥离器在透视监控下最终定位于 S_{1-2} 连接处前方下方处，透视确定通过骶骨、$L_5\sim S_1$ 椎间隙、L_5 椎体的轨道路径，作为最终置入 AxiaLIF 螺棒的手术通道。调节剥离器方向，使手术轨道路径经过 $L_5\sim S_1$ 椎间盘中点，止于 L_5 椎体中部，透视确保最终经过椎间盘路径在冠状位和矢状位都接近于中线，不能偏离中线太远（图 15-29~31）。建议

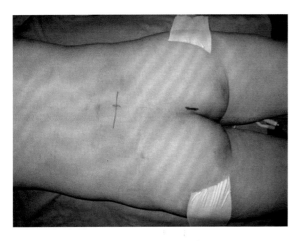

图 15-22　尾骨尖切口标记

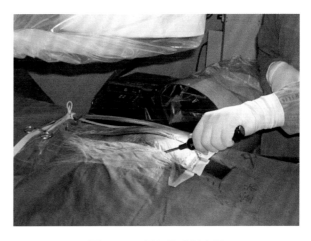

图 15-24　置入钝头剥离器

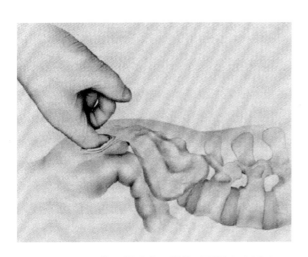

图 15-23　手指钝性分离至触摸到尾骨尖腹侧面

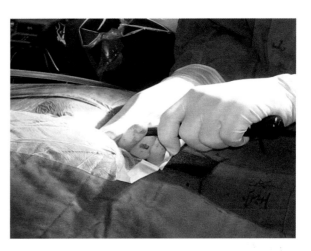

图 15-25　推进剥离器

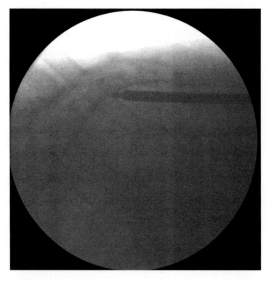

图 15-26 置入剥离器

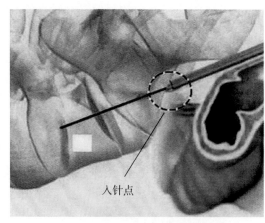

入针点

图 15-29 正确入针点侧位示意图

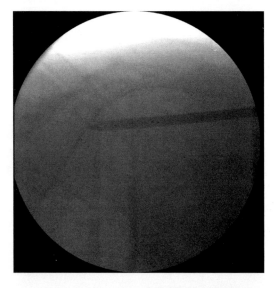

图 15-27 推进剥离器

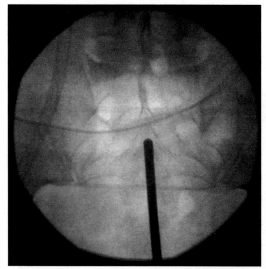

图 15-30 正位透视位于骶骨中线

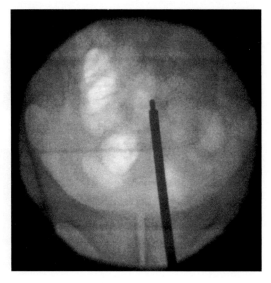

图 15-28 剥离器方向始终在骶骨中线

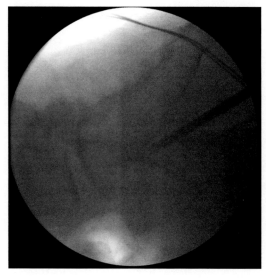

图 15-31 侧位位于 S_{1-2} 连接处前方

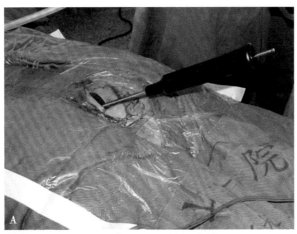

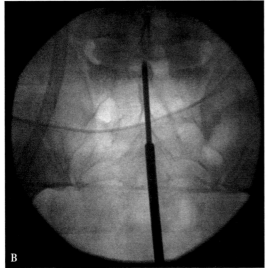

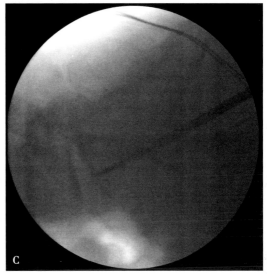

图 15-32　置入导针,穿出骶骨上位终板、$L_5 \sim S_1$ 椎间隙,至 L_5 椎体中央部下位终板

在 X 线荧光显示屏上沿剥离器的路径方向放置 1 枚斯氏针规划手术路径,便于调整剥离器适合的入针点及轨道路径。

一旦确定了最佳手术路径,维持钝性空心剥离器于入针点紧密贴近骶骨面,将导针经剥离器中间孔道直达骶骨手术入针点,再次透视确认路径后,用骨锤敲击导针尾端,使其沿 L_5 椎体中轴线方向进入骶骨,并一直前行至穿出骶骨上位终板,进一步穿过 $L_5 \sim S_1$ 椎间隙,至 L_5 椎体中央部下位终板(图 15-32),去除导针尾端手柄,连接延长导针,并缓慢退出剥离器,此时应注意夹持针尾以免将导针一并退出(图 15-33、图 15-34)。至此,完成骶前间隙的手术路径导针置入操作。

(四)建立骶前间隙手术通道

沿着导针递增置入系列扩张管,扩张骶前软组织与扩大骶前间隙,在骶骨内产生一骨性工作通道(图 15-35、图 15-36)。用滑锤将第 1 根直径

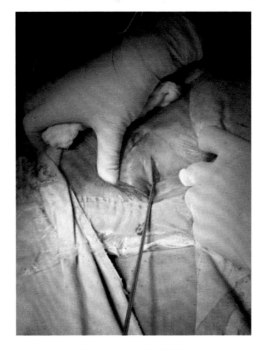

图 15-33　去除剥离器

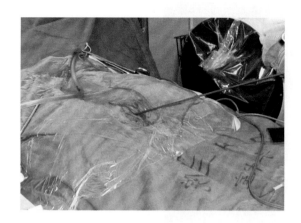

图 15-34　连接延长导针

6mm 扩张管沿着导针小心敲入,使其头端牢固地陷入骶骨骨组织内,退出 6mm 扩张管,同法依次放入 8mm 和 10mm 扩张管,注意维持导针位置勿退出导针(图 15-37~39)。

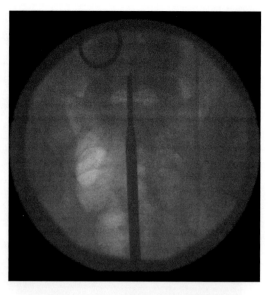

图 15-37　6mm 扩张管正位透视

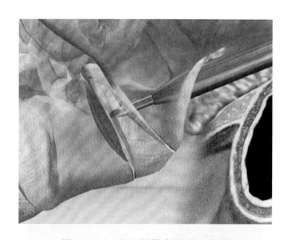

图 15-35　建立骶骨内通道示意图

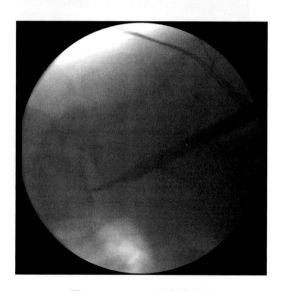

图 15-38　6mm 扩张管侧位

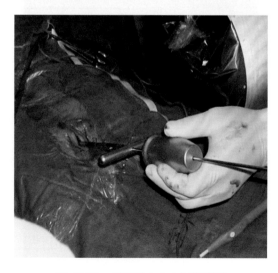

图 15-36　用滑锤小心击打扩张管

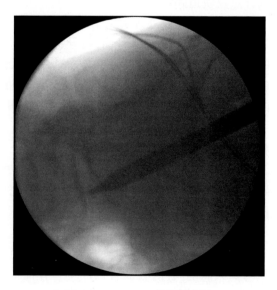

图 15-39　10mm 扩张管侧位

最后拔除 10mm 扩张管,置入内径为 10mm 的扩张器套管,并用滑锤将扩张器套管固定于骶骨内 3~5mm(图 15-40、41)。透视监控整个扩张和打击过程,确保维持理想的手术轨道路径。移除导针,至此建立一安全骶前、经骶骨的功能工作通道(图 15-42)。

(五)椎间盘切除

将 9mm 螺纹骨钻沿扩张管套管置入骶骨工作通道(图 15-43),向 L_5~S_1 的椎间隙方向顺时针旋入,透视确认钻头的位置。将螺纹钻逐渐旋入,穿过 S_1 上位终板、L_5~S_1 椎间盘、止于 L_5 下位终板而不穿透下位终板(图 15-44)。顺时针旋出 9mm 螺纹骨钻,保留螺纹间的骨质,作为自体骨移植备用(图 15-45)。

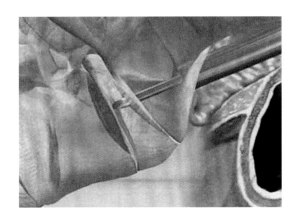

图 15-40　扩张管套管固定于骶骨内示意图

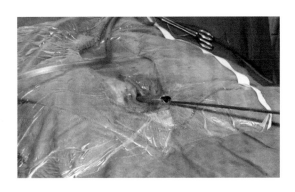

图 15-41　术中插入扩张管套管,建立骶前间隙工作通道

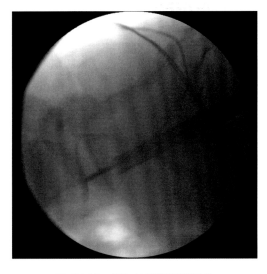

图 15-42　插入扩张器套管侧位

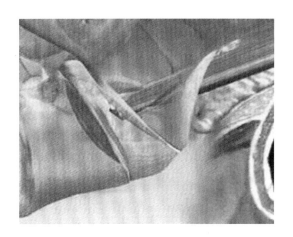

图 15-43　置入 9mm 螺纹骨钻示意图

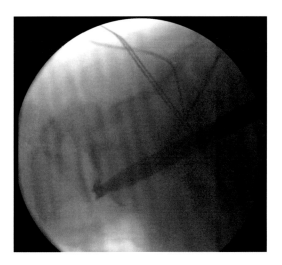

图 15-44　术中透视

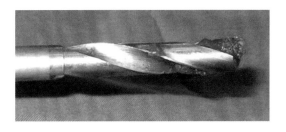

图 15-45　保留骨钻螺纹间的骨质

应用特制辐射状椎间盘刮刀及组织抓取器进行椎间盘切除术。椎间盘刮刀为镍钛记忆合金，共有向上、水平、向下方向不同刮刀4把，其中水平方向有2种长度以满足多种切割角度与长度的需要（图15-46~图15-48）。刮刀具有弹性，可在刮刀鞘内弹进弹出，一旦超出刮刀鞘，切割环将按照预设角度及弯度切割椎间盘（图15-49）。透视下进入 L_5~S_1 椎间隙后，弹出并旋转刮刀，将椎间隙上、下终板及髓核刮除，直至软骨下骨。在使用水平方向刮刀时，先选用短的刮刀刮出椎间盘，通过透视了解刮刀顶端与椎间盘前后缘的距离，再决定是否使用长的水平刮刀，如入路通道稍偏前或偏后，则在选用长的水平刮刀时需特别小心，以免损伤椎管内神经根或前方的血管（图15-50）。使用上下方向刮刀主要目的在于刮除上下终板，应根据刮除终板的手感控制刮刀旋转力度，切勿盲目大力以免造成刮刀折断，同时需反复透视确认（图15-51）。

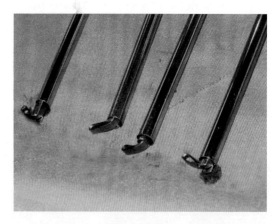

图 15-48　不同方向椎间盘刮刀

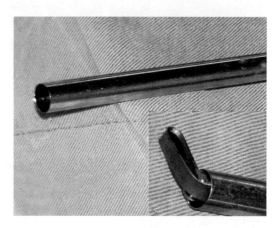

图 15-49　刮刀弹出、缩进形态

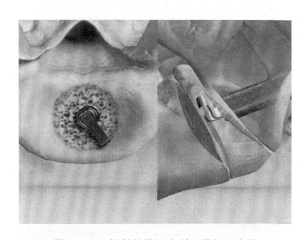

图 15-46　辐射状椎间盘刮刀操作示意图

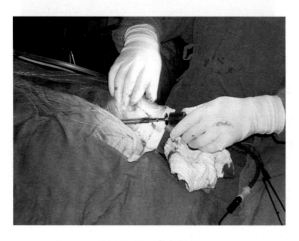

图 15-47　术中操作

每次刮刀刮削之后，插入组织抓取器抓取髓核及软骨终板（图15-52）。组织抓取器端部为不锈钢钢丝，呈放射状，可扭绞抓取已被刮刀刮削下的髓核及软骨终板（图15-53）。刮刀及组织抓取器交替使用数次后，用手感觉刮刀下已无柔软样组织，可感觉到刮刀与骨质的触感后，即可完成椎间盘切除术，此法可完整保留纤维环（图15-54、图15-55）。

（六）椎间隙植骨

轴向椎体间融合术通常采用颗粒状植骨方式（图15-56），植骨材料来源包括骨钻钻入骶骨建立工作通道至椎间隙的骨性通道时获得的自体骨松质、取自体髂骨、异体骨、骨基质和三磷酸钙伴或者不伴有抽于髂嵴的骨髓，或将其混合使用（图15-57）。将颗粒状植骨材料置入植骨器内，缓慢将植骨器插入工作通道至 L_5~S_1 间隙，轻轻锤击植骨送入器将植骨器内颗粒骨推入 L_5~S_1 间隙内（图15-58）。

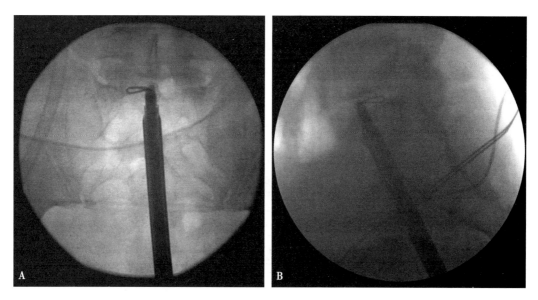

图 15-50　水平方向椎间盘刮刀刮除椎间盘
A. 正位；B. 侧位

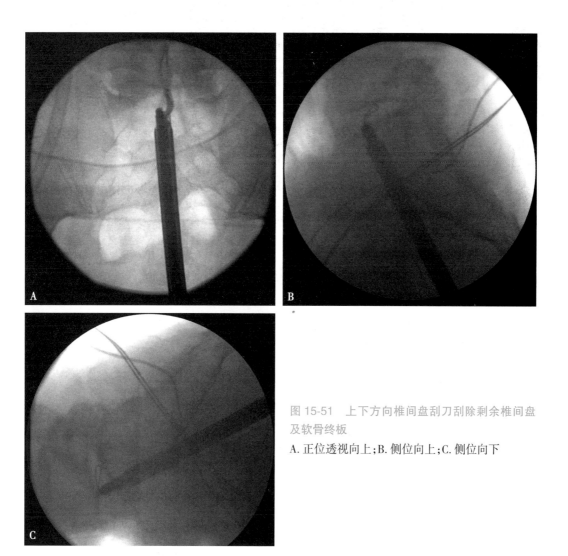

图 15-51　上下方向椎间盘刮刀刮除剩余椎间盘
及软骨终板
A. 正位透视向上；B. 侧位向上；C. 侧位向下

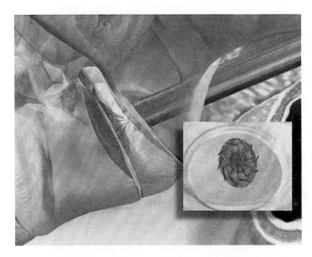

图 15-52　组织抓取器操作示意图

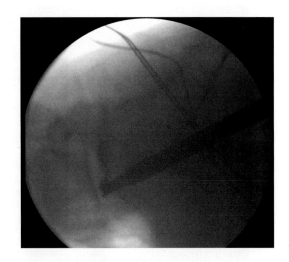

图 15-55　术中透视

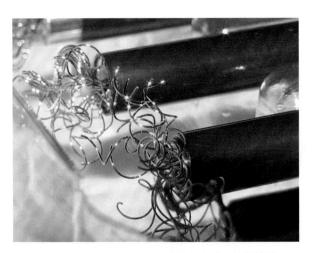

图 15-53　头端为放射状不锈钢钢丝

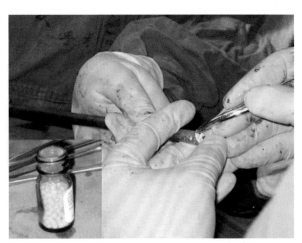

图 15-56　将人工骨塞入植骨器内

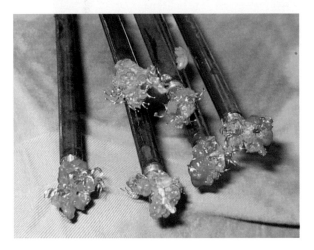

图 15-54　扭绞抓取的髓核及软骨终板

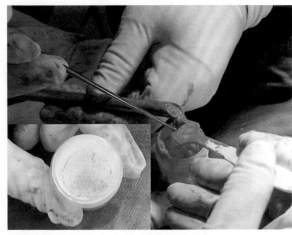

图 15-57　人工骨混合自体骨髓

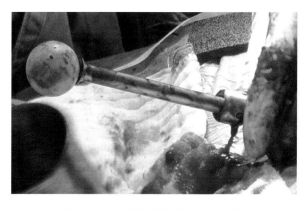

图 15-58　经扩张器套管置入植骨器

因植骨器头端为斜面，当其尖端顶至 L₅ 椎体时，其斜面朝向何方向，植骨颗粒就被置入何方向，因此，在植骨过程中应缓慢旋转植骨器 360°，骨颗粒就会均匀地植入椎间隙各个方向（图 15-59）。

（七）AxiaLIF 3D 螺棒内固定

椎体间植骨融合后，直径 7.5mm 骨钻插入工作通道及椎间隙，X 线透视下钻入 L₅ 椎体约 2/3 高度（图 15-60~63）。旋出骨钻，将其上的骨质再植入椎间隙内。将导针插入工作通道，测量骨通道深度，选取合适长度的 AxiaLIF 3D 螺棒（图 15-64~66）。

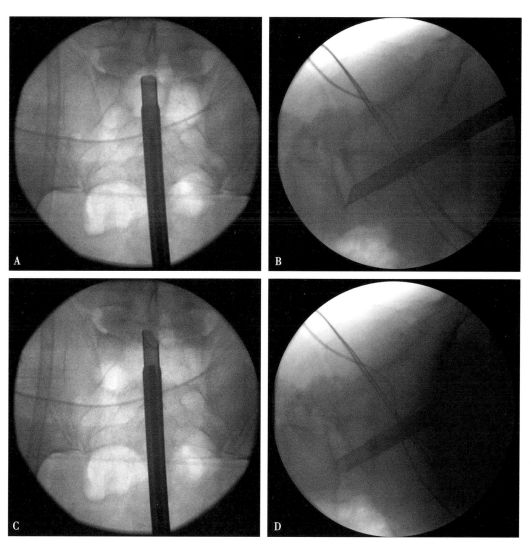

图 15-59　植骨器斜面在椎间隙转向不同方向，即可将骨粒均匀植入椎间隙
A. 透视正位向背侧植骨；B. 侧位；C. 透视正位向侧方植骨；D. 侧位

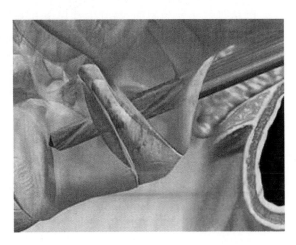

图 15-60　7.5mm 骨钻钻入 L₅ 椎体示意图

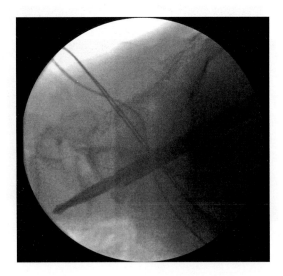

图 15-63　骨钻钻入 L₅ 椎体约 2/3 高度

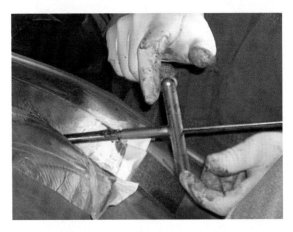

图 15-61　术中拧入 7.5mm 骨钻

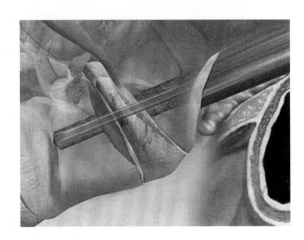

图 15-64　插入导针测量示意图

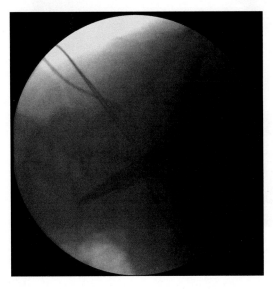

图 15-62　透视拧入 7.5mm 骨钻

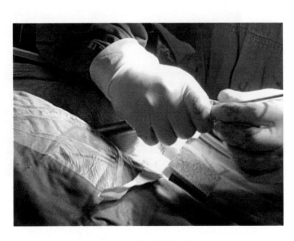

图 15-65　术中插入导针

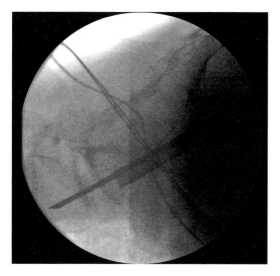

图 15-66 插入导针测量骨深度通度

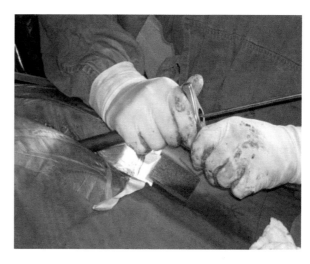

图 15-68 插入并维持通道套管

　　取出扩张器套管（工作通道），沿导针插入与骶骨角度接触相匹配（30°或45°）的固定套管（图15-67），其头端斜面向腹侧，有助于远离前方腹腔内容物。当接触到骶骨时，把固定套管旋转180°将其斜面匹配骶骨的倾斜面。将相同角度的通道套管沿固定套管插入骶骨前，去除固定套管，用手固定好通道套管（图15-68、图15-69）。将合适的AxiaLIF 3D螺棒用T形柄的螺棒置入器固定，沿导针小心、轻柔地插入通道套管，透视下将其旋过骶骨，进入椎间隙。当其进入L_5椎体、穿过椎间隙时，由于螺棒的上下两部分不同螺距产生不同撑开度可将椎间隙撑开（图15-70~74）。螺棒固定后其螺纹部分位于L_5椎体及骶骨内，中央连接部圆孔应位于椎间隙中部（图15-75、图15-76）。

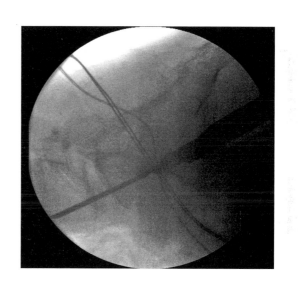

图 15-69 术中透视

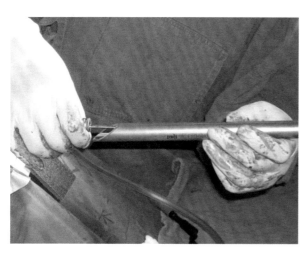

图 15-67 已插入匹配的固定套管

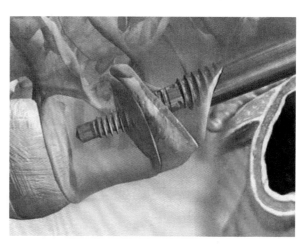

图 15-70 螺棒旋入示意图

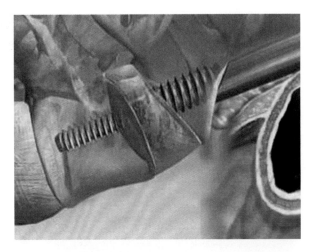

图 15-71 螺棒旋进过程中可将椎间隙撑开

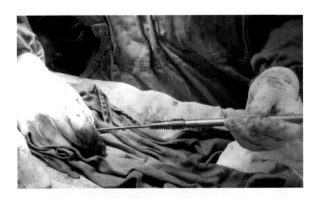

图 15-72 沿导针置入螺棒

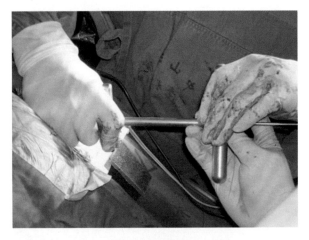

图 15-73 经通道套管拧入螺棒

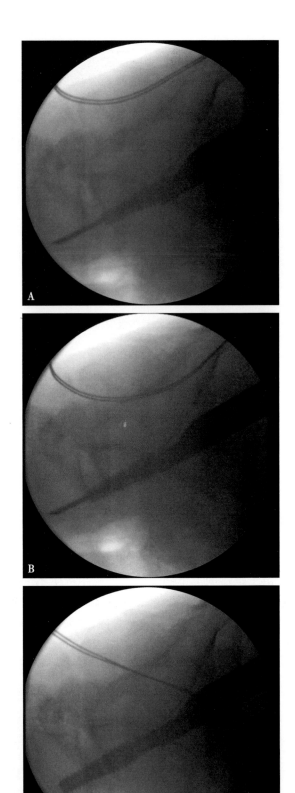

图 15-74 透视下旋过椎间隙至 L_5 椎体内

A. X 线侧位片示螺棒旋入 S_1 椎体；B. 螺棒旋入椎间隙；C. 螺棒旋入 L_5 椎体撑开椎间隙

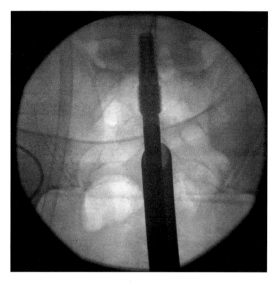

图 15-75 螺纹位于 L₅、骶骨内

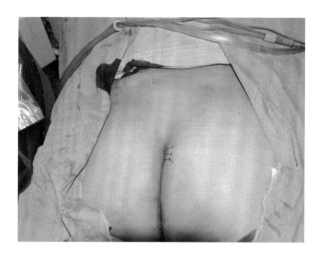

图 15-77 术后切口

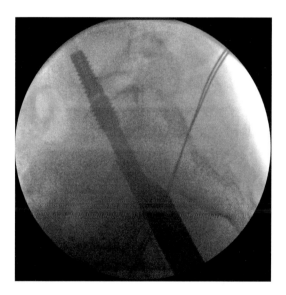

图 15-76 连接部圆孔位于椎间隙中部

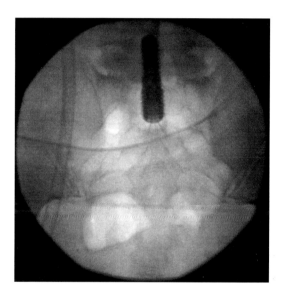

图 15-78 术后正位透视

(八) 关闭创口

移除导针,小心取出通道套管,用大量的抗生素灌洗液冲洗手术切口,逐层缝合,术毕(图 15-77~79)。

二、AxiaLIF 2L 系统手术操作

术前准备和体位、手术切口、进针点、骶前间隙手术路径建立与 AxiaLIF 操作相同。剥离器与导针方向需平行 L₄₋₅ 椎体中轴,导针需穿过 L₅ 椎体下位终板(与 AxiaLIF 不同)(图 15-80、图 15-81)。

(一) 建立 L₅~S₁ 工作通道

沿着导针顺序放置 6mm、8mm、10mm 扩张器,扩张骶前软组织,并在骶骨产生一骨性工作通道。9mm 骨钻置入骶骨工作通道,顺时针旋入穿

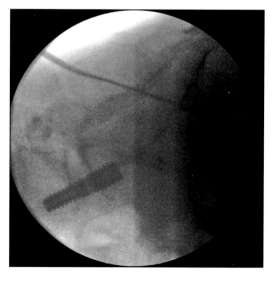

图 15-79 侧位透视

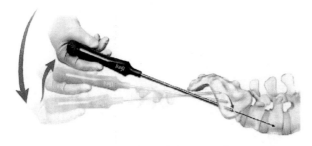

图 15-80 剥离器方向侧位示意图

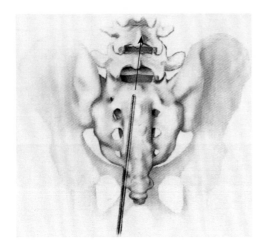

图 15-81 正位示意图

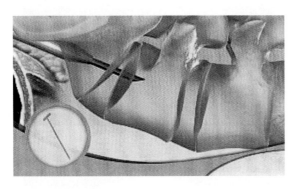

图 15-82 插入 12 mm 扩展管

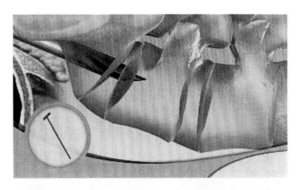

图 15-83 10.5mm 骨钻旋入穿透 S_1 上位终板

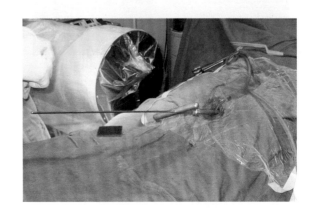

图 15-84 术中旋入骨钻

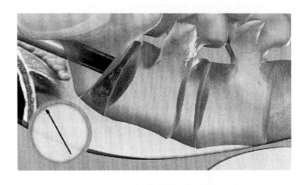

图 15-85 组织抓取器抓取髓核示意图

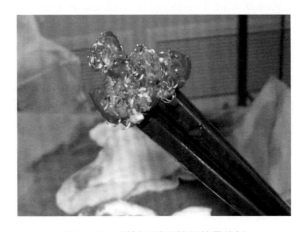

图 15-86 刮削下的髓核及软骨终板

过 S_1 上位终板,保留骨钻上骨质。12mm 扩张器扩张骶骨通道后,插入内径为 12mm 的扩张器套管,并用滑锤将扩张器套管固定于骶骨内 3~5mm(与 AxiaLIF 采用 10mm 内径扩张管不同)(图 15-82)。10.5mm 骨钻旋入穿透 S_1 上位终板,同样保留骨钻上骨质备用植骨(与 AxiaLIF 采用 9mm 骨钻不同)(图 15-83、图 15-84)。

(二)L_5~S_1 椎间盘切除及 L_5~S_1 椎间隙植骨

取出导针,应用辐射状椎间盘刮刀及组织抓取器进行 L_5~S_1 椎间盘切除,方法同 AxiaLIF 操作(图 15-85、图 15-86)。L_5~S_1 椎间隙植骨与 AxiaLIF 操作相同,注意植骨各向应均匀(图 15-87、图 15-88)。

(三)建立 $L_{4~5}$ 工作通道

用 12mm 的扩张器沿 L_5~S_1 工作通道推进至 L_5 椎体下软骨终板,拔除扩张器,锤击扩张器套管入骶骨平至 S_1 椎体上缘,9mm AxiaLIF 2L 骨钻钻透 L_5 椎体至 $L_{4~5}$ 椎间隙,保留骨钻上骨质备用植骨,10mm 扩张管扩张 L_5 椎体骨性通道(图 15-89~92)。

(四) $L_{4~5}$ 椎间盘切除及植骨

用系列辐射状椎间盘刮刀刮除 $L_{4~5}$ 髓核及软骨终板(图 15-93~96),组织抓取器去除 $L_{4~5}$ 椎间盘碎块,然后将骨植入 $L_{4~5}$ 椎间隙。

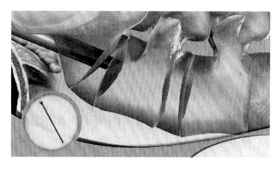

图 15-87　植骨器植骨示意图

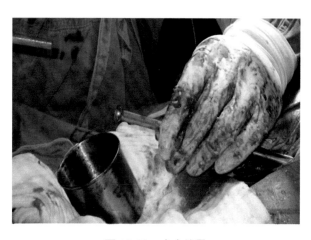

图 15-88　术中植骨

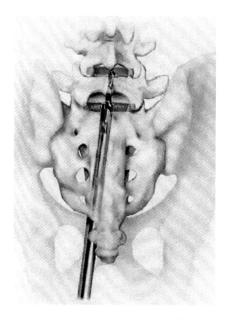

图 15-89　9mm AxiaLIF 2L 骨钻

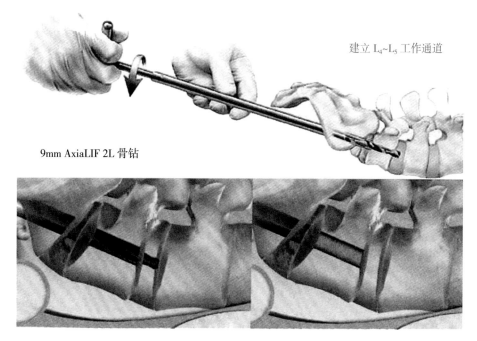

9mm AxiaLIF 2L 骨钻

建立 L_4~L_5 工作通道

图 15-90　建立 $L_{4~5}$ 工作通道示意图

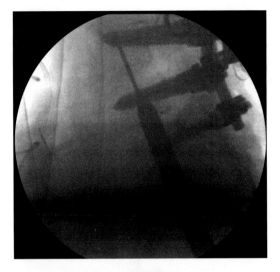

图 15-91　扩张管置入 L$_5$ 椎体

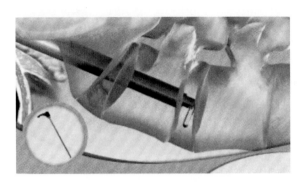

图 15-94　刮除髓核及软骨终板

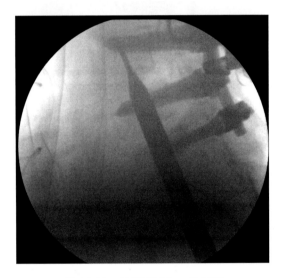

图 15-92　扩张管至 L$_{4\sim5}$ 椎间隙

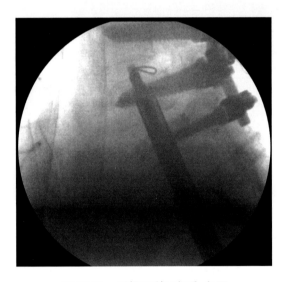

图 15-95　透视下刮刀向后、向下

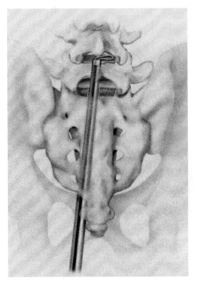

图 15-93　刮除 L$_{4\sim5}$ 髓核及软骨终板

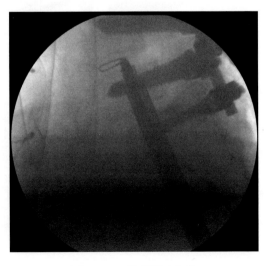

图 15-96　透视刮刀向前

（五）测量并植入 L_{4~5} 螺棒

建议用模板在透视图像上进行测量，模板中 L$_{4~5}$ 螺棒需与 L$_5$ 椎体高度完全匹配，适当调整模板，模板中 L$_{4~5}$ 螺棒中央孔正好位于 L$_5$ 上位终板头侧。用 7.5mm AxiaLIF 2L 骨钻（或 7.5mm AxiaLIF 2L 扩张器）经骶骨、L$_5$ 椎体旋入至 L$_4$ 椎体约 2/3 高度（图 15-97）。旋出骨钻，将其上的骨质再植入 L$_{4~5}$ 椎间隙内。将导针插入工作通道，测量 L$_{4~5}$ 椎体骨通道深度，选取合适长度的 AxiaLIF 2L L$_{4~5}$ 螺棒（图 15-98~100）。

取出扩张器套管，沿导针插入与骶骨角度接触相匹配（30° 或 45°）的固定套管，将相同角度的通道套管沿固定套管插入骶骨前，去除固定套管，固定好通道套管（图 15-101~102）。将 AxiaLIF 2L L$_{4~5}$ 螺棒用 T 形柄的 AxiaLIF 2L 螺棒置入器固定，沿导针插入道套管将其旋入 L$_{4~5}$ 椎体（图 15-103~105）。

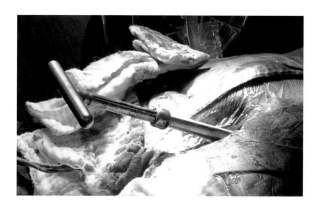

图 15-99　术中钻入骨钻

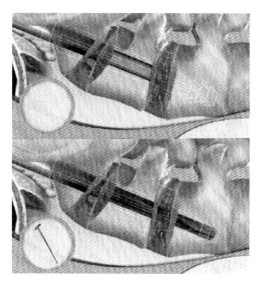

图 15-97　骨钻钻入至 L$_4$ 椎体示意图

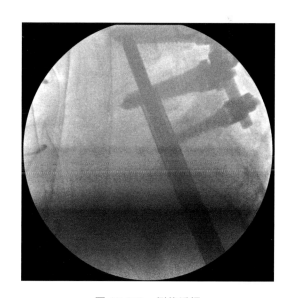

图 15-100　侧位透视

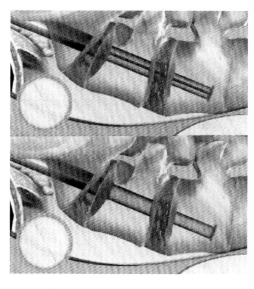

图 15-98　测量 L$_{4~5}$ 螺棒示意图

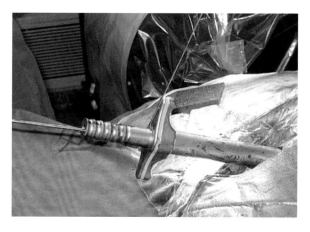

图 15-101　置入匹配固定套管及通道套管

（六）植入 $L_5 \sim S_1$ 螺棒

测量 S_1 骨通道深度，选取合适长度的 AxiaLIF 2L S_1 螺棒，沿导针旋入 S_1 椎体，通过对抗 L_{4-5} 螺棒撑开 L_{5-1} 椎间隙（图 15-106~109）。

（七）关闭创口

移除导针，小心取出通道套管，用大量的抗生素灌洗液冲洗手术切口，逐层缝合，术毕（图 15-110~112）。

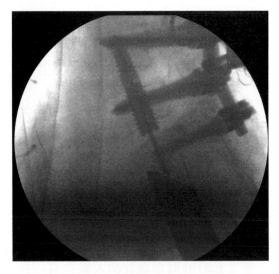

图 15-105 术中透视螺棒撑开椎间隙

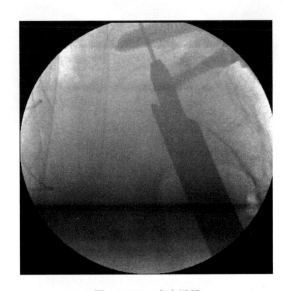

图 15-102 术中透视

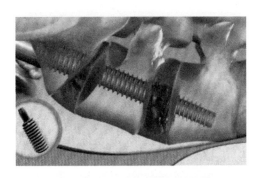

图 15-106 $L_5 \sim S_1$ 椎间隙撑开前示意图

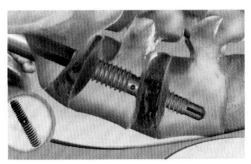

图 15-103 旋入 L_{4-5} 螺棒示意图

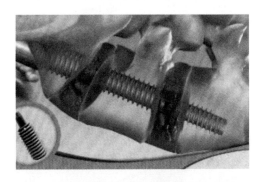

图 15-107 $L_5 \sim S_1$ 椎间隙撑开前示意图

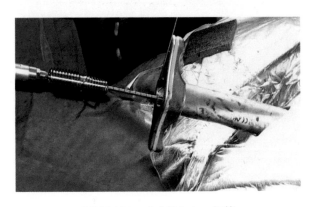

图 15-104 术中置入 L_{4-5} 螺棒

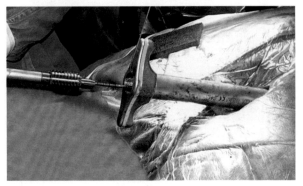

图 15-108 术中置入 $L_5 \sim S_1$ 螺棒

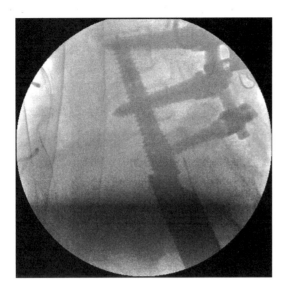

图 15-109　术中透视

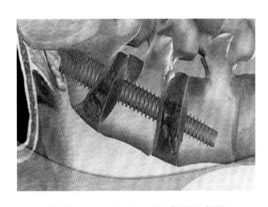

图 15-110　AxiaLIF 2L 术后示意图

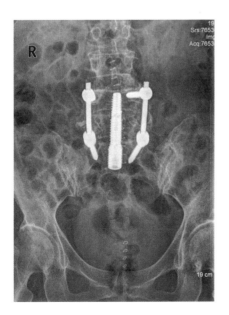

图 15-111　术后正位

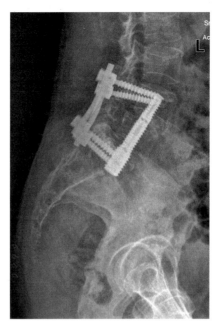

图 15-112　术后侧位

第三节　注意事项

一、术中操作注意事项

1. 建立骶前间隙手术路径时,用钝头空心剥离器向头侧推进,术者应缓慢轻柔地沿着骶前正中线前行,避免偏离中线过大而损伤神经。

2. 避免入针点位置偏离理想位置偏前或偏后,因导针头端为 30° 斜面尖端,此时可以尖端为圆心旋转导针,调整头端斜面方向,达到微调手术轨道路径的目的。

3. 建立手术通道置入扩张器套管时,避免骶骨入针点过于靠前或击打力量过大,易造成骶骨前部劈裂骨折,从而导致通道建立失败继而整个手术失败。

4. 处理椎间盘时,应根据刮除终板的手感控制刮刀旋转力度,切勿盲目大力以免造成刮刀折断,同时需反复透视确认。

5. 刮刀刮削上、下软骨终板时,可在手法压迫下使向上成角或向下成角的切割环紧密贴住上、下终板,通过旋转刮刀可确切切除软骨终板。

6. 使用组织抓取器抓取髓核及软骨终板时,应用力将组织抓取器向软骨终板推靠,便于将未完全脱离椎体的软骨终板绞刮下来。

7. 植骨时,植骨器进入工作通道速度应缓慢,否则易将工作通道内空气泵入椎体内血管,形成气体栓塞。

8. 螺棒置入时,其螺纹部分应位于 L₄ 椎体、L₅ 椎体及骶骨内,中央连接部圆孔应位于椎间隙中部。

二、AxiaLIF 并发症

由于 AxiaLIF 技术入路的特点,至今临床上尚罕见神经损伤的报道。其主要并发症为:感染(深部或者皮下)、空气栓塞、直肠损伤、椎体间假关节形成、假体松动下沉错位、盆腔血肿、骶骨骨折等。

1. 感染(深部或皮下)　术后感染是 AxiaLIF 主要并发症之一。Burger 等回顾分析了 51 例行 AxiaLIF 固定辅以椎弓根钉棒固定治疗成人脊柱侧弯、腰椎退行性疾病、腰椎滑脱、峡部裂、假关节形成等病例。其中 3 例切口感染,经换药处理后切口愈合;1 例发生深部感染,去除 AxiaLIF 后感染得以控制。由于此手术入路靠近直肠肛门,因此术前无菌消毒与规范肠道准备是预防切口感染的重要措施。

2. 空气栓塞　Smith 等对 127 例行 AxiaLIF 固定患者进行术中动脉监测、经食管彩色超声心动图检查、血清脂肪酶检测,观察在植骨时上述指标的变化情况。研究发现所有 127 例在植骨时均出现一过性低血压,7 例出现严重低血压,1 例需术中进行心肺复苏。所有出现严重低血压患者均为老年人。这些患者在植骨时,经食管彩色超声心动图显示有实性(空气或脂肪)回声性流体通过右心室。但尚无患者有持续性的副作用。分析原因为,当椎间盘刮切后,会造成骶骨表面破裂,导致空气进入血管内。植骨时,此处形成一个密闭的、充满气体的空间。这可增加血管内的压力,植骨时的压力造成空气和(或)骨髓通过静脉窦或骶骨破裂表面进入血管内形成栓子,导致一过性重复出现的血压下降。目前,尚未见关于此并发症死亡率报道。针对此并发症,可在操作中通过应用可排气的灌注管或在植骨之前在椎间隙灌注盐水,此种方法简单有效。

3. 直肠穿孔　根据 Trans 1 公司资料显示,每2000 例 AxiaLIF 患者中约有 10~12 例发生直肠穿孔并发症,其发生率为 0.59%。Seidel 等报道了 1 例 AxiaLIF 术后并发直肠穿孔和感染性休克。该患者 9 天前于外院行单节段 AxiaLIF 术,术后感觉不适。术后 CT 显示有骶前脓肿形成,直肠镜检查显示直肠背侧有一穿孔。经延长皮肤切口抽取脓液、腹腔镜下行回肠造口术、静点抗生素治疗后,感染迅速得以控制。4 周后经原骶前入路去除内植物,腰痛明显缓解。病理显示椎间隙内大肠埃希菌阳性。术后 3 个月随访显示患者基本无疼痛不适,X 线片显示 L₅~S₁ 间隙开始自发性融合。回肠造口术后 5 个月进行肠吻合,术后未再出现并发症。

骶前间隙主要由直肠后脂肪、疏松结缔组织、淋巴结、骶正中血管和直肠上血管构成,因此术前须行 MRI、CT 等影像学检查,仔细评估患者骶前区解剖有无变异、粘连。另外,术者应熟悉骶前区解剖,术中操作时动作应轻柔,手术单位应具有处理各种潜在并发症的能力。

4. 假体松动、下沉、错位,骶骨骨折　此类并发症主要考虑可能与骨质疏松有关。因此,针对骨质疏松症患者应用 AxiaLIF 需慎重,或者联合其他固定方式对减少此并发症应有帮助。

5. 盆腔血肿　即腹膜后血肿,系因损伤骶前血管所致。术前辅以血管造影检查,明确骶正中动、静脉变异情况,对术中减少血管损伤有一定的指导意义。术中操作应小心轻柔,剥离器分离骶前间隙推进时应左右轻微摆动,将局部软组织和血管向两侧推开,可使血管损伤的可能性将至最小。

6. 椎体间假关节形成　主要由于植骨床准备不充分、植骨量少或选择手术适应证不当造成椎间植骨未融合。术中应用辐射状椎间盘刮刀刮除髓核及软骨终板须彻底,手感应感觉到刮至骨质为止。植骨时应将植骨器斜面旋转 360°,使椎间隙植骨分布均匀。

(戎利民　刘斌)

参 考 文 献

[1]　Akesen B,Wu C,Mehbod AA,et al. Biomechanical evaluation of paracoccygeal transsacral fixation. J Spinal Disord Tech,2008,21(1):39-44.

[2]　Aryan HE,Newman CB,Gold JJ,et al. Percutaneous axial lumbar interbody fusion(AxiaLIF)of the L₅-S₁ segment:initial clinical and radiographic experience. Minim Invasive Neurosurg,2008,51(4):225-230.

[3]　Botolin S,Agudelo J,Dwyer A,et al. High rectal injury during trans-1 axial lumbar interbody fusion L₅-S₁ fixation:a case report. Spine,2010,35(4):E144-148.

[4]　Burger E,Patel V,Zhang J,et al. The Outcome of

AxiaLIF Surgery. Spine J,2008,9(S):196.

[5] Cragg A,Carl A,Castaneda F,et al. New Percutaneous Access Method for Minimally Invasive Anterior Lumbosacral Surgery. World Spine,Chicago,August 2003.

[6] Cragg A,Carl A,Casteneda F,et al. New percutaneous access method for minimally invasive anterior lumbosacral surgery. J Spinal Disord Tech. 2004,17(1):21-28.

[7] DeVine JG,Gloystein D,Singh N. A novel alternative for removal of the AxiaLif(TranS1)in the setting of pseudarthrosis of L5-S1. Spine J,2009,9(11):910-915.

[8] Erkan S,Wu C,Mehbod AA,et al. Biomechanical evaluation of a new AxiaLIF technique for two-level lumbar fusion. Eur Spine J,2009,18(6):807-814.

[9] Ledet EH,Carl AL,Cragg A. Novel lumbosacral axial fixation techniques. Expert Rev Med Devices,2006,3(3):327-334.

[10] Marotta N,Cosar M,Pimenta L,et al. A novel minimally invasive presacral approach and instrumentation technique for anterior L5-S1 intervertebral discectomy and fusion:technical description and case presentations. Neurosurg Focus,2006,20(1):E9.

[11] Nguyen HV,Akbarnia BA,van Dam BE,et al. Anterior exposure of the spine for removal of lumbar interbody devices and implants. Spine,2006,31(21):2449-2453.

[12] Nicolakis M,Lack W,Sabitzer R,et al. Early experiences with a new minimal invasive fusion technique of the lumbosacral segments("AxiaLIF")-radiologic results, peri-and postoperative complications. Eur Spine J,2008, 17(11):1609.

[13] 戎利民,董健文,刘斌,等. 轴向椎间融合术微创治疗腰骶椎失稳症. 中华显微外科杂志,2009,32(1):15-18.

[14] Seidel U,Heini PF. Rectum Perforation:A Major Complication of Percutaneous Lumbar Fusion. A Case Report. Eur Spine J,2008,17(11):1579.

[15] Smith W,Burnett B,Anson J,et al. Air Embolus during Graft Insertion in AxiaLIF. Spine J,2008,8(S):157.

[16] Yuan PS,Day TF,Albert TJ,et al. Anatomy of the percutaneous presacral space for a novel fusion technique. J Spinal Disord Tech,2006,19(4):237-241.

[17] Zeilstra D. Percutaneous transaxial nucleus replacement-First results in 15 patients. Eur Spine J,2009,18(11):1811.

[18] Zeilstra D. Transaxial fixation of the lumbosacral segment. Is stand alone enough? Results with 1 and 2 years follow-up. Eur Spine J,2009,18(11):1812.

第十六章　导航系统及手术机器人的应用

第一节　导航系统在脊柱外科中的应用

一、概述

近30年来,技术进步极大地影响人类生活方式,从计算机到智能手机,从单功能到多功能装置,技术成为我们日常生活的固有部分。手术导航是当今技术应用于医学一个重要的实例。在计算机、精密制造、医学成像、图像处理等技术飞速发展的基础上,人们将传统医疗器械结合计算机医学图像处理及三维可视化、医用机器人、空间三维定位导航系统用于临床手术,以提高治疗的质量,形成了医疗器械领域一个新的研究和临床应用热点,即"计算机辅助手术(computer aided surgery,CAS)"。手术导航系统(image guided surgery)作为计算机辅助手术的应用,使得手术更加微创及更加安全。计算机辅助骨科手术(CADS)系统将有可能成为未来外科手术的必备条件。

如何准确、安全地定位特定的体内解剖结构至关重要,在各种医学影像及计算机程序的飞速发展情况下,准确安全定位特异的解剖结构得以实现。医学影像是手术导航得以实现的先决条件,然而,具有开创精神的外科医生仍是手术导航发展的驱动力,这些外科医生推动了新技术的发展来解决外科挑战。

第一台真正意义上的手术导航系统,是在1986年由美国斯坦福医学院的Roberts创造,他将CT图像和显微镜结合,应用超声定位来引导神经外科手术,在临床上获得了成功。近年来,手术导航系统更是成为医疗器械领域的一个新的研究热点,受到美国、西欧、日本等国家和地区的重视。积极研究和开发各种不同手术场合的手术导航系统,将研究成果迅速进行产业化,形成了医疗器械领域的新产业。Bernett和Reinhaedt对声波系统进行改进,使精度有了一定的提高。1991年,日本的Wnatabe和美国的Pell相继发明了遥控关节臂定位系统。HeilBrun等利用三目和双目机器视觉原理,使用普通光或红外光成像系统实现空间定位,这种定位仪的精度较高,但是与超声系统一样,存在瞄准线约束问题。Kato设计了一种电磁导向仪,由三维磁场源、磁场探测器、三维数字化仪和计算机组成,这种设备的优点是磁场探测器可以放在任何地方,不足之处是手术室存在许多影响电磁场分布的金属材料。在融合显示方面,导航系统把内镜所见的术野与相应的CT或MRI照片同步地显示在屏幕上,外科医生能更加准确地发现和处理病灶,避免健康组织受到损伤。随着研究和产业的结合,国外出现了大量的手术导航系统研究机构和生产企业,其中美国麻省理工学院的手术导航实验室、哈佛大学医学院、德国汉堡大学、芬兰大学等国外高校取得了较大的理论研究成果。通用医疗公司、飞利浦、西门子、美敦力、BrainLab、东芝、柯达等主要的医疗器械生产商纷纷推出了自己的手术导航系统产品。

立体定位技术、空间配准技术和空间变换技术是整个手术导航系统的关键。手术导航通过立体定位技术采集了患者手术区域和手术器械的空间信息,导航系统的正确性直接与这些数据的准确性相关,精度是衡量立体定位技术的主要参数。空间配准技术寻找患者空间信息数据和图像数据之间的关系,以完成手术导航中患者实体与医学影像之间的一一对应。空间变换技术实现了当立体定位技术移动后手术导航系统依然能够精准完成立体定位的目的,以及在三维图像空间动态显示手术器械相对于患者实体的空间信息。空间配准技术和空间变换技术同样对手术导航系统的性能产生很大的影响。

1. 立体定位技术 在 20 世纪 80 年代,随着手术导航的提出,立体定位技术开始进入医疗领域。手术导航的立体定位技术是确定患者实体空间位置的系统,实时获得患者实体在其测量范围内的三维坐标,它连接图像信息和手术患者,将虚拟和现实的连接起来,直接关系到手术导航系统的精度和手术的成败。

手术导航系统的立体定位技术经过了从有框架立体定位到无框架立体定位的发展过程。可分为三个阶段:

(1)机械框架立体定向仪:患者头部局部麻醉后,将一个轻质的立体定向框架固定在患者头部,行 CT 或 MRI 扫描,然后再根据影像确定手术靶点的位置。手术中依靠框架的引导,把手术器械准确地送达指定位置。缺点是必须麻醉后在患者颅骨板钻孔打钉,同时机械框架会给患者和医生的手术造成极大不便,在操作上繁琐费时,不能实时显示手术器械的空间位置,给患者造成痛苦,影响一定区域的外科手术的执行。

(2)无框架机械臂定位系统 利用控制性机械臂技术和计算机技术结合来定位。机械臂上有许多方向活动的关节,手术中依据计算机测量关节相对运动,模拟显示手术工具的运动进度。但定位精度仍然较差。

(3)手术导航系统 手术导航系统利用空间定位技术建立手术场景、患者和术前图像的映射关系,根据传感器的不同,可将空间定位方法分为机械臂式定位法、超声波定位法、电磁式定位法和光学定位法。

1)超声波测量跟踪技术最早被采用。超声测量属于非接触式测量(相对于机械式空间定位器),是简单而廉价的技术。主要基于超声波传播时间的测量,可探测多点或多刚体的位置,对手术区域无阻碍,但超声波束呈发散性、方向性差,易受干扰,存在光路遮挡的问题,温度、湿度、气流以及发射器的尺寸是影响精度的主要因素。虽然在理论上可以达到亚毫米精度,但实际中很难实现,一般认为是几种定位方式中精度最低的一种,这种定位方式已经基本上被淘汰。

2)电磁定位器探测器线圈检测通过空气或软组织的低频磁场,由发生器的相对位置关系可以确定探测器的空间位置,从而对目标进行定位。由于它的造价低,探测器与发生器之间没有光路问题,尤其适合目标点位于患者体内时的定位要求,如穿刺针、介入导管的定位等。采用电磁波信号测量跟踪技术,克服了超声波和光信号传递中易受阻挡的局限性,不会由于手术者、手术器械、显微镜的位置而影响导航效果。然而手术区域中铁磁性材料会干扰定位磁场,如监护仪、麻醉机、高频电刀等设备的频繁使用,使得空间中大量的、多频谱的电磁波会干扰影响电磁导航的精确性和可靠性,技术上尚待改进提高。

3)1990 年,美国医生 Dr. Richard 发明了第一台光学手术导航系统,采用红外光测量跟踪技术,只要保证探测光路上通畅,便可大大地提高手术导航的精确度。光学空间定位技术是目前在导航系统中应用最多的定位方式,它的定位精度较高(仅次于机械臂力式)。它采用摄像机观察目标,应用双眼视觉原理重建出目标的空间位置。根据被观察目标是否主动发射光线,可将其分为主动式与被动式两种。被动式光学定位器是导航系统中空间定位方法的主流。

2. 空间配准技术 该技术对立体定位的研究和开发是手术导航系统领域的重点之一。手术导航的空间配准(spatial registration)是医学图像配准技术在手术导航系统上的应用。医学影像配准(registration)是指对于一种断层影像,寻求一种(或一系列)空间变换,使它与另一种医学影像或患者实体之间的对应点达到空间上一致的过程,即是实现人体上的同一解剖位点在两张匹配影像上或在实体与影像之间有相同的空间位置。

影像导航手术是一个复杂的过程:术前,获取的 CT、MRI 等医学影像被输入导航系统计算机,经过医学影像间配准和融合处理后,CT 和(或)MRI 等单模和(或)多模影像数据被统一在一个虚拟坐标系(virtual coordinate system,VCS)中;手术中,导航系统的定位装置和手术区域的解剖结构的实际空间位置构建了一个现实坐标系(world coordinate system）；影像导航系统通过医学影像和实物间配准，在两个坐标系之间建立准确的对应关系，使得导航定位装置可以"实时地"确定手术区域中感兴趣目标的空间位置。它寻求患者空间和三维图像空间坐标系之间的一种空间线性变换，以达到不同空间对应点的一致，即使患者空间中的解剖点和三维图像空间的对应点位置相同。

　　配准总体上有刚体配准和非刚体配准两种。手术导航的空间配准是一种刚体配准，现有的空间配准方法根据算法不同，配准分为基于基准点的点对点转换（fiducial based paired point transformation）、表面轮廓匹配（surface contour matching）、点对点转换和表面轮廓匹配联合应用（hybrid transformation）。现实空间实体与虚拟空间三维模型之间对应点的吻合程度可以用准确率（accuracy）来表示，准确率越高，说明空间实体与三维模型吻合得越好，误差越小，术中定位越可靠。配准准确率分为三种：设备准确率，取决于导航设备空间辨别能力，反映设备的可靠性，一般在试验室中测得，误差与所测的空间大小及发送、接收装置之间的距离有关；配准准确率，取决于数据传输及转换的能力，试验室中和手术中的测量数据可能差别很大；应用准确率，反映出整个配准过程的总误差，包括设备准确率、配准准确率和手术过程中因解剖结构的改变造成的误差，会随着探测距离和手术时间的增加而增加。试验室中和手术中的测量数据之间差别也很大。影响配准准确率的因素包括定位装置本身的误差、标记点类型与性质、皮肤标记点放置位置探针指定基准点中心的偏差、指定显微镜焦距中心的偏差等。

　　3. 空间变换技术　空间变换技术简单地说，就是实现不同坐标系空间之间的位置和方向的线性变换。也是手术导航系统的一项关键技术，是实现手术导航系统在手术中动态跟踪手术过程的关键技术。首先，空间变换技术结合空间配准技术，为图形工作站提供了手术中手术工具所处的三维空间位置和空间方向数据信息，使手术工具虚拟影像能在导航的图形工作站上实时正确地显示。其次，它实现将可变坐标系到固定坐标系的转化，使手术中手术导航系统可以随意移动。导航系统运用空间变换技术能将相对固定的病灶和不断变换位置的手术工具的位置和方向准确地显示在三维图像上，使手术医生通过三维图像就能清晰地观察到手术工具的运动方向和位置情况，

完成手术导航系统的实时导航功能。因此，随着手术导航系统的发展，空间变换成为了一个不可回避的关键主题，三维空间变换是现代手术导航系统不可或缺的重要组成部分。

二、手术导航的原理和主要技术设备、分类

（一）导航原理及主要设备

　　手术导航与汽车导航有些类似，两种导航均通过周围环境来定位空间位置。实际定位技术不同，汽车导航在几个地球同步卫星的 GPS 系统通过三角测量来定位，而现代手术导航通过立体相机发出红外线定位突出结构如反光标记球空间位置，这种方式可实时跟踪标记球位置。手术导航基本设备：立体相机，带有显示屏的计算机平台，各自导航软件。在手术当中，标记球固定在患者身上和手术器械（应用参考架），这样就能准确定位空间位置进行手术导航。

　　每个参考架至少包括 3 个标记球，计算机能够计算定位手术器械位置。必须确保参考架牢固固定患者身上如骨骼上或头环上才能准确定位和手术器械实时显示在计算机屏幕上。因为手术器械位置仅与患者身上参考架位置相关，术中立体相机可移动。

　　在脊柱外科及神经外科，手术导航通常基于各种各样的影像，术前获取影像如 CT、MRI 等被用于术中导航（影像获取），术前在感兴趣对象或区域影像基础上利用相关软件进行术前计划（可设定多条手术计划路线）并模拟进程（计划），开刀前，术前影像资料需要同患者目前位置通过注册程序进行匹配（注册），影像导航系统通过注册确立基于影像资料虚拟坐标系及基于患者参考架的实时坐标系之间建立准确的对应关系，使得导航定位装置可以"实时地"确定手术区域中感兴趣目标的空间位置（导航）。注册可通过基于基准点的点对点转换（based paired point transformation）、表面轮廓匹配、点对点转换和表面轮廓匹配联合应用。如果需要时，外科手术者可在运行导航中进行获取另外的影像及进行注册（术中影像获取）。

　　导航手术操作流程：影像获取（术前 / 术中 X 线、CT、MRI）──→导航工作站图像虚拟（三维重建）注册或自动注册导航工具──→术前计划──→术中导航追踪──→手术实施（图 16-1A~D 例示 IsoC 3D 操作流程）。

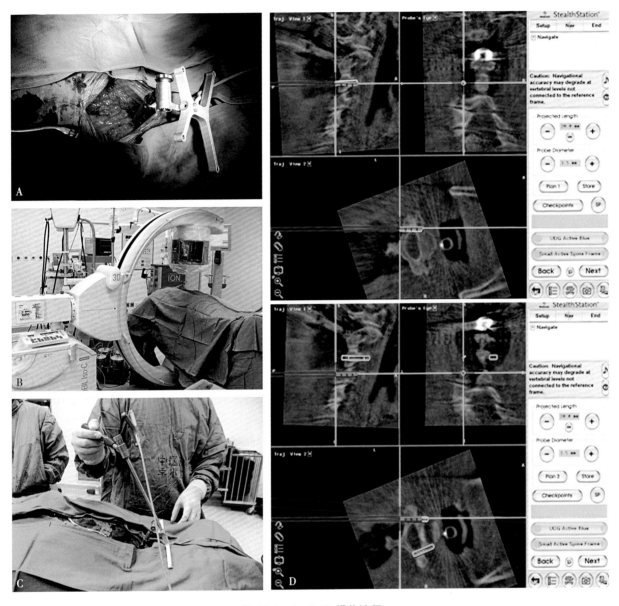

图 16-1 IsoC 3D 操作流程

A. 安装参考环；B. 术中影像摄取；C. 导航工具注册；D. 术中计划及实施手术

（二）手术导航系统的分类

1. 按导航定位所采取的信号系统分类 可分为机械定位导航系统、超声波定位导航系统、电磁定位导航系统及红外光定位导航系统，前两者均为较早期应用的导航定位系统，精确度和实用性均有限，基本为后两者所代替。

（1）电磁导航系统：属于二维导航系统，其空间定位技术采用的是电磁示踪技术，将电磁发射器置入伤病椎邻近正常椎体棘突上，每个电磁产生线圈定义一个空间方向，3个线圈确定3个空间方向，然后再根据已知的相对位置关系就可以对金属目标的空间位置进行定位。其系统由电磁信号采集器、传感器、导向探头、计算机系统及监视器组成。其信号的传递是依据手术部位的电磁发射器和电磁接收器（即工具手柄）之间的磁场来进行的，不存在术中干扰等光电导航系统的常见问题。该系统的优点在于其具备自动注册、低载线放射量的优点。其缺点是只能提供二维导航，另外离发射器越远，电磁信号越低，以 $1/r^3$ 则圆的比例减弱（r则为磁场半径），该系统最多能准确导航发射器周围3个椎体。而且电磁定位容易受手术区域中铁磁性材料干扰，术中监护仪、麻醉机、高频电刀等设备频繁应用，使得空间大量电磁波会干扰电磁导航的准确性，这些缺点限制了该导航系统的应用。

（2）红外光（光学定位）影像手术导航系统：该导航系统是目前导航系统中的主流定位方法，立体相机发出红外线定位标记球（参考架及手术器械上）空间位置，判断出手术器械实时位置，指导医生完成手术操作。一般由 3 个部分组成：①图形工作站：显示导航模拟的手术虚拟图像，并即时反映术者手术器械的位置；②高精度红外光学位置跟踪系统仪：通过接受光电信号来监视跟踪手术器械的位置；③手术导航工具：用于发射或反射光信号以确定手术工具的位置。其代表产品有：美国美敦力 HealthStation 导航系统、德国蛇牌 Orthopilot 导航系统、德国 BrainLAB 导航系统。该系统具有定位精度高、处理灵活的优点，但其红外线接收装置容易受术中手的遮挡及周围光线或金属物体镜面反射的影响。

该系统主要由 C 形臂机、联结在 C 形臂上的校准靶、图像导航计算机系统、高精度红外光学定位系统、定位参考架（追踪器）以及能被系统跟踪的主动或被动红外光定位手术器械所组成。系统操作的第一步是将可被导航系统红外光追踪的手术定位参考架，固定在患者导航手术部位的硬性解剖结构上（骨结构）。然后，利用带有校准靶的 C 形臂机对带有参考环的手术区域进行透视，获取图像信息，这时可以得到术中患者的透视图像，并自动传送到计算机进行处理。第二步，安装了带有被动红外线追踪设备的参考患者手术区域和 C 形臂机的相关位置被光学定位系统跟踪测量，光学定位系统可以跟踪参考环和 C 形臂机上的发光二极管和被动反射球的位置，然后计算机校准先前带有参考环的手术区域的位置，并测量其与带有校准靶的图像相对应位置。最后，通过光学定位系统的应用，跟踪测量手术器械上的发光二极管和被动反射球的位置。再注册一个带有被动追踪装置的手术器械，将其加入校准了的透视图像的覆盖图。计算机就可以决定手术器械在手术区域的实时位置，这样，系统可以同时显示和跟踪手术器械在各个不同平面图像中的真实位置。

红外光手术导航系统是目前应用最广泛、精确度最高的手术导航系统，包含以下设备：

1）导航图形工作站：图形工作站提供各种图像处理操作及图像的显示，例如患者术前的 CT 和 MRI、术中使用带校准靶的 C 形臂机获取的患者手术区域图像，传送到图形工作站处理，用来显示手术区域的位置信息，帮助医生制订手术计划。在手术过程中，图形工作站显示虚拟二维或三维图像，以及手术工具的位置和方向，医生通过图形工作站就可以清晰地观察到导航系统进行指导内植手术的过程（图 16-2A、B）。

2）红外光学定位系统：通过接受光电信号来追踪和监视手术器械的位置（图 16-2C）。

3）主动或被动红外光定位器：安装 E 探测装置小而巧，可安装在标准外科手术器械上，在使用上不仅较关节臂轻巧、灵活，而且使手术器械具备多功能。带有 LED 的参考环则固定于术野棘突上，可直接被红外光定位系统追踪（图 16-2D）。

2. 按导航系统图像获取的方式分类　可分为 CT 影像导航系统、X 线透视导航系统、MRI 导航系统及完全开放式导航系统。

（1）CT 影像脊柱导航系统：分为术前 CT 影像和术中 CT 影像脊柱导航系统两种。

1）术前 CT 影像导航系统：术前首先使用 CT 对患者相应的手术节段进行扫描，该类脊柱影像导航系统需要螺旋 CT，扫描层厚 1~3mm，扫描区域 12~14cm，具体可由手术区域决定。扫描数据传输至脊柱导航工作站，导航工作站将 CT 数据重建为三维的冠状位、矢状位、轴位虚拟图形。在三维虚拟图形中，术者在手术前即可以预先进行手术计划的设定，例如测量椎弓根和经椎侧块的直径、方向，设定虚拟内植物的长度、直径，内植物进入的方向、角度和深度等。其关键技术是注册技术。术中注册主要是通过确定解剖标志、表面轮廓、术前植入的基准标志。典型的点对点匹配注册需在实体解剖和图像上确认至少 3 个不在同一直线上的标志点，为了取得最佳空间分辨率，需选择最远距离且不在同一节段标志点。表面轮廓匹配注册基础是术前 CT 数据计算三维模型，术中通过跟踪指针确认几个骨表面点，计算机将这些点同 CT 三维重建模型相匹配。两种匹配注册方法可同时应用以增加匹配准确性。Holly 等系统分析发现结合两种匹配注册方法具有协同作用，较点对点匹配注册方法具有更小的注册误差，他们的结论是术中小心选择易于辨认标志的点对点匹配注册对于常规病例已经足够准确。

使用该导航系统操作时注意：①要使患者术前 CT 扫描时的体位尽量与手术时的体位保持一致；②手术区域骨组织上的软组织要尽量清除干净，以便于 CT 三维重建所对应的解剖标记进行

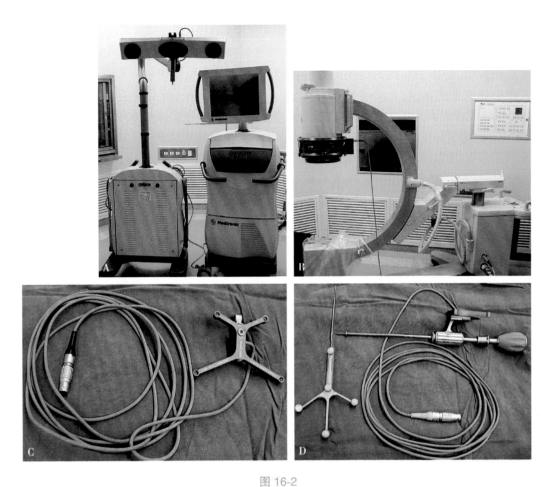

图 16-2

A. 左侧为红外线定位系统,右侧为导航图形工作站;B. 装有蓝色校准靶的 C 臂 X 线机;C、D. 固定在手术野的参考环和导航配套工具

点对点匹配注册;③在选择注册点时应寻找骨性标记较明显的凸起,如棘突后下角、下关节突内下角、横突外侧端等作为匹配点;④在相邻椎体上植入椎弓根钉后,特别是行颈椎、上胸椎椎弓根钉固定时,最好再进行表面轮廓匹配注册,以提高准确性;⑤术中若达不到理想的匹配精度,则需要术者结合对解剖标志辨认的经验调整置钉,若术中发现导航系统与实际进钉角度有差别,应行相应调整,勿盲目依赖导航系统。

　　术前 CT 影像脊柱导航尽管在临床上积累了一定的成功案例,但仍存在一些明显的缺陷,患者 CT 资料只能在术前获取,如果术中体位变化明显,则虚拟的三维图像不能真实反映三维关系,有误导术者的可能。手术时间较长,实时性较差,严重影响了医生使用的积极性,从而影响临床应用和发展。另外,术前 CT 扫描也增加了患者的经济负担。

　　2)术中 CT 影像脊柱导航系统:作为一种对

软组织图像质量、通用性及经济性的一种折中,术中 CT 出现了,术中 CT 对外科操作流程中断时间、扫描时间相对术中 MRI 时间短,并且术中体位限制更少,尤其新一代可携带式 CT 扫描器,专为手术设计,能使外科医生验证手术进展并自动导航。在脊柱外科手术中,通过可携带式 CT 扫描器对患者手术区域进行即时的扫描以获得 CT 数据,随后传输到导航工作站进行数据重建,自动注册,从而简化了术中患者虚拟结构与实体结构的匹配过程,而且不需补偿在大多数脊柱手术俯卧位与术前 CT 平卧位差异,导航更准确并减少手术医生的放射线暴露。

　　(2)X 线透视导航系统:分为二维 X 线透视影像导航系统和三维 X 线透视影像导航系统。

　　1)二维 X 线透视影像导航系统:又称为虚拟 X 线导航系统。这种系统的关键是对传统的 C 形臂机成像系统进行内部校准,所以必须在 C 形臂机的影像增强器一侧安装一个均匀网格分布的校正模板,经过导航工作站中差值算法对 X 线透视图像进行几何矫正。其原理是在获取手术部位骨骼透视 X 线图像后,将术中获得的透视图像传输入计算机辅助导航系统,进行自动定量和失真校正。计算机系统图像界面提供实时的术中可视化的脊柱虚拟图像,能引导手术器械操作,使之在术中与透视图像很好地结合,允许外科医生基于二维图像、应用导航配套的立体感应定向工具进行导航手术操作。

C 形臂机透视二维图像导航术中图像质量不高,没有三维图像参考,阅读二维图像需一定的经验,但 X 线透视不需术前获取图像,也不需要繁琐的图像匹配过程,在术中随时可以更新图像,避免术前 CT 扫描辐射,降低了费用。由于 C 形臂机提供图像质量的限制,对于肥胖、骨质疏松、脊柱畸形的患者,会影响导航提供辅助指导脊柱手术的质量。

2)三维 X 线透视影像导航系统:又称为 Iso C 3D 导航系统。该技术所使用的导航影像数据,由电动 C 形臂机在术中即时影像三维重建获取。首先,采集带有定位靶的 3D C 形臂机影像,C 形臂机定位靶有双层铅板结构,铅板上有按一定规则分布的铅点列阵,铅点在 C 形臂机曝光中成像,这样就可以同时采集到患者透视图像及铅点在该图像的分布,从而建立患者透视图像坐标系统和患者空间坐标系统的转换关系,实现空间注册。当 C 形臂机自动连续旋转 190° 采集 100 幅数字点片图像时自动重建三维图像,并将图像传输至导航系统,系统同时进行自动注册。图像传输完毕即可使用,不需要人工进行点对点匹配注册和表面轮廓匹配注册,定位手术器械位置坐标换算到透视图像中,从而实时显示手术器械与患者手术部位的相对位置,然后在术中即时三维重建图像引导下置入椎弓根螺钉及减压融合,达到导航的目的。

与传统的透视导航相比,IsoC 3D 实时定位导航系统的优点包括:①同时运用多个透视视野导航能力;②在导航过程中不需要再次依靠 C 形臂机;③工作人员与患者受到的放射照射大大减少;④术中允许外科医生调整手术器械的进退;保存器械运动的路径,显示两个保存的路径或者一个保存的路径与现在器械路径之间的角度。测量摄像机视野中任意两点之间的距离,测量手术器械与经过手术范围的平面之间的角度与距离。

(3)MRI 手术导航系统:它以三维重建数据为基础进行导航。美敦力公司和 GE 公司联手研制的新一代导航系统——术中 MRI 导航系统已投入临床测试阶段,该系统能够彻底解决现有的红外线光学手术导航系统术中影像漂移的问题。术中 MRI 导航能提供最佳肿瘤组织对比,导航的同时能够提供组织功能信息,能够取得最佳肿瘤切除控制及保留组织功能。该系统能提供最好的组织影像,但该系统价格昂贵,必须有专用手术室,要求手术麻醉等所用金属器械必须防磁,MRI 对骨性结构的显示不理想等均限制该系统的推广。

(4)完全开放式的导航系统:该手术导航系统适用于关节外科,典型的是全膝 / 全髋置换手术。该系统既不需要术前 CT 扫描,也不需要术中 X 线或超声图像,只需医生在术中用探针点取解剖结构的特征点即可。在患者股骨和胫骨上安装动态参考坐标系(反光标记球或发光二极管),利用股骨的旋转和标记点的空间运算能够精确地确定股骨头的空间位置,进而确定出股骨的运动力线。医生采用探针点取股骨及胫骨暴露的典型特征点,根据这些数据可以选择假体型号,并确定切割方位及切割量。最近,研究人员又为该系统提供了全膝置换的软组织平衡及韧带功能重建的手术模拟和评价等功能。最后的患骨切削和韧带修复等手术操作都是在导航系统的辅助下由医生完成。开放式的导航系统在欧美的实验机构试制成功后,很快就在许多医院进行了广泛的推广应用,尤其是在前交叉韧带功能修复和全膝置换手术中取得了很好的临床效果。

综上所述,CT 影像脊柱导航系统主要可应用于颈椎和上胸椎手术,虚拟 X 线导航系统主要应用于下胸椎与腰骶椎手术。在脊柱急诊手术治疗中,虚拟 X 线脊柱导航系统基于其多样化的工具和不需要大量的术前数据,起主要作用。IsoC 3D 术中三维导航基本继承了虚拟 X 线导航和 CT 影像导航两种方法的优点,克服了它们的缺点。虽然其三维图像质量较 CT 图像差,尤其立体重建图像更为明显,但术中引导操作的三维断层图像和 CT 图像区别不大,完全满足精确定位的需要。随着该技术的逐步完善,有可能逐渐替代其他两种导航模式。而在关节外科的前交叉韧带功能修复和全膝关节、髋关节置换手术中,主要应用开放式的导航系统。

3. 按交互方式分类 计算机辅助手术均是导

航工具与手术环境（包括医生）的交互操作，从而实现一定的空间位置关系。按照交互方式的不同，将手术导航系统分为主动式、被动式、半主动式三种。

（1）主动交互式导航系统：手术机器人可以归为该类，因为机器人在实施手术的过程中完全凭借机械手来进行操作，而不需要医生的人工干预。机器人按照手术计划进行精确的手术操作，但是必须有足够安全的保障措施来保护医生及患者免受任何可能发生的误操作危险。然而，机器人在灵活性方面却往往难于满足手术的复杂性要求，因而这限制了手术机器人的临床推广应用。

（2）被动交互式导航系统：该类型的导航系统占据了主要的市场份额。其在手术过程中起辅助作用，仅仅控制手术工具的空间运动轨迹，最终的手术操作还是靠医生来完成。被动式的手持式结构实现该技术的方法主要有超声定位法、电磁定位法和红外光学定位法。其中红外光学定位法是目前使用最广泛、精度最高的被动交互式导航系统。

（3）半主动交互式导航系统：该类型的导航系统大多还处于实验研究阶段，它属于第二代的医用机器人手术系统，允许医生在机器人控制的安全范围内随意移动手术工具，既有机器人的精确性，又有人手的灵活性。

三、影像导航系统在脊柱外科中的应用

随着计算机数据处理水平的提高及红外线探测、追踪技术的发展，计算机辅助导航系统在脊柱外科的应用逐渐发展起来，主要应用在椎弓根钉植入、脊椎肿瘤及椎管减压等方面。Steinmann 等率先将手术导航系统用于脊柱外科，认为是脊柱外科发展的一个重要的里程碑。1992 年，Kevin Foley 将 HealthStation 导航系统首先应用于脊柱外科的腰椎椎弓根钉植入手术。脊柱手术导航系统（computer aided spine surgery navigation system, CASSNS）可以让医生可以很清晰地知道目前的操作状态及下一步的定位，避免出现操作和定位错误，显著提高日趋复杂的脊柱外科手术和植入物的成功率。在脊柱外科方面，脊柱手术导航现已应用于胸腰椎椎弓根钉植入手术，使椎弓根钉放置的不准确、螺钉穿破皮质的发生率极大降低，尤其在较细的胸椎椎弓根钉固定手术中，其应用价

值更大。颈椎方面，应用于颈椎后路侧块螺钉植入、颈椎前路减压术、C_{1-2} 后路经关节 Magerl 螺钉固定、置入齿状突螺钉及颈椎椎弓根钉植入术，并取得良好的效果。

近年来，微创概念的形成以及脊柱内镜技术应用的日趋广泛，使得"脊柱手术微创化是脊柱外科发展方向之一"这一问题得到共识，而涉及内植物手术的微创化是目前国际上研究的热门问题。脊柱内固定微创术追求的是在完成内植物准确制导的同时确保重要神经及血管零损伤，尽量减少脊柱结构的显露，保留脊柱结构的完整性；减少内植物周围肌肉软组织损伤，减少术中出血量，让患者能缩短术后康复时间，减少术后并发症的发生，这就要求术者通过高科技手段的辅助下，在微术野或零术野的条件下做到脊柱内植物的准确安置。CASSNS 的出现为脊柱微创外科发展开辟了新天地，高精度的导航条件给术者提供了图像清晰、多维可视、瞬时实效、无辐射损害的内固定操作指引，术者可通过导航的帮助看到传统术野不可能显露的部位。因此，计算机影像导航系统是脊柱微创手术得以进一步发展的必要技术平台。

脊柱导航系统较传统 X 线透视法有无可比拟的优越性：①导航系统在术前或术中进行一次性的图像扫描，术中根据该图像资料即可在多维角度监测到手术器械的进入角度、深度等变化，而不需要 C 形臂机重复定位，很大程度地减少了患者和医生的 X 线辐射量；②可根据导航提供的虚拟图像选择有利于术者的选择最佳路线；③从导航的虚拟图像资料上可测量钉道长度、角度及螺钉直径，便于准确选择螺钉，使椎弓根螺钉手术更精确、简便、快速和安全，减少术后并发症的发生；④简化手术操作，减小手术创伤，缩短手术时间及麻醉时间，减少患者失血量，从而有利于患者术后的恢复。

1. 椎弓根螺钉植入　导航系统应用主要是辅助颈椎、胸椎、腰椎椎弓根钉内植物固定中的应用，特别适合于脊柱畸形患者，增加螺钉植入准确性，减少手术时间及减少 X 线辐射量。

采用骨科手术导航系统引导行脊柱内固定手术，计算机辅助技术能明显减少椎弓根螺钉误植的发生率。笔者在应用手术导航系统引导脊柱内植物手术后指出，导航显示的虚拟内植物位置与真实位置吻合，而且显示在椎体中的位置理想，位移误差不超过 4mm，角度误差不超过 5°。这种误

差是可接受的。

误差存在的原因:①连接患者结构参考架与操作区的距离;②参考架术中稳定性;③术者的肉眼辨距力;④C形臂机验证时与术前取图时的投射角度、距离的误差。实践显示前两点对导航精确性影响最大,参考架的安置和在术中的稳定性是整个导航内植手术关键,要求参考架位置在不干扰操作情况下尽可能靠近手术椎节,参考架要牢固安装,术中避免与参考架接触。操作要轻柔,要经常检查参考架是否松动,一旦松动要重新安装,并且重新取图建立新的导航状态。总体来说,计算机导航定位技术对需要多路径内植物、实时多维定位要求的脊柱手术,创造一个理想的引导模式。术者的操作在无辐射条件下更形象化、多维化,且实时感强,使内植物按设想路径精确制导。

(1)颈椎椎弓根钉内固定:

1)颈椎弓根螺钉固定的优点:目前,颈椎后路内固定器械种类繁多,总结起来有棘突钢丝、椎板下钢丝、侧块螺钉以及椎弓根螺钉固定。各种内固定的固定效果的优劣将引发临床疗效的差别。椎弓根螺钉固定具有独特的三柱固定和较强的抗侧凸及轴向扭转作用。Kotanic等通过生物力学测试证明椎弓根螺钉、前路接骨板结合后路钢丝固定与其他固定方式相比,对三柱损伤模型的固定效果最好,且在多节段固定时抗旋转和伸展力的作用最强。国内学者夏军等在颈椎三柱损伤模型中比较四种内固定技术的初始稳定性,发现椎弓根螺钉的固定效果基本达到前路自锁接骨板加后路侧块接骨板固定的稳定度。对于需要同时行前后路联合手术内固定的患者,颈椎椎弓根螺钉不失为一种更理想的内固定方法。

2)下颈椎经椎弓根螺钉的置入(insertion)技术:下颈椎经椎弓根螺钉置入技术标准尚未统一。已有多种置钉方法报道。①Abumi法:$C_{3\sim7}$进钉点为固定椎的上位椎的下关节突下端略下方侧块外缘向内约5mm处,与椎体矢状线成25°~45°,C5~C7与上终板平行,C_4针尖端略向头方倾斜,C_3较C_4再略向头方倾斜;②Ebraheim法:于上一椎体左、右、下关节突下缘连横线,再于相邻椎骨侧块外缘连纵线,进针点为横线下1.6~2.6mm。纵线内4.5~6.4mm处,水平面上与侧块表面成90°~100°,矢状面上与侧块表面成53°~94°夹角;③王东来法:以颈椎关节突背面中点为原点,建立

平面直角坐标系,进钉点为$C_{3\sim6}$在外上象限的中点,C_7在Y轴上,上关节面下缘略下方。进钉方向为$C_{3\sim6}$与矢状线成40°~45°夹角、C_7矢状线成30°~40°夹角,平行相应节段椎体上终板;④谭明生法(管道疏通法):于侧块背面上1/2椎弓根轴线与侧块背面骨皮质的交点,与椎弓根管口内侧缘起点平行矢状面的延长线与侧块背面骨皮质的交点之间约5mm×9mm的椭圆孔部,用咬骨钳或磨钻去除皮骨,用3mm刮匙以旋转方式刮除骨松质,暴露椎弓根管口和椎弓根管腔3~5mm,用直径1mm、长度30mm的克氏针在C形臂机透视下定位,用自制方向定位器导向,根据术前测量矢状面及水平面夹角值直视下置钉。

3)适应证:①各种外伤所致的颈椎骨折与脱位,三柱破坏者;②颈部肿物切除存在潜在不稳者;③颈椎后凸畸形,侧凸畸形需要手术矫治者;④风湿、类风湿关节炎,后纵韧带钙化等颈椎破坏性骨关节病;⑤颈椎退变致颈椎不稳者。

4)禁忌证:①颈椎骨折脊髓前方受压明显需行前路减压者;②严重骨质疏松者。

5)手术操作:

麻醉:经鼻气管插管麻醉或局部神经阻滞麻醉,上、下牙间填入牙垫,使口腔呈张口位。

体位:俯卧位(图16-3)。

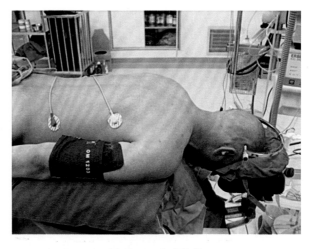

图16-3　患者体位

操作步骤:①Mayfield头架固定或Gardner-Wells牵引器牵引固定,肩部垫薄枕,头稍前伸;②手术床和体位垫均能透X线,导航红外相机置于手术台头端,工作站置于术者对面,术前将术中三维影像系统与脊柱导航系统连接,并调至工作状态;③后正中切口入路,显露棘突、椎板、关节突,将患

者定位靶固定在最上位或最下位棘突根部以不影响手术操作为宜。随后采用术中三维影像系统收集手术区域三维资料(自动等中心旋转190°,采集256帧二维影像图片,重建三维图像,2分钟),采集完毕后将影像资料传输至脊柱导航系统工作站(12分钟)。导航监测仪上提供多种螺钉轨迹,术者确定最理想的一种作为螺钉预定轨迹,术者将椎弓根开路器置于预定轨迹螺钉进针点,按照监测仪上显示的轨迹置入椎弓根探针,根据图像显示,选择合适粗细、长度的椎弓根螺钉,沿开放好的椎弓根通道拧入。置入所有螺钉后,即刻采用术中三维影像系统进行评估,若三维影像中螺钉穿破椎弓根皮质>2.0mm,或偏离椎弓根或螺钉穿过椎体前缘>2.0mm时,进行相应调整(图16-4~10);④置入螺棒,锁定螺母,处理植骨床,在椎旁使用诱导活性材料植骨。术后均放置负压引流。

6)术后处理:①严密观察呼吸、血压、脉搏、血氧饱和度,尤其对喉头水肿的观察;②严密观察局部创口处有无血肿形成,一旦出现血肿,即刻进行处理;③术后抗感染治疗3~5天,防止感染;④术后佩戴颈围支架固定4~8周,术后5~7天起坐及下床功能练习。

7)注意事项:①定位靶要固定在最上位或最下位棘突上,要注意以不影响手术操作为宜;②在使用IsoC 3D的C形臂机通过激光确定患者正面与侧面位置并注册时,X线扫描范围最少必须包含骨折椎体和上下椎体;③在确定椎弓根螺钉位置时必须确保进钉点在三维影像上与相应的椎弓根解剖点重叠,选择椎弓根螺钉进钉点及进钉方向,并以有线引导棒旋入椎弓根开路,开路器所形成的通路图像必须保证在椎弓根所成像的图像内,攻丝并旋入椎弓根螺钉,以免将螺钉打穿椎弓根;④椎弓根螺钉折断:术后不佩戴颈围,过早、过度用力进行颈部活动,可导致螺钉折断。因此,术后需颈圈固定4~8周,颈部功能锻炼时,活动力度不能过大;⑤脊髓神经损伤:在术前或术中整复

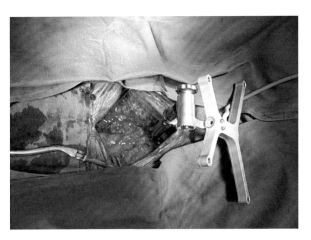

图16-4 安装参考环

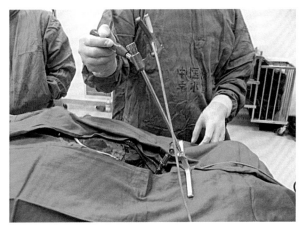

图16-6 挑选校验工具

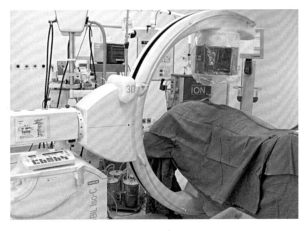

图16-5 X线机拍照确定方位

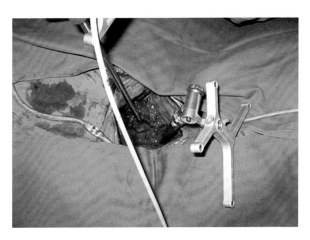

图16-7 导航下选择置钉点

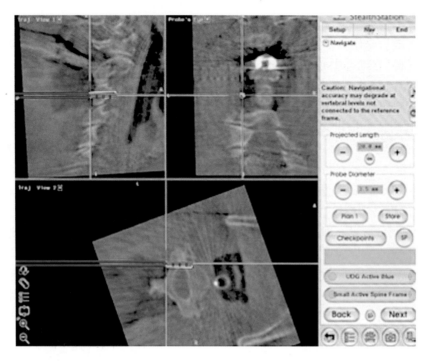

图 16-8　导航下作出进钉途径

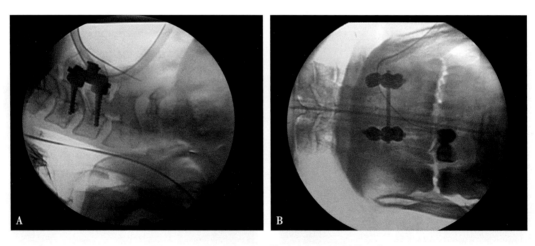

图 16-9　置入螺钉后 X 线确定螺钉位置并固定
A. X 线侧位片；B. X 线正位片

时,过伸颈部或操作时用力过猛以及在引导棒旋入椎弓根开路、攻丝和旋入椎弓根螺钉的过程中可能损伤脊髓。术前、术中一定要按照要求严格执行,特别是术中进行开路、攻丝时椎弓根的成像一定要重叠,一旦发现不重叠,立即纠正;⑥脑脊液漏:在引导棒旋入椎弓根开路、攻丝和旋入椎弓根螺钉的过程中,可能损伤硬膜导致脑脊液漏,所以术中必须在 C 形臂机监视和导航定位准确的情况下操作,以防损伤硬膜。

(2)胸椎椎弓根钉内固定:经椎弓根螺钉可能给邻近的神经、血管造成损伤,尤其在胸椎。胸椎

椎弓根内侧为硬膜及脊髓,上下为椎间孔内神经、血管,外侧为肋骨小头及胸膜,前方为主动脉、食管、下腔静脉等重要组织。关于胸椎椎弓根解剖、生物力学的研究报道逐渐增多,支持经椎弓根螺钉固定技术在胸椎骨折的治疗及在脊柱畸形的矫正中广泛应用。

1)胸椎经椎弓根螺钉的放置:Roy-Camille 方法是胸椎弓根螺钉置入技术中应用最早、最广泛的一种,进针点为关节突关节纵向中线及横突横向中线的交点,进针方向垂直于椎体冠状面。Xu等提出切除部分椎板,探查椎弓根上、下内壁,直

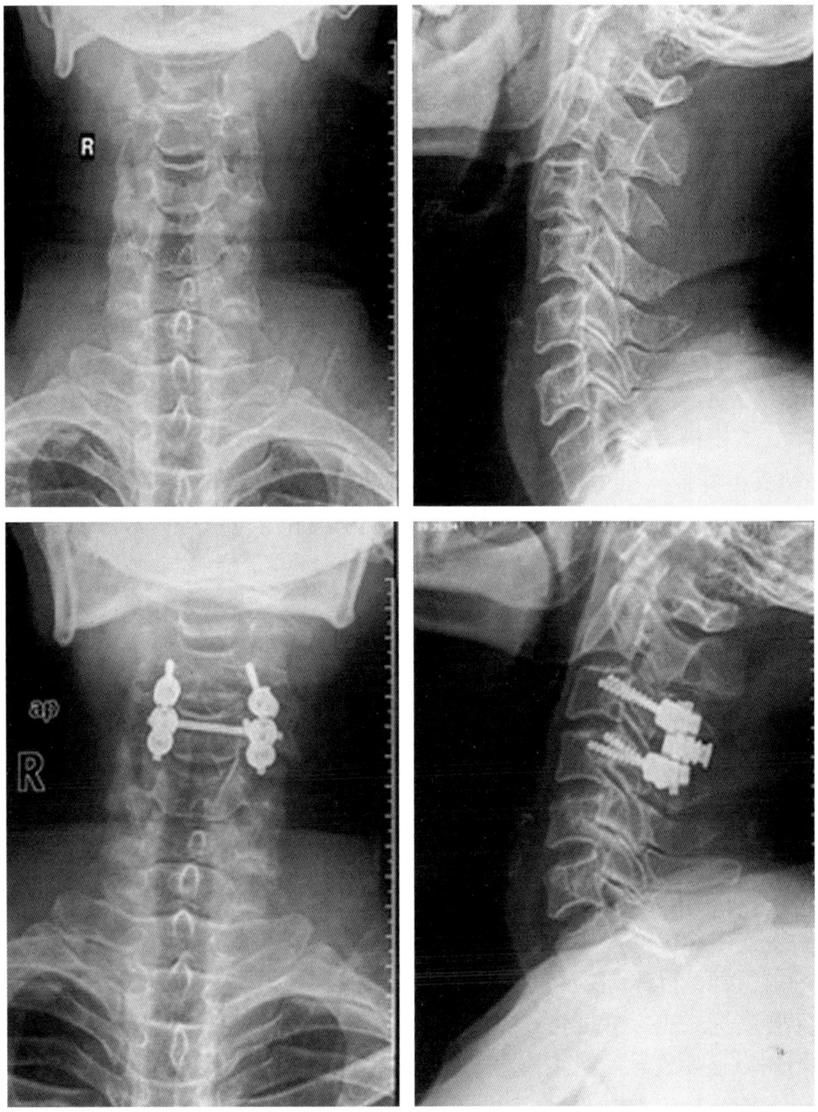

图 16-10　C_3 椎体前脱位术前、术后 X 线片

视下植入椎弓根钉。Ebraheinm 等研究胸椎椎弓根投影点发现，$T_{1~2}$ 椎弓根中心点位于上关节突外缘内 7~8mm，横突中线上 3~4mm；$T_{3~12}$ 在上关节突外缘内 4~5mm，横突中线上 5~8mm。乔拴杰将胸椎分为 4 组，第 1 组 T_1、T_2 进钉点为下关节突下缘外 1/3 的垂直线与横突背面的横突嵴交点；第 2 组 $T_{3~8}$ 进钉点为下关节突下缘至横突嵴之间为进钉点；第 3 组 T_9、T_{10} 进钉点为下关节突下缘外 1/3 的垂直线与横突嵴水平线交点处；第 4 组 T_{11}、T_{12} 进钉点为下关节突外缘垂直线与横突嵴的相交点或副突处。An 等基于尸体研究建议：上段胸椎椎弓根螺钉进针点为关节突中部下方 1mm。Louis 认为不同水平应有不同进针点，T_3 以上为上位胸椎下关节突下 3mm 和关节突外缘内 3mm；$T_{4~10}$ 位于关节突外缘更内侧一些。椎弓根钉插入角取决于进针

点，进针点越靠外侧，插入角越大；不同的插入角与脊柱水平相关，上、中段胸椎椎弓根指向前内侧，T_{11} 和 T_{12} 椎弓根几乎呈矢状位甚至前外侧方向，为避免神经并发症，一些作者提出成角度进钉。Magerl 建议与矢状面成 10°~20° 的内斜角；Louis 建议螺钉方向在上段胸椎有 15°~20° 内斜角，下段胸椎螺钉直向前；An 等也赞成上段胸椎需多一点内斜。根据 Ebraheim 的数据，椎弓根轴线横断面上的角度 $T_{1~2}$ 为 30°~40°，$T_{3~11}$ 为 20°~25°，T_{12} 为 10°。

2）经胸椎椎弓根螺钉固定技术并发症：主要是由螺钉穿出椎弓根壁或椎体前缘皮质引起。过于偏向内侧放置螺钉可穿进椎管，损伤脊髓；过于偏向头侧或尾侧放置螺钉可能损伤神经根；螺钉直径太粗易穿出椎弓根外皮质，由于胸膜返折线与椎弓根外下壁直接接触，故螺钉向外侧穿出会

威胁肺及节段血管。椎弓根螺钉穿出侧壁分成3级：Ⅰ级，螺钉在椎弓根内，仅有极小穿出；Ⅱ级，螺钉穿出椎弓根壁少于其直径的1/2；Ⅲ级，螺钉穿出椎弓根壁超过其直径的1/2。Vaccaro最早评价Roy-Camille技术的合理性，T_{4-12}范围90个经椎弓根螺钉放置中，37个(41%)穿出椎弓根皮质。Xu发现Roy-Camille技术椎弓根穿破率为54.7%，其中Ⅰ级4.2%，Ⅱ级29.5%，Ⅲ级21.1%；辅助开放椎板技术时穿破率仅为15.9%，其中Ⅰ级5.3%，Ⅱ级10.6%，无Ⅲ级穿出。为辅助胸椎椎弓根钉植入，Steinmann等术前行CT扫描，术中将C形臂机倾斜相应角度，引导钻头正确插入椎弓根，术后证实准确率达96.6%。Maguire采用诱发电位监测椎弓根螺钉植入，评价其敏感度达93%。

3）临床疗效：Kevin使用导航系统引导胸椎椎弓根植入，取得良好临床效果。Putzier等回顾性比较100例采用传统技术(70枚胸椎螺钉，474枚腰骶椎螺钉)和100例采用光电导航系统(112枚胸椎螺钉，508枚腰骶椎螺钉)患者螺钉植入情况。导航组椎弓根穿破率为4.8%，而传统组穿破率为15.4%，穿破达到2mm或以上者仅见于传统组。Laine等在46例T_9~S_1植入椎弓根螺钉的患者中随机比较了导航方法和传统方法椎弓根螺钉植入的临床效果：导航组椎弓根螺钉穿破率为4.1%(4/98)，传统技术穿破率为15.9%(23/145)，统计学上存在显著性差异，研究还发现导航组4枚穿破椎弓根皮质均为外侧，而传统组23枚中14枚为内侧、5枚为尾侧，这些区域潜在的危险更大。Youkilis等应用导航系统4年中置入266枚胸椎椎弓根螺钉只有8.5%螺钉位置不当，大大低于传统技术的报道。Merloz等在胸段脊柱侧弯矫形手术中应用导航系统，只有6.6%的螺钉不理想，可见导航在胸椎有独特的优越性。Arand等使用CT影像导航系统引导胸腰椎椎弓根钉内固定术，80%的胸椎椎弓根钉植入良好，平均每枚螺钉植入时间为8.4分钟，指出使用影像导航引导椎弓根钉植入可以获得满意的植入效果。Kim等使用尸体试验，在影像导航引导下植入120枚胸椎椎弓根钉，CT扫描显示97枚螺钉位置良好，9枚螺钉严重侵犯椎弓根皮质。

笔者根据研究指出在上胸椎的椎弓根钉植入中，使用CT影像导航系统比使用X线影像导航系统准确，因后者在术中由于肩胛骨、肋骨和肌肉的遮挡，在T_5以上基本无法得到椎体影像，故无法得出导航数据。同时上胸椎由于选择进钉点和进钉后方

向的确定较困难，所以选择CT影像引导导航系统较合适，并主要应用于上颈椎、上胸椎的椎弓根钉植入中，特别是脊柱侧弯等严重畸形的手术(图16-11)。

(3)腰椎椎弓根钉内固定：腰椎椎弓根螺钉植入的基本问题是基于腰椎椎弓根的解剖特点。椎弓根螺钉的植入，必须位于脊柱三维空间中唯一的一个正确通道上，即按照正确的矢状面角及水平面角，沿着椎弓根的长轴穿过椎弓根狭小的骨性管道达椎体内。

进钉点定位、进钉方向以及植入深度的选择是三个基本步骤：

1）螺钉植入的进钉点和进钉方向：理论上进钉点应位于椎弓根轴心投影到脊柱后柱的对应点，此点位于横突与上关节突、外侧椎板之间。但由于不同作者所使用的定位参数不同，对进钉点、进钉方向的描述也就不尽相同。概括而言，具有代表性的有以下几种：

Roy-Camille法：即"直线朝前"法，以横突中部水平线与关节突关节纵向中心线的交点下1mm为进钉点，螺钉与椎体上下终板平行，不向内侧成角，与矢状面平行。

Weinstein法：认为应避免损伤关节突关节而影响非固定节段的运动，进钉点位于"上关节突的项部(nape of the neck)"，即上关节突的外下角，向内成角10°~15°。

Magerl法：采用"向内"或"前内"进钉法，以上关节突外缘的纵垂线与横突中轴线交点为进钉点，进钉方向与椎体终板平行，与矢状面向内成角15°。

单云官"十字法"：纵线为上位椎骨下关节突下缘中点的纵垂线；横线为横突背侧面的、与横突长轴相平行略高起的"横突嵴"，腰椎位于横突后面中部。进钉方向为下胸椎及L_{1-4}向内与矢状面成2°~5°左右，L_5则为15°。

唐天驷法：进钉点在胸椎为自小关节的下缘和小关节中心交点的外侧3mm处画一垂线，与自横突基底上方1/3处画一水平线的交点，在腰椎为自上关节突外侧缘做一垂线与横突中轴水平线的交点。进钉方向为向前内倾斜与矢状面成15°，以增加骨与螺钉接触面。

2）螺钉植入的深度：解剖学上，骨与螺钉通道长度又称为椎弓根延长深度，为椎弓根轴线长度(包括上关节突厚度)加上椎弓根轴线在椎体延长线的长度。Roy Camille研究认为螺钉进入50%~60%的通道长度最为适宜，而Magerl将椎

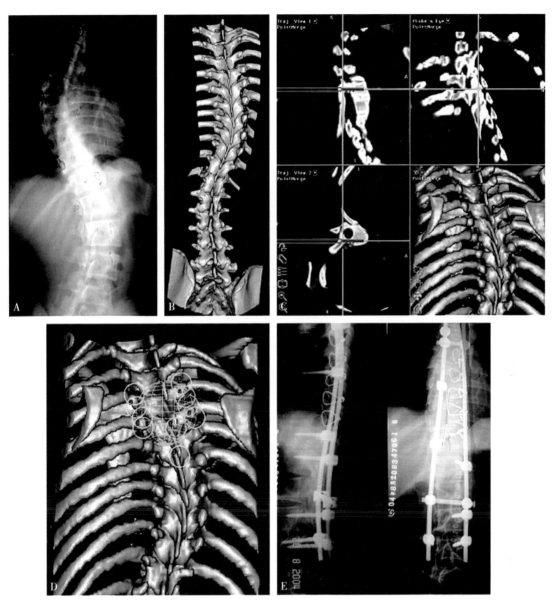

图 16-11 术前 CT 影像导航在侧凸上胸椎椎弓根钉术中的应用

A. 侧凸术前 X 线影像；B. CT 重建的侧凸三维影像；C. 术中三维图像中实时监测椎弓根钉的植入，绿色的影像是虚拟椎弓根钉的影像；D. 在三维影像中行点对点注册匹配的影像；E. 侧凸矫行后术后 X 线影像

弓根钉植入达椎体前缘皮质下。WeinsLein 研究指出椎弓根钉系统 60% 的固定强度来自椎弓根内，进入椎体骨松质 15%，至椎体前方骨皮质但未穿破时又增加 16%，若穿破则增加 20%~25%，所以提出椎弓根钉可穿破椎体前缘皮质且对稳定性无明显影响。Krag 对骨螺钉通道的 50%、80% 和 100% 分别进行生物力学测定，发现 80% 的深度较 50% 的深度抵抗加载强度增加 30%，有显著性差异；100% 的深度较 80% 的深度强度有增加，但无显著性差异；穿破椎体前方骨皮质有潜在性损伤神经、血管和脏器等重要结构的危险。因此，

Krag、唐人驷等建议以 80% 的骨 - 螺钉通道长度为植入深度。

国内首次以论著的形式报道导航系统在脊柱外科应用是在 2004 年，郭东明等对 20 例下腰椎节不稳均采用后路椎弓钉加椎间 cage 内植稳定术式，内植物手术均在美国的红外光（光学定位）影像手术导航系统 Metronic Sofamor Danek Stealthstation 引导下进行椎弓根钉及融合器的植入，在内植物完成后，即作相同投照条件的手术椎节正侧位 X 线摄片，显示内植物位置理想（图 16-12）。另外，将得到的植入物实际影像图与导航虚拟手术路径图重

叠,测量虚拟椎弓钉、椎间 cage 与实际影像图中的内植物位置差和角度差,结果显示椎弓钉进钉点偏差平均 2.2mm(最大 3mm),角度偏差平均 3°(最大 5°);cage 深度偏差平均 1.8mm(最大 3.2mm),轴线角度偏差平均 2°(最大 4°)。术后做椎弓根层面 CT 扫描(2mm),按 4 级分类,椎弓钉完整在椎弓根内为 0 级;椎弓钉涉及椎弓皮质为Ⅰ级;突破椎

弓根皮质≤2mm 为Ⅱ级;>2mm 为Ⅲ级。结果显示:Ⅰ级 94 枚(96%),4 枚(4%)突破椎弓根皮质;Ⅱ级(≤2mm)1 枚;Ⅲ级(≥2mm)1 枚,均偏椎弓根外侧。

2005 年,刘恩志等采用手术导航系统引导椎体成形术辅助短节段椎弓钉内固定,治疗胸腰段爆裂骨折,术中使用手术导航监测椎弓根钉的植入和对爆裂的病椎进行椎体成形穿刺术。术后

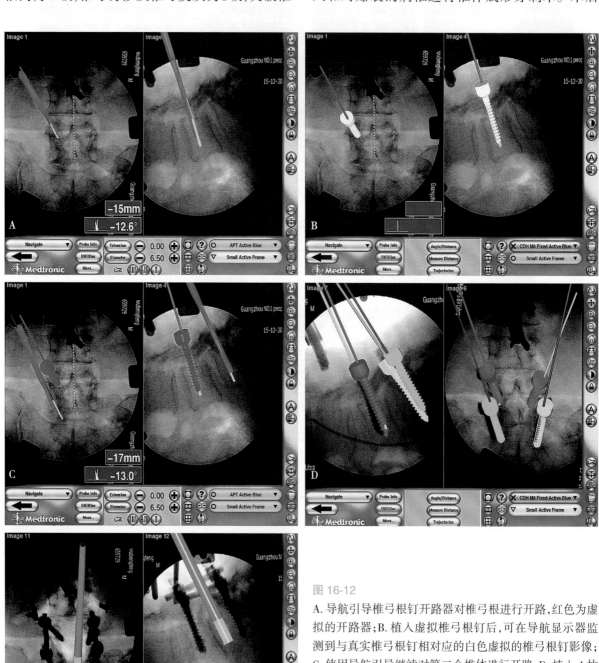

图 16-12

A. 导航引导椎弓根钉开路器对椎弓根进行开路,红色为虚拟的开路器;B. 植入虚拟椎弓根钉后,可在导航显示器监测到与真实椎弓根钉相对应的白色虚拟的椎弓根钉影像;C. 使用导航引导继续对第二个椎体进行开路;D. 植入 4 枚椎弓根钉后,将虚拟椎弓根钉图像与真实椎弓根钉影像匹配,可见两者重叠良好。显示椎弓根钉按计划路径植入;E. 植入 4 枚螺钉后,使用导航模拟椎间融合器植入路径

CT 结果显示椎弓根钉 94% 置钉理想,6% 椎弓根钉突破椎弓根外侧皮质,无 1 例突破椎弓根内侧皮质进入椎管;同时发现,使用手术导航系统引导对不稳定的压缩爆裂椎体进行椎体成形术成功率高,注射骨水泥后未发现椎管内渗漏。

手术医师只要通过导航的监测和引导即可简单、安全、精确地完成整个椎弓根钉的植入过程。笔者已使用该方法进行了 206 枚椎弓根钉植入,术后 CT 结果显示:全部螺钉均完全位于椎弓根内,未见有侵犯椎弓根内外侧壁现象,植入的准确率高于单纯正侧位的 X 线影像导航引导椎弓根钉内固定方法(图 16-13)。该改良二维导航方法简

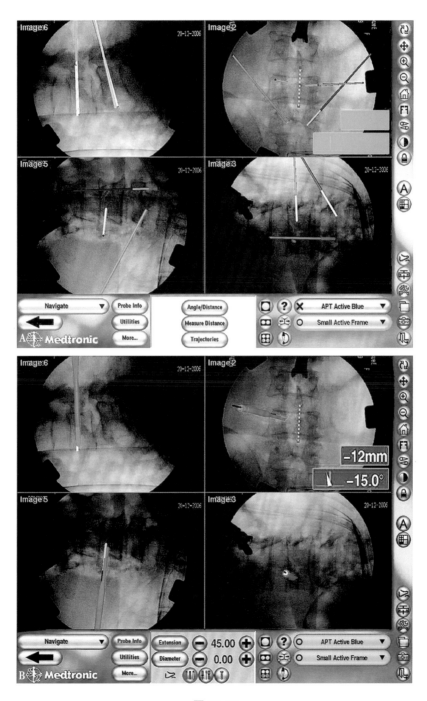

图 16-13

A. 导航显示椎体的正侧位及双侧椎弓根轴位片,彩色直线为导航设计的虚拟的椎弓根钉路径;B. 左上角虚拟的椎弓根开路器已开路达椎体前 1/3,右上角图正位片可显示虚拟椎弓根开路器与椎体正中线的矢状角为 15°,右下角的椎弓根轴位片可见导航虚拟的椎弓根开路器完全位于椭圆形的椎弓根眼中,未超出椎弓根眼的内外侧边界,证实带参考环的椎弓根开路器完全位于椎弓根中并已开路成功

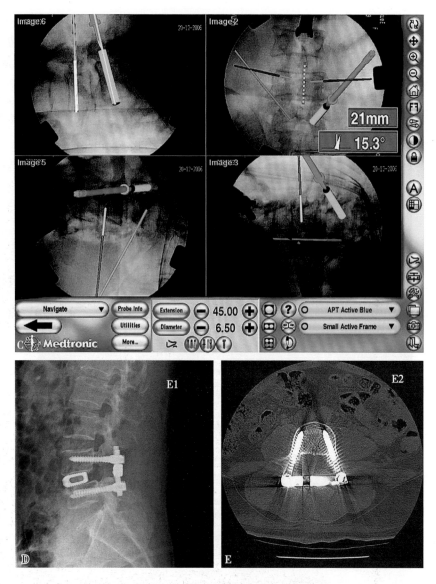

图 16-13(续)

C.绿色粗的长圆柱体是导航虚拟的椎弓根钉,红色是虚拟的导航开路器,可见开路器尖位于椎弓根轴位片椭圆形影像的中点,虚拟椎弓根钉位于椎弓根内;D.螺钉植入后,导航进行虚拟路径与实际螺钉进行匹配;E.术后 X 线及 CT 影像

单方便,仅选取正侧位附加相应左右的斜位片(椎弓根轴位片),即可在导航系统中模拟手术椎体的正侧位及椎弓根轴位的虚拟影像,从而可以更加精确地引导椎弓根钉的植入,手术效果达到三维导航的治疗效果。但对于脊柱侧弯或严重椎体旋转的患者的植入物辅助引导中,如何简单、准确获得椎弓根轴位片还需进一步探讨。

Iso-C 术中三维导航可以获取术中即时三维重建图像,并自动传输到导航系统,可以像二维 X 导航一样进行自动注册和图像实体融合。基本继承了二维 X 线导航和 CT 导航两种方法的优点,并克服了其缺点。虽然其三维图像较 CT 图像粗略,

尤其立体重建图像更为明显,但是真正引导操作的三维断层图像和 CT 图像差别不大,可以满足精确定位的需要。

Acosta 等报道在腰椎融合术中使用 Iso-C 术中三维导航引导经皮椎弓根钉植入 146 枚,无一枚螺钉穿破椎弓根壁,取得良好效果。Villavicencia 等使用该类三维导航引导 69 例患者共 279 枚椎弓根钉植入,其中有 265 枚椎弓根钉经皮植入,所有患者术后行 CT 检查,仅发现 1 枚椎弓根钉位置有偏差。关宏刚报道应用 Iso-C 术中三维导航引导腰椎椎弓根钉植入 34 例,132 枚椎弓根螺钉均未穿破椎弓根,椎弓根螺钉的方向、深度、位置均

相当理想。田伟等应用 Iso-C 术中三维导航手术 73 例,其中腰椎及胸腰段内固定 26 例(其中经皮椎弓根螺钉内固定 12 例),术后通过 CT 或 Iso-C 三维重建图像判断螺钉位置,优良率达到 100%。脊柱微创内固定的最大问题是不能直视下找到骨性结构作为参考,固定部位定位困难。三维导航正好可以非常快捷地辅助定位。微创下进行患者示踪器的固定也很容易,手术创伤明显减少,手术切口美观,愈合良好。两者结合有非常良好的应用前景。

2. 导航用于其他脊柱微创手术治疗 导航还可以被应用于脊柱的微创手术治疗,例如经皮椎弓根钉植入、经皮椎体成形术(图 16-14)、人工髓核植入术(图 16-15)、cage 植入术等,手术中只要先暴露手术区域水平的棘突,将对应被追踪的参考环夹于其上,导航系统获得手术区域的影像信息后,即可进行经皮微创手术。另外,导航还可应用于人工椎间盘置换术及脊柱肿瘤等手术。

蔡维山等应用 X 线影像导航引导经皮椎体成形术,共 32 例,包括中下胸椎及腰椎,术后 CT 示 92% 的椎体内骨水泥分布良好,8% 椎体内骨水泥发生渗漏,但没造成神经、血管损伤,充分显示了导航系统的优点。导航下椎体成形术的穿刺及灌注时间比未用导航的时间缩短约 1/3(图 16-14);X 线暴露时间由原来平均的 30 秒 / 椎体减少至 6 秒 / 椎体;使用导航系统辅助,还可以无 X 线辐射下一次对相邻的 2 个以上椎体同时进行椎弓根穿刺,手术时间短,效果良好。手术导航系统辅助经皮椎体成形术可以从以下几个方面提高脊柱手术

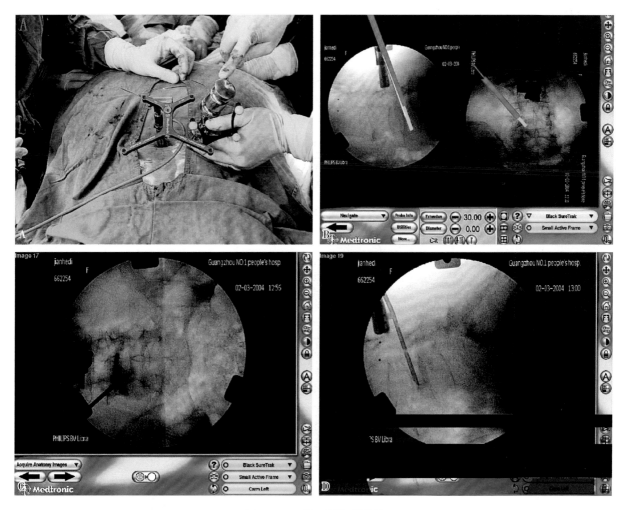

图 16-14 经皮椎体成形术

A. 导航下经皮椎体成形术对病椎进行经皮穿刺;B. 导航显示经皮成形术中实时穿刺过程中虚拟的穿刺针的影像,根据虚拟影可了解穿刺针的深度及进入角度;C. 导航下经皮椎体成形穿刺后注入可显像骨水泥的正位影像;D. 导航下经皮椎体成形穿刺后注入可显像骨水泥的侧位影像

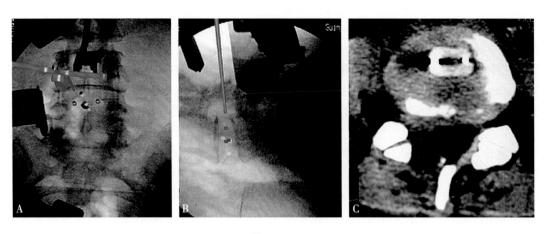

图 16-15

A. 导航引导椎间人工髓核植入术中使用导航探针限定人工髓核植入正位片区域；B. 导航手术中使用导航探针限定人工髓核植入的侧位片深度；C. 术后 CT 片中人工髓核的影像

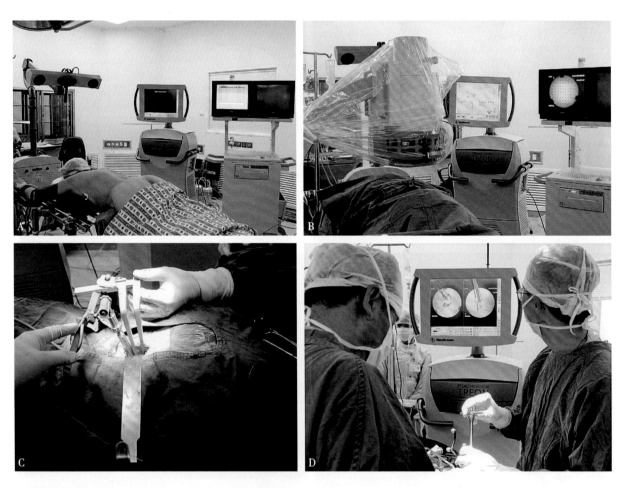

图 16-16　微创下椎弓根钉和椎间融合器植入术患者体位及导航手术场景

A. 微创下椎弓根钉植入体位；B. C 形臂机在手术区域取图；C. 植入椎弓根钉螺钉的微创切口；D. 手术医生在导航立体图像引导下行植入椎间融合器

的质量:①提高穿刺的准确性;②减少手术俯卧时间;③穿刺前能有计划地建立穿刺路径;④减少放射线辐射量;⑤一次导航可对多个椎体或单椎体双侧进行穿刺。

越来越多的人工椎间盘应用于颈椎及腰椎,良好的人工椎间盘功能取决于最佳矢状面及冠状面及非常小的旋转移位。McAfee 等报道 100 例人工椎间盘,其中 17 例人工椎间盘未达最佳位置(偏离 3~5mm)和差的位置(偏离 >5mm),临床随访这些椎间盘最终需翻修手术。人工椎间盘放置太靠前方,半脱位在所难免。Smith 等比较标准 X 线及 NAV-2D Flu,NAV-3D Flu 指导下人工椎间盘植入,在人工椎间盘中心位于脊柱中线方面,NAV-3D 优于 NAV-2D Flu 及标准 X 线,在旋转对线方面,以相对与椎体后侧旋转轴 NAV-3D 和 NAV-2D Flu 存在可比性,分别为 87.67°(SD 1.53)和 86.67°(SD 1.53),而标准 X 线旋转角为 82°(SD 5.20),这些结果尚无统计学差异。Marshman 等报告 6 例应用导航及 14 例未应用导航人工椎间盘置换术,发现在偏离中心、轴位旋转、冠状面倾斜方面应用导航明显优于不用导航,两者手术时间并无明显差异,应用导航的优异结果使得作者提出人工椎间盘置换术应常规应用导航。

脊柱肿瘤一般需区分原发性肿瘤和脊柱转移瘤,手术是脊柱外科最困难的手术之一。如果肿瘤侵及脊柱周围组织,按照肿瘤切除标准,脊柱肿瘤切除非常困难就是不可能,另外,脊柱肿瘤切除常要求前后路同时手术。如果脊柱肿瘤有切除的指征,通常需要导航技术辅助完成。成功地进行导航关键问题是软组织及骨组织需同时注册,如果软组织包裹在骨组织内像脑组织包裹在颅盖骨内,进行有把握注册是可行的,然而,在脊柱肿瘤切除中,这种先决条件难以满足。一个可能解决方法是发展智能工具(导航工具),这种导航工具仅与手术暴露方向周围软组织交互作用而不改变周围组织空间分布,否则实际解剖同虚拟现实匹配会产生不可接受的导航误差。脊柱转移瘤手术通常是姑息性的,目的是预防或减轻脊髓压迫,支持或恢复脊柱稳定性。一些病例中,生物力学不稳定通常通过后路手术固定来解决。与非肿瘤患者置入螺钉相比,导航 6 枚以上螺钉置入在脊柱肿瘤患者,准确注册成为一个很大的问题,因为脊柱肿瘤常导致椎体破坏使得牢固安放参考架不可能,在这些病例中参考架被放在更远的椎体上,因此导航仅被选择在那些能够在邻近手术椎体安放参考架的病例中应用,如果参考架安放远离离手术椎体的椎体上时,将产生不可接受的注册误差。良性脊柱肿瘤切除原则上是在尽可能小的副损伤下完全切除肿瘤,然而,在实际操作中难以精确定位肿瘤组织,经常行广泛切除,这样做的后果是破坏了脊柱稳定性,有必要附加进行脊柱融合术。Rajasekaran 等报道了一系列应用导航进行原发肿瘤切除病例,在这些病例中,导航主要用于定位及经皮切除骨样骨瘤的瘤巢,Rajasekaran 等显示导航系统的高度准确性,瘤巢被准确定位及切除,避免了危及脊柱性广泛切除。Royen 等证实了这种导航手术有效性,他们在 NAV-3D 引导下完全切除放射性核素增高的骨样骨瘤组织。一般来说,导航下进行肿瘤切除,使得肿瘤定位更加准确,减少肿瘤切除副损伤及继发脊柱不稳定风险,然而,目前有关脊柱肿瘤手术导航的报道均是一些个案报道,尚无大规模应用,脊柱肿瘤手术导航仍需进一步探索应用。

四、评价及展望

高速计算机工作站的出现,能够进行 3D 图像处理和实时跟踪智能工具的图像融合,使得影像导航在脊柱外科任何手术应用成为可能。然而,单纯技术可行并不能证明临床应用可行性。目前临床资料建议在颈椎、腰椎椎弓根钉置入应用导航,考虑到颈椎特殊解剖,建议常规应用导航制导椎弓根螺钉置入。然而,影像导航技术要求高,学习曲线必须完成,微小的导航操作错误可能导致重大的手术差错。很明显,随着技术发展,影像导航技术能力和解剖要求的精度界限是非常小的。目前,数据显示相当程度导航误差是因为外科医师和导航系统相互作用导致,因此,应用手术导航的手术医生必须深入理解导航系统的基本原理,熟悉所用导航系统的特点和不足,最大限度地降低对导航信息的误解,同时还必须具有丰富的临床经验,结合对解剖标志辨认的经验进行操作,若术中发现导航系统与临床实际操作方法有较大的差别时,须详细考虑可能因素,灵活应对,勿盲目依赖导航系统,这样才能充分体现导航应有的价值。

网络技术的发展使得影像导航向信息导航方向发展,可实现远程诊断、远程手术。计算机技术发展,使得导航系统影像可与显微镜、内镜、神经电生理、超声等外部设备的影像融合,提高导航的精度和灵活性,将 CT、MRI、血管造影和正电子发射断层摄影术(PET)等多模三维图像融合在一起,利用消隐或透明等显示技术,可形成含有解剖结构和生理功能信息的四维(或多维)图像,该图像即可用于诊断,又可用于手术辅助。展望未来,手术导航系统将向机器人导航和模拟现实技术方向发展,机器人导航使得手术导航系统不再只是一种辅助工具,而是能够独立完成外科手术;模拟现实技术在虚拟现实环境中重建、融合三维解剖结构,并可对重建图像进行旋转、缩放、分割、融合等处理,还能应用模拟手术工具对立体三维图像进行多种仿真手术模拟处理,使手术医生能更直观和详细地了解手术区域的解剖关系,制订合适和准确的手术计划,与术中情况进行对照比较。计算机辅助影像导航将给外科手术带来革命性的变化。

(关宏刚　王刚　刘恩志)

第二节　机器人在脊柱外科中的应用

一、概述

机器人手术问世于 20 世纪 90 年代,从那时起,该技术被最大限度地应用于临床并取得飞速发展。手术机器人旨在利用最简单的方式去提高和补充医生术中徒手操作的能力,经常以定位或远程模仿外科医生操作的形式存在。通过机器人手术理论上能提高内植物植入和外科手术的准确性,改善临床疗效,缩短手术时间,减少手术创伤及降低对患者、医生和手术人员的放射线辐射剂量。由于该技术优点显著,近些年作为辅助系统已在多个外科学科领域获得广泛应用,如 ROBODOC 系统辅助髋关节骨髓腔钻孔植入内固定,CASPAR 系统辅助髋关节置换,URS AESOP 系统辅助内镜摄像,达·芬奇(Da Vinci)和宙斯系统(Zeus)用于远程操作微创手术。

近年来,脊柱外科手术取得了巨大的发展,但由于脊柱外科解剖结构复杂,毗邻重要血管神经,手术难度和风险性很高,因此迫切需要新的方法提高手术安全性和降低相关并发症。机器人为解决这些问题而被设计出来,其具有精度高、重复性好、耐疲劳等优点,机器臂还可转出人

手腕、手指无法企及的角度,该技术在脊柱外科领域越来越受欢迎。传统脊柱外科手术技术,如钉棒系统植入、截骨术或神经解压存在耗时、易致术者疲劳等问题,而现代脊柱外科手术技术更多借助特定解剖结构实施微创,通常经皮或有限通道,简化手术步骤、精确手术过程。随着影像导航技术的飞速发展,脊柱手术机器人辅助系统的开发和应用迎来机遇,尤其是在脊柱内固定的精确定位方面。

本章将就机器人辅助系统的发展理念、临床应用、普遍疗效以及机器人系统在脊柱微创手术过程中的整合与应用做一描述。

二、机器人系统

最近,以色列 Mazor 机器人技术有限公司开发的骨式六足微型机器人在临床上获得应用,其为由 2 个端板和 6 个活塞(可在 6 个自由度操纵端板)组成的圆筒形装置(图 16-17),以及一个运行接口软件的工作站,便于术前计划、术中图像采集与记录、运动学计算及机器人引导装置的实时运动控制(图 16-18)。该机器人 2014 年获得美国 FDA 批准,全球暂时仅应用 100 台手术,2015 年进入中国,北京朝阳医院作为最早一家使用机器人技术辅助脊柱手术的单位,对此技术的应用具有丰富的经验。

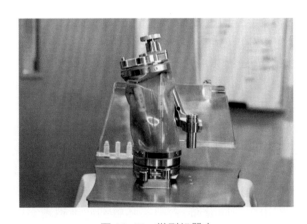

图 16-17　微型机器人

三、手术操作

脊柱机器人辅助手术包括以下四个步骤:

1. 术前计划　将 1mm 层厚的 CT 扫描原始 Dicom 格式数据(图 16-19)载入安装有 Mazor 公司机器人配套软件的电脑,外科医生在电脑上重

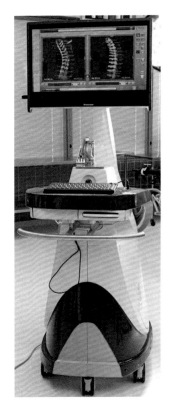

图 16-18 机器人工作站

建脊柱三维模型,在模型上进行椎弓根钉植入,机器人将生成脊柱整体和各节段椎弓根钉植入的相关信息(植入螺钉直径、长度和角度),然后医生将术前计划传输至工作站,以促进该计划执行。

2. 平台固定 为脊柱安装连接机器人装置的固定平台(图 16-20),该机器包括四种固定平台:

①棘突夹平台;②创伤T字平台;③床边固定平台;④多向性床边平台。

3. 三维同步 利用术中透视和参考帧获得两个不同位置(正位和斜位均与安装的平板垂直)X 线片与图像自动匹配,此步骤用于确定每个脊柱节段在三维空间中相对于安装平台的位置(图 16-21)。

4. 导航操作 首先机器人工作站根据导入的术前计划将机器人精确地分配到预定轨道位置,随后指导钻孔,然后植入合适的椎弓根螺钉、侧块螺钉或经椎板螺钉(图 16-22)。

四、脊柱机器人临床应用

(一)准确性和安全性

经椎体椎弓根置钉技术作为脊柱内固定的基础自 1969 年被介绍以来,为广大的脊柱外科和神经外科医生所重视,其凭借着能承受多方位负荷、保持良好的刚性、促进脊柱融合等众多优势从传统的内固定技术中脱颖而出,并广泛应用于多种脊柱疾病中,如退行性、创伤性及进展性脊柱疾病。椎弓根钉植入的准确性和安全性很大程度取决于患者的解剖标志、导航系统及医生的经验。当患者的解剖结构发生改变、导航不精确或医生经验不够时,会导致螺钉位置的偏差,很可能就会引起相关血管及神经系统损伤,严重时出现瘫痪甚至危及生命。正如很多学者的研究所述,即使是经验丰富的医生,利用传统的徒手

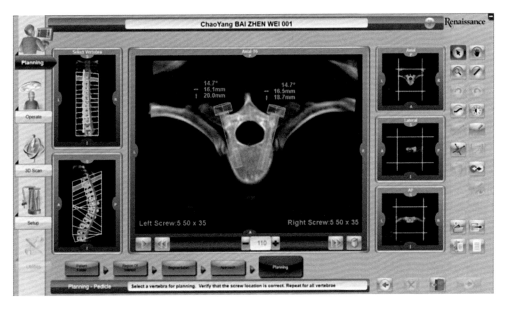

图 16-19 术前计划

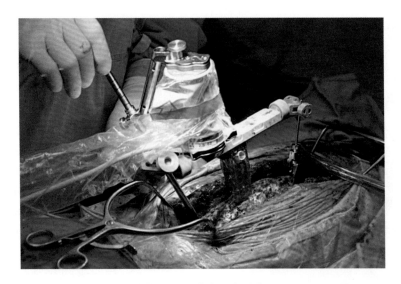

图 16-20 术中平台固定

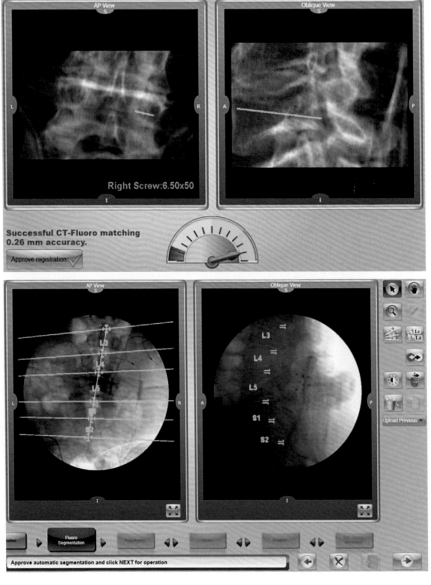

图 16-21 机器人系统自动三维匹配

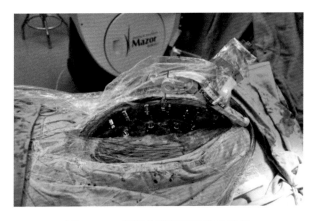

图 16-22　机器人引导下钻孔及置钉

置钉技术发生植入物错位的机率仍然很高,报道
为 5.1%~31%。虽然最终导致严重临床后果的比
例很低,但是一旦出现相关并发症就有可能十分
严重。

Devito 等就机器人辅助椎弓根螺钉植入的准
确性进行了一项回顾性、多中心研究,报道了 682
例患者共植入 3912 枚螺钉 / 导针,3271 枚螺钉 /
导针(83.6%)是在机器人引导下植入,其他螺钉 /
导针由于各种原因(如定位问题、超过机器人可达
到的限制范围、设备故障和机械性运动)而改为徒
手植入,机器人引导植入的 3271 枚螺钉 / 导针术
中透视显示 3204 枚螺钉 / 导针(98%)达到临床
可接受范围。术后 139 例(约 646 枚螺钉 / 导针)
接受了 CT 扫描,发现 98.3% 的螺钉在安全范围
内(89.3% 完全位于椎弓根内,9% 穿破椎弓根壁
2mm 以内),4 例出现神经功能受损,经翻修手术后
均未出现永久性神经损伤。

Kantelhardt 等对比了传统徒手椎弓根钉植入和
机器人引导椎弓根钉植入的准确性,共 112 例患者,
报道显示机器人组(55 例)螺钉偏差较传统徒手显
著降低(1.1%),但经皮与开放式机器人手术置钉之
间无统计学差异。机器人手术发生术中不良事件
发生率为 4.7%(1 例大出血,6 例硬膜撕裂),而传统
手术组 9.1%。机器人组术后均未出现脑脊液漏,但
传统手术患者发生率为 6.1%。机器人手术组术后
感染发生率为 2.7%,而传统组发生率为 10.7%。

Hu 和 Lieberman 等对 102 例患者采用机器人
辅助螺钉植入的准确性进行评估,其中 95 例成功
应用机器人引导植入螺钉 960 枚,准确植入的螺
钉 949 枚(占计划植入 1085 枚螺钉的 87.5%,占
成功植入的 98.9%),11 枚(1.1%)错位,尽管多数
患者脊柱畸形明显和(或)曾经做过脊柱手术。对

于位置不佳的螺钉进行分析,发现"工具切出"是
主要原因。7 例终止机器人手术,其中 4 例由于影
像学因素所致,提示术中前后位及斜位透视对于
定位至关重要。

最近,首都医科大学附属朝阳医院利用该技
术对 10 例患者共植入 74 枚椎弓根螺钉,1 例脊柱
后凸畸形,1 例胸椎占位,1 例重度僵硬性脊柱侧
弯,1 例先天性脊柱侧弯(半椎体切除),6 例腰椎
退行性疾病。其中 1 例重度僵硬性脊柱侧弯因为
患者自身原因改用徒手置钉,其他 9 例成功应用
机器人引导植入 62 枚螺钉,术中透视和术后 CT
显示所有机器人引导植入的螺钉(100%)均准确
的置入椎弓根内。机器人引导椎弓根钉植入不仅
能成功应用于腰椎退行性患者中,也能在脊柱畸
形患者中得到推广(图 16-23、图 16-24)。

这些报告连同初期尸体研究表明机器人辅助
技术能提高内植物植入准确度。

(二)手术时间

多种因素导致采用机器人系统植入螺钉所需
时间存在差异,如医生的经验、医生对系统的熟悉
程度和定位过程的准确度。Lieberman 等利用尸
体进行了一组对照性研究,发现与传统的手术方
式相比,机器人手术花费时间更短,且经验丰富的
医生平均每植入 1 枚螺钉和建立机器人系统所花
费的时间更短。但 Kantelhardt 等对 112 例患者
进行回顾性对照研究中,发现机器人组和传统组
之间,每枚螺钉植入的平均时间并无显著性差异。
据报道,单节段或多节段定位也会影响植入椎弓
根螺钉所花时间。Takahashi 等研究表明,利用机
器人引导系统进行多节段定位与单节段定位可显
著缩短椎弓根钉植入时间和总的手术时间。为了
充分评估这一问题,还需要对机器人手术进行进
一步的评估。

(三)放射线暴露

脊柱手术前需要彻底了解每例患者的脊柱解
剖结构、三维空间中椎体方向及其与潜在神经结
构的关系,这就需要医生通过结合术中透视或图
像引导以获得螺钉 / 导针植入的最佳位置。大量
研究已证明,传统的术中透视辅助椎弓根螺钉植
入对医生和手术室工作人员的放射线辐射较大,
并证实,与传统术中透视辅助椎弓根钉植入手术
相比,采用机器人系统引导植入的放射线辐射大
幅减少。但是,由于机器人辅助系统需要薄层或
高分辨率 CT 扫描,当比较术前 CT 扫描与术中透

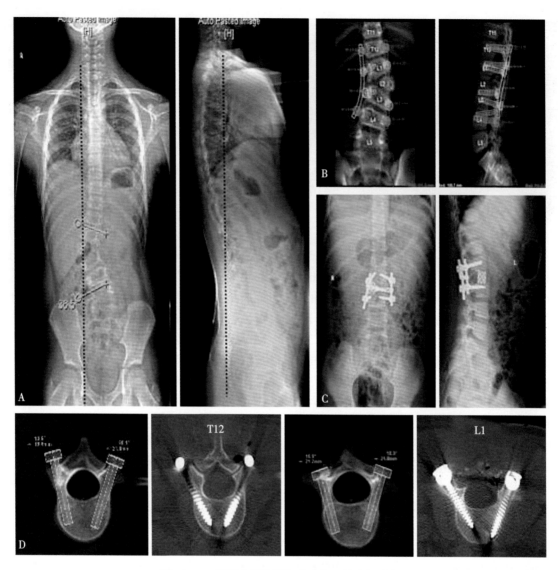

图 16-23　机器人辅助置钉治疗先天性脊柱侧弯

A.脊柱全长片示 L₁ 半椎体畸形；B.术前进行规划上下椎体固定 + 半椎体切除；C.术后 X 线片显示畸形完全矫正；D.术中和术后影像学示螺钉均准确的在椎弓根内

视辐射剂量时，患者总辐射量增加、减少还是不变尚未定论。

（四）脊柱畸形与翻修手术

对于严重脊柱畸形（如脊柱侧弯）患者及因解剖标志改变而需进行翻修手术的患者，椎弓根螺钉植入十分具有挑战性。传统的徒手椎弓根螺钉植入在脊柱畸形中，导致螺钉错位的发生率为 4.2%~15.7%。机器人的设计理论上能提高脊柱畸形的置钉准确率。Devito 等报道了 80 例青少年脊柱侧弯患者利用机器人辅助植入椎弓根螺钉的治疗经验，其中男 14 例，女 66 例，平均年龄 14.4 岁，所有患者均行开放式后路脊柱融合术，脊柱侧弯角度平均 66.5°（46°~95°），通过机

器人辅助系统共植入 1163 枚螺钉，其中 95.% 的螺钉完全在椎弓根内（如果包括其他可行位置，可达 99%）。目前尚未发现植入物相关并发症，螺钉不需要翻修。

最近，Hu 和 Lieberman 等进行了一项前瞻性研究，分析了 102 例脊柱畸形与翻修手术患者，共采用机器人辅助系统植入 1085 枚螺钉。将这些患者分成 4 组：无脊柱畸形或未接受过脊柱手术的患者为第 1 组；患有脊柱畸形但未接受过脊柱手术的患者为第 2 组；接受过脊柱手术但未患有脊柱畸形的患者为第 3 组；患有脊柱畸形并接受脊柱手术的患者为第 4 组。整体看来，成功植入 949 枚螺钉，11 枚螺钉位置不佳，改为手动重新定

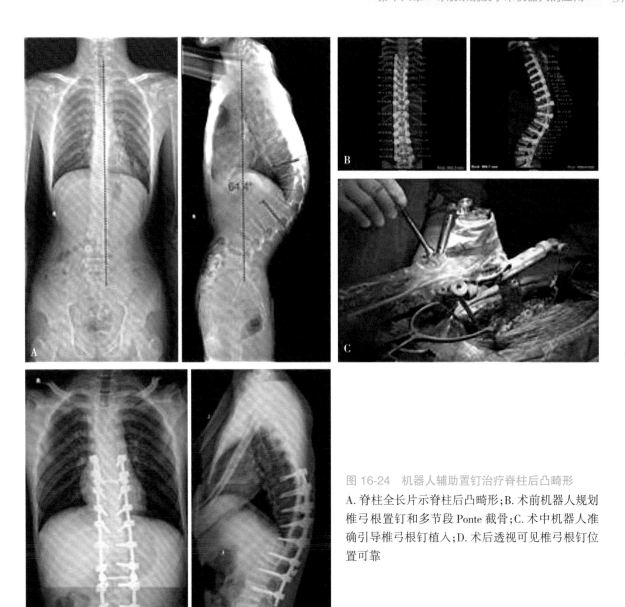

图 16-24　机器人辅助置钉治疗脊柱后凸畸形

A. 脊柱全长片示脊柱后凸畸形;B. 术前机器人规划椎弓根置钉和多节段 Ponte 截骨;C. 术中机器人准确引导椎弓根钉植入;D. 术后透视可见椎弓根钉位置可靠

位植入。由于系统相关的技术问题(如无法获得足够的术中 X 射线及软件或硬件故障),110 枚螺钉改为徒手植入,15 枚螺钉经医生慎重考虑后放弃植入。当分析螺钉植入错位率时,发现 4 组间无显著性差异(第 1 组 3.92%,第 2 组 0.71%,第 3 组 2.94%,第 4 组 0.74%)。该研究总螺钉错位率为 1.01%,相比历史数据有所改善。

对于一些畸形患者,由于脊柱重度旋转致使机器人操作平台难以放置等问题存在,导致机器人无法方便地应用于某些特殊脊柱侧弯群体(如重度僵硬性脊柱侧弯、先天性脊柱侧弯),相关应用还有待技术的进一步完善。

(五) 微创手术技术

在微创脊柱手术(如经皮螺钉植入)中,机器人辅助系统已显示出一定的优势。Pechlivanis 等报道了一个 31 例患者组成的病例系列,所有患者均采用经皮椎弓根螺钉植入加后路腰椎椎体间融合,结果显示机器人辅助系统在 29 例患者中融合成功,经皮共植入 133 枚螺钉(节段为 $L_2 \sim S_1$),所有患者术后 CT 扫描验证,轴向平面 91.5% 的螺钉及纵向平面 98.4% 的螺钉植入与术前计划相比误差在 2mm 以内。同时发现机器人系统对操作者的依赖程度较低,因为这些螺钉由 4 位不同医生植入,研究中未发生螺钉失败相关并发症。在一项尸体研究中,作者对机器人辅助系统在经皮椎弓根螺钉植入手术中的效率进行了研究,将234枚椎弓根螺钉植入12具尸体(试验组:15位医生,197枚螺钉,10个标本;对照组:2位医生,37枚螺钉,2个标本)。结果显示:试验组比对照组植入螺钉更准确[平均误差分别为(1.1±0.4)mm和(2.6±0.7)mm;P<0.0001],试验组椎弓根螺钉超出椎弓根壁4mm毫米的较少(平均为1.5%和5.4%),并且该组医生能够更快地完成手术。

在一项回顾性多中心研究中,Devito等报道635例机器人手术,其中49%采用经皮椎弓根螺钉植入,均获得准确的植入位置,强调了机器人辅助系统在手术过程中不需要直接观察解剖标志这一优势,并且还讨论机器人平台使得医生能够在皮肤层面准确定位,从而可减少皮肤切口。

(六)临床预后和成本效益

迄今为止,只有一项研究比较了电脑导航机器人辅助下椎弓根螺钉植入与传统开放手术的功能预后情况,报道称,采用机器人手术的患者需要较少阿片类药物,住院治疗时间缩短且围术期不良反应的发生率降低。这些优势可能是由于机器人手术组比开放组患者采用经皮微创螺钉植入的比例较高所致。

目前,尚无研究比较机器人辅助脊柱内固定手术与非机器人辅助脊柱内固定手术的长期功能预后情况。与传统脊柱手术技术相比,如果电脑导航脊柱机器人手术的临床预后更好且成本效益高,那么则需精心设计随机对照试验去加以证实。

同所有新技术一样,机器人辅助技术的应用毫无疑问会增加成本。但是一旦这些技术通过验证,相关领域将会制定新的医药经济制度,其成本将趋于稳定。考虑到椎弓根螺钉植入错位翻修手术的成本过高,对于富有挑战性的脊柱手术病例(如畸形患者),利用机器人或者导航符合成本效益。

五、机器人辅助系统的展望

由于机器人辅助技术的不断更新和完善,越来越多的医学学科手术已开始使用机器人辅助系统,如泌尿科、妇科、心脏外科、普外科等。脊柱外科手术方式和理念也随着机器人技术的革新也不断改变。目前,大量的研究证实骨科机器人引导能准确地植入椎弓根螺钉,降低螺钉错位率及错位置钉引起的相关并发症的风险。一些使用者发现,机器人系统也可用于非椎弓根螺钉手术,如活体组织病理检查,椎体成形术/椎体后凸成形术及肿瘤切除术。该技术有助于术前准确计划进针点与最合适的植入轨道,即使解剖标志严重畸形或缺失,也能计算出所有相关参数。目前的应用已证明手术机器人的使用在多种开放式、微创式及经皮脊柱手术中均有价值。这些优势可让医生在为患者进行微创或经皮手术时更轻松,进行椎弓根钉固定时更舒适,同时通过减少辐射照射,提高手术室工作人员的安全感。因此,在脊柱手术中实现机器人辅助系统的全部潜能之前,需要行更多优质研究并获取更多经验。

手术是一个高度互动的过程,电脑导航机器人辅助的目标并非用机器人取代医生,而是为医生提供一组新型通用工具,可扩展机器治疗患者的能力。就脊柱机器人手术而言,我们必须明白此处所介绍的机器人系统实际上并未做手术,仍然是医生在做手术,机器人只是协助术前计划和术中引导。同样,我们必须认识到机器人不会使毫无经验的医生变成专家。机器人只是一种工具,能使技术精湛的医生手术更精确、高效。

(海涌　陈小龙)

参 考 文 献

[1] Holly LT, Bloch O, Johnson JP. Evaluation of registration techniques for spinal image guidance. J Neurosurg, 2006, 4(4):323-328.

[2] Kasten MD, Rao LA, Priest B. Long-term results of iliac wing fixation below extensive fusions in ambulatory adult patients with spinal disorders. J Spinal Disord Tech, 2010, 23(7):e37-42.

[3] Castro WH, Halm H, Jerosch J, et al. Accuracy of pedicle screw placement in lumbar vertebrae. Spine, 1996, 21(11):1320-1324.

[4] Schwarzenbach O, Berlemann U, Jost B, et al. Accuracy of computer-assisted pedicle screw placement. An in vivo computed tomography analysis. Spine, 1997, 22(4):452-458.

[5] Welch WC, Subach BR, Pollack IF, et al. Frameless stereotactic guidance for surgery of the upper cervical spine. Neurosurgery, 1997, 40(5):958-966.

[6] Fisher CG, Sahajpal V, Keynan O, et al. Accuracy and safety of pedicle screw fixation in thoracic spine trauma. J Neurosurg Spine, 2006, 5(6):520-526.

[7] Kim YJ, Lenke LG, Bridwell KH, et al. Free hand

pedicle screw placement in the thoracic spine：is it safe? Spine，2004，29（3）：333-342.

［8］ Acosta FL，Jr，Quinones-Hinojosa A，Gadkary CA，et al. Frameless stereotactic image-guided C1-C2 transarticular screw fixation for atlantoaxial instability：review of 20 patients. J Spinal Disord Tech，2005，18（5）：385-391.

［9］ Paramore CG，Dickman CA，Sonntag VK. The anatomical suitability of the C1-2 complex for transarticular screw fixation. J Neurosurg，1996，85（2）：221-224.

［10］ Seichi A，Takeshita K，Nakajima S，et al. Revision cervical spine surgery using transarticular or pedicle screws under a computer-assisted image-guidance system. J Orthop Sci，2005，10（4）：385-390.

［11］ Fritsch E，Duchow J，Seil R，et al. Accuracy of fluoroscopic navigation of pedicle screws. CT-based evaluation of bone screw placement. Orthopade，2002，31（4）：385-391

［12］ Ebmeier K，Giest K，Kalff R. Intraoperative computerized tomography for improved accuracy of spinal navigation in pedicle screw placement of the thoracic spine. Acta Neurochir（Wien），2003，85：105-113.

［13］ Rampersaud YR，Pik JH，Salonen D，et al. Clinical accuracy of fluoroscopic computer-assisted pedicle screw fixation：a CT analysis. Spine，2005，30（7）：E183-E190.

［14］ White KK，Oka R，Mahar AT，et al. Pullout strength of thoracic pedicle screw instrumentation：comparison of the transpedicular and extrapedicular techniques. Spine，2006，31（12）：E355-E358.

［15］ Fritsch E，Duchow J，Seil R，et al. Accuracy of fluoroscopic navigation of pedicle screws. CT-based evaluation of bone screw placement. Orthopade，2002，31（4）：385-391.

［16］ Gelalis ID，Paschos NK，Pakos EE，et al. Accuracy of pedicle screw placement：a systematic review of prospective in vivo studies comparing free hand，fluoroscopy guidance and navigation techniques.Eur Spine J，2012，21（2）：247-255.

［17］ Tian N，Huang Q，Zhou P，et al. Pedicle screw insertion accuracy with different assisted methods：a systematic review and meta-analysis of comparative studies. Eur Spine J，2011，20（6）：848-859.

［18］ Assaker R，Cinquin P，Cotten A，et al. Image-guided endoscopic spine surgery：Part I. A feasibility study. Spine，2001，26（15）：1705-1710.

［19］ Assaker R，Reyns N，Pertruzon B，et al. Image-guided endoscopic spine surgery：Part II：clinical applications. Spine，2001，26（15）：1711-1718.

［20］ Seichi A，Takeshita K，Kawaguchi H，et al. Image-guided surgery for thoracic ossification of the posterior longitudinal ligament. Technical note. J Neurosurg，2005，3（2）：165-168.

［21］ Ohmori K，Kawaguchi Y，Kanamori M，et al. Image-guided anterior thoracolumbar corpectomy：a report of three cases. Spine，2001，26（10）：1197-1201.

［22］ Maier B，Zheng G，Ploss C，et al. A CT-free，intra-operative planning and navigation system for minimally invasive anterior spinal surgery—an accuracy study. Comput Aided Surg，2007，12（4）：233-241.

［23］ Thoranaghatte R，Zheng G，Nolte LP. Novel method for registering an endoscope in an operative setup. Conf Proc IEEE Eng Med Biol Soc，2005，4：4349-4352.

［24］ McAfee PC，Cunningham B，Holsapple G，et al. A prospective，randomized，multicenter Food and Drug Administration investigational device exemption study of lumbar total disc replacement with the CHARITE artificial disc versus lumbar fusion：part II：evaluation of radiographic outcomes and correlation of surgical technique accuracy with clinical outcomes. Spine，2005，30（14）：1576-1583.

［25］ Smith HE，Vaccaro AR，Yuan PS，et al. The use of computerized image guidance in lumbar disk arthroplasty. J Spinal Disord Tech，2006，19（1）：22-27.

［26］ Marshman LA，Friesem T，Rampersaud YR，et al. Significantly improved lumbar arthroplasty placement using image guidance：technical note. Spine，2007，32（18）：2027-2030.

［27］ Rajasekaran S，Kamath V，Shetty AP. Intraoperative Iso-C three-dimensional navigation in excision of spinal osteoid osteomas. Spine，2008，33（1）：E25-E29.

［28］ Royen BJ，Baayen JC，Pijpers R，et al. Osteoid osteoma of the spine：a novel technique using combined computer-assisted and gamma probe-guided high-speed intralesional drill excision. Spine，2005，30（3）：369-373.

［29］ Lanfranco AR，Castellanos AE，Desai JP，et al. Robotic surgery：a current perspective. Ann Surg，2004，239（1）：14-21.

［30］ Shoham M，Burman M，Zehavi E，et al. Bone-mounted miniature robot for surgical procedures：concept and clinical applications. IEEE Trans Robot Automation，2003，19（5）：893-901.

［31］ Stuer C，Ringel F，Stoffel M，et al. Robotic technology in spine surgery：current applications and future developments. Acta Neurochir Suppl，2011，109：241-245.

［32］ Lee J，Kim K，Chung W，et al. Human-guided surgical robot system for spinal fusion surgery：CoRASS. IEEE international conference on robotics and automation，2008：3881-3887.

[33] Lieberman IH, Togawa D, Kayanja MM, et al. Bone-mounted miniature robotic guidance for pedicle screw and translaminar facet screw placement: part I—Technical development and a test case result. Neurosurgery, 2006, 59(3): 641-650.

[34] Ortmaier T, Weiss H, Hagn U, et al. A hands-on-robot for accurate placement of pedicle screws. Proceedings of the 2006 IEEE international conference on robotics and automation, 2006, 2006: 4179-4186.

[35] Devito DP, Kaplan L, Dietl R, et al. Clinical acceptance and accuracy assessment of spinal implants guided with SpineAssist surgical robot: retrospective study. Spine, 2010, 35(24): 2109-15.

[36] Pechlivanis I, Kiriyanthan G, Engelhardt M, et al. Percutaneous placement of pedicle screws in the lumbar spine using a bone mounted miniature robotic system: first experiences and accuracy of screw placement. Spine, 2009, 34(4): 392-398.

[37] Togawa D, Kayanja MM, Reinhardt MK, et al. Bone-mounted miniature robotic guidance for pedicle screw and translaminar facet screw placement: part 2-Evaluation of system accuracy. Neurosurgery, 2007, 60(1): ONS129-139.

[38] Gaines Jr RW. The use of pedicle-screw internal fixation for the operative treatment of spinal disorders. J Bone Joint Surg Am, 2000, 82-A(10): 1458-76.

[39] Hicks JM, Singla A, Shen FH, et al. Complications of pedicle screw fixation in scoliosis surgery: a systematic review. Spine, 2010, 35(11): E465-470.

[40] Gautschi OP, Schatlo B, Schaller K, et al. Clinically relevant complications related to pedicle screw placement in thoracolumbar surgery and their management: a literature review of 35,630 pedicle screws. Neurosurg Focus, 2011, 31(4): E8.

[41] Gelalis ID, Paschos NK, Pakos EE, et al. Accuracy of pedicle screw placement: a systematic review of prospective in vivo studies comparing free hand, fluoroscopy guidance and navigation techniques. Eur Spine J, 2012, 21(2): 247-255.

[42] Kosmopoulos V, Schizas C. Pedicle screw placement accuracy: a meta-analysis. Spine, 2007, 32(3): E111-120.

[43] Shin BJ, James AR, Njoku IU, et al. Pedicle screw navigation: a systematic review and meta-analysis of perforation risk for computer- navigated versus freehand insertion. J Neurosurg Spine, 2012, 17(2): 113-122.

[44] Kantelhardt SR, Martinez R, Baerwinkel S, et al. Perioperative course and accuracy of screw positioning in conventional, open robotic-guided and percutaneous robotic-guided, pedicle screw placement. Eur Spine J, 2011, 20(6): 860-868.

[45] Hu X, Ohnmeiss DD, Lieberman IH. Robotic-assisted pedicle screw placement: lessons learned from the first 102 patients. Eur Spine J, 2013, 22(3): 661-666.

[46] Devito DP, Gaskill T, Erickson M. Robotic-based guidance for pedicle screw instrumentation of the scoliotic spine. Spine Arthroplasty Society (SAS) 10th annual global symposium on motion preservation technology, 2010.

[47] Hardenbrook M, Knoller N, Barzilay Y, et al. Clinical experience with miniature robot for spinal surgery: 89 clinical cases. Eposter presented at the 14th International Meeting on Advanced Spine Techniques (IMAST), Paradise Island (Bahamas), 2007.

[48] Pfeiffer M, Schorer U, Hassel F, et al. First European experience with robotic assisted pedicle screw placement in the spine for fusion and dynamic stabilization (SpineAssist). 7th annual Spine Arthroplasty Society (SAS) global symposium on motion preservation technology, Berlin, 2007.

[49] Sukovich W, Brink-Danan S, Hardenbrook M. Miniature robotic guidance for pedicle screw placement in posterior spinal fusion: early clinical experience with the SpineAssist. Int J Med Robot, 2006, 2(2): 114-122.

[50] Meir AR, Purushothamdas S. Computer-assisted spinal surgery for deformity--a review. Eur Musculoskelet Rev, 2011, 6(1): 48-54.

[51] Lieberman IH, Hardenbrook MA, Wang JC, et al. Assessment of pedicle screw placement accuracy, procedure time, and radiation exposure using a miniature robotic guidance system. J Spinal Disord Tech, 2012, 25(5): 241-8.

[52] Papadopoulos EC, Girardi FP, Sama A, et al. Accuracy of singletime, multilevel registration in image-guided spinal surgery. Spine J, 2005, 5(3): 263-268.

[53] Takahashi J, Hirabayashi H, Hashidate H, et al. Accuracy of multilevel registration in image-guided pedicle screw insertion for adolescent idiopathic scoliosis. Spine, 2010, 35(3): 347-352.

[54] Rampersaud YR, Foley KT, Shen AC, et al. Radiation exposure to the spine surgeon during fluoroscopically assisted pedicle screw insertion. Spine, 2000, 25(20): 2637-2645.

[55] Singer G. Occupational radiation exposure to the surgeon. J Am Acad Orthop Surg, 2005, 13(1): 69-76.

[56] Smith HE, Welsch MD, Sasso RC, et al. Comparison of radiation exposure in lumbar pedicle screw placement with fluoroscopy vs computer-assisted image guidance

with intraoperative threedimensional imaging. J Spinal Cord Med,2008,31(5):532-537.

[57] Ul Haque M,Shuffl ebarger HL,O'Brien M,et al. Radiation exposure during pedicle screw placement in adolescent idiopathic scoliosis:is fluoroscopy safe? Spine,2006,31(21):2516-2520.

[58] Wu H,Gao ZL,Lu ZW,et al. Radiation exposure to spine surgeon:a comparison of computer-assisted navigation and conventional technique. Zhongguo Gu Shang,2009, 22(11):874-876.

[59] Boris S,ALIK B,Vitaly A. Robot guided surgery in treatment of osteoporotic fractures. European Federation of National Associations of Orthopaedics and Traumatology(EFORT)2011 Annual Congress;abstract 1097. 2011.

[60] Zaulan Y,Alexandrovsky V,Khazin F,et al. Robotic assisted vertebroplasty:our experience with a novel approach to the treatment of vertebral compression fractures. World Society for Endoscopic Navigated and Minimal Invasive Spine Surgery(WENMISS)annual congress,London,2008.

[61] Ledonio CG,Polly Jr DW,Vitale MG,et al. Pediatric pedicle screws:comparative effectiveness and safety:a systematic literature review from the Scoliosis Research Society and the Pediatric Orthopaedic Society of North America task force. J Bone Joint Surg Am,2011,93(13): 1227-1234.

[62] Hu X,Lieberman IH. Use of robotic assisted pedicle screw placement in deformity and revision spine surgery. The 19th International Meeting on Advanced Spine Techniques(IMAST),Istanbul,2012.

[63] Watkins RG,Gupta A,Watkins RG. Cost-effectiveness of imageguided spine surgery. Open Orthop J,2010,4: 228-33.

[64] Taylor R. A perspective on medical robotics. Proc IEEE, 2006,94(9):1-13.

第十七章 其 他 技 术

第一节 小切口人工
腰椎间盘置换术

一、概述

欧洲有些骨科医师喜欢使用小切口辅助进行脊柱外科手术,并因此设计了相应的自动拉钩系统、手术器械和辅助光源。这样既能比单纯内镜有更良好的术野显露,又使手术器械有了更大的操作空间。对一些较复杂的手术或单纯内镜无法解决的手术,使用小切口辅助不失为一个折衷的办法。

MISS 的发展是迅速、喜人的,为临床骨科医生利用更小的创伤、更少的费用解决患者的痛苦提供了巨大帮助。但也必须承认,它还是一门新兴学科,许多方法临床随访的时间不长,还有待更多的临床研究论证;它与传统的开放手术一样,存在各种并发症,而且对设备及医生均有较高的要求。所有从事 MISS 的医生均应有一定的传统手术经验,更应自觉接受微创技术的严格培训,严格掌握手术适应证。应该强调,手术适应证的掌握及医生的手术技巧是 MISS 取得优良疗效的重要保证。

人体椎间盘是一种粘弹性组织,连接着上下椎体,不但有稳定脊柱、吸收震荡、传递载荷、分布应力的作用,而且对脊柱的活动具有决定性的作用。既能保证脊柱有一定的活动范围,又能限制脊柱的过度活动。椎间盘的所有这些功能均需完整的椎间盘作为基础。不幸的是,各种原因所致的椎间盘病变可使椎间盘的完整性受到破坏,临床上常见的椎间盘突出症又需行椎间盘切除或髓核摘除术。自从 1934 年 Mixture 和 Barr 首先报道并应用了腰椎间盘切除术以来,腰椎间盘切除术用于治疗腰椎间盘突出症曾经风靡一时,直到现在仍在广泛使用。尽管新的诊断技术如脊髓造影、CT 及 MRI 的不断应用使诊断的准确率逐步提高,但手术治疗的效果仍然不理想。腰椎间盘退变所致的椎间盘源性腰痛直到最近才有了更深的认识,腰椎间盘切除加椎体间融合术仍为治疗这一疾病的"金标准"。但椎体节段融合后将加速邻近节段的腰椎间盘退变从而导致新的病变,这使人不得不探求解决椎间盘切除术后和椎体融合术后各种问题的新方法。对那些患有椎间盘病变而不得不行椎间盘切除术的患者,术后是否一定要行椎体融合术? 如何避免脊柱融合失败所引起的一系列问题? 有没有更好的方法重建椎间盘的活动与载荷功能? 这都是摆在骨科医师面前的难题。为了解决这些问题,国内外众多学者经过深入的研究,提出了人工椎间盘的概念。

(一)椎间盘切除后对脊柱生物力学的影响

近十几年来,随着脊柱生物力学的进展,国内外许多学者对椎间盘切除术后导致脊柱生物力学功能紊乱这一问题进行了深入的研究。

1. 椎间盘切除对脊柱运动的影响 StoKes (1981)报道了椎间盘手术节段上面的椎间关节活动明显增加。Panjabi(1984)采用三维运动学方法研究新鲜尸体腰椎脊柱功能单位椎间盘损伤后的实验结果,发现纤维环的损伤和髓核的切除均明显改变脊柱功能单位的力学特性,不但脊柱的主运动受影响,而且其力偶活动也大受影响,矢状面的对称性受破坏,导致小关节的不对称活动。Frymoyer 也报道了椎间盘切除后手术节段的活动明显增加。国内学者也采用三维运动学方法发现正常椎间盘能维持腰椎三维运动特性,限制腰椎的异常活动。椎间盘切除后,腰椎活动节段的主运动值显著增加,从而使腰椎的内源性稳定遭破坏,而当其承受载荷后,不能保持其正常的位置而产生异常活动和不对称活动,从而影响腰椎的稳定性。

2. 椎间盘切除对脊柱功能单位力学性能的影响　笔者在 8 具尸体标本中,对切除椎间盘髓核的脊柱功能单位的刚度和强度进行了测量,并将其与椎间盘完整时进行比较,发现髓核切除后脊柱功能单位的压缩刚度、剪切刚度、扭转刚度及扭转强度均明显下降,差异在统计学上有显著意义($P<0.05$)。韩德韬等通过 11 具新鲜尸体的脊柱功能单位研究,得出了椎间盘(D)、椎间孔(F)和椎管(C)之间的连锁变异即 DFC 现象,当椎间盘受到破坏时,受到力学的作用,椎间隙变小,椎间孔和椎管即使受力仍在生理限度内都会相应变小,从而导致椎管狭窄。龚耀成等证实了手术后椎间盘高度的丧失与切除的椎间盘重量成正比,平均每切除 1.0g 椎间盘,其高度丧失 8.76%,同时纤维环的膨出增加。故椎间盘破坏或切除后引起椎间隙变窄和椎体应力分布紊乱,出现应力集中,使后部结构应力增大,从而引起和加重椎体间关节和小关节退变。

3. 椎间盘切除术的远期疗效观察　笔者观察到在 118 例有 5~20 年长期随访的腰椎间盘切除术患者中,30 例出现"下腰椎手术失败综合征",其中 9 例为椎管狭窄(30%),8 例为腰椎不稳(26.7%)。这说明了椎间盘切除术的远期疗效仍有待提高。

综上所述,腰椎间盘受损后,必然导致椎间盘高度变小,椎间隙变窄,进一步使腰椎前部结构应力下降,后部结构应力上升,加速小关节退变。导致腰椎承载后出现异常活动和不对称活动,脊柱的生物力学性能随之紊乱,腰椎稳定性受破坏。而相邻部位的椎间盘所承受的载荷又会显著增加,较轻的外力特别是扭转力可使其破坏,从而加重腰椎不稳。

(二)人工椎间盘的历史

随着脊柱生物力学的不断发展,人工关节应用的日臻完善。骨科学者开始把眼光投向人工椎间盘的研制。由于椎间盘组成材料的特殊性和复杂性,目前公认 Charite 假体较为完善并已应用于腰椎,其他假体大体上仍处于理论及实验室阶段

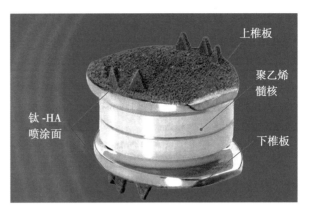

图 17-1　Charite 人工腰椎间盘

(图 17-1)。

1. 人工椎间盘的生物力学要求

(1)材料:由于椎间盘粘弹性组织材料的特殊性,到目前为止,尚未找到一种能代替人体椎间盘的满意材料。人工椎间盘材料首先应有良好的生物相容性,在体内长期存在不引起局部组织反应,无致癌性和器官毒性作用,这也是对人体植入物的基本要求;其次,材料必须有足够的破坏强度和疲劳强度。Anderson 认为,在坐位时,椎间盘上的载荷约为躯干重量的 3 倍,而在活动时还要加上动力性载荷,使椎间盘载荷达静态坐位的 2 倍,因此要求人工材料应至少可承受躯干重量的 6 倍。而按照人工椎间盘在体内安全工作 40 年计算,Hedman 提出,人工椎间盘的体外疲劳试验应大于 1 亿次;另外,由于椎间盘所承受的是压缩、弯曲和扭转的联合负载,同时产生张应力、压应力和剪切力。因此,它是脊柱功能单位的负载活动轴心,故耐磨、耐腐蚀也是一个基本要求。

(2)运动学:人体脊柱可以在空间进行三维六自由度的复杂运动;不同平面的脊柱,其运动范围和耦合运动特性各不相同。虽然在人工椎间盘上完全模拟脊柱的运动是不可能的,但设计时应考虑以下指标:

1)运动范围:人工椎间盘置换之所以优于脊柱融合术,就在于其能恢复脊柱的正常运动,防止椎间盘切除术后的各种生物力学功能紊乱。同时应将假体向各个方向的运动控制在生理范围内,否则会导致脊柱不稳。有关正常颈椎和腰椎的三维运动范围已有较多的报道,如正常腰椎功能单位的屈伸幅度由头侧至尾侧进行性增加,到腰骶可达 20°左右;侧屈腰段约 6°,腰骶 3°;旋转幅度下腰约 2°,腰骶约 5°。

2）瞬时转动轴：人工椎间盘植入人体后，其瞬时转动轴应与原椎间盘一致。如腰椎屈伸运动时的瞬时转动轴位于椎间盘的前部，左侧弯转动轴于右侧椎间盘，右侧弯转动轴位于左侧椎间盘，轴向旋转转动轴位于椎间盘后部。

3）动力学：椎间盘假体各方向的刚度与人体正常椎间盘相同最为理想。完全达到这一要求十分困难，但至少应保证在主要运动平面的刚度一致。如腰椎的屈伸运动位于矢状面，在该平面的刚度一致十分重要。椎间盘假体植入人体后还应能限制脊柱的过度扭转运动，以避免小关节的过速退变。

4）固定：人工椎间盘的固定也是一个棘手的问题，通常需要即刻固定和长久固定。即刻固定多采用机械固定；而长久固定则有赖于假体与椎体表面的组织反应，最理想的是能够互相长入。常用的即刻固定方法有两种：一是机械固定，如通过钩、刺、栓等与周围骨质嵌合而固定，Charite 假体即是此类。某些人工椎间盘设计有一短臂，伸出椎间隙，通过螺丝钉与前部椎体固定。但如需进行连续多个椎间盘假体置换，伸出的短臂有可能互相干扰而妨碍假体的安装。况且螺丝钉的固定作用不会超过 6 周，6 周以后螺丝钉多会松动。二是通过骨水泥和（或）多孔表面的骨长入（如表面喷涂羟基磷灰石）而获得界面固定。这是一种较理想的固定方法。这是目前所能找到的较好的能与骨表面相互固定的方法。故人工椎间盘要应用于临床，必须达到下述要求：①安全可靠，寿命长，植入方便；②能恢复脊柱节段的运动功能；③能恢复椎间隙的高度，与周围结构很好匹配，维持和保护小关节的正常功能；④假体万一发生破坏，仍能维持其整体外形，不向周围突出，以防止周围神经血管的损伤。

2. 人工椎间盘的种类及临床应用　Lee 把现行的人工椎间盘分为以下几类：①低摩擦滑动表面设计；②弹簧系统假体；③充满液体的髓核；④橡胶和其他弹性材料组成的假体。Ray 也报道了 21 种人工椎间盘假体的设计情况，但大部分尚未应用于临床。

Fernstrom（1966）报道了用不锈钢球在椎间盘切除后置入颈、腰椎椎间隙的研究结果。这是人类历史上首次使用的椎间盘替代物。发现术后 4~7 年只有 12% 的椎间隙厚度可以得到维持，其他大多数由于接触面的高应力使金属球移入椎体内。这个假体随后被放弃。

Buttner-Janz 和 Zipple（1989）报道假体的生物力学评价和临床 46 例患者 53 个假体的结果，近期结果佳，这是首次人工椎间盘假体临床应用的最大宗病例报告。Charite 假体属低摩擦滑动表面设计，用来代替整个或大部分腰椎间盘。它由上下两个金属终板和中间的聚乙烯滑动核三部分组成，终板由 Co-Cr-Mo 合金制造，通过 6 个尖齿固定于上下椎体。滑动核呈双凸状，置于两终板凹形臼杯之间，假体的运动是半制约式的，重力通过上终板坚硬的聚乙烯滑动核传递到下终板。

Charite 假体的体外生物力学测定表明滑动核在生理载荷内（4.2kN）即发生蠕变，超过生理范围的载荷（6~8kN）则可发生不可恢复的变形，当载荷增至 10.5kN 时，滑动核高度减少 10%。其疲劳试验进行 2×10^7 次，相当于 20 年的工作量，滑核变形 10%。

Charite 假体对腰椎运动的限制小，屈伸侧凸可达 20°，对扭转运动也无限制。其主要缺点是活动范围较大而稳定性和刚度不够，有可能发生滑动核脱出。

EnKer 报告了 6 例人工腰椎间盘置换术，假体的设计与 Charite 假体相似，但滑动核采用硫化橡胶材料。患者平均年龄 55 岁，平均随访时间 3.4 年，其中 4 例疗效满意，术后平均有 8° 的屈伸和 2.3mm 的移动范围。失败病例的原因在于患者原有的脊柱畸形导致假体安装不当。后来由于报道硫化橡胶生产过程的中间产物有致癌作用而放弃这种假体。

国内李光业和徐玉良分别采用硅橡胶代替腰椎和颈椎间盘髓核，用于 6 例和 7 例患者，平均年龄分别为 41 岁和 46 岁，随访 8 个月至 2 年，患者症状消失，无人工髓核移位，无椎间隙变窄。但硅橡胶容易老化，不能长期维持足够的椎间隙厚度，临床应用明显受限。赵定麟采用 NT-2 记忆合金制成人工椎间关节置换颈椎间盘 34 例，平均随访 24.6 个月，除 1 例断裂外，假体无移位，颈椎屈伸活动增加 4° 以上。不足之处是长期使用不能有效维持椎间隙厚度，且可能出现假体断裂和突入椎体内的并发症。

中山医科大学孙逸仙纪念医院自 1993 年开始进行人工腰椎间盘的系列研究，与第一军医大学临床解剖生物力学研究室和国防科技大学材料力学研究室携手合作，结合对中国人椎体及椎间盘解剖生理及生物力学的研究，在Charite假体的基础上进行改进，自行研制的人工腰椎间盘改进了Charite假体活动度过大的缺点。1998年开始在临床试用自行研制的产品。1999年引进了Charite假体，率先开展临床应用及推广工作，至今全国已有多家医院开展人工腰椎间盘置换术超过100例。

笔者研究的主要内容如下：

（1）人体腰椎间盘生物力学的实验研究：为了研制人工腰椎间盘，首先必须了解正常中国人腰椎间盘的生物力学性能，包括其刚度、强度和三维活动范围，作为设计人工腰椎间盘的理论依据和实验参数。

1）腰椎间盘刚度和强度的测量：笔者采用8具生前无脊柱疾患的新鲜男性青壮年尸体标本（$L_5\sim S_1$）。每个标本制成3个FSU，即L_{1-2}、L_{3-4}、$L_5\sim S_1$。其中L_{1-2}为全椎弓切除、L_{3-4}为完整状态、$L_5\sim S_1$为髓核摘除后节段。用SWD-10型材料试验机在1300N和600N载荷下分别测定其压缩刚度和剪切刚度，在NJ-50B型扭转试验机上测定其扭转刚度和扭转强度。

结果发现完整状态FSU（L_{3-4}）的压缩刚度为（1314 ± 337）N/mm，剪切刚度为242.5N/mm，扭转刚度为（6.5 ± 1.1）N·m/deg，扭转强度为（80.3 ± 13.8）N·m；全椎弓切除FSU（L_{1-2}）的压缩刚度为（836 ± 238）N/mm，剪切刚度为156N/mm，扭转刚度为（3.2 ± 0.8）N·m/deg，扭转强度为（45.1 ± 13.8）N·m；髓核摘除FSU（$L_5\sim S_1$）的压缩刚度为（989 ± 403）N/mm，剪切刚度为167.5N/mm，扭转刚度为（4.5 ± 2.1）N·m/deg，扭转强度为（49.9 ± 17.5）N·m。以L_{3-4}节段为对照，L_{1-2}节段及$L_5\sim S_1$节段的刚度及强度下降经统计学处理，均有显著性差异（$P<0.05$）。

2）腰骶椎三维活动范围的测试：笔者采用另外8具生前无脊柱疾患的新鲜青壮年尸体标本（$L_5\sim S_1$），将其固定于脊柱三维运动试验机上，在10.0N·m最大载荷下测定其三维活动范围，结果为：腰骶椎每一节段的平均活动范围是屈伸$10.7°\sim15.2°$，侧凸$4.4°\sim8.2°$，旋转$1.2°\sim2.8°$。

（2）SMH型人工腰椎间盘的设计和加工：SMH（Sun Yat-Sen Memorial Hospital）型人工腰椎间盘（图17-2）（专利号ZL 98234325.6）属低摩擦滑动表面设计，吸收了国外Charite人工腰椎间盘的优点，并将其缺点加以改进。由上下两个钛合

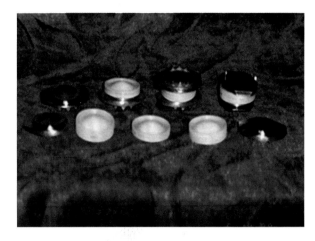

图17-2 本院研制的人工腰椎间盘

金盖板和中间的超高密度聚乙烯滑动核组成，盖板表面经特殊的喷砂处理并通过其上的6个突齿与上下椎骨固定。设计上盖板的横径及矢状径按国人腰椎间盘的解剖均值减去一个标准差以适应约75%的人。设计时拟分3种规格，首先完成中号人工腰椎间盘，横径为32mm，矢状径为25mm。盖板分斜面和平面两种，平面者用于L_{4-5}或以上间隙；斜面者用于$L_5\sim S_1$间隙，是为了适应其椎间隙较大的前宽后窄而设计的，倾斜角约为10°。聚乙烯滑动核为圆形，中央稍为凸起与盖板的凹面相匹配，厚度分为7mm、9mm、11mm 3种以适应不同个体的椎间隙厚度。在聚乙烯滑动核的边上嵌有一个由不锈钢丝制成的定位环，当其植入人体内，可通过X线进行定位。钛合金材料由北京有色金属研究院提供，符合ISO-5833-1994医用生物嵌入体材料标准，超高密度聚乙烯是人工髋臼的材料，由湖南省塑料研究所提供。采用精密机械加工方法制造，大批量生产时考虑采用铸造一次成型方法。针对国外产品存在的问题：①假体活动度过大（20°）而稳定性不够；②有滑动核脱出的现象；③金属盖板缺乏表面处理而与椎骨互相长入欠佳。笔者对结构做了多方面的改进，使假体活动度控制在12°左右，减少了滑动核脱出的可能，金属盖板表面经喷砂处理希望能与椎骨互相长入，从而使假体更符合人体腰椎间盘的要求。

SMH型人工腰椎间盘的主要参数为：①活动度±12°；②金属盖板横径32mm，矢状径25mm；③包括突齿在内的金属盖板厚度4mm；④滑动核中心厚度7~11mm；⑤整个假体包括突齿厚度15~19mm；

（3）SMH型人工腰椎间盘的生物力学测试：

SMH 型人工腰椎间盘研制成功后,为了评价其生物力学性能,笔者对其进行了静态力学试验和动态力学试验。

1）静态力学:试验包括静态试验、准静态试验和压缩强度试验。

在静态试验中,使用 TL-01B 型弹簧试验机对滑动核进行低载荷静态轴向压缩刚性试验,结果显示出滑动核具有明显的粘弹性特征。

在准静态试验中,使用 WDW-100B 电子万能试验机测定新型人工腰椎间盘的载荷 - 位移曲线,推导出压缩刚度的计算模型和计算公式,并用其计算出人工腰椎间盘的压缩刚度。在准静态试验中测出的压缩刚度高于静态试验,这正好反映了 SMH 型人工腰椎间盘载荷 - 位移曲线的非线性特征。

在压缩强度试验中,垂直加载至 8500N（超过人体体重 10 倍）,新型人工腰椎间盘的金属盖板和滑动核均未见损伤及裂痕,证明其符合设计要求,可满足人体椎间关节的受力要求。

2）疲劳强度试验:钛合金材料的疲劳极限应力达 650MPa,应力循环次数达 2×10^7 次,超高密度聚乙烯也是人工髋臼的常用材料。在 MTS-858 双轴液压伺服生物材料试验系统上进行疲劳试验,为了模拟人体腰椎间盘的受力情况,特制了一套夹具来进行疲劳试验。疲劳试验进行至 2×10^7 次,相当于 20 年的工作量,试验件的金属部分未发现任何损坏和变形,而滑动核变形 10%。

3）SMH 型人工腰椎间盘在尸体椎间关节的力学性能:为了评价新型人工腰椎间盘在椎间关节的力学性能,笔者将其植入 6 具新鲜青壮年尸体标本的 L_{4-5} 椎间隙,进行三维活动范围和压缩刚度测试,并将其与植入前和髓核切除后进行比较。结果显示 SMH 型人工腰椎间盘植入椎间关节后确实保证了脊柱节段的活动,其三维活动范围为前屈 14.6°,后伸 6.6°,左侧弯 7.9°,右侧弯 8.9°,左轴向旋转 8.5°,右轴向旋转 8.7°。而且 SMH 型人工腰椎间盘植入椎间关节后,其压缩刚度比髓核切除后高（$P<0.05$）。从而既保证了脊柱节段的三维活动功能,又起到了稳定脊柱的作用。

4）SMH 型人工腰椎间盘的有限元分析:用三维有限元分析的方法建立含正常椎间盘、髓核摘除、人工椎间盘植入三种情况的腰椎运动节段的仿真模型,然后进行人工腰椎间盘应力分析及人工腰椎间盘植入对腰椎生物力学影响的比较研究,从而阐述人工腰椎间盘及其植入后相应腰椎运动节段椎体、小关节突的应力分布状况。笔者得出以下结论:①髓核摘除后小关节的应力水平比正常椎间盘组显著增高,人工腰椎间盘植入后与髓核摘除组相比可降低小关节的应力,但仍高于正常的腰椎间盘组;②髓核摘除后椎体骨松质的应力水平较正常腰椎间盘组提高,人工腰椎间盘植入后在各种运动状态下椎体骨松质的应力水平显著低于正常腰椎间盘及腰椎间盘髓核摘除术后,且应力呈均布状态。

总之,人工椎间盘假体不论在材料的选择以及假体与上下椎体的固定等方面仍存在不少问题,值得笔者去研究。替代髓核的人工假体术中固定较容易,手术损伤小,恢复快,但目前尚未找到一种完全合乎椎间盘生物力学要求的材料。假体与纤维环、骨界面的互相长入也未有明显进展。而替代整个椎间盘的假体与骨界面的固定尚未得到很好的解决。

（三）人工椎间盘置换术的评价

人工椎间盘置换术（artificial disc replacement, ADR）在治疗由于椎间盘退变所引起的疾病方面与脊柱融合术比较,孰优孰劣,尚有不同意见。ADR 支持者认为其可以消除由于椎间盘退变所产生的炎症性烦恼和椎间盘破裂所引起的自身免疫性疾病。ADR 可以恢复脊柱的运动学和载荷特性,消除疼痛,恢复脊柱的稳定性和运动能力。一个成功的 ADR 可以消除由于假关节、植骨供区疼痛、器械相关疾病和病变近端节段融合所引起的不良效果。

ADR 与脊柱融合相比,可以缩短住院时间,使患者能更快恢复正常生活和工作,而且能减轻融合术后长期功能欠佳和融合失败后需再次手术的烦恼。Hedman 等的体外试验提示 ADR 可以保护小关节。同时 Ray 发明了一个椎间盘次全切除置换装置,理论上可以通过局部松解使退变的纤维环得到愈合。

Frymoyer 研究了 ADR 的流行病学、解剖学和生物力学资料,结论是 ADR 不论在临床的成功率或有效性方面尚值得探讨。Nachemson 则认为,ADR 并不符合社会心理因素,而这方面恰恰在腰痛患者中起着重要作用。

在 ADR 的研制及其临床应用上,欧洲起着领导作用。Charite 人工腰椎间盘也起源于欧洲,至今已出现第三代产品,SB I 在 1983 年开始使用,自 1987 年以来,SB Ⅲ在欧洲应用已达 3500 例以上。Cinotti(1996)报道了 46 例 ADR,平均随访 2.5 年,患者满意率为 63%,无植入物失效。其中有 9 例(19%)需要再手术,再手术原因 8 例是由于术后持续疼痛,1 例是由于术后假体脱位,其原因是假体尺寸选择太小,再手术时更换了大一号的椎间盘假体则解决问题。术后发现手术节段平均有 9°的活动范围,而邻近节段则有 14°的活动范围。他还发现术后 1 周开始锻炼者比佩戴腰围 3 个月以上者活动度大(11° vs. 6°)。LeMaire(1997)则报道了 105 例 ADR,他应用的是 SB Ⅲ,平均随访 51 个月。其中疗效达到好以上者有 74%,未发现假体失效,手术节段在 L_{4-5} 者术后活动度达 13°,而手术节段在 $L_5 \sim S_1$ 者术后活动度只有 9.2°。Zeegers(1999)也应用 SB Ⅲ进行了 50 例 ADR,经 2 年以上随访,优良率 70%,无假体失效。他们总结了 ADR 疗效好的前提是:①选择合适的患者和正确的手术操作(包括合适的假体尺寸和良好的假体位置);②避免滑动核的破坏;③避免假体的长期脱位。

2000 年,美国 FDA 批准在美国 14 个脊柱中心进行多中心、前瞻性的随机对照研究。其主要内容如下:

1. 患者选择

(1)年龄 18~60 岁;

(2)均为症状性椎间盘退变性疾病(degenerative disc disease,DDD),并经椎间盘造影证实;

(3)均为单节段的 DDD;

(4)Oswestry 评分 >30 分,疼痛视觉模拟评分(visual analogue scale,VAS)>40 分(100 分制);

(5)经 6 个月以上非手术治疗无效。

2. 排除标准

(1)既往做过脊柱融合手术者;

(2)多节段的 DDD;

(3)L_4、L_5 或 S_1 骨折者;

(4)骨质疏松症或代谢性骨病者;

(5)腰椎滑脱 >3mm 者;

(6)对金属过敏者;

(7)已参加另一个研究者;

(8)蛛网膜炎者;

(9)妊娠者;

(10)慢性激素应用者;

(11)患有自身免疫性疾病者。

此研究时间从 2000 年 3 月至 2001 年 12 月,此项应用与人工腰椎间盘置换术(SB Ⅲ)与脊柱融合术(BAK)进行的对照研究选用了 291 例患者,其中 194 例采用 SB Ⅲ行 ADR 手术,97 例则采用 BAK 行脊柱融合术。另外 71 例则是非随机应用 SB Ⅲ行 ADR 手术,总的 ADR 手术例数达到 265 例。此研究进行 2 年以上随访,计划于 2003 年 12 月结束,许多早期的患者随访已近 2 年。初步的临床结果令人鼓舞,其中包括早期结果提示术后腰椎的 Oswestry 评分及 VAS 评分明显提高;后期的 SF-36 评分提高。而手术并发症则与任何腰椎前路手术相似。已知的存在问题及解决办法有:①术后 1 例出现 L_5 神经根麻痹,原因是术中过度撑开,马上再次手术将滑动核由 9.5mm 改为 7.5mm 而解决问题;②术中出现硬膜外血管出血时可采用吸收性明胶海绵和止血凝胶进行压迫;③假体位置的确定非常重要,应采用 C 形臂机进行术中正侧位定位。

(四)ADR 的适应证和禁忌证

1. 适应证　应该承认,对 ADR 的适应证和禁忌证一直存在许多争论,到目前为止,仍无统一标准。争论的焦点在于能否将腰椎间盘突出症列为手术适应证。

欧洲的许多作者认为,ADR 手术指征包括有腰痛症状的椎间盘退行性病变和椎间盘切除术后失败综合征等,而将合并有神经根症状的椎间盘突出症除外。

2001 年及 2002 年的美国骨科医师协会(AAOS)均将 ADR 列为一种新技术进行推广。Hochschuler 在第 68 届美国骨科医师年会(AAOS)上将 ADR 的适应证范围列为:①有症状的椎间盘破裂;②有症状的椎间盘退变;③脊柱融合所致的邻近节段退变不稳。

笔者认为前路手术能安全、有效地解除由椎间盘突出所引起的神经根压迫。笔者认为 ADR 的手术适应证包括:

(1)腰椎间盘退变性疾病(DDD)及其所致的椎间盘源性腰痛;

(2)严重的腰椎间盘突出症。指临床症状严重,并有影像学上椎间隙明显狭窄的腰椎间盘突出症;

(3)脊柱融合术后所致的邻近节段退变不稳;

(4)椎间盘髓核摘除术后所致的节段性腰椎不稳。

至于是否应该将腰椎间盘突出症列入 ADR

手术适应证,笔者认为年轻人特别是没有合并椎间隙明显狭窄的椎间盘突出症,应该采用微创方法或传统的椎间盘髓核摘除术进行治疗。事实上,椎间盘突出症应属于广义的椎间盘退变性疾病(DDD)范畴,椎间盘退变最早是从髓核开始的,椎间盘突出的机制是在髓核退变的基础上合并有纤维环的破裂,由于某些外力的作用而导致髓核从破裂的纤维环突出来,从而压迫神经而导致腰腿痛之症状。MRI 被公认为诊断椎间盘退变的金标准,Boden 等的 MRI 结果提示年龄 20~39 岁者,34% 患有椎间盘退变,而年龄 60~80 岁者,椎间盘退变的发生率高达 93%,当然其中大部分并没有相应的症状出现。Videman 将椎间盘退变的 MRI 表现分为 4 级,1 级:椎间盘无退变征象,显示为高强度信号;2 级:椎间盘轻度退变,信号强度轻度降低;3 级:椎间盘中等程度退变,信号强度中度降低;4 级:椎间盘严重退变,信号缺失;所以将合并有椎间隙明显狭窄和 2 级以上椎间盘退变的腰椎间盘突出症列为 ADR 的手术指征是合理的。

2. 禁忌证

(1)手术节段的脊柱畸形;

(2)60 岁以上并有中度以上骨质疏松症者或代谢性骨病者;

(3)腰椎感染性病变;

(4)Ⅱ度以上的腰椎滑脱症;

(5)骨性腰椎椎管狭窄症;

(6)手术瘢痕粘连引起的腰痛;

(7)全身情况不适合手术者。

二、手术操作

(一)术前准备

1. 选择合适的病例　男性患者超过 60 岁,女性患者超过 55 岁应检查骨密度,如结果符合中度及以上骨质疏松症者列为手术禁忌证,以防止出现术后假体陷进椎体而导致手术失败;

2. 腰椎正侧位照片及功能位照片;

3. CT 或 MRI 明确诊断;

4. 多节段病变时应行椎间盘造影以确定引起症状的腰椎节段;

5. 照片测量病变椎间隙高度并与正常的上一个椎间隙高度比较;

6. 准备合适的椎间盘假体。

(二)麻醉与体位

气管内麻醉或硬膜外麻醉。平卧位,腰部垫高或采用可调式手术床。

(三)手术步骤

以 Charite 假体为例,说明手术步骤:

1. 切口　左下腹直肌切口(也可行下腹正中切口),长约 5cm,腹膜外入路。

2. 安置 Synframe 自动拉钩系统(图 17-3)。

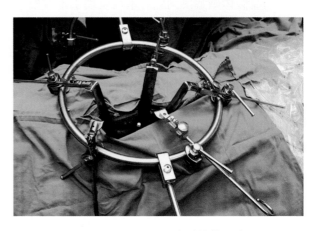

图 17-3　Synframe 自动拉钩系统

3. 显露相应椎间隙采用 C 形臂机定位。

4. 切除病变椎间盘(图 17-4)。

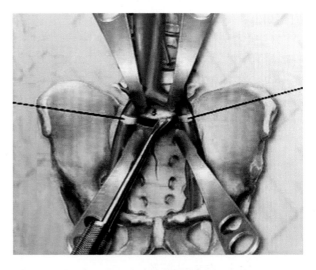

图 17-4　在拟切除椎间盘的上下椎体各插入两把 Hohmann 拉钩,在前方纤维环表面行瓣形切开,向两侧形成纤维环瓣,并将相应椎间盘髓核及其纤维环切除图

5. 选择合适大小的金属盖板及合适厚度的聚乙烯髓核(图 17-5、图 17-6)。

6. 置入椎间盘假体(图 17-7、图 17-8)。

7. C 形臂机检查假体在椎间关节的位置。

8. 缝合前方纤维环(图 17-9)。

9. 放置引流管,缝合切口。

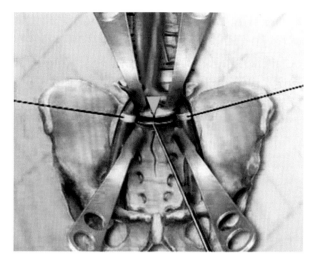

图 17-5　用尺寸模板测量所需椎间盘假体的大小，注意椎体边缘至少留有 3mm 的骨质

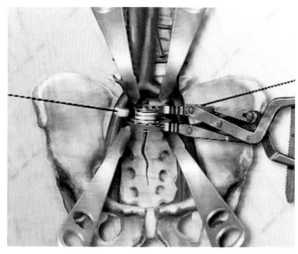

图 17-8　将合适的椎间盘假体植入相应的椎间隙

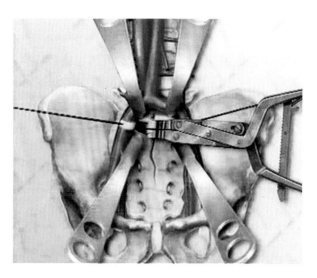

图 17-6　将椎间盘假体撑开植入钳放进椎间隙进行试模

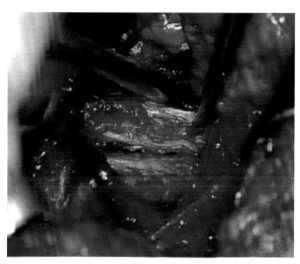

图 17-9　缝合前方纤维环

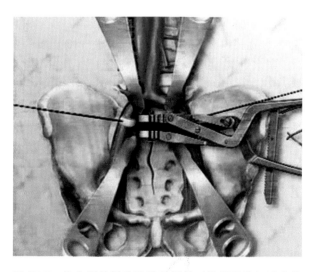

图 17-7　将金属盖板放进植入钳并对椎间隙进行适当的撑开

（四）术后处理

1. 术后 24~48 小时拔除引流管并复查 X 线片；

2. 假体位置正常，术后 1 周可佩戴腰围下床；

3. 术后 1 个月内不要过度活动腰部；

4. 术后第 1 年，每 3 个月复查一次腰椎正侧位片及功能位片，以后每年复查一次。

三、注意事项

（一）术中注意要点

1. 术中发现腹膜穿破应及时修补；

2. L_{4-5} 椎间盘前方刚好是髂血管分叉处，注意不要损伤；

3. 行 L_{4-5} 椎间盘置换时，应将左侧髂血管充

分游离并将血管拨向右侧而显露椎间盘;

4. 行 L_5~S_1 椎间盘置换时,应结扎骶正中动脉,在两侧髂血管之间显露椎间盘;

5. 注意保护交感干。

6. 术中确定假体的正确位置非常重要:应采用良好的 C 形臂机和可透 X 线的可调式手术床,正位片上椎间盘假体金属盖板中间的突齿应正对腰椎棘突,侧位片上椎间盘假体金属盖板的后缘应距离椎体后缘 3mm 以上,以防止压迫脊髓及神经根;

7. 在可能的情况下,尽量采用较大型号的椎间盘假体以防止金属 - 骨界面应力太大而导致假体陷进椎体;

8. 尽量恢复正常的椎间隙高度,避免过度撑开。如术后出现神经根症状而照片发现椎间隙过高,应更换薄一点的滑动核。

(二)并发症及其处理

术中可能发生的主要并发症为:①髂动静脉损伤:由于血管较大,只要暴露清楚,一般不易损伤,一旦损伤则需马上修补;②交感神经干及盆腔神经丛损伤:可能引起男性勃起功能障碍和相应症状。由于男性性功能障碍原因很复杂,有器质性的因素,也有精神上的因素,腰椎前路手术引起男性性功能障碍虽有报道,但确切机制未明。所以手术中应尽量保护相应的神经组织。

文献报道的主要术后并发症为假体脱出和金属盖板陷入椎体。Buttner-Janz 报道第一、二代假体术后前脱位发生率为 22%,盖板陷进椎体发生率为 32%;第三代假体术后脱位发生率为 9%,盖板陷进椎体为 3%。笔者自行研制的人工腰椎间盘,在设计上减少了假体的活动范围,使其更符合中国人的解剖生理特点。笔者所手术部分病例采用自行研制假体患者,暂未发现同样并发症。如出现上述并发症,处理方法为:①多数原因为假体选择不当,金属盖板太小,或聚乙烯滑动核太薄,这时只需更换大 1 号的金属盖板及厚一点的聚乙烯核则可;②如为严重骨质疏松所致的盖板陷进椎体,估计更换假体不能取得满意效果者,可行前路椎体间植骨融合术。

由于人工椎间盘置换术的早期结果十分令人满意,加上美国 FDA 已批准在临床使用,其前景应该看好。但我们也应该清醒地看到,现有的人工椎间盘包括 Charite 假体在内,所采用的材料与人体椎间盘材料相距甚远,故加紧研制符合人体

椎间盘解剖生理和生物力学要求的新型医用生物材料迫在眉睫。以下几方面可能给椎间盘退变性疾病的治疗带来新的突破:①新型的人工全椎间盘置换术;②符合人体要求的人工髓核置换术;③小关节成形术;④基因治疗。

(刘尚礼 黄东生)

第二节 小切口腰椎人工髓核置换术

一、概述

人工髓核有许多种设计,最早应用于临床的髓核假体是 1966 年由 Fernstrom 报道使用的不锈钢球,他从 20 世纪 50 年代后期至 60 年代初,在 250 例患者的椎间隙内放置了单个不锈钢球,在随访 4~7 年后发现,88% 的患者因为钢球下沉而导致了椎间隙高度丢失,故这种假体也就被摒弃。随后,多种材料如金属弹簧、酯类聚合物、橡胶等材料应用于人工髓核的研制,但都未取得满意的疗效。国内徐玉良采用的硅胶髓核假体进行 7 例人工髓核置换,2 年的随访结果显示,患者的症状缓解,但椎间高度明显丢失。徐印坎行 20 例髓核置换,随访 2~7 年,除 1 例出现假体移位外,其余患者的症状都得以缓解。但上述假体均未在临床广泛应用。

美国 Raymedica 公司生产的人工髓核(prosthetic disc nucleus,PDN)是目前临床应用最多、技术最成熟的一种。PDN 由 Charles Ray D 设计,1988 年获得第 1 个专利,目前的 PDN 设计是 1993 年完成的。假体分为两部分:水凝胶内核和聚乙烯外套。水凝胶内核是聚丙烯腈(疏水性)和聚丙烯酰胺(亲水性)的共聚体。1995 年完成了 PDN 生物力学测试、动物实验和尸体植入力学测试,1996 年德国 Robert Schonmayr 教授施行第 1 例 PDN 植入术,1997 年美国开始第 1 例手术。迄今全世界已有 40 多个国家开展此手术,至 2003 年底,该手术已超过 2000 例。

(一)PDN 植入术的临床疗效

1996 年,Schonmayr 等在德国 Wiesbaden 首次开展了 PDN 植入术。11 例患者接受了手术,植入的全部是矩形的假体。在开始的 3 例,假体的放置方向均为前后位。以后的患者则全为横向放置。随后在瑞典(8 例)和南非(5 例)也进行了同样的

研究。共 24 例接受了手术,而生存分析显示累计成功率达 83%,当时应用的髓核假体的水凝胶核心的吸水量为其重量的 68%。

1997 年,又有 17 例患者接受了 PDN 植入术,其中德国 5 例,瑞典 6 例,美国 6 例。该组患者所用的假体形状都设计出特殊的弧度以适应终板的内凹形状,同时假体的材料也做了一定的改变。但该组患者手术的成功率并未达到预期的效果,总的成功率仅为 62%,且假体的移位率很高,需要进行翻修手术;通过取出假体和(或)进行脊柱融合补救措施,成功治愈了有并发症的患者。这时研究者认识到吸水量为其重量 68% 水凝胶核心的硬度过大,会对终板造成负面影响,因此改进了水凝胶的材料,使其吸水量为其重量的 80%。

1998 年,再有 26 例患者接受了 PDN 植入术,为了降低移位率,再次改善了假体的形状。除了原有的矩形和带有弧度的假体外,又设计出前缘楔形和后缘楔形的假体,而这两种假体是为了更好地适应终板的弧度。这些假体都有不同的大小(5mm,7mm,9mm)以供选择,从而可以更好地适应患者的椎间隙高度。在这 26 例患者当中,仅 1 例放置了带弧形的假体。该组患者的手术成功率提高到 79%。

1999 年开始,瑞典 Bjorn Branth 和德国 Robert Schonmayrh、Bertagnoli 等医生在总结经验的基础上,寻找假体发生移位的原因。为减少假体的移位等并发症,改善临床结果,他们通过改进假体的形状,减少对纤维环的破坏,术中使用 X 线机以确定假体的位置和方向,改善手术技术和安装器械,严格适应证的选择,正确的术后康复,使 1999 年内进行的 51 例 PDN 植入术的成功率达到 91%,并减少了假体的移位和伴随的翻修手术。术后并发症率由 1999 年的 12% 降为 2000 年 6 月的 5%,随着技术的成熟,其并发症进一步下降。

1999 年以后,假体的形状由单一的矩形设计发展为楔形和矩形两种形状,使其适应椎间盘前方的弧度。研制了椎间撑开器,使狭窄的椎间隙能够撑开,尽量放入型号较大的假体。研制了滑杆导向器,以使假体准确地横行置入椎间隙。设计了缝线技术,将前后两个假体植入后牢固地系在一起,防止移位。体质量指数(BMI)≥30、病变部位位于 $L_5 \sim S_1$ 节段、患者体重达到 90kg 以上的,容易出现假体移位,应列为相对禁忌证。对于椎间盘前后径 <37mm 者,放入一个楔形的假体,减

少放入 2 个假体导致向后方移出的可能性。对于 $L_{3\sim4}$ 和 $L_{4\sim5}$ 椎间盘源性的下腰痛,优先选择侧前方经腰大肌到达椎间盘的入路,以减少向后移位的可能性。术后 6 周内配戴支具或软腰围,以避免腰椎过度屈曲引起后方假体移位。目前,PDN 技术基本趋于成熟。

自从 1996 年以来,共 423 例患者接受了 PDN 植入术,其中 10% 因移位需要重新取出假体,手术的成功率达 90%。此手术主要并发症为髓核假体移位,余同腰椎间盘切除术。早期髓核假体移位率非常高,1996~1998 年,在假体重新设计前,假体取出率高达 31.3%,其中 23.9% 是由于位置欠佳。其原因是假体的形状设计,早期的学习和经验不足,适应证选择不当。

2001 年,在美国凤凰城召开的第 13 届国际椎间盘内治疗学会年会上,Ray 报告共开展此手术 300 余例,总的优良率为 84%,初步结果表明,PDN 是一项有前途的手术。Oswestry 疼痛和功能问卷评分表明患者植入 PDN 后下腰痛明显改善,且随访时间 3~4 年,随着时间的推移持续有效。PDN 植入后椎间隙高度明显增加,从术前 8.7mm 至术后不同时间(6 周 ~4 年)的 10~10.5mm,且随着时间的延长高度持续维持。PDN 植入后腰椎屈曲度明显改善,从术前 50° 至术后不同时间(6 周 ~4 年)的 63.6° ~108.2°,且随着时间的增加,腰椎屈曲度持续改善。与用椎间融合器行椎间融合相比,术后随访 1~2 年,PDN 植入后腰椎疼痛改善明显较前者好。

中山大学孙逸仙纪念医院骨科于 2002 年开始 PDN 植入术,已为 26 例下腰痛患者施行 PDN 植入术,其中男 18 例,女 8 例;年龄 19~57 岁,平均 39.1 岁。症状为不同程度的慢性下腰痛或臀部疼痛 6 个月 ~10 年,多合并有下肢放射性疼痛、麻木、感觉减退、肌力改变等;下腰部有不同程度的压痛和叩击痛,腰椎活动受限,直腿抬高试验阳性等。患者均经严格的非手术治疗无效,无法坚持正常的日常生活和工作。所有患者的 MRI 均证实为椎间盘变性和(或)突出,临床诊断为 $L_{4\sim5}$ 和(或)$L_5 \sim S_1$ 椎间盘突出。在单节段腰椎间盘突出症的 23 例中,4 例以腰痛为主,其中 $L_{4\sim5}$ 7 例,$L_5 \sim S_1$ 16 例;双节段的 3 例均为 $L_{4\sim5}$ 椎间盘退变程度较 $L_5 \sim S_1$ 严重,且 MRI 显示椎间隙明显狭窄。所有患者均无椎间盘手术史、脊椎滑脱、椎管狭窄、Schmorl 结节和中度以上骨质疏松等。据术前用

MRI 和 X 线模板选择 PDN 型号为 5~7mm,形状为后楔形或矩形,只能单个植入。术中在隆起最明显处做横切口,彻底切除髓核。再据试模选择 1 枚合适的 PDN:PW525 2 例,PW725 17 例,PW925 1 例,PR725 6 例。术中 X 线片证实髓核假体位置理想。术后下肢放射性疼痛和腰痛均减轻或消失。切口一期愈合。术后随访 14~33 个月,所有患者的腰腿痛均不同程度减轻或消失,小腿外侧和足背外侧痛觉减退渐恢复,腰椎活动范围较术前增加。Oswestry 评分术前平均 61.2%,术后 6 周时为 52.3%,术后 3 个月时为 34.2%,术后 6 个月时为 21.6%,术后 1.5 年时为 15.4%,术后 2.5 年时为 11.4%;疼痛视觉模拟评分(visual analogue scale, VAS)术前平均 8.2 分,患者植入 PDN 后下腰痛明显改善,6 周时为 4.6 分,术后 3 个月时为 3.4 分,术后 6 个月时为 3.2 分,术后 1.5 年时为 2.1 分,术后 2.5 年时为 1.8 分;影像学随访的结果显示:大部分患者椎间盘高度较术前增加并维持不变,假体位置理想,邻近节段未发现退变(图 17-10~13)。1 例(3.8%)假体下沉,但无明显临床症状;5 例(19.2%)出现假体间盘内不同程度移位,但无明显不适;另有 2 例术后 1 年复查 MRI 时发现椎体有较严重的 Modic 变化,也无明显不适。据 Macnab 临床疗效标准和 Prolo 评分,本组的优良率为 88.5%。初步结果满意,PDN 植入术能重建和维持椎间隙高度、恢复节段稳定性和脊柱正常活动,能达到椎间盘

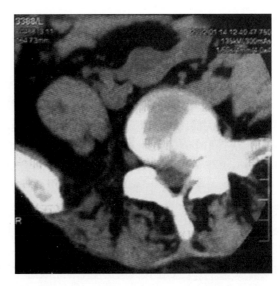

图 17-11　术前 CT 示 L_5~S_1 椎间盘突出

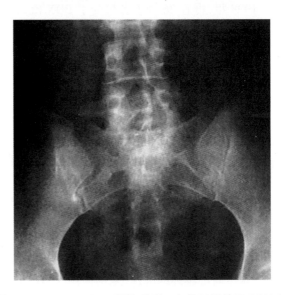

图 17-12　L_5~S_1 PDN 置换术后 3 个月 X 线片示 PDN 位置良好

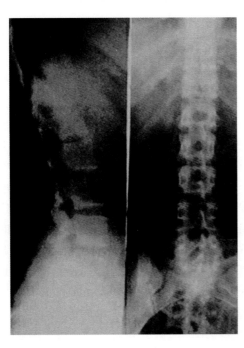

图 17-10　L_5~S_1 椎间盘突出症术前 X 线片

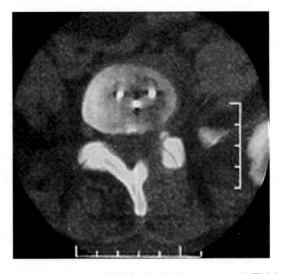

图 17-13　L_5~S_1 PDN 置换术后 3 个月 CT 示 PDN 位置良好

功能重建、改善患者生活质量的目的。但其远期效果有待进一步观察。

除了 PDN 人工髓核假体外，尚有两种假体正在临床试用，一种是 Husson 发明的可卷曲的记忆螺旋髓核假体，这种假体是由聚碳酸氨基甲酸乙酯材料制成，假体经专用器械经纤维环小口进入椎间隙后能自动卷曲恢复其原来的螺旋结构，起到恢复椎间隙高度和运动功能的作用。另外一种是 Yuan 等发明的 Disc Dynamics 假体，它是通过聚氨基甲酸酯球囊先将椎间隙撑开，然后再注入液体状的聚合体完成髓核置换。这两种假体均可通过微创的方式植入。

（二）手术适应证与禁忌证

1. 适应证　PDN 适用于具有以下条件的患者：

（1）年满 18 岁；

（2）$L_2 \sim S_1$ 单节段、有症状的椎间盘退变性疾病，非手术治疗 6 个月以上无效；

（3）下腰痛（伴有或不伴有腿痛）；

（4）影像学检查证实与椎间盘源性异常的症状和体征一致。

2. 禁忌证　PDN 不适用于具有任何以下一项的患者：

（1）严重的中央椎管、椎间孔或侧隐窝狭窄症；

（2）脊椎滑脱超过Ⅰ度或腰椎峡部不连者；

（3）关节突关节有退变和（或）骨折；

（4）手术节段有明显的 Schmorl 结节；

（5）纤维环无功能；

（6）椎间隙高度 <5mm；

（7）严重的骨质疏松或骨软化；

（8）腰椎手术部位超过一个节段；

（9）体质量指数（BMI）$\geqslant 30 kg/m^2$；

（10）病变部位位于 $L_5 \sim S_1$ 节段，而患者体重达到 90kg 以上。

3. 潜在的手术危险

（1）PDN 的植入部位发生错误或移位，需要重新手术；

（2）PDN 在椎间盘内位置未居中，导致脊柱侧弯症状；

（3）人体对 PDN 材料的过敏或排斥反应；

（4）PDN 压扁、破裂或失效；

（5）植入的 PDN 大小不合适，引起临床效果不佳；

（6）植入后未取得预期的临床效果；

（7）与椎间盘切除术类似的风险，包括出血、神经系统并发症、脑脊液渗漏和感染；

（8）与一般外科手术类似的风险，包括疼痛、感染、过度失血、麻醉有关的并发症、肺炎、栓塞、休克或死亡；

（9）与脊椎手术类似的其他风险，包括硬脊膜的撕裂、截瘫、大小便失禁、背痛或腿痛加重，感觉麻木或丧失等。

二、手术操作

（一）术前 PDN 型号的选择

PDN 最初设计为成对植入，目前的资料支持在某些患者中实行单个植入，因此，术前测量决定选用单个植入或者成对置入十分必要，同时确定最适合患者椎间隙的 PDN 的高度和形状。

1. 使用 Raymedica MRI 测量模板（raymedica MRI sizing template）测量椎间盘的前后径。

（1）使用 Raymedica MRI 测量模板来确定是单个还是成对植入 PDN。Raymedica 提供多种规格的测量模板，以便应用于不同放大倍数下 MRI 图像。

（2）将 Raymedica MRI 测量模板右侧的标记线与患者横轴位 MRI 图像的放大倍数相吻合。

（3）测量模板的中线（带有一个上标和一个下标），代表椎间盘前后径大小为 37mm。

（4）将中线的下标置于椎间盘的后边缘。

（5）如果上标落在椎间盘内，选择植入成对 PDN（图 17-14A）。

（6）测量模板测量结果显示可植入成对 PDN，但软骨终板异常阻碍 PDN 位置居于椎间盘正中，即使椎间盘有足够的空间，也应选择植入单个 PDN（PDN-SOLO）。

（7）如果上标落在盘外，选择植入单个 PDN（图 17-14B）。

2. Raymedica X 线测量模板的使用

（1）Raymedica X 线测量模板（Raymedica X-ray sizing template）用于帮助选择 PDN 的高度。

（2）测量模板的放大率为 15%，这个放大系数与管面 40 吋（102cm）的平均引导距离相吻合。

（3）在脊椎侧位 X 线片上，将测量模板的零刻度线置于椎间盘下位椎体头端。

（4）通过上位椎体尾部的最高平面与 5mm、7mm、9mm 三个高度中哪一个相吻合来确定 PDN

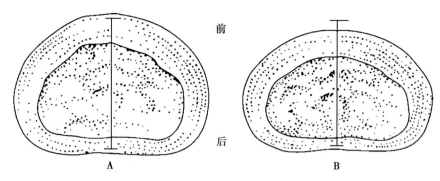

图 17-14   Raymedica MRI 测量模板测量椎间盘的前后径

A. 可容纳双个 PDN;B. 只可容纳单个 PDN

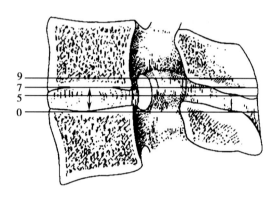

图 17-15   Raymedica X 线测量模板测量椎间盘的中央高度

的高度(图 17-15)。

(5)如果患者椎间盘的实际中央高度 <5mm,不适于 PDN 植入。

(6)通过脊椎侧位 X 线片上显示的软骨终板的形态,可进一步决定移植单个还是成对 PDN。

(7)当存在软骨终板异常,阻碍 PDN 位置居于椎间盘正中时,选择植入单个 PDN。

3. 根据测量结果选择相应高度的 PDN 5mm、7mm 或 9mm。注意:选用最大型号 PDN。

(1)椎间盘的中央高度在 5~7mm,采用 525 型号的 PDN 或 PDN-SOLO 5。

(2)椎间盘的中央高度在 7~9mm,采用 725 型号的 PDN 或 PDN-SOLO 7。

(3)椎间盘的中央高度超过 9mm,采用 925 型号的 PDN 或 PDN-SOLO 9。

4. 选择成对植入时,一个 PDN 放入椎间盘的前部,一个放入后部。

(1)前部 PDN 的形状与髓核腔前部的曲线相一致,从上往下看均为不规则四边形,PDN 型号以 A 打头(anterior)(图 17-16)。

(2)后部 PDN 的形状从上往下看是矩形,

PDN 的型号以 P 打头(posterior)。

5. 从 X 线侧位片或 MRI 矢状面图像,观察软骨终板包围的髓核腔的形状,PDN 形状的选择宜与软骨终板的几何空间相一致(图 17-17)。

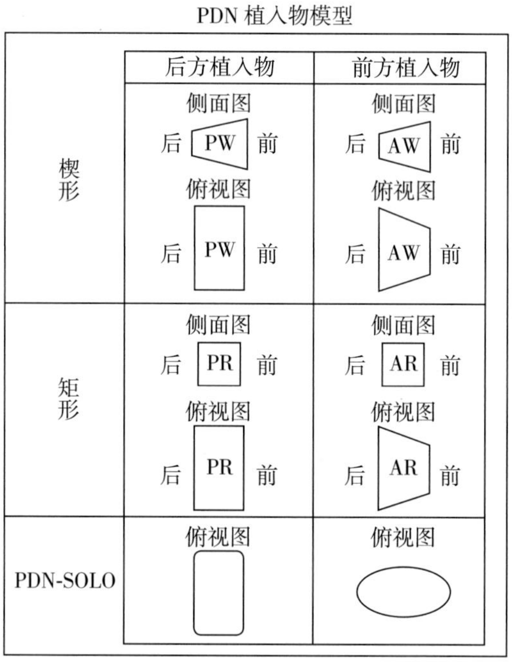

PDN 植入物模型

	后方植入物	前方植入物
楔形	侧面图 后 PW 前 俯视图 后 PW 前	侧面图 后 AW 前 俯视图 后 AW 前
矩形	侧面图 后 PR 前 俯视图 后 PR 前	侧面图 后 AR 前 俯视图 后 AR 前
PDN-SOLO	俯视图	俯视图

图 17-16   PDN 型号模式图

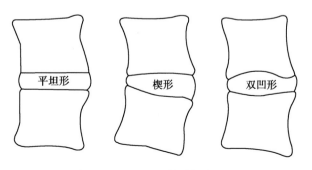

图 17-17   PDN 形状选择的根据

6. 选择适宜的 PDN 形状 楔形（wedge）或矩形（rectangle）。

（1）椎间盘软骨终板上、下平行时，宜选择矩形 PDN。

（2）椎间盘软骨终板包围的髓核腔形似楔形时，宜选择楔形 PDN。

（3）软骨终板呈双凹形时，宜选择矩形 + 楔形组合成最适宜患者椎间盘的形状。

（4）在 L_2~L_5 节段内植入单个 PDN，宜选择合适厚度的后矩形（PR）（除非髓核腔的几何空间为其他形状）。

（5）在 L_5~S_1 节段内置入单个 PDN，宜选择合适厚度的后楔形（PW）（除非髓核腔的几何空间为其他形状）。

（6）而 PDN-SOLO 只有划一的形态以适应不同的终板形状。

7. PDN 型号用 5 个字符表示。比如说 AW525（A= 前部，W= 楔形，5=5mm 高度，25=25mm 宽度（表 17-1）。而单个 PDN 的选择则只是根据椎间盘的中心高度。

表 17-1　PDN 的各种型号

类型	椎间盘 中心高度	楔形	矩形
前	5~7mm	AW525	AR525
	>7~9mm	AW925	AR725
	>9mm	AW925	AR925
后	5~7mm	PW525	PR525
	>7~9mm	PW725	PR725
	>9mm	PW925	PR925
PDN-SOLOTM	5~7mm	SOLO-5	
	>7~9mm	SOLO-7	
	>9mm	SOLO-9	

（二）PDN 后路植入术

1. 手术体位

（1）患者呈屈髋屈膝俯卧位，最大限度地暴露椎间盘后部。

（2）体位的摆放须保证 C 形臂机能够从椎间盘前后位和侧位观测。

（3）在 C 形臂机监测下通过克氏针或针点刺入来证实病变椎间盘的位置。

2. 到达椎间盘的手术入路

（1）如同标准后路开放椎间盘切除术，单侧切口。

（2）分层切开，行椎板切除术去除骨组织，开辟至少达 12mm 宽的工作通路，便于操作者器械插入。通路切口尽可能与软骨终板平行。操作中避免关节突关节面的损伤。

3. 纤维环切开的方法及器械

（1）有神经被椎间盘突出物压迫时，仔细解除压迫。纤维环切开时头脑中要谨记一个原则即纤维环切口要尽可能小。手术过程中注意保护神经根，使用神经根拉钩（nerve root retractor）牵引神经根向中线靠近。

（2）用手术刀在纤维环上切开一线形切口，切口最好位于椎间盘突出的部位。

（3）使用大、小纤维环撑开器（annulus dilating instruments），必要时轻轻敲击从中线外侧方向扩大纤维环切口（图 17-18），避免伤及软骨终板和前侧纤维环，注意撑开器不能插入过深，不要超过撑开器上的黑色部分，在 C 形臂机监测下使用并控制深度。

4. 去除髓核的方法、程度及器械

（1）去除髓核组织时，要注意避免使纤维环切口过大，保持切口尽可能小，让工具进入髓核腔内即可。

（2）去除椎间盘髓核组织要彻底，以便于 PDN 植入。

（3）手术中避免损伤软骨终板，不能采用刮除术。

（4）用鹅颈钳或带角的髓核钳，或机械性清除系统去除全部髓核组织，特别注意仔细去除前部和对侧髓核组织。注意插入髓核钳时要额外小心，千万不能过深，以免穿透纤维环前部（图 17-19）。

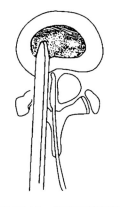 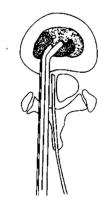

图 17-18　纤维环撑开器　　图 17-19　带角的髓核钳

5. 扩大操作间隙的方法及器械

（1）髓核去除后，将椎板撑开器（lamina

spreader)置于椎板边缘,轻柔用力可帮助撑开椎间盘并保持纤维环的张力。

(2)使用椎板撑开器,有利于维持椎间盘的高度,并避免 PDN 植入过程中纤维环的卷曲。注意不要过度撑开椎体,这样容易损伤关节突关节。

6. 观察髓核摘除后的髓核腔

(1)术中必须做椎间盘造影以了解全部髓核组织是否切除、软骨终板是否完整和纤维环是否破坏。如果有髓核残留,需再次去除。残留髓核去除后,C 形臂机再次观察髓核腔。髓核腔的准备非常重要,其在椎体横断面上位置居于正中。

(2)C 形臂机可证实髓核是否完全去除。推荐使用球形探针或深度量表测量髓核腔的前后直径,确保有足够空间容纳 PDN。

7.　PDN 型号的术中选择

(1)术前已预测过 PDN 的型号,现在这个步骤是通过 Raymedica 的试模(Raymedica sizing instruments)在术中验证(图 17-20)。

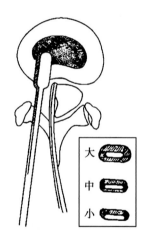

图 17-20　PDN 试模

(2)小型试模等同于 525 型 PDN 或 PDN-SOLO 5;中型的等同于 725 型 PDN 或 PDN-SOLO 7,大型的等同于 925 型 PDN 或 PDN-SOLO 9。

(3)把选好的试模通过纤维环切口插入髓核腔,如果切口不够大,必须再切开让试模通过,但要注意保持切口尽可能地小。

(4)如果椎间盘高度不够,可用小锤轻柔锤击试模,或用椎板撑开器尽量撑开椎体,同时注意不能损伤终板或关节面。

(5)一旦试模的最前缘可以挤进髓核腔,相应的 PDN 就可选用。我们的目标是在没有过度撑开椎体情况下,两终板间置入尽可能大的 PDN。

8. 前部 PDN 植入的方法及器械(适用于成对 PDN 的植入)

(1)双个 PDN 用 2 号不吸收的聚酯纤维线连在一起(图 17-21)。

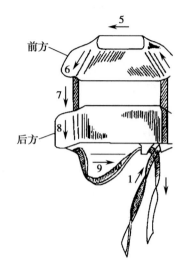

图 17-21　成对 PDN 的连结

(2)将 Raymedica 植入引导器(Raymedica insertion guide)放入髓核腔并贴紧纤维环的前缘,艾力斯长镊(long Allis clamp)夹住 PDN 的外衣,将 PDN 插入髓核腔。

(3)插入楔形 PDN,要注意楔形的方向。也就是高的这一边朝向前,即椎间盘的腹侧。

(4)用 Raymedica 圆头推进器(Raymedica round-tip impactor)沿着植入引导器推进 PDN,使之变为横位,楔形 PDN 高的一侧朝向椎间盘腹侧(图 17-22A、B)。注意不要损伤缝线。注意前部 PDN 植入后,松开椎板撑开器,有利于前部 PDN 的定位。

(5)用 Raymedica 带足的推进器(Raymedica footed impactor),轻压前部 PDN,使之位于髓核腔前方的深部(图 17-22C)。

(6)通过 C 形臂机观察 PDN 上的金属标记,检查前部 PDN 是否正确排列(实际排列可能不如示图精确)。注意前部 PDN(包括楔形和矩形)有3 个金属标记,长轴两端一边一个,第三个位于短轴上靠近纤维环侧(图 17-23)。在前楔形(AW)PDN,第三个标记同时是位于短轴的高侧。

(7)证实 PDN 排列正确后,在推进器轻压下,抽出植入引导器。

9. 后部或单个 PDN 植入的方法及器械

(1)再次使用椎板撑开器以易于后部 PDN 插入。植入引导器插入髓核腔并紧靠前部 PDN 的

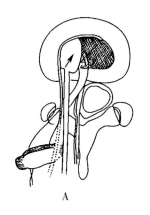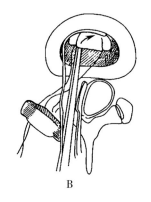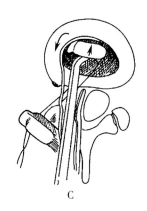

图 17-22 前部 PDN 的植入

	后方植入物	前方植入物
楔形	侧面图 后 □ 前 俯视图 后 □ 前	侧面图 后 □ 前 俯视图 后 □ 前
矩形	侧面图 后 □ 前 俯视图 后 □ 前	侧面图 后 □ 前 俯视图 后 □ 前
PDN-SOLO	俯视图 □	侧面图 ○

图 17-23 金属标记的位置

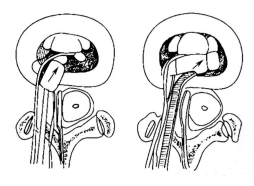

图 17-24 后部 PDN 置入

（6）如果是植入单个 PDN，PDN 的最佳位置在髓核腔的中央横位（图 17-25A）。

（7）如果是植入双个 PDN，注意使后部 PDN 和前部 PDN 平行排列（图 17-25B），通过 C 形臂机观察 PDN 上的金属标记可监测 PDN 的位置。注意：后楔形（PW）PDN 上有 3 个金属标记，长轴两端一边一个，第三个位于短轴的低侧（同时是靠近纤维环侧）。后矩形（PR）PDN 上有两个金属标记，长轴两端一边一个。

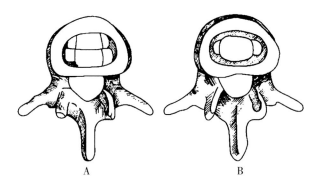

图 17-25 PDN 的正确位置

（8）证实后部 PDN 的正确位置之后，在推进器轻压下抽出植入引导器。

后缘。如果是植入单个 PDN，则把植入引导器贴紧纤维环的腹侧缘。

（2）如果植入后楔形（PW）PDN，楔形的高侧应朝向椎间盘腹侧，低侧朝向椎间盘背侧（第三个标记总是靠近纤维环）。

（3）如果在 $L_3 \sim L_5$ 某个节段植入单个 PDN，须选用后矩形（PR）。如果在 $L_5 \sim S_1$ 节段植入单个 PDN，须选用后楔形（PW），楔形的高侧朝向前，低侧朝向后。

（4）用艾力长镊夹住 PDN 外衣插入椎间盘，插入过程中注意缝线不要与前部 PDN 缠绕。使用推进器把后部 PDN 推入正确位置（图 17-24），同时注意推进器不要损伤缝线。

（5）去除椎板撑开器，有利于后部 PDN 定位。

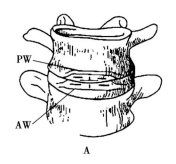
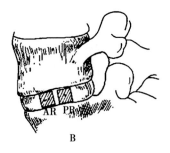
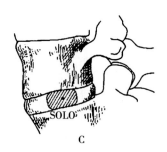

图 17-26　金属线的位置

A. 正面观；B、C. 侧面观

10. 确保 PDN 位置正确

（1）运用 C 形臂机证实 PDN 的正确位置（图 17-26）。单个置入时是中央横位。

（2）不论是单个还是双个植入，PDN 置入后的最佳位置是位于髓核腔的中央。有时完全平行和横位是不易做到的，重要的是将其置于髓核腔正中，不会太靠近某一侧，如前侧或者后侧。

（3）C 形臂机下，目视 PDN 上金属标记来确认 PDN 的位置。楔形 PDN 上均带有第三个标记。植入后，其位于靠近纤维环的一侧，也就是说，前楔形（AW）的第三个标记在楔形短轴的高侧，后楔形（PW）的第三个标记在楔形短轴的低侧。前矩形（AR）PDN 上也有第三个标记。置入后，其位置朝向纤维环，即位于椎间盘的腹侧。

（4）必要时调整 PDN 位置。

（5）成对 PDN 置入后，两端缝线被扯成同等长度说明没有缠绕，使用 Raymedica 打结器（Raymedica knot pusher）打结。打结处位于后部 PDN 的后外侧缘，至少有 4 个死结（locking knots），所有的结都包在髓核腔内。

（6）再次确认 PDN 位置准确无误后，拍摄 X 线片，并将结果保存在患者病历中。

（7）若 PDN 位置欠佳，需要取出调整，应用 PDN 取出器（raymedica grasped）。PDN 取出器在不得不取出 PDN 时使用，由于其特殊的齿形设计，有可能损伤 PDN 外衣，因此只用于 PDN 的取出。步骤如下：①进入髓核腔；②用取出器嘴钳住 PDN 外衣的边；③取出器嘴闭合和退出，在退出中，保持取出器和 PDN 于一条直线上；④注意使用中避免旋转用力，以免损坏取出器嘴尖的齿。

11. PDN 水化 PDN 植入后，注入约 10ml 生理盐水，使 PDN 水化。

12. 关闭手术切口常规外科手术切口缝合。

PDN 手术系在后路椎板开窗椎间盘髓核摘除术后植入 PDN 假体，操作相对简单，损伤小，易于普及。术前要准确测量来决定选用单枚或成对假体植入以及假体的高度和形状。多数国人腰椎间隙仅可容纳单枚 PDN 假体，且适合高度 7mm 的 PDN 假体，即 PW725（$L_5 \sim S_1$）或 PR725（L_{4-5}）。根据术前影像学资料测量，单枚植入时高度型号选择是关键，但更重要的是术中采用试模确定假体规格。一般从 5mm 试模器开始，依次加大，以稍用力就可进入椎间隙为好，撑开椎间隙，但不能强行将试模敲入椎间隙，否则将破坏终板的完整性，可能导致假体沉陷入椎体骨质内。

（三）PDN 术后处理

1. 植入后 24 小时，PDN 在水化和膨胀，充分水化需要数天。因此，患者最好在床上保持仰卧或侧卧位，不要弯曲，避免脊柱用力。

2. 术后 24 小时重症护理，使 PDN 水化和膨胀。

3. 术后的 6 周内，患者避免弯腰或负重。因此，患者这段时间应穿着保护套。

4. 有些患者术后立即发生局部背痛或神经痛，可能是 PDN 膨胀，椎体或纤维环收缩的结果。通常给予抗炎及镇痛药就能很快恢复。

5. 患者出院前再次拍摄 X 线片（前后位和侧位），观察 PDN 的位置。

6. 在最初的 6 周，患者避免长期坐软椅、过度屈伸、扭转或举起超过 10 磅的重物。

7. 在 3~4 周内避免性生活，避免弯腰、扭转或举重物。

8. 在 3~4 周内避免长期坐位、开车或坐车。在 6 周内，如果需要驾驶或静坐，时间应不超过 45 分钟。45 分钟之后，至少要站起休息 5 分钟。

三、注意事项

PDN 手术最严重的潜在并发症是假体移位，

多发生在近期。移位原因及防止措施如下:

(1)型号选择偏小则易移位。因此,术中使用椎板撑开器,将椎板撑开器置于椎板边缘,轻柔用力可帮助撑开椎间盘并保持纤维环的张力,有利于维持椎间盘的高度,尽可能植入大型号的 PDN。不能强行使用试模进行扩大椎间隙,一般使用几号扩大器,就采用相应型号假体,而不能为植入方便采用小一号假体。

(2)髓核组织摘除不彻底致髓核组织残留,导致假体放置难以到位;尤其术侧前方和对侧后方。术中髓核组织应予以清除彻底,但不应破坏软骨终板,髓核摘除时可随时用探子在椎间盘内检查,判断摘除彻底程度。

(3)假体方向和位置在 L_5~S_1 等位置采用楔形假体时,高的一侧应在前方,否则可因运动导致假体移位;另外更要注意假体必须横行放置;合适的假体位置应该位于椎间盘的中 1/2,而不能放在后 1/3。术中必须应用 C 形臂机确认假体的位置合适。

(4)术后早期屈曲活动度过大导致假体移位。因此术后 6 周内配戴支具或软腰围,以避免腰椎过度屈曲引起假体向后方移位。

(5)术中不要为植入 PDN 而过多切除外侧关节突关节以免引起腰椎不稳,植入 PDN 困难时,尽可能切除内侧椎板和棘突。

应用 PDN 的临床结果让人相信:椎间盘成形术的理论是正确的,它能重建和维持椎间隙高度,模仿正常髓核的力学特性,恢复脊柱节段的稳定性和正常功能,达到椎间盘重建的目的;能有效地治疗退变性腰椎间盘疾病,改善患者的生活质量,其近期效果满意,远期效果仍有待进一步观察。如何固定髓核假体使之不移位是该手术推广所需解决的关键问题。

(刘尚礼　丁悦)

第三节　经皮骶髂关节内固定术

一、概述

骶骨上连腰椎,旁接髂骨,它既是脊柱的一个部分,又在骨盆构架中举足轻重,因而骶骨骨折理所应当引起重视。骶骨纵形骨折是骶骨骨折中常见的类型。其骨折线沿骶骨纵轴延伸,大多数不是单发的。骨盆骨折伴有骶骨纵形骨折者绝大多数属不稳定骨折。骶骨的纵形骨折造成了骨盆的垂直不稳定或旋转不稳定,腰部肌肉的牵拉经常使髂骨侧向上移位。由于骶孔在骶骨中是较薄弱的部位,经骶孔骨折在骶骨纵形骨折中占较大比重。神经损害也较为常见,因此骶骨纵形骨折大多数需手术治疗。手术的主要目的为重建骨盆环与骶髂关节的稳定,纠正骨折畸形,减轻神经损害的程度。传统的手术方式很多,如髂骨棒内固定术、接骨板内固定术等。1989 年,Matta 报道了拉力螺钉固定骶髂部的手术,该技术使用较小的内植物,而提供了稳定的固定。其在 20 世纪 90 年代以后较为流行。近年来,有学者使用了经皮骶髂螺钉内固定术治疗骶骨纵形骨折。该技术因创伤小、稳定性好而受到好评。

(一)应用解剖

骶骨最初由 5 块合成,呈三角形,上端大、粗厚;下端细而小,成骶骨尖;两侧亦是上部粗大,越至下越细,至尖部几乎变为一线。

骶骨前凸的弯曲度大致均匀一致,有时骶尾骨交界处角度或曲度不均匀,其弯曲的角度与骨盆腔各部的直径有关。骶骨的底和一般椎体无异,上有一扁平和卵圆形的关节面,与 L_5 椎体的下面形成腰骶关节。基底的两面平滑,为骶翼,其前表面为凹面,有腰大肌附着。骶骨的两侧上部粗糙,是由上三个骶骨横突相愈合所致,该部呈耳廓状,称耳状面,与髂骨相接的关节面形成骶髂关节。耳状面下缘的位置多位于 S_3 中部及下部,但可高至 S_2 或低至 S_4。

骶骨前面较光滑,在正中线两侧有两排骶前孔,每侧各 4 个,由骶管出来的骶神经前支即由此穿出。骶骨的后凸粗糙不平,正中隆起的为骶中嵴,由 S_{1-4} 棘突连成。骶中嵴两侧各有一条断续的骶中间嵴,由各骶椎的关节连成。在骶中间嵴外侧各有 4 个骶骨后孔,骶神经后支由此经过。

骶骨体的后部有一扁平的管为骶管,下部开口于骶管裂孔,前后经骶前、后孔与外界相连。蛛网膜下腔至第二骶椎部即终了(图 17-27)。

(二)手术适应证

1. 骶骨纵形骨折,无垂直方向移位者;
2. 经骶骨骶髂关节损伤,无垂直方向移位者;
3. 骶髂关节压缩性损伤(旋转不稳定);
4. 骨盆骨折骶髂关节失稳。

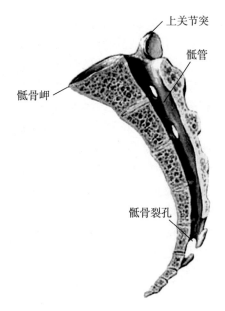

上关节突

骶管

骶骨岬

骶骨裂孔

图 17-27　骶骨解剖结构

二、手术操作

（一）器械结构

2mm 克氏针;扩大套管,内径为 2.2mm,外径为 6.8mm;保护套管,内径为 7mm,外径为 8mm;中空钻头,内径为 2.2mm,外径为 4.5mm;中空拉力螺钉,内径为 2.0mm,外径 6mm;中空六角起子（图 17-28）。

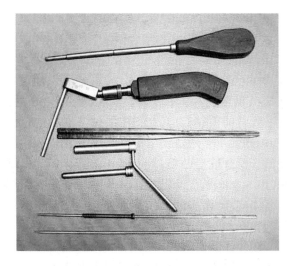

图 17-28　经皮骨盆内固定器械结构

（二）术前准备

1. 术前影像学准备　骶骨骨折的骨折移位较为复杂,术前要进行详细的影像学准备,包括骨盆正位片,主要了解骨盆骨折的整体状况、移位方式、标准侧位片,了解骶骨角的角度,计算置钉偏

斜角;CT 片了解骨折线的走向与神经孔的关系,测量置钉安全区及进针点安全区。如有条件,最好做 CT 三维成像,全面了解骨折的移位状况,设计复位及固定方法。

2. 术前牵引准备　对骶骨骨折伴骨盆垂直移位相当重要。笔者的经验是绝大多数垂直移位均能通过术前牵引得到纠正。牵引推荐用股骨髁上牵引,重量为 10~20kg。如伴有闭书样旋转移位,可加用股骨大转子侧向置钉牵引,以纠正闭书样移位。

3. 内固定材料　术前必须认真准备经皮内固定器械,包括导针、各种规格和型号的中空钉内各种型号的套管及工具等,以确保手术顺利完成。

4. 术前抗休克　骶骨骨折和骨盆骨折常由高能量暴力引起,失血性休克是常见并发症。术前抗休克治疗尤为重要。强调生命第一,功能第二,不可在休克未得到控制时就进行手术,必要时可先行外固定架固定或 DSA 髂内动脉栓塞,待患者病情稳定后方可手术。

5. 术前患者知情告知　经皮固定髂骨骨折虽然具有微创、极少出血、准确性高、较为安全等优点,但其毕竟是一项新开展的技术,难免有发生意外的可能性,因此必须认真做好术前告知。要耐心详细地向患者及家属解释手术的方法及术中可能遇到的问题以及处理方法和风险等,努力争取患者及家属的理解并确认签字,避免医患纠纷的发生。

（三）麻醉方法

连硬麻醉、腰麻或局麻。

（四）手术体位

取俯卧位,患侧下肢牵引。

（五）手术步骤

1. C 形臂机透视定位　包括骶髂关节正位、侧位、骨盆入口位及骨盆出口位（图 17-29）。

2. 切口　依据术前测量的最佳进针点到中线的距离以及术中骶骨正位透视下所见的 S_1 上 1/3 处,做一长 1cm 与皮纹平行的横切口（图 17-30）。血管钳钝性分离肌肉直达髂骨外板。

3. 导针的进针点和进针方向　以内径 2mm 套管垂直插入切口达髂骨,透视套管平行于 S_1 上 1/3 骶骨孔上方,再向前倾斜约 25°（根据术前测得的腹侧成角角度）。侧位片观察进针点满意,定位针尖指向骶骨岬,以直径 2mm 导针缓慢打入,导针穿过髂骨、骶髂关节直达 S_1 椎体内（图 17-31）。

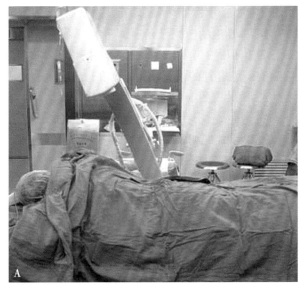

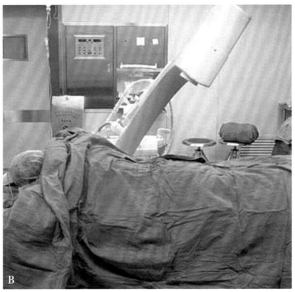

图 17-29 透视下显示螺钉的位置和投照体位示意图
A. 入口位；B. 出口位

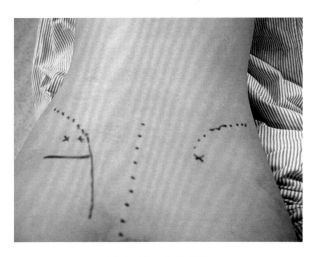

图 17-30 体表标记

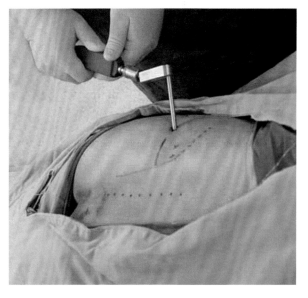

图 17-31 术中手术进针点、角度及方向

穿针过程中要反复做标准骶骨正侧位透视，实时观察导针位置。透视证明导针位置良好后，同法沿 S_1 上 2/3 骶骨孔上方方向或 S_2 椎体再打入一枚导针，可与第一枚略成角（图 17-32）。

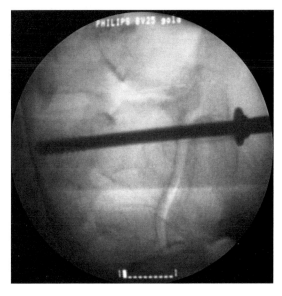

图 17-32 C形臂机监视下置入螺钉通过骶髂关节至 S_1 椎体

4. 置入螺钉 套入保护套管，以空心钻沿导针钻入，正位透视确定钻头深度，取直径 6.5mm 空心螺钉沿导针缓慢拧入（图 17-33）。

（六）术后处理

麻醉消退后检查鞍后及下肢感觉、运动情况，判断有无骶神经和马尾神经损伤，注意观察局部

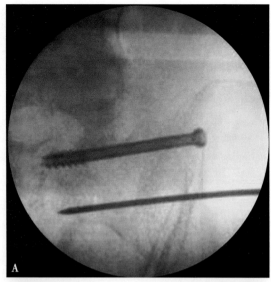

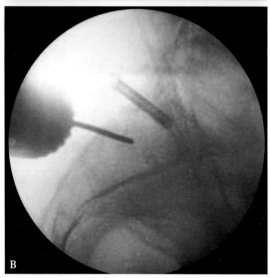

图 17-33 同法置入第二枚螺钉

A. 正位透视第二枚导针在 S2 椎体位置；B. 侧位透视第二枚导针在 S_2 椎体位置

有无血肿形成，常规静滴抗生素 3~5 天，术后 3 天摄骨盆平片和骨盆 CT，评价螺钉位置和骨折复位情况，术后卧床 4~6 周后下床活动，门诊定期随访复查骨折愈合情况。

三、注意事项

（一）操作注意事项

1. 复位 良好的复位是手术能否成功的先决条件。骶骨纵形骨折的移位主要为两个方面。一是垂直移位，二是旋转分离移位。通过牵引可纠正垂直移位，通过前环复位固定可纠正旋转移位。通过置钉后加压固定来解决分离移位。进针前要反复正位透视，确立垂直移位是否已完全纠正是

十分重要的。

2. 进针点的选择及角度调整 打入导针前要多方位透视通过正位调整进针位水平位，通过侧位透视调整进针的倾斜角（骶骨角）。

3. 导针深度 导针的深度非常重要，笔者掌握的原则是正位透视导针尖端位于正中线附近，侧位透视导针尖端应位于骶骨体前 1/2~1/3 区域。

4. 重视本体感觉，打导针时不宜过快，要反复做活塞样冲击动作，以确定导针是否是在骨内行走。

5. 经 II 区骶骨骨折在安置加压螺钉时不可过分加压，避免造成骶骨孔压缩导致神经损伤。

（二）并发症防治

由于骨盆区的特殊解剖及骶骨的高变异率，术中影像的局限性，随着经皮骶髂关节螺钉固定技术临床应用的广泛开展，各种手术并发症不断被报道，但绝大部分仍是由于术前计划不足和术后患者不配合所致。下面就几种常见的并发症进行讨论。

1. 螺钉错位 螺钉置入后错位的发生率为 2.05%~13%，常由于骶髂关节复位不良所致，复位不佳使骨盆解剖扭曲，透视影像模糊，导致螺钉植入的安全区不复存在，目前认为残留的移位 >1cm 应作为经皮骶髂关节螺钉的相对手术禁忌证。由于骶骨形态变异，以及过度肥胖、血肿和腹腔肠气等致使术中的影像监测图像不清将大大增加手术的风险，均不宜行经皮手术。

2. 神经根损伤 后果非常严重，常由于导针或螺钉进针点或方向偏差以及经骶孔区骶骨骨折，在复位或者螺钉加压的过程中导致神经根损伤，为避免神经损伤，尽量使用局部麻醉，使神经保持正常的敏感性；术中进钉时必须反复多平面透视，实时监测导针及螺钉的进钉情况；有条件的医院，术中应做神经电生理监护监测。目前研究表明，术中监测诱发肌电图的电流值与克氏针和神经根距离的呈直接相关性，临床上根据麻醉后的监测参数，使阈肌电反应 >8mA 作为导针靠近神经根的安全距离，根据信号改变及时调整导针的方向和位置，能够提醒术者在实际的损伤发生之前调整进针方向，减少神经根损伤并发症。

3. 螺钉松脱 严重骨盆不稳定性骨折，仅固定后环，忽视前环的重要性，不能为骨盆提供足够的生物力学稳定，长期的载荷导致螺钉固定失败，目前认为前后环的同时固定，可达到近似正常骨

盆的生物力学性能;骨质疏松患者或螺钉仅固定到骶骨翼区,螺钉周围骨质的骨密度偏低,螺钉的把持力不够;固定区骨性轨道破损,椎弓根螺钉难以锚状固定,易产生松脱,遇此现象,可选用粗直径长螺钉固定到 S_1 中线,或者应用生物材料强化骨 - 螺钉界面提高生物力学,在椎弓根内植入条状骨皮质或注入骨水泥,做钉道强化后再行螺钉固定。

4. 内固定物折断　骨盆严重骨折常合并其他严重的复合伤,特别是颅脑损伤患者,术后不配合,肌肉常处于疼挛状态,导致内固定疲劳断裂;其他如术后过早负重活动,骶髂关节复位不良致螺钉应力过大或内固定质量问题(材料和工艺)亦能导致内固定失败。一旦出现,应根据骨折的情况、术后时间、复位和愈合的情况决定是否取出内固定物,是否重新行内固定。

5. 损伤内脏或大血管　于进钉时螺钉的腹侧成角角度过小,导针或螺钉穿破骶骨前方骨皮质,伤及盆腔内脏和骶前大血管。此时应立即停止手术,必须严密观察,必要时做开腹探查和修复。一般而言,手术前预先测定进钉参数,术中严格遵循多角度定位原则,此种损伤应该是可以避免的。

6. 感染　无菌操作不严格,或患者体质差且有感染灶存在有关。因此,应注意围术期用药及严格的无菌操作技术。

(池永龙　王向阳　郭晓山)

第四节　显微镜下脊柱棘突间锁定术

一、概述

脊柱的基本功能单位为运动节段,每一节段的活动组成全脊柱的运动。一个运动节段又称为一个功能性脊柱单位,包括两椎体和椎体间的椎间盘与关节突关节。脊柱退变性疾患,像腰椎管狭窄症、腰椎退行性滑脱症,多发于高龄患者。腰椎不稳定也随着年龄的增加而增多。

脊柱不稳是一非常特殊的诊断。许多生物力学和临床的解释来描述脊柱不稳。从最简单水平来说,不稳是缺乏稳定性,指运动节段强度的降低,出现过度活动和不正常的活动,或出现活动性疼痛。运动节段的不稳常常成为节段性不稳。美国骨科医师学会定义是,节段性不稳为对负荷的

不正常活动,特点为活动节段的运动超出正常的范围。

腰椎管狭窄症、退行性滑脱症及伴随节段性不稳的治疗,大多数可以非手术治疗,通过非手术治疗无效,症状较重者则需手术治疗。节段性不稳手术目的包括:神经减压,稳定脊柱,防止神经损伤和减缓疼痛。手术治疗包括减压术、融合术与固定术、非融合手术方法。单纯减压术会导致不稳。脊柱融合术现在是处理腰椎不稳的金标准手术。然而,融合术与固定术有许多关于取骨植骨的问题,且会招致邻近节段早期退变。

使用或不使用器械的脊柱融合显示出一些并发症,如椎弓根钉伤及神经根、手术器械的失败、正常腰椎生理弧度的丧失、未融合的其他节段出现新的病损和较高的伤口感染率。另外,手术操作本身又复杂,手术费用又贵。保留脊柱活动的技术将为节段间稳定与节段间有限活动提供机会,然而脊柱融合术是达不到这一目的的。

老年人的预期寿命增高要求积极的治疗以提高生活质量。选择老年人腰椎退变性疾患的手术方法时,应考虑患者的一般身体状况及老年人已有的基础疾病。长时间的融合术、固定术在围术期会加重患者现有的基础疾病。

为了避免融合术的缺点,近来有许多作者发明了后路软性固定手术。后路动态固定技术自1980 年开始已有临床研究的报告。现代后路动态固定技术分为两种:棘突间衬垫和椎弓根固定系统。显微镜下棘突间锁定术是一种利用张力带系统的人工韧带棘突间衬垫技术(由 Lee 等报告)。

(一)棘突间金属锁定器的组成

棘突间金属锁定器由人工韧带和棘突间衬垫组成。下面分别描述人工韧带与金属锁定器。

1. 人工韧带　人工韧带(LIGANOVE Spine Ligament WSH Ba,Cousin Biotech,Wervicq-sud,France)成分为聚对苯二甲酸乙二醇酯(聚酯)和钡,长 55cm,直径 6.1mm,尾端连接缝合针(图 17-34)。人工韧带使用前浸于抗生素生理盐水内。人工韧带经过棘突基底,呈 8 字形包绕上下两棘突。双侧显微椎板部分切除减压和椎间孔减压后,韧带 8 字形的腰部正好位于上位棘突的下份和下位棘突的上份,牵拉紧,然后用针缝合数次。加强缝合的腰部起着棘突间衬垫的作用。

2. 人工韧带加钛锁定器系统　该系统包括人工韧带和钛锁定器。棘突间锁定器用金属钛制成。

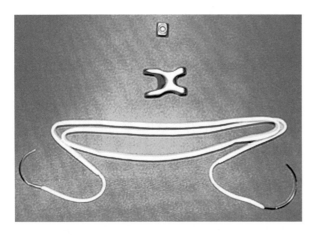

图 17-34　人工韧带加钛锁定器

钛锁定器包括 4 个 U 形突角,1 个中央孔和 1 个夹子。突角封套棘突,限制锁定器纵向和横向移动。倾斜的上凹槽:倾斜度与棘突的基底相匹配。人工韧带经过中央孔,呈 8 字形包绕上下两棘突,限制不正常的活动和恢复腰椎的前凸生理曲度。夹子夹紧人工韧带,防止松脱(图 17-35)。

3. 张力带系统的生物力学　脊柱由前方的椎

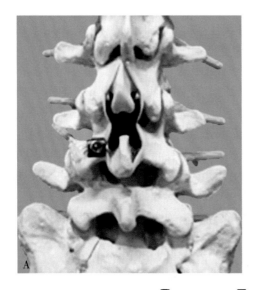

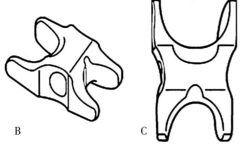

图 17-35　人工韧带与钛锁定器术后模型(A)、钛锁定器斜位观,显示中央孔和独特的弧度来维持腰椎前凸生理弧度(B)、正面观,显示 4 个 U 形突角(C)

体和担负大部分脊柱负荷的轴向位椎间盘组成。椎弓根连接脊柱前柱和后柱。椎板为椎管提供管顶,关节突关节限制脊柱旋转、屈伸、侧凸和横向位移。韧带保护和限制其他不正常活动,它也可容许支持脊柱活动度的变化。韧带依靠其运动臂而起作用。虽然棘突间韧带和棘上韧带不太坚固,但它附着于骨,是杠杆的长轴(棘突),在轴向旋转力和棘突韧带附着的作用点之间,容许脊柱较大的屈曲耐受力。

许多脊柱不稳的图解定义是基于脊柱的概念,定量脊柱相连处的位移,最终决定有无脊柱不稳。Denis 的三柱理论很有用,三柱(前后柱加上中柱)可有效评估在中轴脊柱的组成结构。在屈曲和后伸脊柱时,牵引和加压脊柱的中轴都不会发生改变。通常中轴位于椎体和椎间盘的中后份,即所谓的中柱。

张力带系统的原理来源于工程学(图 17-36)。如果脊柱偏心性受力于前柱,不仅有轴向加压,而且有附加屈曲应力,进一步加压应力于另一脊柱,牵拉应力于后柱,在退行性变时,可引起椎体的前滑移。屈曲应力可由一个链(后方棘间韧带和棘上韧带)等同于对侧重量的拉力抵消,从而达到平衡。张力带系统可放置一人工韧带和衬垫于脊柱后柱,当前柱滑移时,它可以维持脊柱平衡。有的患者,因为椎间盘退行性变,可引起椎间盘的后份降低,从而引起椎体的后滑移,称为脊柱后滑脱。后滑脱的患者,关节突关节变位,承受不正常的负荷。张力带系统的人工韧带和衬垫位于脊柱后柱,可修复脊柱节段的正常序列,使关节突关节免于负荷。

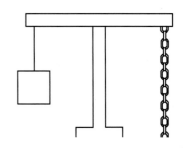

图 17-36　张力带系统的原理

轴向加压,于对侧产生一拉应力,可由一个链抵消,从而达到平衡

Voydeville 等体外试验研究了 6 例 L$_{4-5}$脊柱功能单位人工韧带相似的生物力学。他们报告用人工韧带可屈的、软性固定来限制屈曲、后伸、轴

向旋转、侧屈。另外,人工韧带纠正椎管的狭窄,稳定脊柱节段活动,以便椎体维持于合适宽度。

Papp 等研究了可屈的聚酯人工韧带的生物力学特性。虽然他们使用钩棒系统,但韧带的结构材料是等同的。Papp 的研究发现韧带加强了运动节段腰椎后柱。即使韧带结构材料是可屈的、软性的,但它能限制患者 80% 的运动,可通过关节突锁定、身体自身机构的稳定来提供脊柱最大的稳定性。

4. 棘突间金属锁定术的功能

(1)因为杠杆作用,从而达到减压的目的:脊柱过伸位,位于棘突之间的衬垫起支持作用,从而达到硬膜囊的减压;降低关节突的受力;因为杠杆作用,扩宽了椎间孔,减压了神经节;椎间盘前份结构的位移,从而降低了椎间盘内负荷。

(2)稳定:通过重建脊柱正常的弧度和节段性生理前凸,达到正常的脊柱平衡;矫正因椎间盘加剧退变所致的脊柱机械不稳。

(3)固定:棘突间锁定术锁定了关节突关节,从而缓解了腰痛;限制了脊柱的过度屈曲和后伸力;增加节段脊柱的硬度,从而限制了不正常的活动;降低了节段脊柱的位移。

(二)棘突间金属锁定术的适应证和禁忌证

人工韧带张力带系统保护脊柱的稳定结构:增加棘突、棘上韧带、后纵韧带和纤维环后方等脊柱稳定结构的功用,恢复不稳定脊柱的正常序列;通过切开椎间孔和椎管来减压神经根。位于脊柱后柱的人工韧带和钛锁定器在脊柱前凸时可撑开受累的脊柱节段,容许椎间隙不受力和降低关节突关节的压力,从而达到止痛的目的。然而,张力带系统也需要它的骨性突起来固定。

1. 适应证 棘突间金属锁定术可应用于:Ⅰ度脊柱滑脱而无关节突矢状位方向的位移、脊柱前滑脱、复发性椎间盘突出症、合并椎管狭窄的椎间盘突出症、合并节段性脊柱不稳的椎间盘突出症、中央椎管狭窄、双侧侧隐窝狭窄、合并节段性不稳的疼痛性椎间盘退变、脊柱器械融合后邻近节段的病损、轻度局限的退行性脊柱侧弯或后凸。

通常张力带锁定系统适用于 $L_{1\sim5}$。$L_5\sim S_1$ 的固定需要将韧带固定于骶骨,因为 S_1 的棘突小或没有棘突,需要 2 枚螺钉才能固定牢。

2. 禁忌证 棘突间金属锁定术不适用于:椎板切除术后脊柱不稳、退行性脊柱滑脱而伴有关节突矢状位方向位移、超过Ⅱ度退行性脊柱滑脱、椎弓峡部裂后脊柱滑脱、前滑脱超过 10mm、严重的椎间盘塌陷、进行性或严重的脊柱侧弯或后凸、创伤和肿瘤。

二、手术操作

(一)麻醉
腰硬联合麻醉或全麻。

(二)体位
俯卧位,保持脊柱屈曲,张开棘突间隙。

(三)剥离显露
后正中旁切口长 5cm,同侧旁开 1cm 处利用电刀切开腰背筋膜;首先剥离和牵拉同侧的肌肉,肌肉剥离和牵拉局限于上位椎板的下 1/2 和下位椎板的上 1/2、关节突,不破坏两棘突。为了保存棘上韧带,用电刀或者截骨刀将棘上韧带从两棘突尖剥开到对侧,从棘突尖截骨有利于剥离棘上韧带。随着对侧的肌肉也从棘突和椎板剥离掉。单侧切开的棘上韧带牵于一侧并保护好,双侧牵开肌肉组织。

(四)减压
减压椎管与神经根。小心切除干净棘间韧带,不要伤及硬膜囊。从对侧切除所有的黄韧带,不要破坏椎板,行侧隐窝减压,仅切开椎间孔,微创切除部分肥厚的关节突底面,保护关节突关节功能,很顺利地完成双侧减压。

(五)植入内置物
选择适当规格的棘突间锁定器插入两棘突间。人工韧带浸入抗生素生理盐水后,通过中央孔、两棘突间呈 8 字形包绕棘突基底。棘突间锁定器和人工韧带放得尽量深,与脊柱在同一水平。此时,患者体位从屈曲改为后伸,牵拉韧带的每一牵拉线都经过夹子,并向相反方向拉紧,锁定夹子,用不吸收线端-端缝合韧带的两端,放回棘上韧带、缝合,关闭伤口(图 17-37)。

三、注意事项

应采用单侧途径双侧减压技术,能保留较多的椎板、棘突和后方韧带复合体,有利于保护脊柱整体生物力学,从而维持较好的手术效果。棘突间锁定手术,单侧开放入路能完成切除压迫神经根、引起疼痛的不正常结构的棘间韧带和黄韧带,达到双侧减压的目的。棘突间锁定手术的优点是:出血少、手术时间短、住院时间短、恢复快、骨质切除少、降低了栓塞等围术期并发症。

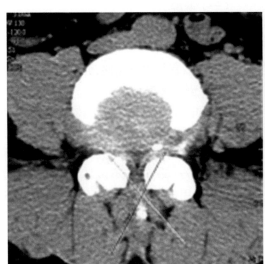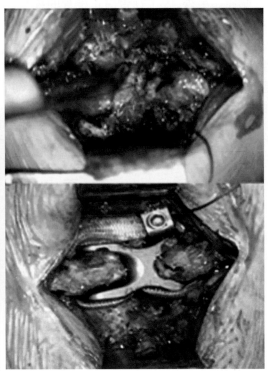

图 17-37　棘突间锁定术中图

在治疗退行性疾病中,脊柱微创技术越来越重要,随着动态稳定技术的应用,轻度的退行性腰椎滑脱不需要脊柱融合就可获得较好的疗效(图 17-38)。

棘突间锁定手术操作破坏组织不多,只需一长 5cm 的小切口,也能提供彻底的双侧神经减压。在退行性滑脱患者,棘间韧带必须切除,棘上韧带牵开,以便张力带固定,不需要对侧全关节突切除,就可获得彻底的双侧椎间孔减压和出口神经根、走行神经根的减压(图 17-39)。

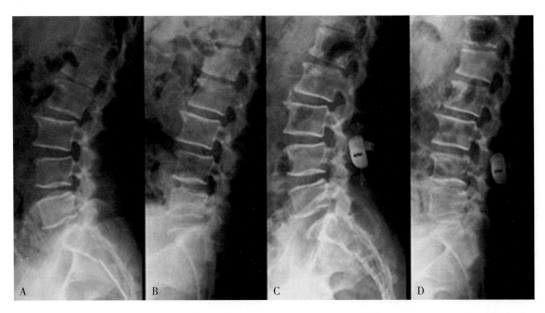

图 17-38　患者,68 岁,女,腰椎退行性滑脱伴椎管狭窄症,单侧椎板切除双侧减压,张力带锁定术
A. 术前过伸位侧位 X 线片;B. 术前屈曲位侧位 X 线片;C. 术后过伸位侧位 X 线片;D. 术后屈曲位侧位 X 线片

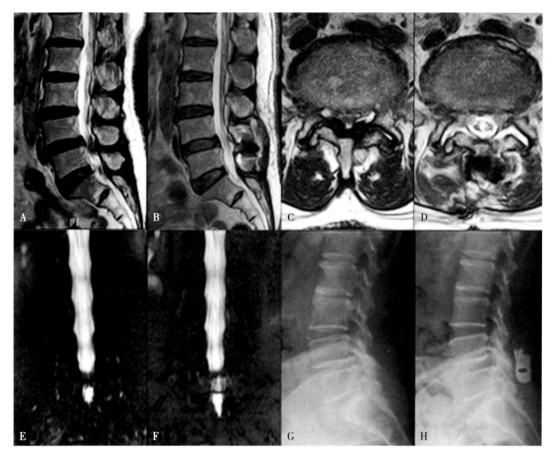

图 17-39 患者,67 岁,女,诊断为 L_{4-5} 椎椎管狭窄症和腰椎滑脱。不需要全椎板切除,单侧显微椎板切除双侧减压,完全棘突间韧带切除术和黄韧带切除术,最后张力带固定

A、B. 术前和术后矢状位 MRI;C、D. 术前和术后轴向位 MRI;E、F. 术前和术后 MRI 脊髓造影示手术后恢复了正常的椎管;G、H. 术前和术后侧位 X 线片示棘突间锁定稳定了脊柱

(Lee Sangho)

第五节 可膨胀式脊柱融合器 (B-Twin)在腰椎退行性 疾病中的临床应用

一、概述

腰腿疼痛是临床骨科常见多发病,且发病率有上升的趋势。腰椎不稳及椎间盘退变是腰腿疼痛的主要原因,而腰椎融合术是其主要的有效的治疗方法。传统的腰椎后路开放减压融合手术已在临床广泛应用,并且治疗结果得到公认;但存在创伤大、术后恢复慢等不足。随着腰椎后路椎间盘镜在国内临床的广泛开展,其组织损伤少、炎症反应轻、卧床时间短等优点已得到大家的青睐;但对非单纯性腰椎间盘突出症应用受到很大限制。

近年来,我科使用后路椎间盘镜结合一种新型可膨胀性椎间盘融合器(B-Twin),实施镜下椎间盘摘除椎间植骨融合治疗退行性椎间盘病变及腰椎不稳,取得了满意的临床疗效。

(一)B-Twin 膨胀式脊柱融合器简介

1. 手术系统简述

(1)B-Twin 融合器(implant)(图 17-40):B-Twin 融合器(以下简称"融合器")是以色列 DISC-O-TECH 公司推出的最新一代高科技脊柱微创外科产品,采用楔形设计,提供了不同的直径和长度,以适应不同患者的解剖需要(表 17-2)。可在术前利用前后位和侧位的 X 线片,初步确定融合器的直径和长度。最佳的融合器直径应比测得的椎间隙高度大 10%~20%,长度应比椎体的前后位距离小 3mm。

在开放式手术时,融合器的直径可在椎间盘和终板刮除后利用方形刮匙的标称高度确定。融

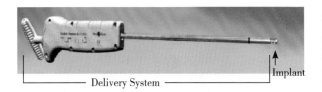

图 17-40　B-Twin 融合器

表 17-2　楔形融合器的规格尺寸

融合器膨胀后的楔形直径(a/b)(mm) a☐b	融合器膨胀后的长度 (mm)	融合器膨胀前的柱形外径 (mm)
7.5/9	22	5
9.5/11	25	5
11.5/13	25	5
13.5/15	25	5

注:长度误差: ±1.5mm;直径误差: ±0.2mm;a:融合器膨胀后的近端高度;b:融合器膨胀后的远端高度,最先膨胀一端

合器的定位可在术中用长度测量杆(能在 X 线下观察到,包含在手术工具内,与融合器膨胀后的长度一致,可用于模拟融合器在椎间的植入位置)进行测量。

　　融合器膨胀前呈 5mm 直径的管状结构。出厂时已装在融合器安装手柄上,当融合器处于椎间中的合适位置时,可使用安装手柄(图 17-41)膨胀融合器到最终状态,每一层椎间隙用两个融合器。膨胀过程如图 17-41。

　　融合器由钛金属制成,集成于融合器内的锁定环由镍钛合金制成。关于融合器的直径的选择见表 17-3。

　　(2)融合器安装手柄(the delivery system):融

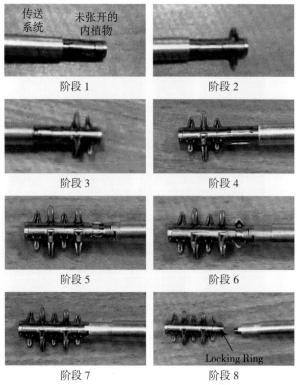

图 17-41　融合器膨胀进程

合器安装手柄(图 17-42)由膨胀旋转把手(1)和指示刻度(2)组成。顺时针方向旋转膨胀旋转把手,从远端第一段逐段膨胀融合器。融合器已预装在安装手柄上。安装手柄上的刻度和指针用于指示融合器膨胀的状态。安装手柄上有一个距远端 35mm 的环形刻线(融合器没有与安装手柄分离并且没有膨胀前,包括融合器露出安装手柄的长度),此刻线不能超过椎体的近端边缘(注:此刻线不能在手术中作为融合器定位的工具,也不能

表 17-3　融合器(楔形)的直径选择

术前估算		术中测量		建议使用的融合器尺寸	
用前后位的 X 线、MRI、CT 图片估算椎间隙的高度(mm)*	用侧位的 X 线、MRI、CT 图片估算椎间隙的前后距离(mm)	用方形刮匙测量椎间隙的高度**	用融合器长度测量杆检验椎间隙的前后距离是否符合手术要求	融合器的直径(mm)	融合器的长度(mm)
7~8	至少比融合器长度长 3mm	8~9	长度测量杆的测量部分与融合器长度一致	7.5~9	22
9~10		10~11		9.5~11	25
10.5~11.5		12~13		11.5~13	25
12~13.5		13		13.5~15	25

*:根据由前后位的 X 线 /MRI/CT 图片估算的椎间隙高度确定融合器直径时,应选择直径比估算的高度大 10%~20% 的融合器。

**:在开放式手术中,(以 1mm 单位增加的)方形刮匙在椎间隙中恰好不能转动时,该方形刮匙的高度即为正确的融合器的直径。

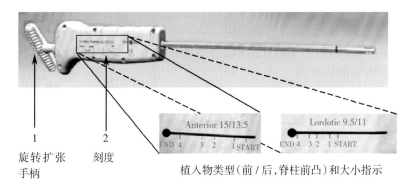

1　　　　　　　2
旋转扩张　　　刻度
手柄

植入物类型（前 / 后,脊柱前凸）和大小指示

图 17-42　B-Twin 融合器安装手柄

作为测量工具,只能作为参考)。

（3）手术工具(the instrumentation set):B-Twin 融合器的手术工具包括以下部分:

1）7 个不同尺寸的方形刮匙;

2）1 个方形刮匙手柄;

3）2 个融合器长度测量杆;

4）2 套植骨器;

5）1 个中空方形刮匙;

6）2 个 6mm 直径的经皮手术套管;

7）1 个套管适配器;

8）1 个经皮手术扩张器;

9）1 套融合器取出套件;

10）1 个多角度的刮匙 *;

11）1 个下咬髓核钳 *;

12）1 个上咬髓核钳 *。

注:打"*"部分为选配件。

所有的工具采用符合 ASTM F 899 或等效的标准的不锈钢制成,能循环消毒使用,使用前应注意清洁和消毒。

方形刮匙(rectangular curette)(图 17-43):7 个一套的方形刮匙是用来刮除终板的,它们的宽度 7~13mm,宽度增加步长为 1mm。向后压刮匙手柄上的刮匙安装活套,可顺利将方形刮匙装在刮匙手柄上。将已装在手柄上的方形刮匙以扁平面插入椎间隙,旋转手柄,直到终板被完全刮除,刮除过程中不要过分用力。宽度逐渐增加的方形刮匙还可用于融合器直径的测量,最后一个能在椎间隙中转动的方形刮匙的宽度就是应采用的融合器的直径。安装手柄上有一个距远端 35mm 的环形刻线,此刻线不能超过椎体的近端边缘(注:此刻线不能在手术中作为融合器定位的工具,也不能作为测量工具,只能作为参考)。融合器的植入位置应在 X 线下确定。

融合器长度测量杆(trial implant)(图 17-44):用于在融合器植入前测量椎体的前后距离是否符合手术的要求,对于膨胀后长度为 25mm 的融合器,椎体前后距离至少要比测量杆长度大 3mm,对于膨胀后长度为 22mm 的融合器,测量杆不能超出椎体前后边缘,另外还用于模拟融合器在椎间隙内的定位。测量杆由 3.5mm 的连杆和 5mm 的测量部分组成,两者的边缘有助于在 X 线下的可视性,其中 5mm 部分的长度为 25mm,与大多数融合器膨胀后的长度一致。安装手柄上有一个距远端 35mm 的环形刻线,此刻线不能超过椎体的近端边缘(注:此刻线不能在手术中作为融合器定位的工具,也不能作为测量工具,只能作为参考)。融

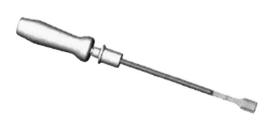

图 17-43　方形刮匙和刮匙手柄

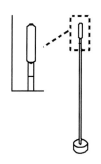

图 17-44　融合器长度测量杆

合器的植入位置应在 X 线下确定。

植骨器（bone graft impacter）（图 17-45）：用于将碎骨压入椎间隙。植骨器由两部分组成：5.9mm 外径、近端呈锥形的套管和压入杆。将碎骨由套管锥形部分塞入，用压入杆将碎骨压入椎间隙。

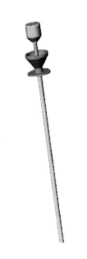

图 17-45　植骨器

扩张器（dilator）：经皮手术中，用于扩张皮肤和肌肉组织，以便于经皮套管的插入。

经皮手术套管（cannula）：经皮手术中，建立经皮手术的工作通道。

套管适配器（cannula extension）：经皮手术中，经皮手术套管插入困难时，可将套管适配器套在经皮手术套管的近端，轻轻敲打套管适配器近端，直到经皮手术套管处于需要的手术位置。

中空方形刮匙（caspar curette）（图 17-46）：用于在经皮手术中刮除终板。

融合器取出套件（implant extractor）（图 17-47）：用于在腰椎融合手术过程中（定位错误）或手术后（腰椎椎体间没有发生骨融合之前）根据需要从椎间隙内取出融合器，将融合器取出套件的内芯旋入融合器的近端螺纹内，然后将套管套在内芯上，顺时针方向旋转融合器取出套件的把手，取出融合器（融合器不会恢复管状结构，取出时融合器会侧凸塌下。利用融合器取出套件取融合器能保证最小限度地损伤周围的组织、神经以及骨结构。当然也可以用类似于其他厂家的融合器取出的方法取出 B-Twin 融合器。

其他工具（other instruments）：经皮手术时，还会用到一些其他的手术工具，如 18 号针管及约

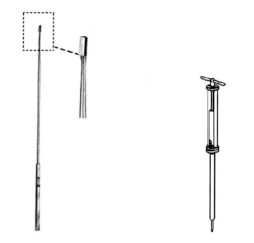

图 17-46　中空方形刮匙　　图 17-47　融合器取出套件

1.4mm 的克氏针。

2. 包装和消毒　B-Twin 融合器及其安装手柄采用消毒包装，一次性使用（每个消毒包装包括两套 B-Twin 融合器和安装手柄）。有部分规格的 B-Twin 融合器套有硅胶，在使用前应先取下。手术器械是多次性使用的，采用非消毒包装，在每次使用之前，都应进行清洁和消毒。建议采用 122℃高温高压消毒方式，消毒时间 20 分钟（手术工具的工具盒能承受 125℃高温高压消毒方式）。

（二）手术适应证与禁忌证

1. 适应证

（1）主要用于 L_2~S_1 间的椎间盘发生单节段或双节段的退行性疾病的患者；

（2）年龄≥18 岁并且骨骼成熟；

（3）X 线检查所确定的发生退行性疾病的层面和患者的病痛位置一致；

（4）确定背部和腿部的疼痛与神经检查所指示的发生退行性疾病的层面一致；

（5）慢性椎间盘源性腰痛（机械性腰痛）；

（6）先前进行了至少 6 个月的非手术保守治疗（如物理治疗、药物治疗、超声治疗以及其他的临床疼痛治疗）没有效果，症状反复发作。

患有以下病征的患者也可以采用 B-Twin 融合器治疗：

（1）根本性治疗进行性椎间盘疾病或广泛的减压术；

（2）其他椎间盘手术失效、椎间盘再次突出或术后椎体不稳定时的二次手术，但不包括已进行了腰椎融合手术的相关层面；

（3）合并椎管狭窄的腰椎间盘突出症；

（4）腰椎发生退行性疾病或Ⅰ度滑脱。

2.禁忌证

（1）代谢性骨疾病；

（2）患有历史性或家族性NF2疾病或脊柱骨肿瘤；

（3）患者患有Paget病或其他的原发性或继发性骨质营养不良，包括甲状腺功能亢进或减退、甲状旁腺功能亢进、Ehrlers-Danlos综合征、骨生长不良、软骨发育不良以及结核病；

（4）患者患有骨量减少、骨质疏松症或骨软化病等，致使不能置入融合器；

（5）金属敏感。

3.B-Twin融合器的技术优势

（1）手术创伤小，操作简便、快捷，减少手术时间及患者住院时间。

（2）可联合多种手术方式如后路椎间盘镜微创手术（MED）、侧后路经皮穿刺（PLD）或前、后路开放式手术。

（3）小直径（5mm）柱状植入，机械性膨胀，可控性强，减少术中对神经和血管的损伤以及术后感染的风险，安全性高。

（4）未伤骨性终板，可有效保持椎间体高度。

（5）不需要过多破坏椎体骨结构及软组织，维持脊柱的稳定性。

（6）B-Twin cage植入物膨胀后呈前宽后窄的楔形状，有利于恢复脊柱生理曲度。

（7）配合植入自体或异体骨，cage外植骨量大，提高椎体融合率。

（8）B-Twin融合器可根据需要取出（图17-48）。

二、手术操作

（一）术前准备

融合器的尺寸应在术前通过CT、MRI或其他的X线片初步确定，最佳的融合器直径应比通过图像测得的椎间隙大10%~20%，融合器的长度也能通过椎体图像的前后位边界得以初步确定，椎体的前后位距离应比融合器的长度长至少3mm。融合器的尺寸也可以在术中再确定。关于融合器的尺寸的选取见表17-3。

（二）开放式前路、后路手术技术

1.以传统的开放式前路或后路腰椎融合方法在融合器的植入位打开入路（图17-49）。

2.用咬钳摘除椎间盘组织，注意不要损伤周围的组织和神经（图17-50）。

3.将方形刮匙插入椎间隙并加以旋转，逐步增大方形刮匙的宽度直至所选尺寸的方形刮匙不能在椎间隙内转动。终板表面的刮除应完全、仔细，直到上下椎体表面出血，为椎体的融合提供血供（图17-51）。

4.选择融合器的尺寸，其直径应与在椎间隙中能转动的方形刮匙的最大宽度一致（图17-52）。

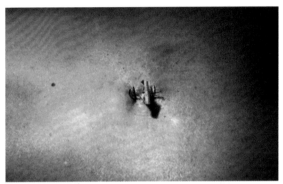
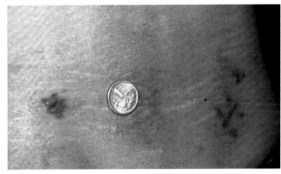

图17-48　手术瘢痕

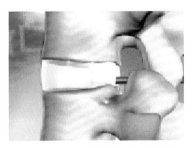
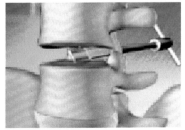

图17-49　打开入路

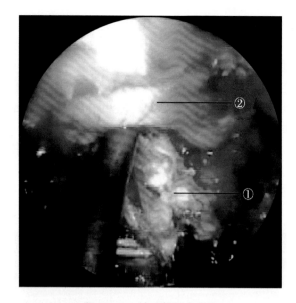

图 17-50　摘除椎间盘组织

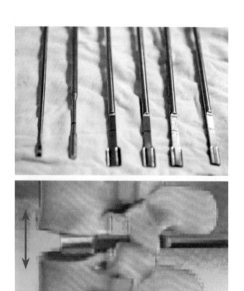

图 17-51　旋转方形刮匙

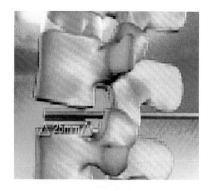

图 17-52　选择融合器的尺寸

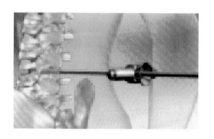

图 17-53　将植骨器置于椎间隙内

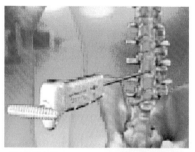

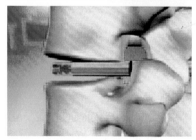

图 17-54　置入第一枚融合器

5. 融合器长度和在椎间隙内的定位应在将融合器长度测量杆置入椎间隙后通过 X 线图像加以确定。

6. 将植骨器置于椎间隙内,手动推植骨器的内芯把已碾碎的自体或异体骨碎植入椎间隙(图 17-53)。

7. 在椎间隙植入第一枚融合器,保持安装手柄上两边的刻度面对患者的左右侧。融合器的类型和尺寸标示在安装手柄上(图 17-54)。第一枚融合器的定位应尽量靠近椎间隙的一侧,以留出空间安装位于对侧的另一枚融合器,同时能防止两融合器靠得太近甚至相接触。

8. 在 X 线下顺时针方向旋转安装手柄的膨胀旋转把手逐段膨胀融合器(图 17-55)。融合器膨胀完成时,用于指示膨胀过程的指针位于"END",并弹出,伴有"咔"声。

9. 膨胀过程中对融合器的重新定位　在融合

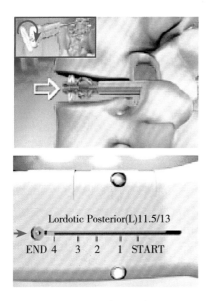

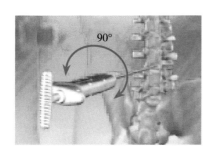

图 17-55 膨胀融合器

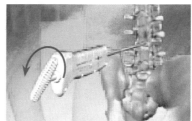

图 17-57 拆除安装手柄

器的第一段膨胀完成后,应检查融合器的第一对顶点是否与终板正交以及所处位置是否正确,必要时可通过旋转整个安装手柄来旋转融合器(直至90°),重新定位融合器的位置,当确定融合器处于恰当的位置后,再将融合器转回到先前的方向(图 17-56)。

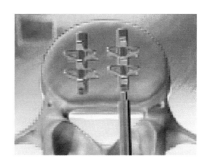

图 17-58 融合器膨胀后的位置校正

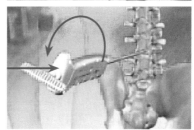

图 17-56 融合器的重新定位

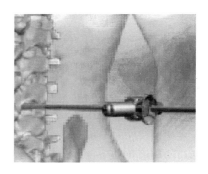

图 17-59 填入碎骨

10. 拆除安装手柄 融合器膨胀完成后,先逆时针方向旋转膨胀旋转把手约 5 整圈,再逆时针方向旋转整个安装手柄,直到安装手柄与融合器分离(图 17-57)。

11. 融合器膨胀后的位置校正 融合器膨胀完成时,应再次确定融合器的位置是否正确,必要时可重新装上融合器安装手柄,轻敲安装手柄以前后移动融合器(图 17-58)。

12. 在融合器的各顶点和四周多填充些碎骨(图 17-59)。

13. 在椎间隙的对侧置入第二枚融合器(图17-60),步骤同 7~12。确定两融合器没有相互接

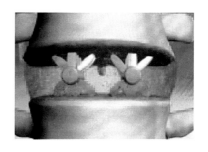

图 17-60 置入第二枚融合器

触,并位于椎间隙的两侧而不是中间位置。

14. 缝合手术入口。

15. 术后护理 同其他的前路或后路椎体融合手术的术后护理。

16. 融合器的取出 需要取出融合器时,将融合器取出套件的内芯旋入融合器近端的螺纹内,将内芯通过取出套管与取出套件的主体连接(将内芯近端的粗大部分嵌入主体部分的对应隐窝内),顺时针旋转取出套件主体的把手,从而取出融合器。融合器各顶点会塌下而被挤入取件套管(11mm 直径)内,但不会恢复管状结构。也可用传统的手术方法取出融合器(图 17-61)。

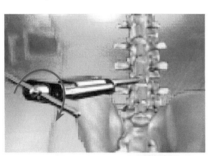

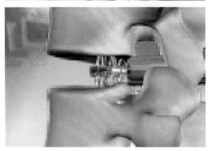

图 17-61 融合器的取出

(三) 经皮入路的手术技术

1. 在 X 线下,对手术部位施行局部麻醉,将插有克氏针的 18 号针管插入椎间隙,注意不要损伤神经,在穿过皮肤后,克氏针应从 18 号针管的远端穿出,并引导针管插入椎间隙(图 17-62)。用同样的方法在手术层面的对侧插入第二根针管。保留克氏针在椎间隙内,取出 18 号针管。用 11 号刀片将皮肤入口切大一些。

2. 插入扩张器和经皮手术套管(图 17-63) 在 X 线下,将扩张器套在克氏针上,扩张组织,直至达到椎间隙,将经皮手术套管套在扩张器上。在手术层面的对侧施行同样的手术过程。若经皮手术套管不易接近椎间隙时,可将套管适配器置于套管的近端,轻轻敲打。取出扩张器和克氏针。

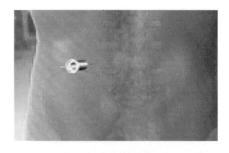

图 17-62 置入克氏针

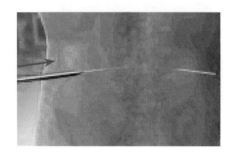

图 17-63 插入扩张器和经皮手术套管

3. 手术过程中要检查麻醉情形。在 X 线下,用咬钳或刮匙通过双侧的经皮手术套管摘除双侧的椎间盘组织(图 17-64)。

4. 刮除终板 在 X 线下,用中空方形刮匙或其他的终板刮除工具通过双侧的经皮手术套刮除终板(图 17-65)。终板表面的刮除应完全、仔细,直到上下椎体表面出血,为椎体的融合提供血供。

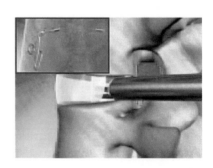

图 17-64 摘除双侧椎间盘组织

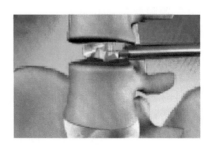

图 17-65 刮除终板

5. 在椎间盘组织被摘除和终板被刮除后，再次通过 X 线片确定融合器的尺寸，融合器直径应比通过图像测得的椎间隙大 10%~20%（图 17-66）。

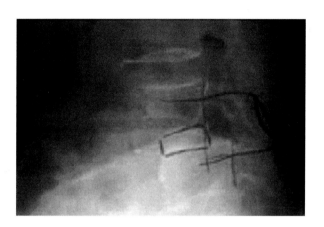

图 17-66　确定融合器尺寸

6. 在 X 线下，将融合器长度测量杆通过双侧的经皮手术套管插入椎间隙，模拟融合器膨胀后的定位和长度（图 17-67）。

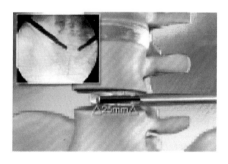

图 17-67　模拟融合器定位和长度

7. 植入碎骨　将植骨器置于椎间隙内，手推动植骨器的内芯把已碾碎的自体或异体碎骨植入椎间隙（图 17-68）。

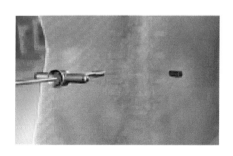

图 17-68　置入碎骨

8. 通过一侧的经皮手术套管植入第一枚融合器（图 17-69）。利用安装手柄将融合器插入到腰椎间隙，确定融合器安装手柄上标有刻度的两面对应患者的左右侧，适当移动融合器，使融合器处于恰当的位置，以留出足够的位置安装第二枚融合器。经皮手术只能选用后入路融合器。

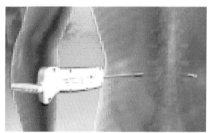

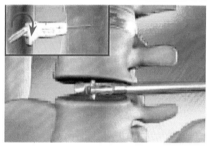

图 17-69　植入第一枚融合器

9. 在 X 线下顺时针方向旋转安装手柄的膨胀旋转把手逐段膨胀融合器（图 17-70）。融合器膨胀完成时，用于指示膨胀过程的指针位于"END"，并弹出，伴有"咔"声。

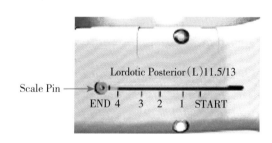

图 17-70　膨胀融合器

10. 膨胀过程中对融合器的重新定位（图 17-71）　在融合器的第一段膨胀完成后，应检查融合器的第一对顶点是否与终板正交以及所处位置是否正确，必要时可通过旋转整个安装手柄来旋转融合器（直至 90°），重新定位融合器的位置，当确定融合器处于恰当的位置后，再将融合器转回到先前的方向。

11. 拆除安装手柄（图 17-72）　融合器膨胀完

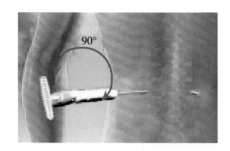

图 17-71　融合器的重新定位

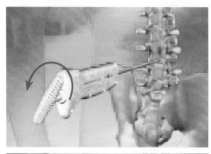

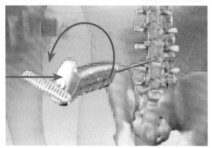

图 17-72　拆除安装手柄

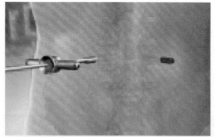

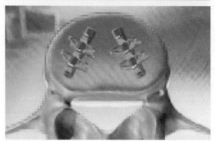

图 17-73　融合器位置的校正

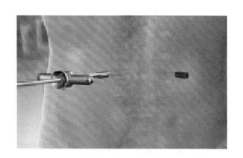

图 17-74　填入碎骨

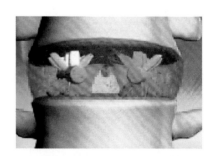

图 17-75　置入第二枚融合器

成后,先逆时针方向旋转膨胀旋转把手约 5 整圈,再逆时针方向旋转整个安装手柄,直到安装手柄与融合器分离。

12. 融合器膨胀后的位置校正(图 17-73)　融合器膨胀完成时,应再次确定融合器的位置是否正确,必要时可重新装上融合器安装手柄,轻敲安装手柄以前后移动融合器。

13. 在融合器的各顶点和四周多填充些碎骨(图 17-74)。

14. 通过另一侧经皮手术套管在椎间隙的对侧置入第二枚融合器(图 17-75),步骤同 8~13。确定两融合器没有相互接触,并位于椎间隙的两侧而不是中间位置。

15. 取出经皮手术套管,缝合手术入口。

16. 术后护理　同其他的椎体融合手术的术后护理。

17. 融合器的取出(图 17-76)　当需要取出融合器时,将融合器取出套件的内芯旋入融合器近端的螺纹内,将内芯通过取出套管与取出套件的主体连接(将内芯近端的粗大部分嵌入主体部分的对应隐窝内),顺时针旋转取出套件主体的把手,从而取出融合器(融合器各顶点会塌下而被挤入取件套管(11mm 直径)内,但不会恢复管状结构。也可用传统的手术方法取出融合器。

(四)术后处理

术后常规使用抗生素、激素及脱水剂。术后 3

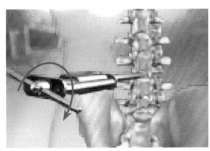

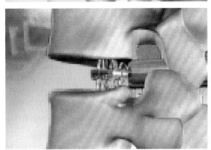

图 17-76 融合器的取出

天进行下肢康复训练,5 天后可戴腰围适当下床活动,10 天后伤口拆线出院。

三、注意事项

1. 仔细检查 B-Twin 融合器的消毒包装是否完好(如果包装破损,请不要使用)。

2. B-Twin 融合器及其安装手柄是一次性使用的,不可再消毒使用。

3. B-Twin 融合器不能在不植骨的情况下使用。

4. B-Twin 融合器的尺寸和植入方向应在手术前加以确定,选择正确的融合器对于成功施行手术是至关重要的。

5. 医生必须熟悉 B-Twin 融合器及其工具的使用和手术技术,以及融合器尺寸的选择和置入方法。

6. 手术中不要对安装手柄和融合器取出套件用太大的力。

7. 当手术工具或安装手柄处于人体内时,不要使用 MRI 成像设备。

8. B-Twin 融合器应以正确的方向插入椎间隙,即要求安装手柄上标有刻度的两面对应患者的左右侧。

建议在术后护理时对患者的椎体活动加以束缚限制。在椎体没能完全融合时,患者腰椎的负重应根据不同的患者的身体情况逐步地增加,避免腰椎的过度负重。

(王文军)

第六节 新型经皮脊柱外固定器

一、概述

经皮椎弓根外固定技术始于 1977 年,Magerl 最早将脊柱外固定器(external spinal skeletal fixation,ESSF)应用于脊柱骨折患者,取得了一定的临床疗效,但是也存在较大问题,主要是外固定支架体积较大、无菌覆盖较困难、感染机率较高且患者不可平卧。南华大学附属第一医院脊柱外科王文军、宋西正等设计出体积较小的新型脊柱外固定器,该外固定结构简单,操作方便,可以联合多种微创技术治疗脊柱疾病,患者术后可平卧于普通病床,且感染概率较低,扩大了脊柱外固定技术在临床中的应用范围。

新型脊柱外固定器由经皮椎弓根螺钉(Schanz 针)和体外配件组成(图 17-77)。它以两棒、四钉为主,通过 4 个钉棒绞连部件组合,由小螺钉固定、调节,以实现钉棒外固定器对脊柱骨折的撑开、提

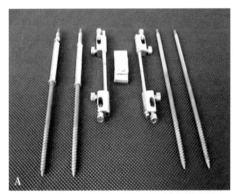

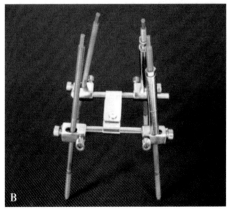

图 17-77 新型脊柱外固定器
A.组成部件图;B.组装框架图

拉、撬拔复位功能的装置。它是根据 Magerl 脊柱外固定器三维复位原理设计,整体结构为钉棒结合系统,椎弓根螺钉的调节装置和脊柱外固定器的框架固定结构均重新设计,椎弓根螺钉可以在矢状面上 40°冠状面上 60°范围内自由调节,使之能更容易地实施体外撑开复位和弹性固定,真正意义上实现动静结合筋骨并重的传统正骨理论。目前,主要的应用方式有:单纯经皮外固定、经皮外固定 + 经皮经椎弓根植骨、经皮外固定 + 经皮椎体成形术等。

（一）优缺点

1. 优点

（1）不必输血;

（2）在局麻加强化下或硬膜外麻下完成手术,安全,神经损伤概率极小;

（3）复位、减压和伤椎强化全程组合微创;

（4）住院时间短、花费小、并发症少;

（5）不需要二次开放手术取出内植物;

（6）椎旁肌、小关节和伤椎相邻椎间盘功能都得以最大限度保留,真正意义上的微创新观念;

（7）经椎弓根椎体内植骨,骨折愈合快、有利于恢复伤椎高度和预防远期椎体塌陷,并有利于椎管形态重塑。

2. 缺点

（1）植钉定位技术尚需完善,以利在基层医院推广应用;

（2）钉道感染的问题也需进一步解决;

（2）该技术的临床应用远期疗效,如植骨融合率等尚需进一步观察;

（3）用于治疗胸腰椎骨折的椎体填充材料有待进一步改进。

（二）适应证和禁忌证

1. 适应证

（1）中下胸椎及腰椎（$T_{8\sim5}$）新鲜骨折:临床以腰背痛为主要表现,部分表现为反射性下肢痛和双下肢无力,无截瘫等严重脊髓和神经根受损的症状和体征;

（2）爆裂性骨折:椎体后壁骨折块相对完整,大部分椎管狭窄椎管内占位小于 50% 的患者（AO 分型的 A,B1/2 型）;

（3）椎体压缩骨折:压缩超过 30%,后凸畸形 >25°的胸腰椎骨折。

2. 禁忌证

（1）全瘫患者,暂时不选择;

（2）骨折并脱位、三柱毁损,小关节交锁的病例;

（3）碎骨块占据椎管 50% 以上并骨块翻转、硬脊膜有撕裂的患者。

二、手术操作

（一）麻醉与体位

患者在局麻加强化或连硬膜外麻醉下取俯卧位,胸腹部悬空。

（二）操作步骤

手术在 C 形臂机监视下进行。经皮在伤椎的上下位椎体椎弓根打入 4 枚直径 2.0mm 克氏针,深达椎弓根中部。在克氏针引导下行椎弓根扩孔并置入 Schanz 椎弓根螺钉 4 枚,安装钉棒系统的脊柱外固定器连接装置,分别进行纵向撑开和横向提拉复位、固定,以撑开恢复伤椎前缘高度及间隙宽度为矫形目的（图 17-78）,剪除 Schanz 针多余部分,针尾与连接装置暴露于皮外 1cm。

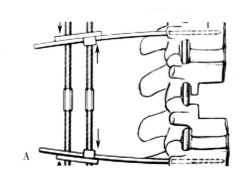

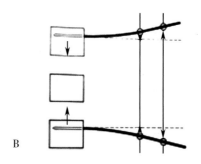

图 17-78　脊柱外固定器复位示意图

A. 横向螺钉固定与后柱撑开;B. 纵横向螺钉固定与前中柱撑开、复位

（三）术后处理

外固定针眼处涂眼膏、盖敷料,2~3 天下床活动,3~4 个月外固定拆除。具体病例见图 17-79。

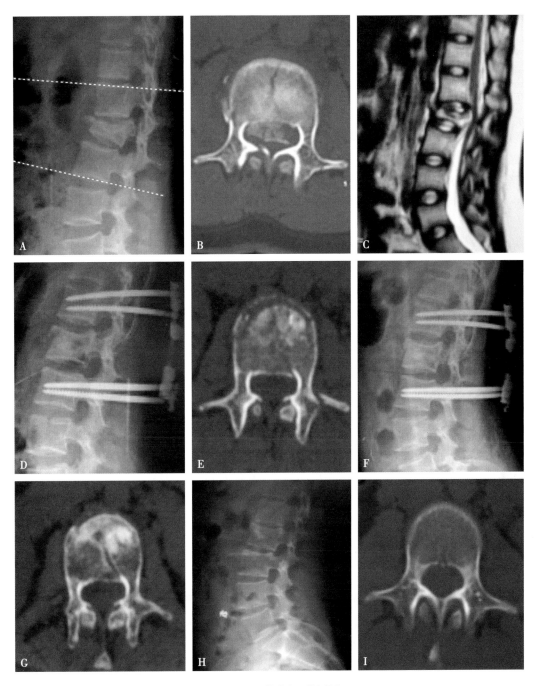

图 17-79 L$_2$椎体爆裂性骨折

A~C.患者术前 X 线、CT、MRI 示 L$_2$椎体爆裂性骨折、椎管狭窄;D、E 患者术后 X 线示椎体高度恢复,CT 示椎管狭窄解除;F、G 术后 3 个月 X 线、CT 示椎体高度恢复、植骨融合;H、I 术后 3 年患者 X 线、CT 示椎体形态恢复正常

（王文军）

第七节　骶管内镜下激光消融腰椎间盘减压术

一、概述

骶管内镜下激光消融腰椎间盘减压术是一种新的治疗腰椎间盘疾患的术式。该技术是利用一个带内镜的导管从骶管裂孔进入椎管内,在造影剂和 C 形臂机的辅助下将导管置入目标椎间盘的突出部位,然后通过激光消融的方法将突出的椎间盘"切除"(图 17-80)。同时还可以使用骶管内镜下向椎管内或椎间盘周围注射药物来达到治疗的作用。

(一)优缺点

1. 优点

(1)操作步骤简单;

(2)在局麻下完成手术,安全,神经损伤风险低;

(3)骶管裂孔入路简单,安全;

(4)治疗的节段最高可达到 L_{3-4} 椎间盘;

(5)微创操作下进行手术,对腰背部肌肉等组织损伤极小。

2. 缺点

(1)手术操作部位与肛门处接近,对于术中的消毒及无菌操作要求非常高,存在术后感染的风险;

(2)适应证较为狭窄,对于游离脱垂型椎间盘突出等腰椎间盘退行性疾患该术式并不适用。

(二)适应证和禁忌证

1. 适应证

(1)L_3 以下节段包容型的椎间盘突出,包括盘源性腰痛及椎间盘突出导致的坐骨神经痛;

(2)腰椎间盘后路减压手术后存在椎间盘切除不彻底或者残余术前的临床症状,可使用该技术进行椎间盘的消融及椎管内注射药物等治疗方法。

(3)可使用该技术进行硬膜外药物注射治疗腰椎管狭窄。

2. 禁忌证

(1)游离型椎间盘脱出;

(2)极外侧椎间盘突出;

(3)L_3 节段以上的椎间盘突出;

(4)椎间盘突出致下肢或者马尾神经功能障碍。

二、手术操作

(一)麻醉与体位

局部浸润麻醉,患者取俯卧位,胸腹部悬空。

(二)操作步骤

切口取两侧骶角连线的中点。切开皮肤约5mm,在 C 形臂机的辅助下插入导针进入骶管,拔出导针的针芯,将骶管内镜通过导针进入骶管。C 形臂机的辅助下将骶管内镜在椎管中逐渐向目标椎间盘节段接近。当正侧位 X 线透视显示骶管内镜将要接近目标椎间盘时,通过内镜注入造影剂,边造影边逐渐接近目标椎间盘。到达目标椎间盘节段时再次 C 形臂机透视确认骶管内镜位置准确,骶管内镜的镜头与激光消融的电极是在同一个通道中,并且可以一定范围的调整方向。将镜头对准突出的椎间盘组织,进行激光消融。椎间盘"切除"完成后拔出内镜,缝合切口(图 17-81)。

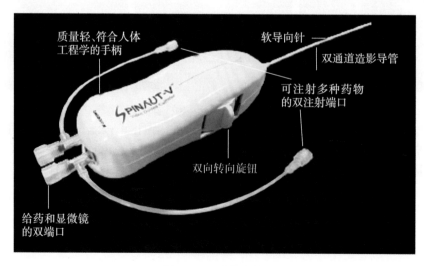

图 17-80　骶管内镜

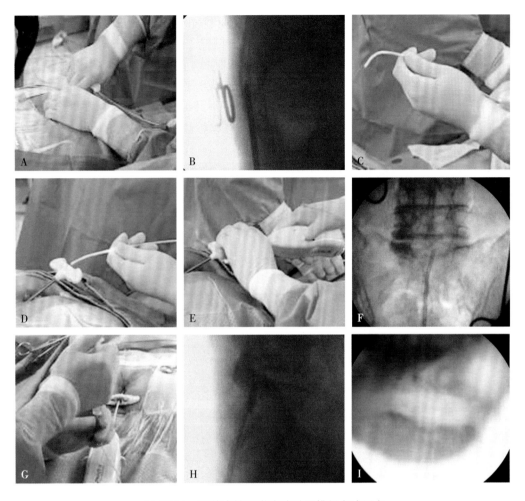

图 17-81　骶管内镜下激光消融腰椎间盘减压术

A.经骶管裂孔插入导针；B.C 形臂机透视下导针位于骶管；C.骶管内镜镜头可以一定范围的调整方向；D.经导管插入骶管内镜.E.内镜在椎管内慢慢进入；F.C 形臂机透视下内镜接近目标椎间盘；G.注入造影剂；H.C 形臂机透视下显示造影剂及内镜位置；I.内镜下椎间盘激光消融

（王文军）

第八节　组合微创技术

一、概述

微创是现代外科的发展趋势及方向，随着医学设备及技术的不断发展，微创手术具有非常广阔的前景。微创手术与传统手术相比，具有创口小、疼痛轻、恢复快、住院时间短、出血少等优势。近年来，随着脊柱基础研究的发展以及各种新理论、新方法、新技术相继出现，微创技术在临床治疗各种腰椎疾患中取得了很大进步。但目前，脊柱外科疾病中仍有很多问题不能依靠单一的微创术式来解决。使用两种或两种以上微创术式组合可实现优势互补，发挥各种微创术式的优势，扩大微创手术适应证，以最小的手术创伤为患者带来最佳的治疗效果。

二、手术方法

1. 前路腰骶椎间轴向融合术＋后路显微内镜减压技术　2004 年由 Cragg 等提出经骶前间隙行腰骶椎轴向融合术（AxialLIF），其创造性地应用在经骶骨前间隙，对腰骶椎进行轴向融合，与传统的椎体间融合入路及操作方法完全不同，因此，具有许多独特的微创优势及特点。该系统先后在欧美多中心应用于临床，并取得良好的随访效果。但是对于症状较重、已有下肢神经根性症状的患者，不减压难以解决其主要痛苦，后路、侧路减压技术＋骶前经直肠间隙入路椎间盘切除、轴向植骨融合内固定可扩大该术式应用范围。该组合术式从内固定到减压均为微创,充分减少了对软组织的损伤、对脊柱稳定性的破坏,患者术后恢复快、效果好、并发症少,是治疗腰椎退变疾病新的微创手段,具有广阔的临床应用价值和前景,值得推广。目前,该组合手术主要用于 L_{4-5},L_5~S_1 节段的腰椎不稳、腰椎间盘退行性变及 I 度腰椎滑脱等疾病的治疗。

典型病例:李某,男,51 岁,腰痛反复发作 5 年半,加重伴腿痛、间歇性跛行 3 个月,诊断为腰椎间盘突出并椎管狭窄症,行 TranS1 +MED 技术(图 17-82)。

2. 经皮空心椎弓根钉内固定 + 极外侧椎间融合术 / 后路 Quadrant 系统减压融合术 经皮空心椎弓根螺钉内固定系统是采用术中 C 形臂机来定

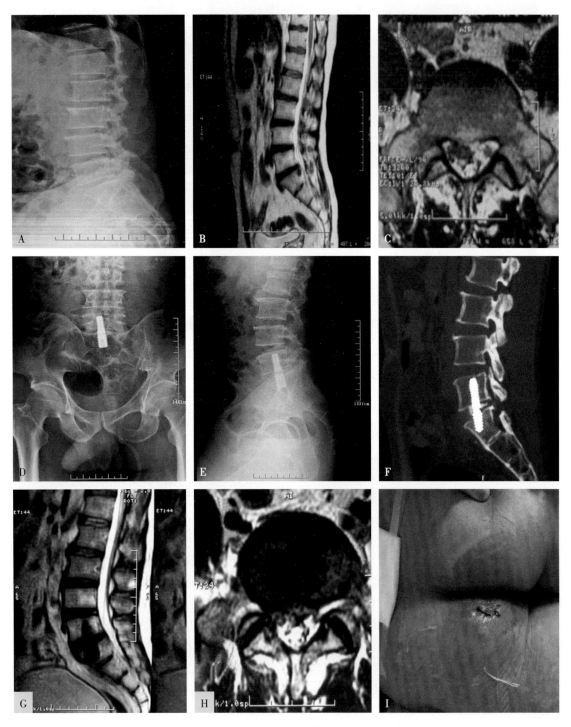

图 17-82 TranS1+MED 技术治疗腰椎间盘突出并椎管狭窄症

A. 患者术前 X 示 L_5~S_1 椎间高度降低;B、C. 患者 MRI 示 L_5~S_1 椎间盘突出;D~F 患者术后 X 线正侧位片、三维 CT 示内固定位置良好、椎间高度恢复;G、H. 术后 MRI 示 L_5~S_1 突出椎间盘消失,椎管压迫解除;I. 患者术后伤口

位,只需椎旁各切两个约 1.5cm 长的小切口,通过工作管道置入椎弓根螺钉和连接棒行椎体骨折撑开复位内固定,该术式避免了传统脊柱后路正中 10cm 长的大切口以及对椎旁肌肉组织的广泛剥离、后柱稳定结构严重破坏、出血多、康复慢等不足,同时比其他微创术式少了两个伤口,并简化了置棒程序。其联合极外侧椎间融合术,经皮微创置入椎弓根钉,在椎旁肌肉的外侧边缘同椎间盘位置,做小切口进行极外侧椎间融合手术。两种术式组合使用极大减少了腰椎生理和力学的稳定性的破坏。目前而言,该术式主要用于 L_{1-5} 椎体间极外侧型腰椎间盘突出症患者。扩张管技术联

合经皮空心椎弓根螺钉固定手术,植入内固定后脊柱稳定性增加,两种微创术式联合使手术适应证进一步扩大,可用于腰椎间盘突出合并有腰椎不稳、腰椎 I 度滑脱等患者。一侧经皮椎弓根螺钉内固定,对侧在 Quadrant 系统辅助下经肌间隙入路,进行椎弓根内固定、减压、融合等操作,两种微创术式联合运用,克服了单纯 Sextent 技术不能行减压的缺点,该术式主要用于腰椎间盘突出症,I~II 度腰椎滑脱症患者。

典型病例:刘某,女,46 岁,腰痛 10 年,加重伴腿痛 3 个月。诊断为峡部裂性腰椎滑脱,行经皮空心椎弓根钉内固定 +TranS1 手术(图 17-83)。

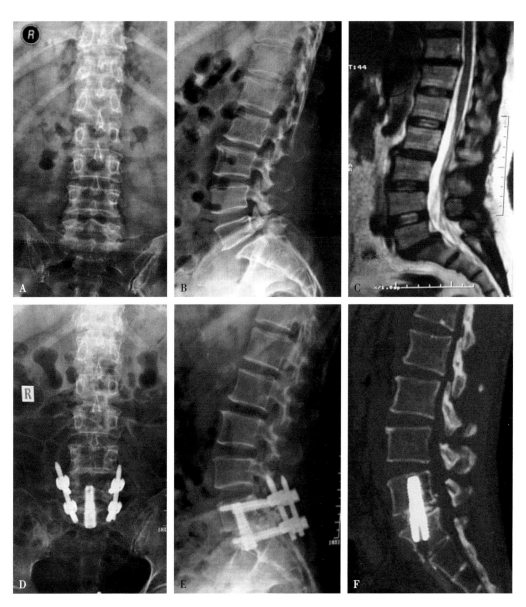

图 17-83　经皮空心椎弓根钉内固定 +TranS1 手术

A~C. 术前 X 线正侧位片、MRI 示 L_5 椎体滑脱;D~E. 术后 X 线正侧位片示内固定位置良好,腰椎滑脱纠正;F. 患者术后取出经皮椎弓根螺钉,植骨融合良好,腰椎生理曲度恢复

3. 经皮脊柱外固定器 + 经皮椎体成形术 / 内镜下减压技术　新型脊柱外固定器联合椎体成形技术治疗胸腰椎骨折,不仅具有微创、操作简单的优点,而且能使伤椎的高度得到有效恢复、维持脊柱稳定性,术后患者可以平卧,便于术后护理,减少了钉道的感染率,同时能使患者早期下床活动,降低了手术并发症。根据填充物的不同,椎体成形术可分为骨水泥灌注和同种异体骨植入,骨水泥灌注主要用于老年骨质疏松所导致的胸腰椎骨折患者,而同种异体骨植入主要用于年轻胸腰椎骨折患者。对于胸腰椎爆裂性骨折患者,经常伴有脊柱失稳或脊髓损伤,同时需行减压手术治疗。应用新型脊柱外固定器对伤椎进行体外复位固定,并联合应用内镜技术实行椎管微创减压,再结合经皮椎体成形术用骨水泥固化伤椎。经椎弓根行椎体内植骨,脊柱外固定器结合内镜下减压技术能实现对胸腰椎爆裂性骨折的体外复位固定和微创减压,既减少了手术创伤,又达到了伤椎非椎间融合性固定的目的。

随着组合微创形式的多样化,如:PLIF+XLIF、PLIF+TLIF、经皮动态内固定系统 + 脊柱内镜系统等,通过微创组合的方式可更大范围替代开放手术并取得良好临床效果。针对不同的病情,选择个性化组合微创治疗方案,需要脊柱外科医生具有严格的理论依据、严谨的专科训练、充分的临床实践和客观的疗效评价。

(王文军)

第九节　选择性神经根造影及阻滞术

一、概述

脊柱退行性疾病是骨科以及脊柱外科常见疾病,随着我国人口结构改变以及进入老龄化社会,其发病率逐年提高。脊柱退行性疾病主要包括颈椎间盘突出症、颈椎病、颈椎管狭窄症、腰椎间盘突出症、腰椎管狭窄症、腰椎退行性滑脱症等。脊柱退行性变的影像学主要表现为椎间盘退变、椎间盘高度下降、椎体骨赘增生、椎体高度压缩、椎间孔狭窄、韧带增生钙化等,从而对椎管以及神经根产生直接或者间接压迫,临床上表现为颈腰背部疼痛以及四肢疼痛。据统计,80% 的人群一生中会经历不同程度的颈腰背痛。脊柱退行性疾病

的外科治疗主要通过各种神经减压术,解除神经压迫,缓解症状。理想的脊柱减压手术应具备神经减压部位定位准确,神经减压彻底,而组织损伤小同时保持脊柱稳定。

在临床上如何确定责任间隙,进而确定减压范围,以达到有效治疗、减轻组织创伤、降低并发症发生率的目的,是骨科医师面对的重要课题。但是神经受累节段的准确定位诊断,有时并不是一件容易的事。

颈腰椎退行性疾病,特别是老年人,在临床定位诊断时常出现症状与影像学诊断不平行的情况,出现以下多种不匹配情况。有的患者影像学表现为多个脊柱节段退行性变,多个部位狭窄,但临床症状不明显;有的患者则表现为影像学狭窄不明显,症状明显;有的患者存在多阶段影像学神经压迫,也存在神经受压症状,但症状与影像学表现不符合,或者难以定位,难以做出精确的外科手术计划。因此,判定责任间隙成为多节段脊柱退行性疾病诊治中的重点及难点。

选择性神经根造影术(selective radiculography)是将适量造影剂注入脊神经根鞘内,在 X 线影像下显示某神经根的形态,判断神经根是否存在压迫以及明确压迫的部位。选择性神经根阻滞术(selective nerve root block,SRNB)是向神经根鞘膜内注入局麻或者皮质激素等药物,进行神经鞘膜内阻滞,然后观察患者原有症状变化情况,达到定位诊断或者治疗神经根病目的。20 世纪 60 年代,McCollum 和 Stephen 等首先报道了神经根阻滞在腰痛和下肢疼痛疾病诊断中的应用。然后,在 20 世纪 70 年代,加拿大著名的 Macnab 教授也报道采用选择性神经根浸润(selective nerve root infiltration)诊断神经根病。20 世纪 80 年代,由日本医生开始推广应用选择性神经根造影结合阻滞术,成为腰腿痛常规定位诊断方法之一。选择性神经根造影和阻滞术也可以应用到颈椎。

(一)手术目的

明确的责任节段,精确的局部长效激素阻滞治疗

(二)适应证和禁忌证

1. 适应证

(1)下肢或者下肢神经根性疼痛;

(2)脊髓造影 /CTM、CT、MRI 等影像学检查累及多个节段,不能明确责任节段;

(3)下肢或者下肢根性痛与影像学受累节段

不符合；

（4）多节段颈椎或腰椎手术后,存在上肢或下肢根性疼痛,影像学难以明确责任节段。

2. 禁忌证

（1）麻醉药、造影剂等药物过敏者；

（2）腰背部存在感染性伤口。

二、手术操作

（一）腰椎选择性神经根造影及阻滞术

1. 体位　俯卧位,常规消毒铺巾。

2. 操作步骤

（1）6号或者9号腰椎穿刺针,透视下穿刺至神经根出口区（图17-84）：

1）正位影像：相应椎体椎弓根下缘中点,下位椎体上关节上缘；

2）侧位影像：侧位椎间孔后缘1/3；

3）S_1在第一骶神经孔；

4）准确穿刺到神经根,会诱发出神经根相应支配区域的放射痛,并术中询问患者是否能够复制术前下肢症状；

（2）注入造影剂1~2ml（通常为水溶性,如碘海醇）,X线透视,观察神经根显影；

（3）注入0.5~1ml 1%利多卡因,判断根性疼痛症状缓解情况。如果是治疗目的,通常在利多卡因基础上,加用皮质激素（如1ml复方倍他米松注射液）阻滞治疗。

3. 选择性神经根造影X线表现　神经根造影剂中断,局部充盈缺损；神经根上抬,呈现为板

凳征；明确针尖在神经根鞘内。

4. 选择性神经根造影及阻滞术结果判断　未阻滞：不是责任受累神经根；部分阻滞：部分责任受累神经根,仍存在其他受累神经根可能；完全阻滞：明确责任受累神经根（图17-85、图17-86）。

（二）颈椎选择性神经根造影及阻滞术

1. 体位　俯卧位,颈部轻度后仰,常规消毒铺巾；

2. 操作步骤

（1）将C形臂机正侧位透视,从腹侧标注相应节段椎体横突前结节；

（2）术者用手指将颈总动脉、颈内静脉和胸锁乳突肌向前内侧推开。采用25G针穿刺,皮肤局麻后进针。头尾侧穿刺点的高度,位于目的神经根头侧颈椎的横突,近乎垂直进入；背腹方向穿刺点为被推压的胸锁乳突肌背侧；

（3）术者置入穿刺针后,首先,到达目的神经根头侧颈椎的横突前结节A点,然后稍微回退,躲开前结节再向内、尾侧刺入,到达B点,目的神经沟的管状骨性结构。穿刺到目的神经根即可诱发相应的放射痛（图17-87A）；

（4）注入造影剂1~2ml（通常为水溶性,如碘海醇）,X线透视,观察神经根显影（图17-87B）；

（5）注入0.5~1ml 1%利多卡因,判断根性疼痛症状缓解情况。如果是治疗目的,通常在利多卡因基础上,加用皮质激素（如1ml复方倍他米松注射液）阻滞治疗。影像解读和阻滞效果判断与腰椎类似。

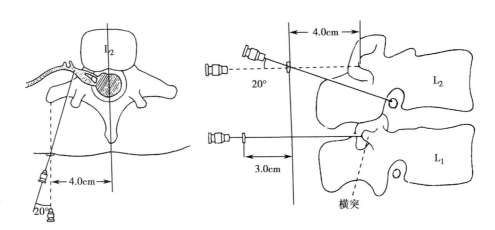

图 17-84　穿刺示意图

A.冠状位中线旁开约4cm,平横突下沿进针,向内偏20°；B.矢状位上平横突下沿进针,向下偏约20°

（图片引用自：Tajima T，Furukawa K，Kuramochi E. Selective lumbosacral radiculography and block. Spine，1980,5（1）:68-77）

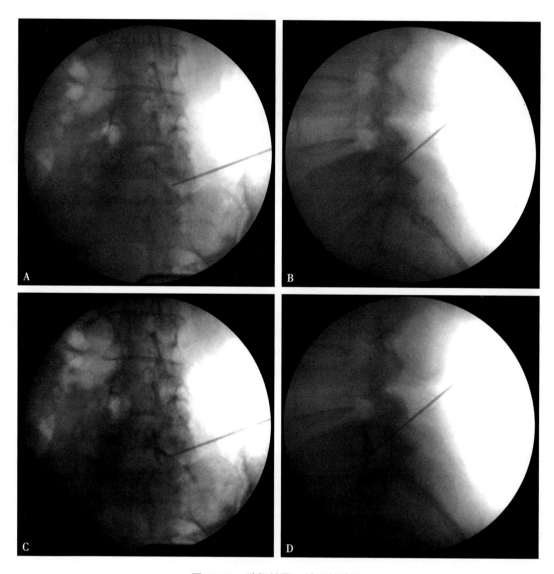

图 17-85 选择性腰 5 神经根造影
A、B. 穿刺成功正侧位片；C、D. 造影后正侧位片

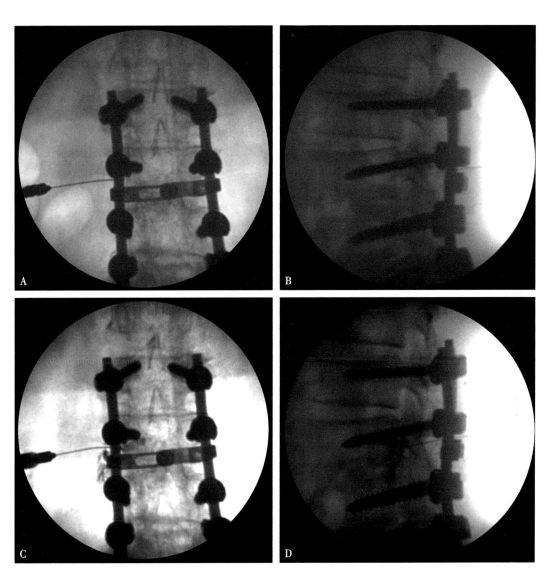

图 17-86 选择性 L₃ 神经根造影

A、B. 穿刺成功正侧位片；C、D. 造影后正侧位片

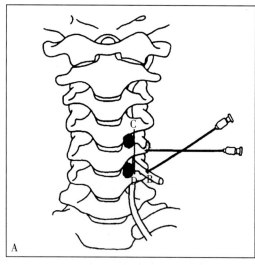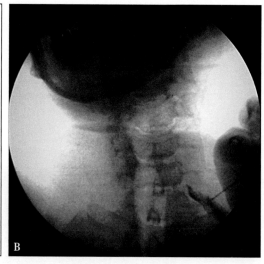

图 17-87 颈椎 C_6 神经根选择性穿刺造影

A. 穿刺示意图；B. C_6 神经根造影图

说明：由于颈椎 C_1 和 C_2 解剖特殊，本操作步骤仅适合 C_{3-7} 神经受压引起的神经根性疼痛的定位诊断和神经阻滞治疗。

三、注意事项

1. 注入动脉 颈椎神经根穿刺靠近椎动脉，可因穿刺靠内或者过深，误入椎动脉。操作时，应避免靠内或过深，可在侧位片上控制深度，注射药物前，应注意回抽，确保没有进入血管。

2. 注入静脉 颈椎或者腰椎神经根周围都有丰富的静脉丛，比较容易误注入静脉，注射药物前，注意回抽，确保没有进入静脉，再进行造影或注药。

3. 注入蛛网膜下腔 在颈椎蛛网膜沿神经根从椎间孔向外突出，如穿刺该处，可注入蛛网膜下腔，误将大量局麻药注入，则可引起呼吸停止等严重并发症；腰椎部位注入蛛网膜，则可引起腰麻，药量大则可引起全脊髓麻醉。

4. 注入硬膜外腔 有时造影剂量过多或者穿刺过内时，造影剂可流入硬膜外腔，引起硬膜外阻滞效果。此时，如果目的为诊断性试验，则难以达到诊断目的。

（戎利民　张良明）

参考文献

［1］刘尚礼，黄东生，李春海，等. 人工椎间盘置换术治疗腰椎间盘突出症. 广州医药，1998，29（4）：1-3.

［2］黄东生，郝松林，刘尚礼，等. 新型人工腰椎间盘的研制及其静态力学性能. 中山医科大学学报，1998，19（2）：124-127.

［3］黄东生，刘尚礼，朱青安，等. 尸体植入新型人工腰椎间盘腰椎节段生物力学测试. 中山医学大学学报，1999，20（4）：280-283.

［4］刘尚礼，黄东生，郑召民，等. 人工腰椎间盘置换术的临床应用. 中华骨科杂志，中华骨科杂志，2002，5（3）：451-454.

［5］郑召民，刘尚礼，邓方跃. 人工髓核置换术研究进展. 中国脊柱脊髓杂志，2003，13（7）：442-444.

［6］郑召民，邓方跃，刘尚礼，等. 人工髓核置换术治疗退变性腰椎间盘疾病初步报告. 广东医学，2004，25（4）：364-365.

［7］迟增德，刘尚礼，张美超，等. 人工椎间盘置换腰椎节段有限元模型的建立. 中国临床解剖学杂志，2005，23（3）：303-306.

［8］刘尚礼，黄东生，梁安靖，等. 人工腰椎间盘置换对维持腰椎活动度和椎间隙高度的作用. 中华医学杂志，2005，85（1）：41-44.

［9］徐义春，刘尚礼，张美超，等. 人工腰椎间盘植入后小关节应力分布的比较研究. 中国临床解剖学杂志，2005，23（4）：423-426.

［10］顾洪生，李振宇，刘尚礼，等. 人工椎间盘置换术后下腰椎椎管及神经根管改变的初步临床研究. 中国骨与关节损伤杂志，2006，21（4）：256-258.

［11］黄东生，梁安靖，叶伟，等. 人工腰椎间盘置换术后异位骨化的危险因素及其对策. 中华外科杂志，2006，44（4）：242-245.

［12］刘尚礼. 人工腰椎间盘置换术的治疗效果回顾和适应证探讨. 中国脊柱脊髓杂志，2006，16（4）：249.

[13] 黄卫国,刘尚礼,丁悦.等.人工髓核假体置换治疗腰椎间盘突出症 29 例:13 例随访术后 4 年假体移位发生率.中国组织工程研究与临床康复.2007,11(16):3039-3042.

[14] Buttner-Janz K,Schellnack K,Zipple H. Biomechanics of the SB-Charite lumbar intervertebral disc endoprosthesis. Int Orhtop,1989,13(3):173.

[15] Hedman TP,Kostuik JP,Fernie GR,et al. Design of an intervertebral disc prosthesis. Spine,1991,16(suppl):256.

[16] Deburge AJ. Modern trends in spinal surgery. J Bone Joint Surg,1992,74B:6.

[17] Krismer M,Haid C,Rabi W. The contribution of anul us fibers to torque resistance. Spine,1996,21(22):2551.

[18] Hochschuler SH. Artificial discs. Proceedings of the 68th AAOS Annual Meeting,San Francisco,2001:261-262.

[19] Diwan AD,Parvataneni HK,Khan SN,et al. Current concepts in intervertebral disc restoration. Orthop Clin North Am,2000,31(3):453-464.

[20] Zeegers WS,Bohnen LM,Laaper M,et al. Artificial disc replacement with the modular type SB Charite Ⅲ: 2-year results in 50 prospectively studied patients. Eur Spine J,1999,8(3):210-217.

[21] Lemaire JP,Skalli W,Lavaste F,et al. Intervertebral disc prosthesis,results and prospects for the year 2000. Clin Orthop,1997,(337):64-76.

[22] Loupasis GA,Stamos K,Katonis PG,et al. Seven-to 20-year outcome of lumbar discectomy. Spine,1999,24(22):2313-2317.

[23] Lehmannn TR,Spratt KF,Tozzi JE,et al. Long-term follow-up of lower lumbar fusion patients. Spine,1987,12(2):97-104.

[24] Bao QB,Yuan HA. Prosthetic disc replacement: the future. Clin Orthop,2002,394(1):139-145.

[25] Diwan AD,Parvataneni HK,Khan SN,et al. Current concepts in intervertebral disk restoration. Orthop Clin North Am,2000,31(3):453-464.

[26] McAfee PC,Fedder IL,Saiedy S,et al. SB Charite disc replacement,report of 60 prospective randomized cases in a U.S center. J Spinal Disord Tech,2003,16(4):424-433.

[27] Buttner-Janz K,Hahn S,Schikora K. et al. Basic principles of successful implantation of the SB Charite model link intervertebral disk endoprosthesis. Orhtopade,2002,31(5):441-453.

[28] Ahlgren EW,Stephen CR,Lloyd EA,et al. Diagnosis of pain with a graduated spinal block technique. JAMA,1966,195(10):813-816.

[29] Macnab I. Negative disc exploration. An analysis of the causes of nerve-root involvement in sixty-eight patients. J Bone Joint Surg Am,1971,53(5):891-903.

[30] Krempen JF,Smith BS. Nerve-root injection: a method for evaluating the etiology of sciatica. J Bone Joint Surg Am,1974,56(7):1435-1444.

[31] Tajima T,Furukawa K,Kuramochi E. Selective lumbosacral radiculography and block. Spine,1980,5(1):68-77.

[32] 唐译秀武,丛寿耆.颈神经根阻滞.疼痛,1999,7(4):169-172.

第十八章　脊柱退变性疾病

第一节　颈椎病

一、概述

颈椎病属于脊柱退变性椎间盘疾病（degeneration disc disease，DDD）范畴，椎间盘退变不一定会引起症状，但伴随的椎间盘突出、钩椎关节改变等可能引起椎管及神经根压迫及刺激，继而表现出相关的症状及体征。脊柱的退变从一定程度上说也是属于机体正常老化的生理过程，因此颈椎病的发病率也很高，95% 的 65 岁以上老年人伴有不同程度的颈椎病表现，正常成年人每年有 20%~50% 的概率发生颈痛，而颈痛的发生往往与颈椎退变相关。颈椎病的发病率男性略高于女性，目前确认的相关的危险因素包括吸烟、轴向负重、长时间驾驶等。

（一）颈椎病的概念

颈椎病为常见病、多发病。颈椎间盘组织退行性改变及其继发病理改变累及其周围组织结构（神经根、脊髓、椎动脉、交感神经等），出现相应的临床表现，称为颈椎病（cervical spondylosis）。这个定义解释了无论是何种类型的颈椎病，其主要的病理学基础为颈椎间盘的退行性改变。

（二）发病机制

颈椎退行性改变是颈椎病发病的主要原因，其中椎间盘的退变尤为重要，是颈椎诸结构退变的首发因素，并由此演变出一系列颈椎病的病理解剖及病理生理改变。

当椎间盘开始出现变性后，由于形态的改变而失去正常的功能，进而影响或破坏了颈椎运动节段生物力学平衡，产生各相关结构的一系列变化。因此，颈椎间盘的退行性变为颈椎病发生与发展的主要因素。这一过程对颈椎病的发生与发病至关重要，也是其从颈椎间盘病变进入到骨源性颈椎病的病理解剖学基础。在颈椎病的早期阶段，由于椎间盘的变性，不仅使失水与硬化的髓核逐渐向椎节的后方或前方位移，最后突向韧带下方，以致在使局部压力增高的同时引起韧带连同骨膜与椎体周边骨皮质间的分离；而且椎间盘变性的本身尚可造成椎体间关节的松动和异常活动，从而更加使韧带与骨膜的撕裂加剧以至加速了韧带 - 椎间盘间隙的形成；成纤维细胞即开始活跃，渐而以肉芽组织机化、骨化和钙盐沉积，最后形成突向椎管或突向椎体前缘的骨赘。

颈椎的退变并不局限于椎间盘以及相邻近的椎体边缘和钩椎关节，尚应包括：①小关节：多在椎间盘变性后造成椎体间关节失稳和异常活动后出现变性；②黄韧带：多在前两者退变基础上开始退变。其早期表现为韧带松弛，渐而增生、肥厚，并向椎管内突入，后期则可能出现钙化或骨化；③前纵韧带与后纵韧带：其退行性变主要表现为韧带本身的纤维增生与硬化，后期则形成钙化或骨化，并与病变椎节相一致。由于前述诸多原因，首先引起椎管内容积缩小，其中以髓核后突、后纵韧带及黄韧带内陷、钩椎关节和小关节松动及增生为主，这些后天继发性因素在引起椎管内容积缩小的同时，也使椎管矢状径减少，从而构成脊髓及脊神经根受刺激或受压的直接原因之一。此时如再有其他局限性致病因素，例如髓核脱出、椎节的外伤性位移、骨刺形成及其他占位性因素，均可引起或加重神经受累症状。

（三）临床分型

颈椎病的临床症状较为复杂。主要有颈背疼痛、上肢无力、手指发麻、下肢乏力、行走困难、头晕、恶心、呕吐，甚至视物模糊、心动过速及吞咽困难等。颈椎病的临床症状与病变部位、组织受累程度及个体差异有一定关系。

1. 神经根型颈椎病

（1）具有较典型的根性症状（麻木、疼痛），且范围与颈脊神经所支配的区域相一致，相应神经根引起的节段症状见表18-1；

表 18-1 颈椎病相应节段神经根压迫的症状及体征

节段	神经根	感觉异常	运动异常	反射异常
C_{4-5}	C5	上臂外侧及肘	三角肌，肱二头肌	肱二头肌反射
C_{5-6}	C6	前臂外侧，拇指，示指	肱二头肌，桡侧腕伸肌	肱二头肌反射，桡骨膜反射
C_{6-7}	C7	中指或无名指	肱三头肌，桡侧腕曲肌，指伸肌	肱三头肌反射
$C_7 \sim T_1$	C8	无名指，小拇指，手掌外缘	指屈肌，桡侧腕肌，骨间肌	无

（2）压头试验或臂丛牵拉试验阳性；

（3）影像学所见与临床表现相符合；

（4）局部注射痛点无显效；

（5）除外颈椎外病变如胸廓出口综合征、腕管综合征、肘管综合征、肩周炎等所致以上肢疼痛为主的疾患。

2. 脊髓型颈椎病

（1）临床上出现颈脊髓损害的表现。患者自觉手麻无力，双脚有踩棉花感，手脚不灵活，特别是手指不灵活。临床体征出现有：①四肢肌张力上升；②肱二头肌和肱三头肌腱反射亢进；③ Hoffmann 等病理反射出现；④手小指逸脱征等。

（2）X 线片上显示椎体后缘骨质增生、椎管狭窄。MRI 影像学证实存在脊髓压迫、脊髓信号改变。

（3）鉴别诊断要除外肌萎缩性侧索硬化症、脊髓肿瘤、脊髓损伤、多发性末梢神经炎等。

3. 椎动脉型颈椎病 这一类型尚有争议，但是国内学者多数认为分出这一类型具有临床意义。主要表现为：

（1）患者常有体验到其颈部转到某一位置，即发生眩晕，甚至曾有猝倒发作。

（2）旋颈试验阳性。

（3）X 线片显示节段性不稳定或枢椎关节骨质增生。

（4）多伴有交感神经症状。

（5）除外脑动脉阻塞，高血压，眼源性以及耳源性眩晕。

（6）除外椎动脉 I 段（进入 C_6 横突孔以前的椎动脉段）和椎动脉 III 段（出颈椎进入颅内以前的椎动脉段）受压所引起的基底动脉供血不全。

（7）手术前最好椎动脉造影或数字减影椎动脉造影（DSA）。

4. 交感神经型颈椎病 这一类型也存在争议，特别需要和神经衰弱鉴别。临床表现为头晕、眼花、耳鸣、手麻、心动过速、心前区疼痛等一系列交感神经症状。X 线片颈椎有失稳或退变。椎动脉造影阴性。

（四）颈椎病的常见体征

1. 前屈旋颈试验 令患者颈部前屈，嘱其向左右旋转活动。如颈椎处出现疼痛，表明颈椎小关节有退行性变。

2. 椎间孔挤压试验（压顶试验） 令患者头偏向患侧，检查者左手掌放于患者头顶部，右手握拳轻叩左手背，若出现肢体放射性痛或麻木，表示力量向下传递到椎间孔变小，有根性损害；对根性疼痛厉害者，检查者用双手重叠放于头顶，向下加压，即可诱发或加剧症状。当患者头部处于中立位或后伸位时出现加压试验阳性称之为 Jackson 压头试验阳性。

3. 臂丛牵拉试验 患者低头，检查者一手扶患者头颈部，另一手握患肢腕部，做相反方向推拉，看患者是否感到放射痛或麻木，这称为 Eaten 试验。如牵拉同时再迫使患肢做内旋动作，则称为 Eaten 加强试验。

4. 上肢后伸试验 检查者一手置于健侧肩部起固定作用，另一手握于患侧腕部，并使其逐渐向后、外呈伸展状，以增加对颈神经根牵拉，若患肢出现放射痛，表明颈神经根或臂丛有受压或损伤。

5. Hoffmann 征 患者手指自然低垂，检查者把中指过伸,弹拨中指。正常者其余四指没有反应;不正常者其余四指会有过伸活动,此为Hoffmann 阳性,提示锥体系损害。

6. 手小指逸脱征　双手掌五指并拢,阳性者其小指不能合拢,提示脊髓损害。

(五)影像学

1. X 线检查

(1)正位:观察有无寰枢关节脱位、齿状突骨折或缺失;C_7 横突有无过长,有无颈肋;钩椎关节及椎间隙有无增宽或变窄。

(2)侧位:①曲度的改变:颈椎发直、生理前突消失或反弯曲;②异常活动度:在颈椎过伸过屈侧位X 线片中,可以见到椎间盘的弹性有改变;③骨赘:椎体前后接近椎间盘的部位均可产生骨赘及韧带钙化;④椎间隙变窄:椎间盘可以因为髓核突出,椎间盘含水量减少发生纤维变性而变薄,表现在X 线片上为椎间隙变窄;⑤半脱位及椎间孔变小:椎间盘变性以后,椎体间的稳定性低下,椎体往往发生半脱位,或者称之为滑椎;⑥项韧带钙化:项韧带钙化是颈椎病的典型病变之一。

(3)斜位:摄脊椎左右斜位片,主要用来观察椎间孔的大小以及钩椎关节骨质增生的情况。

CT 检查:CT 已用于诊断后纵韧带骨化、椎管狭窄、脊髓肿瘤等所致的椎管扩大或骨质破坏。

2. MRI 检查　可以清晰地见到椎间盘病变的各种阶段;分辨出椎间盘脱水变性、膨出、突出和脱出;看到后纵韧带有无钙化,脊髓讯号有无改变,黄韧带有无增厚;硬膜鞘内外的软组织和蛛网膜下腔有无变化。还可以鉴别神经纤维瘤、脊髓或延髓的空洞症等。对于颈椎病的诊断及鉴别诊断具有重要的价值。

(六)诊断

典型的颈椎病患者,根据病史、临床表现及X线表现即可做出初步诊断,结合 CT、MRI 等检查能够准确地做出病变间隙、神经受压情况及主要引起症状部位的诊断。

(七)鉴别诊断

1. 神经根型颈椎病需与下列疾病鉴别　颈肋和前斜角肌综合征、椎管内髓外硬脊膜下肿瘤、椎间孔及其外周的神经纤维瘤、肺尖附近的肿瘤均可引起上肢疼痛、神经痛性肌萎缩、心绞痛、风湿性多肌痛。

2. 脊髓型颈椎病应与下列疾病鉴别　肌萎缩性侧索硬化、多发性硬化、椎管内肿瘤、脊髓空洞。

3. 椎动脉型颈椎病应与下列疾病鉴别　需与其他原因引起的椎基底动脉供血不足鉴别,如椎动脉粥样硬化和发育异常等。椎动脉造影是最可靠的鉴别方法。

4. 交感神经型颈椎病应与下列疾病鉴别　冠状动脉供血不足、神经官能症、更年期综合征、其他原因所致的眩晕。

5. 食管压迫型颈椎病　不常见,应与下列疾病鉴别:食管炎、食管癌引起的吞咽困难。

6. 颈型颈椎病　实际上就是慢性颈部软组织损伤,影像学上没有发现骨性异常。多数因为长期低头工作,头经常处于前屈的姿势,使颈椎间盘前方受压,髓核后移,刺激纤维环及后纵韧带,从而产生不适症状。

二、手术适应证

(一)经皮穿刺激光治疗颈椎病

颈椎病手术的适应证是:颈椎病诊断明确,神经根压迫症状严重,保守治疗后症状无明显好转。颈椎病传统治疗方法,可以直接显露并切除颈椎间盘,直到后纵韧带,减压彻底。但是传统手术创伤大,对正常结构破坏明显,影响颈椎稳定性。根据经皮激光椎间盘减压术(PLDD)的治疗原理,对于含水量丰富的髓核组织,PLDD 的减压效果要好。年轻颈椎病患者颈椎间盘含水量要大,外层纤维环完整,因此适合颈椎 PLDD 术。PLDD 除了髓核,对其他的组织几乎没有干扰,不破坏正常的解剖结构,不会影响颈椎稳定性,因此受到医生及患者的青睐。但是,对于突出时间较长、颈椎后纵韧带钙化的患者,PLDD 是不适合的。因此,对于各种类型的颈椎间盘钙化或者颈椎后纵韧带钙化患者,此时应放弃颈椎 PLDD 术,转为传统手术能够达到满意的效果。微创手术术后效果不理想,可转为传统手术,或者微创手术与传统手术相结合。

经皮激光椎间盘减压术的患者选择必须根据临床症状、体征及影像学检查资料的综合分析。适应证与禁忌证的把握是手术疗效好坏的前提之一,从国内外资料看,各家指征的选择及松紧度的把握不尽相同。如果手术指征把握得过严,会有很大一部分患者因条件所限,不能及时手术,以致病情进一步发展,造成神经功能的不可逆性损害。如果适应证过松,很可能出现术后疗效差,甚至无效,并有可能会延误治疗时机。因此,如何选取手术病例,仍须进一步的探讨与实践。

（1）适应证：①结合症状体征及影像学检查颈椎病诊断明确；②具有与影像学一致的定位体征；③保守治疗无效、患者积极要求 PLDD 手术而无禁忌证者。

（2）禁忌证：①有手术史或药物溶核术史者；②合并出血性疾病或椎管内肿瘤者；③合并椎体滑脱者；④心肺等重要脏器功能不全者；⑤有严重心理障碍者。

（二）脊柱内镜治疗颈椎病

根据病变的来源，可实施前路或后路手术治疗各种类型的颈椎病。经由前路或后路的椎间孔切开术可用于单根神经根受压导致的神经根型颈椎病，而前路椎间盘切除或椎体次全切以及后路椎板切除或成形手术可以减除脊髓的压迫。为了在获得同样疗效的同时，尽可能减少周围组织的损伤，各种改良的入路和微创术式应运而生，内镜下手术即是一种代表性的微创术式。较之传统手术，这一技术需要更长的学习和训练，在一定程度上限制了其在脊柱外科医师中的推广。但是内镜下手术可以显著减少医源性肌肉损伤和减少患者术后疼痛，加速患者的康复，给患者带来益处，这又激励着脊柱外科医师们积年累月地临床实践，并不断对手术器械加以改进，从而促进了颈椎病的内镜治疗的不断发展，术式和适应证也不断地丰富起来。

在颈椎病的内镜下手术与传统手术一样，根据不同的入路，可分为颈椎前路手术和后路手术。Jho 于 1996 年提出颈前路椎间孔切开术这一治疗颈椎间盘突出症的微创术式。最早在内镜辅助下完成颈椎体切除减压并植骨固定的手术案例则是由 Kessel 等 1997 年报道的。1999 年，Fontanella 应用内镜辅助显微手术器械施行椎间盘摘除术治疗了 171 例患者，大部分应用了颈前入路。内镜下椎间孔切开减压术可经由病变椎间盘水平的钩椎关节、钩突基底部，甚至尾侧椎体上部钻孔，可以直达椎间孔，直接减压神经根，并有助于保留椎间盘结构，降低椎间隙塌陷的风险（图 18-1）。Jho 等因此将这种保留椎间盘的颈前路手术称为"功能性颈椎间盘手术"。国内卞传华等最早报道内镜下颈前路手术治疗脊髓型颈椎病 1 例，随后在 2004~2005 年国内相继有多篇颈前路内镜下手术的报道，涉及神经根型、脊髓型等多种类型颈椎病及创伤性颈椎间盘突出症的治疗，手术方式包括颈前路椎间盘切除、椎体次全切除减压，均施行植

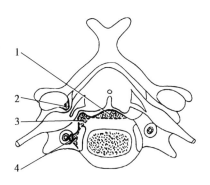

图 18-1 颈椎病骨刺（赘）分布
1. 椎体后缘骨嵴　2. 关节突骨刺　3. 椎体后外侧骨刺
4. 钩椎关节骨刺

骨融合术，取得良好的疗效。目前的手术器械可以帮助脊柱外科医师全程在内镜下完成椎间孔切开减压、椎间盘切除减压及椎体次全切除减压，并在后者的基础上实施相应的融合术。

后路手术中应用较为广泛的是内镜下椎间孔成形术，这一手术方式适用于对椎间孔的减压，对于椎间盘旁侧突出的病例，椎间孔切开即可达到间接减压的目的。Roh 等在尸体标本上研究了纤维内镜下颈椎椎间孔减压、椎间盘切除的可行性，发现关节突、椎板切除范围及神经根游离长度等均能达到或优于开放手术。国内陈开林等进行了类似的解剖学研究，并提出手术切口的改良。Fontanella 于 1999 年报道了应用内镜对 23 个突出的颈椎间盘施行了颈后路手术。此后有更多应用内镜下颈后路椎间孔减压、椎间盘摘除治疗颈椎间盘突出症的病例组的报道，均取得良好的效果，且具有手术创伤小、恢复快、安全有效的特点，被广泛接受。有学者通过改良入路在内镜下实施颈椎后路中央椎管减压手术，在减压的基础上配合侧块螺钉技术则可以完成颈椎后路融合（图 18-2）。

1. **内镜下颈后路手术**（图 18-3）　内镜下颈后路椎间孔切开减压术是应用较多的术式，其适应证主要是经保守治疗无效的神经根型颈椎病，包括旁侧型椎间盘突出、椎间孔狭窄，对于伴有严重运动障碍者应当慎重选择。对一些继发于前路椎间盘摘除或融合的持续性神经根刺激症状患者，内镜下颈后路椎间孔切开减压术无疑是很好的选择。

确定正确的责任神经根对手术获得良好的疗效具有决定性的影响。需要注意的是，影像学检查并不能单独作为定位的依据，患者发生感觉障碍的皮节或运动障碍的范围可以帮助责任神经根

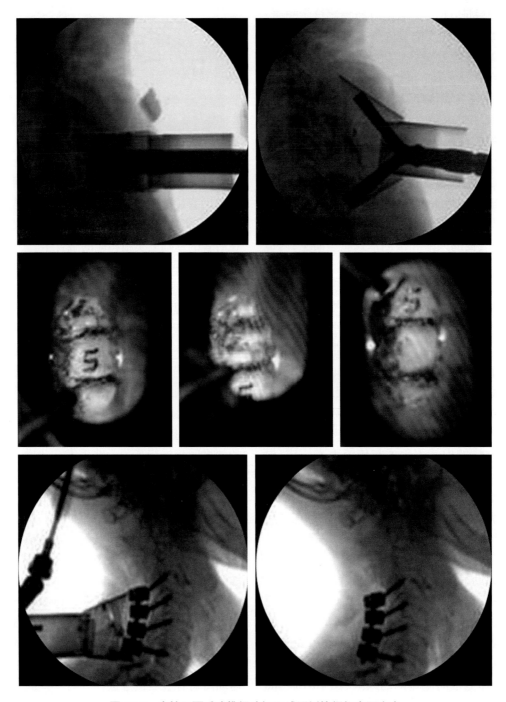

图 18-2　内镜下颈后路椎间孔切开减压侧块螺钉内固定术

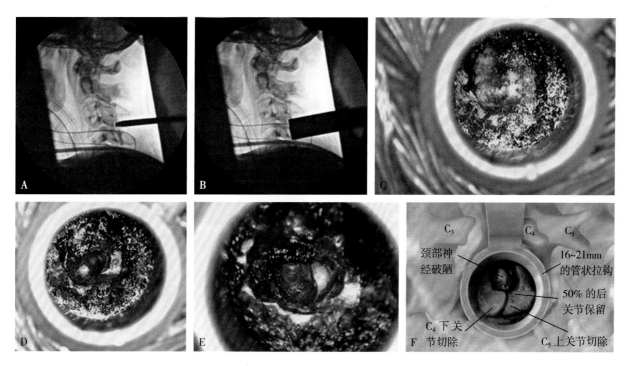

图 18-3　微创后入路颈椎间孔减压术手术技巧

A. 定位后在透视下准确安放联接环；B. 连接套筒；C. 切除近端下关节突的内侧 1/3，暴露远端椎体的上关节突；D. 切除暴露的上关节突内侧部分，将上关节突削薄；E. 解除神经根的压迫；F. 以 C_5 为例，手术完成后效果示意图

的定位。对于难以定位者，手术前需要进行选择性神经根阻滞。单侧单根神经根病变是此类手术的最佳适应证；如患者的症状或神经根阻滞的结果提示相邻节段多根神经根受压且与影像学资料相符时，可考虑多节段神经根减压。

椎间孔切开减压术的减压区域在椎管外，因此不能有效地对椎管进行减压，因此伴有中央椎管狭窄以及脊髓受压症状的患者，不适合应用此类手术治疗。

对于脊髓型颈椎病，伴或不伴有神经根病（脊髓神经根混合型颈椎病）的患者，有学者在内镜下行颈后路椎管减压术。相对于传统椎板减压术，内镜下手术更多地保留了中线张力带结构及对侧的关节突关节，使得继发后凸畸形的风险降低。该类手术尤其适合黄韧带增生褶皱导致单个或多个节段椎管狭窄、脊髓受压的患者，但适应证需要严格掌握，患者的颈椎前凸必须存在，并且不存在颈椎不稳或滑移。在 Dahdaleh 等的报道中，仅 4%（10/248）的脊髓型颈椎病患者能够选用此类术式；而其禁忌证同传统开放颈后路椎板减压术类似，不适合单独用于治疗颈椎后凸畸形患者。

2. 内镜下颈椎前路手术　内镜下颈椎前路手术包含了多种术式，包括颈椎间盘切除、椎间孔切开以及椎体次全切除减压，在减压基础上可辅以融合术。这类手术适应证主要包括：

（1）相邻两个间隙以内的颈椎间盘突出症；

（2）相邻两个间隙以内的椎间盘病变为主要致病因素的脊髓型颈椎病、神经根型颈椎病及交感型颈椎病；

（3）创伤性颈椎半脱位或全脱位经闭合复位后需行颈椎稳定性重建者；

手术的适用范围以 C_{3-6} 为宜，C_{6-7} 亦可。$C_7\sim T_1$ 椎间盘病变的前路手术一般很难在内镜下完成，对于身材瘦长、颈椎亦较长的患者，如术前 X 线摄片见 T_1 椎体完全不被胸廓遮挡，可以尝试内镜下颈椎前路手术。

不适宜传统颈前路手术的病例同样不适于进行内镜下颈椎前路手术。多数学者认为病程较长、脊髓受压严重、伴有广泛神经损害累及四肢的患者不宜选用内镜下颈前路手术治疗。此外，受限于目前应用的器械，椎间隙严重狭窄或骨赘增生明显、骨桥形成的患者是无法用内镜系统完成颈椎间盘减压手术的；同时，内镜下手术也很难对多节段椎间盘病变、多节段后纵韧带骨化症、发育性椎管狭窄等各种原因导致的颈椎管狭窄症患者完成充分的减压和固定。出于对瘢痕粘连、手术视野难以清晰暴露、周围组织器官损伤风险增加的担心,颈椎前路翻修术也被认为是内镜下颈前路手术的一类相对禁忌证,不过也有学者报道了应用内镜技术完成颈前路螺钉松动翻修术的个案报道。

（三）经皮穿刺技术治疗颈椎病

在颈椎病中也存在相当部分的患者临床表现以头痛及头晕为主,称为颈性眩晕(cervicogenic headache)。目前关于颈性眩晕的病因尚不完全清楚,可能与椎动脉压迫有关(即椎动脉型颈椎病)。然而椎动脉并非造成颈性眩晕的唯一因素,例如,研究发现术中针刺颈椎间盘会引起颈痛及肩痛,解剖学的研究也发现颈椎间盘内存在类似腰椎的窦椎神经分布;部分眩晕伴颈椎管狭窄患者行ACDF术可以使眩晕得到缓解,提示椎间盘相关的神经可能导致眩晕的发生。颈性眩晕的诊断标准也是争论之一,笔者认为影像学伴有颈椎退变表现同时排除神经内科及耳鼻咽喉科相关疾病,例如心脑血管疾病、前庭功能异常等,可初步诊断为颈性眩晕。国际颈型眩晕研究组(the cervicogenic headache international study group,CHISG)拟定的诊断标准如下:①单侧头痛为主(偶尔也会出现双侧症状);②颈椎活动受限;③颈椎运动或长时间颈椎僵直诱发头痛;④同侧非根性的肩痛及上肢痛,偶尔伴有根性痛;⑤颈椎相应节段局部封闭有效;⑥偏头痛相关内科药物治疗无效;⑦迟发型头痛。

目前,常用的颈椎病经皮穿刺治疗技术有经皮颈椎间盘髓核成形术(经皮射频消融,percutaneous cervical nucleoplasty,PCN)及经皮穿刺颈椎间盘切除术(percutaneous cervical discectomy,PCD)。PCN的相关手术操作方法及注意事项见第四章。PCD的手术原理主要采用直径约3~4mm的工作通道,前路到达颈椎间盘,采用髓核钳及负压吸引切除髓核,间接地使压迫的纤维环回纳,达到减压的目的(图18-4)。

PCN及PCD的手术操作均为前路的经皮穿刺治疗,无法达到椎间盘的完全切除及骨性压迫的解除,因此在适应证方面类似。目前,其适应证国内外认识尚无统一标准,但是大多数学者认为适用于保守治疗无效、影像学表现较轻、未达到ACDF等手术标准的、纤维环完整的包容型颈椎间盘突出。由于PCN的主要治疗机制为通过消融减少髓核体积,减轻椎间盘内压力,而PCD直接通过

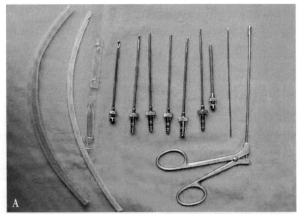
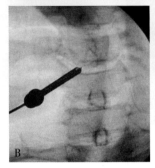
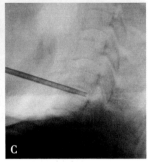

图 18-4
A. 李健等自行设计开发的 PCD 手术器械;B. 导丝导向下置入外套管;C. 置入负压抽吸的空心环锯抽吸椎间盘

切除髓核,在减压效果上也有所不同。因此根据笔者经验认为PCN的主要适应证是影像学表现较轻的、以颈性眩晕表现为主的颈椎病。而PCD对于包容性良好的神经根型颈椎病、影像学及症状较轻的脊髓型颈椎病均可取得良好的效果。

PCN及PCN手术禁忌包括严重的脊髓型颈椎病,伴有颈脊髓病的;纤维环结构不完整,伴脱出及游离的;伴有颈椎不稳的;骨性压迫为主的狭窄,例如黄韧带增生及后纵韧带骨化的;伴有肿瘤或感染的;其他全身系统性疾病无法耐受消融术的。

三、临床疗效

（一）经皮穿刺激光治疗颈椎病

西岛、市村用大和田评价标准,优:症状消失;良:症状减轻,无必要继续治疗;可:症状改善,但仍要继续治疗;不可:症状无改善。其结果优良率分别63%、67%。小板应用日本整形外科学会颈椎病治疗成绩判定基准(JOA Score),其优良率为79%,改善率为82.1%。小川应用Macnab标准进行评价,术后1周、1个月的优良率达到90%,术后

1 年的优良率为 88%。朱杰诚等应用 Williams 疗效评定标准进行评价,术后 3 个月优良率为 75%。

1. PLDD 治疗神经根型颈椎病疗效评价 任长乐等应用半导体激光对 26 例神经根型颈椎病患者进行 PLDD 治疗,术后利用 MacNab 法随访,平均随访时间 10 个月,优良率为 80.7%。陈虹等对 13 例神经根型颈椎病患者进行 PLDD 治疗,术后随访时间平均 6 个月,总体有效率为 76.9%。付爱军等对 15 例神经根型颈椎病患者进行 PLDD 治疗,术后随访时间 6~18 个月,参考 William 疗效评定标准,有效率达 93.3%。任龙喜等对 24 例神经根型颈椎病患者应用 Nd:YAG 激光进行手术,所有患者均获得 2 年以上的连续随访,应用 JOA 17 分法评价疗效,术后 1、3、6、12、24 个月时的优良率分别为 45.8%、50%、58.3%、70.8%、66.7%。

2. PLDD 治疗脊髓型颈椎病疗效评价 任龙喜等对 11 例脊髓型颈椎病患者行经皮激光椎间盘减压术(图 18-5~ 图 18-7),应用 JOA 17 分法进行 2 年以上的连续随访,术后 1、3、6、12、24 个月时的优良率分别为 31.3%、37.5%、37.5%、56%、54.5%。

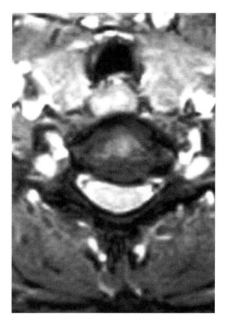

图 18-6 PLDD 术后 MRI 所示突出的颈椎间盘未回纳但症状消失

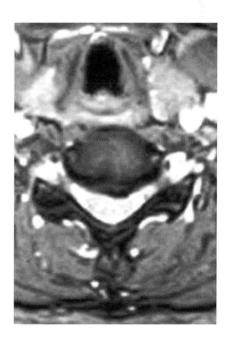

图 18-7 PLDD 术后 MRI 所示突出的颈椎间盘未回纳但症状消失

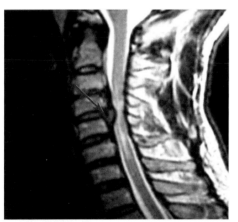

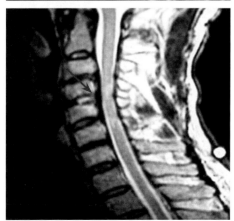

图 18-5 颈椎间盘突出 PLDD 术后 MRI 所示突出的椎间盘已回纳

PLDD 并发症比较少见。Casper 等报告的 100 例无 1 例并发症发生。Choy 总结了 750 个节段 PLDD 治疗结果,总并发症发生率不足 1%。任龙喜总结了应用 PLDD 治疗 180 余例颈腰椎患者,1 例颈椎病患者术后感觉面部干燥,无任何治疗,3 周后恢复正常,1 例腰椎管狭窄症患者,术后腰骶部疼痛,经抗炎止痛药物治疗 1 个月后疼痛消失。该疼痛可能与 $L_5\sim S_1$ 间隙多次穿刺相关。其他神经损伤等并发症未见发生。可见 PLDD 手术是相对安全的微创技术。PLDD 手术过程中可能出现的并发症及处理方法如下：

（1）椎间盘炎：病因不是十分明确，PLDD 为高温环境，感染的可能性机率非常小，目前大多数学者认为 PLDD 引起的椎间盘炎多为无菌性炎症常合并邻近椎体改变。预防措施包括手术中注意无菌操作，术后常规口服抗生素。一旦出现应绝对卧床休息，并给予大剂量抗生素，必要时应穿刺引流冲洗或外科手术取出坏死组织。

（2）神经热损伤：发生率极低，主要与光纤位置接近神经根有关。对神经激光热损伤重在预防，若怀疑神经热损伤，应给予皮质激素、$VitB_{12}$、高压氧对症治疗并加强功能锻炼。

（3）血管损伤：PLDD 引起血管损伤文献未见报道。激光作用于血管是否引起出血，与血流速度、血管大小、激光种类有关。YAG 激光对直径小于 $2.1\sim3mm$ 的静脉有凝固止血作用。此外，只要定位准确，一般也不会损伤周围组织器官。椎旁血管损伤引起的椎旁血肿多可自动吸收，大血管损伤后果凶险，应立即外科止血。

（4）终板损伤：主要原因是光纤位置太靠近终板软骨。在男性患者，$L_5\sim S_1$ 椎间盘穿刺中经常遇到这种情况。因 $L_5\sim S_1$ 椎间盘平面低，又有髂骨翼阻挡，穿刺针不能平行于椎间隙进入椎间盘，针尖较难达到椎间盘中央，往往抵 S_1 上终板。椎体终板损伤时可见穿刺针内有暗红色骨髓抽出。此时应立即停止激光灼烧，术后给予抗生素预防感染、止血药止血，多不会引起严重后果，患者也无特别不适。但有文献报道激光热损伤或光休克作用可引起椎体骨坏死的，因此 PLDD 术后对怀疑骨坏死的患者应行 MRI 检查，以监测和防止椎体骨坏死发生。

3. 展望 经皮激光椎间盘减压术这一新技术的设想最初由美国人 Choy 于 1984 年提出，在尸体标本及动物实验成功的基础上，Choy 与 Ascher 于 1986 年在奥地利的 Graz 大学首先在临床上应用 PLDD 治疗腰椎间盘突出症并获得成功，并于 1987 年在世界上首次报道了 PLDD 的实验研究及临床应用结果。此后，许多学者相继开展了该领域的研究，并相继报道了各自的临床应用结果。Hellinger 于 1990 年首次将 PLDD 技术用于颈神经根病的治疗。随后将该技术用于治疗颈椎间盘源

性疾患的报道逐渐增多。1997 年，日本人市村对激光在颈部的应用的安全性、有效性作了相应的基础研究，同时报告了 PLDD 治疗颈椎病的临床试验。目前的研究及临床应用结果表明，该项技术具有简单、方便、安全、并发症少及有效率高等优点，有可能取代化学溶核术和经皮椎间盘切除术，成为一种有发展应用前景的微创治疗颈椎间盘突出症的新技术。

（二）脊柱内镜治疗颈椎病

作为微创手术方式，无论颈前路手术还是颈后路手术，内镜下操作对减少组织损伤、减少术中出血、减少患者术后疼痛、加速康复的优势是显而易见的。内镜下颈后路手术不破坏颈椎中线张力带结构及非减压侧的关节突关节，继发性颈椎后凸畸形的风险显著降低。在手术中，内镜的放大作用和良好的照明，使手术视野更加清晰，熟练掌握后，专用的磨钻等操作工具能够帮助我们精准地到达手术区域。但不容忽视的是，对于脊柱外科医师而言，微创技术并不代表一切，准确的诊断以及根据病变具体情况选用合适的术式，才是保证良好手术效果最重要的保证。

1. 内镜下颈后路手术 诸多的临床实践均表明内镜下颈后路椎间孔切开术对神经根型颈椎病有良好疗效，超过 95% 的患者的症状可以获得显著缓解，并发症发生率仅 1%~3%。Ruetten 等对 87 例应用内镜下颈后路椎间孔切开术治疗的颈椎间盘突出症患者进行了 2 年的随访，87.4% 的患者上肢痛消失，9.2% 偶尔发生上肢痛，两年内有 3.4% 的患者复发，减压效果与传统开放手术类似，但手术创伤明显减小。此组数据与颈前路椎间盘切除融合术相比具有相近的疗效，但创伤程度、手术时间、恢复时间均少于传统手术。Kim 等在对一组 41 例分别应用开放（19 例）或内镜下（22 例）颈后路椎间孔切开 / 椎间盘切除术治疗的神经根型颈椎患者随机对照研究中发现，两种手术方式最终的手术疗效是一致的，而内镜下手术在皮肤切口、住院天数、止痛药物需求及术后 4 周内颈痛等方面更具优势，有助于增加患者的依从性。Winder 等进行了类似的研究，对比了颈后路开放椎间孔切开术（65 例）与内镜下椎间孔切开术（42 例）治疗神经根型颈椎病的疗效，发现两种手术方式的手术时间及并发症发生率类似，疗效相近，而内镜下手术术中出血和术后止痛药物应用更少，住院时间更短。硬膜 / 鞘膜损伤和脑脊液漏是最

常发生的并发症,此外,术后颈痛、继发性颈椎后凸畸形的风险仍然存在,但较传统手术方式大为减低。

内镜下颈后路椎管减压术是近年来逐步开展起来的手术方式,仅有为数不多报道。该类手术适应证较为有限,选择合适的患者实施手术是获得良好手术效果的重要保证。

2. 内镜下颈前路手术 内镜下颈前路减压融合术是传统颈前路融合术的微创化。Tan 等对36 例包括颈椎间盘突出症、脊髓型颈椎病、神经根型颈椎病和后纵韧带骨化症患者至少2 年术后随访的结果令人满意,仅出现1 例手术后切口血肿。Ruetten 等比较了内镜下颈前路经椎间盘减压术与颈前路椎间盘切除融合术的疗效,经过至少2 年的随访,两种手术方式的优良率均超过90%,两组间无显著差异。内镜下手术因其微创的特点,更少出现吞咽困难、切口血肿等并发症。颈前路经椎间盘减压术的翻修率与颈前路椎间盘切除融合术类似(7.4% vs. 6.8%),复发率为3.7%。在国内,内镜下颈前路手术同样取得了良好的疗效,王建等比较了内镜下与开放颈前路减压手术的疗效,平均16.5 个月的随访结果表明内镜下颈前路手术的短期临床效果不低于开放手术。内镜下颈椎前路手术的并发症与传统手术类似,包括血管、器官、食管、甲状腺、喉返/喉上神经、交感神经链、硬膜/鞘膜等损伤,以及术后出血、感染等,内植物相关并发症包括融合器沉降、移位,接骨板/螺钉松动、断裂等,术后同样存在假关节形成、椎间隙塌陷后凸畸形等可能;内镜下手术比较特殊的是因工作通道与颈前难以紧密贴合,存在食管自通道边缘进入术野而受到损伤的风险。目前,国内外仍缺少大样本的长期随访报道,手术的远期疗效有待进一步的观察。

内镜下颈前路椎间孔切开减压术的疗效在多数学者的报道中是满意的。较为大宗的病例报道如 Jho 等对应用颈前路椎间孔切开减压术治疗的104 例神经根型颈椎病患者进行了2 年的随访,99% 的患者取得了良好的疗效。这类术式有损伤椎动脉和交感神经链的风险,多数情况下需要暴露椎动脉或小心牵开颈长肌以保护交感链;经由椎体钻孔减压的入路避开了椎动脉和颈长肌,且不影响钩椎关节完整性,但手术具有更高的难度。有限元研究发现切除钩椎关节会增加颈椎旋转活动度;也有学者发现一组前路椎间孔减压患者数年后的翻修率高达30%,高于其他术式,因此质疑单独应用颈前路椎间孔减压术治疗神经根型颈椎病的长期疗效。据文献报道,微创颈前路椎间孔切开减压术并发症发生率为7%~22%,主要包括同节段椎间盘突出复发、Honer 综合征、喉返/喉上神经损伤、硬膜撕裂,以及更加少见的椎间盘炎及偏身轻瘫。

(三)经皮穿刺技术治疗颈椎病

目前,国内外对于 PCN 及 PCD 的临床疗效已有相关的报道。PCN 及 PCD 术后半年均可获得良好的临床症状改善及影像学突出的消失(图 18-8、图 18-9)。结合笔者的研究及国外其他学者的研究,PCN 及 PCD 的术后远期临床有效率均在 80% 左右。因此,PCD 及 PCN 的治疗效果也得到了广泛认可。例如,Ahn 报道了 17 例行 PCD 的颈性眩晕表现为主的神经根型颈椎病(纤维环结构良好)患者术前及术后 3 年的 MacNab 评分、VAS 评分及影像学结果,88.2% 的患者症状明显缓解,该作者的研究也发现 PCD 可能会引起椎间隙高度的丢失,但对手术效果无明显影响,也未发现有相关的不稳及自发性融合发生。Tzaan 随访 107 例行 PCD 手术、纤维环结构良好的颈椎病患者术后 2 年的症状评分及影像学结果,发现 50% 左右的患者明显缓解。Schubert 报道 90 例行 PCD 的颈椎病患者,术后 2 年的有效率也在 80% 以上。PCN 的手术效果也与 PCD 一致,各家的报道均在 80% 左右。总之,结合目前的相关研究及笔者的研究,在控制好手术适应证的前提下,PCN 及 PCD 均可以取得良好的手术效果,然而,不可忽视各家的研究均存在有 15% 左右的患者无明显症状改善,甚至少数患者出现症状加重及其他并发症而需要行开放减压术的。随着我们对颈椎病发病机制认识的加深,对微创手术技术的不断改进及对颈椎手术适应证的不断研究,经皮穿刺技术必将不断地趋于完善,以更高的安全性及更少的痛苦为广大颈椎病患者解除病痛。

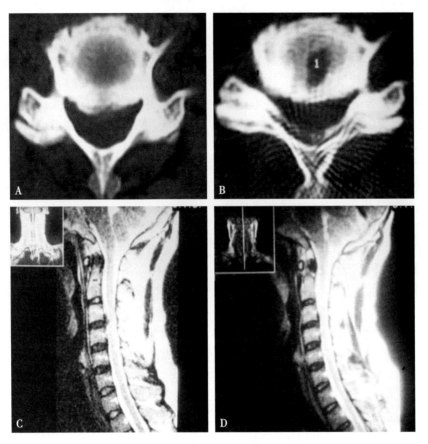

图 18-8　PCD 手术前后的影像学结果

A. 术前 CT 横截面示椎间盘突出；B. 术后 12 个月 CT 扫描示突出的髓核消失；C. 术前 MRI 矢状位示 C$_{3-4}$ 椎间盘突出；D. 术后 12 个月 MRI 扫描示突出消失

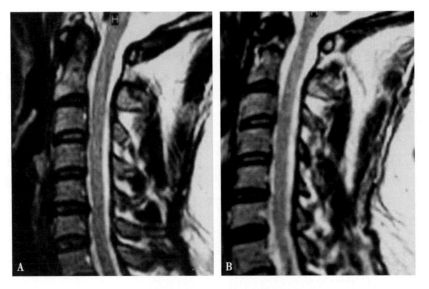

图 18-9　PCN 手术前后 MRI 检查结果

A. 术后 MRI 示 C$_{5-6}$ 椎间盘突出；B. 术后 6 个月 MRI 示椎间盘突出消失

（任龙喜　田纪伟　李健）

第二节 腰椎间盘突出症

一、概述

（一）概念

腰椎间盘突出症是指腰椎间盘发生退行性变以后，在外力作用下，纤维环部分或全部破裂，单独或连同髓核、软骨终板向外突出，刺激或压迫窦椎神经和神经根引起的以腰腿痛为主要症状的一种病变。

（二）发病机制

椎间盘突出是椎间盘退变系列改变的一个阶段，它被认为是继椎间盘内破裂之后的一个早期阶段，突出通过纤维环破裂发生。纤维环是很厚的椎间盘外层，正常时承受受压的髓核传递而来的张力。只有髓核 - 纤维环 - 终板复合体作为一个封闭的容量系统时力量才能传递。正常时，通过椎间隙的压力导致髓核内的压力增高，柔软的髓核变形变扁，推压纤维环，从而产生环形张应力，周围的纤维在张力下分散应力并包含纤维环。

纤维环破裂时，柔软的髓核组织在足够的压力下能够挤出。髓核必须具有足够的流动性或"动态性"才能允许突出发生。年轻个体的椎间盘具有含水量很高的髓核，更容易发生椎间盘突出。老年患者椎间盘干燥，不容易发生椎间盘突出。典型的突出的部分是纤维软骨碎片。在有些病例，纤维环碎片或终板软骨碎片可能伴随出现。在幼年患者，明显的椎间盘突出表现为于纤维环相连的椎体环形骨突的 Salter Ⅱ型骨折。

（三）症状

1. 腰痛 腰椎间盘突出症患者大多数有腰痛和腿痛的症状。一般认为椎间盘突出是腰椎退变连续过程的一个阶段，椎间盘源性腰痛诱发可能是一个因素。窦椎神经分支对后方纤维环的神经支配业已证实，它可能是退变的椎间盘传递伤害性刺激的途径。疼痛一般表现为钝痛、刺痛或放射痛。

2. 放射性腿痛 腿痛原因一般与下列因素有关：①神经根和硬膜囊直接受到突出的机械压迫和刺激；②腰椎间盘突出时神经组织血供障碍；③椎间盘突出时神经根局部炎症反应引起疼痛，可能与磷脂酶 A2、肿瘤坏死因子 α 和白介素 -1β 等关系密切；④免疫反应：正常髓核与体内免疫系统无直接相通。椎间盘突出时，髓核的某些成分进入体内成为抗原，引起抗体产生，在神经根局部引起抗原抗体反应。

3. 疼痛特点

（1）疼痛为根性放射痛：L_{4-5} 椎间盘突出压迫 L_5 神经根，疼痛沿臀部、大腿后方放射至小腿前外侧，足背和趾。$L_5\sim S_1$ 椎间盘突出压迫 S_1 神经根，疼痛放射至小腿后外侧、足跟、足底和足外侧。L_5、S_1 神经根受压可导致坐骨神经痛。L_{3-4} 椎间盘突出压迫 L_4 神经根，引起股神经疼痛，疼痛放射至大腿前外侧、膝前部和小腿前内侧。

（2）腹压和脑脊液压力增加的动作可使腰腿痛加重；疼痛于活动和劳累后加重，卧床休息减轻。

受累神经根支配肌肉的肌力下降，皮肤支配区的感觉异常。

（四）体征

患者可出现步态异常、腰部畸形及活动范围受限，腰椎畸形与椎间盘突出部位有关。根肩型突出，腰椎多向健侧侧弯，根腋型突出腰椎多向患侧侧弯。腰部可出现压痛点，压痛点位于相对应的棘突间旁侧，伴有根性放射痛。

1. 下肢神经功能障碍

（1）感觉异常：L_4 神经根受累可出现大腿前外侧、膝前部和小腿前内侧痛触觉减退；L_5 神经根受累可出现小腿前外侧、足背和趾痛触觉减退；S_1 神经根受累可出现小腿后外侧、足跟、足底和足外侧痛触觉减退；马尾神经受累可有会阴部感觉减退或消失。

（2）肌力下降：L_4 神经根受累可出现股四头肌萎缩和肌力下降；L_5 神经根受累可出现胫前肌、踇伸肌及第 2 趾伸肌肌力减弱；S_1 神经根受累可出现第 3、4、5 趾伸趾肌力减弱和足跖屈肌力减弱；马尾神经受累可出现肛门括约肌张力下降。

（3）反射异常：L_4 神经根受累可出现膝腱反射减弱或消失；L_5 神经根受累膝腱反射及踝反射无明显变化；S_1 神经根受累可出现踝放射减弱或消失；马尾神经受累可出现肛门反射减弱或消失。

（4）坐骨神经牵拉试验：$L_4\sim S_3$ 脊神经参与坐骨神经组成，当腿伸直并抬高时，神经根受到牵拉向下移动。椎间盘突出时，牵拉加重神经根的刺激和压迫，产生根性放射性疼痛。包括直腿抬高试验、直腿抬高加强试验、屈髋伸膝试验、健侧抬高试验等。

（5）股神经牵拉试验：髋膝关节伸直位被动抬腿过伸髋关节，牵拉股神经，出现股前部放射性痛为阳性。$L_{2\sim3}$、$L_{3\sim4}$ 椎间盘突出时多呈阳性。

2. 影像学检查

（1）X 线检查：一般需行腰椎正位及侧位检查，必要时可行腰椎双斜位及腰椎过伸过屈位检查。通过 X 线可了解腰椎生理曲度改变，有无侧弯，椎间隙有无狭窄，椎体前后缘有无骨赘增生、腰椎滑脱等情况出现。还可发现纤维环或突出物内的钙化影。

（2）CT 检查：可清楚显示椎间盘突出的部位、大小、形态和神经根、硬膜囊受压移位的形态，同时可显示椎板及黄韧带肥厚、小关节增生肥大、椎管及侧隐窝狭窄等情况。

（3）MRI 检查：可全面观察各椎间盘是否发生病变，也可在矢状面上了解髓核突出的程度和位置，明确硬膜囊受压的部位及程度。并鉴别是否存在椎管内其他占位性病变。骨皮质/钙化或骨化组织在 MRI 呈低信号，多显示不满意。

3. 造影检查

（1）脊髓造影及 CTM：目前常用水溶性碘造影剂（如碘海醇），属于低比重溶液，故充盈脊髓和神经根较完整。在椎间盘压迫神经根或硬膜囊时，能较清晰地显示受压部位。同时在左右斜位可对比神经根袖一侧充盈，另一侧不充盈。对于极外侧或外侧方向的椎间盘突出，不能压迫根袖和硬膜囊。脊髓造影易漏诊。

（2）椎间盘造影及 CTD：可以观察椎间盘的内部形态改变，可以诱发疼痛反应定位症状性病变。椎间盘造影需记录注射的阻力、注入造影剂的量、造影剂的分布格局和疼痛反应。

（五）诊断

典型的腰椎间盘突出症患者，根据患者病史、临床表现及 X 线表现即可做出初步诊断，结合 CT、MRI 等检查能够准确地做出病变间隙、突出方向、突出物大小、神经受压情况及主要引起症状部位的诊断。如仅有 CT 及 MRI 表现而无临床表现，不应诊断本病。

（六）鉴别诊断

引起腰腿痛的疾病很多，最常见的鉴别诊断是后关节撞击综合征。这一症候常引起剧烈的腰痛并放射到下肢。临床上可见到患者一个特征就是在床上翻身困难。其他如腰肌劳损、棘上韧带棘间韧带损伤、L_3 横突综合征、腰椎结核及肿瘤、骶髂部及髋部疾病、腰椎骨质疏松性骨折、神经根及马尾肿瘤、腰椎管狭窄症、梨状肌综合征、盆腔肿瘤、泌尿系结石等，都需要鉴别。

二、手术适应证

（一）经皮激光椎间盘减压术治疗腰椎间盘突出症

1984 年，Choy 博士首先提出了经皮激光椎间盘减压术（PLDD）的概念并进行了相关实验性研究。于 1987 年开始应用于腰椎间盘突出症患者的治疗，取得了满意的效果。以后 PLDD 逐渐被广泛应用，其适应证也逐渐在扩大。PLDD 治疗腰椎间盘突出症的机制主要为降低椎间盘内压力。Choy 等许多作者证实激光气化后椎间盘内压力明显下降。同时 PLDD 还具有降低椎间盘内炎症因子水平、改善神经根血流的作用。

PLDD 的治疗原理是基于椎间盘是一个封闭的液压系统的概念。该系统包括含水量丰富髓核组织和环绕在其周围的弹性纤维环。髓核含水量的增加可导致椎间盘内压力的骤然增加；同时椎间盘容量的减小可使椎间盘内压力骤然下降。Choy 等通过实验证实激光气化髓核组织后可使椎间盘内压力下降。PLDD 术后椎间盘压力的下降是由于激光使髓核内的水分气化导致，同时激光还导致髓核内蛋白质变性，降低了髓核组织的含水能力，从而导致椎间盘内压力下降。椎间盘内压力下降后，由于纤维环的弹性使突出的髓核组织回缩，从而减轻了突出的髓核对神经根的压力，达到了治疗的效果。

根据 PLDD 的治疗原理，对于含水量丰富的髓核组织，PLDD 的减压效果要好。年轻的腰椎间盘突出症患者，髓核组织的含水量要大，因此 PLDD 的治疗效果要好。同时，突出髓核组织的回缩需要纤维环连续性的存在，因此对于膨出、突出等包容性的椎间盘突出症患者效果好，而对于椎间盘脱出的患者治疗效果差。

虽然目前 PLDD 治疗腰椎间盘突出的适应证正在不断扩大，但通过 PLDD 的治疗原理来看，它是一种间接减压，不直接处理突出的髓核，因此其应用范围是受到限制的，是不能取代传统手术的。同时对于突出时间较长、突出的髓核组织钙化的患者，PLDD 是不适合的。而腰椎间盘突出症的传统治疗方法，可以直接显露腰椎间盘的突出部位，直接解除压迫。因此,对于各种类型的腰椎间盘突出,包括髓核脱出于椎管内的患者,传统手术能够达到满意的效果。

传统手术虽然能直视病灶,但其创伤大,对正常结构干扰大。而PLDD创伤小,对髓核以外的组织几乎没有干扰,不破坏正常的解剖结构,因此受到医生及患者的青睐。

经皮激光椎间盘减压术的患者选择必须根据临床症状、体征及影像学检查资料的综合分析。适应证与禁忌证的把握是手术疗效好坏的前提之一,从国内外资料看,各家指征的选择及松紧度的把握不尽相同。如果手术指征把握得过严,会有很大一部分患者因条件所限,不能及时手术,以致病情进一步发展,造成神经功能的不可逆性损害。如果适应证过松,很可能出现术后疗效差,甚至无效,并有可能会延误治疗时机。因此,如何选取手术病例,仍须进一步的探讨与实践。

PLDD治疗腰椎间盘突出症的适应证与禁忌证:

1. 适应证

(1)腰痛伴随下肢疼痛、麻木、间歇性跛行;

(2)有脊神经根受压的定位体征;

(3)临床表现与MRI等影像学的诊断相一致;

(4)经保守治疗2个月无效或反复发作。

2. 禁忌证

(1)椎间隙明显狭窄、脊柱严重退行性改变;

(2)骨性椎管狭窄、黄韧带肥厚、侧隐窝狭窄;

(3)椎间盘脱出游离者;

(4)椎间盘脱出压迫硬膜囊超过50%或填塞侧隐窝;

(5)有严重肌力下降、足下垂者;

(6)有手术或药物溶核术史者;

(7)合并出血性疾病或椎管和椎体肿瘤等病变者;

(8)合并椎体滑脱者;

(9)心肺等重要脏器功能不全者;

(10)有严重心理障碍者。

以上禁忌证中1~5项采用经皮激光气化术后疗效较差,属相对禁忌证。6~10项采用经皮激光气化术后不仅无效,有些还会延误治疗或引起其他不良后果,故有学者称之为绝对禁忌证。

(二)椎间盘镜治疗腰椎间盘突出症

内镜下腰椎间盘髓核摘除术(micro endosco-pic discetomy,MED)是一种经后路椎板间隙的腰椎内镜手术,其特点是在内镜辅助下通过一个直径1.8cm的工作通道完成突出髓核摘除的全部手术操作。1996年,美国的SOFAMOR DANEK公司推出了第1代的经椎板间隙入路的显微内镜腰椎间盘切除系统;1997年,Foley和Smith研制出经腰椎后正中入路的腰椎后路椎间盘镜手术系统(MED);1999年,美国SOFAMOR DANEK公司经过改进又推出了第2代MED设备,其视野放大率由第1代的1.5倍提高到6.4倍,临床应用效果更加满意,到目前为止仍然是临床应用的最为广泛的操作系统之一。2000年,国内最先由中山大学孙逸仙纪念医院报道第2代MED的临床应用。MED通常采正后方入路,只需对神经根症状侧椎旁骶棘肌进行有限扩张(并非常规手术中的切开剥离)、咬除少了上下椎板缘,不需要过多切除黄韧带(只需显露神经根袖与椎间盘突出部位即可),故可大限度地保留脊柱骨性与软性结构,使其术后腰痛,腰椎不稳等并发症发生率明显减少。随着MED微创手术器械的不断改进和手术技术成熟发展,MED已成为治疗腰椎间盘突出症的一种非常重要的手术方式,甚至在多数国外医疗中心已替代"开窗术"成为常规首选术式,综合大量文献报道其近期、远期疗效优良率超过90%,达到甚至超过常规手术疗效。

MED治疗腰椎间盘突出症的适应证与禁忌证:

1. 适应证 普遍认为MED手术适应证与传统开放腰椎间盘手术适应证相似,原来很多认为不适合甚至是手术禁忌的,通过术者手术熟练程度的增加、手术器械及手术技术的改进,也逐渐成为相对适应证或者适应证,适应证的选择经历了由窄至宽的变化过程。总体而言,除了中央型突出伴急性马尾综合征需要急诊开放手术减压、术前合并不稳需要固定融合之外,MED几乎能完成所有常规开放手术所能完成的操作。

(1)初期适应证:

1)单节段单纯侧方型腰椎间盘突出或脱出合并单侧神经根症状;

2)单节段单纯旁正中央型腰椎间盘突出或脱出合并单侧神经根症状。

(2)中期适应证:

1)单节段中央型腰椎间盘突出症合并单侧或双侧神经根性症状;

2）伴有局限性腰椎管狭窄和侧隐窝狭窄的腰椎间盘突出症；

3）伴有后纵韧带钙化或纤维软骨板骨化的腰椎间盘突出症；

4）巨大的腰椎间盘突出或脱出伴非急性马尾神经损伤综合征。

（3）后期适应证（包括相对适应证）：

1）多间隙腰椎间盘突出症伴单侧或双侧神经根症状者；

2）腰椎间盘突出合并多节段腰椎管狭窄症；

3）极外侧型腰椎间盘突出症；

4）复发性腰椎间盘突出症翻修术。

2. 禁忌证

（1）多节段 LDH 合并广泛严重的椎管狭窄；

（2）LDH 合并腰椎滑脱、椎弓峡部不连或骨折；

（3）中央型椎间盘突合并严重椎管狭窄；

（4）中央型椎间盘突出合并急性马尾综合征；

（5）影像学与临床不一致者。

由此可见，MED 手术适应证选择的逐渐扩大体现了对于这项微创手术技术认识的不断加深，手术医生应根据自身操作熟练程度、经验以及所具有的手术条件来选择合适的适应证。在学习曲线阶段应从简单到复杂，从单节段到双节段，即使是有经验者也应该对于一些不典型与困难病例充分评估 MED 可能带来的利与弊，对于应该行开放手术的病例不能为了单纯追求微创而勉强采用 MED 术式，否则只能适得其反，不熟练、不顺利的操作以及过长的操作时间带来的只能是更大的手术创伤，从而失去了 MED 真正的微创意义。

（三）经皮内镜治疗腰椎间盘突出症

近十几年来，在脊柱内镜上有 4 项重大的改革，第一个就是 Atony Yeung 研发的脊柱内镜系统 YESS，提供清晰的影像使手术能更清楚地进行，但 Atony Yeung 技术属于所谓的 inside out 技术（图 18-10），即到椎间盘里掏出游离的碎片，属于间接性地减压，不能直接处理突出的椎间盘，事实上它的成功率 <70%，大约在 2001—2002 年间徐少克医院已停用此类手术。

第二个是 2001 年英国 Martin Knight 的内镜椎孔成形术（图 18-11、图 18-12），这也是未来处理外侧狭窄的基本技术，可处理椎间孔间引起疼痛的病灶及诊断脊柱疼痛的来源（图 18-13）。

第三个是靶向椎间盘摘除术，由德国医师 Hoogland 研发，属于直接到目标病灶区域进行减压的手术方式（图 18-14）。由于这个直接标靶理念的改变，大大提升了手术的成功率及普遍性。同时由于这个理念的推广及应用，使得内镜用于

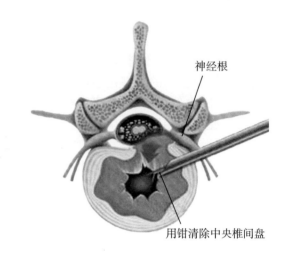

图 18-10 切除椎间盘的从内到外的技术

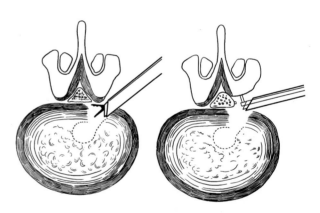

图 18-11 内镜椎孔成形术

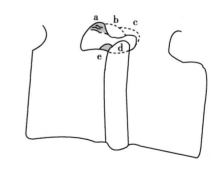

图 18-12 内镜椎孔成形术

A. 椎孔韧带 Foraminal ligament；B. 突出侧小关节 Impact facet；C. 椎弓根 pedicle；D. 椎间盘 disc（hardorsoft）；E. 增生小骨 Shoulder osteophyte；F. 松弛神经 lysis nerve；椎孔成形术就是要处理 A~F 之间的问题

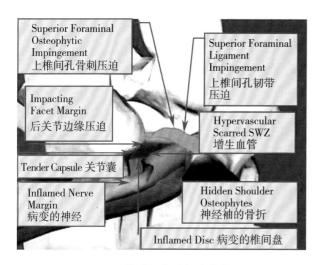

图 18-13 椎孔间能引起疼痛的原因

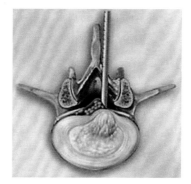

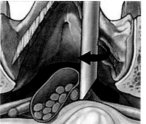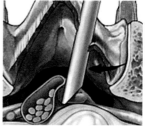

图 18-15 椎板间入路

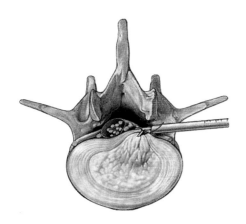

图 18-14 标靶性椎盘摘除术

治疗腰椎间盘突出成功率大大提升,其也是目前使用最普遍的脊柱微创手术方式。

第四个是 2004 年德国医师 Reutten 研发的椎板间入路(图 18-15)及侧位导入(图 18-16)两种技术。椎板间入路和我们传统手术的后位入路是一样的,它是由一个斜方的工作导管把神经根或神经管向中央移并推开的技术。椎板间入路通常适用于 $L_5 \sim S_1$,因为 $L_5 \sim S_1$ 有髂后上棘阻挡导管进入方向,所以由后方经椎板间入路有其独到优势。但行此种手术需考虑到突出的椎间盘是在腋下或肩部,先在影像学上(MRI)确认清楚。

椎间孔入路则涵盖范围非常广,它进入的侧位入口需于小关节的后方(图 18-16),这样才不会整个进入到腹部。因为它涵盖范围非常广,因此可处理几乎所有椎间盘突出,而徐少克大多也选用这样的技术。但是对于高位的椎间盘导入要特别注意,因为高位的椎间盘导入可能会伤到内脏,必须要更靠近后方中线。

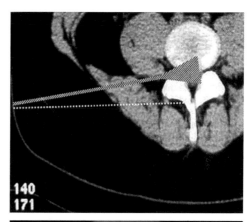

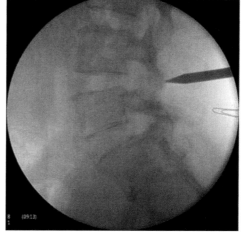

图 18-16 椎间孔入路,需从小关节后方导入

手术适应证　椎间孔镜的手术适应证可以分成三个时期。

近期	中期	远期
• 包含型椎盘凸出	• 椎孔成形术	• 脊柱细胞移植
• 非包含型椎盘凸出（破裂、游离、椎孔间、椎孔外）	• 椎管狭窄症	• 人工椎板植入手术
• 复发性椎盘凸出	• 脊柱融合	• 组织修复工程
• 感染性椎间盘		
• 盘源性疼痛		

第一个阶段为处理椎间盘的疾病，即所谓的目标性减压，整体满意度和传统手术一样大概可达到90%或95%以上，这是1999—2005年的发展。它的适应证是各种椎间盘疾病，包括包含性、破裂的、椎孔间、椎孔外还有复发性的、感染性的椎间盘及椎间盘源性的疼痛等。

第二个阶段用在骨和骨组织的减压，即所谓的椎孔狭窄，而并不适用于侧隐窝狭窄。满意度事实上只有70%，而目前徐少克也致力研发一些新的工具来进行这样的手术，最后可能由后方传统入路可以解决中央及侧隐窝狭窄型。

第三阶段合并了生物材料和干细胞来进行软骨移植手术、人工髓核，甚至做到组织修复工程和脊柱融合，这是目前和未来我们要做的工作。因此，它的适应证不只用在近期我们用来处理包含型、破裂型、椎孔间、椎孔外、复发性的椎间盘突出，用于感染性椎间盘及椎间盘源性疼痛也有很好的效果；中期我们用于椎孔成形术、椎孔间狭窄以及现在的新技术脊柱融合术；远期则希望透过这样的技术来进行椎间盘的修复、细胞移植等。

它的禁忌证目前已经越来越少，但若患者有严重的神经压迫、马尾综合征或是患者的精神状况无法配合在局部麻醉下进行手术及一部分椎间盘游离性的患者，因技术还不成熟，则上述这些就是手术的禁忌证。

三、临床疗效

（一）PLDD 治疗腰椎间盘突出症的疗效

目前，腰椎间盘突出症的微创治疗方法较多，主要有化学溶核术、经皮椎间盘切吸术、经皮激光椎间盘减压术、椎间盘髓核成形术等。由于椎间盘微创技术与传统手术的适应证不完全相同，且传统手术包括许多突出较重的患者。故传统手术与微创手术的疗效之间不具有可比性。现将不同微创技术之间的疗效简要如下。

化学溶核术（chemonucleolysis，CN）：1964年，Smith首先采用以木瓜凝乳蛋白酶（chymopapain）经后外侧穿刺注入腰椎间盘内治疗腰椎间盘突出症，开创了微创脊髓外科治疗腰椎间盘病变的先河。该技术的基本原理是利用蛋白酶的水解作用，将突出的髓核及纤维环中的胶原蛋白溶解，水分释放，最终萎缩，解除对神经根及硬膜囊的压迫而达到治疗目的。由于木瓜凝乳蛋白酶对椎间盘胶原的特异性较低，容易使其周围组织产生化学作用，产生一系列毒副作用，故一些学者对其存在争议。1969年，Sussman等鉴于退变的椎间盘和突出的椎间盘组织主要成分是胶原组织，以及木瓜酶的毒性反应，提出以胶原蛋白酶进行椎间盘溶解，并于1986年用胶原酶进行椎间盘组织体外分解试验。在动物实验成功的基础上，于1981年成功用于29例患者。随后以应用胶原酶为主的CN技术治疗LDH在临床得以广泛应用。胶原酶在溶解髓核与纤维环的同时不损伤邻近结构，不损伤细胞膜和神经细胞，不破坏其他蛋白质，能在生理酸碱度和正常温度下分解胶原纤维。手术方法有盘内注射、盘外注射和盘内、外联合注射等，最终均达到突出物回缩、解除神经压迫或突出物与受压神经"相容"而使症状消失。国内上海第二医科大学瑞金医院汤华丰等从1985年也开始腰椎间盘突出症的化学溶解疗法的工作，全国现已进行了上千例患者的治疗，据统计优良率在70%左右。

1975年，日本Hijilata等首次报道采用经皮穿刺腰椎间盘摘除术（percutaneous lumbar discectomy，PLD）治疗LDH，其治疗原理是通过减少髓核的容量使椎间盘内压力降低，从而减轻对神经根的压迫和刺激。通过经皮穿刺技术，在病变腰椎间盘内置入工作套管，用直径6mm的活检钳对椎间盘髓核组织进行机械切割、摘除，最初的成功率为70%。1983年，Kambin和Gellman发展了经后外侧途径的经皮腰椎间盘切除术并报道了100例手术，成功率为87%。但由于所用的器械直径较粗（5~8mm），神经和血管损伤的发生率较高，操作费时，对L_5~S_1的间盘切除更为困难。为了避免此缺点，1985年Onik设计了经皮椎间盘自动切吸系统（automatic percutaneous lumbar discectomy，APLD），使用更细的自动切吸器械（切吸探头直径2mm）将椎间盘组织切除、吸出，取代了手法钳夹髓核，使操作简便、省力、省时,大大降低了并发症的发生,经报道成功率为79%。

经皮激光椎间盘减压术(percutaneous laser disc decompression,PLDD)是在局麻下穿刺针经过皮肤刺入目的椎间盘,然后导入光导纤维,通过激光的气化作用将部分髓核组织气化,降低椎间盘内压力,达到缓解或解除神经根压迫的一种介入微创技术。自Choy和Ascher等于1986年首先在临床上应用PLDD治疗腰椎间盘突出症,并获得成功以来,PLDD技术因其损伤小、操作方便、术后恢复快、符合现代外科微创技术发展趋势等特点,赢得了患者和诸多骨科医师的青睐。Choy等应用Nd:YAG激光对333例患者(377个椎间盘)行PLDD术,术后应用MacNab标准进行评价,术后随访最长62个月,平均26个月,优良率达到78.4%。Knight等应用KTP激光行PLDD,术后应用Oswestry Disability标准进行评价,术后随访最长9年,平均5.33年,优良率达到73%。杨茂伟应用Nd:YAG激光对105例腰椎间盘突出症患者进行PLDD手术,术后应用MacNab评价标准随访12个月,总有效率为84%,其中年龄<40岁患者的有效率为93%,术前病程<2年患者的有效率为88%,椎间盘突出程度<6mm者的有效率为90%。

任龙喜对48例腰椎间盘突出症患者应用Nd:YAG激光行PLDD术治疗,术后连续随访24个月,应用JOA 29分法进行疗效评价,优良率达到77.50%。

髓核成形术(nucleoplasty)是一种控制性组织消融方法,故也称为射频消融髓核成形术。美国于2000年用于治疗腰椎间盘突出症和椎间盘源性下腰痛。它利用冷融切的低温(约40℃)气化技术,移除部分髓核组织,并利用加温(70℃)技术使髓核内的胶原纤维气化、收缩和固化,使椎间盘总体体积缩小,从而使椎间盘内压力降低并使椎间盘髓核组织重塑,以达到治疗目的。髓核成形术主要应用于间盘源性腰痛的治疗,Singh等报道髓核成形术治疗间盘源性腰痛的疗效约80%。Steven报道髓核成形术治疗腰椎间盘突出症的长期疗效并不明显。

(二)椎间盘镜治疗腰椎间盘突出症的疗效

1. MED的疗效及其与开放椎间盘摘除术的比较 目前已有较多的研究表明,与标准术式的开放椎间盘摘除术相比较,MED的临床疗效与之相当,都能获得满意的治疗效果。Wang等对151例行MED手术的患者进行了长达10年的回顾性分析,认为MED能获得满意的手术疗效,长期疗效要优于传统的椎间盘摘除术,根据MacNab标准,120例(79%)为优,20例(12.9%)为良,7例(4.6%)为一般,仅有5例(3.5%)为差,总体优良率为91.9%;仅有5例(3.5%)因突出复发而行再次手术,95.36%的患者的感觉及运动功能得到完全恢复,67%的患者可以再次从事原来的职业。Smith等系统性回顾了2007年以来的4个比较显微椎间盘髓核摘除术与MED的随机对照试验(RCT)的结果。该系统回顾对纳入文章进行定性分析后得出的结论是:在经验丰富的外科医生主刀下,MED在术后2年内的疗效与其相当。在这4篇纳入的RCT研究当中,Huang等的研究表明,术后VAS评分及MacNab评分MED与开放手术是相近的,但是MED组的手术刺激更小,体现在术后患者具有与开放手术相比更低的血浆C反应蛋白水平。Righesso等对40例入组患者进行的RCT研究表明,术后MED组及开放手术组的ODI评分、返回工作所需时间以及恢复正常活动所需的时间并没有统计学差异,而MED组的手术时间更长、住院时间更长但手术切口更短;有意思的是,研究同样发现在术后12小时,MED组的VAS评分要显著高于开放手术组。该作者总结道,MED与传统手术相比较,并无太多技术上的优势,但是可以加快恢复时间。Teli等进行了一项关于240例患者的大样本RCT研究,其结果提示,MED、开放椎间盘髓核摘除术及显微椎间盘髓核摘除术的术后VAS评分及ODI评分无明显差异,但MED的术后并发症更多、住院时间更短、手术切口更短。最后他们总结道,由于MED存在更多的严重并发症,因此并不建议作为常规手术方式。Garg等的RCT研究同样认为,MED与开放手术的临床疗效是相似的,但是手术时间及麻醉时间更长;然而MED同样存在术中出血量少、住院时间短等优势。Muramastu等对传统开放手术及MED患者进行术后MRI影像学分析,得出的结论是MED对神经根及马尾神经的影响与开放手术相当,但由于切口更小,不需要将棘突旁肌肉从棘突上分离,只需通过扩张管的逐级扩张将肌肉钝性分离,因而MED对椎旁肌肉的损伤要更小,因而术中出血量和术后伤口的疼痛也更少。

2. MED治疗不同类型腰椎间盘突出的疗效 MED治疗不同类型的腰椎间盘突出症均能

获得满意的疗效。早期的 MED 主要应用于单节段后外侧突出。既往的研究表明，MED 对包括极外侧型突出在内的各种类型的腰椎间盘突出都有着可观的疗效。传统的正中入路开放手术尽管是脊柱外科医生熟悉的手术入路方式，但是对于极外侧型突出，为了暴露突出的髓核组织，往往需要更大程度的骨性结构的去除，包括对部分关节突关节的咬除。如此大量的骨性结构的去除尽管能够提供广阔、清晰的手术视野，但是势必会导致术后相应节段的不稳。而 MED 作为一项微创技术，对椎旁肌肉及骨性结构的损伤要更小，因此 Foley 等使用 MED 技术治疗 11 例极外侧型腰椎间盘突出症，其平均手术时间为 90~120 分钟，所有患者均在术后 6 小时出院，且出院后无患者需再次入院或急诊就诊，其 MacNab 优良率达到 100%，且无术中及术后并发症出现。他们认为，使用 MED 技术治疗极外侧型腰椎间盘突出症是可行且有效的，可以有效地减少术后不稳的可能性。李春海等应用 MED 治疗椎间孔型及孔外型腰椎间盘突出症患者共 14 例，对椎间孔型采用旁正中经椎板间入路，而对孔外型的突出则使用小关节外侧经横突间入路，结果提示疗效优 10 例、良 3 例、可 1 例，术后 4 例遗留感觉障碍，无神经根损伤、椎间盘炎、硬膜囊撕裂、椎间盘突出复发等并发症。应用 MED 治疗极外侧型椎间盘突出，具有手术创伤小、神经根减压充分和术后恢复快等特点，选择正确的手术入路和术中仔细的操作是手术成功的关键。Yoshimoto 等的一项对比研究显示，与其他类型的椎间盘突出相比，极外侧突出组的手术时间更长，但是术中出血量、术后 VAS 改善程度以及 JOA 改善率等两组均无明显差异。Hussein 等进行了一项针对巨大非包含型腰椎间盘突出症的 RCT 研究，并进行了长达了 8 年的随访。其结果显示，MED 对术后神经功能的恢复、围术期并发症、翻修率等均与开放手术相当，但术后腰痛缓解的程度 MED 要优于开放手术，提示 MED 可适用于巨大非包含型腰椎间盘突出并能获得满意的疗效。Hou 等对 25 例因复发性腰椎间盘突出而行 MED 治疗的患者进行了随访，结果 96% 的患者获得满意的疗效，术后腿痛及腰椎活动度较前明显好转，仅有 1 例在随访期间再次复发。对于复发型的腰椎间盘突出症，MED 也是一种不错的手术方式的选择。然而，如果复发的突出合并明显腰背痛、脊柱不稳、椎间盘炎、严重椎间盘退变及明显终板改变

等情况下，作者并不建议选择 MED，因其会加重腰背痛的情况。

3. MED 与 PTED 疗效比较的大型 RCT 研究 根据中山大学附属第三医院脊柱外科 5010 研究项目（ClinicalTrials.gov ID：NCT01997086）2 年研究的初步随访结果，MED 治疗腰椎间盘突出症可以获得让人满意的疗效。该研究 2 年内共入组 82 例行 MED 手术治疗的腰椎间盘突出症患者，共 68 例完成 1 年的随访。这 82 例的平均年龄为 40.6 岁，男性患者占 53.7%。突出类型以旁中央型多见（64.6%），中央型次之（26.8%），极外侧型最为少见（8.5%），L_{4-5} 节段和 $L_5 \sim S_1$ 节段各占 50%。82 例均完成 MED 手术，术中没有发生中转开放手术的病例，平均手术时间为（92.4 ± 42.3）分钟。该研究使用 ODI 评分作为临床疗效的主要评价指标，患者术前的 ODI 评分为 43.7 ± 20.6。在各随访时间点上，MED 组的 ODI 评分分别为：术后 1 周 30.6 ± 17.9，术后 1 个月 19.3 ± 14.2，术后 3 个月 9.3 ± 8.9，术后 6 个月 5.1 ± 6.7 及术后 1 年 3.1 ± 5.7。在术后各个随访时间点上，MED 组的术后 ODI 值均较术前有明显改善，差值具有统计学意义（$P<0.001$），且 ODI 值呈逐渐下降趋势，意味着该组患者在接受 MED 手术后可获得很好的即刻功能情况的改善，并且这种改善能一直持续到术后 1 个月、3 个月、6 个月乃至 1 年，且随着随访时间的推移，患者的功能情况还能继续逐步改善。次要指标方面，使用 SF36-PF 评价健康状况是否妨碍了正常的生理活动，使用 SF36-BP 测量患者躯体的疼痛情况，使用 EQ-5D 来评估患者生活质量情况，使用 VAS 评分来评估患者腰腿痛的严重程度。从随访结果来看，可以发现患者的术后 SF36-PF、SF36-BP、EQ-5D、VAS 评分等结果在各个随访时间点上均较术前明显改善，具有统计学差异（$P<0.001$），且随着随访时间的推移，结果是越来越好的。对患者按突出类型进行分层分析后，发现在各随访时间点里，尽管极外侧突出的 ODI 变化值都是最低的，而旁中央型突出患者的 ODI 变化值往往是最大的，但是经过统计学分析，发现中央型、旁中央型及极外侧型突出的患者的临床疗效并没有统计学上差异。另外，还对手术节段进行了分层分析，同样可以发现 L_{4-5} 和 $L_5 \sim S_1$ 节段突出的患者的 ODI 变化值是相似的，并没有统计学差异。总的来说，初步研究结果提示，MED 治疗不同类型的腰椎间盘突出症均能获得满意的临床疗

效,患者的功能情况、生活质量及疼痛情况都能较术前明显改善,并且这种改善能一直持续到术后1个月、3个月、6个月乃至1年;并且对于不同突出类型或不同手术节段的患者,疗效上没有显著的差异。

(三)经皮内镜治疗腰椎间盘突出症的疗效

1. PTED 的疗效及其与开放椎间盘摘除术的比较 PTED 治疗腰椎间盘突出症可以获得满意的临床疗效,其疗效与传统的开放椎间盘髓核摘除术是相近的。在最早期来自于 Mayer 等的研究当中,在2年的随访时间里,PTED 可获得令人满意的疗效:20例接受 PTED 术的患者当中,13例非常满意,4例对结果满意,3例中等,没有患者觉得效果差。80%的患者坐骨神经痛的症状完全消失,约50%的患者腰痛完全消失,90%以上患者下肢麻木的症状完全消失。Yeung 等在2002年一篇包含307例患者的大样本研究显示,89.3%的患者表示满意。如果让手术医师再次做出决定,有91%的术者仍然会在未来选择继续使用 PTED 术。他们总结道,PTED 术具有和传统显微椎间盘髓核摘除手术相似的疗效,并且可以应用于包括椎管内、椎管外的突出以及侧隐窝狭窄等方面。Wang 等回顾了207例行 PTED 手术治疗的腰椎间盘突出症患者,并按年龄 ≤ 45 岁(年轻组)和 >45 岁(大龄组)分成两组进行分析,其结果显示,两组术后的 ODI 值及 VAS 评分并没有统计学差异。对于年龄 ≤ 45 岁的患者,56%疗效为优,28%为良,14%为一般,3%为差;年龄 >45 岁组中,51%的患者疗效为优,20%为良,25%为一般,4%为差。两组患者的手术时间无差异,但大龄组患者的住院时间及返回工作所需时间要显著长于年轻组,并且复发率也要高于年轻组。其结果提示,无论是年轻还是大龄患者,PTED 手术均能获得很好的治疗效果,因此对于 PTED 来讲,年龄并不是影响手术决策以及术后疗效的因素。而2014年发表的一篇 meta 分析比较了 PTED 与传统的显微椎间盘摘除术,纳入了3篇 RCT 及3篇回顾性研究进行分析。其定量合成的结果表明,在术后腰痛、腿痛、功能改善、患者满意度、重回工作的比率等疗效指标在各随访时间点均没有明显差异。PTED 在手术时间、住院时间、并发症发生率、翻修率等各项指标均与开放手术相近,但由于内镜器材的昂贵,PTED 的住院费用要明显更高。因此,与传统标准的手术方式相比,PTED 的疗效及安全性均是令人满意的。

2. PTED 治疗不同类型椎间盘突出的疗效 既往曾有研究表明,由于技术方面的因素,PTED 通常适用于极外侧型及旁中央型突出,对于中央型突出的病例往往比较困难且难以获得满意的疗效。但更多的学者认为,PTED 手术适应证广泛,可以适用于各种类型的腰椎间盘突出,并且均能获得满意的疗效。对中央型、旁中央型、椎间孔型、孔外型、游离型、复发型,甚至巨大突出所致的马尾综合征均可获得满意疗效。早期 Yeung 等进行的手术当中,62%左右为旁中央型,23%为中央型,其优良率均达80%以上。Jang 等进行的一项回顾性分析表明,PTED 对椎间孔型及孔外型突出是安全及有效的,可在损伤更小的前提下完成对神经根的减压,术后腿痛缓解明显,优良率达85.7%。一直以来,针对向下迁移的游离型突出行 PTED 术是十分困难的,尤其是向下明显移位到达下位椎体的椎弓根位置的脱出髓核。Yeom 等对12例这样的患者实行对侧入路的 PTED,术后 MacNab 标准评价结果:10例优,2例良,优良率达100%,术后腰痛及患侧下肢放射痛较前明显缓解。Kim 等对向下明显迁移的游离突出的53例患者行椎弓根上经椎间孔入路结合半僵硬 - 弯曲导针勾取的方法进行手术治疗,虽然术后仍有7例存在髓核组织的残留,但残留的细小组织并不至于产生症状,且这7例对术后疗效均感到满意。平均10个月的随访时间内,没有发生复发。Hoogland 等针对262例经开放手术或 PTED 术后复发的患者进行了一项前瞻性研究,使用 PTED 作为他们再次手术方法,2年的随访完成后,85.7%的患者对疗效感到满意,总的并发症发生率为3.8%,提示对于复发型腰椎间盘突出,PTED 是一种有效的、令人满意、安全的手术方式,并且可以避开瘢痕组织、减少神经损伤以及维持脊柱稳定性。Jha 等报道了1例使用 PTED 治疗巨大腰椎间盘突出所致的马尾综合征的患者,术后患者会阴部鞍状感觉缺失恢复,下肢感觉、肌力较术前明显改善。PTED 治疗马尾综合征的最大的优势在于其可在局麻下完成手术,不需要禁食等术前准备,且围术期并发症少,从而可以让患者获得更早的治疗,使神经功能更好地恢复。Albert 等回顾了18例腰椎融合术后出现根性症状而再次行椎间孔镜治疗(包括单节段及多节段)的患者,其术后1年平均疼痛缓解率为67%(单节段为84.2%,多节段为49.9%)。

VAS 评分从术前平均 9.14 分(单节段为 9.39 分,多节段为 1.44 分)下降至术后 1 年的平均 3 分(单节段为 8.89 分,多节段为 4.56 分),改善明显。意料之内的是,行单节段椎间孔镜减压治疗的患者的疗效改善情况要明显好于行多节段手术的患者。该研究认为,对于腰椎融合术后出现椎间盘再次突出及椎间孔狭窄的患者,椎间孔镜椎间盘髓核摘除术及椎间孔扩大成形术是一项微创、创新及安全有效的"拯救"措施。

3. PTED 与 MED 疗效比较的大型 RCT 研究　根据中山三院 RCT 研究(ClinicalTrials.gov ID: NCT01997086)初步随访结果,PTED 治疗腰椎间盘突出症同样可以获得让人满意的疗效。该研究自 2013 年 11 月至 2015 年 11 月共 2 年的时间内共入组 82 例腰椎间盘突出症患者行 PTED 手术治疗。到 2016 年 2 月共 55 例患者完成 1 年的随访。入组的 82 例患者的平均年龄为 39.9 岁,男性患者占 65.9%。突出类型以旁中央型多见(70.7%),中央型次之(18.3%),极外侧型最为少见(11%),L_{4-5} 节段和 $L_5 \sim S_1$ 节段最为常见,分别占 43.9% 和 51.2%,L_{3-4} 及以上节段占 4.9%。该 82 例患者最终均完成 PTED 手术,术中没有发生中转开放手术的病例,平均手术时间为(98.2 ± 45.7)分钟。以 ODI 评分作为临床疗效的主要评价指标,患者术前的 ODI 评分为 44.5 ± 22.0。在各随访时间点上,术后 1 周的 ODI 评分为 29.4 ± 18.8,术后 1 个月为 18.8 ± 17.8,术后 3 个月为 11.1 ± 13.5,术后 6 个月为 5.9 ± 8.3 及术后 1 年为 3.8 ± 6.6。在术后各个随访时间点上,PTED 组的术后 ODI 值均较术前有明显改善,差值具有明显统计学差异($P<0.001$),且 ODI 值随着随访的推移呈逐渐下降趋势,意味着该组患者在接受 PTED 手术后可获得很好的功能情况的改善,且随着随访时间的推移,患者的功能情况还能继续逐步改善。次要指标方面,使用 SF36-PF 测量健康状况是否妨碍了正常的生理活动,使用 SF36-BP 测量患者躯体的疼痛情况,使用 EQ-5D 来评估患者生活质量情况,使用 VAS 评分来评估患者腰腿痛的严重程度。从随访结果来看,可以发现患者的术后 SF36-PF、SF36-BP、EQ-5D、VAS 评分等各个次要指标在各个随访时间点上均较术前明显改善,具有统计学差异($P<0.001$),且随着随访时间的推移,结果是越来越好的。对患者按突出类型进行分层分析后,发现在各随访时间点里,发现中央型、旁中央型及极外侧型突出的患

者的临床疗效并没有统计学上差异。另外,还对手术节段进行了分层分析,同样可以发现 L_{3-4} 及以上节段、L_{4-5} 和 $L_5 \sim S_1$ 节段突出的患者的 ODI 变化值是相似的,并没有统计学差异。总而言之,该研究的初步研究结果显示,PTED 治疗不同类型、不同节段的腰椎间盘突出均能获得满意的临床疗效,患者的功能情况、生活质量及疼痛情况都能较术前明显改善,并且这种改善能一直持续到随访末期。

该研究关于 MED 与 PTED 比较的结果显示,在术后 1 周、1 个月、3 个月、6 个月及 1 年的随访中,PTED 组的患者术后功能情况、生活质量和疼痛的改善情况均和 MED 组相似,两组患者的术后 ODI、SF36-PF、SF36-BP、EQ-5D、VAS 评分等在数值上非常接近,没有统计学差异,提示两种手术方式的临床疗效相当。其结果也是和既往相关的 RCT 研究相一致的。

项姣等在 2015 年发表了一篇关于 PTED 和 MED 治疗腰椎间盘突出症效果的 meta 分析,纳入了 4 篇国内的 RCT 研究,其结论认为,PTED 和 MED 治疗腰椎间盘突出症,其临床疗效和安全性相当,但前者更具有微创优势。吴小程等及廖晓龙等分别进行了关于 MED 与 PTED 的 RCT 研究,吴小程等的研究纳入的病例为各 30 例,随访 6~12 个月;而廖晓龙等的研究纳入病例为两组各 45 例,随访 8~24 个月。两项研究得出的结论相似,MED 与 PTED 术后患者的腰痛 VAS 评分、腿痛 VAS 评分及 ODI 评分均较术前明显改善,两者无明显差异,并发症发生率方面也无明显差异。与 MED 相比,PTED 手术具有切口更小、术中出血更少、术后卧床时间更短等优点,但同样地,由于手术难度更高,PTED 术中透视次数及手术时间均更长。上述 2 篇研究的作者均总结道,PTED 是一种安全有效的微创手术方式,具有广阔的发展前景。

四、展望

微创脊柱外科的发展之所以说是大势所趋,是因为脊柱外科的微创化、有限化及用最小的创伤得到最好的疗效,这不仅是几代医务工作人员的苦苦追求,也是广大患者的最大夙愿,同时,也是脊柱外科的发展方向和高科技、高水平的一个鲜明的标志,符合脊柱外科的发展规律。

众所周知,微创脊柱外科几乎涉及了脊柱外科的绝大部分疾病,但现在开展最多、比较成熟的

是对椎间盘疾病的微创治疗,如20世纪60年代的化学溶核术、70年代的经皮切吸术、80年代的激光汽化技术、90年代的内镜下切除术、21世纪初的射频成形术。在这些微创技术中,化学溶核术(chemonucleolysis,CN)、经皮激光椎间盘减压术(percutaneous laser disc decompression,PLDD)及射频消融髓核成形术(nucleoplasty)可能比经皮椎间盘切吸术(percutaneous lumbar discectomy,PLD)及内镜下间盘摘除术(microendoscopy discectomy,MED)对椎间盘及其周围组织的干扰较小,是一种更加微创的方法。但是,化学溶核术因并发症较多,目前应用比较慎重。主要应用于椎间盘源性腰痛的射频消融髓核成形术为21世纪初的产物,目前还缺乏足够的临床经验。PLDD自1986年美国choy报道以来,欧洲、日本、韩国迅速开展此项工作,我国自1994年开展以来,现已有20余家医院开展此项工作。到目前为止全世界已积累了万例以上的临床经验。1998年,choy报告了8~12年的长期随访结果,总成功率平均为82%,并发症低于1%。因此,从某种意义上说,PLDD技术是目前治疗颈、腰椎病的一种比较成熟、安全可靠、疗效确实的微创的方法,因而受到颈椎病、腰腿痛患者的青睐。

但是,由于微创脊柱外科的发展迅速,随之带来了诸多亟待解决的问题,如操作规范化问题、适应证和禁忌证问题、统一评价标准问题等。这些问题如果得不到及时、合理的解决,就无法进行科学的分析,无法得到科学的结论,必将影响到微创脊柱外科的健康发展。

因此,我们必须理智对待微创脊柱外科技术。所谓理智,就是既要积极又要慎重,就是以科学、实事求是的态度对待它,既不要盲目追求,又不要置若罔闻。每一种新生的事物,无疑都存在这样或那样的不足,我们有责任、有义务不断地完善,不断地改进,使新技术更好地造福于人类。

（任龙喜　银和平　徐少克　刘斌　陈子豪）

第三节　腰椎管狭窄症

一、概述

1803年,Antoine Portal第一次描述了椎管狭窄的症状。此后,学者们对该病的认识不断深入。1900年,Sachs和Fraenkel提出了在老年患者中神经根的卡压是导致坐骨神经痛的原因。1921年,Siccard和Forrestier发现了破裂的椎间盘会压迫神经根继而导致腿痛。1927年,Putti阐述了上关节突的肥大导致出行神经根卡压的机制。1934年,Mixter和Barrr证明了椎间盘的脱出造成神经根的压迫而产生坐骨神经痛。因此,随后的一段时期成为"椎间盘的时代",在该时期,坐骨神经痛就等同于椎间盘破裂,即认为椎间盘破裂是导致坐骨神经痛的唯一原因。10年之后,Sarpenyer发现骨性压迫也可以导致神经根的卡压和神经根病。1949年,Verbiest提出了椎管狭窄这个词。在随后的几十年中,Verbiest以及Kirkaldy-Willis和其同事对椎管狭窄症的深入研究为我们目前对椎管狭窄症的理解奠定了基础。

50岁之后,腰椎管狭窄症的发病率逐渐上升,普通人群的发病率在1.7%~8%之间。腰椎管狭窄症的发病率没有显著的性别差异,然而,当并发退变性腰椎滑脱时,女性患者更常见。此外,发病率与患者的职业及体型无关。随着人均寿命的提高、对该病病理过程认识的深入以及可用诊断工具的增加,目前椎管狭窄症的发病率逐渐上升。

腰椎管狭窄症是伴随着年龄增长而发生的一种渐进性的病理改变。该病的临床体征和症状在不同的患者中表现各异,这使诊断变得复杂。神经压迫的程度和部位对于理解临床表现至关重要。此外,对于有临床症状的异常影像学表现要仔细分析,因为脊柱退变性改变在无症状的老年人中很常见。例如,对于无症状的个体,马尾神经中央性压迫、椎间盘突出、椎间盘退变性改变的发生率分别为20%、30%、90%。

（一）分型

椎管狭窄症的实质是容纳马尾神经空间的减少。狭窄部位可以是单节段也可以是多节段。椎管狭窄症可以通过狭窄的部位或病因进行分类。从解剖上来讲,狭窄可以发生在某一节段的一个区域或者是所有区域,包括中央椎管、侧隐窝、神经孔内或神经孔外(表18-2)。

椎管狭窄症的病因可能是先天性的、获得性的,或者兼有两者的特征。先天性椎管狭窄可能是存在于正常人群中的变异体,或者是与侏儒症相关(例如软骨发育不全)。先天性椎弓根短小的患者,随着各个脊柱附件结构的退变和肥大可能会发展为椎管狭窄。既往研究表明,出生前胎龄较短的个体较易出现先天性椎管狭窄,且通常在

表 18-2　椎管狭窄症的分型

Ⅰ. 先天性 / 发育性
　　A. 特发性
　　B. 软骨发育不全
　　C. 骨硬化症
Ⅱ. 获得性
　　A. 退变性
　　　　[1] 中央椎管狭窄
　　　　[2] 侧隐窝和椎间孔狭窄
　　B. 医源性
　　　　[1] 椎板切除术后
　　　　[2] 融合术后
　　　　[3] 椎间盘切除术后
　　C. 多方面疾病
　　　　[1] 肢端肥大症
　　　　[2] 佩吉特病
　　　　[3] 氟中毒
　　　　[4] 强直性脊柱炎
　　D. 创伤性
Ⅲ. 混合性
先天性 / 发育性与获得性椎管狭窄的任意组合

40 岁的时候出现症状。获得性椎管狭窄的原因包括退变性、医源性、新生物形成、创伤性和其他一些特定性疾病,例如肢端肥大症、强直性脊柱炎、佩吉特病。

（二）解剖

1. 马尾神经　马尾神经位于后纵韧带的后方,而后纵韧带的前方是椎间盘和椎体。硬膜囊的侧方是椎弓根和黄韧带的外侧部分。马尾神经的后方结构包括关节突关节、椎板和黄韧带。椎间孔内的节段神经根前后方分别为椎间盘和关节突关节,而上下方相邻上下椎弓根。

硬膜囊内的马尾神经根以一定的方式进行排列。在一定节段,偏头侧的神经根位于硬膜囊的前侧和外侧,而偏尾侧的神经根则靠内侧和后侧排列。每个神经根的横断面解剖结构也很明确。在任意一个平面,运动神经纤维总是位于较粗大的感觉神经纤维的前内侧。背根神经节在每个平面都存在,但是它们在腰骶段脊柱的位置不确定,或者位于椎管内或者位于椎间孔内。通常,背根神经节占据椎间孔的前上方区域或者位于椎弓根下切迹内,在 L_4 和 L_5 水平,最常见于椎间孔内。同神经根内的纤维排列相似,在背根神经节内,较细的运动神经纤维位于感觉神经纤维的前方。

2. 小关节突关节　腰椎的小关节突关节在腰椎的生物力学和临床表现中发挥着极为重要的作用。腰椎每一节段成对的小关节突关节是关节囊包裹的滑膜关节,具有独特的三维结构和功能。在正常情况下,小关节突关节的软骨关节面是均匀一致的,从而使得小关节可以进行平稳的滑动。上下关节突的结构坚固,继而限制了运动节段的过度活动。上下关节突的中央为骨松质,周边由骨皮质包绕。上关节突的关节面为凸状,组成中央椎管的部分外侧骨壁,相对于上关节突来讲,位置偏向外侧和腹侧。相反,下关节突的关节面为凹状,位于内侧和背侧。小关节突关节可以在纵向轴位、矢状位和冠状位上进行三维运动。关节囊由脊神经背侧支的内侧分支支配。每个节段性的内侧分支至少支配两个关节突关节。例如,L2 和 L3 背侧支的内侧分支都支配 L3~4 关节突关节。

腰椎的小关节突关节在矢状面的朝向是 90°,在冠状面上则 45° 朝前。换句话说,它们逐渐向上和向内侧倾斜。一些学者研究了关节面的方向和趋向性以及与椎间盘退变、节段不稳等腰椎退变过程的相关性。关节面的趋向性是指两对关节面角度的不对称性,其中一对关节面相对于另一对更朝向矢状位排列。大多数人具有一定程度的关节面趋向性,然而致使关节突关节退变的关节面趋向性的确切程度仍没有阐明。一项研究应用 MRI 对关节面的不对称性进行分析,结果发现关节面的趋向性与椎间盘的退变不存在相关性。此外,该研究发现 L_{4-5} 小关节突关节越朝向矢状位,椎间盘突出和退变性腰椎滑脱的发病率越高。

3. 椎间盘　椎间盘的解剖结构、生理学以及病理生理学在第二章中阐述。

（三）病理生理学

1. 解剖形态　腰椎管存在 3 种形态。其中圆形和卵圆形的椎管提供了最大的中央和侧方空间。三叶草形的椎管存在于 15% 的正常人群当中,为三角形构型,在三种椎管形态当中横断面积最小,因此大多数有症状的椎管狭窄患者都为此椎管形态。圆形或卵圆形腰椎管的平均前后径为 12mm。当正常生理状况下椎管为马尾神经提供的空间较小,一旦退变发生较易导致椎管狭窄。

Willis 和 Farfan 两位学者认为腰椎的每一运动节段都是一个三关节复合体。在这个模型中,除两个小关节突关节外,椎间盘扮演着另外一个关节的角色。椎间盘退变目前被认为是腰椎管狭窄症发生的始动因素。椎间盘的退变会导致椎间隙的塌陷，继而改变了小关节突关节的力学负载特性。随着小关节关节囊的负载能力受到损害，便会有异常运动的发生，导致小关节的退变与肥大，以及黄韧带的增厚和硬化。以上这些病理学改变最终导致椎管容积的减小。

中央椎管狭窄继发于多个解剖结构的病理改变，其中包括黄韧带的硬化与肥大、椎间盘突出、椎体滑脱、小关节突关节的肥大以及小关节关节囊的退变。中央椎管狭窄通常发生在小关节肥大的椎间盘水平，通常上位椎体的下关节突是导致狭窄的一个主要因素。此外，软组织的肥厚是大约 40% 中央椎管狭窄病例的原因。随着椎间隙的狭窄和小关节的半脱位，特定节段的椎管纵向轴位距离便会减小，而在该节段的软组织（例如黄韧带、小关节关节囊、后纵韧带）则相对占据更大的横断面积，于是导致了椎管狭窄的发生。患腰椎管狭窄症的患者在腰椎伸展时症状会加重，而在屈曲时症状改善，这是因为在伸展时，肥厚的韧带会向椎管内皱缩，从而降低了中央椎管的前后径。

侧方椎管狭窄的发生率在 8%~11% 之间，是腰椎神经根损害的一个常见原因。许多学者研究了侧方椎管以及神经的解剖结构。侧方椎管狭窄发生在 3 个不同的区域：入口区（侧隐窝）、中央区（峡部）和出口区（椎间孔）。侧隐窝位于上关节突的前方，硬膜囊的外侧，椎弓根的内侧，前外侧椎体和椎间盘的后方。在这个区域，出行神经根位于根袖内，并被脑脊液所包绕；于侧隐窝的外侧，神经根袖与神经根合并。正常的侧隐窝的最小高度为 5mm，当高度降低为 3~4mm 时被认为侧隐窝狭窄。大多数的侧隐窝狭窄是上关节突肥大和椎间盘后外侧突出导致。

侧方椎管的中央区位于峡部的前方，椎弓根的下方，椎体的后方，椎管的外侧。神经根向下斜穿过该区域而进入椎间孔。在椎体滑脱、椎体旋转性畸形，以及非对称性椎间隙塌陷等情况下，该区域内的神经根可以被峡部裂处的纤维软骨组织以及椎弓根的基部所压迫。

相对于侧隐窝和中央区来讲，椎间孔为圆形或倒置泪滴状。该区域上下方为邻近节段的椎弓根，前方为椎体和椎间盘，后方相邻小关节和黄韧带外侧延续部。此外，该区域的下侧由椎间孔内韧带组成。在正常状况下，椎间孔的高度为 20~30mm，上部宽度为 8~10mm，孔的面积为 40~160mm^2。一项尸体研究中发现，当椎间孔高度 ≤15mm，且后方椎间盘高度 ≤4mm 时，通常会导致椎间孔内神经根的卡压。

椎间孔狭窄较易发生在下腰椎区域。L$_5$ 神经根最常受累（75%），随后依次是 L$_4$ 神经根（15%）、L$_3$ 神经根（5%）和 L$_2$ 神经根（4%）。下腰椎区域较易发生椎间孔狭窄，主要归因于该区域的神经根和背根神经节较粗大，因此理论上减小了椎间孔的总体容积。此外，在下腰椎区，椎间盘退变和节段性不稳的发生率较其他区域高，这也是该区域较易发生椎间孔狭窄的另一原因。

椎间孔狭窄的病因学可以分别从静态和动态角度进行考虑。从静态解剖观点看，脊椎病与椎间孔狭窄的发生密切相关。随着椎间隙高度的降低，通过上述小关节关节囊负载能力受损和关节运动不相称的机制，下关节突向前和向上半脱位，最终导致椎间孔容积的减小或神经根的直接机械性卡压。椎间孔前方的病理改变同样可能造成神经根的卡压。椎间孔狭窄的"垂直压缩"或头尾模型，描述了后外侧椎体的终板骨赘和突出的椎间盘如何导致出行神经根卡压在上方的椎弓根处。除上述的静态观点外，多位学者支持动态的椎间孔狭窄观点。与腰椎屈伸活动影响退变脊柱的中央椎管容积的方式类似，研究表明腰椎屈曲状态下可以使椎间孔容积增加 12%，而伸展状态则使容积降低 15%。此外，与腰椎的屈曲状态下相比（15.4%），神经根的卡压更易发生在伸展状态下（33.3%）。

椎间孔狭窄与腰椎手术失败综合征相关，60% 的上述患者经检查发现在椎间孔内存在未被认识的或未治疗的神经根卡压。正如前方提到的，特定节段的背根神经节的解剖位置存在差异，该解剖位置与腰椎神经根损害具有显著的相关性。背根神经节以及与其相关的各种炎性因子，如 P 物质在腰痛的发生或传播中发挥着重要的作用。

2. 节段不稳　对于椎管狭窄来讲，节段不稳导致的动态压迫是一个重要的概念。处于正常生理状态下的脊柱，正常运动所带来的不同程度的旋转和成角不会导致椎管容积的病理性减少，因而也不会对马尾和神经根产生压迫。正如上述，脊柱退行性改变可以导致特定节段，或多节段、多区域椎管容积减小。因此，当椎间盘、小关节突关节等脊柱的主要结构发生退变时，易造成退变性的椎体不稳。当椎体不稳发生后，原先生理范围内的扭力和成角力便会导致神经结构的压迫。随后,神经根的压迫和炎性介质的产生便以疼痛的形式体现出来。

退变性腰椎滑脱常见于 L_{4-5}。这是由于腰骶椎间的活动较为受限,并且 L_{4-5} 椎间的小关节突关节更朝向矢状位排列。然而这种退变性腰椎滑脱的平移,通常小于 L_5 上终板前后径的 30%,并且常伴有局限性中央椎管和侧隐窝狭窄。L_4 的滑脱会导致硬膜囊卡压在 L_4 的下位椎板和下关节突与 L_5 后上缘之间。此外,小关节突关节、黄韧带,以及椎间盘的退变会进一步导致显著的中央椎管和侧隐窝的狭窄。L_4 神经根通常不会受累,然而在椎间隙严重塌陷或椎间孔狭窄的病例,也会出现 L_4 神经根受损的表现。

(四)神经病理生理学

与腰椎管狭窄相关的腰痛和神经根损害的病理生理机制并未完全阐明。这是由于特定类型和程度的椎管狭窄所产生疼痛的临床表现不尽相同。也就是说,狭窄程度相同的患者并非都经历疼痛,或所经历的疼痛程度并非完全相同。此外,对于一些患者,尽管椎管狭窄的病理表现不断加重,然而临床症状却得以改善。因此,腰椎管狭窄相关腰痛和神经根损害的病因是多因素的,其中可能包括压迫、化学刺激、血供/营养不足、遗传和脊柱结构的变异等,每种因素的特定性贡献仍然存在争议。

对神经根的机械性压迫会引起神经电生理的改变,继而发生神经源性跛行。对神经根的机械性压迫所带来的影响在各种动物模型中被广泛的研究。研究结果表明,机械压迫所带来的神经传导功能的异常程度与压迫的强度、持续时间以及进展速率相关。也就是说,上述几个因素的程度越高,所带来的神经传导功能缺陷越严重。然而,Rydevik 和 Pedowitz 通过研究得到一个相反的结论,即机械压迫的强度和持续时间与神经传出、传入功能的损害程度呈负相关。此外,他们发现相对于神经的传出路径而言,传入路径对于损伤有较低的阈值且恢复较缓慢。Olmarker 和其同事发现急性压迫相对于慢性压迫更易引起神经内水肿的形成。他们的研究还表明,与周围神经相比,水肿更易发生在神经根内。Mao 的研究小组在犬模型中研究了对马尾神经进行两节段慢性压迫所带来的后果,研究结果表明,与急性压迫不同,在对马尾神经压迫 1 周后,神经传导速率在两节段压迫组和一节段组没有显著性差异。此外,压迫 1 个月后,两节段压迫组的神经功能恢复没有一节段组完全。上述结果证明,神经组织具有一定的适应慢性压迫的能力,经多节段慢性压迫的神经组织,其功能恢复预后较差。神经对于压迫的适应能力也部分解释了为什么一些患者虽然神经压迫很明显,然而却没有临床症状。虽然,大量证据表明机械性的神经压迫会导致神经功能的病理性改变,然而与临床症状的相关性却一直存在争议。此外,与机械性压迫并存的一些因素,例如化学介质和血供不足等也应进行考虑。

神经根损害的各种症状(例如麻木、感觉过敏、疼痛)被认为产生于受累神经根的异位放电。然而,神经根的物理性压迫其本身不会导致疼痛,化学介质所介导的炎症反应才是疼痛产生的原因。一些化学介质与腰椎退变及神经压迫相关,然而它们各自在炎症级联反应中的作用仍不清楚。这些介质包括金属蛋白酶、白介素 -6、前列腺素 E_2、氧化亚氮等。其中氧化亚氮与椎间盘突出和周围神经损伤相关,被认为通过多种机制参与神经根性疼痛的发生。一项研究应用鼠的马尾神经压迫模型,证明氧化亚氮可以增强受累神经根的异位放电。此外,在神经压迫模型中,研究证明多个神经肽递质在体外与背根神经节的感觉神经传导相关。

血管通过椎间孔对脊神经根从尾侧到头侧进行营养供应,即微动脉血流的方向与马尾神经的走行相反。多项研究探讨了椎管狭窄对血液营养供应的干扰,试图阐明与神经生理学和临床表现的相关性。无论是外源性血供还是内源性血供的损害,或对神经元轴质流动以及脑脊液流动的干扰,均会影响到神经组织的营养供应。Garfin 等采用微型猪马尾神经压迫模型,并且降低动物血压,结果发现与正常血压对照组相比,神经的传入传出功能均受损。Lind 等的研究小组观察了高血压和逐级压迫对神经根损害的影响,发现诱导性高血压可以降低神经根对机械性压迫的易感性。此外,研究发现对神经组织的多节段压迫可以加重对血液营养供应的损害。神经源性跛行与体力活动的增加相关,一些报道阐明了神经根血液供应的相对不足与运动的关系。以上实验模型证实在机械压迫条件下,神经根的血供状况与神经功能具有相关性。笔者研究团队研究发现腰椎管狭窄所造成的节段性脑脊液循环受阻所导致的马尾神经营养交换与代谢产物回流障碍,也是神经症状产生的原因之一。

患椎管狭窄症的病例神经电生理状况存在异常,这一点目前已证实。由于特定程度的神经压迫所反映的临床表现多样,因此除机械压迫、炎症反应、血供不足外,其他因素也可能参与了椎管狭窄所致的神经电生理异常。虽然遗传因素对该病可能造成一定的影响,然而到目前为止,其确切作用还不清楚。总的来说,对于椎管狭窄导致神经电生理异常的确切机制,仍然有许多问题需要回答。例如,在神经压迫和血供不足状况下,什么样的细胞内机制决定了对化学级联反应的敏感性和抵抗性?哪些营养物质对维持神经生理功能是至关重要的?症状性的神经压迫转变为永久性的不可逆的神经功能缺陷的时向点在哪?该时向点的速率限制因素是什么?

(五)临床诊断

1. 病史 在显著的压迫产生之前,腰椎管狭窄症可能不会出现症状。症状出现的时间取决于导致椎管狭窄的潜在因素。先天性腰椎管狭窄的患者通常在30~40岁时出现症状,而对于退变性椎管狭窄的病例,一般到50~60岁时症状才会出现。L_{3-4} 和 L_{4-5} 节段是最常见的受累节段。女性的发病率高于男性,比率在3:1至5:1之间。腰椎管狭窄症在女性中的发病率较高,可能与激素水平的变化以及所带来的韧带松弛有关,此外,女性的退变性腰椎滑脱发生率较高也是另外一个原因。

在发病初期,患者表现为机械性腰痛和僵硬,以及初发的下肢不适。65%的腰椎管狭窄患者会出现腰痛,且在行走、站立和恶劣天气情况下加重。腰痛可以向臀部和尾骨处放射,腰椎屈曲时疼痛会减轻。此外,患者会主诉做腰椎伸展运动时困难。

虽然腰痛症状出现较早,然而腰椎管狭窄症最常见的症状是腿痛,约80%的患者会出现下肢症状。腿痛会继发于神经源性跛行或者为根性疼痛方式。神经源性跛行是腰椎管狭窄症的特异性表现。患者会描述各种不适感,其中包括下肢的沉重感、抽筋、烧灼感、无力,或从腰部放射至臀部、大腿和小腿的针刺感。症状通常是双侧的,但是不一定对称。当上身处于直立位姿势时,疼痛症状通常会加重。在腰椎屈曲位时可以瞬间增大椎管容积,减轻神经根的压迫。因此大多数患者会尝试采取腰椎屈曲位姿势来缓解症状。大多数患者可以开车或骑自行车,因为在开车或骑自行车时会采取屈曲位姿势。

神经源性跛行的基本特点是症状的出现与加重和活动明显相关。随着行走距离的延长,患者会逐渐感觉到下肢疼痛和无力加重。一些患者感觉到踝关节背伸力减弱,以致在行走或上楼梯时形成足下垂。如果患者持续行走,下肢无力症状持续加重,则有可能摔倒。下坡路对椎管狭窄患者更为困难,因为下坡时不允许患者将腰部屈曲来缓解症状。此外,一些患者主诉随着行走距离的延长,会出现会阴部的麻木和阴茎的异常勃起。导致症状出现的行走距离通常小于100米,随着病程的进展,导致症状出现的行走距离会逐渐变短。

第二种类型的腿痛为典型的神经根性疼痛方式,在侧隐窝狭窄的病例中更为常见。这种类型的疼痛或麻木会定位在特定的皮节区。随后,在该神经支配的区域会出现运动功能和反射的改变。相比其他腰椎脊神经根,L_5 神经根最常受累,导致小腿外侧的疼痛以及拇长伸肌和胫前肌的无力。对于既存在中央椎管狭窄,又存在侧隐窝狭窄的病例,神经源性跛行和神经根性疼痛会同时出现。

在长期的腰椎管狭窄病例,一些患者会出现自发性的生殖泌尿道功能障碍。这种功能障碍表现为复发性尿路感染,频繁的、不能自制的阴茎异常勃起,较少一部分病例出现尿潴留。研究表明50%~80%的腰椎管狭窄病例会出现泌尿系症状。然而,许多患者的泌尿系症状归因于前列腺肥大和尿道狭窄,而不是马尾神经综合征。Kawaguchi等应用膀胱内压测定来鉴定患者是否为真正的神经源性膀胱,并且研究了这些患者的临床特点。他们从拟进行腰椎管狭窄减压手术的37个病例中发现有23例为神经源性膀胱。比较发现,这些患者的临床症状持续时间更长,不能自制的阴茎异常勃起发生率更高,会阴区感觉障碍发生率更高(52%),平均行走距离更短,尿动力学研究所测的残余尿量更多。

一些研究探讨了腰椎管狭窄症的各种临床症状的发生率。Louis 和 Nazarian 回顾了接受腰椎管狭窄减压手术的350例患者,他们发现67%的病例存在神经源性膀胱,57%的病例存在单侧神经根损害症状,43%的病例为双侧神经根损害症状。

Amundsen 和其同事研究了 100 例腰椎管狭窄症患者,结果发现最常见的症状为腰痛(91%),其次分别为神经源性跛行(91%)、腿痛(71%)、无力(33%)和排泄功能紊乱(12%);70% 的患者主诉腰痛和腿痛的程度相似,而 25% 患者以腿痛为主;入院时,58% 的患者为单侧根性疼痛症状,42% 为双侧。91% 为 L_5 神经根症状,63% 为 S_1 神经根,28% 为 L_{1-4} 神经根,5% 为 S_{2-5} 神经根;65% 的患者存在多个神经根受累的症状。Mariconda 等报道了 59 例腰椎管狭窄症,其中 92% 的患者存在神经源性跛行,92% 的患者主诉腰痛。

2. 体格检查　虽然症状严重,腰椎管狭窄症患者的阳性体征很少。发病初期,患者在站立和行走时,采取躯干向前屈曲,使得肩关节平移于骨盆前方(被称为猿猴样姿势)。这种姿势可以增加椎管矢状径,拉伸神经根,减少神经根的总容积。此外,患者可能存在腰椎前凸减少,腰椎运动范围减少,尤其是伸展活动受限。有时腰骶部和骶髂部存在压痛。

虽然患者会主诉下肢无力,然而神经系统检查通常是正常的。运动功能的减弱通常较轻微,且常为 L_5 和 S_1 神经根支配的肌力减弱。因此,检查踇长伸肌肌力(L_5 神经根)非常重要。感觉障碍通常出现在 L_4 和 L_5 神经根的支配区域,沿着臀部、大腿后外侧和小腿外侧分布。对于侧隐窝狭窄的病例,局限性的感觉运动功能障碍更为常见。当出现会阴区感觉障碍时,要排除更高位的颈髓和胸髓病变。

此外,腰椎管狭窄症患者通常会出现腱反射异常。相对于侧隐窝狭窄,膝腱和跟腱反射不对称更多见于中央椎管狭窄患者。跟腱反射异常提示 L_5 或 S_1 神经根受累,膝腱反射异常则反映中位或高位腰椎管狭窄。然而,对称性的膝腱和跟腱反射异常通常可能与年龄相关。病理性反射阳性,例如 Babinski 征或阵挛在腰椎管狭窄症中较少见,上述体征的出现应该警惕是否并发颈椎管或胸椎管狭窄。直腿抬高试验通常是阴性的,即使是存在神经根性疼痛的患者。感觉运动功能和腱反射的异常状况在运动后可以被放大,例如在不间断的行走数分钟之后。

多位学者研究了腰椎管狭窄症患者特定体征出现的比率。Louis 和 Nazarian 报道了 350 例患者,发现 43% 的病例存在跟腱减弱或消失,37% 病例存在下肢肌力减弱,18% 病例存在膝腱反射减弱或消失,10% 病例直腿抬高试验阳性。由于容易并发颈椎管狭窄,故约 5% 的腰椎管狭窄症患者存在上位神经元体征。Amunden 等报道了 100 例,51% 的患者有感觉障碍,47% 存在腱反射异常,40% 有腰部触痛,36% 存在腰椎活动范围降低,24% 直腿抬高试验阳性,23% 存在肌力减弱,6% 存在会阴区麻木。Mariconda 及其同事报道 49% 的病例存在肌力减弱,59% 存在感觉障碍,35% 跟腱反射降低或消失。

3. 检查方法　腰椎管狭窄症的检查手段包括 X 线片、脊髓造影、带有或不带有脊髓造影的 CT 扫描、MRI。电生理检查手段,例如神经传导速率检测、肌电图(EMG)、体感诱发电位(SSEPs)在常规的腰椎管狭窄检查中不常采用,而常被用来对神经根损害和周围神经损害进行鉴别诊断。

(1)放射学:对怀疑有腰椎管狭窄的患者,首先应当摄正侧位、过屈过伸位 X 线片。正如以前提到的,患者的影像学异常并不一定与症状体征异常相关。也就是说,一个没有症状的患者,其腰椎 X 线片可能存在严重的退变性改变。在腰椎 X 线片上,可以看到椎间隙的塌陷,邻近终板的硬化或侵蚀,这些都提示椎间盘的退变。此外,还可看到小关节突关节的硬化与肥大,椎板间隙变窄,棘突相互靠近。X 线片上小关节的"沉降"提示着关节囊的松弛、小关节的不相称和骨关节炎的存在,也可能是节段性不稳的前期表现。在一些病例中还可以见到脊柱侧弯和椎体侧方移位等退行性改变,这些可能是导致或加重椎管狭窄的原因。对于脊柱侧弯的患者,要进行脊柱全长正侧位摄片,来评估脊柱在矢状位和冠状位上的排列情况。先天性椎管狭窄的病例,其椎弓根间距离和椎弓根长度较短。对于正常个体的腰椎,从上至下椎弓根间的距离逐渐增大,而对于软骨发育不全侏儒症患者,情况恰恰相反。

腰椎过屈过伸位 X 线片对于评估腰椎的稳定性非常有用。退变性腰椎滑脱通常发生在 L_{4-5},平移程度一般不会超过椎体前后径的 30%。在腰椎处于屈曲位时,滑脱的程度最大,当在伸展状态下,滑脱椎体一般会完全或部分复位。当评估椎体的稳定性时,牢记骨性和神经解剖结构至关重要。中央椎管、侧隐窝和神经根孔的直径有限,在静态下,突出的椎间盘、肥大的小关节和黄韧带,以及皱缩的后纵韧带和黄韧带可以减小上述结构的空间。椎体 2~3mm 的平移可能使得容纳神经的骨性结构的容积进一步降低。

（2）脊髓造影：在 MRI 问世之前，脊髓造影是诊断腰椎管狭窄症的金标准。目前的造影剂与第一代造影剂相比，引起恶心、呕吐、头痛、癫痫发作等副作用的几率虽然大大降低，然而脊髓造影仍然是一项有创检查，限制了其在临床上的应用。脊髓造影可以很好地显示硬膜囊的直径，依据神经根袖的造影剂填充状态来评估神经根的受压情况。与狭窄一致的脊髓造影结果包括硬膜囊沙漏状的轮廓、造影剂完全性阻断、神经根袖不完全性显影或无显影。此外，也可以将脊髓造影与腰椎过屈、过伸位 X 线片联合进行动态分析。然而，研究发现 24% 的患者虽然具有脊髓造影的异常发现，但是并无椎管狭窄或椎间盘突出的病史。

（3）计算机体层摄影：计算机体层摄影（CT）是诊断腰椎管狭窄症的一项非常有用的手段。该检查方法不但无创，而且能够为医生提供中央椎管、侧隐窝和椎间孔的详细信息。然而，与 X 线片、脊髓造影和 MRI 的情况相同，一些无症状的个体也会表现出 CT 扫描结果的异常。Wiesel 等报道 35% 的无症状个体的 CT 扫描结果异常。一项荟萃分析的结果表明，通过 CT 检测中央椎管狭窄的敏感度为 70%~100%，特异度为 80%~96%。然而，由于研究设计和方法的多样，无法完成这些数据的编辑。Herkowitz 等采用 CT 扫描发现在脊髓造影完全阻断节段的远端椎管狭窄或椎间盘突出的发生率为 60%。于是他们建议，当脊髓造影发现某一节段造影剂完全阻断而准备施行手术之前，应采用 CT 评估该节段尾端椎管的情况。

CT 扫描与脊髓造影联合应用更具有诊断价值，因为脊髓造影能够提供更多的信息来反映椎管内软组织所造成的压迫。Bell 等对 CT 和脊髓造影在椎管狭窄诊断中的应用进行了比较，结果发现脊髓造影比 CT 更准确（93% vs. 89%）。此外，Bolender 等的研究也表明，相对于 CT 扫描测量骨性椎管的前后径，采用脊髓造影对硬膜囊进行测量，更能够准确地诊断椎管狭窄。用 CT 测量椎管的横断面积要比测量椎管直径更准确。Herno 等通过研究发现，当联合脊髓造影的 CT 扫描发现造影剂完全阻塞时，减压手术后的效果通常较好。当椎管狭窄并发脊柱侧弯，或置入的内固定无法与 MRI 检查相容时，联合脊髓造影 CT 扫描的作用尤为明显。由于脊髓造影为侵袭性手段，本身存在一定的风险，因此目前在进行椎管狭窄的诊断分析时，MRI 已大大取代了联合脊髓造影 CT 扫描。

（4）磁共振成像：磁共振成像（MRI）检查无论在轴状面还是矢状面上均可以很好地显示骨性椎管和软组织的状况，并且具有很高的敏感性。与联合或不联合脊髓造影的 CT 扫描相比，其诊断上的实用性更高。然而，MRI 的诊断精确性与联合脊髓造影的 CT 扫描相似。Bischoff 及其同事比较了联合脊髓造影的 CT 扫描和 MRI，结果发现两者在椎管狭窄诊断中的精确度和敏感度相同，分别为 85.3% 和 87.2%。然而脊髓造影的特异度更高（88.9%）。Boden 等发现年龄 60~80 岁之间的无症状个体中，有 21% 在 MRI 上存在椎管狭窄的表现。1998 年，Riew 等比较了脊髓造影 CT 扫描、MRI 联合脊髓造影 CT 扫描和单独 MRI 在制订腰椎管狭窄症手术方案中的应用。与单独进行 MRI 检查相比，通过脊髓造影 CT 扫描所制订的手术方案和 MRI 联合脊髓造影 CT 扫描所制订的方案更相似。于是，他们得出结论，在制订腰椎管狭窄症的手术方案时，脊髓造影 CT 扫描比 MRI 更有用。

（5）肌电图、神经传导速率检测、体感诱发电位：一般来讲，肌电图（EMG）、神经传导速率检测（NCS）和体感诱发电位（SSEPs）不常规用于椎管狭窄的诊断评估中。80% 有临床症状的腰椎管狭窄症患者存在 EMG 异常。Jacobsen 通过研究发现，77% 的腰椎管狭窄症患者存在双侧的 EMGs 异常，而上述 EMGs 异常的患者中，68% 具有双侧症状。在对周围神经的慢性无活性改变和有活性的去神经支配进行鉴别诊断时，肌电图也非常有用。Johnsson 等研究了 64 例经脊髓造影确认的椎管狭窄病例，完全性椎管阻塞、次全性椎管阻塞以及脊髓造影正常的神经源性跛行，双侧肌电图异常的发生率分别为 87.5%、81% 和 29%。此外，上述各组多节段肌电图异常的发生率分别为 94%、75% 和 21%。仅在完全性椎管阻塞这一组中出现运动神经纤维传导速率异常。EMG 也存在一些缺陷，如假阴性结果的发生率较高，以及不能进行感觉功能分析。

神经传导速率检测有助于鉴别神经根病变和周围神经病变，当腰椎管狭窄症合并一些疾病（如糖尿病）时，上述两种病变可以同时出现。神经根病变通常不会损害神经传导速率，而周围神经病变则恰恰相反。在运动前后检测体感诱发电位有助于定位椎管狭窄所影响的神经根。

4. 鉴别诊断　当症状存在而体征较少时,通常会出现误诊。腰椎管狭窄症的主要症状是神经源性跛行,通常出现在双侧,当站立和行走时会诱发大腿和小腿肌肉的疼痛和无力,而坐下或平躺时症状会在数分钟内缓解。此外,患者通常会主诉下肢针刺样或橡皮样的麻木感。由于下位神经根的位置处于椎管的中央,相对受到保护,所以腰椎管狭窄很少导致括约肌功能障碍。

在行走一段距离之后,患者感到下肢逐渐变得无力,甚至可能要摔倒。在采取腰椎屈曲位姿势之后,所有的症状均有所缓解。

在下腰椎管狭窄症诊断之前,必须对引起腰部和(或)下肢疼痛的其他状况进行排除。最重要的鉴别诊断为血管源性跛行和腰椎滑脱症。其他需要考虑的状况包括:髋关节和膝关节的骨性关节炎,未注意到的神经病变(例如椎管内肿瘤、周围神经病变),动静脉畸形以及腰椎间盘突出症。上述状况多出现在年龄较大的患者中,且常与腰椎管狭窄症并存。

血管源性跛行的症状通常表现为臀部、大腿和小腿大的肌群的痉挛或紧缩感。在持续劳累的情况下,如行走超过两个街区,可以复制出上述症状。周围血管病变会导致周围脉搏的减弱;因此,对于存在臀部、大腿或小腿疼痛的患者,应常规评估血管功能。神经源性跛行的症状常常从近端开始,且逐渐向远端发展。而对于血管源性跛行来讲,情况恰恰相反。因为下肢远端肌群的代谢水平较高(如小腿肌群),当血液供应不足时,症状首先会从下肢远端开始。

随着年龄增长而发生症状的腰椎滑脱症通常和腰椎管狭窄症难以区别,这两种病变都为脊柱退行性改变的结果。虽然腰部症状相似,然而腰椎滑脱症所带来的疼痛不能通过腰椎屈曲活动而缓解。此外,相比腰椎滑脱症患者,腰椎管狭窄症患者小腿和臀部疼痛的发生率更高。

髋关节骨性关节炎患者也可能会主诉臀部疼痛,这一点易于腰椎管狭窄所导致的臀部疼痛混淆。然而,髋关节骨性关节炎患者通常在患肢负重时出现症状,此外,伴有髋关节活动范围减小,尤其是内旋和外展受限。

糖尿病所致的周围神经病变是年长患者出现下肢症状的另一原因。然而,周围神经病变通常表现为皮肤感觉障碍和异常,而不是活动和体位相关的跛行。临床上周围神经病变的体征反应为双侧对称性的反射消失,感觉障碍以及轻微的迟发性的运动功能障碍。其中,双侧跟腱反射以及振动觉常常消失。而周围神经病变的症状通常为足部的烧灼感、疼痛以及感觉异常,上述这些症状与活动无关且常在夜间发作。对于既往可能有毒物接触史、酗酒以及糖尿病的患者均应考虑到可能的周围神经病变。肌电图和神经传导速率检测有助于明确诊断。

二、手术治疗

到目前为止,开放椎间盘切除术仍然是治疗腰椎管狭窄最常用的手术方式。标准的开放椎间盘切除术,需把棘突、脊上和棘间韧带、双侧椎板、黄韧带及部分关节突进行切除。该手术可以将椎管完全减压,包括侧隐窝及椎间孔狭窄。对于腰椎管狭窄,在责任椎间隙进行如此广泛的切除被认为是过度的。由于椎间盘的病理性改变,合并黄韧带的肥厚和椎间关节的增生所导致的腰椎管狭窄可以通过扩大的椎板间隙手术完成。这种手术入路的目的在于很好的保护脊柱后路中线结构,即为半椎板开窗术,最初通过双侧椎板开窗治疗退变性腰椎管狭窄。

Young等介绍了单侧入路双侧椎板减压的技术,首先进行身体同侧的椎管减压,然后跨过中线结构将对侧的椎管、侧隐窝和椎间孔进行减压。这种手术入路技术的优势在于可以很好地保护棘突和中线的韧带结构,同时医生还可以对双侧椎管的受压部位进行减压。

近年来,随着微创脊柱内镜系统下椎间盘摘除技术的不断进步,利用该技术进行椎板开窗和椎板切除已逐步成熟。除了可以很好地保护脊柱中线结构,该技术还具有切口小、软组织损伤少、外观更好等优势。2002年,Guiot等报道了该技术在尸体上的可行性,随后Khoo等证实了单侧入路双侧减压治疗腰椎管狭窄是安全、有效的。

(一)手术适应证

随着腰椎管狭窄症的发病率的上升,恰当地选择患者是微创手术预后良好至关重要的一步。复发翻修的手术相对更加困难,除非医师对微创手术已具备丰富的经验,否则不可尝试。肥胖会增加皮肤到脊柱的工作距离,增加医师的手术操作难度。当医师的手术经验丰富和对管道撑开系统更加适应时,将会有一个较好的手术效果。适应证包括:①单纯中央型椎管狭窄症;②中央椎管

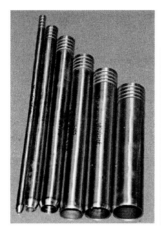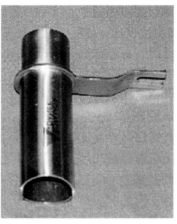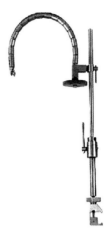

图 18-17　METRx MED 内镜管道系统，一套连续的扩张管道可以用来逐渐撑开肌肉和软组织，然后建立工作通道

狭窄伴椎间盘突出症；③中央型椎管狭窄伴侧隐窝狭窄症；④单侧或双侧侧隐窝狭窄症。

（二）手术步骤

1. 器械选择　微创腰椎椎间盘切除术可以通过常规的手术器械在标准的手术间完成。透视用于手术入路的定位和手术节段的确认。笔者团队选择美敦力（METRx MED）内镜管道系统，一套连续的扩张管道（图 18-17）可以用来逐渐撑开肌肉和软组织，然后建立工作通道，通过该管道可以进行手术，肌肉的损伤和剥离较小。由于相对密闭的工作空间，标准的脊柱手术器械不适用于管状系统。如果医生应用显微镜来放大和照明视野，医生的手或者器械的背面都容易遮挡视觉通路。如果使用内镜系统，管道的范围会阻挡吸引器和器械的使用。考虑到这些原因，手术中需要一整套内镜管道系统下的长柄器械才能满足视野的要求，包括咬骨钳、刮匙、探针和相关的钝性分离器械等。带有伸缩头的气钻系统可以用来快速的骨性减压，同时可以保护硬脊膜和黄韧带。

手术显微镜通过已扩张的工作通道提供很好的照明和清晰的视野。作为一种替代产品，一套带有内镜的 METRx MED 系统（图 18-18）已经可以很好地适用。特殊设计的器械在这套替代内镜下不带有长柄，因为医师的视线不会被自己的手遮住。使用成角的内镜双管状撑开器，其好处在于医生可以在撑开器管道的范围之外观察解剖结构。医师通过调节工作管道的角度在手术显微镜下完成手术。内镜技术的缺点在于学习曲线较陡峭，需要学习内镜下的操作技术和增强辨别细微解剖结构的能力，比如二维视野和手 - 眼分离的协调。

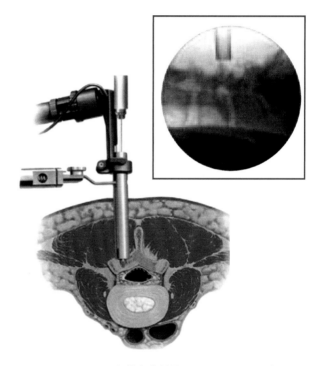

图 18-18　一套带有内镜的 METRx MED 系统

2. 术前准备　常规的术前准备和普通麻醉诱导之后，将患者转移至便于透视的手术床上，体位为俯卧位。患者腹侧安置框架，便于腰椎和髋关节的屈曲。这种方法可以使腰椎向后方凸起，增大棘突和椎板间的距离，便于椎管打开。另外，保持空腹可以减少静脉压力，进而减少硬膜外静脉出血。其他体位的摆放及预防措施，微创和开放手术的情况基本一致。术中 C 形臂机的透视可以在手术时提供正侧位图像。当不使用时，可以将透视机器安放置患者肘关节的尾侧。

3. 手术技术　在透视的引导下，将 18Ga 的穿刺针在中线旁侧 1~2cm 的位置进针至准确的手术节段。穿刺靶点位于上位椎板的后缘。当到达靶点后，在穿刺点周围 4~5cm 的区域内皮下注射 0.25% 布比卡因和 1∶200 000 肾上腺素的混合液。这种混合溶液可以减少周围组织剥离的出血和术后腰部疼痛。

在穿刺点上下做一个小切口，切口的大小必须和最后即将安置的撑开工作管道的直径相匹配。用刀片沿着穿刺点将腰背部筋膜切开，以便后续连续扩张套筒的置入。当切口准备好之后，将导丝沿着穿刺针置入进一步明确已到达相同的穿刺靶点。导丝置入后，移除穿刺针。然后通过导丝放入第一级管道，移出导丝，减少硬脊膜损伤的风险。再逐级安放扩张管道，直到触及椎板。建立尽可能短的工作管道，可以改善视野和照明，所以撑开器应该选择尽量短的能触及椎板的管道；撑开器的外缘靠近皮肤。将合适的工作管道用柔性臂固定在手术床的边上，并且不遮挡术中需要透视的部位。术中的显微镜或放大镜及其前置光源用来加强照明和手术视野的清晰度。然后，通过透视来再次确认手术节段。

椎板和关节突表面的软组织用单极电刀清除后，可以看见上位椎板边缘和关节突的内侧缘。然后采用气动磨钻进行椎板开窗直至看到增厚的黄韧带（图 18-19），期间可以改变工作管道的位置

调整手术视野，最终完成半椎板切除（图 18-20）。骨质边缘的出血可以用骨蜡止血。

当完成一侧的半椎板切除后，虽然可以进行黄韧带的切除，但是为了更好地保护硬膜囊和神经结构，先保留黄韧带，完成对侧的椎板减压。在处理上关节突时，对关节突的内侧进行必要的切除完成对侧隐窝的减压（图 18-21）。工作管道可以向外侧倾斜成角，以便更好地观察关节突的内侧缘，通过骨质和韧带的切除来扩大侧隐窝（图 18-22）。仔细辨别神经的出行根，并进行神经根松解和神经根管探查，完成减压。

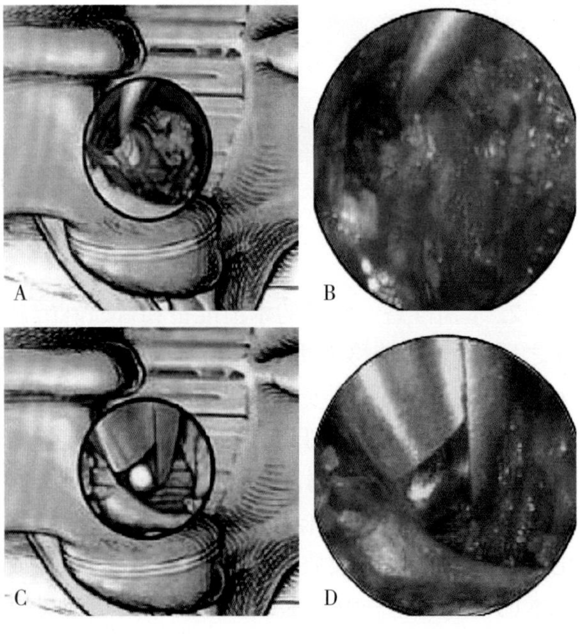

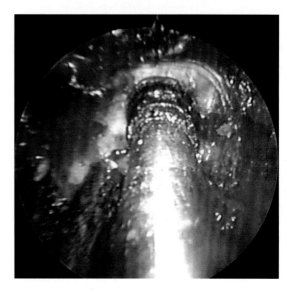

图 18-20 可改变工作管道的位置调整手术视野，最终完成半椎板切除

图 18-19 椎板和关节突表面的软组织用单极电刀清除后，可以看见上位椎板边缘和关节突的内侧缘。然后采用气动磨钻进行椎板开窗直至看到增厚的黄韧带

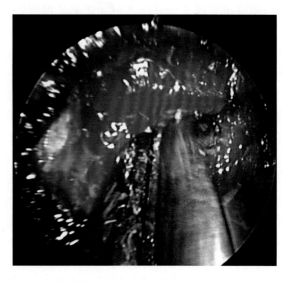

图 18-21 在处理上关节突时，对关节突的内侧进行必要的切除完成对侧隐窝的减压

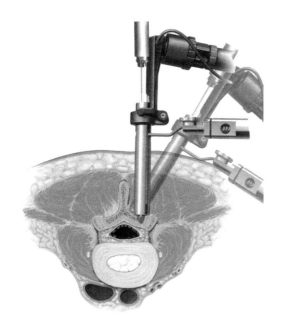

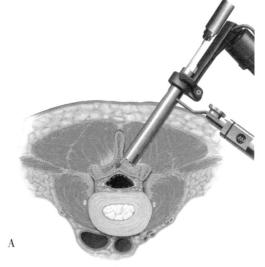

图 18-22 工作管道可以向外侧倾斜成角,以便更好的观察关节突的内侧缘,通过骨质和韧带的切除来扩大侧隐窝

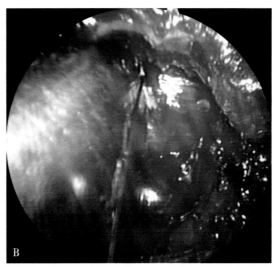

图 18-23 显露椎管中央部分

A. 将工作通道向内侧倾斜朝向中线,用气动磨钻磨掉棘突根部和对侧椎板暴露椎管的中央部分;B. 将工作通道向内侧倾斜朝向中线,用气动磨钻和咬骨钳磨除掉棘突根部和对侧椎板暴露椎管的中央部分

　　然后将工作通道向内侧倾斜朝向中线,用气动磨钻磨掉棘突根部和对侧椎板暴露椎管的中央部分(图 18-23A、B)。该部分手术操作的关键在于将工作通道向中线很好地倾斜成角,便于观察对侧解剖结构和利用可伸缩的磨钻保护暴露的硬膜囊和黄韧带。工作管道的角度近似从中线到对侧椎板的外侧缘。术中显微镜沿着工作管道的方向放置。

　　留置黄韧带的内侧缘作为硬脊膜的保护屏障,应用高速磨钻磨除对侧椎板骨质。对侧椎板减压的过程不同于同侧椎板完全切除,而是保留对侧椎板的外层。将对侧椎板内层切除(图 18-24A~C),不仅为了进行椎管内神经结构的减压,同

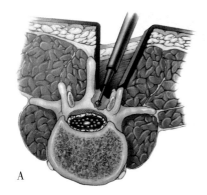

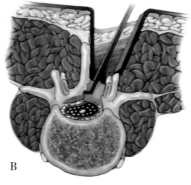

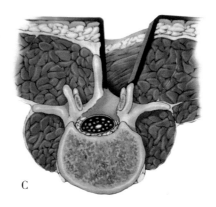

图 18-24 对侧减压示意图

A. 留置黄韧带的内侧缘作为硬脊膜的保护屏障,应用高速磨钻磨除对侧椎板骨质;B. 对侧椎板减压的过程不同于同侧椎板完全切除,而是保留对侧椎板的外层。将对侧椎板内层切除;C. 对侧减压完成

时可以更好地暴露对侧的侧隐窝和椎间孔（图 18-25A~C）。内镜技术的优势就在于 30° 的可成角内镜可以非常好地帮助暴露对侧椎管、侧隐窝和椎间孔结构。在进行同侧椎板切除时，内镜位于工作管道的 6 点钟方向可以很好地暴露该侧的解剖结构。当同侧的椎板切除完成后，将内镜旋转 180° 后，沿着工作管道的 6 点钟紧靠医师的方向，可以很好暴露棘突根部和对侧椎板，然后利用磨钻进行切除。对侧视野的很好暴露可以帮助医师使用磨钻进行棘突根部和椎板的切除。在使用磨钻进行对侧减压时，黄韧带的保留可以保护硬膜囊的神经结构。在硬脊膜和磨钻头之间有部分薄片骨质残留，当磨钻减压结束后，将薄片的骨质钳出。

然后，使用黄韧带钳准备清除增厚的黄韧带。硬脊膜的背侧表面用神经剥离器轻柔的探查分离直到清晰地辨认对侧的神经出行根。随着黄韧带和硬脊膜的逐步分离，逐步切除增厚的黄韧带。将关节突的内侧切除进行侧隐窝的减压时，需要

仔细地辨别解剖结构，保护对侧椎间孔内的神经根。上关节突内侧缘的增生最容易引起侧隐窝狭窄，该部位存在的增生需切除。至此，双侧的减压过程已全部完成（图 18-26A~C）。术后的 MRI 图像进一步显示减压充分，同时棘突、椎旁肌肉以及韧带均得到了很好的保护。

当需要行双节段减压时，可以继续在上一节段或者下一节段进行靶点穿刺，然后切开皮肤，安置工作管道。如果需要再行其他节段手术，工作管道可以通过同样的皮肤切口，穿过筋膜和肌肉组织重新置入。当安放好工作通道后，接下来的手术过程和第一次节段相同。

4. 关闭切口 当完成对椎管、侧隐窝和神经根管的彻底减压后，必须进行广泛的探查，用双极电凝、骨蜡和吸收性明胶海绵细致地止血。伤口进一步用过氧化氢溶液、碘伏等抗菌溶液冲洗。将 40mg 甲泼尼龙浸泡的吸收性明胶海绵放置于硬脊膜外，减轻术后炎症反应和疼痛。撤除工作

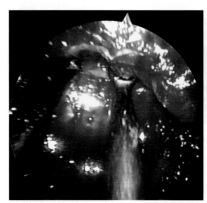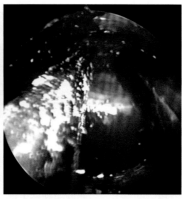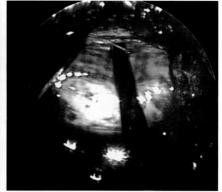

图 18-25 椎管内神经结构的减压，同时可以更好的暴露对侧的侧隐窝和椎间孔

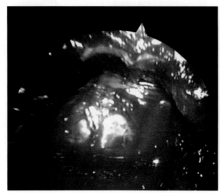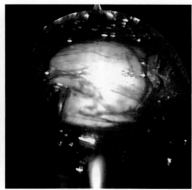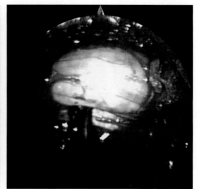

图 18-26 双侧的减压过程已全部完成，术中图像显示减压充分

管道后,将肌肉和筋膜给予止血处理。然后关闭手术切口时,用可吸收线依次缝合深筋膜层、皮下层和皮肤,最后贴上无菌敷贴。

(三)并发症的预防

1. 因为不同于开放手术可以暴露和辨认熟悉的解剖标志,术前需透视下准确地定位手术节段和穿刺靶点。

2. 术中黄韧带的打开是最困难的一步,容易并发硬脊膜撕裂。利用刮匙轻柔地分离可以减少损失的风险。硬脊膜撕裂后的修补尽管较麻烦,但还是可以完成。

3. 准确地辨认中线结构和同侧的关节突能够更好地调整管道方向。如果工作管道成角比较靠近内侧,在使用磨钻进行骨性减压时,容易从对侧进入椎管。

4. 当进入对侧减压时,需将咬骨钳的平滑面要背对硬脊膜,从而减少硬脊膜撕裂的风险。

5. 在关闭手术切口前,需在透视下确认减压的头尾端范围,确保整个节段充分减压。

随着患病人数和手术频率的增加,腰椎管狭窄症的治疗理论和技术不断完善,例如微创椎板切除术的不断发展。因此只要手术过程操作合理、恰当,微创椎板切除术治疗腰椎管狭窄不仅是安全、有效的,而且手术切口更小、术后疼痛更好、恢复更快。

三、临床疗效

1. 该微创术减压的范围与症状改善之间的关系 退变性腰椎管狭窄症是老年人最常见脊柱退变性疾病,全椎板切除减压仍是目前临床治疗中、重度退变性腰椎管狭窄症常用的手术方法。标准的全椎板切除术需要切除棘突、棘上和棘间韧带、全部椎板和黄韧带以及部分关节突。虽然看似减压彻底,但经长期临床随访,其优良率也不够理想,并随时间的推移术后优良率逐渐下降。Airaksinen 等对全椎板切除减压 438 例随访 4.3 年时发现其优良率仅为 62%。Katz 等也报道了相似临床治疗结果,72 例患者随访 4 年优良率也仅为57%。近年来,不少学者已逐渐认识到腰椎管减压的范围与临床症状的改善并不绝对一致,Shan 等对 152 例随访,结果表明开窗组术后优良率 89%,而全椎板切除减压组术后优良率仅为 63%,虽然两组术后的神经性间隙性跛行、患肢的麻木和疼痛均获显著改善,但全椎板切除减压组患者术后腰痛 VAS 指数不但没有改善,反而显著超过术前,而且全椎板切除组术后腰椎管狭窄的再手术翻修率和腰椎不稳的发生率显著高于开窗组。近年来,学者们已发现传统开放手术对腰骶部肌肉、韧带的广泛剥离和反复牵拉,不但会造成肌肉韧带的缺血坏死,而且会导致肌肉韧带的失神经支配和纤维化样变,同时可导致脊柱的潜在性失稳和退行性滑脱。为此,Young 等设计并首先报道了显微镜辅助下经单侧椎板间隙入路,行半侧椎板切除,然后经棘突基底部再行对侧椎管、侧隐窝和椎间孔减压。该手术最大的优点是经单侧的手术入路达到双侧椎管减压的同时,又有效地保留了脊柱后韧带复合结构的完整,避免了上述结构破坏后所带来的诸多临床问题。Costa 等的 374 例显微镜辅助下经单侧半椎板切除,行双侧中央椎管和侧隐窝减压,临床回顾性研究结果也充分证明该术式的优越性。随着微创内镜脊柱外科技术的不断发展,Guiot 和 Khoo 等在 Young 技术的基础上经过尸体解剖的研究,首先报道了内镜(MED)辅助下经单侧手术入路、双侧椎管减压治疗 25 例退变性腰椎管狭窄症,临床应用证明该微创手术不但安全有效,而且具有手术创伤小、出血少和临床恢复快等优点,术后平均随访 9 个月,其临床症状改善率达到 80%~95%。由于中、重退变性腰椎管狭窄主要发生在老年患者,因此 Rose 等对平均年龄达 81 岁的 50 例老年腰椎管狭窄症患者行微创手术减压的安全性和有效性进行了临床评估。结果表明腰痛 VAS 评分从术前 5.7 降低到术后 2.2,腿痛 VAS 评分从术前 5.7 降低到术后 2.3,ODI 功能指数从术前 48 降低到术后 27,无死亡和严重并发症发生,因此 Rose 等认为微创减压手术特别适合老年腰椎管狭窄症患者。笔者从 2003 年开始采用内镜(METRx)辅助下经单侧椎板间隙入路,行双侧中央椎管和侧隐窝减压治疗 52 例退变性腰椎管狭窄症患者,单节段 METRx 平均手术操作时间 94 分钟(75~160 分钟),平均失血量为 65ml(45~120ml);双节段平均操作时间 135 分钟(115~190 分钟),平均失血量为 90ml(75~160ml),平均卧床时间 6.5 天(3~12 天);无术中及术后输血,无神经根和马尾神经损伤,反映了该微创手术并不会造成手术时间的延长和术中出量的增加,反而缩短了卧床时间。因此,内镜(METRx)辅助下经单侧椎板间隙入路行双侧中央椎管和侧隐窝减压退变性腰椎管狭窄,与传统的开放手术相比不但可减少手术入路所造成的腰骶部软组织创伤、减少手术出血和卧床时间，而且还能有效地保留脊柱后韧带复合结构的完整。

腰椎管狭窄从解剖上可分为中央椎管狭窄、侧隐窝狭窄和混合型椎管狭窄。从临床症状上来看，腰椎中央椎管狭窄主要造成的是典型的神经源性间隙性跛行和马尾神经嵌压综合征，而侧隐窝狭窄主要导致的是下肢神经源性的根性疼痛、麻木和神经功能损害，而混合型兼具上述症状和体征。因此，笔者认为退变性腰椎管狭窄症的减压，并不是减压范围越大越好，而是应根据不同的狭窄程度、部位和分型，采取不同类型的减压术式。①对于腰椎中央椎管狭窄伴神经源性间隙性跛行和马尾神经嵌压综合征患者，重点是突出或膨出椎间盘和双侧黄韧带的彻底切除、棘突基底骨质部分切除以扩大中央椎管；②对侧隐窝狭窄伴下肢神经源性根性疼痛患者，除常规的中央椎管减压扩容外，重点是症状侧的侧隐窝和神经根管的减压和扩大。

2. 该微创术面临的主要临床问题与对策　腰椎管狭窄时，由于硬脊膜囊受压和硬膜外间隙缩窄，在行椎板减压和黄韧带咬除时，因受挤压的硬脊膜囊从减压窗孔中疝出，咬骨钳减压时极易造成硬脊膜的撕裂；特别是在分离棘突基底部与硬脊膜间隙时，因硬脊膜较薄并与棘突基底部紧密贴附在一起，神经剥离器剥离时最容易损伤硬脊膜，临床报道该微创术式硬脊膜囊撕裂的发生率为 4%~11.5%。为此，在手术操作过程中应注意：①腰椎管狭窄时，因黄韧带与硬脊膜紧密贴附，经椎板间隙入路切开黄韧带时最易损伤硬脊膜，因此不要急于切开黄韧带，而是首先用角状刮匙仔细剥离黄韧带与上位椎板下缘的附着，并用枪状咬骨钳小心地咬除狭窄区的半侧椎板，然后用直角状神经剥离器沿黄韧带的近端游离缘分离黄韧带与硬脊膜间隙，枪状咬骨钳仔细地咬除黄韧带；②部分患者曾因反复椎管内激素注射导致硬脊膜囊在椎管内的粘连，或因在行椎板减压时，受挤压的硬脊膜囊从减压窗孔中的疝出，极易造成硬脊膜的撕裂。为此，在手术减压操作过程中，每次枪钳咬骨之前都必须用直角神经剥离器分离硬脊膜与椎板间隙，应注意用力咬除骨质，轻轻取出骨块；③在剥离棘突基底部时，因硬脊膜较薄并与棘突基底部紧密贴附在一起，神经剥离器剥离时应特别仔细和轻柔，并将脑棉片放置在硬脊膜上，隔

离和保护好硬脊膜囊，以避免用高速磨钻削磨棘突基底部骨质或枪状咬骨钳咬除对侧黄韧带时损伤硬脊膜囊。内镜（METRx）辅助下经单侧手术入路、双侧椎管减压治疗退变性腰椎管狭窄症，与传统的和显微镜辅助下的开放式相比具有独特的优势：①在内镜辅助下，手术视野更加清楚和放大，保证了手术的安全；②通过调整手术通道的方向和内镜的角度，又可经单侧入路清楚显示对侧椎管内的组织解剖结构，从而可以比较容易地经单侧入路行对侧黄韧带咬除、棘突基底部和对侧侧隐窝的潜行扩大，同时也可行对侧椎间盘切除和神经根管潜行扩大。因此，该术式不但手术创伤较小，而且安全有效，是临床上治疗退变性腰椎管狭窄症值得选择的微创术式之一。

（周跃）

第四节　腰椎滑脱症

一、概述

1. 什么是腰椎滑脱　Kilian（1854）最早定义脊柱滑脱（spondylolisthesis）为一个椎体在另一椎体上部分或完全的向前滑移。脊椎滑脱症（spondylolisthesis）其字源来自希腊文，spondylo 指"脊椎"，listhesis 为"滑脱"之意，因好发于 L_{4-5} 以及 L_5 到骶椎之间，造成马尾神经压迫或神经根拉扯，而产生腰痛或坐骨神经痛的症状，故一般称为腰椎滑脱（lumbar spondylolisthesis）。

1935 年，Jaunhanns 第一次以伪性滑脱（pseudospondylolisthesis）来描述腰椎的退行性滑脱症，而近代对于此疾病的现代观念是 Newman 于 1955 年所提出。腰椎退行性滑脱症潜在的有腰椎不稳定及中心腰椎管狭窄的可能性，它没有峡部的缺陷，不同于裂解滑脱。退行性的脊椎前滑症主要是由椎间盘变性所导致，造成非生理性的负荷，于小关节（facet's joint）引起肥大增生。小关节的矢状方向似乎是造成滑脱的主要风险因素，L_5 及 S_1 是偏向冠状方向，因此造成 L_5 及 S_1 发生率较高。此时，即使神经管是正常的，但是因为黄韧带增生及椎间盘突出，使得轻微脱位也会造成感觉运动障碍，导致下背痛、下肢疼痛及神经性跛行。

腰椎退行性滑脱症（LDS）好发于 50 岁以上的女性，其总体发生率是 4.1%，而大部分的滑脱其相对位移百分比均 <25%，绝大部分的患者是

<30%,LDS 发病机制非常复杂,有一些患者虽是轻微的滑脱却非常的疼痛。所谓脊椎不稳定的定义,Bridwell 等建议为相对应的矢状位≥3mm 或角度>10°,但此定义至今仍尚缺乏实证医学的证明。

临床上,对有腰痛的患者以常规 X 线片检查,发现在成人中约有 5% 患有腰椎滑脱的倾向,其中因症状较严重而需要开刀治疗者仅有 10% 左右。

2. 病因　许多研究指出先天性发育缺陷和后天性的应力性损伤是两个可能的重要原因,一般认为以后者为主。Witlse 的分类是当前广泛应用在腰椎滑脱的分类法则:

(1)先天性滑脱:由于骶椎骨上部或 L_5 椎弓缺损,进而缺乏足够的力量阻止椎体前移的倾向,使其向前滑脱。有文献报道子女与父母同患腰椎椎体滑脱的病例,显示可能有遗传性。

(2)椎弓峡部有裂缝:峡部异常所导致的滑脱。分为两型,a:峡部分离,可能因峡部疲劳性骨折;b:峡部病变拉长而没有断裂,仍保持连续性。

(3)退行性病变滑脱:由于长时间腰椎不稳或应力增加使相应小关节发生磨损,退行性改变使之呈现特殊形态,关节突变得水平而逐渐发生滑脱。多见于 50 岁以后,女性发病率是男性 4 倍。多见于 L_4 椎体,其次为 L_5 椎体。

(4)创伤性滑脱:腰椎峡部可能因严重的急性损伤,尤其是后伸性外伤产生急性骨折,多见于竞技运动现场或劳动搬运工。

(5)病理性骨折:由于全身或局部病变影响到椎体峡部上下关节突,使椎体稳定性丧失发生椎体滑脱。

(6)手术后滑脱:多见于外科手术治疗后,如施行脊柱后路融合减压术,因术中切除过多后方结构组件,导致支撑不足而滑脱。

除先天性滑脱外,多数学者认为腰椎滑脱的发生主要是由于外伤和劳损引起。据统计,先天性滑脱约占 33%,峡部断裂引发滑脱占 15%,最多见的是退行性病变滑脱,约占 40%~45%。

3. 临床特征与诊断　大多数腰椎滑脱没有症状。患者的症状和体征与滑脱程度、年龄、性别等因素有关。患者可能会出现各种相关症状,如腰痛、下肢疼痛、麻木、无力,严重时可能出现大小便异常。滑脱较重的患者可能会出现腰部凹陷、腹部前凸,甚至躯干缩短、走路时出现摇摆。如果腰椎滑脱没有明显的症状和加重,可以采取保守治疗,通常症状可以得到缓解。

(1)腰椎滑脱的临床诊断:医师在分析患者之病情后,如怀疑有腰椎滑脱症,触摸患者的腰椎棘突,会有阶梯状的移位现象及压痛。此类患者的另一特点是虽然在下背痛的情况下,令患者直立弯腰时其双手尖仍很容易就能触及地面,但以足跟走路却常有困难。直腿抬高试验阳性者代表其坐骨神经受到压迫,部分患者的小腿外侧痛觉减退。由于此症与腰椎间盘突出的症状极为相似,一般必须 X 线检查,其分离部位及滑移程度才能确立。另辅以神经电气检查、脊髓摄影、拍腰椎侧位 X 线片、CT 及 MRI 检查可明确诊断出其滑移程度、各关节及椎间盘之变化及脊髓神经根受压迫程度。此对治疗指标的决定及治疗成效的预测有密切的关系。

(2)腰椎滑脱的 X 线片表现:医师可藉由一般 X 线片或特殊摄影检查来做鉴别确诊。腰骶椎的 X 线片检查能看出是否有滑脱或滑脱的部位及程度,透过拍摄腰骶椎前屈及后伸的动力位片,可帮助我们进一步了解腰椎不稳定的程度,从双斜位 X 线片能明显看出椎弓断裂,或因退化而肥厚松脱的小面关节。当患者有神经压迫症状时,医师可能会进一步做 CT、脊椎摄影或磁共振检查,以判断马尾部神经受压迫的部位及严重程度,提高诊断的正确性。

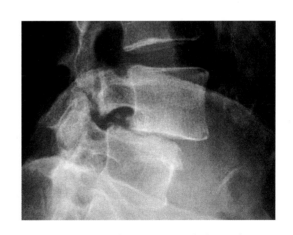

图 18-27　腰椎滑脱的 X 线片诊断影像

腰椎滑脱的测量多以毫米(mm)为单位,临床上最常见的分级系统是依据迈耶丁(Meyerding)医师在 1947 年所提出的分级标准,一般根据椎体前后相对位移的百分比将滑脱严重度分为 5 个等级:

第一级:<25% 滑脱;

第二级:25%~50% 滑脱;

第三级:50%~75% 滑脱;

第四级：75%~99% 滑脱；

第五级：100% 滑脱。

通常较低程度的腰椎滑脱会先以保守治疗为主，但滑脱程度超过 50% 或有神经疼痛症状的患者，就需要进行骨融合手术，以避免更严重的滑脱发生。

4. 腰椎滑脱的临床治疗

（1）保守治疗：仅有轻微腰痛症状的腰椎滑脱患者，多数可以透过保守治疗的方法，有效地缓解症状。包括卧床休息、腰部热敷理疗、穿戴腰围护具、口服抗炎镇痛药物等，来控制或缓解疼痛感，并禁止进行会增加腰部负重的活动如搬重物或弯腰等，以防止腰椎滑脱的症状进一步加重。

（2）手术治疗：回顾文献后，我们无法找到任何的在放射 / 医学指征明确时，对于 LDS 或在一个特定的外科进行手术的方法中可以优选哪一个。至于保守治疗时间始终是一个争议性的议题。Faldini 等（2007）建议术前保守治疗 4 个月。Weinstein 等（2009）认为患者症状至少持续 12 周才考虑手术。Fischgrund 等保守性治疗不应有明显的时间问题，只要患者有持续性的显著疼痛或由于神经性跛行或神经根性疼痛而显著影响正常活动就有手术的考量。Wasters 等（2009）建议的手术指征也没明显指出应保守治疗时间的长短。Sengupta 等（2005）系统性的分析评估有 3 种不同的手术适应证：①持续反复性的背痛或腿部疼痛或神经性跛行，在合理非手术治疗 3 个月后有显著降低生活质量；②渐进神经性功能缺损；③伴有膀胱或肠道症状。一般来讲，保守性治疗 3~4 个月是脊柱外科医师及学者公认的保守治疗时间。

一般而言，当连续性物理治疗与药物治疗均告失败时，或患者出现下列 3 种因素，则需要考虑以手术治疗才能有效地缓解上述症状：

（1）药物或复健都难以控制的疼痛；

（2）下肢无力，影响走路或行动时，就需尽快手术，避免拖到瘫痪才处置，则多数会无法恢复；

（3）大小便失禁或困难，这是严重神经根压迫的现象，需尽快手术来放松神经。

二、手术适应证

对不同类型的腰椎滑脱有不同的手术方法。医生应当根据患者的具体情况，提出合理的治疗建议。目前，临床上对腰椎滑脱的手术治疗原则是：复位、减压、内固定以及植骨融合。复位是指采用手术结合器械的方法，使滑脱的椎体恢复原来正常的位置；减压的主要目的是降低神经根及马尾神经的压迫，以缓解症状，一般临床会采用椎板切除、椎间孔扩张等方法来达到减压的目的；内固定是指采用适当的内固定方法，使复位的椎体维持正常的位置，防止椎体滑脱复发或腰椎的不稳定，但内固定只能提供腰椎手术后短时间的稳定性，脊柱长期的稳定性最终需要依靠植骨融合来达到；椎体间骨融合可以避免更严重的滑脱发生或影响邻近椎节椎间盘的退化。

对于腰椎滑脱症的种类及分类，多数外科医师耳熟能详，重点在于对患者及外科医师而言何时手术及以何种方式手术。绝大多数不稳定的脊椎，单纯减压手术已证实无法满足疾病的需求，固定融合手术已确定为治愈该疾病的主流，而融合方式才是主要争论及探讨的重点，至于固定方式毋庸置疑椎弓根钉为主流且为最有效的固定方式，而椎体间的融合手术也为融合方式的主流。

脊柱融合术最早是在 1911 年由 Hibbs 提出，其融合的部位为双侧椎板和关节突，因其适应证的范围有限及常有假性关节融合失败等问题，之后有多位学者对于脊柱融合的技术进行了改进与发表。并且已经被广泛应用于脊柱各种疾病治疗，包括腰椎滑脱、脊柱感染、畸形、创伤和各种退变性疾病。脊柱融合的方法很多，按照植骨的部位可分为：椎体间融合术（lumbar interbody fusion，LIF）、后外侧融合术（posterior lateral fusion，PLF）、椎体环周 360° 融合术等；按手术入路，椎体间融合术又可分为前路腰椎椎体间融合术（anterior lumbar interbody fusion，ALIF）、后路腰椎椎体间融合术（posterior lumbar interbody fusion，PLIF）、经椎间孔腰椎椎间融合（tranforaminal lumbar interbody fusion，TLIF）、极外侧腰椎椎体间融合术（extreme lumbar interbody fusion，XLIF）与轴向腰椎椎体间融合术（axial lumbar interbody fusion，Axial-LIF）。

文献指出，脊柱融合是临床改善脊柱不稳定的治疗标准，脊柱融合最理想的方法是椎体间融合术，因为椎体间接触面积较大，提供了更理想的植骨空间，也因此有较高植骨融合率，而椎体间的融合也帮助重建后的脊柱更加稳定。此外，因为椎间间隙的恢复，扩大了椎间孔通道，也有利于神经根的减压。经大量临床病例证实，椎体间融合术已成为治疗腰椎滑脱症一项成熟且标准的手术方式。

目前的腰椎椎体间融合术（LIF）既可以通过传统的开放手术也可以通过微创手术完成，按手术入路的不同，分述如下：

（一）前路腰椎椎体间融合术

1933 年，Burns 最早将前路腰椎椎体间融合（anterior lumbar interbody fusion，ALIF）用于治疗脊椎滑脱（图 18-28）。ALIF 从身体前方经过腹部切口，将受累脊柱的一部分切除并植入替代物。同时给予内固定器加强整体结构的稳定性。ALIF 能更有效地撑开和恢复椎体间隙高度，同时前方入路手术视野清楚能更彻底地清除变性的椎间盘，不需要牵拉硬膜囊和神经根，降低硬膜囊和神经根损伤的风险。另外，前方入路的好处除保留了椎板、小关节面等腰椎后方组件结构的完整，同时也避免腰椎后方结构和骶棘肌切除破坏或损伤的弊病。但 ALIF 同时也存在较大的风险，包括手术中易损伤大血管及内脏神经，术后易出现腹胀、血管钙化、小便功能或是交感神经功能障碍等问题，在部分男性患者还会引起逆行性射精的并发症；而且 ALIF 不能通过一个切口同时进行椎间融合术和神经根的减压手术。

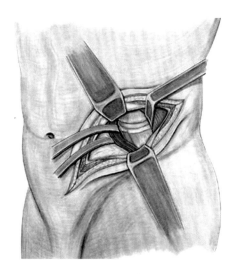

图 18-28　ALIF 前路腰椎椎体间融合术

1. ALIF 的优点

（1）能完全保留脊椎旁的肌肉骨骼关节结构；

（2）可以内镜微创手术进行，达到微小创伤之手术目的。

2. ALIF 的缺点

（1）滑脱的复位相对困难，尤其是高度滑脱患者；

（2）无法对背侧的神经有效减压；

（3）须另行取骨行自体融合或异体骨进行融合。

3. ALIF 的适应证

（1）腰椎滑脱Ⅰ、Ⅱ级；

（2）退行性椎间盘疾病；

（3）畸形矫正；

（4）后路融合手术失败的翻修手术；

（5）椎间高度塌陷。

4. ALIF 的禁忌证

（1）腹部有开放手术史；

（2）严重骨质疏松；

（3）高龄。

（二）后路腰椎椎体间融合术

最早在 1953 年的时候，Cloward 将后路腰椎椎体间融合术（posterior lumbar interbody fusion，PLIF）用于治疗椎间盘退变引起的腰痛，取得了良好的效果并快速推广（图 18-29）。PLIF 手术切口是由患者的背部作为入路接触脊柱，切除椎板后牵拉开硬膜囊和神经根，再植入植骨或是椎间融合器，并辅以后路内固定器系统和后外侧植骨，不但提供脊柱在生物力学上的即刻稳定，而且可以获得腰椎的四周融合。PLIF 避免了腹膜内大血管及内脏神经损伤、术后腹胀、血管钙化、小便功能障碍等 ALIF 常见的并发症问题，另外 PLIF 可以透过一个手术切口，同时进行椎间融合术和神经根减压手术。但是 PLIF 在术中需将硬膜囊和神经根牵拉过中线而易导致损伤，而且在 L_3 以上的椎节，硬膜囊缺乏活动度和牵拉的空间，故 PLIF 较不适用于 L_3 以上的椎节。

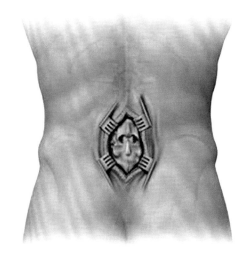

图 18-29　PLIF 后路腰椎椎体间融合术

1. PLIF 的优点

（1）直接有效地处理神经管及神经根的减压术式；

（2）有效地取得适当适量的自体骨作为椎体间椎骨融合之材料；

（3）轻易而有效地将前滑的椎体复位。

2. PLIF 的缺点　过度操弄神经管及神经根，而容易造成术后神经粘连而产生并发症。

3. PLIF 的适应证

（1）腰椎滑脱；

（2）退行性椎间盘疾病；

（3）椎间盘突出；

（4）椎间孔狭窄；

（5）假性关节形成；

（6）椎板切除后的后凸畸形。

4. PLIF 的禁忌证

（1）严重骨质疏松；

（2）恶性转移脊柱肿瘤。

（三）经椎间孔腰椎椎体间融合术

为了改善 PLIF 切除后方结构太多易导致脊柱不稳定的问题，Harms 等提出了经椎间孔腰椎椎体间融合术（tranforaminal lumbar interbody fusion，TLIF）的融合方法（图 18-30）。TLIF 从

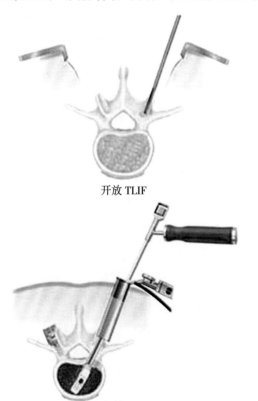

开放 TLIF

微创 TLIF

图 18-30　TLIF、mini-TLIF 经椎间孔腰椎椎体间融合术

后方单侧椎间孔入路进入腰椎间隙，达到前柱支撑的目的，也有人称之为经横突间椎间融合术（intertransverse lumbar interbody fusion，ILIF）。TLIF 没有 ALIF 术后腹胀、血管钙化、小便功能障碍等常见的并发症问题，与 PLIF 相比，TLIF 手术的优点为经后方一侧路入即可达到椎体间融合的目的，故保留了前方韧带和大部分后方韧带的完整性，同时避免了椎板切除的困扰，能防止术后椎节稳定性的破坏和椎管内瘢痕组织形成对硬脊膜的压迫；且此手术方式也不需要过度牵拉神经根和硬膜囊，避免了过度牵拉所造成的神经损伤。

近年来，微创脊柱外科手术理念的兴起，2005年 Schwender 报道了 mini-TLIF 的手术技术，采用小切口入路，以可扩张套管辅以内视镜的技术改进，减少脊柱旁组织的剥离伤害，降低了术后腰部肌肉力量的影响和慢性腰痛的发生，因更符合微创脊柱外科的理念，因此被定义为在传统经椎间孔椎体融合技术基础之上发展起来治疗腰椎退行性病变的新方法。

1. TILF 的优点

（1）避免神经管及神经根直接操弄而降低神经粘连的可能性；

（2）可以以微创手术的方式进行；

（3）融合成功率高；

（4）前滑复位容易。

2. TILF 的缺点

（1）无法直接行两侧椎管及神经孔的有效彻底减压；

（2）微创技术学习曲线期较长。

3. TLIF 的适应证

（1）腰椎滑脱Ⅰ、Ⅱ级；

（2）退行性椎间盘疾病；

（3）椎间盘突出；

（4）椎间孔狭窄；

（5）假性关节形成；

（6）退行性侧弯。

4. TLIF 的禁忌证

（1）椎体前方骨融合无法撑开椎间隙；

（2）严重骨质疏松；

（3）后方椎板广泛切除减压病史；

（4）双侧硬膜纤维化。

（四）极外侧腰椎椎体间融合术

2001 年，Pimenta 首先介绍了极外侧腰椎椎体

间融合术（extreme lumbar interbody fusion，XLIF）（图18-31）。XLIF也被称为直接侧方椎体间融合术（direct ateral interbody fusion），在内镜系统辅助下，经后外侧入路方式穿过腹膜后方间隙，在腰大肌上方再做一切口，在之前所做切口的指引下插入撑开器并经腹膜后方间隙到达腰大肌表面。在脊髓电生理监测系统指导下分离血管、肌肉并安全进入椎间盘，自此可建立工作通道并完成椎间盘切除及椎间融合等操作。

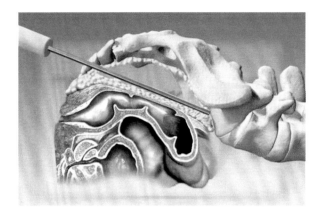

图18-32　Axial-LIF 轴向腰椎椎体间融合术

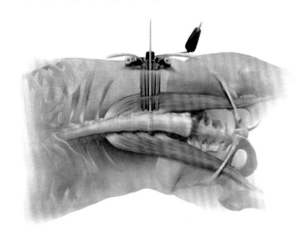

图18-31　XLIF 极外侧腰椎椎体间融合术

　　目前，XLIF的适应证已经扩展到脊柱的各种退变、畸形、滑脱、肿瘤以及翻修手术，并且也可以作为胸椎疾病的治疗，提供新的手术入路。但因为受体位所限，XLIF只适用于 L_5 以上椎节的椎间融合术。

　　1. XLIF 的适应证
　　（1）腰椎滑脱Ⅰ、Ⅱ级；
　　（2）退行性椎间盘疾病；
　　（3）椎间盘突出；
　　（4）椎间孔狭窄；
　　（5）假性关节形成；
　　（6）退行性侧弯。
　　2. XLIF 的禁忌证
　　（1）椎体前方骨融合无法撑开椎间隙；
　　（2）严重骨质疏松；
　　（3）后方椎板广泛切除减压病史；
　　（4）双侧硬膜纤维化；
　　（5）L_5~S_1 不适用。

（五）轴向腰椎椎体间融合术

　　2004年，Cragg等人首先报道了轴向腰椎椎体间融合术（axial lumbar interbody fusion，Axial-LIF）（图18-32）。Axial-LIF 突破了传统的后方和前方

入路，突破性地提出由骶椎前方入路处理 L_5~S_1 的脊柱病变问题。利用骶椎前方间隙，透过特制的辅助器械，经皮到达 S_1 椎体前下方，在穿过 S_1 椎体到达 L_5~S_1 椎间盘，最终抵达 L_5 椎体位置，形成一个工作通道。由此工作通道完成撑开、椎间盘切除、植骨和椎体间融合等治疗处理。手术可同时辅以后路经皮椎弓根螺钉或关节突螺钉固定以获得即刻的稳定。这一手术技术避免暴露脊柱前方、后方及侧方的结构，不损害后方肌肉、韧带及脊椎后部结构，也不需进入腹腔或牵拉血管和内脏器官。

　　Axial-LIF 是椎体间融合术的一种，适应证和传统的椎体间融合相近，目前已经用于退变性腰椎间盘疾病、椎间盘突出和峡部裂腰椎滑脱等疾病，但因手术入路的局限，目前 Axial-LIF 仅适用于 L_4~S_1 的椎体间融合术。

　　1. Axial-LIF 适应证
　　（1）腰椎滑脱Ⅰ级：L_4~S_1；Ⅱ级：L_5~S_1；
　　（2）退行性椎间盘疾病；
　　（3）椎间盘突出。
　　2. Axial-LIF 的禁忌证
　　（1）椎体前方骨融合无法撑开椎间隙；
　　（2）严重骨质疏松；
　　（3）后方椎板广泛切除减压病史；
　　（4）L_4 以上椎节不适用。

三、临床疗效

（一）不同手术技术的评述

　　对腰椎滑脱的手术治疗有不同的技术方法和入路，目前临床上对腰椎滑脱的手术治疗原则是：复位、减压、内固定以及植骨融合。神经减压术可用来缓解神经根症状的问题，减压的方法包括椎

间孔扩孔、全椎板或半椎板切除。Johnsson 等报道，接受全椎板切除减压术而未做脊柱融合术的患者中，术后 65% 会出现腰椎滑脱加重的现象，接受微创减压手术者只有 32% 发生滑脱加重。现代生物力学也多已证实后方组件结构对于脊柱稳定的重要性。因此，目前公认的减压手术原则是采用单侧或双侧椎板开窗即足以对神经根充分减压，如果椎板切除不可避免，则须联合脊柱融合术。对于无椎管狭窄的腰椎滑脱患者，临床则建议只需施行腰椎融合术而不必行椎管减压或椎间盘摘除术，以免对椎管的刺激导致骨质增生。

根据 Wolff 定律，压力下之植骨块的骨整合效果较好，故椎体间融合（LIF）的效果会优于脊柱后外侧融合（PLF）。此外，椎体间融合因植入椎间融合器（cage）或是植骨可以恢复椎间高度，恢复矢状面的对线，降低邻近椎节病变的发生，PLF 在这方面的效果则是有限的。但在治疗轻度或是峡部裂型的腰椎滑脱患者，Madan 学者则建议 PLF 的技术即可获得良好的疗效。目前，国内外在椎体间融合术的统计报道，不论是何种的入路技巧或是微创手术，皆有不错的临床治疗效果。Ishihara 等经过 10 年的随访调查，ALIF 技术用于腰椎滑脱治疗的骨融合率约为 83%。2009 年，Kim 等比较了 ALIF 和 TLIF 两种技术在轻度峡部裂型腰椎滑脱的治疗比较，近 3 年的随访结果，两者的骨融合率分别为 95.8% 和 92.3%，并无显著差异。2007 年，Min 等也针对前路和后路两种技术的疗效进行对照比较，结果两者之间也无统计学上的差异。显示不同的入路处理，皆能有效达到骨融合的预期目的。

在传统式 TLIF 手术及微创式 mini-TLIF 两项技术的对比研究中，多数学者认为两者并无显著差异。如 Wu 等 2010 年发表的文章指出，传统式和微创式骨融合率分别为 90.9% 和 94.8%。此结果与 2009 年 Constantin、Peng 两组研究团队的统计数据相似，显示微创式 mini-TLIF 技术可达到与传统式 TLIF 相同的骨融合率，但微创式 mini-TLIF 对于轻度腰椎滑脱的治疗，甚至有更佳的满意度。

腰椎融合术在 20 世纪 80 年代导入微创技术，Noggle 等用微创方式直接修复峡部裂型的患者，认为微创技术是年轻患者的理想选择，除可降低融合病等并发症的发生，并因破坏的减少可很

大程度地维持脊柱稳定性。现有多种微创术式用于临床的腰椎滑脱治疗，包括以扩张套管辅助的 PLIF、改良的微创式 mini-TLIF 和近年来新发表的技术如极外侧腰椎椎体间融合术（XLIF）及经皮椎间轴向融合术（Axial-LIF）。

XLIF 是一项新的手术技术，临床随访的时间并不长。2011 年，KariKari 报道了 22 例患者的随访报告，平均失血量约 227.5ml，住院天数约 4.8 天，经过 16.4 个月的随访观察，骨融合率有 95.5% 不错的表现。何磊等于 2014 在《中华骨科杂志》发表的文章指出，16 例的初期随访结果，平均手术时间约 75 分钟和 83ml 的失血量，2 例在术后出现大腿酸麻和屈髋乏力，并未特别处理，2 周后症状即消失；在骨融合的评估中，4 例在术后 6 个月即发生椎间骨融合，在术后 1 年，骨融合率达 87.5%。但 XLIF 主要潜在的并发症包括屈髋乏力、腰骶椎神经根或生殖股神经的损伤，另外还有腹腔内脏器、血管的损伤。

2008 年，Aryan 等发表关于 Axial-LIF 的随访报告，35 例患者包括了退行性椎间盘疾病、退行性侧弯和峡部裂腰椎滑脱，平均年龄约 54 岁，随访时间为 17.5 个月。经由 Axial-LIF 的治疗，平均手术时间约为 42 分钟，并经由医学影像随访评估，融合率 91%（32 例）。虽然目前随访报道的结果令人满意，但由于目前 Axial-LIF 技术的临床统计报告并不多，长期结果还需要再进一步观察。

纵观上述的文献回顾与报道，椎体间融合术已渐成为腰椎滑脱治疗的黄金标准。纵使微创手术相较于传统开放式手术有更高的临床效益，但不同的手术技术仍有其匹配的适应证，正所谓知己知彼，方能百战百胜。临床医师选择合适的手术方式来治疗处理腰椎滑脱的问题，才能使患者的问题获得充分的解决与满意。

（二）展望

关于腰椎滑脱治疗的争论和探讨一直存在，传统式及微创手术的椎体间融合术对于腰椎滑脱的治疗均有不错的临床效果。而椎体间融合术的技术演进，如同一部脊柱外科医师不断自我挑战的奋斗历史，正是为了降低术后并发症发生率与改善大伤口破坏所做的努力与突破。虽然微创手术具有陡峭的学习曲线，但随着微创脊柱外科手术时代的到来，在众多脊柱外科医师共同努力之下，不论是新理念，或是微创手术辅助器械和入路

技巧的精进，都已渐趋完善。尤其近年来有许多学者、单位投入脊柱微创导航的领域，可以期待经由积极研发并引进新颖而优良的设备及手术来造福民众，在早期预防或治疗乃至术后复健，提供给腰椎滑脱的患者更具整合性的全方位治疗方案。

（王超然）

参考文献

[1] 任龙喜,白秋铁.经皮激光椎间盘减压术治疗颈椎病.中国激光医学杂志,2004,13(3):189.

[2] Knight M T,Goswami A,Patko J T. Cervical percutaneous laser disc decompression:preliminary results of an ongoing prospective outcome study. J Clin Laser Med Surg,2001,19:3-8.

[3] 朱杰成,镇万新,王多,等.经皮激光颈椎间盘减压术的临床应用.中华骨科杂志,2003,23:349-352.

[4] 任龙喜,白秋铁.经皮激光椎间盘减压术治疗颈椎病初步报告.中国脊柱脊髓杂志,2004,14:105-107.

[5] Ren L,Guo B,Zhang J,et al. Mid-term efficacy of percutaneous laser disc decompression for treatment of cervical vertigo. Eur J Orthop Surg Traumatol,2014. [Epub ahead of print].24(S1):S153-158.

[6] 小坂埋也,米则卓实,市村善宣.Nd:YAG レーザー経皮の椎间板減压手术と适应.J MIOS,1997,2:23-30.

[7] 小川润,里见和彦,木下欣明.レーザー颈椎手术への应用.日し医志,2001,22(1),23-30.

[8] Macnab I.Negative disc exploration An analysis of the causes of nerve inolvement in sixty eight patients. J Bone Joint Surg,1971,53:891-903.

[9] 任长乐,刘沂经.皮激光椎间盘减压术治疗神经根型颈椎病.中国脊柱脊髓杂志,2006,16(1):71.

[10] 付爱军,朱军,李建珉.经皮激光椎间盘减压术治疗高位腰椎间盘突出症.中国现代医学杂志,2006,4(16):1108-1109.

[11] Choy D S. Percutaneous laser disc decompression (PLDD):twelve years'experience with 752 procedures in 518 patients.J Clin Laser Med Surg,1998,16:325-331.

[12] Jho HD. Microsurgical anterior cervical foraminotomy for radiculopathy:a new approach to cervical disc herniation. J Neurosurg. 1996. 84(2):155-160.

[13] Kessel G,Bocher-Schwarz HG,Ringel K,Perneczky A. The role of endoscopy in the treatment of acute traumatic anterior epidural hematoma of the cervical spine:case report. Neurosurgery. 1997. 41(3):688-690.

[14] Fontanella A. Endoscopic microsurgery in herniated cervical discs. Neurol Res. 1999. 21(1):31-38.

[15] Koc RK,Menku A,Tucer B,Gocmez C,Akdemir H. Anterior cervical foraminotomy for unilateral spondylotic radiculopathy. Minim Invasive Neurosurg. 2004. 47(3):186-189.

[16] Balasubramanian C,Price R,Brydon H. Anterior cervical microforaminotomy for cervical radiculopathy—results and review. Minim Invasive Neurosurg. 2008. 51(5):258-262.

[17] Saringer W,Nobauer I,Reddy M,Tschabitscher M,Horaczek A. Microsurgical anterior cervical foraminotomy (uncoforaminotomy)for unilateral radiculopathy:clinical results of a new technique. Acta Neurochir(Wien). 2002. 144(7):685-694.

[18] Lee JY,Lohr M,Impekoven P,et al. Small keyhole transuncal foraminotomy for unilateral cervical radiculopathy. Acta Neurochir(Wien). 2006. 148(9):951-958.

[19] Choi G,Lee SH,Bhanot A,Chae YS,Jung B,Lee S. Modified transcorporeal anterior cervical microforaminotomy for cervical radiculopathy:a technical note and early results. Eur Spine J. 2007. 16(9):1387-1393.

[20] Jho HD,Kim WK,Kim MH. Anterior microforaminotomy for treatment of cervical radiculopathy:part 1—disc-preserving "functional cervical disc surgery". Neurosurgery. 2002. 51(5 Suppl):S46-53.

[21] 刘忠军,党耕町,马庆军,刘晓光,于泽生,姜亮.内窥镜下颈椎间盘切除及椎体间植骨融合术.中国脊柱脊髓杂志.2004.(02):26-28.

[22] 周跃,张峡,王卫东等.内镜下颈椎前路减压植骨融合术的初步报告.中华骨科杂志.2004.(02):14-18.

[23] 卞传华,陈伟民,艾纯华,陈阳.显微内镜下颈前路手术治疗脊髓型颈椎病.中国内镜杂志.2005.(06):609-610+613.

[24] Minamide A,Yoshida M,Yamada H,et al. Clinical outcomes of microendoscopic decompression surgery for cervical myelopathy. Eur Spine J. 2010. 19(3):487-493.

[25] Dahdaleh NS,Wong AP,Smith ZA,Wong RH,Lam SK,Fessler RG. Microendoscopic decompression for cervical spondylotic myelopathy. Neurosurg Focus. 2013. 35(1):E8.

[26] Ruetten S,Komp M,Merk H,Godolias G. A new full-endoscopic technique for cervical posterior foraminotomy in the treatment of lateral disc herniations using 6.9-mm endoscopes:prospective 2-year results of 87 patients. Minim Invasive Neurosurg. 2007. 50(4):219-226.

［27］ Tan J, Zheng Y, Gong L, Liu X, Li J, Du W. Anterior cervical discectomy and interbody fusion by endoscopic approach: a preliminary report. J Neurosurg Spine. 2008. 8(1): 17-21.

［28］ 王建, 周跃, 初同伟, 张峡, 王卫东, 张正丰. 显微内镜颈椎前路手术和开放手术的比较研究. 中国矫形外科杂志. 2007.(05): 324-327.

［29］ Hacker RJ, Miller CG. Failed anterior cervical foraminotomy. J Neurosurg. 2003. 98(2 Suppl): 126-130.

［30］ Park Y, Ha JW, Lee YT, Sung NY. Minimally invasive transforaminal lumbar interbody fusion for spondylolisthesis and degenerative spondylosis: 5 years results. ClinOrthopRelat Res. 2014, 472(6): 1813-1823.

［31］ Wang SJ, Han YC, Liu XM, Ma B, Zhao WD, Wu DS, Tan J. Fusion techniques for adult isthmic spondylolisthesis: a systematic review. Arch Orthop Trauma Surg. 2014, 134(6): 777-784.

［32］ Dhall SS, Wang MY, Mummaneni PV. Clinical and radiographic comparison of mini-open transforaminal lumbar interbody fusion with open transforaminal lumbar interbody fusion in 42 patients with long-term follow-up. J Neurosurg Spine. 2008, 9(6): 560-565.

［33］ Burns BH. An operation for spondylolisthesis. Lancet, 1933, 1: 1211-1213.

［34］ Penta M, Fraser RD. Anterior lumbar interbody fusion. A minimum 10 years follow up. Spine, 1997, 22(20): 2429-2434.

［35］ Cloward RB. The treatment of ruptured lumbar intervertebral discs by vertebral body fusion. Indication, operative technique, after care. J Neurosurg. 1953, 10(2): 154-168.

［36］ Harms J, Rolinger H. A one-stager procedure in operative treatment of spondylolistheses: dorsal traction-reposition and anterior fusion. Z Orthop, 1983, 120: 343-347.

［37］ Schwender JD, Holly LT, Rouben DP, et al. Minimally invasive transforaminal lumbar interbody fusion (TLIF): technical feasibility and initial results. J Spinal Disord Tech, 2005, 18(1): 1-6.

［38］ Pimenta L. Lateral endoscopic transpsoas retroperitoneal approach for lumbar spine surgery. VIII Brazilian Spine Society Meeting. 2001.

［39］ Cragg A, Carl A, Casteneda F, et al. New percutaneous access method for minimally invasive anterior lumbarsacral surgery. J Spinal Disord Tech, 2004, 17(1): 21-28.

［40］ Johnsson KE, Willner S, JohnssonK.. Postoperative instability after decompression for lumbar spine stenosis. Spine, 1986, 11(2): 107-110.

［41］ Kotani Y, Abumi K, Ito M. et al. Mid -term clinical results of minimally invasive decompression and posterolateral fusion with percutaneous pedicle screws versus conventional approach for degenerative spondylolisthesis with spinal stenosis. Eur Spine J. 2012, 21(6): 1171-1177.

［42］ Madan S, Boeree NR. Outcome of posterior lumbar interbody fusion versus posterolateral fusion for spondylolytic&spondylolisthesis. Spine, 2002, 27(14): 1536-1542.

［43］ Ishihara H, Osada R, Kanamori M, et al. Minimum 10-years follow up study of anterior lumbar interbody fusion for isthmic spondylolisthesis. J Spinal Disord. 2001, 14(2): 91-99.

［44］ Kim JS, Kang BU, Lee SH, et al. Mini-transforaminal lumbar interbody fusion versus anterior lumbar interbody fusion augmented by percutaneous pedicle screw fixation: a comparison of surgical outcomes in adult low-grade isthmic spondylolisthesis. J Spinal Disord Tech. 2009, 22(2): 114-121.

［45］ Min JH, Jang JS, Lee SH. Comparison of anterior and posterior approach instrumented lumbar interbody fusion for spondylolisthesis. J Neurosurg Spine. 2007, 7(1): 21-26.

［46］ Wu RH, Fraser JF, H rtl R. Minimal access versus open transforaminal lumbar interbody fusion: meta-analysis of fusion rates. Spine. 2010, 35(26): 2273-2281.

［47］ Constantin S, Nicolas T, Elefterios T, et al. Minimally invasive versus open transforaminal lumbar interbody fusion: evaluating initial experience. International Orthopaedics. 2009, 33(12): 1683-1688.

［48］ Peng CW, Yue WM, Poh SY, et al. Clinical outcome of minimally invasive versus open transforaminal lumbar interbody fusion. Spine. 2009, 4(13): 1385-1389.

［49］ Noggle JC, Sciubba DM, Samdani AF. Et al. Minimally invasive direct repair of lumbar spondylolysis with a pedicle screw and hook construct. Neurosurg Focus. 2008, 2592): E15.

［50］ Karikari IO, Nimjee SM, Hardin CA, et al. Extreme lateral interbody fusion approach for isolated thoracic and thoracolumbar spine diseases: initial clinical experience and early outcomes. J Spinal Disord Tech. 2001, 24(6): 368-375.

［51］ He Lei, Rong LM, Dong JW, et al. Short-term clinical outcomes and safety evaluation of extreme lateral interbody fusion for the treatment of lumbar degenerative diseases. Chin J Orthop, 2014, 34(1): 48-55.

［52］ Aryan HE, Newman CB, Gold JJ, et al. Percutaneous axial lumbar fusion (AxialLIF) of the L5-S1 segment:

initial clinical and radiographic experience. Minim Invasive Neurosurg. 2008,51(4):225-230.

［53］Nandyala SV,Fineberg SJ,Pelton M,et al. Minimally invasive transforaminal lumbar interbody fusion:one surgeon's learning curve. Spine J. 2014,14(8):1460-1465.

［54］Newman PH. Spondylolisthesis,Its Cause and Effect:Hunterian Lecture delivered at the Royal College of Surgeons of England on 10th February 1955. Ann R Coll Surg Engl. 1955,16(5):305.

［55］O'Rourke MR,Grobler LJ. L4-L5 degenerative spondylolisthesis:indications and technique for operative management. Iowa Orthop J. 1998,18:76.

［56］Sengupta DK,Herkowitz HN. Lumbar spinal stenosis. ORTHOP CLIN N AM. 2003,34(2):281-295.

［57］Sengupta DK,Herkowitz HN. Degenerative spondylolisthesis:review of current trends and controversies. Spine. 2005,30(6S):S71-S81.

［58］Kalichman L,Hunter DJ. Diagnosis and conservative management of degenerative lumbar spondylolisthesis. Eur Spine J. 2008,17(3):327-335.

［59］Faldini C,Pagkrati S,Acri F,et al. Surgical treatment of symptomatic degenerative lumbar spondylolisthesis by decompression and instrumented fusion. J Orthop Traumatol. 2007,8(3):128-133.

［60］Bridwell KH,Sedgewick TA,O'brien MF,et al. The role of fusion and instrumentation in the treatment of degenerative spondylolisthesis with spinal stenosis. Clin Spine Surg. 1993,6(6):461-472.

［61］Fischgrund JS,Mackay M,Herkowitz HN,et al. 1997 Volvo Award winner in clinical studies:degenerative lumbar spondylolisthesis with spinal stenosis:a prospective,randomized study comparing decompressive laminectomy and arthrodesis with and without spinal instrumentation. Spine. 1997,22(24):2807-2812.

［62］Fischgrund JS,Mackay M,Herkowitz HN,et al. 1997 Volvo Award winner in clinical studies:degenerative lumbar spondylolisthesis with spinal stenosis:a prospective,randomized study comparing decompressive laminectomy and arthrodesis with and without spinal instrumentation. Spine. 1997,22(24):2807-2812.

［63］Watters WC,Bono CM,Gilbert TJ,et al. An evidence-based clinical guideline for the diagnosis and treatment of degenerative lumbar spondylolisthesis. Spine J. 2009,9(7):609-614.

［64］Caspar W. A new surgical procedure for lumbar disc herniation causing less tissue damage through a microsurgical approach//Lumbar disc adult

hydrocephalus. Springer Berlin Heidelberg. 1977:74-80.

［65］Choi G,Lee SH,Bhanot A,et al. Percutaneous endoscopic discectomy for extraforaminal lumbar disc herniations:extraforaminal targeted fragmentectomy technique using working channel endoscope. Spine. 2007,32(2):E93-E99.

［66］Ditsworth DA. Endoscopic transforaminal lumbar discectomy and reconfiguration:a postero-lateral approach into the spinal canal. Surg Neurol. 1998,49(6):588-598.

［67］Eustacchio S,Flaschka G,Trummer M,et al. Endoscopic percutaneous transforaminal treatment for herniated lumbar discs. Acta Neurochir(Wien). 2002,144(10):997-1004.

［68］Hijikata S. Percutaneous Nucleotomy:A New Concept Technique and 12 years' Experience. Clin Orthop Relat Res. 1989,238:9-23.

［69］Hoogland T. Transforaminal endoscopic discectomy with foraminoplasty for lumbar disc herniation. Surg Tech Orthop Traumatol. 2003,40:55-120.

［70］Hoogland T,Scheckenbach C. Die endoskopische transforaminale Diskektomie bei lumbalen Bandscheibenvorfällen. Orthop Praxis. 1998,34:352-355.

［71］Hoogland T,Schubert M,Miklitz B,et al. Transforaminal posterolateral endoscopic discectomy with or without the combination of a low-dose chymopapain:a prospective randomized study in 280 consecutive cases. Spine. 2006,31(24):E890-E897.

［72］Hoogland T,van den Brekel-Dijkstra K,Schubert M,et al. Endoscopic transforaminal discectomy for recurrent lumbar disc herniation:a prospective,cohort evaluation of 262 consecutive cases. Spine. 2008,33(9):973-978.

［73］Jang JS,An SH,Lee SH. Transforaminal percutaneous endoscopic discectomy in the treatment of foraminal and extraforaminal lumbar disc herniations. Clin Spine Surg. 2006,19(5):338-343.

［74］Kafadar A,Kahraman S,Akbörü M. Percutaneous endoscopic transforaminal lumbar discectomy:a critical appraisal. Min-Minimally Invasive Neurosurgery. 2006. 49(02):74-79.

［75］Kambin P. Arthroscopic microdiscectomy. Arthroscopy. 1992,8(3):287-295.

［76］Kambin P,Gellman H. Percutaneous Lateral Discectomy of the Lumbar Spine a Preliminary Report. Clin Orthop Relat Res. 1983,174:127-132.

［77］Kambin P. Arthroscopic microdiscectomy. Arthroscopy. 1992,8(3):287-295.

［78］Kambin P,O'brien E,Zhou L,et al. Arthroscopic microdiscectomy and selective fragmentectomy. Clin Orthop Relat Res. 1998,347:150-167.

［79］Kambin P,Zhou L. Arthroscopic discectomy of the lumbar spine. Clin Orthop Relat Res. 1997(337):49-57.

［80］Kim M J,Lee S H,Jung E S,et al. Targeted percutaneous transforaminal endoscopic diskectomy in 295 patients：comparison with results of microscopic diskectomy. Surg Neuro. 2007,68(6):623-631.

［81］Knight M T N,Goswami A,Patko J T. Endoscopic laser foraminoplasty and an aware-state surgery：a treatment concept and 2-year outcome analysis. Arthroskopie. 1999,12(2):62-73.

［82］Knight M T N,Ellison D R,Goswami A,et al. Review of safety in endoscopic laser foraminoplasty for the management of back pain. J Clin Laser Med Sur. 2001, 19(3):147-157.

［83］Knight M T N,Goswami A,Patko J T,et al. Endoscopic foraminoplasty：a prospective study on 250 consecutive patients with independent evaluation. J Clin Laser Med Sur. 2001,19(2):73-81.

［84］Lee SH,Chung SE,Ahn Y,et al. Comparative radiologic evaluation of percutaneous endoscopic lumbar discectomy and open microdiscectomy：a matched cohort analysis. Mt Sinai J Med. 2006,73(5):795-801.

［85］Lee S,Kim SK,Lee SH,et al. Percutaneous endoscopic lumbar discectomy for migrated disc herniation：classification of disc migration and surgical approaches. Eur Spine J. 2007,16(3):431-437.

［86］Lee SH,Lee SJ,Park KH,et al. Comparison of percutaneous manual and endoscopic laser diskectomy with chemonucleolysis and automated nucleotomy. Orthopade. 1996,25(1):49-55.

［87］Lew SM,Mehalic TF,Fagone KL. Transforaminal percutaneous endoscopic discectomy in the treatment of far-lateral and foraminal lumbar disc herniations. J Neurosurg. 2001,94(2):216-220.

［88］Ramsbacher J,Kern BC,Kombos T,et al. Transforaminal endoscopic sequestrectomy：indications,operative technique,and first clinical experience. Neurosurg Q. 2000,10(3):224-227.

［89］Ruetten S,Komp M,Godolias G. An extreme lateral access for the surgery of lumbar disc herniations inside the spinal canal using the full-endoscopic uniportal transforaminal approach-technique and prospective results of 463 patients. Spine. 2005,30(22):2570-2578.

［90］Ruetten S,Komp M,Merk H,et al. Full-endoscopic interlaminar and transforaminal lumbar discectomy

versus conventional microsurgical technique：a prospective,randomized,controlled study. Spine. 2008, 33(9):931-939.

［91］Schubert M,Hoogland T. Endoscopic transforaminal nucleotomy with foraminoplasty for lumbar disk herniation. Oper Orthop Traumatol. 2005,17(6):641-661.

［92］Shim YB,Lee NY,Huh SH,et al. Endoscopic spinal surgery for herniated lumbar discs. J Korean Neurosurg Soc. 2007,41(4):241-245.

［93］Suess O,Brock M,Kombos T. Motor nerve root monitoring during percutaneous transforaminal endoscopic sequestrectomy under general anesthesia for intra-and extraforaminal lumbar disc herniation. J Neurol Surg A Cent Eur Neurosurg. 2005,66(04):190-201.

［94］Tsou PM,Yeung AT. Transforaminal endoscopic decompression for radiculopathy secondary to intracanal noncontained lumbar disc herniations：outcome and technique. Spine J,2002,2(1):41-48.

［95］Yeung AT. The evolution of percutaneous spinal endoscopy and discectomy：state of the art. Mt Sinai J Med. 2000,67(4):327-332.

［96］Yeung AT,Tsou PM. Posterolateral endoscopic excision for lumbar disc herniation：surgical technique,outcome, and complications in 307 consecutive cases. Spine. 2002,27(7):722-731.

［97］Mayer HM,Brock M. Percutaneous endoscopic discectomy：surgical technique and preliminary results compared to microsurgical discectomy. J Neurosurg Pediatr. 1993,78(2):216-225.

［98］Yeung AT,Tsou PM. Posterolateral endoscopic excision for lumbar disc herniation：surgical technique,outcome, and complications in 307 consecutive cases. Spine. 2002,27(7):722-731.

［99］Wang K,Hong X,Zhou BY,et al. Evaluation of transforaminal endoscopic lumbar discectomy in the treatment of lumbar disc herniation. Int Orthop. 2015,39 (8):1599-1604.

［100］Kamper SJ,Ostelo RW,Rubinstein SM,et al. Minimally invasive surgery for lumbar disc herniation：a systematic review and meta-analysis. Eur Spine J. 2014,23(5): 1021-1043.

［101］Chen ZG,Fu Q. Percutaneous transforaminal endoscopic discectomy through different approaches for lumbar disc herniation. Zhongguo Gu Shang. 2012,25(12): 1057-1060.

［102］赵伟、李长青、周跃,等. 经皮椎间孔镜下 TESSYS 技术治疗腰椎间盘突出症. 中国矫形外科杂志.

2012,20(13):1191-1195.

[103] Hoogland T,van den Brekel-Dijkstra K,Schubert M,et al. Endoscopic transforaminal discectomy for recurrent lumbar disc herniation:a prospective,cohort evaluation of 262 consecutive cases. Spine. 2008,33(9):973-978.

[104] Jang JS,An SH,Lee SH. Transforaminal percutaneous endoscopic discectomy in the treatment of foraminal and extraforaminal lumbar disc herniations. Clin Spine Surg. 2006,19(5):338-343.

[105] Schubert M,Hoogland T. Endoscopic transforaminal nucleotomy with foraminoplasty for lumbar disk herniation. Oper Orthop Traumatol. 2005,17(6):641-661.

[106] Yeom K,Choi Y. Full endoscopic contralateral transforaminal discectomy for distally migrated lumbar disc herniation. J Orthop Sci. 2011,16(3):263-269.

[107] Kim HS,Ju CI,Kim SW,et al. Endoscopic transforaminal suprapedicular approach in high grade inferior migrated lumbar disc herniation. J Korean Neurosurg Soc. 2009,45(2):67-73.

[108] Jha SC,Tonogai I,Takata Y,et al. Percutaneous endoscopic lumbar discectomy for a huge herniated disc causing acute cauda equina syndrome:A case report. J Med Invest. 2015,62(12):100-102.

[109] Telfeian AE,Jasper GP,Francisco GM. Transforaminal endoscopic treatment of lumbar radiculopathy after instrumented lumbar spine fusion. Pain physician. 2015,18(2):179-184.

[110] 李春海、黄东生. 显微内窥镜椎间盘切除系统治疗腰椎间盘突出症. 实用医学杂志. 2000,16(1):22-23.

[111] 李春海、刘尚礼、黄东生,等. 应用 METRx 椎间盘镜治疗极外侧型腰椎间盘突出症. 中华外科杂志. 2006,44(4):235-237.

[112] 吴小程、周跃、李长青. 经皮椎间孔镜与显微内窥镜治疗腰椎间盘突出症的前瞻性随机对照研究. 第三军医大学学报. 2009,31(9):843-846.

[113] 廖晓龙、徐峰、蔡贤华,等. PELD 及 MED 治疗腰椎间盘突出症的临床比较研究. 中国中医骨伤科杂志. 2014,22(7):29-32.

[114] Aryanpur J,Ducker T. Multilevel lumbar laminotomies:an alternative to laminectomy in the treatment of lumbar stenosis. Neurosurgery. 1990,26(3):429-433.

[115] Lin PM. Internal decompression for multiple levels of lumbar spinal stenosis:a technical note. Neurosurgery. 1982,11(4):546-549.

[116] Postacchini F,Cinotti G,Perugia D,et al. The surgical treatment of central lumbar stenosis. Multiple laminotomy compared with total laminectomy. Bone Joint J. 1993,75(3):386-392.

[117] Young S,Veerapen R,O'laoire SA. Relief of lumbar canal stenosis using multilevel subarticular fenestrations as an alternative to wide laminectomy:preliminary report. Neurosurgery. 1988,23(5):628-633.

[118] Guiot BH,Khoo LT,Fessler RG. A minimally invasive technique for decompression of the lumbar spine. Spine. 2002,27(4):432-438.

[119] Khoo LT,Fessler RG. Microendoscopic decompressive laminotomy for the treatment of lumbar stenosis. Neurosurgery. 2002,51(5):S2-146.

[120] Tredway TL. Minimally invasive lumbar decompression. Neurosurg Clin N Am. 2006,17(4):467-476.

[121] Airaksinen O,Herno A,Turunen V,et al. Surgical outcome of 438 patients treated surgically for lumbar spinal stenosis. Spine. 1997,22(19):2278-2282.

[122] Katz JN,Dalgas M,Stucki G,et al. Diagnosis of lumbar spinal stenosis. Rheum Dis Clin North Am. 1994,(2):471-483.

[123] Fu YS,Zeng BF,Xu JG. Long-term outcomes of two different decompressive techniques for lumbar spinal stenosis. Spine. 2008,33(5):514-518.

[124] Kim KT,Lee SH,Suk KS,et al. The quantitative analysis of tissue injury markers after mini-open lumbar fusion. Spine. 2006,31(6):712-716.

[125] Young S,Veerapen R,O'laoire SA. Relief of lumbar canal stenosis using multilevel subarticular fenestrations as an alternative to wide laminectomy:preliminary report. Neurosurgery. 1988,23(5):628-633.

[126] Costa F,Sassi M,Cardia A,et al. Degenerative lumbar spinal stenosis:analysis of results in a series of 374 patients treated with unilateral laminotomy for bilateral microdecompression. J Neurosurg Spine. 2007,7(6):579-586.

[127] Guiot BH,Khoo LT,Fessler RG. A minimally invasive technique for decompression of the lumbar spine. Spine. 2002,27(4):432-438.

[128] Rosen DS,O'Toole JE,Eichholz KM,et al. Minimally invasive lumbar spinal decompression in the elderly:outcomes of 50 patients aged 75 years and older. Neurosurgery. 2007,60(3):503-510.

[129] Asgarzadie F,Khoo LT. Minimally invasive operative management for lumbar spinal stenosis:overview of early and long-term outcomes. Orthop Clin North Am. 2007,38(3):387-399.

[130] Oertel MF,Ryang YM,Korinth MC,et al. Long-term results of microsurgical treatment of lumbar

spinal stenosis by unilateral laminotomy for bilateral decompression. Neurosurgery. 2006,59(6):1264-1269; discussion 9-70.

[131] Yeom JS,Kim KH,Hong SW,et al. A minimally invasive technique for L5-S1 intraforaminal disc herniations:microdiscectomy with a tubular retractor via a contralateral approach. J Neurosurg Spine. 2008, 8(2):193-198.

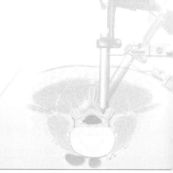

第十九章　脊　柱　骨　折

第一节　颈椎骨折

一、概述

近年来,随着现代建筑业及交通运输业的迅猛发展,颈椎损伤的发生率也明显上升。该类损伤如处理不当可给患者带来严重的后果。虽然治疗方法选择与手术适应证仍存在争议,但以较小的创伤达到较好的治疗效果一直是脊柱外科医师追求的目标。

枢椎齿状突骨折是一种常见损伤,约占颈椎骨折的 8%~15%。Anderson 将齿状突骨折分为三型:Ⅰ型骨折少见,只有出现症状时才需要治疗;Ⅲ型骨折发生于椎体,进行闭合复位与固定治疗,96% 可获得愈合;Ⅱ型骨折发生于齿状突腰部预后较差,不愈合率在 15%~85%。对于Ⅱ型齿状突骨折,一些作者主张早期行 C_{1-2} 关节后融合术,后融合使寰枢间旋转活动减少 47° 左右,伸屈减少 10° 左右。Nakanishi(1978)首先报道前路齿状突螺钉内固定术,12 例中 10 例获得愈合。Magerl(1978)与 Nakanishi 同时在瑞典采用同样技术并报告治疗结果。Böhler(1982)报道融合率为 100%,他主张应采用前和后部融合术。此后不断有报道前路齿状突螺钉加压内固定术的,方法可靠,并发症少。国内许多学者亦开展了齿状突螺钉内固定术,并在其方法上作了一些改进。池永龙(2001)在此手术技术上进一步改进,采用经皮齿状突螺钉内固定术 50 余例。经随访,其愈合率和功能恢复与国内外学者报道相同。经皮内固定术具有创伤小、出血少、疼痛轻、功能恢复快的特点。

寰椎骨折主要争议在于寰椎 Jefferson 骨折的治疗。Jefferson 骨折即寰椎爆裂性骨折,寰椎前、后弓有 3 或 4 处骨折,骨折块常分离。一般认为寰椎骨折的治疗方法主要根据横韧带损伤的程度来确定。对已明确横韧带损伤、寰枢椎不稳者应早期行手术治疗。术前 5kg 牵引侧块能大部分复位,可考虑采用经皮前路寰枢关节内固定术,在完成螺钉内固定后即将内径为 6mm 的保护套管送到寰枢关节处,用电刀烧灼寰枢关节前部软组织,再用长柄刮匙刮除,寰枢关节前方已烧灼软组织暴露骨皮质后,将已取自髂骨的骨松质泥通过保护套管植入寰枢关节前方和齿状突基底部与寰椎前结节间隙一期植骨融合,或后路迷你切口寰枢椎后方植骨加经皮后路寰枢关节内固定术。

Hangman 骨折是指发生在枢椎上、下关节突间骨质连接区域的骨折,如发生滑移,也可称枢椎创伤性滑移。目前争议较多的是Ⅱ型和Ⅱa型的治疗。如Ⅱ型和Ⅱa骨折可通过牵引以矫正成角和移位,可采用经皮椎弓根螺钉内固定,建议在导航或有术中 CT 成像设备下施行。齿突骨折是一种常见的颈椎损伤,目前对Ⅱ型和浅Ⅲ型的治疗争议较大,一般多采用前路齿突螺钉内固定。与开放手术相比,经皮前路齿突螺钉内固定显示出很大优势,手术操作简单、安全、无失血、手术时间短,未明显增加 X 线照射时间却获得相似的临床和影像结果。另外该技术操作部位为咽喉部,无食管结构存在,因此手术比较安全,可以推广应用。

寰枢椎联合骨折处理棘手。此时,我们可考虑经皮前路齿状突螺钉加双侧寰枢关节螺钉固定(三钉固定技术),其优点是三钉固定后寰枢关节能产生即刻最大的稳定性,且创伤小、手术时间短。适应证选择如下:①老年患者,寰椎骨折伴横韧带断裂＋齿状突Ⅱ型或浅Ⅲ型骨折。该类患者有横韧带断裂导致寰枢关节不稳,需要寰枢关节固定;②老年患者,颅脑损伤伴神志改变,寰椎骨折＋齿状突Ⅱ型或浅Ⅲ型骨折;该类患者无法行长期牵引、Halo-vest或头颈胸支具治疗,甚至由于颅脑手术后颅骨瓣减压无法行颅骨置钉牵引,因此经皮前路三钉固定后有利于患者护理和康复;③高龄患者,合并多发伤特别是胸部损伤,寰椎骨折＋齿状突Ⅱ型或浅Ⅲ型骨折。该类患者如只选择前路齿状突螺钉固定,术后仍需辅助一定的外固定,且在高龄患者中不愈合率高,易发生骨折移位。因此,选择三钉固定有利于骨折愈合,减少并发症。

在胸腰段脊柱疾患中,椎弓根螺钉技术很早就得到了应用,但在颈椎疾患中,由于颈椎解剖结构及毗邻关系的特殊性,其内邻脊髓,外邻椎动脉,上下有神经根跨越,椎弓根的宽度小,且角度变化也特殊,故而椎弓根内固定较晚应用于临床。1993年,孙宇等报道颈椎椎弓根观测以及临床意义。1994年,高雨仁等则进行了颈椎后路关节突椎弓根联合内固定的解剖学研究。同年,Abumi等和Jeanneret等分别报道了用颈椎弓根内固定技术治疗颈椎损伤。1998年,国内王东来等亦首次报道应用椎弓根接骨板治疗颈椎损伤和肿瘤。此后,不断有学者报道颈椎椎弓根螺钉内固定的病例。至于经皮颈椎骨折椎弓根螺钉内固定术,2004年池永龙等报道了行经皮进行颈椎椎弓根螺钉固定术治疗Hangman骨折和颈椎峡部骨折。

二、手术适应证

(一)经皮齿状突螺钉内固定术

1. 适应证

(1)经齿状突颈部横型骨折(Ⅱ型);

(2)经齿状突基底部横型骨折(Ⅲ型);

(3)齿状突骨折不愈合。

2. 禁忌证

(1)齿状突粉碎骨折;

(2)伴有 C_2 椎体骨折;

(3)齿状突斜行骨折;

(4)严重骨质疏松者;

(5)短颈畸形者;

(6)颈反曲畸形者。

(二)经皮前路经寰枢关节螺钉内固定术

1. 适应证

(1)寰椎前弓或后弓骨折;

(2)寰椎前后弓双骨折(Jafferson 骨折);

(3)合并齿状突尖部骨折寰枢脱位;

(4)寰椎横韧带、翼状韧带撕裂;

(5)创伤性寰枢旋转性半脱位;

(6)齿状突发育不全寰枢脱位或半脱位;

(7)先天性寰椎后弓缺如。

2. 禁忌证

(1)椎动脉解剖结构变异;

(2)螺钉植入处骨折;

(3)术前薄层 CT 扫描证实 C_2 椎弓根过小;

(4)其他疾病不能耐受手术者;

(三)经皮后路经寰枢关节螺钉内固定术

1. 适应证

(1)齿状突骨折无法行前路螺钉固定者;

(2)寰椎 Jefferson 骨折伴横韧带损伤;

(3)寰枢关节不稳。

2. 禁忌证

(1)椎动脉解剖结构变异;

(2)螺钉植入处骨折;

(3)术前薄层 CT 扫描证实 C_2 椎弓根过小;

(4)其他疾病不能耐受手术者。

(四)经皮颈椎椎弓根螺钉内固定术

1. 适应证

(1)C_2 椎弓根断端骨折线与固定螺钉的方向垂直者,经牵引可复位但不稳定的 Hangman 骨折;

(2)$C_{1\sim2}$ 类风湿关节炎颈椎畸形矫正重建者;

(3)$C_{1\sim2}$ 陈旧性脱位、颈椎畸形矫正重建者;

(4)枢椎以下颈椎各种原因所致的严重颈椎炎失稳需重建稳定性和畸形矫正者。

2. 禁忌证

(1)椎动脉解剖结构变异;

(2)其他疾病不能耐受手术者。

三、临床疗效

(一)经皮齿状突螺钉内固定术临床疗效

2008年,池永龙团队发表28例经皮齿状突螺钉内固定术病例系列报道,所有患者均以1枚螺钉内固定。经26~62个月随访,25例获得骨性愈合,2例不愈合,1例改行后路融合手术,Anderson Ⅲ型骨折愈合率93.8%,Ⅱ型骨折愈合率83.3%,总愈合率89.3%。大部分患者恢复正常的颈椎活动度。2014 年,池永龙团队再次报道该术式治疗可复位、非ⅡC 型骨折及部分骨折面整齐的陈旧性齿状突骨折患者共 65 例。术后随访 30.8 个月(12~67 个月),未发现弯钉及断钉现象。7 例仍见骨折线,其中 3 例动力位 X 线片未见明显骨折处移位,考虑纤维愈合,另 4 例骨折线清晰,考虑不愈合,动力位片无不稳定表现,未予以进一步处理,其余患者均骨性愈合。2015 年,池永龙团队采用双孔导管引导技术,改善齿状突螺钉导针微调方法,治疗 22 例新鲜齿状突骨折患者。平均随访16.7 个月,21 例获得骨融合,1 例纤维连接,不需要佩戴颈围和二次手术,随访中无螺钉松动、脱出或断裂发生。

(二)经皮前路寰枢关节螺钉内固定术临床疗效

2004 年,池永龙团队报道使用前路经皮关节突螺钉治疗 15 例创伤性寰枢椎不稳的患者。手术时间 2.0 小时(1.5~2.3 小时),术中无明显出血,均获满意效果,无脊髓、食管或椎动脉损伤等并发症,穿刺创口一期愈合。同年,该团队报道使用同样方法治疗上颈椎骨折与不稳者,经随访,无内固定松脱、变形、断裂发生;但无论前路或后路,置入关节突螺钉后,86.7% 的患者颈椎旋转动比正常减少约 40%,13.3% 的患者颈部活动受限、有强直感;诉局部疼痛,需佩戴颈围,未能恢复原有工作。2008 年,鲁世保、池永龙等报道应用自行设计工具,实施经皮前路关节突螺钉治疗 C$_{1-2}$ 骨折者 38 例。2010 年,池永龙团队报道应用该技术治疗寰枢椎失稳患者 18 例。经过 8~27 个月的随访,全部患者骨性寰枢椎融合,术前颈痛减轻,无内固定移位或断裂,无明显并发症发生。2012 年,周跃团队报道使用经皮前路关节突螺钉内固定,并前路显微内镜下植骨治疗寰枢椎不稳者 7 例。经过平均 27.5 个月的随访,所有患者寰枢椎骨性融合,无神经后遗症。2014 年,池永龙团队报道经皮前路 C$_{1-2}$ 关节突螺钉治疗ⅡC 型骨折或伴有寰椎前弓、后弓骨折者齿状突骨折患者 29 例,经 12~67个月随访,全部患者齿状突骨折处均到达骨性愈合。

(三)经皮后路寰枢关节螺钉内固定术临床疗效

2004 年,Borm 等报道在计算机辅助导航下应用经皮寰枢关节螺钉治疗上颈椎不稳患者 7 例,比较同期开放手术的 10 例,发现经皮螺钉组患者术后持续镇痛时间有缩短趋势。同年,池永龙团队报道经皮后路 C$_{1-2}$ 侧块螺钉固定治疗上颈椎骨折与不稳患者 8 例。经 10~25 个月的随访,未发现脱钉、弯钉及断钉现象。2014 年,池永龙团队报道使用经皮后路 C$_{1-2}$ 螺钉治疗移位重无椎动脉高跨的ⅡC 型齿状突骨折患者 4 例,1 例术后发现轻度前移,予以二期开放后路 C$_{1-2}$ 植骨钛缆内固定;另 1 例术后 CT 示螺钉可疑损伤椎动脉,患者无临床症状,未予以处理。

(四)经皮颈椎椎弓根钉内固定术临床疗效

2008 年,池永龙团队报道经皮 C$_2$ 椎弓根拉力螺钉微创治疗 Hangman 骨折患者 9 例,平均随访时间 18 个月。2~3 个月随访时 X 线片均显示骨性愈合,且枕颈部解剖关系及序列正常。随访期间未发生上颈椎不稳、神经损伤、椎动脉损伤、伤口感染以及螺钉松动、滑脱、断裂等内置物并发症。其中 ASIA(American spinal injury association)脊髓损害分级 D 级 2 例神经功能完全恢复,E 级患者神经功能正常,无再发神经损伤。2015 年,田伟团队报道 8 例术中行即时三维导航引导经皮微创椎弓根螺钉内固定术治疗颈椎骨。其中Hangman 骨折 6 例(Ⅱ型 4 例、ⅡA 型 1 例、Ⅲ型 1例),C$_2$ 椎体爆裂骨折 1 例,C$_7$ 椎体爆裂骨折 1 例。比较同期收治的 22 例行术中即时三维导航引导下传统开放入路椎弓根螺钉内固定术的颈椎骨折患者疗效;发现微创组的平均出血量少于开放组。术后 6 个月随访时,导航微创组术后 6 个月时患者颈痛 VAS 评分明显降低,与开放组相比,差异有统计学意义。微创组 1 例 ASIA 分级从 B 级改善至 D 级,1 例从 D 级改善至 E 级;导航开放组 1 例ASIA 分级从 A 级改善至 B 级,1 例从 B 级改善至D 级,2 例从 C 级改善至 D 级,3 例从 D 级改善至E 级。同期颈椎 X 线片提示所有患者骨折均愈合良好。

总之,临床证实微创治疗寰枢椎创伤是一项安全有效的手术方式,具有组织损伤小、出血少、脊柱稳定性能破坏小、术后疼痛轻、缩短住院和功能康复时间等优点。微创上颈椎外科技术虽有一定的学习曲线,但只要熟悉上颈椎解剖,有一定开放手术的经验,上颈椎微创技术的学习曲线并不长。另外,由于前路寰枢关节螺钉内固定较后路不容易损伤椎动脉,掌握经皮内固定技术可以克服一些后路手术缺陷,如经皮前路寰枢关节螺钉内固定术可作为枢椎椎动脉高拱患者或患者后弓缺如等行寰枢关节融合内固定的方法,还可以作为后路置钉失败的一种挽救措施。因此,掌握上颈椎微创外科技术能使术者在处理上颈椎损伤时更加游刃有余,使患者得到更好治疗效果。

（池永龙　王向阳　刘尚礼　戎利民）

第二节　胸椎骨折

在人体的 33 个椎体中,12 个胸椎占据了其中的大部分体积,因此胸椎骨折在脊柱骨折中也占据了一个重要的比例。通过脊柱骨折的流行病学研究,有人认为胸椎骨折占据了脊柱骨折的30.49%,其中以下胸椎骨折为主,占22.03%。同时还有人研究发现,在胸椎骨折中完全性脊髓损伤的比例达到75.6%。为了治疗胸椎骨折并获得较好的治疗效果,国内外学者不断研究各种治疗方式,其中,椎弓根螺钉内固定系统因为能有效地保证脊柱三柱的稳定性,并可利用前、后纵韧带、纤维环等韧带结构的完整性,通过韧带的伸展推挤突入椎管的骨折块复位,或配合胸椎开窗手术行椎管前方压迫物的解除;再利用椎弓根螺钉行胸椎复位后,配合椎间融合,维持脊柱前、中柱稳定性;或加上后路植骨融合重建部分后柱,达到满意的稳定性的重建,成为广受国内外学者的推崇的传统开放手术治疗方式。而随着经皮穿刺技术、内镜技术及影像学导航技术的不断发展和成熟,胸椎骨折的微创手术治疗方式也逐渐走上了脊柱外科手术的舞台。其中,椎体强化技术(vertebral augmentation techniques)和经皮椎弓根螺钉内固定技术(minimally invasive percutaneous pedicle screw surgery)又因其创伤小、出血少、康复快等优点成为其中的佼佼者,备受医生和患者的欢迎。本节将着重介绍胸椎骨折的微创治疗方式。

一、概述

【病因】　随着现代科技的发展,在交通工具广泛应用于日常生活的今天,交通事故的发生率也逐年增长;随处可见的高层建筑,也增加了高空坠落伤的发生可能性;加上其他人为或自然因素的影响,高能量的损伤日益增多。胸椎稳定性较高,尤其以中、上胸椎为主,故高能量损伤往往是胸椎骨折的重要因素。而随着社会人口老龄化,骨质疏松人群的比例增加,有人认为跌倒和运动相关的胸椎骨折患者人数逐渐增加,意外跌倒也

逐渐成为成为胸椎骨折的重要因素之一。除此之外,肌肉的突然收缩、病理性骨折也是胸椎骨折的发病因素。而随着胸椎骨折发病率的提高,人们不得不对胸椎骨折给予更多的重视。

【定义】　胸椎骨折是指外力造成的胸椎骨质连续性的破坏。其中,交通事故、高空坠落、意外跌倒等外力作用为其主要致病因素。而骨肿瘤、骨质疏松、强直性脊柱炎等疾病可以增加胸椎骨折的发生率,为治疗增加难度。

【症状与体征】　其主要表现包括:胸背部疼痛,严重者可见局部皮下瘀斑;转身不利、行走困难,甚至站立、坐位也感到疼痛难以忍受;可有胸背部后凸或侧弯畸形;部分骨折患者可伴有脊髓、神经的损伤,出现相应神经节段控制平面以下疼痛、麻木、乏力感,甚至二便功能障碍、双下肢瘫痪。部分患者还有胸闷、气短、腹胀等不适。查体可见患椎棘突压痛、叩击痛明显。脊髓、神经损伤者可见双下肢腱反射亢进、浅反射消失、病理征阳性等。可伴有重要脏器的损伤以及其他部位的骨折,如血气胸、肺挫伤、胸骨骨折、肋骨骨折、颅脑损伤等,同样增加了治疗的难度。

【影像学】　在影像学上,胸椎 X 线照片上可见椎弓根影不清晰、距离增宽,椎体高度减小,椎间隙变窄、前后径与或横径增宽,椎体骨皮质或骨小梁不连续,椎间孔大小的改变,小关节紊乱、移位;侧方或前后滑脱、不稳、畸形;有的甚至可见骨折块的存在。胸椎 CT 对伤椎骨质情况的观察更为清晰,可明确骨折部位;骨皮质连续性及骨折块的大小、部位,有无对椎管的侵犯;了解骨折后椎体的形状、椎体内有无空腔或内含物等。胸椎MRI 则对软组织有较高的分辨率,能清晰地显示韧带、椎间盘、骨髓及脊髓等损伤情况。

【诊断与鉴别诊断】　根据病史、症状、体征及影像学检查,胸椎骨折诊断并不困难,但需注意病理性骨折与非病理性骨折相鉴别。

非病理性骨折多有明确外伤史,部分胸椎骨折伴骨质疏松的患者可因咳嗽、打喷嚏、用力姿势不当等引起胸椎骨折。压缩程度轻重不一,涉及节段多寡不等。

病理性骨折一般由肿瘤及结核引起,肿瘤又包括原发性肿瘤和转移性骨肿瘤。其侵犯的范围同样可为单节段或多节段。临床上同样以胸背痛为主要表现,经常早于其他神经症状数周或数月,但疼痛以夜间痛或清晨痛为主,白天疼痛可稍缓

解,伴盗汗、消瘦等表现。而且,病理性骨折在影像学上与非病理性骨折区别较明显:在胸椎X线片上,可见椎体骨质破坏或椎弓根模糊不清,患椎见信号改变,胸椎结核后期可见相邻破坏椎体可互相融合;胸椎CT中,骨肿瘤主要以骨质破坏及软组织的改变为判断标准,可见骨小梁和骨皮质的破坏,骨髓脂肪组织被肿瘤组织取代,可观察与周围结构的关系;胸椎结核以椎体破坏、椎间隙变窄、脓肿形成为典型特点。胸椎MRI主要表现为椎体及椎弓根破坏,而结核尚可侵犯椎间盘;胸椎结核中T_2WI呈斑片状高信号,T_1WI呈低信号,且MRI可清楚显示脓肿突入椎管程度和脊髓受累情况;胸椎肿瘤中T_2WI呈圆斑状高或低信号,T_1WI呈低或等信号,增强扫描见病灶均匀中等以上强化,跳跃式病灶和椎弓根破坏是脊髓转移瘤的主要特征(图19-1)。

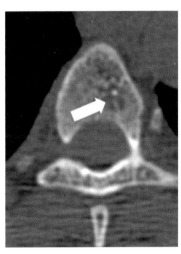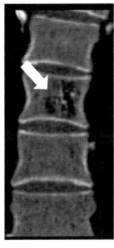

图19-1 胸椎骨转移瘤,椎体内边界清楚的溶骨性和成骨性骨质破坏

随着医疗水平的提高,胸椎骨折的致瘫、致残、致死率随之下降,医务人员越来越重视与胸椎骨折同时出现的重要脏器损伤及其他部位的骨折疾病。在治疗上对致死性损伤行紧急处理,积极治疗其他疾病,固定其余部位的骨折,改善患者的基础情况;同时评估胸椎骨折及脊髓损伤的情况,维持伤椎的稳定性,维持现有的脊髓、神经功能,避免脊髓、神经的进一步损伤。待患者生命体征平稳,基础情况良好后再进一步系统治疗。

随着人们对生物力学研究的加深、医疗器械及技术的发展,胸椎骨折的治疗效果也不断得到改善。尤其是椎体强化术、经皮椎弓根螺钉内固定术及胸腔镜辅助下的胸椎固定术等微创手术的出现,为胸椎骨折的患者提供更多的选择。本节主要介绍胸椎骨折的微创手术治疗方式。

二、手术适应证

胸椎骨折的主要治疗目的为最大限度地恢复并维持脊柱序列的稳定,减少胸椎活动度的丢失;解除各种原因引起的脊髓、神经压迫,为脊髓、神经功能的恢复创造条件;重建胸椎稳定性,有利于早期康复等。在这个基础上,保证治疗的安全性、减少甚至避免治疗过程中的医源性损伤、提高操作的简便性、减少患方所承担的费用等都是医生和患者所追求的重要目标。

根据上述条件,医务人员制订了多种治疗方案。其中,因病情不同,不同的胸椎骨折患者所选择的治疗方式也有所不同。首先,可根据患椎的骨折形态、神经功能状态及后方韧带复合体的完整性进行TLICS评分(表19-1)。若TLICS评分>4分,选择手术治疗;TLICS评分<4分,行保守治疗;TLICS评分4分,可手术治疗或行保守治疗。

表19-1 TLICS评分

骨折特点	分数
一、骨折形态	
压缩(爆裂)	1(+1)
平移/旋转	3
分离	4
二、神经功能状态	
无损伤	0
神经根损伤	2
完全性脊髓损伤	2
不完全性脊髓损伤	3
马尾神经损伤	3
三、后方韧带复合体完整性	
无损伤	0
可疑/不确定	2
损伤	3

临床上,对胸椎骨折部分明显后凸畸形、患椎明显塌陷、侧方成角、开放性骨折、软组织损伤、邻近多节肋骨骨折、不能佩戴支架、多系统损伤、严重颅脑损伤、胸骨骨折、强直性脊柱炎、弥漫性特发性骨质增生、骨质疏松等情况

需要注意的是,患椎出现多类型骨折时,以评分最高的类型来决定;邻近多发骨折,根据 TLICS 评分最高的损伤来决定;非邻近节段骨折,分别评分,分节段治疗。

对于需要行手术治疗的患者,由于骨折类型的不同,可供选择的手术治疗方式也有所不同,这里主要介绍微创手术治疗方法。同时,PVP 或 PKP 只适合骨质疏松症的椎体压缩性骨折,不适合中青年的胸椎骨折。具体手术适应证如下:

1. 屈曲压缩型骨折 屈曲压缩型骨折大多属 AO 分型中的 A1、A2 型,又可按 Denis 分型细分为:Ⅰ类屈曲压缩型骨折,若患椎前后壁、上下椎板完整性良好,老年人可应用 PVP 或 PKP 以恢复压缩椎体的高度;Ⅱ类屈曲压缩型骨折,因脊柱稳定性变差,但尚且未伤及脊髓,若 Frankel 脊髓损伤分级为 D、E 级且为单纯性压缩性、骨质疏松性骨折可行单纯经皮椎弓根螺钉内固定术或联合 PVP、PKP 手术治疗,其中骨质疏松性压缩骨折为 PVP 或 PKP 最佳手术适应证,若患椎为 T_{10-12} 属 A 型损伤且突入椎管骨块小于椎管矢径 1/3、无神经损伤症状可首选单纯经皮椎弓根螺钉内固定术,后凸 >15° 的 A1.2、A1.3 和 A2 骨折可选用前外侧内镜固定术,A2.3 型骨折可选用前外侧内镜术行双节段前路脊柱融合术;若伴有多个椎体压缩骨折、患椎至相邻椎的椎弓根有骨折、有出血倾向的骨折、Frankel 脊髓损伤分级为 A、B、C 级,则需要考虑传统手术治疗。早期后路器械固定、复位可使前方间接椎管减压,对于后凸畸形明显的患者,可行前路手术直接纠正后凸畸形,重建脊柱正常序列,若后路手术后前方致压物仍存在,且神经功能恢复不满意,可选择前路手术;Ⅲ类屈曲压缩型骨折为同时累及三柱的不稳定骨折,则不考虑微创手术治疗,可考虑前后路联合入路,只有先行后路手术,才能完成椎体复位,而前路手术直接切除突入椎管摘除椎管内的破裂椎间盘组织以及骨碎片,重建脊柱稳定性(图 19-2)。

2. 爆裂型骨折 爆裂型骨折属 AO 分型中的 A3 型,必须行手术治疗,重建前中柱的稳定性,恢复椎管的形态。若患椎前、后壁完整,后柱完整性良好且 Frankel 脊髓损伤分级为 D、E 级可选择 PVP 或 PKP 手术治疗;单节段爆裂性骨折,相邻椎体椎弓根完整性良好且 Frankel 脊髓损伤分级为 D、E 级可单纯行经皮椎弓根螺钉内固定术或者联合 PVP、PKP,其中若患椎为 T_{10-12} 椎管占位脊髓

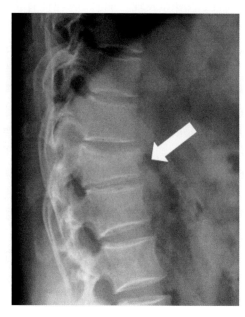

图 19-2 胸椎压缩性骨折 椎体上部终板塌陷,皮质断裂,呈楔形改变

受压者,可选择前外侧内镜固定术,无骨质疏松的 A3.1 型不完全爆裂骨折可选用前外侧内镜下行单节段前路脊柱融合术,A3.2、A3.3 型爆裂型骨折可选用前外侧内镜下行双节段前路脊柱融合术;多节段爆裂性骨折、患椎至相邻椎的椎弓根有骨折、出血倾向的骨折、Frankel 脊髓损伤分级为 A、B、C 级,则需要考虑前后路联合手术治疗。如果单纯前路手术可缓解因椎体骨片向后明显位移至椎管造成的严重狭窄,但患椎的固定复位难达到满意效果;如果单做后路手术,虽然骨折椎体的复位满意,X 线显示良好,但脊髓前方压迫并不能很好地解决,应选择前路减压植骨融合术加内固定术。另外,当大量的椎体骨松质被破坏造成骨的完整性丧失,形成一种几乎没有结构完整性的所谓"鸡蛋壳"椎体,椎管前方有残余压迫,容易破裂,晚期会发生椎体塌陷、断钉、断棒或螺钉拔出。尤其骨骼的质量较差者,会造成螺钉拔出,因而有较高的矫正丧失的并发症,故可选用前路减压植骨融合术加内固定术(图 19-3)。

3. 屈曲牵张型骨折 主要属 AO 分型中的 B1、B2 型,手术方面主要考虑脊髓的损伤程度,若 Frankel 脊髓损伤分级为 D、E 级,可考虑经皮椎弓根螺钉内固定术复位结合减压手术治疗,当前柱高度丢失不明显而仅为后中柱的分离移位时,可以仅行压缩操作,缩短头尾端螺钉间距,使后柱闭

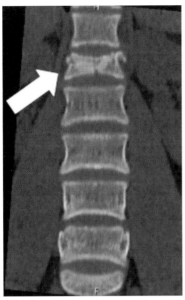
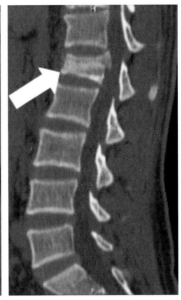

图 19-3 胸椎爆裂型骨折

患椎前中柱均崩裂,椎体高度降低并向周围裂开,椎体后壁骨片膨出或倾斜进入椎管

合即可;当椎体前部有压缩骨折或出现椎体前上缘的楔形骨块时,需撑开与压缩相结合,通过调节钉棒夹角来恢复前柱高度,再缩短螺钉间距来压缩后中柱;若 Frankel 脊髓损伤分级为 A、B、C 级且患椎至相邻椎的椎弓根有骨折、有出血倾向的骨折,则可考虑后路经皮椎弓根螺钉内固定术(图 19-4)。

4. 屈曲旋转型骨折脱位 属 AO 分型中的 C 型,同时累及三柱的不稳定骨折,则不考虑微创手术治疗,可考虑前后路联合入路。先行后路手术,完成椎体复位;再行前路手术直接切除突入椎管内的破裂椎间盘组织以及骨碎片,重建脊柱稳定性(图 19-5)。

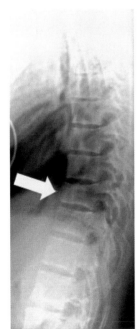
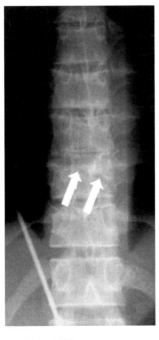

图 19-4 屈曲牵张型骨折

侧位片示胸椎压缩畸形,正位片提示一条隐匿的骨折线

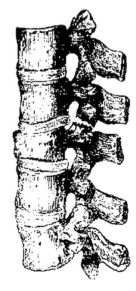

图 19-5 屈曲旋转型骨折脱位

脊柱受到屈曲和向一侧旋转的两种复合暴力作用,造成棘上、棘间韧带牵拉损伤,旋转轴对侧的小关节囊撕裂,关节突关节脱位,椎管变形、脊髓受压

5. 剪力型脱位　椎体呈水平向前、后或侧方移位,损伤的机制多为过伸状态下的损伤,使前纵韧带断裂,椎间盘前方撕裂并发生脱位,大多属 AO 分型中的 B3 型,主要考虑脊髓的损伤程度。若 Frankel 脊髓损伤分级为 D、E 级可考虑经皮椎弓根螺钉内固定术行复位、固定,需撑开与压缩相结合,通过调节钉棒夹角来恢复前柱高度;若 Frankel 脊髓损伤分级为 A、B、C 级且有出血倾向的骨折,则可考虑前路手术使前柱闭合(图 19-6)。

6. 病理性骨折　病理性骨折与上述 5 项骨折并不呈并列关系,可在上述骨折的基础上合并出现。包括有症状的椎体血管瘤、椎体浆细胞瘤、椎体骨髓瘤或淋巴瘤、溶骨性椎体转移瘤。对于无明显神经损伤、椎体后缘完整、排除感染性疾病或全身感染、凝血功能障碍以及有出血倾向、严重心肺疾病或体质极度虚弱不能耐受手术者,在尽可能取出病变组织后,可首选 PVP 或 PKP 手术,亦可选择前外侧内固定术(图 19-7~ 图 19-11)。

虽然骨折分型较多,但对应的治疗方法也很多。治疗方法之间的相互弥补,致使胸椎骨折无明显绝对禁忌证。就相对禁忌证而言,包括如下几点:

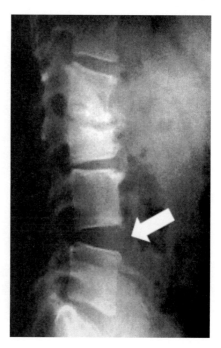

图 19-6　剪力型脱位
前纵韧带断裂,椎间盘前方撕裂并发生脱位

(1)有凝血功能障碍或出血倾向的骨折患者;
(2)存在感染性疾病或全身性感染;
(3)全身多发转移肿瘤者;
(4)严重的骨质疏松患者;

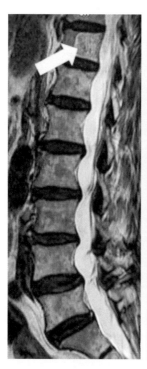
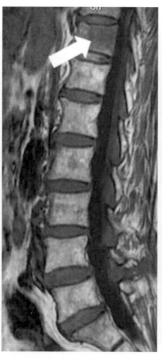
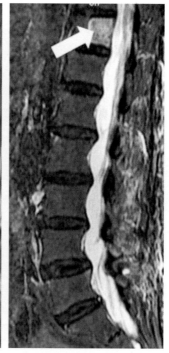

图 19-7　胸椎血管瘤
椎体类圆形破坏区,边界不清,点状高密度增粗骨小梁呈特征性"圆点花纹布样"改变

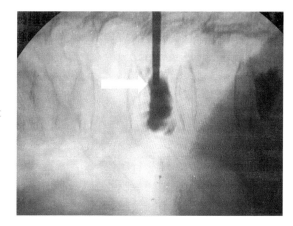

图 19-8 胸椎经皮穿刺椎体成形术

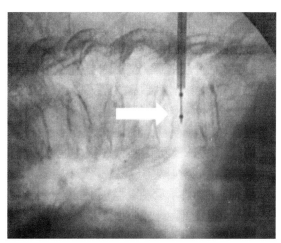
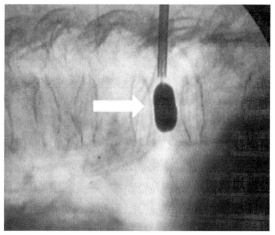

图 19-9 胸椎球囊扩张椎体成形术

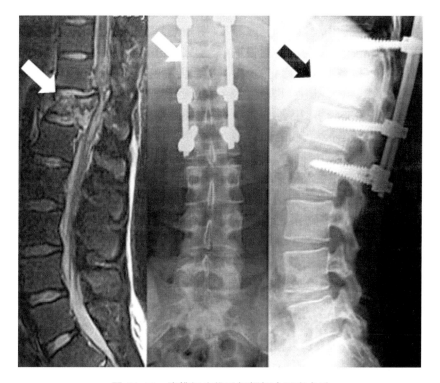

图 19-10 胸椎经皮椎弓根螺钉内固定术后

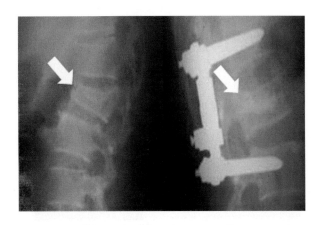

图 19-11　经皮穿刺椎体成形术联合经皮椎弓根螺钉内固定术

（5）严重心肺疾病、胸部创伤者或体质极度虚弱不能耐受手术者；

（6）术前定位不明确的患者。

三、临床疗效

随着技术的发展与成熟，近年来，椎体强化术被广泛地应用于胸椎骨折的手术治疗，其具有手术时间短、创伤小、风险低、缓解疼痛快、康复时间短等优点。在适应证范围内，无论是经皮椎体成形术还是经皮椎体后凸成形术均能有效缓解胸椎骨折引起胸背痛，使胸椎稳定性得到重建，强化椎体，避免椎体骨折和塌陷的出现或加重，并促使患者术后尽早下床活动，降低肺炎、褥疮、深静脉血栓等并发症的发生率，提高生活质量等。

就从恢复椎体高度方面而言，上、中胸椎因其后方椎板、棘突、关节突关节呈叠瓦状排列，叠加严密；前方有肋骨及胸廓的完整相连，稳定性较好，活动度较小，骨折的发生率较小。无明显外伤病史的胸椎压缩骨折往往压缩程度较小，椎体成形术和椎体后凸成形术在恢复椎体高度、矫正后凸畸形上效果较好。而该部位的外伤骨折往往与强大暴力有关，大多可引起前方椎体的明显压缩。目前，大部分文献报道多认为，椎体成形术对恢复椎体高度及改善后凸畸形作用十分有限，恢复椎体高度和矫正后凸畸形主要靠体位复位和适度牵引。而椎体后凸成形术通过手术过程中球囊的置入、扩展，可达到恢复椎体高度和矫正后凸畸形的目的。尽管更好地恢复椎体高度和矫正椎体后凸畸形对缓解疼痛并无明显贡献，却可以减少移位脊椎对内脏的压力，改善呼吸、循环及消化功能。

从椎体强化术的并发症而言，骨水泥渗漏是最常见的。椎体内裂隙样变存在与否决定了骨水泥渗漏的类型，且术前椎体裂隙的影像学分析有助于预测骨水泥渗漏的方向和类型。对于影像学提示存在通向胸椎管或椎间孔的椎体裂隙，存在对神经、脊髓压迫可能者，必须着重评估施行椎体强化术的过程中，骨水泥渗漏进入椎管和椎间孔的风险；骨水泥注射的过程中，必须在 C 形臂机的监视下分次注射，一旦椎体内骨水泥基本充盈或出现渗漏的现象，停止继续注入骨水泥；注射骨水泥的时机应该在骨水泥黏稠末期；对胸椎椎体内存在裂隙样变或椎体皮质存在破裂口者，可先利用椎体后凸成形术的"蛋壳"技术处理；待骨水泥后彻底固化后结束手术。而椎间盘和椎旁静脉渗漏通常不会引起临床症状，但是椎间盘渗漏可严重加速椎间盘变性。除此之外，有人认为术前压缩率也是影响骨水泥渗漏的一个重要因素。

术后邻近椎体骨折是另外一个学者较为关注的并发症，目前邻近椎体再骨折的病理并不明确，可能与下列因素有关：骨水泥渗漏至上下椎间盘，改变了邻近椎体的生物力学，骨质疏松症病程自然发展；患者术后活动增加，使邻近椎体受到的应力增加；骨水泥注入导致椎体刚度增加；畸形恢复后附近软组织紧张等。

对于穿刺方式而言，由于胸椎由上至下的椎弓根头倾角逐渐减少，内聚角逐渐增大，椎弓根增宽增粗，椎体逐渐增大，患椎后凸畸形较腰椎更重等原因，胸椎椎体强化术自下而上难度逐渐提高。加之新鲜骨折，C 形臂机下椎弓根较为模糊，若盲目穿刺，一旦穿刺入血管、肺脏、椎管，则可能给患者带来灾难性的后果。双侧穿刺较容易获得均匀的骨水泥分布，使患椎在生物力学上的恢复达到较好的效果，有利于均匀的增加椎体强度和刚度，防止患椎侧方楔形性变，减少复位丢失。但有人认为单侧椎弓根穿刺创伤小、手术时间短，可减少辐射危害及发生并发症的风险，提高手术安全性；同时，在患椎的强度、刚度、高度和术后楔形性变上可达到与双侧椎弓根入路相似的治疗效果。而肋椎关节和肋横突关节的存在，使经后外侧入路（椎弓根与肋横突关节间隙入路）进入椎体成为可能。在一个 38 例的胸椎骨质疏松性椎体压缩骨折的研究中，胸背痛缓解明显，后凸畸形矫正满意。

经皮椎弓根螺钉固定技术在发明之初就用于治疗胸腰椎骨折和椎体滑脱，随着技术的不断发展与进步，经皮椎弓根内固定术成为其中应用最为广泛的技术。而治疗胸椎骨折也成为其最主要的适应证之一。其较传统开放手术，具有出血少、创伤小、康复快等优点。临床应用也证明该技术操作简便、安全可靠。

虽然经皮椎弓根螺钉内固定系统可用于胸、腰椎骨折，但因为胸椎骨折具有其特殊的生物力学改变，无论是传统开放手术还是经皮椎弓根螺钉内固定术，长节段椎弓根螺钉内固定系统与短节段椎弓根螺钉内固定系统相对比，因其置钉节段的延长，置钉数量的增加，内固定强度得到了提高；术后内固定系统所受应力被分散至多个螺钉处，降低了螺钉所受的平均应力，减少了断钉的风险。因上、中胸椎稳定性较好，所以该部位的外伤骨折往往发生在强大的暴力作用下，导致前方椎体压缩明显，后路棘突、棘间韧带断裂，椎板破损、关节突骨折、脱位。因椎管容积较小，内陷的椎板及后突的椎体容易压迫脊髓，损伤脊髓前动脉，造成脊髓损伤后神经恢复缓慢，血液循环差。需行长节段后路减压内固定。而该部位无明显外伤病史的骨折椎体压缩程度往往较轻，可行短节段内固定。下胸椎位于应力集中的转折处，一旦骨折往往表现为多发、多类型骨折。术后旋转、屈伸活动对内固定系统负荷较大，宜选用长节段内固定，以达到后路的旋转、屈伸稳定。Mahar 的研究报道，附加患椎椎弓根螺钉内固定与传统的跨患椎后路内固定术相比，在生物力学基础试验及临床效果方面，附加伤椎固定的 6 钉固定能够明显增强脊柱的稳定性，从而有效矫正椎体的压缩成角畸形，恢复患椎高度，使应力更好地通过椎间隙传导至患椎，患椎内置钉有利于患椎本身畸形的矫正与防止椎间隙塌陷，利于后凸畸形的矫正和矫正效果的维持。大部分学者认为，患椎置短钉，不容易进一步破坏患椎的结构，又能分担部分应力，减少术后椎体高度丢失、后凸畸形的发生率。但患椎置入长钉还是短钉，国内外还没有明确的生物力学或临床效果的研究。

Stephone 等在 18 例 AO 分型为 A3 型的无神经损伤症状的胸椎爆裂性骨折患者的研究中表示，椎体后凸成形术合并经皮椎弓根钉内固定术是一种有效的治疗方法。对比术后 1 个月和术后 2 年的影像学检查结果，未发现椎体高度丢失和手术节段椎体不稳的征象。而对于骨质疏松性胸椎压缩性骨折，患椎或椎弓根螺钉固定的椎体先行椎体强化术，有利于增加椎体的强度，增加椎弓根螺钉的抓力，减少术后椎体高度丢失及后凸畸形的发生率；利用经皮椎弓根置钉后的钉道置入碎骨，似乎也有利于患椎的骨质生长，促进椎体的恢复。

Wang 等认为，虽然经皮椎弓根钉内固定系统提供了纵向撑开和压缩的辅助工具，但由于其可操作的范围小，操作距离短，对于胸椎压缩骨折的患者，撑开复位的效果不如传统开放内固定复位。Kruger 等认为，细小的切口意味着连接棒之间无法上横连杆；术中无法行关节突融合，故对于胸腰椎压缩患者，术后中远期椎体高度矫正丢失率高于传统开放复位。

四、展望

由于生物结构的不同，胸椎骨折与颈椎、腰椎骨折有所区别，在治疗上也需要根据其结构和生物力学不同而有所改变。目前，相关学者们正在不断的研发和完善针对胸椎骨折的微创手术治疗方法。较为成熟的椎体强化术与经皮椎弓根螺钉内固定技术也仍有许多值得研究的地方。随着电脑辅助技术的发展，导航技术因具备术前了解椎弓根形态，便于术前准备螺钉型号、置入方向和角度，有利于提高置钉准确率,；导航模板与相应胸椎节段的吻合性高，导航干扰少；减少术中射线暴露及透视时间等优点，逐渐为人们所关注。但该技术所需设备昂贵，使用费用高，操作复杂，限制了该项技术的推广。内镜技术的发展，也为胸椎管前方压迫物的解除、前柱生物力学重建提供可能。笔者相信，随着各种技术的发展与成熟，治疗胸椎骨折的有效率将不断提高，操作方式也会日趋简便。

（陈博来 李永津 林新源 何家健）

第三节 胸腰段骨折

一、概述

胸腰段指胸椎与腰椎的交界区，包括 T_{11}~L_2，由于其位于活动度较低的胸椎与活动对较高的腰椎的结合部，生物力学应力集中。因此，胸腰段是脊柱骨折最常见的部位，约占脊柱骨折的 40%。胸腰段骨折常常由高能量暴力损伤引起，并可能引发神经损伤、疼痛、畸形及功能障碍，是主要的致残因素之一。尽管现代创伤救治理论及新型内固定器械获得巨大发展，但是，对胸腰椎骨折的治疗目标仍然没有改变，即保护和恢复神经功能、防止不稳定的脊柱节段进一步塌陷或畸形，最大限度恢复患者生活能力。

（一）解剖基础

1. Dennis 脊柱三柱理论　1983 年，Dennis 提出脊柱三柱理论。次年，Ferguson 提出以椎体后 1/3 为前中柱的分界，逐渐形成了现在普遍接受的三柱理论。

（1）前柱：前纵韧带、椎体前 2/3 和椎间盘的前部；前柱承载脊柱的主要压力。

（2）中柱：椎体后 1/3、椎间盘的后部、后纵韧带。

（3）后柱：椎弓及椎间小关节、椎板、黄韧带、棘突、棘间韧带及棘上韧带；中、后柱承载脊柱的次要压力及屈曲时的张力。

脊柱的三柱理论强调中柱的稳定作用，认为中柱损伤即为不稳定性骨折。但 Roy-Camille、Saillant 认为，中柱应当包括椎弓及椎间小关节，认为中柱位于前、后柱之间，起到"支点"的作用，是脊柱保持动态稳定的关键因素；而后柱为张力结构，主要承载脊柱后方的张力，保证脊柱在运动时，防止过度屈曲。

2. 胸腰段的生物力学　胸腰段位于胸椎与腰椎的交界区，包括 $T_{11}\sim L_2$，其上方的 10 组胸椎借肋骨与前方的胸骨相连，形成稳定的胸廓，活动度小，而下方的下腰椎活动度较大，容易将应力分散及传递，因此，在胸腰椎容易形成应力集中，导致脊柱骨折发生。

脊柱的受力及运动方式包括 4 个维度：矢状位、冠状位、轴向（垂直）、旋转。而矢状位又包括 3 种损伤方式：前屈、背伸、平移（剪切）。冠状位则包括左、右侧屈及平移（剪切）。

根据三柱理论。当脊柱受到屈曲压缩外力时，主要是前柱承受压力，中后柱承受张力。若前柱压缩超过 1/2 时，中柱可能受损，后柱出现分离，椎体不稳。而当牵张伸展外力时，后柱承受压力，出现椎板及棘突骨折，而椎体前部间隙增宽，则表示有前纵韧带损伤，椎体不稳。爆裂骨折多为垂直性外力引起，若骨折仅累及前柱则骨折为稳定性骨折，当骨折累及中后柱时，则为不稳定性骨折。骨折脱位是脊柱骨折的严重类型，受伤机制复杂，在受到严重屈曲、伸展或垂直暴力时，可能附加平移（剪切）或旋转暴力，造成脊柱的三柱毁损，稳定性极差。

3. 胸腰段脊髓　脊髓圆锥多终止于 L_1 椎体中、上部水平，位于胸腰段正中位置。胸腰段脊髓损伤表现较为复杂，既可以出现上运动神经元损伤，表现为硬瘫，也可以出现下运动神经元损伤，表现为软瘫。该部位也是脊髓与马尾神经的交界区，可能出现神经根损伤表现。因此，胸腰段神经损伤往往表现为混合型神经损伤表现。

（二）发病机制

胸腰椎骨折损伤方式复杂，常常为多因素复合作用的结果，表现也千差万别。

1. 轴向压缩　暴力平行于身体的长轴，垂直作用于椎体，常导致脊柱爆裂性骨折，中后柱亦常受累，出现不对称椎板、棘突、小关节骨折等，多为不稳定性骨折。轴向暴力可导致椎体后侧皮质的骨折，椎弓根与椎体结合部分离，出现左右椎弓根的间距增宽。可见于高坠伤或重物直接轴向砸伤。

2. 屈曲压缩　暴力垂直于身体长轴，使身体在矢状面上弧形屈曲运动。由于关节突的"支点"作用，造成前柱压缩，而后柱分离，是最常见的损伤形式。可见于减速伤、高坠伤或重物直接砸伤背部等。轻者仅出现椎体前部的压缩骨折，若暴力继续向中后柱传导，可造成椎体爆裂性骨折、小关节骨折、棘间韧带断裂或棘突骨折等，严重者出现骨折脱位。一般认为，前柱压缩超过 50%，后方小关节、棘间韧带、棘突等即可能出现损害，出现脊柱机械性不稳定或晚期进行性后凸畸形。

3. 侧方压缩与旋转　侧方压缩类似于椎体前方压缩损伤，但暴力作用于脊柱的侧方。身体沿冠状面弧形运动，弯曲侧小关节挤压导致骨折，而受力侧小关节分离，由于小关节面的方向不同，脊柱侧屈时，常伴有旋转，导致椎间盘破裂，椎体旋转及受力侧小关节脱位，常常累及三柱，是不稳定骨折。

4. 屈曲分离　是严重的屈曲暴力损伤，致使身体以椎体前缘旋转轴，造成脊柱中后柱发生分离，可以通过椎体造成椎体、椎弓、棘突等的牵张性分离骨折（Chance 骨折）或通过椎间盘、小关节、棘突及棘间韧带的骨折等。其特点是椎间隙、棘突间距增宽、小关节分离、后纵韧带、棘间韧带等断裂，是严重的三柱损伤，极不稳定的脊柱骨折类型。其与屈曲压缩性骨折的区别在于：屈曲压缩性骨折的旋转轴在小关节平面，造成前中柱压缩，椎间隙高度下降,小关节可发生挤压、骨折,椎间孔高度下降、狭窄,而后柱棘突或棘间韧带可出现分离、断裂;屈曲牵张性骨折旋转轴在椎体前方,中后柱均出现分离,椎间孔分离扩大。

5. 屈曲旋转 屈曲-旋转损伤是屈曲和旋转作用的复合结果。在屈曲暴力作用下,身体发生旋转,明显增加旋转方向上小关节的应力,导致其小关节骨折,而对侧小关节出现脱位,上述作用均导致脊柱中后柱明显损伤,随着中后柱稳定作用的丧失,前柱椎间盘破裂,从而致使脊柱三柱损伤,严重时可以产生骨折脱位。

6. 剪切 垂直于身体长轴的暴力作用下,引发关节突骨折,造成脊柱经椎间盘、关节突等发生平移,椎间盘破裂、关节突骨折、棘间韧带断裂等,可以在矢状位、冠状位或伴有旋转的骨折脱位,常伴有严重的脊髓损伤,是严重的脊柱骨折类型。

7. 过伸损伤 受伤机制与屈曲分离损伤恰好相反,常见于挥鞭伤或过伸伤。躯体在暴力作用下,以棘突后方为旋转轴,于矢状位上呈弧形伸展,造成棘突撞击,发生骨折,前纵韧带断裂、前柱椎间盘撕裂、小关节分离、关节囊破裂,并可能造成脊柱的骨折脱位,常常伴有脊髓损伤。

(三)诊断

1. 外伤史 胸腰段骨折是严重损伤,有严重的外伤史,受伤机制、受力方向、受力部位等对于分析患者的病情、预后及治疗方案均有重要作用。如高坠伤、交通事故中的减速伤及过伸伤、重物打击、撞伤等,随着机动车的普及,交通事故已经成为胸腰椎骨折的首要原因。

2. 症状 患者会产生严重的局部疼痛,翻身困难,不能站立。胸腰段可出现畸形,如后凸、侧移等,局部出现血肿或瘀斑,胸背部肌肉紧张、痉挛。

腹痛、腹胀常因腹膜后血肿刺激自主神经致肠蠕动减弱引起,伤后数日内可出现便秘。由于疼痛或自主神经刺激等因素,患者可出现尿潴留。

胸腰段骨折神经损伤症状复杂。上运动神经元损伤、下运动神经元损伤、神经根损伤等均可出现。根据损伤平面不同,表现各异。一般高位损伤(T_{11}),患者可表现为硬瘫,而低位损伤(L_2)主要以马尾神经损伤造成的神经根症状为主,中间部位(T_{12}、L_1)神经损伤表现复杂,往往混合存在。

3. 体征

(1)一般体征:局部压痛、叩击痛、血肿、后凸畸形或其他严重畸形。后方韧带复合体断裂可导致棘突间距增大。

(2)截瘫:胸腰椎骨折患者可能同时损伤脊髓和马尾。主要表现为损伤平面以下的感觉、运动和膀胱、直肠功能均出现障碍,其程度随脊髓损伤的程度和平面而异,可以是部分的,也可以是完全损伤,有时可为单纯的马尾神经损伤。肌力检查:判断双下肢各组关键肌肌力,准确判断损伤脊髓节段及损伤程度。肛门括约肌力说明脊髓圆锥损伤。截瘫平面:以脐水平分界,脐上大致为T_{10-11},脐中大致为T_{11-12},脐下至腹股沟大致为$T_{12}~L_1$,仔细检查损伤平面;会阴、鞍区的感觉主要由S_{2-4}支配,会阴区麻木表明脊髓圆锥损伤。神经反射:腹壁反射与其感觉支配区意义相同;提睾反射、缩肛反射提示圆锥功能;膝反射(L_{2-3})、踝反射($L_5~S_1$)提示腰骶丛神经根损伤或相应节段脊髓损伤;巴氏征阳性提示损伤平面较高。

(3)神经根性体征:椎体骨折块、后方椎板碎块、椎间盘疝出卡压、椎间孔狭窄崁压及椎管内血肿压迫等均可能直接压迫马尾神经或自硬膜囊出行的神经根,出现外周神经根损伤表现,如支配区感觉麻木、肌无力等。

4. 辅助检查

(1)X线检查:怀疑胸腰椎骨折时,常规的正位和侧位平片是最基本的检查方法。胸腰段及腰椎的顺列可以在正侧位平片上很好地观察出来。许多胸腰椎骨折不仅存在椎体的骨折,同时还存在损伤区域的后凸畸形。正位平片可以了解脊柱的顺列、侧凸的存在与否、棘突的位置。如果同一椎体椎弓根间距离增宽,则提示椎体受到压缩外力,产生椎体压缩或爆散骨折。如果正位片上出现椎体侧方移位、椎间隙变窄或消失,则提示经过椎间盘的损伤;侧方移位明显提示关节突脱位或骨折存在的可能,预示着损伤节段的不稳定。侧位平片可了解椎体的顺列、腰椎生理前凸的存在、椎体高度的丢失与否、有无脱位、局部的后凸角度。

(2)CT检查:胸腰椎骨折患者如有神经损害或怀疑有不稳定,均应行CT检查。CT在区分胸腰椎椎体压缩骨折与爆散骨折方面CT比平片更具有明显的优势,CT可以显示出椎板骨折、关节突骨折、椎弓根的损伤,这些在普通平片上是难以确诊的。轴位平面上,CT 可以用来评估椎体骨折块对椎管的侵占情况,三维重建 CT 用来观察脊柱的序列情况,从各个平面了解脊柱的结构及损伤情况。

(3) MRI 检查:胸腰椎骨折患者如有神经损害或怀疑有椎间盘损伤或后方韧带结构损伤时应行 MRI 检查。MRI 可以清楚地显示脊髓和软组织图像,MRI 检查可以帮助我们辨别椎间盘损伤、硬膜外血肿、脊髓水肿、软组织损伤情况,这在其他影像学检查时不能替代的。通常 T_1 像了解基本的解剖结构,T_2 像反映病理过程和韧带结构;矢状位了解血肿的存在状况及区分骨块与脊髓的关系及椎间盘与韧带有无损伤;轴位 T_1 像评估硬膜外空间、脊髓和椎间孔等结构。

5. 复合伤　胸腰椎骨折往往合并严重的联合伤,可致休克。应注意排除胸腹外伤,如血气胸、肝脾破裂等。很多患者合并多发性骨折,尤应注意骨盆骨折、多发性肋骨骨折及四肢骨折等。如果存在头部外伤,应排除颅内血肿。严密注意患者一般情况,如出现腹痛、呼吸困难、休克、意识丧失等情况,立即明确诊断。

(四) 胸腰椎骨折严重程度的评分系统及手术方式的选择

1. 载荷分享评分(load sharing classification,LSC)　胸腰椎骨折的手术方式很多,如何准确地选择手术入路及固定融合方式,是个长期争议的问题。1994 年,McCormack 提出载荷分享评分(load sharing classification,LSC),基于 X 线与 CT 表现为基础,从矢状位骨折累及的范围、轴向骨折移位的程度及累及范围、后凸畸形需要矫正的程度三方面进行量化评分,共 9 分,见表 19-2。

表 19-2　载荷分享评分

	矢状位骨折累及的范围	轴向骨折移位的程度及累及范围	后凸畸形需要矫正的程度
1 分	骨折累及椎体头侧 <30%	骨折块轴向移位 <2mm	<3°
2 分	30%~60%	移位 ≥2mm,累及椎体周径 <50%	4°~9°
3 分	>60%	移位 ≥2mm,累及周径 >50%	>10°

注:McCormack 认为:当胸腰段骨折无脱位时,≤6 分选择后路;≥7 分选择前路;但存在脱位时 ≤6 分选择后路;≥7 分选择前后路联合。

LSC 对胸腰椎骨折的手术方式提出的指导,具有一定先进性。但是,其也存在着明显的不足。首先,其分型系统主要考虑了椎体部分的骨折及脊柱后凸,而忽视了脊柱后柱的损伤;其次,随着手术技术的进步及内固定装置的发展,LSC 评分是否能指导前路或后路手术方式遭到许多学者的质疑。

2. 胸腰椎损伤的分类和严重程度评分(the thoracolumbarinjury classification and severity score,TLICS)　2005 年,Vaccaro 将脊柱骨折形态、后路韧带复合体(posterior ligamentous complex,PLC)完整性、神经功能状态纳入脊柱骨折的严重程度的评价,共计 10 分(见本章第二节表 19-1)。TLICS 评分系统具有较高的可靠性及有效性。

TLICS 应用的最大的难点在于后纵韧带复合体损伤状态的判断。后方韧带复合体包括棘上韧带、棘间韧带、黄韧带及小关节囊。后方韧带复合体的损伤容易造成脊柱的不稳定,且由于其愈合能力较骨性结构差,往往需要手术干预。损伤后的典型表现为棘突间距增宽和小关节脱位或半脱位,可通过触诊棘突间隙、X 线片或三维 CT 重建来判断。MRI 可大大提高诊断的敏感性,如 T_2 脂肪抑制像呈高信号可说明后方韧带复合体损伤。当缺乏后方韧带复合体完全断裂的征象(棘突间隙增大),但 MRI 又存在损伤表现时,可定义为不确定性损伤。

TLICS 在临床应用时,要注意修正,如骨折部分明显的后凸畸形,椎体明显的塌陷,并发多根肋骨骨折、胸骨骨折,有强直性脊柱炎、弥漫特发性骨质增生(DISH)、骨质疏松等情况,同时注意年龄、心肺功能等全身情况,选择合适的治疗。

3. 神经损伤与椎管狭窄程度的关系　椎管侵占程度和神经损伤的关系密切,尽管神经损伤程度并不能依照椎管狭窄的程度简单判断,但是,大量的研究发现:$1cm^2$ 是一个关键的指标,椎管横截面积 $<1cm^2$ 均会出现一定程度的神经损伤;而横截面积在 $1.00~1.25cm^2$ 则多表现为不完全或没有神经损伤,极少出现完全性脊髓损伤。

胸腰椎骨折神经损伤程度更倾向于与创伤高峰时椎管侵占的严重程度相关。在创伤结束后,随着脊柱的复位,椎管侵占程度亦大为减轻,但脊髓损伤并不能随椎管占位程度的减轻而明显恢复。

4. 椎管重塑　Wessberg 等在 2001 年回顾研

究了 115 例胸腰椎骨折的患者,发现术后即刻椎管容积恢复约 49%~72%;但在 5 年后,最终随访中却发现椎管容积平均可恢复至 87%,且初始椎管塌陷越明显,则椎管重塑的效果越强。在既往的研究中,大量的报道均显示可椎管的强大重塑能力。戴力扬等在另一项胸腰椎骨折椎管重塑现象的研究中显示:手术与非手术患者均可发生椎管重塑现象,且重塑比例没有统计差别。这种现象强烈地表明,对于神经损伤轻微或无神经损伤的胸腰椎骨折患者,直接的椎管减压并不是必要的手术步骤。

(五)分型系统

1. **Dennis 分型** 基于 1983 年提出的"三柱理论",Denis 将胸腰段骨折分为压缩型骨折、爆裂型骨折、屈曲牵张型损伤(安全带损伤)、骨折脱位型四大类。

(1)压缩型骨折:指主要涉及椎体前柱,中柱、后柱无损伤。依据损伤类型再分为 4 个亚类。A 型:骨折累及上下终板;B 型:骨折单纯累及上终板;C 型:骨折单纯累及下终板;D 型:骨折不累及上下终板,为椎体前方的压缩。

骨折的压缩程度以椎体前缘的高度占后缘高度的比值进行计算。

(2)爆裂型骨折:指骨折累及中柱,椎体后壁骨折,骨折可向两侧移位,导致两侧椎弓根间距增宽,严重的爆裂骨折可伴有后方椎板的骨折,爆裂的骨折块可突入椎管,对神经结构形成压迫。可再分为 5 个亚型。A 型:爆裂骨折,累及上下终板;B 型:爆裂骨折,仅累及上终板;C 型:爆裂骨折,仅累及下终板;D 型:A 型爆裂骨折同时伴有旋转损伤,造成一定程度的椎体侧方移位或椎体间的倾斜;E 型:由于侧方应力的存在,中柱爆裂骨折的同时合并椎体两侧非对称性的压缩。

(3)屈曲牵张型(安全带损伤):指以前柱作为支点,造成后柱和中柱的牵张型损伤,可分为累及单节段和双节段。再分为 4 个亚型。A 型:累及单节段,且损伤经过完全经过脊椎的骨性结构,也就是常说的 Chance 骨折,此类型骨折移位不大,脊髓损伤较少见;B 型:累及单一节段,仅经过椎间盘和韧带结构;C 型:累及两个节段,累及中柱的骨性结构;D 型:损伤经过两个节段,累及中柱的椎间盘韧带结构。

(4)骨折脱位:指由压缩、牵张、旋转、剪切等暴力机制造成了三柱断裂,形成了椎体间的相对

移动,即引起了脱位,此型极不稳定,常伴有神经结构的损伤此型包括 3 个亚型。A 型:受伤机制为屈曲牵张型,损伤可经过骨性结构也可经过椎间盘,三柱完全断裂,常常仅残留前纵韧带,前纵韧带常常打折并扭曲在损伤节段以下。此型损伤常伴有下方脊椎上关节突的骨折。B 型:受伤机制为前切损伤。比如伐木工人,坠落时腰部横亘于树干造成的剪切损伤。上位椎体向前移位时,可造成关节突的骨折,而向后移位时往往不会造成关节突的骨折。C 型:屈曲牵张应力引起的双侧关节突脱位,三柱完全断裂,前柱断裂可发生在椎间盘也可发生在椎体。

Dennis 分型较为简单,但使用时间较长,临床应用较为普遍。

2. **McAfee 分型** McAfee 在三柱理论的基础上,结合 White 和 Panjabi 的生物力学研究结果提出了新的胸腰椎骨折分型。此种分型主要以 CT检查结果确定中柱损伤的形态学特点,并据此推断中柱受损时所承受的力的方式(轴向压缩、轴向牵张和横向移位)。结合上述特点 McAfee 将胸腰椎骨折分为六型:

(1)楔形压缩骨折:屈曲载荷仅累及前柱,椎体发生楔形变。很少有神经损伤。

(2)稳定型爆裂骨折:压缩载荷仅累及前中柱,后方结构完整。

(3)不稳定型爆裂骨折:前中柱在压力下受累,而后柱在压力、侧方屈曲或旋转力作用下也发生损伤,而无法承受张力,导致脊柱不稳。这种不稳有发生创伤后后凸畸形及加重神经损伤的危险。

(4)Chance 骨折:屈曲力以前纵韧带前方为支点,而椎体后方在张力作用下发生水平方向的完全撕裂。

(5)屈曲牵张损伤:屈曲力的支点位于前纵韧带的后方。前柱受到压力作用,而中后柱受到张力作用,三柱均发生不同程度损伤。中柱受累后可导致后纵韧带撕裂或力量减弱。如果小关节关节囊撕裂,则有可能出现半脱位、脱位或关节突骨折。大多数的这种损伤都是不稳定的。

(6)水平移位损伤(translational injuries):椎管序列完全受损,椎体之间发生水平方向的移位,三柱在剪切力作用下均发生损伤。

McAfee 认为,中柱的损伤情况是决定手术方法的关键因素。如果中柱是在屈曲外力下损伤,

CT 横断位可显示椎管内有骨块占位，或矢状位断层可显示有游离骨块突入椎管。此时采用加压装置是绝对禁忌的。而如果中柱是在牵张力下损伤，则可以考虑应用加压装置。

3. AO 分型 1963 年，Holdsworth 提出脊柱的两柱理论，以椎弓根为界，将脊柱分为前柱和后柱，其强调后柱的稳定作用，并认为累及后柱的骨折预示着脊柱稳定性丧失。1994 年，Magerl 基于上述理论并结合创伤机制，提出了 AO/Magerl 分型，共分为 3 型。A 型：轴向压缩暴力引发的骨折；B 型：牵张性暴力引发的骨折；C 型：旋转和剪切暴力引发的骨折。各型再向下分为亚型及亚亚型，分型较

为复杂，且各分型间可出现重叠，可重复性稍差。

2013 年，Vaccaro 提出了对 AO/Magerl 分型的改进，在形态学分型的基础上，引入了神经功能状态，并且提出了两个重要的临床修正参数，以供手术决策参考。

（1）形态学分型：与 Magerl 分类系统相似，依次的损伤类型表示损伤严重程度的增加，三种基本分型是基于椎体破坏模式进行区分的。A 型：压缩骨折；B 型：前方或后方张力带破坏，但前、后柱无分离或无潜在分离；C 型：所有结构的破坏导致脱位或移位，或者骨折无分离但附着软组织结构完全离断（图 19-12～图 19-22）。

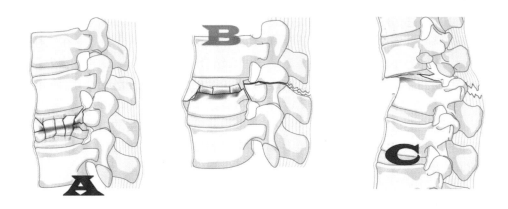

图 19-12

A 型：压缩骨折；B 型：前方或后方张力带破坏；C 型：所有结构的破坏导致脱位或移位

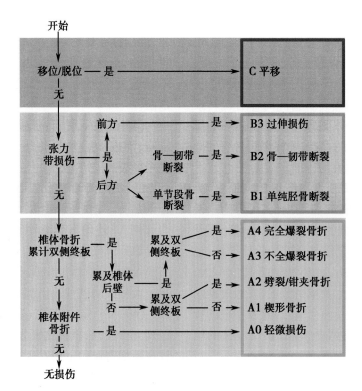

图 19-13 AO 分型的诊断流程

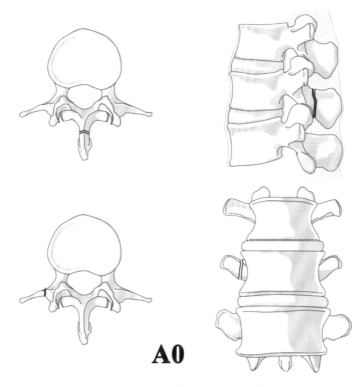

图 19-14 A0 型骨折,单纯附件骨折

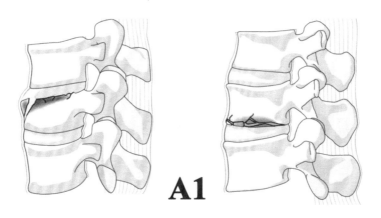

图 19-15 A1 型骨折,单纯终板骨折,不累及椎体后壁

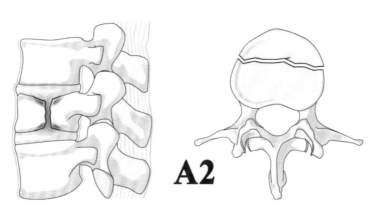

图 19-16 A2 型骨折,椎体贯通骨折,累及上下终板,但椎体后壁不受累

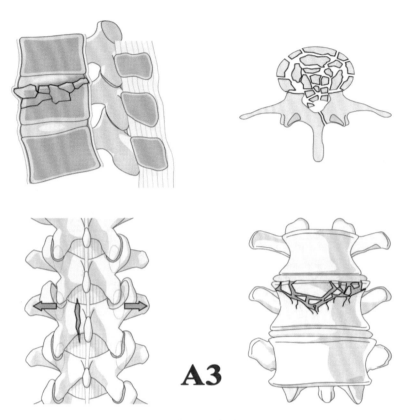

图 19-17 A3 型骨折,骨折累及椎体后壁及单侧终板损伤

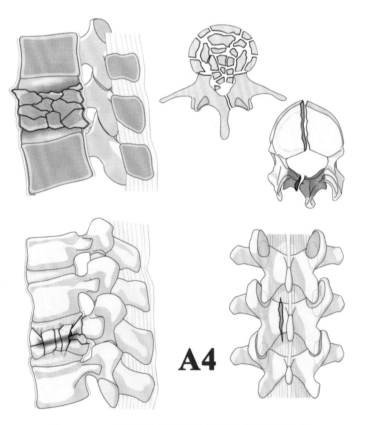

图 19-18 A4 型骨折,骨折累及椎体后壁及上下终板

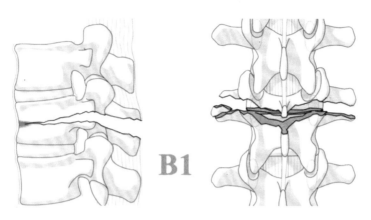

图 19-19 B1 型骨折,Chance 骨折

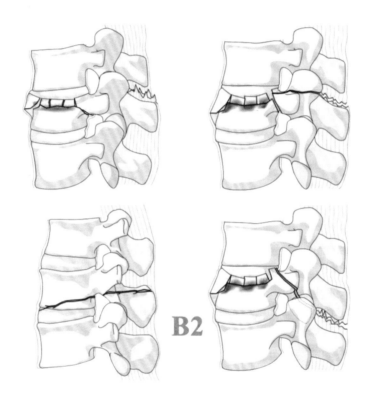

图 19-20 B2 型骨折,经骨和(或)韧带损伤,后方张力带结构断裂

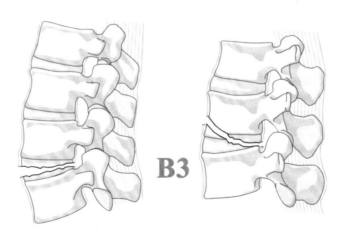

图 19-21 B3 型骨折,经椎间盘或骨结构过伸性损伤,前方张力带断裂,但后方关节突阻止骨折移位

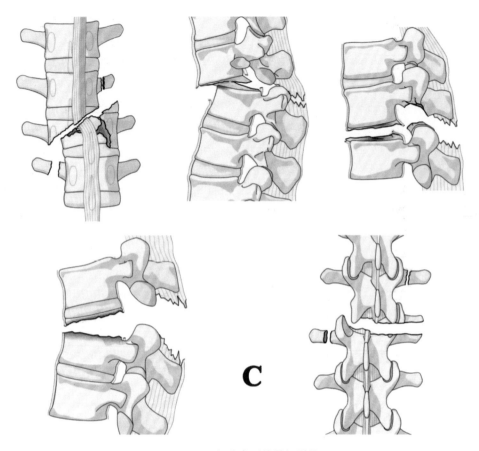

图 19-22 各种类型的骨折脱位

其中,A 型损伤涵盖了 Magerl 分类中忽略的单纯附件骨折,并将其归入 A0 型,具体如下:

1)A 型损伤:椎体压缩性损伤。

A0 亚型:椎体无骨折或不明显的横突或棘突骨折。

A1 亚型:椎体边缘压缩或嵌入骨折伴单个终板骨折,不累及椎体后壁。

A2 亚型:劈裂或钳夹样骨折,骨折线累及上下终板,但无椎体后壁损伤。

A3 亚型:椎体骨折影响单一终板伴任何累及椎体后壁和椎管的损伤。

A4 亚型:椎体骨折累及上下终板和椎体后壁。

2)B 型损伤:张力带损伤。

B1 亚型:后方张力带的单一骨性结构破坏延伸至前方椎体,也就是常说的"Chance 骨折"。

B2 亚型:后方张力带损伤伴或不伴骨性结构破坏。

B3 亚型:损伤累及限制脊柱过伸的前纵韧带。

3)C 型损伤:移位 / 分离损伤。

(2)神经功能障碍分级,分为 5 级:

N0:神经功能正常。

N1:短暂的神经功能障碍。

N2:存在神经根损伤的症状或体征。

N3:不完全的脊髓或马尾神经损伤。

N4:完全性脊髓损伤(ASIA 分级中的 A 级)。

NX:用来表示一些特殊患者,他们因为颅脑损伤、中毒、多发伤、气管插管或镇静而无法完成神经系统检查。

(3)病例特异的修正参数:M1 表示骨折伴有影像学检查(如 MRI)或临床检查发现的不确定的张力带损伤情况。该修正指数对骨结构稳定,而软组织存在损伤的患者是否需要选择手术治疗有指导意义。

M2 表示患者特异的合并症,这些合并症可能会对患者的手术决策造成影响。M2 修正参数包括但不限于强直性脊柱炎、风湿、弥漫特异性骨骼肥大症、骨质疏松或者手术节段皮肤损伤等。

这两个非常重要的附加修正参数,不是与每一个病例都相关,但是对于需要的情况可以作为指导医生治疗的参考依据。

(六)治疗

1. 神经损伤的药物治疗 对于伴有急性脊髓

损伤的胸腰椎骨折患者,8 小时内大剂量甲泼尼龙冲击治疗可能对挽救神经功能有效。使用时,应备有监护仪及除颤仪。受伤超过 8 小时,风险大于疗效,应慎用。

使用方法:

第 1 小时:甲泼尼龙用量 = 体重(kg)× 30mg。药物浓度:50mg/ml。15 分钟输液完毕,间隔 45 分钟。

第 2~24 小时:甲泼尼龙用量 = 体重(kg)× 5.4mg × 23 小时。药物浓度:50mg/ml。持续滴注 23 小时。

其他用于治疗急性脊髓损伤的药物还有:神经节苷脂、654-2、维生素 C、甘露醇、甲钴胺等。

2. 胸腰椎骨折的治疗 胸腰椎骨折采用手术治疗还是非手术治疗是长期存在争议的问题。而对于不稳定性胸腰椎骨折,多数学者均倾向于手术治疗,以促进病情的康复及预防继发的后凸畸形及神经损伤。随着手术技术的进步及微创技术在脊柱外科的应用,手术对胸腰椎骨折患者的收益率明显提高。因此,判断胸腰椎骨折的稳定性成为了决定胸腰椎骨折患者治疗方式的关键。

随着以"两柱理论"及"三柱理论"为基础的研究的不断深入,人们越来越注意到脊柱后方结构对于脊柱稳定性的关键性作用,包括关节突及后方张力带,各种胸腰椎骨折分型系统均在临床得到良好的应用。尤其近年来,Vaccaro 领导的团队提出的 TLICS 评分及 AO 分型系统,突破了单纯注意骨性结构损伤的局限,将神经功能状态及后路韧带复合结构等引入了对胸腰椎骨折稳定性的评估中,并进而提出了指导建议,获得了广泛的支持及良好的临床效果。

(1)保守治疗:适用于 TLICS 评分 <4 分;AO 分型为 A0、A1、A2 及部分稳定的 A3 型骨折。具体指征为:①无神经、脊髓损伤;②脊柱中后柱未损伤;③后凸畸形 <25°;④椎管占位 <25%;⑤椎体压缩 <50%。

2010 年,《急性胸腰段脊柱脊髓损伤评估与治疗专家共识》推荐:

1)单纯压缩骨折:可卧床休息并作腰背肌功能锻炼 6~8 周,后佩戴支具下床活动,4~6 周后可除去支具;

2)稳定的爆裂骨折:不伴神经损伤,且后凸畸形 <25° 时,可选择闭合复位过伸胸腰骶(TLSO)支具固定:建议 24 小时均佩戴 TLSO 支具;3、6、9

和 12 周摄站立位 X 线平片评估治疗状态。12 周后,可去除支具并作腰背肌功能训练。

(2)手术治疗:适用于 TLICS 评分 >4 分;AO 分型为不稳定的 A3、A4 型、B 型各亚型、C 型骨折。具体指征为:①骨折伤及中柱,脊柱不稳定或骨折脱位;②后凸畸形 >25°;③后凸畸形进行性加重;④椎体压缩 >50%;⑤随访观察 3~6 个月,仍有疼痛,影像学检查显示骨折不愈合者。

如果神经损伤进行性加重,应当进行急诊减压手术;合并神经、脊髓损伤且椎管占位 >25%,建议手术减压。

胸腰椎骨折手术治疗原则:尽量恢复损伤脊髓功能;重建脊柱序列稳定性,阻止损伤进行性加重;预防并发症,降低病死率。

手术方法有前路、后路、前后路联合手术等,如何选择手术入路也是脊柱外科长期争论的焦点问题。载荷分享评分(LSC)在一定程度上能够指导这个问题。McCormack 建议:当胸腰段骨折无脱位时,LSC≤6 分选择后路;≥7 分选择前路;但存在脱位时,≤6 分选择后路;≥7 分选择前后路联合。但是,LSC 没有考虑中后柱损伤情况及神经功能状态,存在明显不足。

笔者认为,脊柱稳定的关键在中后柱的稳定性,手术入路的选择应当综合考量骨折的类型,椎管致压物的程度及方向,椎体粉碎的程度或载荷分享评分,椎体愈合、重建的能力,中后柱毁损的情况及对其愈合能力的评估,以及脊髓损伤程度及其康复能力的预测等多种因素。手术固定的节段视重建脊柱稳定性的需要而定。

例如:B1 型骨折主要经骨结构,尽管损伤严重,但骨愈合能力强,后路固定即可满足要求;而 A4 型骨折,椎体粉碎严重,单纯后路手术可能无法满足前柱稳定性的重建,有可能增加手术失败或进行性后凸加重的可能,因此,建议前路或前后路联合手术;而对于 C 型骨折,往往伴有严重的中后柱损伤,愈合能力及稳定性可能较差,可以考虑前柱重建以增加脊柱的稳定性。如果致压物主要来自前方,且椎管占位严重,前路减压较为彻底;但如果患者完全性脊髓损伤,神经恢复无望,亦可考虑单纯后路手术,恢复脊柱序列及稳定性,以方便护理、减少并发症为主。

手术时机亦曾经为争论的焦点之一。现在较为统一的观点认为:尚无证据表明急诊手术对于完全性或稳定性脊髓损伤患者的恢复有益,但笔者仍然建议在病情稳定的前提下,应当及早手术。但对于神经功能进行性加重的胸腰椎骨折患者,应当急诊手术。

二、胸腰椎骨折的手术适应证

随着微创脊柱外科技术的进步,其在胸腰椎骨折的治疗也得到较多应用。目前,应用于胸腰椎骨折的微创手术方法主要有:经皮椎弓根螺钉固定术、胸腔镜下前路减压固定术、微创前路脊柱减压固定术等。

(一)经皮椎弓根螺钉固定术

1984 年,Magerl 首先使用该技术治疗胸腰椎骨折,后经不断的技术改进,现在已经广泛应用于脊柱外科领域。其核心是在影像监视下,经皮穿刺将椎弓根螺钉置入椎弓根内。其置入方法主要有两种:经皮穿刺椎弓根置钉法和靶心导向置钉法。

优势:不剥离骶棘肌,最大限度保护腰背肌肉功能,创伤小,并避免侵犯邻近小关节,减小邻椎病的发生率。

适应证:影像透视清晰、无严重椎弓根结构变异者。

禁忌证:严重骨质疏松致影像透视不清晰者,伴有严重侧弯或后凸以致椎弓根发生严重结构性变异者。

设备要求:透光手术床、C 形臂机或类似影像监视设备、空心 Cooker 穿刺针、空心椎弓根螺钉。

经皮穿刺椎弓根置钉法:患者取俯卧位,透视前后位片,并确保棘突位于椎弓根连线中点,以消除椎体旋转。经皮置空心 Cooker 穿刺针,使其停靠在横突中线与小关节的交点上,在 C 形臂机影像监视下,变换前后位及侧位透视,将 Cooker 穿刺针置入椎弓根通道内,在到达椎体之前,确保空心穿刺针尖勿超过椎弓根内缘线。当空心穿刺针达到椎体后继续进深至椎体的 1/4~1/2。于空心穿刺针中心插入导向克氏针,并拔出空心穿刺针,注意防止克氏针被一同拔出,适当扩大皮肤切口,并扩张骶棘肌间隙,经导向克氏针置入空心椎弓根螺钉,C 形臂机监视进钉深度。钝性分离骶棘肌通道,经置钉切口,安装连接棒并固定。

靶心导向置钉法:患者取俯卧位,透视前后位片,并确保棘突位于椎弓根连线中点,以消除椎体旋转。置入空心穿刺针,并在前后位影像上调整,使空心穿刺针尖对准椎弓根投影的中心。与上述方法不同的是,靶心导向法不需将空心穿刺针置入椎弓根通道内,而是一旦确定靶心后,维持空心穿刺针位置并调整好方向,直接将定位克氏针经空心穿刺针中心打入椎弓根通道,透视前后位及侧位影像,保证定位针位置良好,如有必要,即刻调整。经定位导向克氏针置入空心椎弓根螺钉并安装、固定连接棒。

注意事项:

(1)胸腰段皮肤距离椎板骨面有 3~5cm 距离,经椎弓根穿刺与矢状面呈约 15°夹角,因此,应当将皮肤距离考虑在内,穿刺点适当外移(图 19-23)。

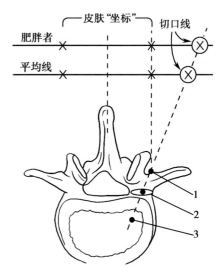

图 19-23 经皮穿刺椎弓根应当适当外移穿刺点

(2)首先,将穿刺针置于椎弓根投影的外缘,外倾 15°,穿入骨面 1~2cm,透视确保穿刺针不超过椎弓根投影内缘线,继续穿入 2cm,透视确保穿刺针不能超过椎体中线(图 19-24)。

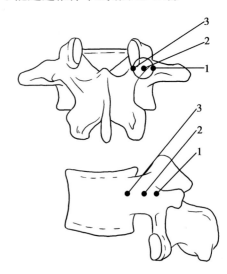

图 19-24 椎弓根投影的外缘、中点、内缘在侧位的相应位置

（3）靶点法穿刺时，主要采用旋转C形臂机或手术床，使椎弓根轴线与C臂透视轴一致，将定位针置于椎弓根靶心，平行透视轴，垂直打入。此方法较为准确、安全（图19-25）。

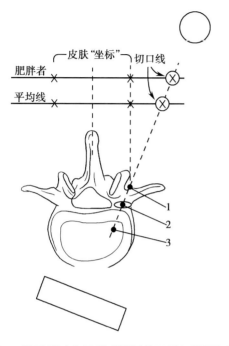

图 19-25 演示透过C形臂球管调节至平行椎弓根轴线，置钉

（4）在丝攻或进钉时，严密注意，每进5mm左右，将导针回退1~2mm，进钉1.5~2cm时，拔除导针。防止由于穿刺针沾染血液，摩擦力增加，跟随丝攻或螺钉向前穿破椎体前缘，损伤腹侧血管或脏器（图19-26）。

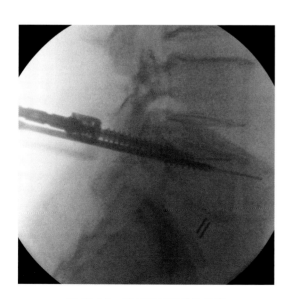

图 19-26 穿刺针刺破椎体前壁

（二）胸腔镜下前路减压固定术

自从1994年，Rosenthal将胸腔镜技术引入脊柱外科以来，该技术得到了较为广泛地应用，并且被证明是一种安全、有效的技术。由于常规的胸腰椎前路手术创伤极大，胸腔镜技术的引入极大地减小了手术创伤。适用于大多数需要进行前路减压及固定的胸腰椎骨折。

患者侧卧位，术者位于患者背侧，面对电视显示器，于肋间做4个切口，并安置工作通道，经4个通道分别置入光源、剥离牵开器、吸引器及手术器械，在电视监视下小心分离、止血、切除碎骨、椎管减压等，减压完成后，处理植骨床，前柱以钛笼等支撑并进行充分植骨后，于脊柱侧方安置固定接骨板，固定牢固（图19-27、图19-28）。

胸腔镜前路减压固定术使前路减压手术的创伤得到极大地减小，但是，其学习曲线较长，操作

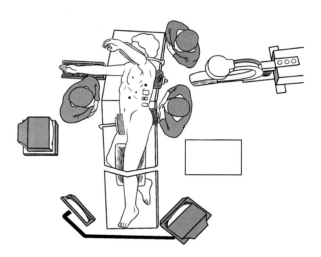

图 19-27 胸腔镜前路减压固定术患者体位

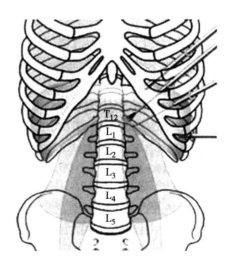

图 19-28 胸腔镜前路减压固定术示意图

较为复杂,对专业设备要求较高,因此,目前我国临床开展情况尚不普遍,有一定的局限性。

(三)微创前路脊柱减压固定术

胸腔镜手术操作复杂,设备要求高,普及率较低。且对于 L_2 以下的腰椎骨折,由于腰大肌的阻挡,操作更加困难,尤其是腰骶丛神经潜藏在腰大肌背后,损伤风险增加,故胸腔镜手术受到极大限制。

范顺武等通过对传统前路手术的改良,使前路手术创伤极大的减小。手术切口缩小到 10cm以下。但其主要是将手术切口微小化,手术操作本身与开放手术并无实质性差别。

近年来,X/DLIF 作为一种新型前路减压融合术式,在临床上得到广泛应用。Isaac 及 Meredith等分别将 X/DLIF 应用于胸腰椎骨折的治疗,取得了良好的疗效。不同于传统前路术式及胸腔镜手术,X/DLIF 通过一根可扩张通道,直达病椎侧方,通过通道壁将软组织牵开,暴露术野进行椎体切除,椎管减压,前柱钛笼重建及固定等。对于胸段及胸腰段而言,与下腰椎具有明显的解剖差异。胸段及胸腰段没有腰大肌附着,也没有腰骶丛,脊神经出行后紧贴胸壁,自肋间走行。因此,X/DLIF应用于胸腰椎骨折面临较小的神经损伤风险,这为 X/DLIF 治疗胸腰椎骨折提供了广阔的应用空间(图 19-29)。

三、临床疗效

无神经损伤的 A1、A2、A3.1 型(传统 AO 分型)骨折,平均后凸角度 16°,经皮螺钉效果良好。经皮螺钉固定相当于形成内固定支具,起到良好的

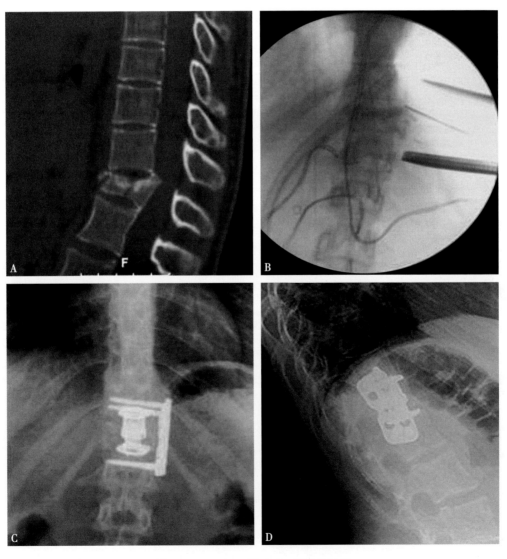

图 19-29　X/DLIF 治疗 T_{12} 爆裂性骨折

支撑作用。但这种方式与椎体成形效果相当。其优势共同表现在立即的疼痛减轻和功能恢复，椎体前方支撑的同时保留了椎间的活动。

对于A3.3型骨折，由于前柱的爆裂，单纯的经皮螺钉固定存在复位丢失、内固定失败的风险。这类骨折是否前柱重建可根据LSC分型决定，当LSC<6分时，可仅行后方短节段固定；LSC>6分时，则需前柱重建。

对于B2型骨折，前方压缩（高度中度丢失）合并后方骨性屈曲损伤的骨折非常适合单纯经皮螺钉复位固定，固定过程关闭了后方骨折线，纠正了前方的压缩。而当前方复位不充分的情况则可以通过骨水泥等前方填充物来弥补，这样一定程度上可以纠正复位的丢失。当骨折愈合后，经皮螺钉即可拆除。而对于少见的B1型骨折，由于后方韧带的损伤，则不合适单纯经皮螺钉固定，需要骨性融合稳定后方结构。

而对于胸腰段骨折是否手术的决定，TLICS评分可用于参考。对于TLIC<4分，一般采用保守治疗；TLIC>4分，则选择手术治疗；而对于TLIC=4分，则根据患者的具体情况选择保守或者手术治疗。

（张西峰　籍剑飞）

第四节　腰椎骨折

一、概述

脊柱骨折大多由传递暴力所造成，如高处跌落时足或臀部着地，形成的冲击力向上传递至脊柱发生骨折；也可由直接暴力所致，如重物压伤、钝器击打伤等。严重骨折可致神经功能障碍；治疗不当的单纯压缩骨折，亦可遗留慢性腰痛。胸腰段骨折之前已有详述，这里着重讨论腰椎损伤自身的特点。

从解剖上看，腰椎的重要特点之一就是其在矢状面上的生理前曲，脊柱的重力线经胸椎前方和胸腰段通过腰椎椎体的后方达腰骶关节，因此严重屈曲损伤的发生率较低，大多数情况下腰椎损伤的暴力多为轴向暴力引起。胸椎管相对狭窄，骨折后常导致严重的神经脊髓损伤；而腰椎管管径宽大，且脊髓一般终止于L₁平面，腰椎管内的马尾及神经根比脊髓更能耐受损伤，因此腰椎骨折脱位即使很明显，也可能不会产生明显的神经损伤症状。与胸腰段相比，腰椎具有明显的屈伸活动度，既要承担较大的负荷，又要完成大部分的日

常腰部活动，短节段固定往往更优先考虑。充分认识到腰椎损伤的特殊性，对确定治疗方案有重要的指导意义。

（一）骨折分型

良好的骨折分型不仅便于学术交流，更能帮助制订手术方案。目前，国际上关于脊柱骨折分型主要来自对胸腰段骨折的研究。根据不同的分类依据，已经提出了很多分类系统，代表性的有早期的Whitesides脊柱"两柱理论"、Denis"三柱理论"及广为国内普遍应用的McAfee胸腰椎骨折六型分类（楔形压缩骨折、稳定性爆裂骨折、不稳定爆裂骨折、Chance骨折、屈曲牵张型骨折和横移型损伤）。最详尽的是AO/Magerl 3-3-3分型，根据机械原理把胸腰椎骨折分为压缩、牵张和旋转，此分型提供了骨折严重程度分级，A1~C3，后者为最严重的类型（图19-30）。

（二）TLICS评分

上述各种不同的脊柱骨折分型的实用性存在种种差异，Vaccaro等组成的脊柱创伤研究团队在2005年提出了TLICS评分来指导患者脊柱骨折后是否需要手术（见本章第二节表19-1）。评分主要考量三个方面的指标：脊柱骨折的形态，后侧韧带复合体（PLC）的完整性，患者的神经功能状态。将三个指标分别评分，其分值总和若≤3，则推荐保守治疗；若≥5，则推荐手术治疗；若=4，保守或手术治疗取决于临床医生的综合判断。

同时，TLICS评分还可帮助临床医生选择手术入路（表19-3）。总的原则如下：①对于不完全神经损伤的患者，在体位复位或开放复位中，如果发现压迫来自于前方，则采取前方入路；②PLC的损伤通常需要后方入路；③伴随PLC损伤的不完全神经损伤患者前后路联合手术。

表19-3　TLICS手术入路选择

神经状况	后方韧带结构复合体	
	完整	损伤
完整	后路	后路
根性损伤	后路	后路
不完全脊髓损伤/马尾综合征	前路	前后路联合
完全脊髓损伤/马尾综合征	后路[#]	后路（前后路联合）

注：[#]对于完全性脊髓/马尾神经损伤的患者有些医疗单位倾向于前路减压，以尽可能恢复神经功能，恢复椎体的支撑能力，改善脑脊液循环防止继发性空洞，并可以实现短节段固定

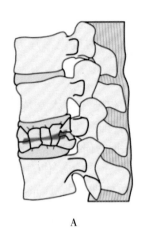
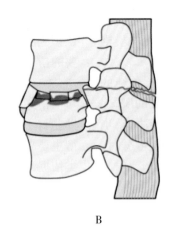
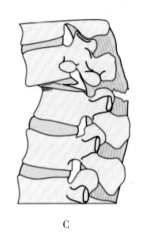

A　　　　　　　　　　　　　B　　　　　　　　　　　　　C

图 19-30　骨折分型

A 型:压缩骨折,压力致前方结构破坏,张力带完整;A1:嵌插骨折;A2:劈裂骨折;A3:爆裂骨折;B 型后方张力带或前方张力带破坏;B1:后侧主要韧带分离损伤(屈曲型损伤)B2:后侧骨质分离损伤(屈曲型损伤);B3:由前经椎间盘的损伤;C 型整体结构破坏致旋转或移位;C1:A 类骨折伴旋转;C2:B 类骨折伴旋转;C3:旋转 - 剪切损伤

二、手术适应证

有较多文献报道了 TLICS 评分指导胸腰椎骨折的有效性和实用性,但是很少有单独文献报道 TLICS 评分应用于下腰段腰椎骨折的有效性。对腰椎骨折患者,腰椎生理前凸的维持和矢状位平衡的维持在治疗过程中是非常重要的变量,而 TLICS 评分在这方面并无涉及,因此使用上述评分评价下位腰椎时需要特别注意。Timothy 等研究显示,TLICS 评分对下腰段腰椎骨折的患者仅有中等可靠性,对下腰段腰椎骨折患者,TLICS 评分可能是不准确的。Tobias 等报道,有一部分椎体爆裂性骨折的患者,TLICS 评分 <3 分,在采用保守治疗后期出现严重后凸畸形,反而需要创伤更大的手术来进一步处理。对上述患者,结合 Load-sharing 评分(该评分由 McCormack 在 1994 年首次介绍,包含椎体破坏的比例,骨折块分离的程度,脊柱后凸畸形的矫正程度三个内容)来评估患者的脊柱稳定性是一个非常实用的方法。另外,患者是否需要手术还要考虑其年龄、并发症、有无骨质疏松、社会需求等。

笔者认为,腰椎骨折的手术适应证主要包括:

1. 脊柱不稳定骨折且保守治疗无效。
2. 伴有神经脊髓功能损伤。
3. 脊柱序列(矢状位或冠状位)异常。
4. 有一半以上椎管受累的爆裂性骨折。
5. 迟发性神经功能障碍。

手术目的:①骨折的解剖复位;②椎管的减压;③坚强内固定矫形并维持腰椎生理序列;④短节段固定尽量保留腰椎活动节段。

三、微创技术在腰椎骨折中的临床疗效

(一)后路经皮椎弓根螺钉技术

传统的后正中入路椎弓根螺钉固定手术时,需将椎旁肌自棘突广泛剥离并长时间牵拉以显露手术部分,手术创伤大、术中失血多,更容易损伤脊神经后内侧支和腰动脉后支的降肌支,造成椎旁肌的失神经支配萎缩和缺血性萎缩。从椎板上广泛剥离的椎旁肌,术后通过瘢痕与椎板愈合,损害了正常的动力稳定结构,易引起术后顽固性腰背部疼痛。1968 年,Wiltse 提出经多裂肌和最长肌间隙入路来代替传统后正中入路用于腰椎后路手术,此入路即被称为 Wiltse 入路或多裂肌间隙入路(图 19-31)。

近年来,随着术中透视导航等技术的发展,采用经椎旁肌间隙入路经皮微创椎弓根螺钉内固定治疗腰椎骨折逐渐发展起来。其手术适应证为:单纯压缩性骨折及没有神经症状的爆裂型骨折,经 CT 证实没有骨块挤入椎管内不需行椎管减压的腰椎骨折。

目前,脊柱微创经皮内固定主要是脊柱导航辅助下或 X 线透视辅助下的椎弓根螺钉内固定,前者需要导航辅助,操作较复杂,手术时间长,另

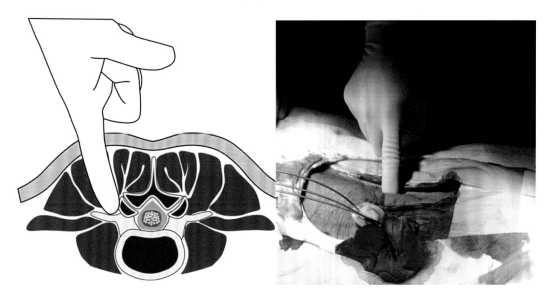

图 19-31　手指经内侧的多裂肌与外侧的最长肌之间的椎旁肌间隙进入达椎体附件

外器械为进口专用产品,价格昂贵;后者依靠 C 形臂机或 G 形臂机透视下定位,经皮椎弓根穿刺,术中透视次数较多,过多的 X 线暴露会对患者及术者有放射性损伤。笔者术中首先通过自行研发的体表定位器一次透视即可确认椎弓根的体表定位点,在椎弓根体表定位点(距中线约 2cm)做一长1.5cm 的纵向切口,切开腰背筋膜,在多裂肌和最长肌间隙钝性分离即可暴露小关节突外侧的椎弓根进针点。术中利用自行研发的体内定位器调整置钉。与导航或传统 X 线透视相比,既不需要贵

重繁琐的导航,又减少了术中透视次数,具有费用低、操作简单、出血少、手术时间短、创伤小、可有效减少术后腰背痛等优点,是一项容易掌握、符合微创原理、利于患者恢复的微创操作技术,值得临床推广。

1. 手术操作简介

(1) 全身麻醉,体位复位。俯卧位、腋部及双髋部放置软垫,腹部悬空,使枕垫变成两个支点,腰背部处于伸展位,伤椎前缘张开达到复位(图19-32)。

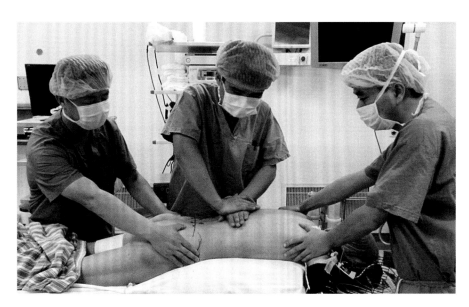

图 19-32　全身麻醉,体位复位

（2）体表定位器定位，如图 19-33~ 图 19-35 示，体表定位器由 19 根不锈钢横杆及 4 根不锈钢纵杆组成，横杆间距约 1cm，横杆上镶有标记（数字或图形）。

（3）微创皮内定位器定位椎弓根进针位置（图 19-36）。

在之前暴露的椎小关节处逐级扩张，插入皮内定位器。定位完成后，沿克氏针置入穿刺针外管。穿刺完成后，取出克氏针，置入导针（图 19-37）。

（4）经皮螺钉固定：取出克氏针，沿套管置入导针并取出套管，3 级软组织扩张器逐级扩后留下第 3 级扩张器作为攻丝保护套管，沿导针插入攻丝，攻丝完毕后移除丝攻和扩张器，用配套螺刀将安装在延长杆末端的空心万向螺钉（美敦力 Sextant 系统）旋入椎弓根，取出导针，螺钉安装完毕后，通过延长杆体外测量连接棒长度再通过置棒器，在侧位 X 线透视下，将连接棒依次穿过螺钉钉尾，经前后位侧位 X 线透视证实连接棒位置无误后，用最终锁紧手柄进行锁紧，取出置棒器和螺钉延长杆，间断缝合筋膜和皮肤（图 19-38、图 19-39）。

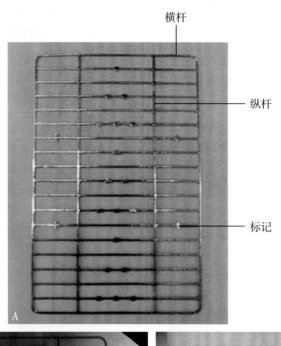

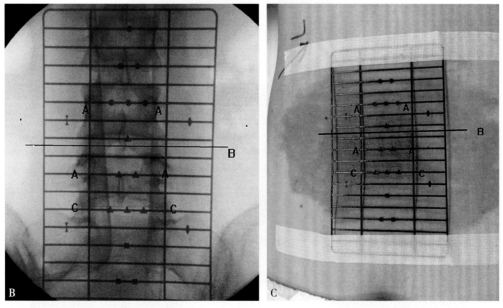

图 19-33 定位器定位

A. 为 L_{4-5} 椎弓根；B. 为 L_{4-5} 间隙；C. 为 S_1 上关节突

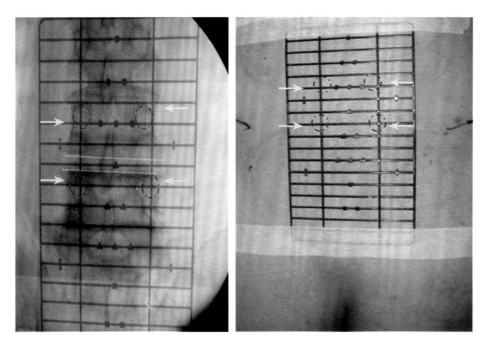

图 19-34　体位摆放完毕,将定位器固定于患者背部,C 形臂机透视,根据透视图像标记拟行手术的具体体表位置。如图示,根据体表定位器图像一次透视即可标记出需要固定的椎弓根体表位置

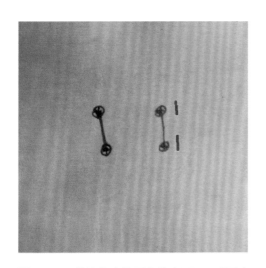

图 19-35　从该体表位置向外旁开 1cm(图中红色标记)行皮肤切口,在多裂肌和最长肌间隙钝性分离即可暴露小关节突外侧的椎弓根进针点

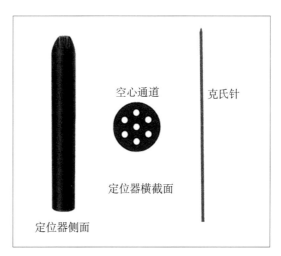

图 19-36　皮内定位器实物图,材质为高分子聚乙烯,专利申请号:201310304204.X

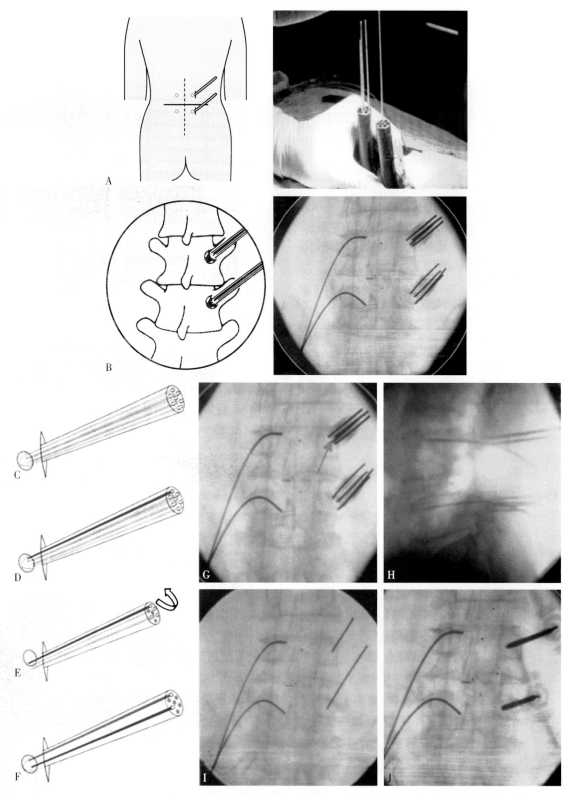

图 19-37　应用皮内定位器置入椎弓根导针

A. 经体表定位器标记处入路,插入皮内定位器示意图及术中照片;B. 皮内定位器内打入 3~6 枚克氏针后进行正侧位 X 线透视。选取位置合适的克氏针用于穿刺定位,拔除其余克氏针;C. 选取合适克氏针用于穿刺;D. 红色标记为合适克氏针;E. 如没有合适的克氏针,则留下最接近满意位置的克氏针并调整定位器位置;F. 通过调整位置后的皮内定位器再次打入 1~2 枚克氏针,选择合适的克氏针用于定位(绿色标记代表经调整位置后合适的克氏针);G~H. 克氏针位置判断方法:正位透视下克氏针抵达椎弓根外上象限(箭头所示),侧位透视下克氏针位于椎弓根中央);I. 取出定位器;J. 沿克氏针置入穿刺针外管,一齐敲击穿过椎弓根达椎体中部,完成穿刺

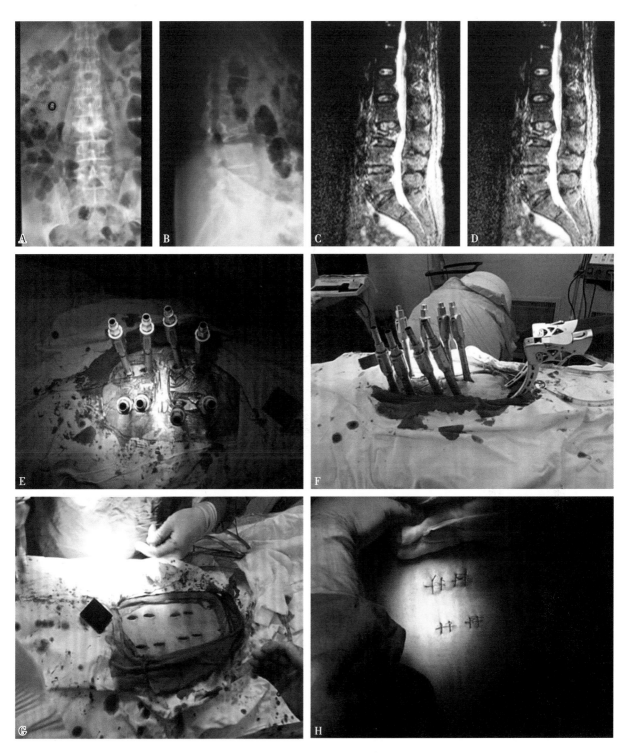

图 19-38　L$_3$椎体爆裂性骨折经皮椎弓根螺钉内固定术

A~D. L$_3$椎体爆裂骨折,椎管无明显受累;E.经皮导针引导下置入椎弓根螺钉;F.置棒器插入连接棒;G~H.取出延长杆,缝合皮肤

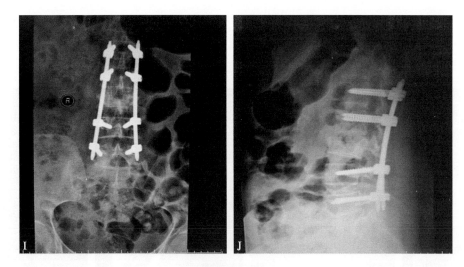

图 19-38（续）

I~L. 术后内固定 X 线

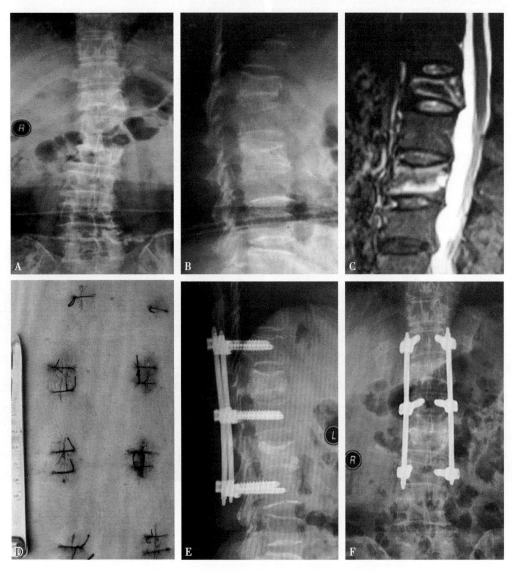

图 19-39 胸、腰椎椎体骨折经皮椎弓根螺钉内固定术

A~C. T$_{12}$、L$_2$ 椎体压缩骨折；D. 经皮椎弓根螺钉术后；E~F. 术后内固定 X 线

2. 临床疗效 自从椎弓根螺钉技术应用于腰椎骨折的治疗以来，因其安全性、有效性而在临床广泛应用。但传统开放手术需要广泛组织切开及术中长时间牵拉周围组织，手术创伤大，明显影响患者术后恢复。因此，微创手术近年来成为治疗腰椎骨折新的发展趋势，其中经皮穿刺椎弓根螺钉内固定是微创手术的主要方法之一。Foley 等在 2001 年详细报道了使用微创经皮椎弓根螺钉系统（Sextant）治疗胸腰椎骨折。该系统利用几何轨迹原理将棒置于肌肉深层，其临床应用使脊柱椎弓根螺钉内固定方法发生了重大改变。此后，微创经皮椎弓根螺钉系统广泛应用于临床。大量的临床证据表明，微创经皮椎弓根螺钉治疗腰椎骨折技术具有手术创伤小、出血少、即刻固定效果好、对脊柱后方结构损伤较小等优点。

（1）经皮跨伤椎螺钉内固定在腰椎骨折中的应用：早期微创经皮椎弓根螺钉内固定术多采用跨伤椎置钉方式操作，利用对伤椎上下椎体的撑开、相邻椎间盘、纤维环的牵拉、前后纵韧带的紧张加压作用来达到复位伤椎的目的，该操作属于间接复位，需通过椎间盘、关节突关节、韧带等软组织的传导来达到复位目的，故对伤椎的复位、后凸畸形的矫正效果不够理想。已有学者报道，采用微创经皮短节段椎弓根螺钉固定治疗腰椎骨折在长期随访过程中出现椎弓根螺钉松动、退钉、断裂及伤椎高度、后凸矫正度丢失等并发症。周跃等在观察经皮跨伤椎四钉内固定的病例中发现，随访期间均存在明显的伤椎前缘高度矫正度丢失。考虑主要原因可能有：①万向椎弓根螺钉较单向椎弓根螺钉缺乏坚强的刚性连接设计；②开放手术对脊柱椎间关节及椎板的损伤可导致脊柱自发性融合，而微创手术对这些结构的影响较小，降低了脊柱自发性融合的可能性，从而增加了远期椎体高度丢失。

（2）经皮附加伤椎置钉内固定在腰椎骨折中的应用：为增强复位效果和固定的牢固性，有学者开始尝试附加伤椎置钉治疗胸腰椎骨折，并获得较好效果。Mahar 等报道了 6 例人体椎体模型分别行附加及不附加伤椎置钉的生物力学测试，表明附加伤椎置钉组稳定性明显优于对照组（P<0.05）；并对 12 例附加伤椎置钉的患者进行随访，患者恢复均较好，术后后凸 Cobb 角纠正平均 15°，末次随访丢失平均 5°，术后椎体高度平均 89%，末次随访平均 78%。Cimatti 等在一项 2 年前瞻性研究中，对 32 例分别采用附加及不附加伤椎置钉的微创椎弓根螺钉术式治疗，平均 36 个月的随访中，所有患者末次随访 ODI 功能障碍指数、SF-36 疼痛评分均较术前明显改善，附加伤椎固定组与对照组之间的临床疗效评分差异无统计学意义。然而，后凸 Cobb 角和矢状位指数的矫正值，附加伤椎置钉固定组明显高于对照组，且差异有统计学意义（P<0.05）。王洪伟等对 35 例患者进行平均 12 个月的随访，附加伤椎置钉组椎体前缘高度及后凸 Cobb 角丢失较不附加伤椎固定组明显减少，且无内固定失败的发生。

多数学者认为，附加伤椎椎弓根螺钉内固定的 3 椎体 6 钉内固定术相对于早期 4 钉内固定，其对脊柱骨折具有更好的生物力学稳定性及临床效果。通过伤椎置钉可以将伤椎与上下椎体相连，同时预弯撑开的钛棒可以向前顶住伤椎，维持伤椎的高度，避免了传统四钉固定的"平行四边形效应"及"悬挂效应"，增加了稳定性，从而减少了后凸畸形形成。此外，避免了内固定器的应力集中，可降低钉-棒应力负荷，使内固定折损率显著降低，进而减少术后畸形矫正的丢失。并且对伤椎本身畸形具有不同程度的矫正作用，从而矫正椎体的压缩成角和恢复伤椎的正常高度，使应力更好地通过椎间隙传导至伤椎，防止椎间隙塌陷。因此，经皮附加伤椎置钉内固定成为目前治疗腰椎骨折的主要微创术式。

（3）微创经皮螺钉内固定与传统开放手术治疗腰椎骨折的疗效比较：国内外有大量文献报道均已证实微创经皮螺钉内固定在治疗腰椎骨折中优越的临床疗效。Lee 和 Dong 等发现微创组术后 Cobb 角、伤椎前缘高度、矢状面指数的改善程度与开放手术组比较差异无统计学意义，中远期随访期间两组矫正度丢失无统计学差异。微创组术后疼痛缓解更明显，两组比较有统计学差异（P<0.05），但术后 6 个月随访时两组趋于一致，无明显统计学差异。微创组与传统组比较，在手术切口长度、术中出血量、手术时间、术后并发症、术后引流量、术后住院时间等指标均有显著性差异（P<0.05）。王洪伟和李长青等选择 42 例患者分别行微创手术和传统开放手术，微创组与开放组相比，手术切口长度、手术时间、术中出血量、术后引流量和输血量、术后住院时间、术后使用止痛药的比例，以及术后手术伤口疼痛 VAS 评分、术后并发症等均有显著统计学差异（P<0.05）。两组术前

与术后影像学比较,矢状位后凸 Cobb 角、伤椎自身 Cobb 角、矢状位指数、伤椎椎体前缘高度均有显著性差异(P<0.05)。微创组术后 Cobb 角、伤椎自身 Cobb 角、矢状面指数的改善程度与开放手术组比较差异无统计学意义。术后两组伤椎前缘高度差异有统计学意义(P<0.05),作者认为可能与微创经皮手术使用的螺钉为万向钉结构,其对畸形矫正不如传统开放手术的单向椎弓根螺钉强有关。随访期间两组矫正度丢失差异无统计学意义,说明微创经皮内固定虽然使用的是万向椎弓根螺钉,但是其在维持后凸畸形及伤椎高度的矫正效果方面与单向螺钉固定没有明显差异。

因此,微创经皮椎弓根螺钉内固定术治疗腰椎骨折,不论从首次开展还是以后的陆续临床应用研究均证实,其手术操作简单、安全可靠、创伤小、出血少、恢复快、住院时间短、术后并发症少,对伤椎畸形的矫正和内固定效果与传统开放手术相当。需严格把握其手术适应证:① AO 分型中 A 型损伤,且突入椎管骨块≤椎管矢状径的 1/3,无神经损伤表现;B 2.1 型损伤;②可以保守治疗但不愿接受长期卧床休息及佩戴支具者。

(二)后路微创通道下椎弓根钉棒固定术

目前,对于脊柱骨折的治疗,为了减少运动节段的丢失,短节段固定日益兴起。但有研究表明对于前柱压缩明显的骨折,由于前柱结构和应力缺失显著,传统的椎弓根钉固定伤椎邻近椎体的短节段固定有较高的失败率。在骨质疏松的患者,更容易因固定的不稳定而出现后凸畸形和固定失败。近年来,结合伤椎椎弓根螺钉内固定的三椎体六钉内固定术开始应用于临床。文献报道,经伤椎体固定可改善椎体前中柱结构,对预防迟发性腰背痛、伤椎矫正度丢失及内固定失效均具有积极意义,但远期疗效还缺少长期随访结果。

除了上述经皮椎弓根螺钉固定技术,还有学者报道采用 MAST Quadrant 通道行后路椎弓根钉棒固定治疗脊柱骨折。当切开皮肤筋膜后,手指钝性分离多裂肌间隙并插入扩张通道管由椎旁肌的肌间隙进入并显露上关节突及横突根部,由此直视下置入椎弓根钉。与经皮置钉相比可减少患者和术者在 X 线下暴露时间,手术切口仅为工作通道大小,严格掌握手术适应证的前提下采用微创系统经伤椎椎弓根钉内固定术也是一种可供选择的手术方式(图 19-40)。

国内越来越多的脊柱外科医师报道采用 MAST Quadrant 微创通道行后路椎弓根螺钉固定治疗胸腰椎创伤性骨折。方法为:术前在 C 形臂机透视下定位病变节段及上、下位椎体椎弓根根部,并做好标记,沿 2 个中心点横向画线,于脊柱后正中线交点之间做手术切口,长约 4.0cm,依次切开,显露腰背筋膜,在一侧棘突旁 1.5~2.0cm 处切开深筋膜,钝性分离多裂肌间隙并逐级插入扩张管道,直至脊柱后方骨性结构,选择合适深度 Quadrant 通道叶片,连接固定至自由臂,使用 Quadrant 系统的自动撑开装置将通道两臂撑开,形成上窄下宽的圆锥形状手术通道,从而完成通道的建立。术中根据需要调整通道方向,清晰暴露关节突关节,于病变节段上、下邻近正常椎体椎弓根内各置入椎弓根钉,并后纵向撑开,透视下监测复位情况,利用完整的前后纵韧带的牵拉及压迫作用使压缩椎体高度恢复,安置预弯的撑开棒后锁紧螺帽。

毛伟洪等首先采用 MAST Quadrant 微创通道下伤椎置钉固定治疗无神经损伤表现的单节段胸腰椎新鲜骨折 27 例,随访时间 6~12 个月,发现此法手术时间短,术中出血量少,能有效缓解患者的腰背部疼痛症状、恢复并维持伤椎高度,且并发症少,是治疗胸腰椎骨折的有效方法,值得临床推广应用。同样,熊浩等利用 MAST Quadrant 微创系统经伤椎椎弓根植骨结合椎弓根钉系统内固定治疗 56 例外伤性胸腰椎骨折,随访 12~18 个月,发现其对椎体后部结构破坏小、椎体高度恢复满意、并发症少、疗效确切,是治疗胸腰椎骨折理想方法之一。徐烁等采用后正中小切口,Quadrant 通道下经肌间隙微创手术、椎弓根钉棒系统内固定治疗 58 例胸腰椎骨折,部分病例进行了微创减压,术后随访 18~36 个月,综合评价结果显示相对于传统手术,微创手术具有创伤小、出血量少、手术时间短、腰背痛轻等优点,而在骨折复位、减压、内固定效果、植骨融合、运动功能恢复方面与传统手术相似甚至更好。认为 Quadrant 通道下微创手术治疗胸腰椎骨折效果良好,并适当扩大了微创手术治疗胸腰椎骨折的适应证。康飞科等也比较 Quadrant 微创通道下(27 例)与传统开放手术(30 例)治疗单纯胸腰椎骨折的疗效,同样认为 Quadrant 微创通道下手术具有切口小、住院时间短、术后疼痛轻、恢复快等优点,是治疗胸腰椎体压缩性骨折的理想入路之一。

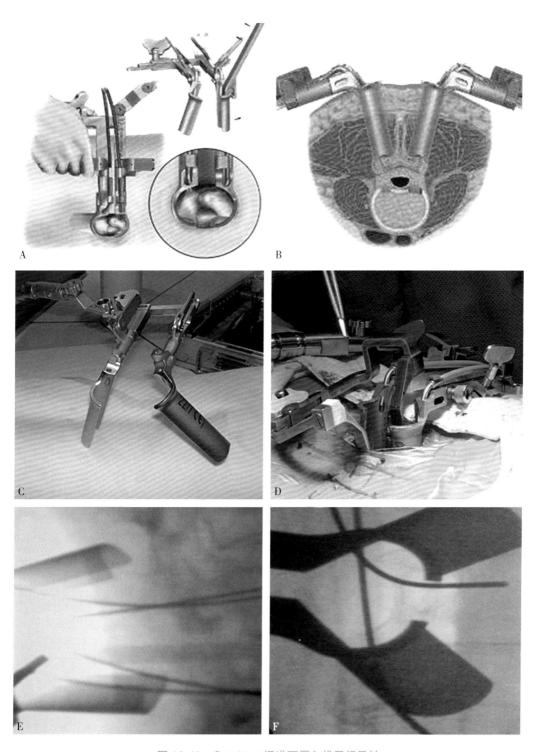

图 19-40　Quadrant 通道下置入椎弓根导针

A~B. 微创扩展通道术中示意图；C~D. 微创扩张通道实物及术中操作图；E~F. 经通道直视下置入椎弓根螺钉导针

吴增志等比较 MAST Quadrant 可扩张管道系统与传统开放经后路椎弓根钉内固定联合伤椎椎体成形术治疗 46 例胸腰椎压缩性骨折但不伴有神经损伤症状患者的临床疗效，认为 MAST Quadrant 可扩张管道微创手术系统治疗胸腰椎骨折对椎体后部结构破坏小，椎体高度恢复满意，并发症少，疗效确切。此外，彭小忠等对比观察常规后路开放经伤椎椎弓根螺钉内固定、微创内固定方式（利用 Quadrant 通道内固定和经皮 Sextant 内固定）治疗 94 例单节段无神经症状胸腰椎骨折的临床疗效。发现 Quadrant 通道内固定组、经皮 Sextant 内固定组在术中出血量、手术切口长度、住院时间方面均优于常规后路开放内固定组。随访 6 个月，3 组伤椎内固定后椎体前缘高度、Cobb 角、矢状位指数与内固定前相比均有明显改善，但 3 组之间比较差异无统计学意义。两微创组内固定后 VAS、ODI 均优于常规开放内固定组，提示与传统的开放内固定相比，微创（经皮 Sextant 内固定及利用 Quadrant 通道内固定）治疗胸腰椎骨折不仅能取得与之相当的影像学效果，而且具有创伤小、出血少、恢复快、安全性高的优点，有更好的临床疗效。在严格掌握手术适应证情况下，微创方法是治疗无神经损伤胸腰椎骨折的理想选择。

尽管上述研究均展示了微创通道下行后路椎弓根螺钉固定治疗胸腰椎脊柱骨折的良好前景，但最近 meta 分析显示，目前使用微创方法处理胸腰椎创伤性骨折的临床疗效尚未得到长期随访的确认。因此，微创通道下治疗腰椎骨折的临床疗效尚需大量大样本多中心临床随机对照研究的进一步证实。

（三）微创内固定注意事项

由于腰椎管面积较大，骨折后脊神经或马尾神经不容易受到压迫，且比脊髓更耐受损伤，因此神经受损机率较小，微创经皮手术适应证较胸腰椎宽。尽管骨折块可能压迫硬膜囊，或轻度神经根症状，只要中央管面积≥50%，仍然可以行经皮微创复位固定。总之，没有神经受压的影像学表现和体征，不需要椎管减压的患者，排除重要脏器功能障碍、病理性骨折及严重的骨质疏松都可以采用经皮微创技术。治疗目的是预防畸形发展、慢性疼痛及迟发神经损伤。

根据笔者以往手术经验并结合文献，微创技术需注意以下要点：

术前完善影像学检查以明确椎弓根大小、有无骨折及椎体大小、后壁骨折程度及椎管内骨块占位情况。体表定位非常重要，必须熟悉相邻解剖知识，有熟练的置钉操作基础。经皮置钉对骨折后凸畸形矫正有限，需术前充分的体位复位。调整进针点和进针角度，确认正侧位位置无误后，方可进针。在 X 线监控下沿导针攻丝和拧螺钉，防止导针被螺钉带动，穿过椎体损伤椎前组织。

当伤椎置钉时，伤椎螺钉长度（约 30~35mm）短于上下邻椎的螺钉（约 45~50mm）。多节段置钉时，应使得椎弓根螺钉的进钉点尽量保持在一条直线上，方便穿棒。注意不能过度旋入，以免螺钉钉尾紧贴骨皮质，失去万向功能致后续置棒困难；固定棒置入后，必须透视确认棒穿过螺钉，方可锁紧。

（贺石生　戎利民）

第五节　骶骨骨折

一、概述

骶骨纵形骨折是骶骨骨折中常见的类型，其骨折线沿着骶骨纵轴延伸，多伴有骨盆其他部位损伤。骶骨的纵形骨折造成了骨盆的垂直不稳定或旋转不稳定。由于腰部肌肉的牵拉常使髂骨侧向上移位。骶孔在骶骨中是薄弱部位，经骶孔骨折在骶骨纵形骨折中占较大比例，神经损伤也较常见。因此，骶骨骨折大多数需要手术治疗。手术的目的是为了重建骨盆环和骶髂关节的稳定，纠正骨折畸形，减轻神经损伤的程度。由于后外侧入路的骶髂关节螺钉固定具有优越的生物力学稳定性，所以自从骶髂关节螺钉固定技术建立以来，国内外学者进行了较广泛的临床应用。从腰骶段的融合固定到骨盆后环不稳定损伤的治疗，特别是 Routt 等介绍了经皮骶髂关节螺钉固定技术，详细报告了其结果和并发症，取得满意疗效。该技术因创伤小、稳定性好而受到好评。

为了安全置入螺钉，必须详细了解骨盆后环，特别是骶骨区的解剖学特点。国内外学者对骶髂关节螺钉固定相关的形态学进行了详细的解剖学研究，表明 S_1 放 1 枚螺钉是完全可行的，在大多数患者常规放置 2 枚直径略小的螺钉也是安全的。准确置入螺钉，进针点的选择和进针方向的确定是手术的关键，许多学者报道了有关后路确定骶髂关节螺钉进针点及进针方向的方法。Matta

等研究表明,距臀肌线 15mm 由髂嵴向坐骨大切迹作一平行于该线的平行线,平行线的中点即为进针点,进针方向垂直于髂骨表面。Ebraheim 等研究表明,单枚螺钉的最佳置钉点在矢状面上髂嵴后缘向前 30~35mm,坐骨大切迹最高点向颅侧 35~40mm,即额状面上出口位片的 S_1 椎弓根的中点处,螺钉应当垂直于髂骨外板,并与椎弓根轴线一致。Routt 等采用的方法是进针点位于髂后上棘外约 2~3 横指及坐骨大切迹上方 2 横指处,进针方向亦与髂骨表面垂直。国内有学者测量结果与上述结果略有差异,即距臀肌线外侧 20mm 由髂嵴向坐骨大切迹作臀肌线的平行线,该线上距坐骨大切迹 35mm 处即为进针点,进针方向与髂骨表面垂直,或进针向腹侧倾斜 20° 角,向头侧倾斜 20° 角(图 19-41、图 19-42)。螺钉的直径和长度不仅与进针的安全系数密切相关,同时也是决定螺钉生物力学的一个重要的因素。骶髂关节螺钉的长度取决于 S_1 骶孔上方的骶骨翼的直径和相应髂骨翼的厚度,代表骶髂关节螺钉进入 S_1 椎体所通过的最小骨性通道。大多数的研究表明,螺钉的合适长度为 75mm 左右,目前较常用的螺钉直径在一枚螺钉固定时常选择 75mm,固定 2 枚螺钉时常选择 60mm。

安全置入螺钉,同时必须避免损伤骨盆后环区域重要的神经血管组织。骶骨外形呈三角形,底朝上,中间部分借纤维软骨与 L_5 相连结,骶骨内有骶管及四对骶孔,骶孔与骶管相通,分别有骶神经前后支通过,是组成骶丛的一部分。S_1 椎体横径较宽,前后径较小,前有正中动脉和骶中静脉,骶正中动脉起自主动脉分叉处后壁,经 S_1 椎体前下行。骶骨前为直肠,由疏松结缔组织连骶骨,该区外侧为交感干、髂内静脉和动脉。交感干经骶骨岬外侧沟内,S_1 神经前支表面下行,进针时螺钉前端应至 S_1 椎体前皮质,臀上动脉经腰骶干与 S_1 神经前支之间,出梨状肌下孔到臀区。Routt 等最早提出了骶髂关节螺钉固定时"安全区"的概念,他指出在正常骶骨翼前上方有一倾斜面,髂骨翼的斜坡由近端的后方走向远端的前方,髂骨翼的斜坡的皮质是"安全区"的前界,供骶髂螺钉进入 S_1 椎体,"安全区"后缘是 S_1 神经孔。McLaren 等研究了 S_1 神经和 L_5 神经的走行,认为在 S_1 侧位上矢状面的中 1/3 代表了螺钉安全的进钉范围,所以,螺钉的骨性轨道完整代表置钉过程的安全性(图 19-43)。

影像设备引导下的经皮技术,必须了解骨盆后区的影像学特点。根据其角度的特点,影像增强器与骶骨以不同的角度投照即可得出不同的结果。垂直于体表即为骶骨前后位像(图 19-44),骶骨与脊柱成腰骶角约为 30°~40°,在骨盆前后位上较难显示骶骨的全貌。入口位是与水平位成约 40° 角投照,此投照位垂直于骨盆入口,真实显示骨盆的入口,能清楚地显示 S_1 椎体前后缘及骶管,即 S_1 椎弓根的横断面(图 19-45);出口位为 S_1 前后孔重叠位,则能清楚地显示 S_1 椎体和椎弓根上界,即 S_1 椎弓根的冠状面(图 19-46)。

Routt 等通过解剖及影像学研究,强调术中透视还需要侧位像以显示骶骨的侧面,认为进钉"安全区"的前界——骶骨翼斜面的皮质可由骶骨侧位片上的髂骨皮质致密影(ICD)估计出来,发现临床 84 例患者中,94% 正常和所有发育异常的骶

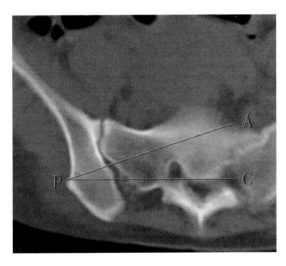

图 19-41　S_1 椎弓根腹侧成角角度

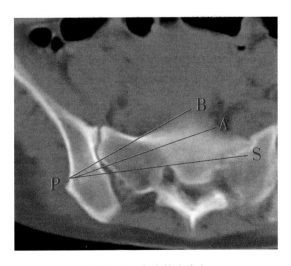

图 19-42　允许的安全角

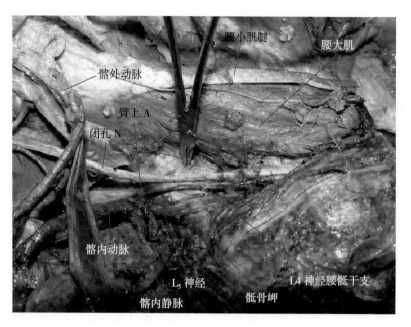

图 19-43 骶髂关节处相邻的重要组织

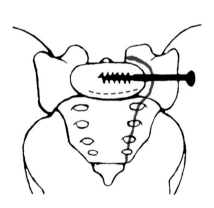

图 19-44 骶骨前后位像

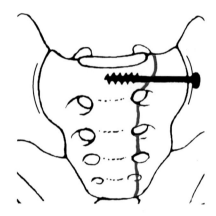

图 19-46 骶骨出口位像

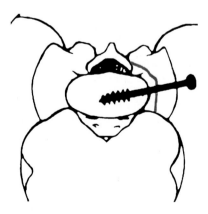

图 19-45 骶骨入口位像

骨上段,ICD 与骶骨翼斜坡一致,或投影于真实骶骨侧位像的后方。这一特征成为决定安全区前缘的有用的放射线标志。他依靠 ICD 作为安全区的前标志和术前 CT 扫描对骶前凹陷的了解,在连续的 51 例病例中,未发生螺钉置入错误。同样由于在肥胖、肠腔积气患者 X 线成像就比较模糊,术中医患双方均遭受大量的 X 线照射,限制了 X 线透视引导的经皮手术,许多学者开始探讨 CT 引导下的经皮技术。该方法有一定的优点,即 CT 能显示横断面上的进针位置以及相邻的神经管道。Duwelius 等对 13 例患者行螺钉固定,无任何并发症,认为 CT 引导螺钉置入能提供很好的术中解剖细节,对骶孔和椎管观察具有直观、可视化的特点,帮助螺钉的安全置入,最大限度地降低螺钉侵犯神经血管等结构的危险性。但是,目前绝大多数 CT 无实时透视功能,无法监视整个穿刺过程,难以判断骨盆的整体情况。现阶段较理想的方法是在 CT 机前加一小 C 形臂机,这种组合,既能透视下行实时监视,又能 CT 定位。随着计算机导航系统在脊柱外科中应用的增加,X 线或 CT 引导的导航系统在骶髂关节螺钉置入中的优点逐步显现,但导航技术所需设备要求高,目前尚难普及。

二、手术适应证

(一)适应证

1. 骶骨纵形骨折;
2. 骶髂关节脱位;
3. 骶髂关节骨折脱位。

(二)禁忌证

骶骨严重粉碎或横行骨折。

三、临床疗效

骶骨骨折治疗方法的选择一直存在较大的分歧。部分学者主张保守治疗,而有些则更倾向于积极地手术内固定治疗。骶骨骨折治疗方案的选择主要考虑两个方面的因素,即骨盆的稳定性和神经系统的受累程度。以往手术治疗的适应证主要限于有骨折片嵌入椎管压迫马尾神经者。合并神经损伤的患者,骨折复位以后,骨盆的稳定性得到重建,神经功能可以得到不同程度的恢复。因此,骶骨骨折的治疗中,早期对移位的骨折复位内固定为多数学者所认可。近年,骶骨骨折内固定手术技术得到长足的发展,即使不伴随神经损伤骶骨骨折,部分学者亦倾向于手术复位及内固定治疗。

骶骨严重骨折的患者多合并其他部位及脏器的严重损伤,受伤早期难以耐受大手术的打击,从而失去了早期手术复位的机会。近年来,随着经验的积累和微创内固定器械不断完善,不稳定型的骶骨骨折趋向于微创手术治疗,经皮空心螺钉逐渐成为治疗不稳定性骶骨骨折的主流术式。自 20 世纪 80 年代以来,Matta 等采用骶髂关节螺钉固定骶骨纵形骨折及骶髂关节脱位,取得了令人满意的结果。他们通过生物力学的方法证实骶髂关节螺钉固定强度超过接骨板内固定,如术前复位良好、手术失败率不高。经皮螺钉治疗骶骨骨折具有以下优点:①腰麻下即可手术,常采用俯卧

位;②手术创伤非常小,术中出血少,术后康复快。严重创伤的患者也可在早期耐受手术;③术后可早期坐起,对合并胸、腹部脏器损伤的患者有利康复。综合以上优点,经皮空心螺钉微创内固定术成为目前较为优秀的骶骨骨折治疗手段。虽然具有上述诸多优点,但由于是在透视下操作,对医师的操作技术水平要求较高。选择经皮螺钉治疗骶骨骨折要严格把握适应证与禁忌证。置钉区域髂骨骨折在实施内固定时,应精确复位骨盆,确保螺钉植入时进针点和方向的准确性,以免发生内固定失败,避免马尾神经、骶神经损伤。

通过经皮空心螺钉治疗骶骨骨折通常可以取得让人满意的效果。作为临床常用微创操作技术,可准确置入螺钉,保持骨折周围软组织原有的连续性,以达到较高生物力学稳定性,操作简单,安全有效,促进患者较快康复。有理由相信,随着微创观念、微创技术和微创意识的提高,微小创伤的经皮骶髂关节螺钉治疗骶骨骨折将得到更广泛地应用。

(池永龙　王向阳)

第六节　骨质疏松性脊柱骨折

一、概述

骨质疏松症是以骨量减少、骨组织显微结构退化为特征的全身性系统性疾病,导致骨的脆性增高、骨折危险性增加,其最主要的并发症是骨质疏松性椎体压缩骨折(osteoporotic vertebral compression fractures,OVCF)。

(一)流行病学及疾病特点

1. 流行病学　随着社会人口的老龄化,骨质疏松症患者逐年增多,目前全世界大约有 2 亿骨质疏松症患者,其中 50 岁以上的女性发病率达 50%~70%,男性发病率达 30%。2008 年的统计资料显示我国至少有 6944 万骨质疏松症患者,另外有 2.1 亿人骨量减少,存在发生骨质疏松症的风险。据国家统计局公布的数据,60 岁以上人群骨质疏松症患者的年增长率为 3.2%。中国老年学会估计骨质疏松症患者到 2025 年将达 15 130 万人。

骨质疏松症最常见且最严重的并发症为 OVCF,约占所有骨质疏松性骨折的 40%。OVCF 的全球发病率呈显著上升趋势,70 岁以上人群 OVCF 发生率为 20%,绝经后妇女 OVCF 发生率为

16%。北京地区 50 岁以上女性 OVCF 发病率达到 15%，80 岁以上女性发病率达到 37%。美国每年大约有 70 万例 OVCF 发生，是髋部骨折发病率的 2 倍。此外，由于平均人口寿命的延长，原发病治愈率的提高，以及类固醇激素在各种疾病治疗中的应用，均使 OVCF 的发病率持续增高。随着人们对生活质量的日益重视，骨质疏松症及 OVCF 的治疗越来越受到全社会的关注。

2. 疾病特点　发生骨质疏松的椎体不仅骨质丢失，骨矿物质含量减少，而且由于疲劳性损伤、修复不足和骨小梁连续性中断，骨组织微细结构也受到破坏，从而使骨的生物力学性能严重削弱。椎体骨松质由垂直和水平骨小梁相互连接，形成三维立体网状框架结构。骨质疏松时由于骨质丢失，局部或广泛的骨小梁变薄、穿孔和中断，甚至部分骨小梁消失，致使骨小梁密度和数量减少，骨小梁间隙增大。载荷通过椎间盘传导至椎体终板，通过骨小梁向四周发散，在椎体的内部形成应力。如果应力超过骨小梁的强度范围，使骨小梁的结构遭到破坏，失去稳定性，局部的裂隙进一步加大，最终发生椎体骨折。虽然椎体垂直骨小梁比水平骨小梁丢失较少，骨折阈值较高，但轻微外力仍能够使椎体发生脆性骨折。

脊柱压缩骨折后，因椎体高度的丢失而引起脊柱生理弧度改变，使脊柱的生物力学性能与生理功能都受到影响。生物力学方面，首先，由于骨折后身体重心前移，加大了椎体前柱和中柱所承受的负荷，使椎体更易发生骨折。其次，负重中心的前移也加重了椎间盘前方的负荷，使髓核后移，加剧了椎间盘退变，使椎间盘突出的危险性大大增加。同时，椎间盘软骨板的退变和增生也随之加速与加剧，椎体后缘增生可引起椎管狭窄，脊椎的后部结构牵张应力增加，黄韧带、后纵韧带代偿性肥厚，甚至骨化，特别在胸椎尤为显著。这种继发改变易导致神经根或硬膜囊受压而产生神经症状，甚至出现瘫痪。生理功能方面，脊柱后凸导致的脊柱重心前移，使患者原有的脊柱活动功能、躯体平衡及姿势协调受到破坏，增加了摔倒、受伤的风险。

OVCF 除严重损害脊柱本身的生物力学性能与生理功能，导致椎体高度丢失、后凸畸形、产生顽固性背痛，还导致其他并发症如肺功能受限、胃肠功能障碍等，严重影响患者生活质量。椎体高度丢失和后凸畸形所致的胸廓容积减小，使患者肺活量下降，肺功能明显受限，使得原有的限制性肺病加重。Leech 等报道平均每个胸椎的 OVCF 使肺活量下降 9%。另外，胸椎和腰椎的骨折都可以导致胃肠功能障碍。脊柱后凸的加重，使得肋弓对腹部压力增大，产生饱胀感，导致饱感提前、食欲减退，产生营养不良。回顾性和前瞻性研究都证实了罹患椎体压缩性骨折的患者期望寿命降低。Edidin 等报道非手术治疗 OVCF 4 年内死亡率高达 50%。Kado 等学者的前瞻性研究表明，OVCF 患者与同龄的对照组相比，死亡率上升了 23%。Cooper 等回顾性研究发现 OVCF 患者的 5 年生存率低于髋部骨折患者。脊柱骨折发生后，由于疼痛、卧床休息、活动减少，使患者骨量进一步丢失，再骨折的发生率显著增加，从而陷入恶性循环。严重的脊柱畸形使患者肺功能显著下降，导致肺炎和慢性阻塞性肺病，胃肠功能紊乱，营养不良，最终使 OVCF 患者死亡率的显著增高。

（二）非手术治疗

非手术治疗需要达到 4 个目标：缓解疼痛、降低骨折风险、增加骨密度和调节骨代谢。主要方法包括支具保护、卧床休息和药物治疗。骨质疏松症的药物治疗发展迅速，研究表明，每次骨质疏松性骨折将使再骨折的风险增加 5~7 倍，而一些抗骨质疏松药物可以在几个月内使脊柱骨折的风险减半。这些药物在细胞水平发挥作用，直接或间接作用于破骨细胞抑制骨的再吸收，或通过专有的诱导途径作用于成骨细胞。当前，重组基因单克隆抗体在细胞因子水平调节破骨细胞的技术也已出现。此外，甾体类和非甾体类抗炎止痛药物、阿片类物质都有快速确切的止痛作用，降钙素的镇痛机制也已被广泛认同。

非手术治疗最大的缺陷是不能即刻恢复骨折椎体的负重功能，增加卧床并发症，增加死亡率。OVCF 发生后，由于椎体的强度得不到迅速恢复，药物治疗效果欠佳。长期使用镇痛药物导致机体功能紊乱，胃肠道损害，并对止痛药耐受成瘾。虽然 OVCF 患者卧床休息 3 个月左右骨折一般可以愈合，但由于椎体仍处于压缩状态，骨折愈合后往往遗留椎体高度丢失和脊柱后凸畸形。长时间卧床休息不但无法恢复脊柱正常序列，活动量减少还会进一步导致骨量丢失，加重骨质疏松。研究表明，卧床 1 周即可导致全身骨量丢失 1%，持续的骨量丢失加上后凸畸形导致的身体重心前移，使再骨折的几率大大增加。此外，患者常伴有顽固性背痛,严重影响日常活动。支具外固定限制膈肌移动,使老年患者很难耐受。更重要的是,这些治疗方法都无法复位骨折、纠正畸形。当多个椎体发生压缩骨折时,将显著影响脊柱的正常功能以及肺、胃肠功能,导致生活质量急剧下降甚至死亡。因此,迅速缓解疼痛,打断恶性循环,尽可能恢复椎体高度和矫正后凸畸形,提高患者的生存质量,是治疗椎体压缩性骨折的关键。

(三)开放手术治疗

骨质疏松症是手术治疗的相对禁忌证,开放性手术仅用于OVCF伴脊髓或马尾受压导致神经功能缺损的患者。另外,对于骨折后出现严重畸形,或者因畸形导致的肺部受压和躯干不平衡也可以考虑手术治疗。由于间接减压及脊柱内固定术可有效恢复脊柱序列,通常不推荐直接椎板切除减压术。脊柱内固定如椎弓根螺钉、棒、钩等固定系统的应用可纠正或终止后凸畸形的进一步发展。对于严重畸形及脊柱僵硬的患者,外科重建治疗需难度更大的前、后联合手术的方法来完成脊柱内固定。

由于OVCF患者多为老年患者,心脑血管等基础疾病较多,手术治疗难度大,风险高。而且,由于OVCF患者的骨量减少,骨强度降低,想要获取可靠、稳定的内固定极为困难,采用的棒、钩、钉等内固定容易发生松动、脱出,最终导致内固定失败及后凸畸形矫正度的丢失。有学者通过改进螺钉设计(如增加螺钉直径和长度、改进螺钉外形)、强化钉道、双皮质螺钉、改进置钉方法等技术降低并发症,但均未取得突破性进展。另外,一些学者认为,由于手术固定节段比邻近节段相对坚强,生物力学强度差异使相邻节段椎体发生骨折和退变的风险增加(尤其在内固定物上方相邻的椎体),但目前尚缺乏足够证据,仍需进一步研究。总之,传统的开放手术由于创伤大、手术风险高、内固定容易松动等原因,对于大多数患者而言并非是首选的治疗方法。于是,人们开始寻求治疗OVCF的新方法,微创术式应运而生。

(四)微创椎体强化技术的发展

1. 经皮椎体成形术的产生 1984年,法国Amiens大学医学放射科的Galibert和Deramond医生首先运用经皮椎体成形术(percutaneous vertebroplasty,PVP)治疗1例C_2椎体血管瘤所致的椎体骨质破坏,迅速缓解了患者的长期颈部疼痛。PVP通过经皮放置套管将骨水泥注入椎体完成椎体强化,它既具有一般椎体成形术的优点,又没有开放手术相关的并发症。1990年,Galibert首次将PVP用于治疗骨质疏松症所致的椎体压缩性骨折,并取得了满意疗效。随后,该技术广泛应用于治疗骨质疏松症以及肿瘤所致的椎体压缩骨折和骨质破坏,开创了骨质疏松性脊柱骨折微创治疗的新纪元。

PVP对于OVCF患者疼痛缓解的临床疗效令人鼓舞。Garfin报道95%的患者术后疼痛减轻、功能改善。Barr报道63%的患者疼痛明显缓解,32%的患者疼痛得到中等程度的缓解,只有5%的患者无效。Jensen等在美国首次报告PVP治疗OVCF 29例47个椎体,术后24小时患者疼痛改善率为89.7%。随着PVP术式的推广应用,这一治疗方法的不足之处也逐渐显露。虽然OVCF通过PVP治疗后,大部分的病例的疼痛可获得缓解,但这种治疗方法并不能纠正OVCF引起的脊柱后凸畸形,也不能有效恢复骨折椎体的高度。Deramond等认为采用PVP治疗骨质疏松性椎体骨折,止痛效果较为满意,但由于其缺乏有效的复位,只能做到"畸形固定"。此外,由于这一技术要求在较高压力下将低黏稠度的骨水泥注入椎体,骨水泥的渗漏率较高,骨水泥渗入椎旁静脉可导致肺栓塞,渗入椎管可导致脊髓及神经受压,导致灾难性后果。

2. 经皮椎体后凸成形术的形成 鉴于PVP存在的不足,1994年美国Mark Reiley等设计了以可扩张球囊为核心的手术器械,通过将球囊经皮置入压缩骨折椎体,扩张球囊,抬高椎体终板,从而恢复椎体高度,纠正后凸畸形,该方法被称为经皮椎体后凸成形术(percutaneous kyphoplasty,PKP),1998年得到美国FDA批准应用于临床。除了像PVP那样能迅速缓解患者疼痛,增加椎体刚度和强度外,PKP还具有其他的优越性,主要表现在:PKP利用球囊扩张所产生的压力使压缩的椎体复位,恢复椎体高度和脊柱序列,纠正后凸畸形,增加肺活量,改善肺功能;可扩张球囊在椎体骨折复位后退出椎体,在椎体内形成空腔,可在低压下注入黏稠度较高的骨水泥,从而降低骨水泥的渗漏率。OVCF经PKP治疗后可迅速止痛,矫正脊柱畸形,进而改善肺功能;使患者早期活动和功能锻炼,减少了长期卧床的并发症,为后继骨质疏松的药物治疗提供了可能。

3. 其他微创椎体强化技术的研发 近年来,

许多学者在球囊扩张技术的基础上不断进行探索和改进,研制了多种新型椎体扩张器,其中部分已被应用于临床。为减少球囊退出后椎体高度的丢失,2009年出现了一种借鉴心血管支架概念的新型骨扩张器——VBS椎体支架系统(vertebral-body stenting system):球囊外包裹有 CoCrWNi 合金制造的金属支架,该装置通过球囊撑开金属支架的同时撑开椎体,撤出球囊后,向撑开的空腔注入骨水泥,使骨水泥与支架合成一体。金属支架的存在可以有效维持扩张后的椎体高度,但能否改善骨水泥渗漏,需要进一步研究。为了达到定向扩张的目的,Sky 椎体成形术利用机械膨胀器来替代 PKP 中的球囊,利用自身的膨胀和回缩作用在椎体骨松质内造成空隙。由于 Sky 椎体成形术能在患椎中膨胀成形,膨胀方向可控,其矫形效果比较明显,理论上与球囊式后凸椎体成形术相比有一定的优越性,但扩张器强行扩张时可能导致皮质或终板破裂,较 PKP 有更高的骨水泥渗漏风险。此外,Osseofix 椎体骨折复位系统、Optimesh 等其他微创椎体强化技术在治疗 OVCF 中也发挥了积极的作用,但这些新技术在临床应用的病例数尚少,其临床安全性和可行性还有待进一步研究。

总之,随着人口的老龄化,骨质疏松是未来社会面临的主要难题。骨质疏松性骨折不仅增加了患者及社会的经济负担,还会危及患者生命。对于疼痛性 OVCF 患者,PVP 和 PKP 可使患者迅速缓解疼痛、稳定脊柱,有利于患者早期恢复活动,提高生活质量。在治疗骨质疏松性脊柱骨折的同时,应积极进行抗骨质疏松的药物治疗,从而降低再骨折发生率及死亡风险。鉴于微创手术技术的优越性和应用前景,随着材料工程的日趋成熟,新型手术器械的问世,骨质疏松性脊柱骨折的微创治疗理念必将得到迅速的推广和发展。

(五)椎体成形术和椎体后凸成形术的应用现状

PVP 和 PKP 是目前治疗疼痛性 OVCF 的首选临床干预措施(图 19-47)。PVP 和 PKP 采用经皮微创穿刺技术,将骨水泥注入骨折椎体内,能够迅速缓解疼痛,增强病椎的强度和刚度,防止椎体进一步塌陷和畸形。通过球囊扩张,PKP 可以使椎体骨折得到较大程度的复位,从而使压缩椎体丢失的高度得到部分或完全的恢复。此外,球囊取出后在椎体内形成的空腔有利于骨水泥在低压力状态下注入椎体,从而有效降低骨水泥渗漏率。

临床研究表明,这两种微创手术疗效优良,不仅缩短患者住院时间,允许患者早期活动,减少甚至不需要止痛药物,而且没有切开复位内固定带来的手术创伤以及远期可能出现的内固定失败。上述优点使 PVP 和 PKP 在临床上开展日益广泛,也被用于椎体血管瘤、脊柱转移性肿瘤和多发性骨髓瘤的治疗。

目前,PVP 和 PKP 手术中最常用的椎体填充材料是聚甲基丙烯酸甲酯骨水泥(polymethylme-thacrylate,PMMA)。注入椎体后的 PMMA 骨水泥凝固后能稳定断裂的骨小梁,协助支撑椎体,分担压力,改善骨折椎体力学性质达到治疗作用。PKP 球囊扩张将骨折椎体内的骨松质向四周挤压密实,形成四周骨壁相对完整的空腔,然后在空腔内注入 PMMA 骨水泥,凝固后形成以空腔为模具的骨水泥铸件,有力地支撑已被挤压密实的骨松质,形成稳定"核心",使伤椎能够有效承受脊柱的轴向载荷。生物力学研究表明,骨水泥的注入量和分布对所强化椎体的强度和刚度产生显著影响。Belkoff 等发现,注入 2ml 骨水泥就可以恢复脊柱各节段椎体的强度,恢复胸腰段椎体的刚度则需要 6~8ml。Liebschner 等发现,骨水泥注入量达椎体容积 15% 可恢复椎体刚度,增加注射剂量可使刚度显著高于术前。Tohmeh 等比较了单侧和双侧椎弓根注射强化椎体的效果,结果显示单双侧注射骨水泥均能显著增加椎体强度和恢复椎体刚度。椎体强度的恢复可以防止骨折椎体进一步塌陷,而椎体刚度的过度增加则会使邻近椎体承受应力增加,可能导致邻近椎体骨折。因此,有作者建议把椎体强度提高到正常水平,即要高于骨质疏松性骨折前的强度,而椎体刚度则倾向于恢复到骨折前水平,避免固定太坚强使邻近节段椎体发生骨折。

PKP 在强化椎体的同时,还能够恢复压缩椎体的高度。Belkoff 等在体外用球囊复位骨质疏松性压缩骨折椎体,结果显示术后椎体高度较术前平均恢复(2.5±0.7)mm,而对照组 PVP 强化的椎体平均高度改变为(0.8±0.2)mm,两组具有显著差异。模拟负重状态的体外实验也证实了球囊的复位能力。

PVP 和 PKP 能迅速缓解疼痛,多数学者认为可能与下列因素有关:①PMMA 本身的化学性及其固化时的放热反应,破坏了椎体内感觉神经末梢;②骨水泥使骨折椎体强化,消除了显微骨折

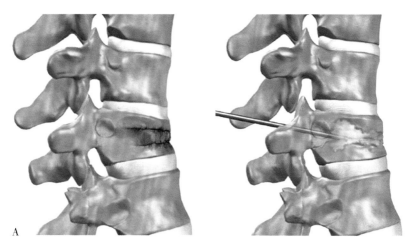

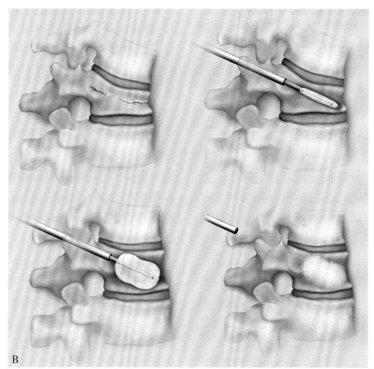

图 19-47　椎体成形术及椎体后凸成形术

A. PVP 经皮将骨水泥注入骨折椎体；B. PKP 先经皮将球囊置入椎体内，扩张球囊使骨折复位，然后将球囊取出，注入骨水泥

的微动，增加脊柱的稳定性，使顽固性疼痛缓解；③PKP 球囊扩张一定程度上矫正了后凸畸形，恢复正常脊柱序列，改善生物力学性能，从而使疼痛缓解。

二、手术适应证

为获得满意的疗效，正确选择病例非常重要。PVP 和 PKP 主要的适应证是骨质疏松性椎体压缩骨折或椎体肿瘤所致的顽固性椎体源性疼痛。因此，术前应排除因腰椎退变、椎管狭窄、椎间盘突出等原因引起的疼痛。

适应证主要包括：①具有疼痛症状的原发或继发性的胸腰椎椎体骨质疏松性压缩骨折；②有症状的椎体血管瘤；③椎体浆细胞瘤、椎体骨髓瘤或淋巴瘤、溶骨性椎体转移瘤等姑息性治疗；④胸腰椎的创伤性骨折。

禁忌证主要包括：①存在感染性疾病或全身感染，如骨髓炎和硬膜外脓肿；②出凝血功能障碍或有出血倾向者；③严重心肺疾病者或体质极度虚弱不能耐受手术者；④无痛的骨质疏松椎体压缩骨折；⑤椎体骨折合并神经损伤；⑥成骨性转移性椎体肿瘤者；⑦病变椎体后壁骨质破坏或不完整,椎体后缘存在向后方凸出的骨块,需进一步评估风险,视为相对禁忌证。

术前通过病史采集、体格检查和影像学资料对拟接受 PVP 和 PKP 的患者进行系统评价。完整的影像学资料应包括骨密度检查、X 线片、CT、MRI 等,如果患者不能接受 MRI 检查,则必须进行骨扫描。为取得良好的止痛效果,骨水泥注射应针对引起疼痛的椎体,即责任椎。如果患者所指疼痛部位、体检脊柱压痛和叩痛部位与 X 线片显示的骨折节段、MRI 的 STIR 系列上椎体高信号区域或骨扫描显示的信号浓集区一致,则表明该骨折椎体是责任椎;如果仅仅 X 线片显示椎体压缩,而患者疼痛部位与骨折节段不符,其他影像资料也无阳性发现,则说明该椎体为陈旧性骨折,不需要手术治疗。如果存在多个责任椎体需要手术治疗,一般主张分次手术,即一次手术的椎体数量不超过 3~4 个,否则会增加 PMMA 骨水泥的心血管毒性及肺栓塞概率。

PVP 和 PKP 手术的经典入路是经椎弓根入路,该入路十分安全,只要能维持穿刺针始终处于椎弓根内,就不会损伤邻近的重要解剖结构(如神经根、肺等)。经椎弓根入路的潜在缺点是要保持穿刺针处在椎弓根内,导致针尖进入椎体内的角度较小。由于椎弓根在胸椎及上腰椎都几乎是前后走向的,所以除了较粗的椎弓根和 L₅ 椎体外,经椎弓根入路必然会将穿刺针限制在椎体内的侧方。这个途径对注射骨水泥来说十分安全,但往往使骨水泥不能越过椎体中线很好地充盈。

为了克服经椎弓根入路的缺点,人们设计了椎弓根旁入路或称为经肋椎入路(图 19-48)。该

入路穿刺针经过椎弓根的外侧方,不会因为椎弓根的大小和方向限制穿刺针进入椎体的角度,因此穿刺针比经椎弓根入路更容易指向椎体的中心,可以使单侧注射的骨水泥更容易填充整个椎体。但针尖置于椎体的中央也有缺点,如果位置在椎体内的中线或中线以后,将会增加骨水泥流入后方大的静脉丛和硬膜外间隙的可能性。如果能保持针尖位于椎体的前 1/3,将会降低这一危险性。椎弓根旁入路应紧贴椎弓根的外侧缘,因为位置越靠侧方,在胸椎会增加刺穿肺和产生气胸的可能性。椎弓根旁入路的另一个潜在问题是穿刺针仅仅通过椎体的侧壁进入椎体,穿刺针移走时,骨水泥从穿刺孔渗漏的危险性增加。

以 PKP 经椎弓根入路强化胸腰段椎体为例,简述手术操作步骤。患者通常采用全身麻醉,也可局麻,俯卧于手术台上。调整球管使 X 线投照方向与椎体终板保持平行,使上下终板呈一线影,正位像两侧椎弓根的投影在棘突投影的两侧对称并与棘突投影的间距相同,侧位像双侧椎弓根影完全重叠,此时椎弓根显影最清晰,穿刺角度也最容易控制,称为“基准”定位法(图 19-49)。对于后壁骨折,椎体后上方有骨折块的病例,椎体后缘务必清晰显影。

常规消毒、铺无菌巾,在 C 形臂机透视监测下经双侧椎弓根穿刺,采用“步步进针”法穿刺,即将穿刺针针尖置于椎弓根影的外上缘,一般采用左侧 10 点钟,右侧 2 点钟位置,此时侧位透视针尖位于椎弓根根部。当侧位穿刺针针尖到达椎弓根的 1/2 时,正位显示针尖位于椎弓根影的中线处时,可在侧位透视下继续钻入。当侧位显示针

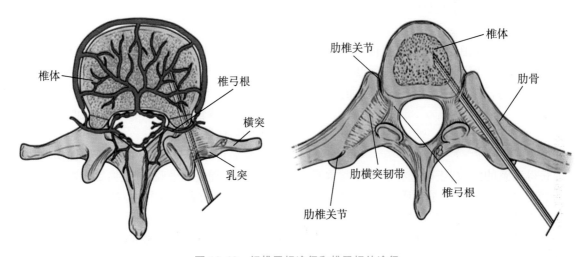

图 19-48　经椎弓根途径和椎弓根外途径

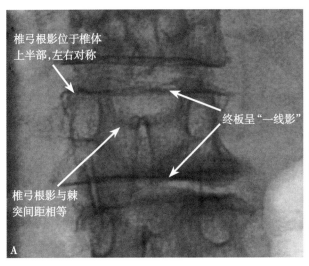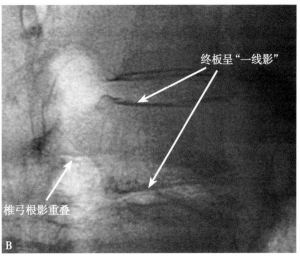

图 19-49 PKP 操作前透视

A. 正位影像显示两侧椎弓根形态对称,并与棘突间距离相等;B. 侧位影像显示终板呈"一线影",椎弓根影重叠

尖到达椎体后壁时,正位应显示针尖位于椎弓根影的内侧缘,说明进针方向正确,可继续进 2~3mm 后停止。

退出穿刺针,然后依次放置导针、扩张套管、工作套管,建立工作通道。经工作套管将精细钻缓慢钻入,当侧位显示钻头尖到达椎体 1/2 处时,正位应显示钻头尖不超过椎弓根与棘突连线的 1/2;当侧位显示钻头尖到达椎体前缘时,正位应显示钻头尖靠近棘突边缘。此过程中利用穿刺活检针取椎体组织送病理检查。取出精细钻,放入可扩张球囊,侧位显示其理想位置为椎体前 3/4 处,由后上向前下倾斜。连接注射装置,同时扩张两侧球囊,通过 C 形臂机监视球囊扩张和骨折复位情况,当椎体复位满意或球囊达椎体四周骨皮质时停止增压,压力一般不超过 300 PSI。将调配好的骨水泥注入骨水泥推杆,待 PMMA 骨水泥达到最佳初始注入时间窗,经工作套管缓慢推入椎体,透视监测至骨水泥充填满意,即将超出椎体范围时停止。拔出套管,切口缝合 1 针,敷无菌创可贴。12 小时后允许患者下床行走(图 19-50)。

三、临床疗效

对于 OVCF 患者来说,打断"骨折→疼痛→卧床休息→活动减少→骨量进一步丢失→再骨折→脊柱畸形→心肺功能障碍"这一恶性循环,迅速缓解疼痛,早期下床活动,是治疗的关键。PVP 和 PKP 具有微创、安全、有效等优点,可迅速打断这一恶性循环,是治疗 OVCF 的有效措施。Eck 等

的 meta 分析显示,PVP 能使患者的疼痛 VAS 评分从术前的 8.36 降至术后 2.68,PKP 能使患者的 VAS 评分从术前的 8.06 降至术后 3.46,这两种手术均能有效缓解患者疼痛,提高患者生活质量。Wardlaw 等在一项多中心随机对照研究中,比较 PKP 与非手术方法治疗急性疼痛性椎体压缩骨折的有效性和安全性,结果显示 PKP 能改善急性椎体压缩骨折患者的生活质量,减轻了患者腰背痛和残障程度,且在术后 2 年内不增加包括椎体骨折在内的不良事件发生率。Klazen 等的随机对照研究结果也显示,PVP 治疗急性骨质疏松性椎体骨折的效果优于保守治疗。笔者的研究结果显示,PKP 术后 VAS 疼痛评分由术前的 8.6 ± 1.9 降低为术后的 1.2 ± 0.9,SF-36 评分由术前 187.5 ± 10.3 恢复至术后 376.4 ± 15.9,患者功能显著改善。

PVP 直接将骨水泥注入椎体内,对椎体压缩骨折缺乏有效的复位,只能做到"畸形固定"。Lieberman 等在全球率先报道了 PKP 的治疗效果,30 例患者,共 70 个椎体,椎体高度由术前平均丢失 8.7mm 降至术后的 2.9mm,畸形恢复明显。我们临床随访研究的结果也显示,PKP 术前骨折椎体前缘高度平均丢失 (13.6 ± 2.3) mm,术后平均丢失 (4.7 ± 1.5) mm,术前骨折椎体中部高度平均丢失 (9.2 ± 1.4) mm,术后平均丢失 (3.4 ± 1.1) mm,Cobb 角由术前的平均 $(23.4 \pm 5.2)°$,矫正至术后的 $(9.2 \pm 4.7)°$,手术前后差异均有显著性。由此可见,PKP 可有效恢复压缩椎体高度,防止畸形的进一步发展。

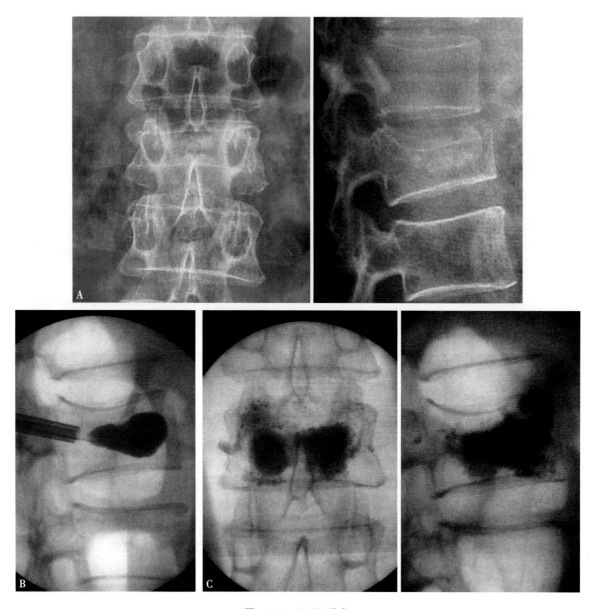

图 19-50 PKP 手术

A. 手术前正侧位 X 线片显示椎体压缩骨折;B. 术中球囊扩张使骨折复位,恢复椎体高度;C. 向椎体内注入骨水泥

2009 年,新英格兰医学杂志刊登了两篇有关 PVP 治疗骨质疏松性椎体骨折的多中心随机对照研究的文章,研究结果认为 PVP 治疗组与对照组疗效无异,由此引发了一场较大的学术争议。诸多学者对这两篇文章的可靠性提出了质疑。在 Buchbinder 等的研究中,4 年半中 468 例患者中仅有 78 例自愿参加这一研究,其中只有 38 例接受 PVP 治疗,其余用安慰剂治疗。如此少的病例数在 54 个月的研究时间内被分配在 4 个采用不同研究方法的研究中心,因此该研究并不能作为一项合格的多中心研究,其研究结果的价值也值得怀疑。同样,在 Kallmes 等研究中,1812 例患者仅有 131 例接受随机对照研究。加拿大放射医生协会杂志的评论指出,这两项研究实验组和对照组的样本量均 <300,且很多患者不愿意进行随机分组,样本选择存在偏差,使得结果并不可信。从对照组设定来看,两项研究所谓的假手术治疗实际上都可以作为一种治疗方法。如将麻醉药注入小关节囊和(或)骨膜,可能在某种程度上缓解疼痛,相对降低了 PVP 的治疗效应。Aebi 对 Buchbinder 等的研究也提出质疑,认为尽管该研究有着一系列严格和合法的问卷调查,但最终是由一些远离临床实践的"作家"所完成的机械作品,像这样研究对于患者或医生都没有一丝用处,这

篇文章的有效性值得怀疑。美国神经放射杂志的一篇评论也指出:该两项研究中 PVP 治疗组之所以与空白对照组比较,效果不明显的原因是注射骨水泥的量不够。正是因为这两项研究存在较多缺陷,诸多评论认为这些研究结果是不成熟的,而且经不住推敲。正如克利夫兰临床医学杂志主编 Mandell 所认为的那样,"我从不相信临床上一个复杂难解的问题可以轻易地通过 P 值和可信区间来解决"。

PVP 和 PKP 的临床价值已经逐渐得到医生与患者的认可,但也应该认识到仍有许多问题需要进一步研究。对于这些,我们不能因噎废食,而是需要更多的学者去进一步研究完善,更好地解除患者病痛。

四、临床应用中遇到的问题及对策

1. 每个椎体骨折的都应治疗吗 目前,对多节段脊柱骨折手术椎体的选择仍有争议。有学者主张对多个椎体均应手术治疗,也有学者主张只对责任椎体进行手术治疗,而非责任椎体不需治疗。如果对每个骨折椎体进行手术治疗,则会因

一次过多注入骨水泥,使骨水泥单体毒性增加,引起心血管反应并增加肺栓塞概率。骨质疏松性椎体压缩骨折有其自身的特殊性,很少是急性外伤引起,多数是慢性积累损伤或在轻微外伤诱因下进一步加重的过程。单凭 X 线片上椎体的压缩程度与病史长短往往不能判断脊柱骨折处于骨质愈合的哪个阶段。多椎体骨折的病例,各个椎体的骨折可能发生于不同时期,并非每个被压缩椎体都是责任椎体而需要手术治疗。文献报道椎体压缩骨折所致的疼痛是由于生物力学改变后骨折微动所致,只有存在骨折微动的椎体才可注入骨水泥、锚固骨折、稳定椎体,取得满意疗效。因此,判定骨折椎体是否愈合、是否存在活动,是决定手术疗效的关键。根据骨折椎体 MRI 信号的改变可以较好确定责任椎体,MRI 在判断骨折椎体是否愈合及手术椎体的选择中起着重要作用(图 19-51)。骨折块间存在微动,可引起水肿,表现为 T_1 加权相低信号和 T_2 加权相高信号及 STIR 高信号。由于部分老年患者椎体内脂肪含量较多,在 T_1 加权相上呈局灶性或弥漫性高信号,在 T_2 加权相上呈中等信号。即使椎体存在骨折活动,有出血和骨髓

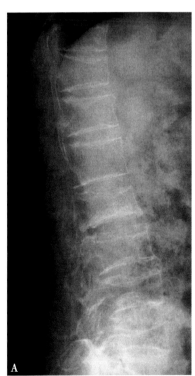
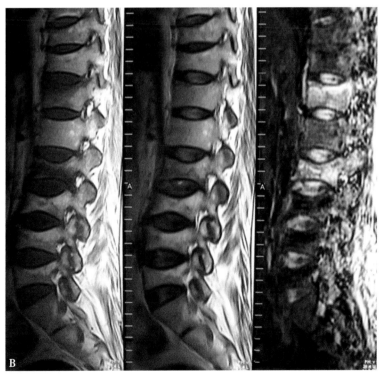

图 19-51 多发性椎体压缩骨折责任椎的判定

A. 脊柱侧位 X 线片显示多个椎体压缩骨折;B.MRI 检查 T_1 加权像显示 T_{12}、L_2 椎体低信号,T_2 加权像显示 T_{12} 椎体上缘,L_2 椎体下部混杂信号,sTIR 序列显示 T_{12}、L_2 椎体高信号。确定 T_{12}、L_2 椎体为责任椎

水肿，责任椎在 T_1 加权相和 T_2 加权相上也可表现为中等程度的高信号，信号强度无明显改变。因此，必要时加做 STIR 检查，抑制脂肪信号。如果 STIR 序列表现为高信号，则说明高信号改变是由椎体水肿引起而非脂肪组织，为责任椎。针对责任椎行 PKP 治疗，能够获得满意的疗效。

2. 周壁不完整的椎体骨折能注射骨水泥吗 行 PVP 和 PKP 手术的 OVCF 病例通常为椎体后壁完整的压缩性骨折。因为椎体后壁不完整时，骨水泥容易向椎管内渗漏导致脊髓和神经根的压迫伤和热损伤，椎体后壁的骨折块在球囊扩张时也可能向后方移位压迫脊髓，因此一般认为后壁不完整的椎体骨折不是椎体强化手术的适应证。笔者有选择地运用 PKP 治疗此类患者，取得了较好效果，这是因为：①老年骨质疏松性脊柱骨折和青壮年脊柱骨折有明显的区别，前者椎体骨小梁变细断裂，哈佛氏管变粗，成为多孔疏松的结构。应用 PKP 的球囊扩张技术可压迫骨小梁形成一个四壁相对完整的致密骨壳，从而封闭骨水泥沿原有骨折裂隙和引流静脉渗漏的通道；②由于空腔的产生，骨水泥能以高黏滞和低压力的状态注入椎体。笔者治疗的病例骨水泥均在团状期推注入椎体，而非 PVP 的稀粥期或拉丝期。处于团状期的骨水泥流动性差，注射可控性好，骨水泥只能有序地集中分布于球囊扩张所形成的区域中；③ PKP 通过置入可扩张球囊来抬升终板，撑开椎体，恢复了椎体大部分原有高度，特别在韧带结构完整的急性骨折中，椎体的撑开将会使后纵韧带紧张，从而回纳骨折块，并使后壁骨折裂隙缩小闭合，避免骨水泥渗漏，同时完整的后纵韧带可阻挡骨水泥进入椎管。应当强调的是，术中每一步椎体内操作都要在透视下确认，必须使用显影骨水泥，在持续 X 线透视下有控制地注入，这一点对于椎体后壁破裂的老年骨质疏松性脊柱骨折尤为重要，虽然为此将增加术者被 X 线照射的剂量，但这是避免骨水泥渗漏的最主要措施。另外，不应追求骨水泥的注入量，适量的骨水泥足以达到止痛和稳定骨折的效果，过多的骨水泥注入却使得渗漏的可能性大大增加。为了早期发现骨水泥渗漏导致的神经损伤可在局麻下手术或术中唤醒。

3. 椎体骨折不愈合怎么处理 像其他骨折一样，OVCF 也有骨不愈合现象，对于这种骨不愈合认识不多，使得其成为此类患者慢性背痛和残疾的根源。笔者发现 OVCF 骨不愈合有以下特点：X

线片上可见骨不愈合的椎体内有裂隙征存在，假关节形成。这种裂隙征在 MRI T_1 加权相上呈低信号，T_2 加权相呈高信号，且与周围骨组织信号界限清晰。OVCF 一旦发生骨折不愈合，不会像常见骨质疏松骨折那样，经保守治疗有愈合的可能。因此，对这些患者常需要手术干预，目前主要手术方法是 PVP 或 PKP，充填骨水泥稳定椎体，使疼痛消失。笔者认为，椎体骨不愈合的治疗不同于四肢骨折骨不愈合，重点不是促进骨折的愈合，而是采用骨水泥锚固骨折块，消除骨折块的微动，稳定椎体；以及通过球囊扩张恢复病椎高度，矫正后凸畸形，恢复脊柱序列。由于骨折不愈合椎体有裂隙，假关节形成，大多伴有椎体周壁的破裂，因此对此类患者进行手术时要特别注意防止骨水泥渗漏。

4. 怎么能够有效预防骨水泥渗漏 骨水泥渗漏是 PVP 和 PKP 最常见的并发症，严重可导致瘫痪甚至死亡等灾难性后果。Hulme 对 69 项关于 PVP 和 PKP 的临床研究进行系统回顾后发现，PVP 术中骨水泥渗漏率 41%（27 项研究 2283 个椎体，95% 可信区间为 32%~50%），PKP 为 9%（18 项研究 1486 个椎体，95% 可信区间为 2.6%~15.8%）。Eck 对 168 项研究的 meta 分析后发现，PVP 和 PKP 术中骨水泥渗漏率分别为 17.9% 和 7.0%。骨水泥渗漏按照部位可分为硬膜外渗漏、椎间孔渗漏、椎间盘渗漏、脊柱旁软组织渗漏、椎旁静脉渗漏和穿刺针道渗漏等（图 19-52）。虽然椎间盘渗漏在短期随访中几乎没有出现临床症状，但可能使远期邻近椎体发生骨折的风险性增加，应该尽可能避免。椎管内硬膜外渗漏和椎间孔渗漏则可能会引起脊髓和神经根受压迫症状。PMMA 渗漏入静脉而引起的肺栓塞是较罕见的并发症，少量 PMMA 进入肺动脉者不会引起临床症状，但达到一定量就会引起严重后果，甚至死亡。一般来说，只要采取正确的穿刺技术、骨水泥灌注技术以及术中良好的透视监护，就可以有效地减少骨水泥渗漏。笔者在灌注骨水泥时采用了"初始注入时间窗法"、"灌注压监测技术"等关键技术，可使骨水泥在适当的工作时间、合适的灌注压力下注入椎体，防止骨水泥渗漏。对于椎体周壁破裂的骨质疏松性椎体压缩性骨折，采用"温度梯度灌注技术"和"二次调制灌注技术"，第一次先用处于团状期的骨水泥注入椎体使其凝固封堵住裂隙，第二次再将黏度较低的骨水泥注入椎体，从而使骨

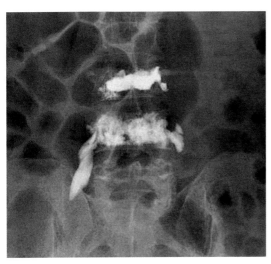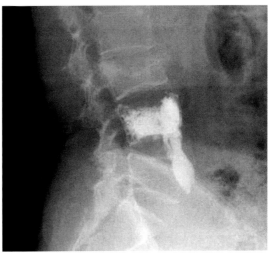

图 19-52　骨水泥椎旁渗漏

水泥在椎体内很好地弥散而不发生渗漏。

5. 椎体强化会增加其他椎体骨折的发生率吗　Ahn 等回顾性分析 508 例 PVP 治疗的患者,随访期间出现 49 例新的椎体骨折,其中 35 个为邻近节段椎体骨折。Fribourg 等报道 38 例 PKP 患者在平均 8 个月的随访中,26%(10 例,17 个椎体)发生有症状的继发性椎体骨折,且 13 个发生在邻近节段。Harrop 等随访 115 例接受 PKP 治疗的骨质疏松性椎体骨折患者,平均随访 11 个月,继发性椎体骨折发生率为 22.6%。但也有学者认为,尽管 PKP 术后继发性椎体骨折有一定的发生率,但 PKP 本身并不会导致继发性椎体骨折的风险增高。Jensen 等报道 109 例骨质疏松患者 PVP 术后,相邻椎体骨折发生率与对照组比较差异并无统计学意义。Lindsay 等对绝经后妇女发生 OVCF 的自然史进行大样本追踪观察,结果显示当一个椎体出现骨折后继发椎体骨折的自然发生率为 19.2%,当出现两个椎体骨折后继发椎体骨折的发生率为 24%。Harrop 等将自己研究结果同 Lindsay 等的数据比较,发现 PKP 并不增加术后继发性骨折的风险。Paul 等对 69 篇相关文献复习,也发现 PVP 与 PKP 术后虽有一定的再骨折率,但与已发生椎体骨折的骨质疏松症患者相比骨折发生率并没有显著增加。笔者认为 PVP 和 PKP 手术后发生再骨折与患者的骨质疏松程度、功能锻炼密切相关,要想降低继发椎体骨折的发生率,在制定手术计划治疗骨折的同时就应当开始系统的抗骨质疏松治疗,要向患者强调抗骨质疏松治疗的重要性,坚持药物治疗与锻炼相结合,减少再骨折的发生。

五、椎体成形术和椎体后凸成形术的研究方向及应用前景

(一)研究方向

1. 提高穿刺准确性　PVP 和 PKP 需要在 C 形臂机、G 形臂机或 CT 等影像设备监测下,经皮完成对椎体的穿刺,技术要求比较高。通过改进穿刺技术和应用高质量的影像监测设备能有效地提高穿刺的准确性,避免误入椎管、穿破内脏及大血管等严重并发症。笔者研究了经椎弓根穿刺轨道的三维影像学特点,设定经椎弓根腰部中心点至椎体前下 1/3 中心点连线为"标准穿刺轨道",发现经皮穿刺点在侧位 X 线片上位于患椎的上一棘突水平。棘突旁开距离从胸椎至腰椎逐渐递增,T_{4-8} 经椎弓根外缘为(2.96 ± 0.38)cm 至(3.27 ± 0.43)cm,$T_9 \sim L_1$ 经椎弓根外缘为(3.66 ± 0.47)cm 至(4.78 ± 0.56)cm,L_{2-5} 为(4.05 ± 0.48)cm 至(7.85 ± 1.02)cm。按此标准穿刺轨道建立的穿刺点进行穿刺,可提高椎弓根穿刺的准确性。有作者研制经皮椎体穿刺定位导向装置,通过该导向装置进行椎弓根穿刺,可显著提高穿刺成功率,减少术中 X 线暴露,缩短手术时间。但由于 OVCF 患者往往存在多个节段骨折,加之原有的退行性变,合并后凸或侧弯畸形,实际情况要比体外模型复杂得多,这些技术或装置的实际价值还有待临床实践的进一步检验。

近年来,新型的影像监测设备开始在 PVP 和 PKP 手术中得到应用。O 形臂机(O-arm)是新近发展起来的一种新型术中影像监测系统,可以在

术中如CT一样完成脊柱平扫、冠状位、矢状位重建等功能。目前，已有术者在PVP和PKP术中利用O-arm扫描提供的三维影像资料，结合手术导航系统对穿刺器械进行跟踪，将穿刺器械的位置在患者影像上以虚拟探针的形式实时更新显示，使医生对穿刺器械相对于患者解剖结构所处的位置一目了然，从而使整个穿刺过程更快速、更精确、更安全地完成。目前，O-arm和手术导航系统在PVP和PKP术中的应用还处于探索阶段，而且由于这些设备价格昂贵，尚不能普及应用，其准确性和安全性也需要在临床应用过程中进行评估。

机器人具有精度高、定位准、稳定性好、不会产生疲劳等优点，可以准确地依照医生所规划的路径运动，且医生与患者不必直接接触，从而避免接受X线照射。当前，已有日本学者采用机器人行PVP穿刺实验取得了满意的效果。以色列Mazor公司推出的微型脊柱外科机器人SpineAssist是目前比较成熟的脊柱机器人系统，可用于PVP及PKP手术。虽然这些针对椎体穿刺、骨水泥灌注等操作设计的机器人研发尚处于起步阶段，但毋庸置疑将成为PVP和PKP研究的一个重要方向。

2. 预防和减少骨水泥渗漏　骨水泥渗漏是PVP和PKP术中最常见的并发症，多数情况下骨水泥渗漏不会出现临床症状，因而对其缺乏足够重视。但是，PVP和PKP引起的严重手术并发症如瘫痪、肺栓塞、心脏穿孔等却主要由骨水泥渗漏导致。研究表明，骨水泥渗漏可能与以下因素有关：①骨水泥灌注时的压力；②骨水泥灌注速度；③骨水泥灌注量；④骨水泥灌注状态；⑤椎体内血管分布的个体差异；⑥椎体骨折类型；⑦骨质疏松程度等。虽然临床上提高骨水泥灌注技术可以有效地减少骨水泥的渗漏，但并不能完全预防骨水泥渗漏的发生。

提升骨水泥的黏稠度是减少骨水泥渗漏的有效办法。Baroud等的体外研究发现，骨水泥混合后5~7分钟注射，此时处于低黏度的骨水泥超过一半会渗漏；混合7~10分钟后，骨水泥具有中等黏度，此时注射骨水泥渗漏率低于10%；混合10分钟后骨水泥渗漏完全停止。该研究表明高黏度骨水泥可以有效减少骨水泥渗漏，但此时注射骨水泥需要的力量已超过人的体力。Anselmetti等采用一种新型的高黏度骨水泥（Confidence）进行PVP手术，与使用普通PMMA骨水泥的治疗组对

比，两种在静脉系统渗漏率分别为8.2%和41.3%，椎间盘渗漏率分别为6.1%和13.0%，两者差异显著。因此，在提高骨水泥黏度和保留其可注射性之间寻找最佳平衡点，对减少骨水泥渗漏有重要意义。

一些机构和学者试图通过研发新型的椎体扩张器解决骨水泥渗漏问题。A-Spine公司研制了一种新型椎体成形手术系统——Vessel-X骨材料填充系统（图19-53）。其核心部分是骨材料填充器，采用聚对苯二甲酸乙二醇酯（PET）材料交错编织成网袋状结构，分内外两层，内网层的网孔直径为100~180μm，外网层的网孔直径为60~90μm。设计原理类似于球囊，不同之处在于Vessel-X将膨胀过程与骨水泥注入过程合二为一。使用时通过向填充器内注入骨水泥使网袋膨胀复位椎体，网袋完全膨胀后形态呈球体或椭圆体，最大容积为3ml，由于网袋的包裹作用理论上可降低骨水泥渗漏的几率，且可不取出留置椎体内。另一种新型器械Catheter fabric与Vessel-X骨材料填充系统操作原理类似。通过工作管道将可吸收纤维编织的Catheter fabric扩张导管置入椎体内，向Catheter fabric内灌注骨水泥使之扩张复位椎体（图19-54）。待骨水泥较凝固后Catheter fabric可通过留置在体外的释放绳抽出。有学者采用DL-乳酸与ε-己内酯（70∶30）的共聚物（PDLL-ACL）制成可吸收球囊，球囊呈烧瓶状，囊壁厚0.08~0.12mm。体外降解实验显示该球囊在第24周时基本完全降解。同时，该可吸收球囊具备良好的机械性能，初始时抗拉力强度达到8.5Mpa，在2周后仍有4.2MPa的抗拉伸强度，因此可以对灌注入内的骨水泥与周围组织形成一个良好的分隔屏障，有效防止骨水泥的渗漏。目前，新型的椎体扩张器研究仍处于研发阶段，离大规模临床应用尚有距离，开发具有良好的机械性能，生物相容度高，体内降解时间可控，不影响甚至能促进骨折愈合的新型可扩展球囊是未来研究的一个重要方向。

3. 改良椎体填充材料　PMMA是PVP和PKP手术中应用最为广泛的椎体填充材料，由液态单体和多聚体粉剂混合组成。PMMA在临床上应用多年，为骨科医师所熟悉，易于操作，具有良好的生物力学强度和刚度以及相对便宜的价格。然而，PMMA亦存在一些缺点：①PMMA的单体有一定的毒性；②聚合时可产生高温，当发生渗漏会对周围组织如神经根、硬膜产生热损伤；③缺乏与周围

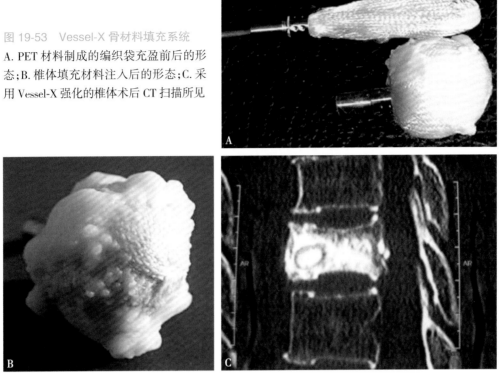

图 19-53 Vessel-X 骨材料填充系统

A. PET 材料制成的编织袋充盈前后的形态;B. 椎体填充材料注入后的形态;C. 采用 Vessel-X 强化的椎体术后 CT 扫描所见

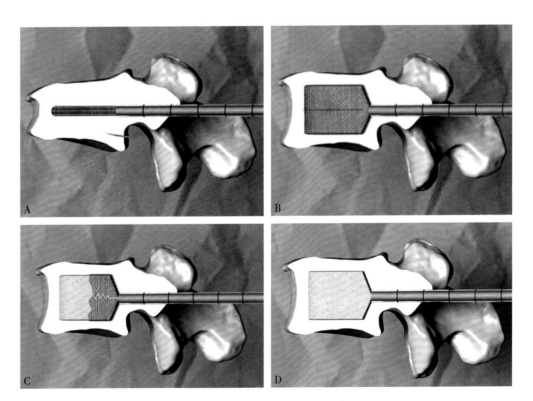

图 19-54 Catheter fabric 系统

A. 将 Catheter 球囊置入椎体;B. PMMA 被注入的时候,Catheter 能防止 PMMA 外漏;C. 取出松开的缝线,编织袋从工作通道退出;D. 在去除编织袋后,骨水泥与周围骨松质紧密交错结合,增强固定效果

骨融合性，水泥表面与骨质间形成纤维膜，在长期随访中发现有松动的可能；④PMMA 在 X 线透视下不具有显影性，其特性可能受所加入的显影剂影响；⑤与人体骨组织在生物力学方面有差距，骨水泥压缩强度为 80Mpa，明显高于压缩强度小于 10Mpa 的骨质疏松性骨质；⑥PMMA 作为一种永久植入物，无法生物降解。

磷酸钙骨水泥（calcium phosphate cement，CPC）是近年来研究较多的一种新型骨修复材料，由一种或多种磷酸钙粉末和水溶液混合而成。CPC 有很多不同配方，但其最终产物只有 3 种：磷灰石，透钙磷石，无定形磷酸钙。CPC 凝固时不会像 PMMA 那样产生热损伤，具有可吸收、被骨组织替代的生物学特性，同时也存在脆性大、强度偏低、缺乏骨诱导活性、降解速度与新骨生成速度不匹配等问题。以羟磷灰石（Hydroxyapatite，HA）为代表的磷灰石骨水泥是目前的研究热点，衍生出一系列以 HA 为载体的生物型骨水泥。Li 等将 Bis-GMA（双酚 A 甲基丙烯酸缩水甘油酯）与 SrHA 结合的新型可注射骨水泥用于 PVP 和 PKP 手术，取得了良好的效果。锶（Sr）是一种与钙、钡同族的金属元素，具有显影性，并且可以刺激骨生成和抑制骨吸收。HA 具有骨传导性，以 Bis-GMA 为树脂基质制成新型骨水泥，其凝固时间在 15~18min，聚合放热最高为 58℃；其生物力学刚度低于 PMMA，更接近于骨质；SrHA 与 HA 相比，促进成骨细胞黏附、增值、钙沉积能力更强，在生物体内骨传导、骨诱导、骨相容性显著优于 PMMA；其生物相容性与单纯 HA 相似，但生物活性明显优于 HA，不需要另外添加显影剂即能有良好的显影效果。Kim 等将天然羟基磷灰石粉末、壳聚糖（chitosan）粉末与 PMMA 混合制成新型的骨水泥，在动物实验中发现，随着壳聚糖的自然降解留下的孔隙，利于周围骨组织渗入，并且在生物力学效能上与 PMMA 相当，达到了即刻稳定和生物活性的结合。这些新型骨水泥已经显示了作为 PMMA 替代物的巨大潜力，但其疗效和安全性还需要基础和临床研究进行评估。

生物陶瓷材料在临床应用已久，主要用于骨缺损修复和假体关节的固定。近来，有学者将新型陶瓷骨水泥 Orthocomp 和 Cortoss 作为椎体填充材料进行研究。Orthocomp 以 Bis-GMA（双酚 A 甲基丙烯酸缩水甘油酯）及其衍生物 Bis-EMA（双酚 A 甲基丙烯酸乙氧基酯）为树脂基质，加入生物活性陶瓷的复合材料。Belkoff 等研究表明，Orthocomp 具有 PMMA 相似甚至更好的生物力学表现，注射 Orthocomp 的椎体恢复了最初的刚度，并且在显影性方面显著优于 PMMA，聚合时产生的热量亦少于 PMMA。Cortoss 是一种模拟人体骨质许多重要性质的生物活性复合物，其主要成分为 Bis-GMA 和 Bis-EMA 交叉结合树脂和生物活性玻璃陶瓷粒子菱硅钙钠石（Combeite），可使天然羟磷灰石分布于材料表面促进骨组织的结合。Cortoss 具有良好的生物相容性，内在显影性，比 PMMA 聚合时产生更少的热量，并且不像 PMMA 那样对心血管系统具有毒性。相对于 PMMA，Cortoss 在体内的凝固时间更短，减少了注射后骨水泥流动的风险，并且具有可控的"即停即止"的注射系统，这些特点是 PMMA 所不具备的。Cortoss 目前在欧洲已应用于临床，尚未有长期、大规模的临床试验报道，其潜在的并发症和与人体组织相容度仍需进一步研究。

理想的椎体填充材料应当具有可注射性，能在椎体内迅速凝固并达到足够强度，不放热，无毒性，满足生物相容性、生物降解性、成骨活性和提供支架等方面的要求，并且在体外工作时间适当，X 线下显影清晰，操作方便。尽管各种新型骨水泥的基础研究和临床试验取得了许多成果，但是目前尚无一种产品具备了临床需求的各种特性，能够完全取代 PMMA 用于 PVP 和 PKP 手术。

（二）应用前景

循证医学研究表明，采用 PVP 和 PKP 治疗骨质疏松症引起的椎体压缩骨折，不论是缓解疼痛症状，还是防止脊柱畸形加重、改善患者功能等方面，均比传统方法具有更好的疗效，且两者有症状的并发症发生率都较低。随着骨质疏松症和骨质疏松性椎体骨折发病率逐年增高，这两种新型微创技术在未来有着广阔的应用前景。新型椎体扩张器、新型影像监测设备和新型椎体填充材料的研发应用能进一步改善手术效果、提高手术安全性和拓展手术应用范围。

应用椎弓根螺钉系统治疗胸腰椎爆裂骨折在临床上已得到广泛应用。由于恢复椎体高度时并未使骨小梁系统同时得到恢复，导致椎体内空隙，形成"蛋壳样"椎体，成为术后矫正度丢失的重要原因。经椎弓根向骨折椎体内注入具有生物活性的椎体填充材料，不仅能促进骨折椎体愈合，而且使椎体强度和刚度得到一定程度的恢复，从而稳定椎弓根螺钉系统,防止内固定失败。除脊柱骨折外,骨质疏松性骨折常见的好发部位包括桡骨远端、股骨上端以及踝关节等,将生物活性材料经皮微创注射到上述部位,可以增强局部骨质强度,达到预防骨折的目的。

可扩张球囊也可应用于其他部位骨病的治疗。临床常见的股骨头坏死塌陷、胫骨平台骨折都可采用经皮置入不同形状的球囊使关节面或骨折块复位,达到微创治疗的目的。不同部位的球囊设计,使用的灌注材料,具体的操作方法均是未来的研究方向。

(杨惠林　孟斌)

参 考 文 献

[1] 王向阳,徐华梓,池永龙,等.双孔导管在经皮颈椎前路枢椎齿状突螺钉内固定术中的应用.中国脊柱脊髓杂志,2015,25(5):438-442.

[2] 池永龙,徐华梓,林焱,等.经皮穿刺内固定治疗上颈椎骨折与不稳.中国脊柱脊髓杂志,2004,14(2):73-78.

[3] Li WL,Chi YL,Xu HZ,et al. Percutaneous anterior transarticular screw fixation for atlantoaxial instability:A case series. J Bone and J Surg[Br],2010,92(4):545-549.

[4] Wu YS,Chi YL,Wang XY,et al. Microendoscopic anterior surgery for irreducible atlantoaxial dislocation:Technique note and initial experience. J spinal disord,2010,23(2):113-120.

[5] 池永龙,王向阳,毛方敏,等.经皮颈前路螺钉内固定治疗齿突骨折.中华骨科杂志,2004,24(2):91-94.

[6] Chi YL,Wang XY,Xu HZ,et al. Management of odontoid fractures with percutaneous anterior odontoid screw fixation. Eur Spine J,2007,16(8):1157-1164.

[7] Wang J,Zhou Y,Zhang ZF,et al. Comparison of percutaneous and open anterior screw fixation in the treatment of type II and rostral type III odontoid fractures. Spine,2011,15;36(18):1459-63.

[8] 王向阳,徐华梓,池永龙,等.前路经皮三钉固定治疗老年寰枢椎联合骨折.中华骨科杂志,2011,31(10):1056-1060.

[9] Wu AM,Wang X Y,Chi Y L,et al. Management of acute combination atlas-axis fractures with percutaneous triple anterior screw fixation in elderly patients. Orthop Traumatol Surg Res,2012,98(8):894-899.

[10] Xu H,Chi YL,Wang XY,et al. Comparison of the anatomic risk for vertebral artery injury associated with percutaneous atlantoaxial anterior and posterior transarticular screws. Spine J,2012,12(8):656-62.

[11] 王超,党耕町,刘忠军.前路经枢椎体寰椎侧块螺钉固定术.中华骨科杂志,1999,19:457-459.

[12] 池永龙,徐华梓,林焱,等.经皮前路侧块螺钉内固定植骨融合治疗C$_{1,2}$不稳,中华外科杂志,2004,42:469-473.

[13] 王胜,池永龙,徐华梓,等.经皮穿刺套管导向器的设计和临床应用,脊柱外科杂志,2005,11:287-291.

[14] Dickman CA,Sonntag VKH. Posterior C$_1$-C$_2$ transarticular screw fixation for atlantoaxial arthrodesis. Neurosurgery,1998,43:275-280.

[15] Jeanneret B,Magerl F. Primary posterior fusion C$_{1-2}$ in odontoid fractures:In -dications,technique,and results of transarticular screw fixation. J Spinal Disord,1992,5:484-475.

[16] Wright NM,Lauryssen C. Techniques of posterior C$_1$-C$_2$ stabilization. Techa Neurosurg,1998,4:286-297.

[17] Wright NM,Lauryseen C. Vertebral artery injury in C$_{1,2}$ transarticular screw fixation:results of a survey of the AANS/CNS section on disorders of the spine and peripheral nerves J Neurosurg,1998,88:634-640.

[18] Madawi AA,Casey ATH. Solank GA,et al. Radiological and anatomical evaluaton of the atlantoaxial transarticular screw fixation technique J Neurosurg,1997,86:961-968.

[19] Nakanishi T,Sasakit,Tokita N,et al. Internal fixation for the odontoid fracture. Orthop Trans,1982,6:176.

[20] Bohler J. Anterior stabilization for acute fractures and nonunions of the dens. J Bone Joint Surg(Am),1982,64:18.

[21] 夏虹,剂景发,徐国洲,等.颈前路螺钉内固定治疗齿状突骨折.中国脊柱脊髓杂志,2000,10:142-144.

[22] 刘少喻,刘景发,黄山东,等.齿突导针定结器在齿突骨折内固定中的应用.中华骨科杂志,2001,21:209-212.

[23] 金大地,陈建廷,瞿东滨,等.颈前路中空螺钉直接内固定治疗齿突骨折.中华骨科杂志,1999,19:453-456.

[24] Borm,W.,et al.,Percutaneous transarticular atlantoaxial screw fixation using a cannulated screw system and image guidance. Minim Invasive Neurosurg,2004. 47(2):p. 111-4.

[25] 池永龙等,经皮穿刺内固定治疗上颈椎骨折与不稳.中国脊柱脊髓杂志,2004(02):9-14.

[26] 吴爱悯等,齿状突骨折的经皮微创治疗策略.中国脊柱脊髓杂志,2014(1):36-40.

[27] 鲁世保等,经皮前路侧块螺钉内固定技术在治疗上颈椎骨折中的应用.首都医科大学学报,2008(06):696-700.

［28］Wang, J., et al., Minimally invasive anterior transarticular screw fixation and microendoscopic bone graft for atlantoaxial instability. Eur Spine J, 2012. 21（8）: p. 1568-74.

［29］翁益民等. 经皮 C2 椎弓根拉力螺钉微创治疗 Hangman 骨折. 中华创伤杂志, 2008. 24（8）: 612-614.

［30］郎昭等. 术中即时三维导航引导经皮微创椎弓根螺钉内固定治疗颈椎骨折的临床研究. 中华外科杂志, 2015. 53（10）: 752-756.

［31］倪文飞等. 经皮前路螺钉内固定治疗齿状突骨折的疗效与并发症分析. 中华医学杂志, 2006（43）: 3047-3050.

［32］Wang H, Zhang Y, et al. Epidemiology of traumatic spinal fractures: experience frommedical university-affiliated hospitals in Chongqing, China, 2001—2010. J Neurosurg Spine. 2012 Nov; 17（5）: 459-68.

［33］郝春霞, 李建军, 周红俊, 等. 1264 例住院脊髓损伤患者的流行病学分析［J］. 中国康复理论与实践, 2007, 13（11）: 1011-1013.

［34］Shi MM, Cai XZ, Lin T, et al. Is there really no benefit ofvertebroplasty for osteoporotic vertebral fractures a Meta-analysis［J］. ClinOrthopRelat Res, 2012, 470（10）: 2785-2799.

［35］Hurley MC, gaakaji R, Dabus G, Shaibani A, Walker MT, Fessler RG, Bcndok BR, Pcrcutancousvertebroplasty［J］. NeurosurgClin N Arrt, 2009, 20（3）: 341-359.

［36］Hiwatashi A, Ohgiya Y, Kakimoto N, et a1. Cement leakage duringvertebroplastycanbepredictedon preoperative MRI［J］. AJR Am JRoentgenol, 2007, 188（4）: 1089-1093.

［37］reene DL, Isaac R, Neuwirth M, et a1. The eggshell techniqueforpreventionofcementleakage duringkyphoplasty［J］. J Spinal Disord Tech, 2007, 20（3）: 229-232.

［38］方心俞, 林建华, 叶君健. 椎体成形术治疗骨质疏松性椎体压缩骨折的临床相关研究. 中国骨与关节损伤杂志. 2013, 01, Vol.28, NO.1.

［39］Knavel EM, Rad AE, Thielen KR, et al. Clinical outcomeswith hemivertebral filling during percutaneous vertebroplasty［J］. AJNR, 2009, 30（3）: 496-499.

［40］PapadopoutosEC, Edobor-Osula F, Gardner MJ, eta10Un ipedicularballoonkyphoplastyfor the treatment ofosteopor oticvertebralcompression fractures: early results. J Spinal Disord Tech. 2008; 21（8）: 589-596.

［41］戈朝晖, 赵浩宁, 詹学华, 朱禧, 丁惠强, 王自立. 单侧椎弓根外入路椎体后凸成形术治疗胸椎骨质疏松性椎体压缩骨折 38 例［J］. 中国组织工程研究与临床康复, 2009, 13（48）: 9536-9540.

［42］VaccaroAR, Bono CM. Minimally invasive spine surgery［M］. New York: Informa Healthcare, 2009.5-9.

［43］Fuerntes S, BlondelB, Metellus P, et al. Percutaneouskuphoplasty and pedicle screw fixation for the management of thoraco-lumbar burst fractures［J］. Eur Spine, 2010, 19（8）: 1281-1287.

［44］Sun E, AlalayR, VaderD, et al. Preventing distalpull out of pos-terior spine instrumentation in thoracic hyperkyphosis: a biome-chanical analysis［J］. Spinal Disord Tech, 2009, 22（4）: 270-277.

［45］Mahar AT, Bagheri R, Oka R, et al. Biomechanical comparison of different anchors（foundations）for the pediatric dual growing rod technique［J］. Spine, 2008, 8（6）: 933-939.

［46］Stéphane Fuentes, Benjamin Blondel, Philippe Metellus, Jean Gaudart, TarekAdetchessi, Henry Dufour. Percutaneous kyphoplasty and pedicle screw fixation for the management of thoraco-lumbar burst fractures［J］. European Spine Journal, 2010, 198.

［47］Wang HW, Li CQ, Zhou Y, et al. Percutaneous pedicle screwfixation through the pedicle of fractured vertebra in thetreatment of type Athoracolumbar fractures using Sextantsystem: an analysis of 38 cases. Chin J Traumatol. 2010; 13（3）: 137-145.

［48］Kruger A, Rammler K, Ziring E, et al. Percutaneous minimallyinvasive instrumentation for traumatic thoracic and lumbarfractures: a prospective analysis. ActaOrthop Belg. 2012; 78（3）: 376-381.

［49］杨惠林, 倪才方, 邹德威, 等. 椎体成形术. 北京: 人民军医出版社, 2009.

［50］杨惠林, 牛国旗, 梁道臣, 等. 单球囊与双球囊后凸成形术对椎体复位作用的研究. 中华外科杂志, 2004, 42（21）: 1299-1302.

［51］杨惠林, 牛国旗, 王根林, 等. 椎体后凸成形术治疗周壁破损的骨质疏松性椎体骨折. 中华骨科杂志, 2006, 26（3）: 165-169.

［52］杨惠林, 王根林, 牛国旗, 等. 椎体后凸成形术治疗多节段脊柱骨折中责任椎体的选择. 中华外科杂志, 2008, 46（1）: 30-33.

［53］杨惠林, Yuan HA, 陈亮, 等. 椎体后凸成形术治疗老年骨质疏松脊柱压缩骨折. 中华骨科杂志, 2003, 23（5）: 262-265.

［54］杨惠林, Yuan HA, 陆俭, 等. 球囊扩张椎体后凸成形术治疗骨质疏松性椎体压缩骨折. 苏州大学学报（医学版）, 2002, 22（4）: 406-409.

［55］郑召民, 邝冠明, 董智勇, 等. 应用新型 Vessel-X 骨材料填充器注射聚甲基丙烯酸甲酯的实验研究. 中华骨科杂志, 2008, 28（8）: 678-683.

［56］Belkoff SM, Mathis JM, Jasper LE, et al. The biomechanics of vertebroplasty. The effect of cement volume on mechanical behavior. Spine（Phila Pa 1976）, 2001, 26

（14）：1537-1541.

［57］Bliuc D，Nguyen ND，Milch VE，et al. Mortality risk associated with low-trauma osteoporotic fracture and subsequent fracture in men and women. JAMA，2009，301（5）：513-521.

［58］Buchbinder R，Osborne RH，Ebeling PR，et al. A randomized trial of vertebroplasty for painful osteoporotic vertebral fractures. N Engl J Med，2009，361（6）：557-568.

［59］Garfin SR，Yuan HA，Reiley MA. New technologies in spine：kyphoplasty and vertebroplasty for the treatment of painful osteoporotic compression fractures. Spine（Phila Pa 1976），2001，26（14）：1511-1515.

［60］Hulme PA，Krebs J，Ferguson SJ，et al. Vertebroplasty and kyphoplasty：a systematic review of 69 clinical studies. Spine（Phila Pa 1976），2006，31（17）：1983-2001.

［61］Kasperk C，Hillmeier J，Noldge G，et al. Treatment of painful vertebral fractures by kyphoplasty in patients with primary osteoporosis：a prospective nonrandomized controlled study. J Bone Miner Res，2005，20（4）：604-612.

［62］Klazen CA，Lohle PN，de Vries J，et al. Vertebroplasty versus conservative treatment in acute osteoporotic vertebral compression fractures（Vertos II）：an open-label randomised trial. Lancet，2010，376（9746）：1085-1092.

［63］Lindsay R，Silverman SL，Cooper C，et al. Risk of new vertebral fracture in the year following a fracture. JAMA，2001，285（3）：320-323.

［64］Ling X，Cummings SR，Mingwei Q，et al. Vertebral fractures in Beijing，China：the Beijing Osteoporosis Project. J Bone Miner Res，2000，15（10）：2019-2025.

［65］Mao H，Zou J，Geng D，et al. Osteoporotic vertebral fractures without compression：key factors of diagnosis and initial outcome of treatment with cement augmentation. Neuroradiology，2012，54（10）：1137-1143.

［66］Wardlaw D，Cummings SR，Van Meirhaeghe J，et al. Efficacy and safety of balloon kyphoplasty compared with non-surgical care for vertebral compression fracture（FREE）：a randomised controlled trial. Lancet，2009，373（9668）：1016-1024.

［67］Wang G，Yang H，Chen K. Osteoporotic vertebral compression fractures with an intravertebral cleft treated by percutaneous balloon kyphoplasty. J Bone Joint Surg Br，2010，92（11）：1553-1557.

［68］Yang HL，Wang GL，Niu GQ，et al. Using MRI to determine painful vertebrae to be treated by kyphoplasty in multiple-level vertebral compression fractures：a prospective study. J Int Med Res，2008，36（5）：1056-1063.

［69］Rampersaud YR，Annand N，Dekutoski MB. Use of minimally invasive surgical techniques in the management of thoracolumbar trauma. Spine 2006；3：S96-102.

［70］Levine A，McAfee P，Anderson P. Evaluation and emergent treatment of patients with thoracolumbar trauma. Instr Course Lect 1995；44：33-45.

［71］Holdsworth F. Fractures，dislocations，and fracture-dislocations of the spine. J Bone Joint Surg Am 1970；52：1534-51.

［72］Denis F. The three-column spine and its significance in the classification of acute thoracolumbar spinal injuries. Spine 1983；8：817-31.

［73］Whang PG，Vaccaro AR，Kornelius PA，et al. The influence of fracture mechanism and morphology on the reliability and validity of two novel thoracolumbar injury classification systems. Spine 2007；32：791-5.

［74］Wood KB，Khanna G，Vaccaro AR，et al. Assessment of two thoracolumbar fracture classification systems as used by multiple surgeons. J Bone Joint Surg Am 2005；87：1423-9.

［75］Magerl F，Aebi M，Gertzbein SD，et al. A comprehensive classification of thoracic and lumbar injuries. Eur Spine J 1994；3：184-201.

［76］Patel AA，Vaccaro AR，Albert TJ，et al. Time-dependent variation in interobserver reliability of the thoracolumbar injury severity score classification system. Spine 2007；32：E105-10.

［77］Vaccaro AR，Lehman RA，Hulbert RJ，et al. A new classification of thoracolumbar injuries：the importance of injury morphology，the integrity of the posterior ligamentous complex，and neurologic status. Spine 2005；30：2325-33.

［78］Vaccaro AR，Zeiller SC，Hulbert RJ，et al. The thoracolumbar injury severity score：a proposed treatment algorithm. J Spinal Disord Tech 2005；18：209-15.

［79］McAfee PC，Yuan HA，Fredrickson BE，et al. The value of computed tomography in thoracolumbar fractures. An analysis of one hundred consecutive cases and a new classification. J Bone Joint Surg Am 1983；65：461-73.

［80］贺石生，张海龙，顾昕，等. 腰椎微创手术术前定位器的设计及临床应用. 中华骨科杂志，2011，31（10）：1170-1171.

［81］McCormack T，Karaikovic E，Gaines RW. The load sharing classification of spine fractures. Spine 1994；19：1741-4.

［82］钱济先，纪振钢，高浩然，等. 微创经皮并结合伤椎椎弓根螺钉固定治疗胸腰椎骨折. 中国矫形外科杂志，2013，21（16）：1591-1596.

［83］ Tobias A. Mattei, Joseph Hanovnikian, Dzung H. Dinh. Progressive kyphotic deformity in comminuted burst fracturestreated non-operatively：the Achilles tendonof the Thoracolumbar Injury Classification and Severity Score（TLICS）. Eur Spine J（2014）23：2255-2262.

［84］ Timothy A. Moore, Richard J. Bransford, John C. France, James Anderson, Michael P. Steinmetz. etal. Low Lumbar FracturesDoes Thoracolumbar Injury Classifi cation and Severity Score Work? SPINE Volume 39, Number 17, pp E1021 - E1025.

［85］ Foley KT, Gupta SK, Justis JR, et al. Percutaneous pedicle screw fixation of the lumbar spine. Neurosurg Focus, 2001, 10（4）：E10.

［86］ 袁强, 田伟, 张贵林, 等. 骨折椎垂直应力螺钉在胸腰椎骨折中的应用. 中华骨科杂志, 2006, 26（4）：6.

［87］ Alanay A, Acaroglu E, Yazici M, et al. Short-segment pedicle instrumentation of thoracolumbar burst fractures：does transpedicular intracorporeal grafting prevent early failure? Spine（Phila Pa 1976）, 2001, 26（2）：213-217.

［88］ 李晶, 吕国华, 王冰, 等. 胸腰椎骨折脱位伤椎固定的可行性研究. 中华骨科杂志, 2005, 25（05）：293-296.

［89］ Palmisani M, Gasbarrini A, Brodano GB, et al. Minimally invasive percutaneous fixation in the treatment of thoracic and lumbar spine fractures. Eur Spine J, 2009, 18 Suppl 1（71-74）.

［90］ 王洪伟, 李长青, 周跃, 等. 伤椎置钉技术治疗胸腰椎骨折的生物力学及临床随访研究. 中国矫形外科杂志, 2011, 16）：1356-1360.

［91］ Mahar A, Kim C, Wedemeyer M, et al. Short-segment fixation of lumbar burst fractures using pedicle fixation at the level of the fracture. Spine（Phila Pa 1976）, 2007, 32（14）：1503-1507.

［92］ 昌耘冰, 范志丹, 夏虹, 等. 应用伤椎置钉技术治疗胸腰椎骨折的生物力学研究与临床应用. 中国临床解剖学杂志, 2009, 27（03）：347-350.

［93］ 王洪伟, 李长青, 周跃. 微创后路椎弓根螺钉技术治疗胸腰椎骨折研究进展. 中国矫形外科杂志, 2010, 18（02）：137-140.

［94］ Cimatti M, Forcato S, Polli F, et al. Pure percutaneous pedicle screw fixation without arthrodesis of 32 thoraco-lumbar fractures：clinical and radiological outcome with 36-month follow-up. Eur Spine J, 2013, 22 Suppl 6（S925-932.

［95］ 王洪伟, 李长青, 周跃, 等. 附加伤椎固定的微创经皮椎弓根螺钉（Sextant）治疗胸腰椎骨折. 中华创伤骨科杂志, 2010, 12（2）：126-130.

［96］ Wei FX, Liu SY, Liang CX, et al. Transpedicular fixation in management of thoracolumbar burst fractures：monosegmental fixation versus short-segment instrumentation. Spine（Phila Pa 1976）, 2010, 35（15）：E714-720.

［97］ Agrawal A, Mizuno J, Kato Y, et al. Minimally invasive pedicle screw placement in a case of L4 fracture：case report with review of literature. Asian J Neurosurg, 2010, 5（2）：64-69.

［98］ Mcanany SJ, Overley SC, Kim JS, et al. Open Versus Minimally Invasive Fixation Techniques for Thoracolumbar Trauma：A meta-Analysis. Global Spine J, 2016, 6（2）：186-194.

［99］ Phan K, Rao PJ, Mobbs RJ. Percutaneous versus open pedicle screw fixation for treatment of thoracolumbar fractures：Systematic review and meta-analysis of comparative studies. Clin Neurol Neurosurg, 2015, 135：85-92.

［100］ 张强, 纪玉清, 黄勇, 等. 自制器械辅助经皮伤椎固定与传统开放手术治疗胸腰椎骨折的疗效比较. 中华创伤骨科杂志, 2011, 13（4）：

［101］ 王洪伟, 李长青, 周跃, 等. 微创与传统开放附加伤椎经椎弓根螺钉内固定手术治疗胸腰椎骨折的疗效比较. 中国脊柱脊髓杂志, 2010, 20（02）：112-116.

［102］ Proietti L, Scaramuzzo L, Schiro GR, et al. Degenerative facet joint changes in lumbar percutaneous pedicle screw fixation without fusion. Orthop Traumatol Surg Res, 2015, 101（3）：375-379.

［103］ Park HY, Lee SH, Park SJ, et al. Minimally invasive option using percutaneous pedicle screw for instability of metastasis involving thoracolumbar and lumbar spine：a case series in a single center. J Korean Neurosurg Soc, 2015, 57（2）：100-107.

［104］ 毛伟洪. MAST Quadrant 微创通道下伤椎置钉固定治疗胸腰椎骨折. 中医正骨, 2012, 24（12）：68-70.

［105］ 椎弓根钉系统内固定治疗胸腰椎骨折. 中国骨与关节损伤杂志, 2013, 28（11）：1007-9.

［106］ 徐烁, 党小伍, 肖建春, 等. Quadrant 通道下微创手术治疗胸腰椎骨折的临床分析. 中国临床解剖学杂志, 2014, 32（4）：471-5.

［107］ 康飞科, 丘德赞, 李荣祝, 等. Quadrant 微创通道下与传统开放椎弓根钉棒固定治疗单纯胸腰椎骨折的疗效对比. 广西医学, 2015, 37（2）：169-71.

［108］ 吴增志, 赖茂松, 熊浩, 等. 微创通道与传统内固定治疗胸腰椎骨折的疗效比较. 实用骨科杂志, 2014, 20（10）：925-8.

［109］ 彭小忠, 肖侃侃. 微创与开放方案置入椎弓根螺钉内固定修复胸腰椎骨折. 中国组织工程研究,

2014,18(26):4212-8.

[110] Oh T,Scheer JK,Fakurnejad S,Dahdaleh NS,Smith ZA. Minimally invasive spinal surgery for the treatment of traumatic thoracolumbar burst fractures. J Clin Neurosci 2015;22:42-7.

[111] Reuther G,Röhner U,Will T,et al. CT-guided screw fixation of vertical sacral fractures in local anaesthesia using a standard CT. Rofo,2014,186(12):1134-1139.

[112] Routt Jr ML,Simonian PT. Closed reduction and percutaneous skeletal fixation of sacral fractures. Clin Orthop,1996,329:121-128.

[113] Kinon MD,Desai R,Loriaux D,et al. Image-guided percutaneous internal fixation of sacral fracture. J Clin Neurosci,2016,23:146-8.

[114] Ebraheim NA,Xu R,Biyani A,et al . Morphologic considerations of the first sacral pedicle for iliosacral screw placement. Spine,1997,22:841-846.

[115] McLaren A,Kellam F. Disruption of the pelvic ring. In: Fractures of the Pelvis and Acetabulum,ed by Tile M. Baltimore,Williams & Wilkins,1995,P 180-190.

[116] Routt Jr ML,Simonian PT,Mills WJ. Iliosacral screw fixation:Early complications of the percutaneous technique. J Orthop Trauma,1997,11:584-589.

[117] Ziran BH,Smith WR,Towers J,et al. Iliosacral screw fixation of the posterior pelvic ring using local anaesthesia and computerised tomography. J Bone Joint Surg(Br), 2003,85:411-418.

[118] Reilly MC,Bono CM,Litkouhi B,et al The effect of sacral fracture malreduction on the safe placement of iliosacral screws. J Orthop Trauma,2003,17:88-94.

[119] Moed BR,Hartman MJ,Ahmad BK,et al. Evaluation of intraoperative nerve-monitoring during insertion of an iliosacral implant in an animal model. J Bone Joint Surg (Am),1999,81:1529-1537.

[120] Moed BR,Ahmad BK,Craig JG,et al. Intraoperative monitoring with stimulus-evoked electromyography during placement of iliosacral screws. An initial clinical study. J Bone Joint Surg(Am),1998,80:537-546.

[121] 郭晓山,池永龙. 经皮加压空心螺钉治疗髂骨后部骨折. 中华外科杂志,2005,43:1580-1582.

第二十章 脊柱畸形

第一节 青少年特发性脊柱侧弯

一、前路微创技术在脊柱侧弯矫形术中的应用

(一) 概述

后路矫形一直是青少年特发性胸椎侧凸矫形的标准术式。随着对脊柱侧弯理论研究的深入和矫形技术的进步，特别是前路手术通过矫形力直接作用于侧方移位和旋转的椎体，可更好地矫正冠状面畸形、重建平衡以及减少椎体水平面旋转，另外通过压缩椎体螺钉矫正侧凸畸形，可以有效恢复胸椎正常后凸，并通过缩短而不是延长脊柱而矫正侧凸，因此减少了因牵拉脊髓而致神经损伤的可能性，使得胸弯前路矫形在近年越来越受到关注和重视。近年来，国外又涌现出很多前路矫形手术的报道，特别是胸腔镜微创矫形技术的应用，使青少年特发性胸椎侧凸前路矫形又有了开放手术或微创手术的选择。在近年来的文献中，对各种前路矫形术式的适应证、禁忌证以及各自优缺点进行了较深入的探讨。

根据是否使用胸腔镜技术，可以将胸椎侧凸前路矫形分为开放和微创两种矫形手术。胸椎侧凸前路矫形的开放手术入路有很多，传统的如大切口单开胸前路矫形手术、双开胸前路矫形手术、单开胸经皮广泛游离前路矫形手术等；微创手术入路包括胸壁锁孔胸腔镜下前路矫形和胸腔镜辅助下小切口前路矫形。这两大类前路手术的适应证基本类似：Cobb 角 <80°、Bending 相侧凸矫

正 >50% 的胸椎侧凸；胸椎后凸减少或前凸的胸椎侧凸；对 King Ⅱ型脊柱侧弯，同时要求远端代偿弯较小，且代偿功能良好，即只有满足胸椎选择性融合条件的患者才能进行前路矫形。就各胸椎侧凸分型而言，胸弯前路矫形的适应证主要局限于 King Ⅲ 型和 King Ⅱ 型侧凸（选择性胸椎融合），即 PUMC 分型（协和分型）；Ⅰa、Ⅱb1 和部分 Ⅱc3 型侧凸，或 Lenke 分型 ⅠA 或 ⅠB 型侧凸。前路各矫形手术的禁忌证也基本相似，如：后凸型胸椎侧凸，King Ⅴ 型侧凸融合 T_4 以上较困难，也不宜行前路手术。前路手术对肺功能的要求较后路手术高，尤以胸壁锁孔胸腔镜下微创前路矫形手术要求最高，患者必须耐受术中长时间单肺通气，因而术前肺活量最好达到预计正常值的 80% 以上。

胸椎侧凸前路矫形的传统开放手术入路切口长、对背部及肩胛部损伤大、术后恢复慢且瘢痕不美观；在处理上、下终椎区域时，开放前路矫形手术操作困难，终椎区域的椎间盘和上下终板常不能彻底的切除，从而造成松解的不彻底和远期假关节的发生。Picetti 等于 1998 年首先报道了胸壁锁孔胸腔镜下脊柱侧弯前路矫形术。与传统开放前路矫形手术相比，胸腔镜下脊柱侧弯前路矫形术具有如下优势：①给术者和麻醉师提供了更好的手术野视觉效果，有利于共同参与和配合手术；②在处理上下终椎区域时，胸腔镜前路矫形手术只需相应增加操作锁孔或采用带有角度的操作器械，便可以方便而彻底地切除椎间盘和上下终板，从而获得更好的松解和融合效果；③避免开胸手术带来的肋骨切除和过度撑开肋间隙，可减轻术后切口疼痛和防止肩胛带功能障碍；④3~5 个 2cm 左右的小切口较开放手术切口造成的瘢痕明显缩

小；⑤与开放手术需要肋骨牵引和可能伴发的损伤相比，胸腔镜锁孔形成一个相对密闭的腔，可减少术中失血量和术后感染的可能；⑥胸腔镜手术不需要切断背阔肌、前锯肌和肋间肌，对肩关节的活动和呼吸功能影响小，有助于围术期肺通气，减少术后 ICU 监护时间，早期康复。然而胸腔镜前路矫形手术也具有一定的局限性，如手术适应证较少，仅适用于年龄较轻、Cobb 角较小、侧凸较柔软、脊柱矢状面形态正常或有轻度前凸的特发性胸椎侧凸，胸腔镜手术要求患者有良好的肺储备功能，另外它还存在技术要求较高、操作复杂、有明显的学习曲线、手术者过量 X 线暴露等缺点。因而，近年文献又有报道胸腔镜辅助小切口微创前路矫形手术，它是传统前路矫形和胸腔镜相结合的全新矫形技术，通过在手术小切口的上下方各增加一个操作锁孔，使手术切口大大缩小，从而实现对胸椎侧凸的微创矫形。由于采用了胸腔镜技术，因此微创小切口前路矫形手术能够更加方便和彻底地清除终椎区的椎间盘和上下终板。与胸壁锁孔胸腔镜前路矫形相比，小切口前路矫形虽然术后仍残留一定的手术瘢痕（8~10cm），但不需要双腔管插管进行单肺通气，麻醉要求低，手术时间较短，术者不需接受过量 X 线。

微创前路脊柱侧弯矫形的三平面矫形效果与传统开放手术接近。Picetti 等行胸腔镜 Eclipse 矫形术 50 例，平均术中出血量为 267ml，平均手术时间 6 小时，平均侧凸矫正率为 50.2%，平均固定节段 7.8 个。邱勇等曾报道过胸腔镜下胸椎侧凸矫形术和微创小切口前路矫形术的疗效比较，胸腔镜手术平均手术时间（350±78）min，术中平均出血量（600±160）ml，平均 Cobb 角矫正率（72±15）%。微创小切口前路矫形手术平均手术时间（246±120）分钟，术中平均出血量（380±120）ml，平均 Cobb 角矫正率（70±16）%。此两组固定节段和侧凸矫正率相似，但胸壁锁孔胸腔镜矫形手术技术要求较高，操作复杂，因此手术时间和出血量均大于微创小切口前路矫形手术。文献报道传统开胸前路手术的并发症较多，如肺炎、肺不张、严重的术后疼痛等。Picetti 等行 50 例胸腔镜 Eclipse 矫形术，出现呼吸道梗阻 5 例，胸壁皮肤麻木 3 例，螺钉拔出 1 例，假关节 10 例，植骨不融合而断棒 2 例，锁紧螺母与螺钉分离 2 例，切口并发症 1 例，并且所有病例均出现不同程度矫正丢失。南京鼓楼医院行胸腔镜下胸椎侧凸矫形术和微创

小切口前路矫形手术，有 3 例出现术后气胸，但无肺炎、肺不张等并发症，经 3~18 个月的随访，前者的矫正丢失率平均为 8.3%，后者为 5.6%，这与胸腔镜手术采用的矫形棒直径较细有关。Benli 等行 26 例脊柱侧弯开放前路 CDH 矫形术，平均随访 32.8 个月，平均矫正丢失率达 8.6%。

综上所述，对于特发性胸椎侧凸前路矫形，有多种入路可供选择，每种入路均有各自的优缺点，必须综合考虑患者的畸形特征、年龄、肺功能、麻醉科协作以及术者的技术掌握状况。鉴于胸壁锁孔胸腔镜矫形手术的高技术要求和严格的适应证，而胸腔镜辅助小切口胸椎侧凸前路矫形是腔镜手术与开放手术的互补结合，符合现代微创矫形理念，它是一种较适合目前国情的治疗选择。

（二）前路微创矫形术的适应证

1. 脊柱侧弯胸腔镜下前方松解手术

（1）适应证和禁忌证：现在几乎可以利用胸腔镜来治疗所有原先需要开胸手术的所有脊柱疾病。脊柱畸形手术的目的是将脊柱撑直，并且安全地获得正常的生理曲度。手术必须既矫正矢状面的畸形，又矫正额状面的畸形。手术者必须努力使头、躯干和骨盆的位置得到平衡（即达到矢状面上的平衡），并且通过适当的关节融合手术来达到脊柱的持久稳定。最安全地矫正大的弯曲对于儿童患者是极为重要的。如果将纤维环、椎间盘和前纵韧带去除，松解了脊柱前方的软组织，那么超过 70° 的僵硬性侧凸能够得到更为安全的矫正，并且可以获得更佳的美容效果。在 1993 年之前，脊柱外科医生们乐于在开胸的情况下进行脊柱的前路松解，这样可以增加椎体的活动度、降低脊柱的僵硬性、便于进行椎体间的融合，使畸形的矫正度更大而且更为安全。而现在将胸腔镜用于脊柱的前路松解的原因是其手术并发症比开胸手术要少得多。对于儿童患者来说，脊柱前路手术需要掀开软骨的终板以便进行前路椎体间的植骨。这个操作增加脊柱融合的稳定性，并且可以在患儿生长发育的过程中预防曲轴现象。曲轴现象发生于骨骼尚未成熟的患者，当脊柱后路达到稳定的融合时，椎体前柱持续生长所造成的无法控制的畸形进一步加重。外科医生对儿童进行开胸手术、前路松解和椎体间融合植骨感到为难，因为患者术后疼痛较重、呼吸系统并发症比较高以及有些患者出于"美容"的目的来接受手术却会在胸部残留有 9~12 英寸的瘢痕。这些顾虑使得外科医生

不得不先应用支具治疗，或者对患者进行观察，直至他们骨骼已经发育成熟。电视胸腔镜的应用使得脊柱前路松解的适应证进一步扩展，而没有开胸手术所带来的并发症和影响美观。

脊柱侧弯胸腔镜下前方松解手术的适应证主要包括：Cobb 角 >90°、Bending 位 X 线片侧凸矫正率 <50% 的僵硬性脊柱侧弯，以及 >70° 的胸椎后凸畸形。先进行前方松解手术可增加脊柱的柔软性，从而使后路矫形手术获得更好的疗效。对于估计后路矫形术后残留 Cobb 角 >50°、未发育成熟的儿童，在行后路矫形手术之前，可先行胸腔镜前路骨骺阻滞术，这样可以防止"曲轴效应"的发生。另外对于一些胶原代谢性疾病、神经纤维瘤病所致脊柱侧弯，以及先天性半椎体畸形、严重的剃刀背畸形等患者，均适合做胸腔镜下前方松解手术。

脊柱侧弯胸腔镜下前方松解手术的禁忌证：主要包括术前存在严重的呼吸功能障碍、肺气肿和高气道压力等，以至不能耐受单侧肺通气的患者。对于曾有过肺炎、结核和开胸手术病史的患者，可能存在较广泛的胸膜粘连，由于胸腔镜下去除胸膜粘连非常耗时，且容易出血造成视野模糊，术后并发气胸和感染的机率也大大增加，因此此类患者不宜行胸腔镜下前方松解手术。低体重儿童胸腔容积小、肋间隙狭窄、单肺通气困难、操作距离短，因此体重低于 20kg 可作为胸腔镜手术的相对禁忌证。Newton 认为，脊柱侧弯越严重，则胸腔镜手术时从侧胸壁至椎体的操作距离越短，视野的暴露和手术操作也越困难，经一个锁孔所能切除的椎间盘数也越少，这就需要做更多的锁孔并且更

加频繁地在锁孔之间调换手术器械。因此，他认为对于非常严重的脊柱侧弯，尤其是神经肌源性脊柱侧弯和儿童患者，更适宜做开放性手术。南京鼓楼医院认为对于 Cobb 角 >90° 的严重脊柱侧弯，虽然操作空间狭小、椎体旋转严重、手术难度大，但通过术前的仔细评估和术后的细心操作，仍可获得良好的松解效果，且不会增加并发症的发生率。

（2）手术操作：脊柱侧弯胸腔镜下前方松解手术时，患者的体位为侧卧位，凸侧椎体朝上。由于大多数特发性脊柱侧弯患者的胸椎凸向右侧，因此一般患者取左侧卧位。将患者手臂置于高过肩膀处，以利于操作。用笔标记出肩胛骨边缘、第 12 肋，以及髂嵴等体表标志。C 形臂机正侧位透视，定出需松解的最上端和最下端的脊椎在侧胸壁的体表投影。在腋中线或腋后线上第 6 肋或第 7 肋间隙作第一个直径 2cm 的锁孔，插入胸腔镜镜头。由于卧位时，膈肌常升至第 8 或第 9 肋水平高度，所以第一个锁孔不宜过低，以免损伤膈肌。在做锁孔时应尽量靠近肋骨上缘，以免损伤肋间神经血管束。在插入镜头前，可用手指探入锁孔内，仔细分离，探查是否有胸膜粘连的存在。当镜头插入胸腔后，即可见萎缩的肺，根据需要松解的节段个数，再在腋中线附近做 3~4 个操作锁孔。手术器械可在锁孔之间相互替换操作。稍稍推开萎陷的肺，暴露出脊柱和肋骨，电刀切开椎体前方的壁层胸膜，在视野中可辨别出凸起的椎间盘、凹陷的椎体以及覆盖于椎体中部的节段性血管。钝性分离壁层胸膜，节段性血管电凝后切断。以电刀切开纤维环，使用髓核钳、刮匙等去除椎间盘组织及上下终板（图 20-1）。

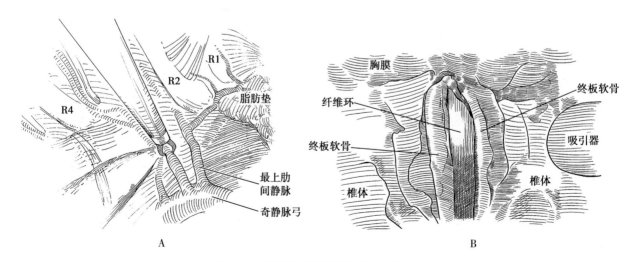

图 20-1　胸腔镜下脊柱侧弯前路松解手术
A. 电凝切断节段性血管；B. 切除椎间盘及上下终板

在切除椎间盘后,取自体肋骨植入椎间隙。植骨完成后,再次查看有无出血存在。不需要缝合椎体前方的壁层胸膜,通过最下方的锁孔放置胸腔引流管。术后引流量 <50ml/8h 时可拔除胸腔引流管。清楚的视野暴露对胸腔镜手术至关重要,这就要求手术者必须对胸腔内的解剖非常熟悉,并经过系统的训练以达到手眼合一。肋骨头是非常有用的参考标志,参考其位置可更加完全地切除椎间盘和上下终板,并且可防止损伤大血管和避免进入椎间隙损伤神经根。Arlet 认为结扎节段性血管可更好地暴露脊柱,并可以更加彻底地切除椎间盘。而 Sucato 则认为,保留节段性血管可减少手术对脊髓血供的影响,降低神经系统并发症的发生率。南京鼓楼医院的临床实践证明,节段性血管的结扎在青少年并不构成脊髓损害的威胁,进行胸腔镜前路松解手术时,结扎节段性血管可节约手术时间、降低操作难度、更加彻底地切除椎间盘。近来,King 等报道了采用俯卧位行胸腔镜手术,他们认为与传统的侧卧位相比,俯卧位具有以下优点:①有利于后凸畸形的矫正;②由于肺和大血管受到重力的牵引,因而不需要插双腔管行单肺通气;③接着行后路手术时不需要再次摆体位和铺单,从而节省了时间;④手术时间和出血量与侧位手术相当。

2. 胸椎侧弯胸腔镜下矫形术

(1)适应证和禁忌证:由于镜下操作难度大,矫形力受限,因此胸腔镜下脊柱侧弯矫形手术仅适用于年龄较轻、Cobb 角较小、侧弯较柔软、脊柱矢状面形态正常或有轻度前凸的特发性胸椎侧弯患者。对于 Risser<2 的患者,胸腔镜 Eclipse 矫形术可消除椎体的生长潜能,防止"曲轴效应"的发生。Picetti 于 1996 年 10 月开展了第一例胸腔镜下脊柱侧弯前路矫形术,他选择的病例均为特发性胸椎侧弯,平均年龄 12.7 岁,平均 Cobb 角 58.1°。对于后凸型胸椎侧弯,行胸腔镜 Eclipse 矫形术时前方加压可加重已经存在的后凸畸形或产生"曲轴效应"。如胸椎前凸畸形过大,则会影响患者的肺功能,使其不能耐受单肺通气,并且会使胸腔镜下的操作空间变得更加狭小。因此,以上两类患者不适合做胸腔镜 Eclipse 矫形手术。患者的肺功能均需正常,无肺炎、结核和开胸手术的病史,即术前胸膜粘连存在的可能性很小。脊柱侧弯越严重,则胸腔镜手术时从侧胸壁至椎体的操作距离越短,视野的暴露和手术操作也越困难,

经一个锁孔所能切除的椎间盘数也越少,这就需要做更多的锁孔并且更加频繁地在锁孔之间调换手术器械。因此对于非常严重的脊柱侧弯,尤其是神经肌源性脊柱侧弯和儿童患者,更适宜做开放性手术。Picetti 认为双主弯患者也不适合做胸腔镜矫形手术。

(2)手术操作:胸椎侧弯胸腔镜下矫形术的初始步骤与胸腔镜下前方松解手术基本相同。全身麻醉,双腔管气管内插管,选择性单肺通气,手术侧肺叶压缩塌陷。手术体位为凸侧在上的全侧卧位,上肢尽量向头向屈曲,以避免肩胛骨影响上胸椎的镜下操作,肾区位于手术床腰桥部位,术中可适当升高腰桥,便于下胸椎的操作。当镜下松解手术完成后,便可在 C 形臂机引导下置入 Eclipse 中空螺钉。螺钉置入的位置一般位于肋骨小头的前方,椎体的中央。透过操作孔置入相应长度的短棒,从下向上依次抱紧压缩 Eclipse 螺钉,矫形固定(图 20-2)。不需要缝合椎体前方的壁层胸膜,再次查看有无出血存在,通过最下方的锁孔放置胸腔引流管。术后引流量 <50ml/8h 时可拔除胸腔引流管。出院时石膏外制动,为期 3 个月。

螺钉的置入位置必须位于椎体的中央并且与终板平行。螺钉位置的偏斜可产生两种情况,一种是置棒困难。当棒强行置入螺钉后,位置偏斜的螺钉处便可产生很大的应力,很容易导致脊椎骨折。另一种情况是棒的置入变得更加容易,但产生的矫正力减弱,从而达不到预期的矫形效果(图 20-3)。节段性血管的结扎在青少年并不构成脊髓损害的威胁,但对于胸腔镜矫形手术,节段性血管不宜过早切断,切除椎间盘时并不一定要切断节段性血管。这样可减少出血,使手术野更加清晰,而且在钻入椎体钉时,位于椎体中央的节段性血管还可作为进钉的参考位置。在手术过程中 T_5 和 T_{12} 的椎体钉最难钻入。T_5 椎体较小,侧壁前倾,导引器易向前打滑,容易损伤前方的奇静脉或半奇静脉。T_{12} 椎体部分被膈肌阻挡,进钉困难且容易损伤膈肌。因此钻入这两个椎体钉时须反复透视,小心操作。

3. 胸腔镜辅助下小切口胸椎侧弯前路矫形术

(1)背景资料:胸椎侧弯前路矫形手术的方法很多。传统的如双开胸前路矫形手术、单开胸经皮广泛游离前路矫形手术;近年来又出现了胸腔镜下胸椎侧弯矫形手术。然而这些手术均具有一定的缺点和局限性。全开放胸椎侧弯前路矫形手

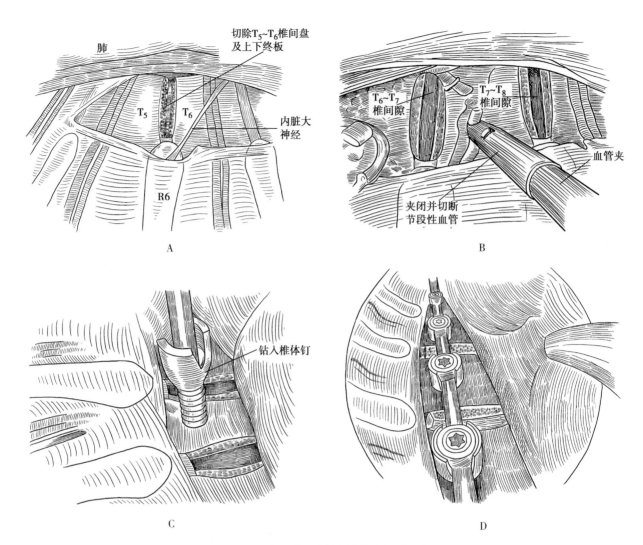

图 20-2 胸腔镜下脊柱侧弯前路矫形手术

A. 切除椎间盘及上下终板；B. 切断节段性血管；C. 拧入椎体螺钉；D. 安装矫形棒

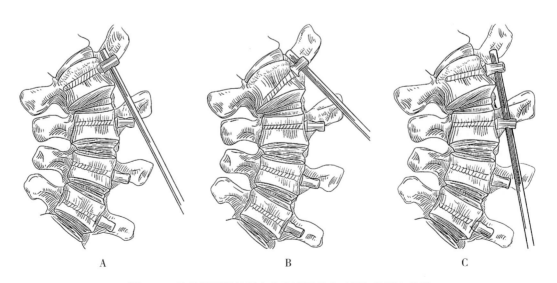

图 20-3 胸腔镜下脊柱侧弯前路矫形手术时螺钉的置入位置

A. 螺钉的置入位置必须位于椎体的中央并且与终板平行；B. 螺钉向下偏斜可造成置棒困难，当棒强行置入螺钉后，位置偏斜的螺钉处便可产生很大的应力，很容易导致脊椎骨折；C. 螺钉向上偏斜可使棒的置入变得更加容易，但产生的矫正力减弱，从而达不到预期的矫形效果

术创伤较大、恢复慢、伤口长、不美观；在处理上下终椎区域时，全开放前路矫形手术较困难，终椎区域的椎间盘和上下终板常不能彻底地切除，从而造成松解的不彻底和远期假关节的发生。胸腔镜下胸椎侧弯矫形手术虽然克服了全开放前路矫形手术的上述缺点，但是自身也具有一定的局限性，如手术适应证较少，它仅适用于年龄较轻、Cobb 角较小、侧弯较柔软、脊柱矢状面形态正常或有轻度前凸的特发性胸椎侧弯患者；胸腔镜手术对肺功能的要求较高；另外它还存在技术要求较高、操作复杂、手术者接受过量 X 线等缺点。

胸腔镜辅助下小切口开胸前路矫形手术是一种新型胸椎侧弯前路微创矫形手术。它将传统开胸矫形手术和胸腔镜手术的优点融合在了一起，克服了两者的缺点和局限性。胸腔镜辅助下小切口开胸前路矫形手术的适应证与传统开胸前路手术一样，但是创伤大大减小，外形更加美观。由于采用胸腔镜技术，因此在处理上下终椎区域时，操作难度大大降低，与胸腔镜前路矫形手术相比，其技术难度较低，费用减少，手术者也不需要接受大量 X 线的照射。

（2）手术方法：患者取侧卧位，凸侧朝上，经第 6 或第 7 肋进胸，手术切口长约 8cm，前端位于腋前线偏前 1~2cm，后端位于腋后线偏后 1~2cm，进胸后的操作与传统开胸前路矫形手术一样，将壁层胸膜打开，结扎节段性血管，然后直视下切除侧弯中间区域的椎间盘和上下终板，分别于腋中线水平切口上下 1~2 个肋间隙做近端和远端锁孔。利用胸腔镜手术器械进行节段性血管的结扎和上下终椎区域脊椎的松解和螺钉的置入，其操作既可于直视下完成，也可以在胸腔镜的辅助下完成，置入相应长度的短棒，在胸腔镜辅助下从下向上依次拧紧压缩椎体螺钉、矫形固定，植骨完成后缝合椎体前方的壁层胸膜，再次查看有无出血存在，通过远端的锁孔放置胸腔引流管，术后引流量 <50ml/8h 时可拔除胸腔镜引流管，出院时石膏外制动，为期 3 个月。

4. 小切口胸腰椎侧弯前路矫形手术

（1）标准入路：患者采用常规的凸侧在上的侧卧位。T_{10} 至腰段脊柱的暴露通常需要经过胸膜外腹膜后入路或经胸腹膜后入路。对于胸腰段脊柱如果没有特殊的禁忌证通常可以采用胸膜外腹膜后入路，因为这种入路创伤较小，且术后不需放置胸腔引流管，恢复较快。采取胸膜外入路时，因

为胸膜比较薄需要小心地将壁层胸膜从胸壁上分开，避免胸膜的破裂。因为儿童和青少年的胸膜通常较成年人厚，所以对于幼年患者通常更适于采用胸膜外入路。

胸腰段手术通常需要暴露 T_{10} 以下的脊柱，所以一般采用切除 T_{10} 或 T_{11} 对应的肋骨进行胸腰段暴露。肋骨软骨连结处是胸和腹部的分界点，同样也是缝合时的重要标志。如果侧弯累及 T_{12}、L_1 和 L_2，由于这些椎体通常被膈肌覆盖，传统方法均采用切断膈肌的方法显露胸腰段脊柱进行内固定。在切开膈肌前，依次切开腹外斜肌、腹内斜肌和腹横筋膜，在切开肋软骨连结部后找到腹膜后间隙，从膈肌下面用手指或纱布钝性分开腹腔内容物，显露腰方肌和腰大肌。在腹膜后很容易发现输尿管，注意避免损伤。当腹膜被推向中线后可以安全的进行膈肌切开操作。膈肌切开的位置通常在距膈肌肋骨止点 10~15cm，横向切开膈肌有可能损伤膈上、下动脉和膈神经运动支。支配膈肌的膈神经走行于膈肌的中部，一般采用从膈肌的边缘切开既节省时间又避免膈神经损伤。膈肌切开时需要留一些缝线以作为缝合时的对合标志。

进行胸膜外腹膜后暴露，最重要的是将胸膜从胸壁上分开同时保证胸膜外和腹膜后的相通。如果在暴露时出现胸膜的破裂，可以将破裂口缝合以保证胸膜外手术的继续进行。暴露完成后可以用温水注入，看是否有气泡产生以测试胸膜的完整性。以上不管是经胸或胸膜外的腹膜后入路，均需切开膈肌，分离膈肌在脊柱上的止点。

（2）小切口不切开膈肌的胸腰椎前方暴露操作：脊柱的暴露分为两步。首先是 L_{1-4} 的腹膜后暴露，沿第 10 或第 11 肋的前 1/3 向前下腹壁做一长约 8cm 的切口。肋骨部分用电刀切开骨膜，钝性剥离骨膜后切除此肋的远端 1/3 部分，但保留肋软骨部分以做标记。将肋软骨沿中线剖开后找到腹膜后间隙，从膈肌下将腹膜连同腹腔内容物向中线方向推开，并依次切开腹外斜肌、腹内斜肌和腹横肌，此过程中注意防止损伤腹膜。将后腹膜与深部肌筋膜从腰方肌和腰大肌上分离，在腰大肌前缘向后钝性分开腰大肌显露 L_{1-3}（或 L_4）的脊柱，结扎节段血管并切除 T_{12}~L_3（或 L_4）的椎间盘组织。第二步为沿同一肋的后部做一长 8cm 的切口（两切口间隔约 7~12cm），切除同长度的肋骨，经胸或经胸膜外分离直达脊柱。在膈肌上分离壁

层胸膜,结扎 $T_{11~12}$ 节段性血管,暴露出 T_{11} 或 T_{12}。紧贴脊柱分离膈肌角并进入下方的腹膜后间隙,使膈肌上间隙与膈下腹膜后间隙相同,但此时特别注意可能存在于膈肌角下方的 L_1 节段性血管,因为视野小,易造成损伤出血,应当在直视下分离结扎。虽然 T_{12}~L_1 椎间盘通常在膈肌下切除较在膈肌上切除更为方便,但从膈肌上切口有时也可切除,总之,T_{12}~L_1 椎间盘的因视野小和受膈肌的阻挡而不易切除彻底,应耐心切除。

(3)传统手术入路和小切口下保护膈肌的手术入路比较:胸腰椎脊柱侧弯前路矫形因具有以下优点而成为目前公认的手术方法之一:①从前路可获得对旋转更好的纠正,矫形力可直接作用于脊椎中旋转的椎体;②前路矫正侧弯通过缩短而不是延长脊柱,从而减少了因脊髓受牵拉而致神经损伤的可能性;③前路矫正手术可以融合较少的节段,使骨盆上方保留更多的可以活动的椎间盘关节,使远期下腰部的退变、失代偿以及下腰痛等并发症的发生率明显减少。但标准方法经胸、腹膜后入路需要切开膈肌,才能暴露胸腰段脊柱和在直视下进行内固定矫形,此入路虽然暴露好、操作容易,但膈肌作为分隔胸腔和腹腔的重要结构,切开后可能发生一定的并发症,如手术后腹式呼吸减弱、膈肌麻痹甚至肺不张等。采用保护膈肌的小切口胸腰段前路矫形手术,主要目的是应用微创技术的理念,减小手术创伤,避免切断膈肌以预防相关并发症,同时可减小皮肤切口瘢痕。

在解剖上,膈肌角正好附着在 L_1 椎体上,T_{12}、L_1 椎间隙以及 L_1 节段性血管被膈肌覆盖,传统的胸腰段侧弯前路矫形必须暴露出上述结构方能进行操作。本组结果显示对胸段和腰段分别采用小切口暴露的方法,避免切开膈肌,而仅在膈肌角处开一小孔道,同样可在保护膈肌的前提下完成 T_{12}~L_1 椎间盘的切除以及 L_1 节段血管的结扎,说明在膈肌开孔处穿入矫形棒、置入螺钉完成矫形、保护膈肌的胸腰段前路手术完全是可行的。

二、临床疗效

(一)脊柱侧弯胸腔镜下前方松解手术临床疗效

与传统开胸手术相比,胸腔镜手术的优点是用胸壁锁孔代替长的手术切口,不需要切断背阔肌、前锯肌和肋间肌,对肩关节的活动和呼吸功能影响小,术后并发症少,恢复快,不留瘢痕,等。在切除中间区域的椎间盘时,开胸手术相对容易一些。但对于上下两端椎间盘的暴露,开胸手术较为困难,当切除上下两端椎间盘时,其操作器械不能平行于椎间隙,因此造成了上下两端椎间盘切除的不彻底。而在胸腔镜下只需在上端或下端增加一个入口或采用大角度镜头,便可很容易地进行暴露操作。Newton 等用山羊做动物模型,分别进行胸腔镜前路松解手术和开胸手术,然后对松解后的脊柱进行轴向旋转和前、后、侧方弯曲试验。结果表明,两种手术后脊柱表现的生物力学性能相似,胸腔镜手术和开胸手术均能使脊柱获得充分的松解。Arlet 报道了 151 例胸腔镜前路松解手术,术前平均 Cobb 角 65°,经后路矫形手术后侧凸矫正率为 56%~63%。Niemeyer 等报道了 20 例脊柱侧弯,平均 Cobb 角 65.1°,经胸腔镜前路松解手术加后路矫形手术后,平均 Cobb 角达到 31.5°,平均侧凸矫正率 50.9%,平均松解节段 5.1 个,随访 2 年,所有病例均无明显矫正丢失。Newton 等比较了 14 例胸腔镜前路松解手术和 18 例开胸松解手术的临床结果,松解节段两组之间无显著差异,胸腔镜组为(6.4±1.1)个,开胸组为(6.1±2.9)个。经后路矫形手术后,两组的侧凸矫正率相似,胸腔镜组为 56%,开胸组为 60%。南京鼓楼医院设立了两组年龄、侧凸类型、柔软度、松解节段等均具有高度可比性的病例,并进行了前瞻性的比较观察,其临床结果与 Newton 报道的结果相似,胸腔镜松解组平均松解节段(5.8±0.9)个、术后平均 Cobb 角(39.6±10.8)°、平均侧凸矫正率(54.7±10.3)%、半年后矫正丢失率(2.9±1.1)%。开胸松解组平均松解节段(6.0±1.1)个、术后平均 Cobb 角(41.9±13.2)°、平均侧凸矫正率(53.2±12.5)%、半年后矫正丢失率(3.2±1.3)%。两组术后平均侧凸矫正率、松解节段个数以及半年后的矫正丢失率均无显著差异($P>0.05$)。因此,可以认为胸腔镜下脊柱侧弯前方松解手术完全能达到传统开胸前方松解手术的临床效果和良好的长期随访结果(图 20-4)。

(二)胸椎侧弯胸腔镜下矫形术临床疗效

传统开放性前路手术的并发症较多,如肺炎、肺不张、严重的术后疼痛等,而胸腔镜 Eclipse 矫形术采用的是微创技术,因此其手术并发症较前者大大减少。Betz 报道了胸椎侧弯开胸前路矫形术和单纯后路矫形术的侧弯矫正率均为 59%。与之相比,Picetti 初期进行的胸腔镜 Eclipse 矫形术平

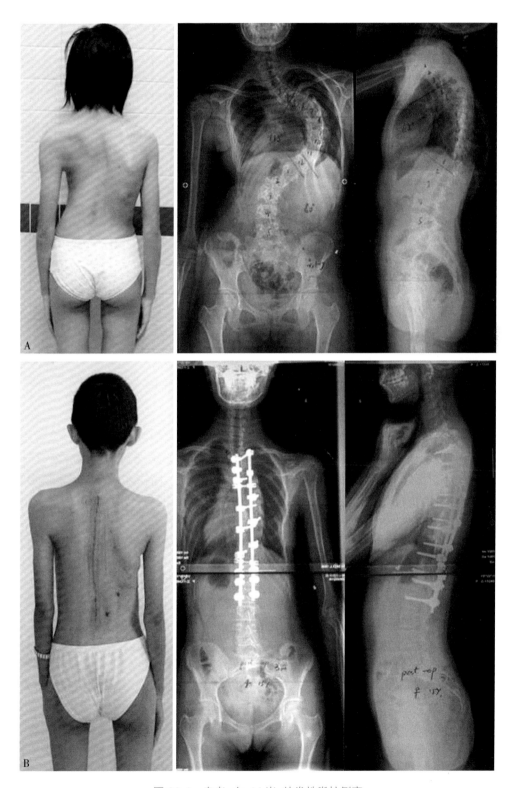

图 20-4 患者,女,14 岁,特发性脊柱侧弯

A. 术前 Cobb 角 86°;B. 行前路胸腔镜下胸弯松解术,后路 TSRH 脊柱侧弯矫形融合内固定术,术
后侧弯矫正满意,外观畸形明显改善,脊柱矢状面形态恢复良好

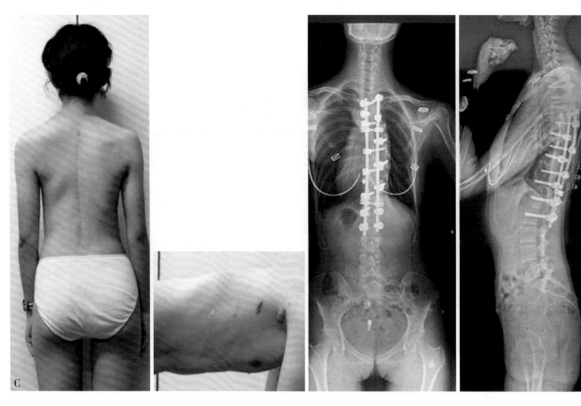

图 20-4（续）　患者，女，14 岁，特发性脊柱侧弯
C. 术后 6 年随访，外观及矫正效果保持良好

均侧弯矫正率为 50.2%，而其后期平均侧弯矫正率达到 68.6%。南京鼓楼医院脊柱外科于 2002 年在国内率先开展胸腔镜下胸椎侧弯 Eclipse 矫形术，取得良好疗效（图 20-5）；平均手术时间 5.9 小时，术中平均出血量 605ml，术后平均引流量 483ml，平均固定节段 7.2 个，平均 Cobb 角矫正率 76%；患者不需要输血，无气胸、呼吸道梗阻、胸壁皮肤麻木、肋间神经痛以及神经系统并发症发生；随访 3~11 个月，未发现内固定并发症和明显的矫正丢失。Newton 等报道了 24 例 T-AIS 患者接受胸腔镜手术并随访至少 5 年的手术疗效；作者发现 T-AIS 患者主弯在术后 2 年的随访期间仍然存在矫正丢失，Cobb 角由 23.4° 增加至 25.6°，矫正率由 55.8% 降至 51.5%，矫正丢失 4.3%；矢状面上 $T_{5~12}$ 则由 28.8° 降低至 25.8°。邱勇等系统分析了胸腔镜治疗胸椎侧凸的并发症，总体发生率为 25.6%，明显高于各类传统手术，尤其是内固定相关并发症高达 18.4%。早期假关节发生率较高与使用异体骨植骨有关，采用自体髂骨或肋骨植骨的骨融合效果明显优于异体骨植骨。Newton 等报道 5 例融合节段过短的患儿，作者认为对于需要固定节段较长，单一采用胸椎侧弯胸腔镜下矫形术不能固定全部节段的患儿，不应采用该技术；胸腔镜下矫形术技术必须严格掌握适应证，选择固定范围合适的病例。断棒亦是胸腔镜下矫形术常见的并发症之一，可能与其所采用的内固定棒较细有关。胸腔镜下矫形术所使用的棒通常直径为 4.0mm 或 4.5mm，而传统前路手术采用 5.5mm 直径的单棒乃至双棒固定。尽管胸腔镜矫形手术时间较长、出血量较多，但可获得与传统后路或前路开放手术一致的侧弯矫形效果，并且其术后肺功能恢复快，患儿主观生活质量评分较高。然而，该手术的并发症发生率明显偏高。尽管经过了 10 多年的发展，该技术的掌握仍然较困难，具有明显的学习曲线，并且需要有一定的手术积累以维持操作水平。由于脊柱侧弯的矫形具有多种手术入路和方案的选择，脊柱外科医生需要根据自己熟悉的方法进行矫治，而并非一定选择该微创手术方式。笔者同意 Newton 等的观点，对于那些特别在意手术切口长度和位置、要求避免较长手术瘢痕的 T-IS 患儿，若符合胸腔镜下矫形手术适应证并且无禁忌证，且愿意在术后接受支具外固定的患儿，胸腔镜下矫形仍然是可取的手术方式。

Betz 等于 2003 年提出椎体 U 形钉矫正脊柱

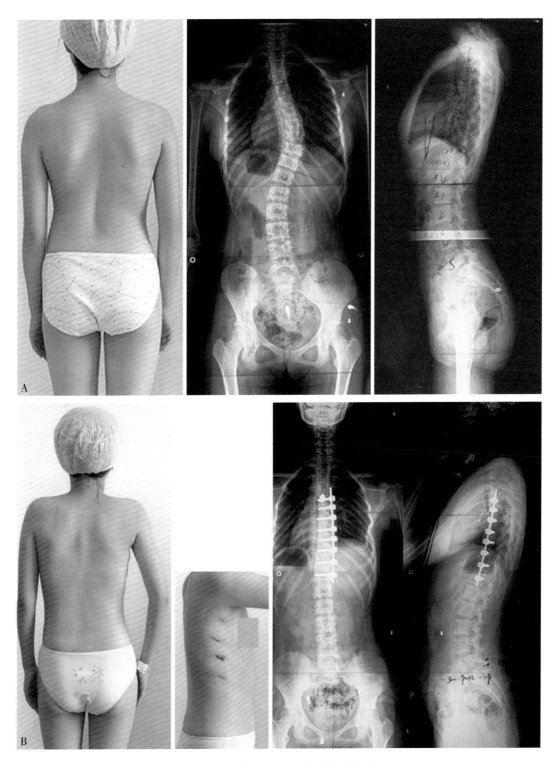

图 20-5　患者,女,14 岁,特发性脊柱侧弯

A. 术前 Cobb 角 42°;B. 行胸腔镜下 frontier 矫形融合术,术后侧弯矫正满意,外观畸形明显改善,脊柱矢状
面形态恢复良好

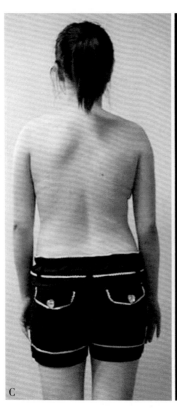
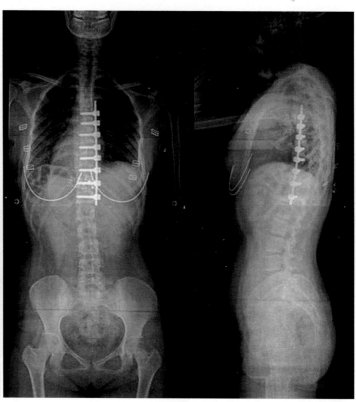

图 20-5（续） 患者，女，14 岁，特发性脊柱侧弯
C. 术后 6 年随访，外观及矫正效果保持良好

侧弯的指征是：①侧凸畸形发生于 9 岁以后；②骨骼尚未发育成熟（Risser 征≤2）。禁忌证包括：①后凸畸形超过 40°；②有全麻的禁忌证；③肺功能较差，无法耐受前路手术；④对镍过敏者。Betz 等使用胸腔镜技术在脊柱的凸侧放置 U 形钉，手术时患者的平均年龄为 12 岁（10~14 岁），术后平均随访 11 个月（3~36 个月），术后未出现 U 形钉的松动或移位等并发症，患者术前侧凸角度平均为 35°（28°~40°），术后为 37°（22°~55°）。Betz 等认为椎体 U 形钉侧凸矫形技术是控制青少年特发性脊柱侧弯行之有效的方法，长期随访结果支持此技术具有一定的优势。Ohlin 等应用椎体 U 形钉治疗 9 例平均年龄为 11.3 岁的 AIS 患者，术前主弯 Cobb 角平均为 38°（32°~46°），行 U 形钉固定并随访 35 个月后，7 例因侧凸进展平均达 20° 而再次接受后路融合矫形的手术治疗。Betz 等于 2010 年对应用椎体 U 形钉矫正脊柱侧弯患者 2 年以上随访的研究中也得出相似的结论，在柔韧性好的腰椎侧凸和 Cobb 角 <35° 的胸椎侧凸中，U 形钉的效果较好，对于 >35° 的胸椎侧凸，可能需要考虑其他治疗策略。

（三）胸腔镜辅助下小切口胸椎侧弯前路矫形术临床疗效

胸腔镜辅助下小切口开胸前路矫形手术采用微创技术，因此具有与胸腔镜前路矫形手术相同的优点，与传统开胸前路矫形手术相比，其手术并发症大大减少。南京鼓楼医院脊柱外科的统计资料显示，胸腔镜下胸椎侧弯 Eclipse 矫形手术的平均手术时间为 6.3 小时，术中平均出血量 600ml，术后平均引流量 480ml，平均固定节段 7.2 个，平均 Cobb 角矫正率为 76%；而胸腔镜辅助下小切口开胸前路矫形手术的平均手术时间为 4.2 小时，术中平均出血量为 400ml，术后平均引流量 250ml，平均固定节段 7.5 个，平均 Cobb 角矫正率为 72%。因此可以看出，胸腔镜辅助下小切口开胸前路矫形手术完全能达到胸腔镜下胸椎侧弯 Eclipse 矫形手术的矫形效果（图 20-6），而其手术时间、术中出血量、术后引流量等均较后者明显减少；另外胸腔镜辅助下小切口开胸前路矫形手术的费用较胸腔镜下胸椎侧弯 Eclipse 矫形手术明显降低；由于其操作大部分在直视下完成，因此避免了胸腔镜矫形手术时手术者接受过量 X 线的缺点。

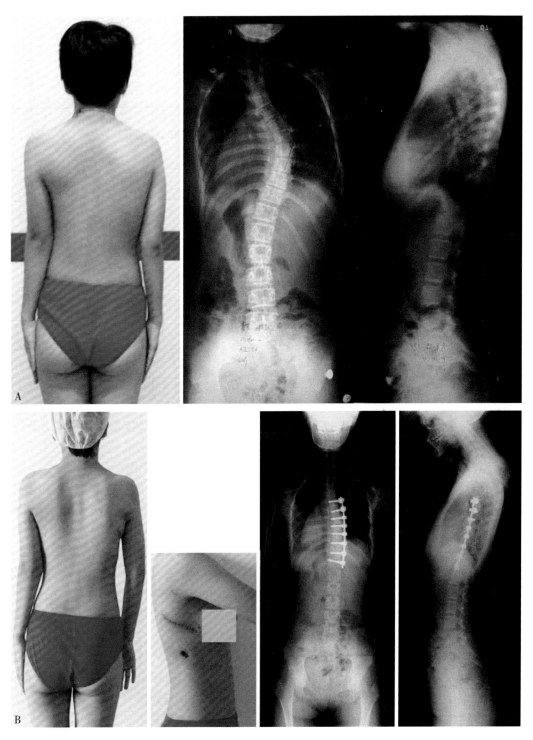

图 20-6　患者,女,13 岁,特发性脊柱侧弯

A. 术前 Cobb 角 48°;B. 行前路胸腔镜辅助下小切口胸椎侧弯前路矫形术,术后侧弯矫正满意,原胸腔镜锁孔皮肤瘢痕已不明显,脊柱矢状面形态恢复良好

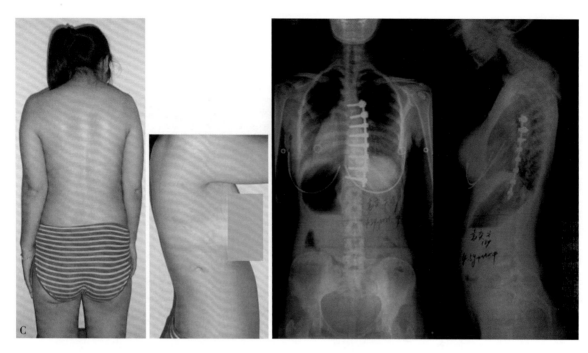

图 20-6（续）　患者，女，13 岁，特发性脊柱侧弯
C. 术后随访 4 年 6 个月，外观及矫正效果保持良好

（四）小切口胸腰椎侧弯前路矫形手术临床疗效

　　Johnston 报道用 TSRH 内固定行前路治疗 18 例特发性腰椎和胸腰椎侧弯患者，术后随访 12~29 个月，矫正率为 73.5%，无矫正丢失。而 Hopf 报道采用前路 CDH 对胸腰段脊柱侧弯进行矫形，纠正率为 79.4%。南京鼓楼医院采用保护膈肌的小切口行胸腰段侧弯前路矫形手术，术后 Cobb 角矫正达 80%，矢状面重建良好，与文献报道的全开放标准入路矫形结果相比，矫正率类似，无内固定并发症，无明显纠正丢失（图 20-7）。该手术入路在减少手术创伤的同时能够达到与传统入路相似的临床疗效，同时由于创伤较小术后恢复较传统手术快，也没有因为手术操作难度的增加而使并发症增加，具有较大的临床实用价值。

三、后路微创技术在脊柱侧弯矫形术中的应用

（一）概述

　　随着脊柱侧弯矫形技术的不断发展，脊柱畸形的治疗已不再停留于传统的恢复冠状面、矢状面平衡及重建脊柱稳定性，在恢复脊柱正常生物力学特性的同时尽可能减少手术侵入性已经成为广泛脊柱外科医师的共识。微创脊柱手术（minimally invasive spine surgery，MISS）正是在此观念上应运而生的一种新型脊柱侧弯矫形技术。

　　1. MISS 技术的发展史　MISS 最早应用于脊柱外科可追溯至 20 世纪 30 年代，Ball 等通过脊柱后外侧入路行椎体穿刺活检术。1964 年，Smith 等在 X 线透视下经后外侧入路穿刺髓核消融术来治疗腰椎间盘突出症，这也是微创脊柱手术治疗腰椎间盘病变的首例报道。此后，诸如细针穿刺技术、辅助内镜技术、通道技术、显微镜和腹腔镜等镜下微创手术等也逐渐被研发并应用于下腰椎退行性疾病的治疗中。近年来，内镜技术如经皮椎间孔镜（PELD）及后路椎间盘镜（MED）在治疗单纯腰椎间盘突出症中的研究也不断涌现，此类微创技术具有减少手术创伤、缩短患者的卧床时间、提升术后恢复率、早期功能锻炼从而减少术后腰背痛的优势。

　　2. MISS 技术在脊柱侧弯中的应用　对比于下腰椎疾病中 MISS 技术的应用，脊柱侧弯因具有较大的冠状面 Cobb 角、矢状面胸椎后凸不足、轴状面椎体的旋转以及需要长节段融合的特点而更加富有挑战。此外，就手术操作本身而言，MISS 技术在脊柱侧弯的中应用还面临着如下方面的问题：

　　（1）增加放射线暴露：传统脊柱后路矫形内固定融合术需要较长的手术切口、彻底剥离椎旁肌及充分的显露脊柱解剖标志（棘突、上下关节突、

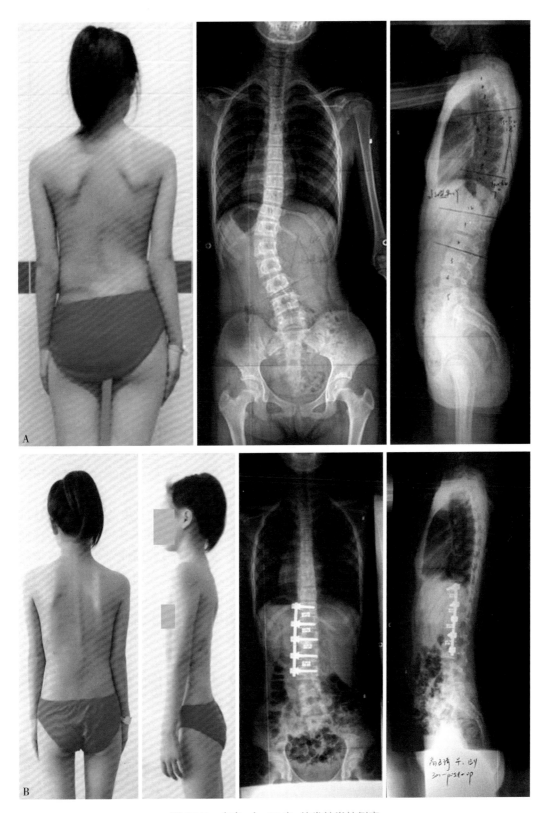

图 20-7　患者,女,12 岁,特发性脊柱侧弯

A. 术前 Cobb 角 40°;B. 行前路保护膈肌小切口矫形术、钛网支撑融合术,术后侧弯矫正满意,外观畸形明显改善,脊柱矢状面形态恢复良好

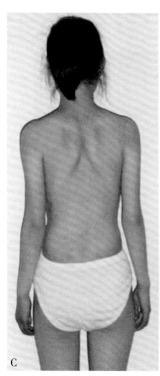
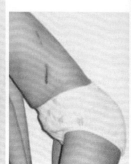
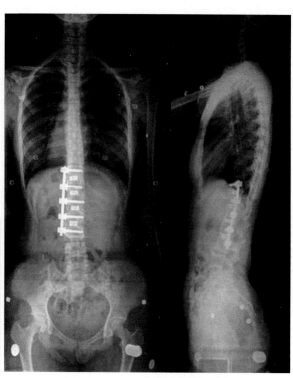

图 20-7(续) 患者,女,12 岁,特发性脊柱侧弯
C. 术后随访 4 年,外观及矫正效果保持良好

副突、横突),因此手术节段的显露要求更为清晰,置钉精确性才能得以提升。然而,在 MISS 矫形技术中定位预植入椎弓根螺钉的节段及进钉点存在困难,通过反复的术中透视来提高置钉精确性的同时,也大大增加了术者及患者本人的放射线暴露。目前 O 形臂机结合三维导航技术的发展则在一定程度上弥补了上述缺陷,也使得 MISS 技术在脊柱侧弯畸形的应用逐步成为现实。

（2）重建矢状面生理形态:对于胸腰双弯甚至三弯型的脊柱侧弯,如何恢复生理性胸椎后凸及腰椎前凸是 MISS 技术面临的一大难题。脊柱侧弯往往伴随着矢状面上的生理形态的改变,如胸椎后凸及腰椎前凸的减少甚至合并局部的角状后凸等。传统的开放性手术在充分暴露脊柱的前提下通过截骨、置入预弯棒及原位弯棒等操作来恢复脊柱的矢状面形态,而 MISS 技术因为操作空间的限制,上述操作特别是置棒的难度将大大提升。

（3）关节突植骨融合:脊柱侧弯矫形的最终目标是达到骨性融合,传统矫形手术因其开放的手术视野以及较为充足的植骨床制备,术中植骨更为充分,术后骨性融合率也得以提升。相比之下,MISS 技术因椎旁肌暴露不充分且植骨空间的狭窄使得融合难度大为提升,术后应用骨形态发生蛋

白(bone morphogenic protein,BMP)是一种增加融合率的一种措施,然而其能否在临床推广还值得进一步研究。目前,可经工作通道使用磨钻打磨关节面后植骨。

（4）手术切口的长度及外观:与传统的后路正中长行切口不同,MISS 技术的切口多选择在椎弓根螺钉置入的部位,因此对于侧凸跨越范围较大的患者,可能需要在两侧椎旁做多处切口,此外,切口的形状及大小也直接影响患者对于术后外观的满意度。因此,术前进行充分的个体化方案评估以及在保证矫形效果的基础上减少侵入性损害是以后微创脊柱矫形手术的发展趋势。目前,解决方法为手术切口从"双排扣"切口改为两个纵向正中小切口。

后路微创矫形在成人退变性脊柱侧弯治疗中的应用较为广泛,研究表明后路微创手术不仅能获得与开放手术相同的矫形效果,且术后随访满意。2011 年,Sarwahi 等第一次报道了后路微创矫形技术在青少年特发性脊柱侧弯(adolescent idiopathic scoliosis,AIS)患者中的应用。该技术仅以 2~3 个 3cm 的切口就实现了传统长切口才能完成的手术,Sarwahi 等认为后路微创矫形是治疗 AIS 的可行技术。与传统的后路开放手术相比,后

路微创矫形切口小、术后外表美观,尤其是对组织创伤小,术中失血少,且术后疼痛轻、恢复快。

(二)微创脊柱侧弯矫形手术适应证

目前应用微创脊柱侧弯矫形手术的适应证为:①Lenke 5 型青少年特发性脊柱侧弯患者;②主弯 Cobb 角≤70°;③椎体旋转 Nash-Moe 分级≤Ⅰ度;④融合节段≤6 个。

1. 术前评估 脊柱侧弯畸形的影像学测量包括:

(1) Cobb 角测量法:包括 3 个步骤:①定位上终椎,即侧凸区上端最倾斜的脊椎;②定位下终椎,即侧凸区下端最倾斜的脊椎;③画出上终椎上终板与下终椎体下终板所引出的垂线的交点,两条垂线的夹角即是侧凸角度。

(2) 脊柱弯曲(Bending)像:目前以仰卧位弯曲像应用最多。主要用于:①通过腰弯椎间隙的活动度而评估腰椎的代偿能力;②确定下固定椎;③预测脊柱的柔韧度并对侧凸进行分型。不管是原发弯还是继发弯,弯曲位片对于准确分型来说是必需的。如果正位片继发弯较小(在弯曲位片上 <25°)且矢状面序列在正常范围内,则可认为该弯为非结构性弯。相反,如果怀疑次发弯具有结构性弯的某些特征,但矢状面序列正常,如果没有弯曲位片则无法区分该弯是否为结构性弯。当然若站立位侧位片上 T_{2-5} 后凸≥20°、T_{10}~L_2 后凸≥20°,则认为该弯是结构性弯,不论弯曲位片上测量结果如何。柔韧指数 =(站立位 Cobb 角度数 −Bending 像的 Cobb 角度数)/ 站立位 Cobb 角度数。

2. 术中操作

(1) 麻醉:①全身麻醉;②术中持续血压、血氧饱和度和 O_2 分压、CO_2 分压检测;③术中神经电生理检测(运动诱发电位、感觉诱发电位);④保持正常气道阻力和通畅,需要保证胸、腹部不受压迫。

(2) 体位:与传统脊柱矫形术式相同,患者取俯卧位,其身体两侧自髂前上棘到肩关节纵行置放枕垫,以使其胸部及腹部留有能扩张的空间,推荐使用 Jackson 手术床,在确保可透视效果的同时,可将患者摆到合适的体位。

(3) 手术步骤:选取 Lenke 5 型 AIS 患者,常规消毒铺单,沿脊柱后正中分别做 2 个纵向 3cm 切口,逐层切开皮肤及筋膜,将 steath 导航系统的探头及参考夹固定丁头侧椎体的棘突上,使用 O 形臂机三维 CT 扫描辅助定位融合节段。之后在

三维导航下实时行凸侧及凹侧椎弓根穿刺,置入导针(图 20-8)。丝锥丝攻,丝攻的深度标记可以帮助确定椎弓根螺钉的长度(图 20-9)。

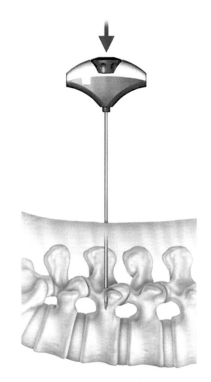

图 20-8 置入导针

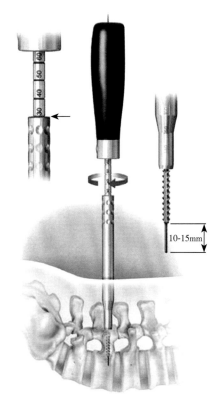

图 20-9 丝攻

根据丝攻深度依次置入相应椎弓根螺钉（图20-10）。椎弓根螺钉通常可选用万向复位钉（uniaxial reduction screw）及微创钉（MIS screw）（图20-11），前者可减少置棒困难，后者则主要用于矫形（通过连接螺钉尾端的外置套筒，open connector），如去旋转、去偏移及原位加压弯棒等技术。

于侧弯凸侧经皮穿入预弯棒，在胸椎或腰椎区域由头侧向尾侧置棒，可一定程度上减少误置入椎管内的风险（图20-12）。持棒钳夹持预置棒缓慢通过皮下，尾端则可用手触摸前行的棒顶端以确保位置准确。

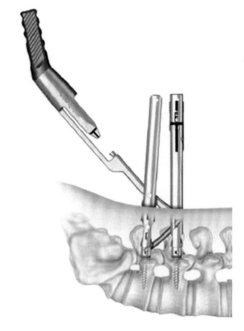

图 20-12 穿棒

待棒安全置入所有螺钉尾端沟槽后，适度拧紧尾帽（图20-13），进行去旋转。与上述相同的方法安置凹侧棒。凸侧加压固定（图20-14），凹侧适度撑开后拧紧所有尾帽。再次透视，内固定位置

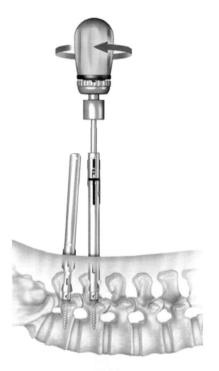

图 20-10 置入椎弓根螺钉

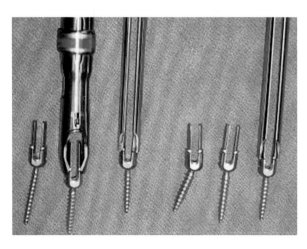

图 20-11 万向复位钉

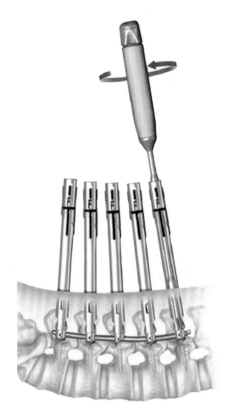

图 20-13 拧入螺帽

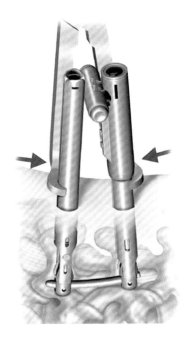

图 20-14　凸侧加压固定

良好，自体及异体骨于关节突处植骨，冲洗止血后严密逐层缝合切口。

　　然而，后路微创矫形的手术视野与开放手术相比明显受限，置钉风险也相对增加，稍有不慎易损伤血管、神经。为提高置钉精确性，我院将 O-arm 三维导航技术与后路微创矫形手术相结合，术中在导航下实时精确定位椎弓根螺钉位置，实现准确置钉。我院在一项研究中，导航下共置入 66 枚椎弓根螺钉，置钉精确性为 84.9%，与既往文献相比处于较高水平。在 14.5% 的破壁螺钉中，多数螺钉为 1 级或 2 级破壁，且未发生高危置钉病例。

　　3. 注意事项

　　（1）术中注意事项：

　　1）确保清新的手术视野：因操作空间狭小，误伤肌肉及咬除关节突关节时出血可增加手术的难度。明确出血原因，采用有效的止血方式，如双极电凝、吸收性明胶海绵填塞、骨蜡等。

　　2）椎弓根螺钉的选择：微创脊柱手术常涉及不同种类的椎弓根螺钉，如万向螺钉、单平面钉、单轴螺钉及可连接外置套筒的微创钉。准确使用

螺钉可获得更好的畸形矫正效果，也减少了手术时间。

　　3）置棒：放置预弯棒过程中必须不断用手感触前行棒的位置，确保其行经的路线准确。

　　（2）术后并发症处理：微创脊柱侧弯矫形手术其并发症及处理：①出血：术中碰到出血时，手术者需保持镇静，可先用吸引器将出血吸干净，然后用电刀止血或小块吸收性明胶海绵压迫止血。也可适当应用一些止血药物；②疼痛：术后患者往往存在较为明显的疼痛，这可能与术中视野狭小及肌肉过度牵拉有关。Vitale 等研究证实术后应用非甾体抗炎药（NSAIDS）可有效缓解疼痛，然而 Glassman 等的研究则认为术后使用 NSAIDS 类药物可能会降低脊柱融合率，建议使用阿片类药物来控制术后顽固性疼痛；③术后融合不佳：如前所述，MISS 技术因为操作空间较小，相比传统的开放性手术而言，关节突显露不充分，关节突关节、关节囊咬除不彻底，植骨床制备不足等都在一定程度上降低了术后融合率。Mulconrey 及 Lenke 等报道在脊柱侧弯开放性后路矫形术中应用重组骨形态发生蛋白可减少此类并发症的发生。

　　（三）临床疗效

　　2012 年 11 月至 2014 年 3 月，我院共对 7 例 Lenke 5 型 AIS 患者实施后路微创矫形手术。研究发现平均手术时间为 4.4 小时，平均术中出血量仅为 225ml，术后即刻腰弯矫正率为 76.4%（70%~87.8%），胸弯自发矫正率为 57.6%（41.6%~67.8%），且矢状面畸形矫正明显；末次随访腰弯矫正率为 74.7%（64%~83.7%），腰弯矫正丢失率仅 1.9%（-4.5%~6%），胸弯自发矫正率为 55.5%（44.4%~71.4%），其他影像学指标维持稳定。同时无 1 例发生神经并发症，无切口感染、内固定松动断裂等并发症。与传统开放手术相比，后路微创矫形可获得相同的冠、矢状面矫形疗效。以上研究结果表明，后路微创矫形不仅切口小、对组织创伤少，且术中出血少，冠、矢状面畸形矫正明显，是治疗脊柱侧弯的可行技术（图 20-15）。

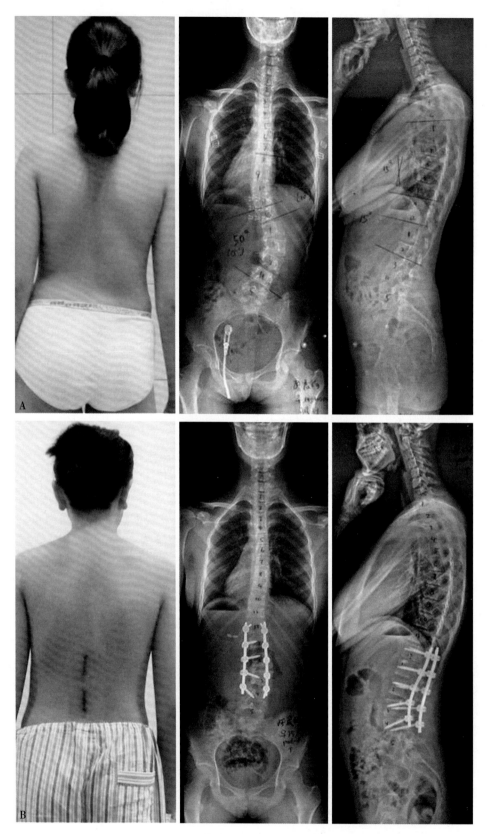

图 20-15 患者,女,15 岁。青少年特发性脊柱侧凸

A. AIS Lenke5CN 型;B. 行后路微创 O-arm 加三维导航引导下选择性融合术后

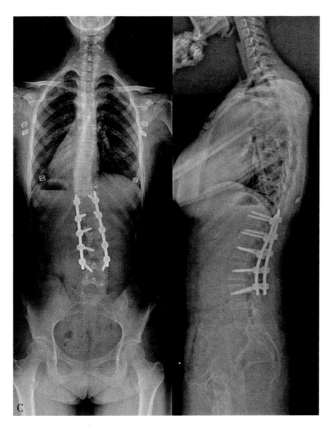

图 20-15(续) 患者,女,15 岁

C.术后 1 年冠状面和矢状面矫形满意

（邱勇）

第二节　退变性脊柱侧弯

一、概述

退行性腰椎侧弯（degenerative lumbar scoliosis, DLS）是好发于中老年人的常见脊柱畸形, Vanderpool 研究发现在平均年龄 61.4 岁的健康成人中,有 6% 的脊柱侧弯超过 7°,而在平均年龄 69.8 岁的骨质疏松患者中,有 36% 出现症状性侧弯。Schwab 等对伴有腰部不适症状的老年患者的站立位 X 线片研究后发现,超过 15% 的患者出现腰椎侧弯,且随着年龄增长发病率逐年增加。不同于青少年特发性脊柱侧弯（adolescent idiopathic scoliosis, AIS）, DLS 往往较为僵硬,且伴随骨质疏松,常规后路矫形手术容易失败,一直是脊柱外科领域的难点。随着椎弓根螺钉、脊柱截骨及椎间融合技术的发展, DLS 的矫形效果及远期疗效得到显著改善,逐渐成为近年来脊柱外科领域研究的热点。

（一）病因

DLS 病因尚不完全清楚,目前主流的观点认为:脊柱退变是促发 DLS 的主要因素。Grubb 认为,不对称的脊柱退行性变,包括椎间盘、椎体楔形变、关节突关节炎等在 DLS 发病中发挥重要作用。Sapkas 对无脊柱侧弯的成人随访最长 30 年,证实了脊柱退行性改变可以导致 DLS。Kobayashi 发现单侧骨赘 >5mm、单侧椎间盘高度减低 >20% 是导致 DLS 的高危因素。Bao 研究认为退行性脊柱侧弯冠状面失衡与椎间盘退变有关,在其另一项研究中认为椎体旋转性半脱位可能导致小关节的不对称退变。笔者对一组 DLS 患者进行脊柱 CT 三维重建,并测量主弯部分椎间隙高度,发现椎间隙的平均高度明显下降,且其与同一水平的椎体旋转明显相关。基于上述情况,笔者推测 DLS 发病起始于椎间盘不对称退变,出现腰椎侧弯。由于后柱小关节的阻挡,不能随前柱高度降低而短缩,导致前凸减小、后凸加重,重心前移,矢状面失衡。双侧椎小关节不对称性退变、滑脱,导致椎体发生旋转。因此,退行性脊柱侧弯最后发生了冠状面、矢状面及水平面三个维度的失衡。

(二)矢状面平衡

脊柱-骨盆-下肢是一个整体,其各自通过复杂的代偿,维持着人体总的平衡。Dubousset 最早曾提出了经济圆锥(conus of economy)的概念,用以描述矢状面平衡在维持姿势和躯体稳定性中的作用。他将人体描绘为以足部为支点的倒圆锥型,当人体中心垂直落在支点上时,可以达到不需外力维持的平衡状态;如果中心落于圆锥内其他地方,则需要消耗能量以维持人体的平衡状态,即代偿状态;如果落于圆锥外,就不能平衡。以后对脊柱矢状位平衡问题的研究逐渐深入,并引入骨盆投射角(pelvic incidence,PI)、骶骨倾角(sacral slope,SS)、骨盆倾斜角(pelvic tilt,PT)、腰椎前凸(lumbar lordosis,LL)等概念。1994 年,Jackson 以 C_7 铅垂线作为矢状面轴(sagittal vertical axis,SVA)来评价脊柱矢状面平衡状态,认为 SVA 落于 S_1 后上角为脊柱平衡状态,SVA 位于 S_1 前方为正代偿,反之,SVA 落于 S_1 后方为负代偿,如果 SVA 距离 S_1 后上角超过 2.5cm 则为失代偿。但 Frank 建议将 SVA 距离 S_1 后上角超过 5cm 作为脊柱矢状位失衡的标准。2003 年,Roussouly 证明了 PI=PT+SS (图 20-16)。2011 年,其进一步提出了依照 PI 将骨盆分为 4 种类型,用以预测脊柱的退变。Mac-Thiong 进一步引入了脊柱骶骨角(spino-sacral angle,SSA)、脊柱倾斜度(spinal tilt,ST)、脊柱骨盆

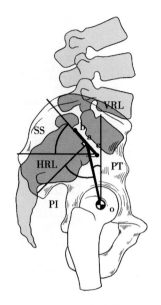

图 20-16　PT、PI、SS 等参数,PI=PT+SS

倾斜度(spino-pelvic tilt,SPT)等,并证明正常人的 ST 大约等于 91°,SSA=ST+SS(图 20-17)。

(三)分型

不同于青少年特发性脊柱侧弯,成人脊柱侧弯较为僵硬,椎间隙退变及椎体边缘的骨质增生明显,顶椎的位置、脊柱的代偿等均有明显的区别。因此,使用 King 或 Lenke 分型没有明显的指导意义。

2001 年,Simmons 根据椎体的旋转程度将成人脊柱侧弯分为 2 型,Ⅰ型很少伴有椎体的旋转或程度很轻,治疗时仅需要短节段固定;Ⅱ型伴有椎体的明显旋转,治疗是需要进行长节段的固定并纠正椎体旋转。

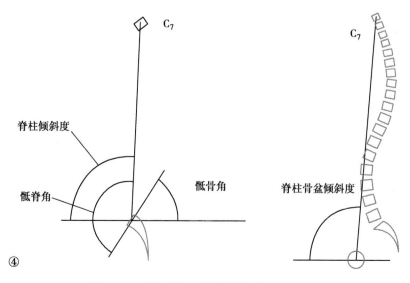

图 20-17　SSA、ST、SPT 等参数,SSA=ST+SS

2005 年,Aebi 将成人脊柱侧弯分为 3 型,其中,Ⅰ型为成人退行性脊柱侧弯,Ⅱ型为特发性脊柱侧弯成人后继续进展的类型,Ⅲ型为继发性成人脊柱侧弯,其再被细分为 2 个亚型,Ⅲa 型为神经肌肉疾病或骨盆外疾病不平衡而造成的继发性脊柱侧弯,如双下肢不等长造成骨盆倾斜而导致的脊柱侧弯等;Ⅲb 型为代谢性疾病继发的脊柱侧弯,如骨质疏松引发的脊柱侧弯(表 20-1)。

表 20-1　Aebi 分型

分型	侧弯特点	病因	脊柱内症状	脊柱外症状
Ⅰ	原发性退行性侧弯(De novo 病)	椎间盘及关节突的不平衡退变	+	
Ⅱ	青少年特发性脊柱侧弯继续进展	机械性或骨性因素导致的脊柱退变引起儿童或青少年侧弯继续进展	+	?
Ⅲa	继发性成人脊柱侧弯	神经肌肉疾病 先天性因素 双下肢不等长导致骨盆倾斜 继发于髋关节病变的脊柱改变 腰骶移形椎的解剖变异	+	+
Ⅲb	继发于骨病的成人侧弯	骨质疏松等	+	+

2007 年,Ploumis 在 Simmons 分型的基础上,将矢状面的平衡融入成人脊柱侧弯的分型中,将成人脊柱侧弯分为 3 型:Ⅰ型:无或轻度椎体旋转;Ⅱ型:旋转性椎体滑脱伴节段性旋转移位;Ⅲ型:旋转性滑脱、冠状位顶椎移位 >4cm、矢状位失平衡 >2cm,其中,Ⅲ型根据患者症状进一步被分为 3 个亚型:ⅢA 腰背痛无肢体放射、ⅢB 腰背痛伴源于腰骶代偿性侧弯的坐骨神经痛、ⅢC 腰背痛联合源于主弯的股部疼痛(表 20-2)。

2012 年,脊柱侧弯研究会(scoliosis research society,SRS)根据冠状面侧弯的类型、矢状面失衡的程度等,由 Schwab 等重新制定了新型的成人脊柱侧弯分型系统,即 SRS-Schwab 分型。在冠状面上分为 4 型:T:胸弯为主,腰弯小于 30°;L:胸腰弯或腰弯为主,胸弯 <30°;D:双主弯,胸弯及胸腰弯或腰弯均 >30°;N:无主要冠状面畸形,冠状面所

表 20-2　Ploumis 分型

分型	描述
Ⅰ型	轻度或没有椎体旋转
Ⅱ型	旋转、滑脱(节段间的旋转或平移)
Ⅲ型	旋转、滑脱伴有冠状位结构性改变(脊柱偏离 C_7 铅垂线大于 4 厘米)或矢状面正失衡(C_7 铅垂线与骶骨前角的间距大于 2 厘米)
A	腰背痛不伴有根性症状
B	腰骶弯引发的坐骨神经痛伴或不伴有背痛
C	主弯引起的股前疼痛伴或不伴有背痛

有弯曲均 <30°。在矢状面上从 3 个方面描述:PI 减去 LL 的角度(PI-LL)、矢状面失平衡状态(SVA)及骨盆倾斜度(PT)。首先,PI-LL 一般 <10°,将其设定为"0";若 PI-LL 在 10°~20° 之间,将其设定为"+";若 PI-LL>20° 将其设定为"++"。其次,骶骨后上角到 C_7PL 的距离若小于 40mm,设为"0";若其在 40~95mm 之间,设为"+";若其 >95mm,设为"++"。第三,PT 是评估脊柱矢状面畸形的关键参数,也可作为指导手术的关键指标之一,因为在矢状面失平衡状态(SVA)相似的情况下,PT 较大者,骨盆后倾明显,术后具有更大的失效风险,因此,需要更多的术后矫形或截骨治疗,以降低手术固定失效的风险。当 PT<20° 时,设定其为"0";当 PT 在 20°~30° 之间时,设定其为"+";当 PT>30° 时,设定其为"++"(表 20-3)。

表 20-3　SRS-Schwab 分型

冠状面侧弯的类型	矢状面畸形
T:胸弯为主	PI-LL
腰弯 <30°	0:<10°
	+:10~20°
L:胸腰弯或腰弯为主	++:>20°
胸弯 <30°	矢状面失平衡状态(SVA)
	0:<40mm
D:双主弯	+:40~95mm
胸弯及胸腰弯或腰弯均 >30°	++:>95mm
	骨盆倾斜度(PT)
N:无主要冠状面畸形	0:<20°
冠状面所有弯曲均 <30°	+:20~30°
	++:>30°

注:SRS 分型综合考虑了脊柱的冠状面及矢状面的畸形,以及矢状面失衡的状态,对临床指导意义较大。

对一例成人脊柱畸形的描述应该包括"冠状面分型；PI-LL，SVA，PT，例如："L；0，+，++""。

（四）治疗

对 DLS 的治疗方式仍然存在大量的争议。对于大部分 DLS 患者，保守治疗或药物治疗能够有效缓解病情。但对于存在神经根性症状以及由于脊柱不稳定造成的轴性症状严重的患者，手术是解决问题的必要方法。尽管单纯减压治疗可以取得一定的优良结果，但是，鉴于 DLS 严重的脊柱畸形、失平衡，多数学者仍然建议使用内固定以重建脊柱的平衡和稳定。Transfeldt 对比研究了单纯减压、短节段融合、长节段融合三种方式治疗 DLS 的临床疗效，认为三种方法均可有效治疗 DLS，但也均有缺陷存在。Wang 等对 DLS 的外科治疗进行了荟萃分析，得出结论：手术是治疗 DLS 的有效手段，能够显著改善 DLS 患者的生活质量，应当严格 DLS 的手术适应证，但是，该文章并没有明确各种手术方法的应用条件。

2010 年，Silva 和 Lenke 根据患者症状特点及严重程度，从神经根性症状、腰背痛、脊柱前缘骨赘、椎体滑脱（矢状位和冠状位）、冠状位 Cobb 角、腰椎后凸、矢状面失衡 7 个方面将成人脊柱侧弯分为包括非手术治疗在内的 7 个等级，并对不同等级的成人脊柱侧弯给予了相应的治疗建议（表 20-4）。

对于冠状面 Cobb 角 <30°，仅有轻微神经根性症状或背痛的患者，建议给予非手术治疗。对于需要进行手术治疗的患者，根据临床表现分为 6 级。其中，冠状面 Cobb 角 <30° 者为Ⅰ、Ⅱ级，如果存在明显神经根性疼痛，但无严重背痛，定为Ⅰ级，治疗上仅需要进行症状节段后路减压，不需要进行固定、融合；如果既存在神经根性疼痛，也存在顽固性背痛，则定为Ⅱ级，治疗上建议进行症状

节段减压，并行短节段或单节段后路固定、融合。冠状面 Cobb 角 >30°，但脊柱矢状面无明显失衡者，为Ⅲ、Ⅳ级。如果无明显腰椎后凸，则定义为Ⅲ级，治疗上建议对症状节段减压，并矫正腰段侧弯，并行侧弯矫形部分短节段后路固定融合。如果存在明显腰椎后凸，则被定义为Ⅳ级，治疗上，除进行症状节段减压、腰弯矫形外，还需要进行前后方的固定融合，以矫正腰椎后凸畸形。冠状面 Cobb 角 >30°，同时，脊柱矢状面存在明显失衡者，为Ⅴ、Ⅵ级。如果矢状面失衡可以通过体位得到矫正，为弹性失衡，则被定义为Ⅴ级，治疗上除症状节段减压外，考虑包括胸椎在内的广泛的融合固定，以矫正脊柱矢状面失衡。如果脊柱矢状面失衡不能被体位所矫正，为僵硬性失衡或节段性自发融合，在上述治疗的基础上，还需要加特定畸形节段的截骨等治疗。

Lenke 与 Silva 提出了上述的治疗建议中，将患者的 7 个主要症状与表现作为需要加以解决的主要问题，尤其强调了矢状位平衡、腰椎前凸的恢复及椎体滑移及不稳定的解决，具有一定的先进性。但是，他们只是在治疗原则上给出了规范，对于严重的 DLS 畸形，固定、融合的范围如何确定？并未明确。而这是一个一直困扰学界的问题。Bao 研究认为下位固定椎体（LIV）邻近间隙退变与矢状面平衡显著相关，因此，建议非选择固定腰骶椎。韦锋主译的 AAOS 脊柱外科学建议 LIV 应当固定在 S_1，必要时，可以联合髂腰固定，以防止 $L_5 \sim S_1$ 椎间隙的退变。但是，髂腰固定具有较高的并发症及不融合率。Berven 认为 LIV 固定在 L_5 并不明显增加 $L_5 \sim S_1$ 间隙的退变及增加翻修率。Bridwell 也建议如果不存在 $L_5 \sim S_1$ 明显退变，应当尽量保留 $L_5 \sim S_1$ 的活动度。最近，Koller 以 LIV 终板平面与水平面的夹角定义为 LIV-take-off angle

表 20-4 Lenke-Silva 成人脊柱侧弯分级

症状	非手术治疗	Ⅰ级	Ⅱ级	Ⅲ级	Ⅳ级	Ⅴ级	Ⅵ级
根性症状	轻微	+	+	+	+	+	+
背痛	轻微	轻微	+/-	+	+	+	+
前方骨赘	+	+	-	-	-	-	-
滑脱	-	-	-	+	+	+	+
冠状位 Cobb 角 <30°				+	+	+	+
腰椎后凸	-	-	-	-	+	+	+
矢状面失衡	-	-	-	-	-	+（弹性）	+（僵硬/融合）

（LIV-TO），发现术前 LIV-TO 及 Bending 片上的 LIV-TO 对于预测术后邻近椎间隙退变（ASD）十分敏感，试图对是否固定 L_5~S_1 间隙给予一个判断依据。上位固定椎体（UIV）的争论相对少些，Kim 研究认为 UIV 固定在 T_9、T_{11}、L_1 并没有明显的复发率及脊柱 Cobb 角的丢失。但是，目前主流的观点认为，UIV 应当避免固定在胸腰椎的交界区。

矢状面平衡的恢复对于治疗 DLS 起到至关重要的作用。Korovessis 研究认为，术后矢状面平衡的恢复与术后腰腿痛及手术失败的直接相关。为了增加腰椎矢状面平衡的矫形效果，学者曾经采用前路松解的办法。但是，Kim 认为附加前路松解并不能增加矢状位平衡的改善效果。Cecchinato 分析了 DLS 畸形的特点，使用 PSO 截骨的方法有效增加了脊柱矢状位平衡矫形的效果。Rousseau 同样报道了 PSO 对于 DLS 术后矢状位再平衡起到良好的效果。随着理论研究的深入及手术技术的提高，DLS 的手术效果进步明显。Boulay 研究了 PI 与 LL 之间的关系，试图预测术后 LL。而 Schwab 则建议将 SVA<50mm、PT<20°、LL=PI+9° 作为术后脊柱矢状面平衡的要求。

笔者认为，尽管对于 DLS 的诸多研究，因为研究对象的差异，得出的结论亦不相同，甚至相互矛盾，但总的趋势是逐渐趋同。对 DLS 的治疗建议可以大体归纳为：保守治疗、单纯减压、短节段融合及长节段固定等诸多方法均可能是治疗 DLS 的有效方法，应当根据疾病的分型及特点选择使用；LIV 的选择应当尊重稳定的原则，根据 SVA 及 LIV-TO 等参数甄别、选择，必要时，需要腰骶固定；UIV 应当避免固定在胸腰椎的交界区，以避免交界区退变；矢状面平衡对于 DLS 手术治疗至关重要，应力求 SVA 位于平衡区，否则，极易造成术后再度失稳、固定失败，恢复和抬高椎间隙高度，及脊柱截骨是恢复矢状位平衡的重要手段。

（五）微创方法治疗 DLS 的优势及进展

DLS 是脊柱的三维畸形，其发生与椎间盘退变、不对称的高度降低有较强的相关性。因此，在考虑恢复脊柱矢状位平衡时，应当考虑恢复椎间隙高度的作用。前柱高度恢复可以有效减小脊柱后凸，并减小后柱矫正 LL 的阻力，减小或避免脊柱截骨。

DLS 产生症状的主要原因主要有两个方面：神经卡压引发的根性症状和脊柱不稳定引发的轴性症状。前一方面主要是由于 DLS 椎间盘退变、突出，侧隐窝骨质增生、狭窄，椎间孔狭窄等直接卡压相应神经根，造成神经根的损伤引发。后一方面则主要是由于 DLS 脊柱失稳，两侧椎间隙不对称狭窄、小关节及椎体边缘撞击，引发骨性关节炎、骨质增生等，而冠状面不对称及矢状面失衡，使后柱的棘旁肌疲劳，上述诸多因素引发腰痛。

Oliveira 研究发现，XLIF 术后椎间隙高度平均可以增加 10mm，较术前增加 41.9%，椎间孔高度增加 13.5%，椎间孔面积增加 24.7%，中央管直径增加 33.1%，从而，有效缓解患者根性及轴性症状。后来，其研究组单纯使用 XLIF 手术治疗 DLS 使得冠状位 Cobb 角从 21° 减小到 12°，LL 从 33° 增加到 41°，SS 从 28° 增加到 35°，融合率为 84%，有效矫正了 DLS 冠状位及矢状位的畸形，并有效减轻患者术前症状。由于单独使用 XLIF 技术矫正脊柱畸形仍然残留较大畸形，Acosta 联合经皮椎弓根钉对 DLS 进一步矫形，使得矫形效果大为改善，冠状位 Cobb 角从 21.4° 减小到 9.7°，LL 由 –8.2° 增加为 46.2°，VAS 评分由 7.7 降至 2.9，症状明显好转。

由于髂嵴阻挡，XLIF 手术难以处理 L_5~S_1 椎间隙，而很多时候，为改善矢状面平衡需要固定在 S_1 甚至髂骨，Anand 联合使用 XLIF、经皮椎弓根钉置钉术、经皮前路腰骶椎轴向椎间融合术（axial lumbar interbody fusion，axial -LIF）等微创技术治疗 DLS，取得与开放矫形手术相似的结果，但出血量更少，并发症更少，并可获得更为优良的多维矫形率。Castellvi 用同样的方法治疗 DLS 并观察到左右侧椎间孔及中央椎管面积术后均得到有效扩大，在随访期内，并持续扩大；随访未见椎间高度丢失；VAS 评分及 ODI 指数也有效缓解。

对于 DLS 而言，XLIF 具有诸多优势：①椎间盘处理充分，前路松解彻底，椎间融合器巨大，融合面积大，因此椎间稳定，容易恢复椎间隙高度及使得椎间隙两侧相对平衡，扩大的终板接触面积，减小终板的直接压力，不易发生切割沉降进入椎体；②椎间隙高度的恢复，使得前柱抬高的同时部分矫正脊柱的前凸，平行抬高后柱，缓解了后柱关节突关节的挤压和撞击，椎间隙两侧的高度恢复一致，有效地矫正了冠状面畸形，且有效地去除了椎体的旋转；③椎间隙高度恢复后，上下椎弓根分离，椎间孔面积增加，向上挤压的上关节突下移，从而缓解了对出行神经根的挤压，随着冠状面畸形的矫正，凹侧侧隐窝的骨质增生向外移动，缓解了对行走神经根的挤压，中央椎管、椎间孔容积的增加缓解了患者椎管狭窄的症状，以上诸因素使得 XLIF 治疗 DLS 能够取得良好的效果。

经皮椎弓根螺钉技术在最小的创伤下，对充分松解的脊柱附加固定，增加冠状面矫形效果。由于椎间隙抬高后，后柱相对松解，恢复腰椎前凸减小的阻力，有利于矢状位平衡的恢复，因而，可以减少脊柱截骨的使用。固定后，脊柱恢复稳定，缓解了由于脊柱不稳定产生的关节突及椎体的撞击而产生的机械性疼痛。

随着微创脊柱外科技术的发展及成熟，其适应证不断得到扩展。笔者认为，微创技术凭借其创伤轻微、康复迅速的优势，必将在广阔的脊柱外科领域得到应用；联合使用多种微创技术，将使其应用领域得到有效的扩展。

二、手术适应证

1. 非手术治疗无效的腰背部疼痛；
2. 顽固性神经根疼痛和神经功能障碍；
3. 继发于冠状面和矢状面失衡的肌肉劳损；
4. 进展性侧凸，侧凸进展每年超过 10°，尤其是伴有顶椎旋转、椎体侧方移位超过 3mm，>50° 的胸椎侧凸，>40° 的腰椎侧凸或短节段锐性侧凸；
5. 继发于脊柱畸形的肺功能障碍及严重的脊柱畸形。

三、临床疗效

Flouzat-Lachaniette 等评价了微创前路椎体间融合术（ALIF）治疗 47 例成年人退行性脊柱侧弯的中期临床疗效。患者的术后评价随访期为 3 年（1~10 年）。与术前相比，末次随访时的腰痛 VAS 评分、腿痛 VAS 评分及 ODI 指数均明显改善，其中 74% 的患者 ODI 指数降低超过 20 分；6 例（12.7%）出现手术相关并发症（其中 5 例为主要并发症，1 例为次要并发症），13 例（27.7%）出现围术期并发症（其中 2 例为主要并发症，11 例为次要并发症），未出现死亡病例；9 例（19.1%）在术后平均 2 年产生邻近节段退变，其中 4 例出现症状，药物保守治疗后均明显缓解；46 例（97.9%）获得了骨性椎间融合；手术达到了 Cobb 角的显著减少，以及骨盆参数及腰椎前凸的改善。

Scheer 等比较了凹侧及凸侧腰大肌入路椎体间融合术治疗胸腰椎退行性脊柱侧弯的临床疗效。共纳入 32 例（17 例为凹侧入路，15 例为凸侧入路），术后平均随访 17 个月；术后总共 8 例（25%）出现神经并发症，其中 6 例（35.3%）发生在凹侧入路（4 例为入路侧同侧症状，2 例为入路侧对侧症状），2 例（13.3%）发生在凸侧入路（1 例为入路侧同侧症状，1 例为双侧症状），差异有统计学意义；所有患者局部性（T_{2-12} 及 $L_1~S_1$）及节段性的 Cobb 角均显著减少（除 T_{11-12} 节段之外），且两组间的影像学指标（骨盆倾斜角、骨盆入射角、腰椎前凸角、胸椎后凸角等）均无统计学差异。

Khajavi 等随访了 21 例采用极外侧腰大肌入路椎体间融合术治疗的退行性脊柱侧弯患者，术后随访期至少 12 个月。末次随访时，ODI 功能障碍指数从术前的 48.4 降低为 24.4（下降幅度为 50%），腰痛 VAS 评分从 7.0 分降低至 2.9 分（下降幅度为 59%），腿痛 VAS 评分从 5.6 分降低至 3.3 分（下降幅度为 41%），SF-36 体力状态评分从 28.0 分提高至 39.6 分（升高比例为 41%），SF-36 精神状态评分从 42.2 分提高至 49.8 分（升高比例为 18%），上述指标均具有统计学差异；侧凸 Cobb 角从 27.7° 矫正至 16.6°，腰椎前凸从 −31.8° 提高至 −44.0°，椎间隙高度从 5.7mm 增加至 11.6mm，节段性前凸从 11.6° 改善至 17.2°（改善幅度为 48%），椎间孔高度从 16.4mm 增加至 21.7mm；患者对手术效果的满意度为 100%，并愿意再次接受相同手术。

Castro 等采用了极外侧腰大肌入路椎体间融合术对 35 例退行性侧弯患者进行了治疗，术后随访期为 24 个月。与术前相比，末次随访时腰痛 VAS 平均分从 85 分下降至 27 分，腿痛 VAS 平均分从 91 分降低至 24 分，ODI 指数从 51 改善至 29；侧凸 Cobb 角从 21° 下降至 12°，腰椎前凸从 33° 提升至 41°，骶骨倾斜角从 28° 增加至 35°，上述指标均具有统计学差异；84% 的患者获得骨性椎间融合；但 10 例（29%）出现融合器下沉，其中 3 例（9%）需翻修手术治疗。

Caputo 等对 30 例退行性侧弯患者采用了极外侧入路椎体间融合术进行治疗，术后随访期为 14.3 个月。与术前相比，末次随访时侧凸 Cobb 角从 20.2° 降低至 5.6°；顶椎位移从 23.6mm 降低至 9.5mm；节段性前凸从 9.2° 增加至 10.1°；脊柱整体前凸从 43.5° 增加至 48.5°；椎间隙高度从 4.8mm 增加至 10.4mm；椎间孔高度及宽度分别从 11.1mm、12.1mm 增加至 20.0mm、13.0mm；骨性融合率为 88.2%；但 8 例（26.6%）出现围术期并发症，包括侧方切口疝、前纵韧带破裂、切口愈合不佳、椎弓根骨折、椎间不融合、心血管系统并发症。

Phillips 等完成了一个前瞻性、多中心的临床研究,对 107 例成年退行性侧弯患者采用了极外侧入路椎体间融合术进行治疗,术后随访期为 24 个月。平均每例患者接受 3 个节段手术;与术前相比,术后侧凸 Cobb 角从 20.9° 减少至 15.2°,末次随访时腰椎前凸从 27.7° 改善至 33.6°,同时 ODI 指数、腰痛 VAS 评分、腿痛 VAS 评分、SF-36 体力状态评分及精神状态评分均明显改善($P<0.001$);85% 的患者对手术疗效满意,并且愿意再次接受相同手术。

Isaacs 等设计了一个前瞻性、多中心的临床研究,对 107 例成年退行性侧弯患者采用了极外侧入路椎体间融合术进行治疗。对于采用极外侧入路单纯置入椎间融合器或辅以经皮内固定的患者,术后出现一个或一个以上并发症的发生率为 9.0%,但对于辅以开放后路内固定的患者,术后出现相似并发症的发生率高达 20.7%,且早期需翻修手术的患者均与辅以开放后路内固定手术相关。

Dakwar 等应用极外侧入路椎体间融合术对 25 例退行性侧弯患者进行了手术治疗,术后平均随访期为 11 个月(3~20 个月)。与术前相比,末次随访时 VAS 评分由 8.1 分降至 2.4 分,平均降低幅度为 5.7 分;ODI 指数由 53.6 降低至 29.9,平均降低程度为 23.7;基于术后 6 个月的过伸过屈位片或 CT 影像,20 例术后随访 >6 个月的患者均获得良好的骨性椎间融合。共发生 6 例围术期并发症,发生率为 24%,其中包括:入路侧大腿前方一过性麻木(3 例)、椎间融合期下沉(1 例)、内固定失败及横纹肌溶解症(1 例)。

(张西峰 戎利民)

参考文献

[1] Newton PO, Upasani VV, Lhamby J, et al. Surgical treatment of main thoracic scoliosis with thoracoscopic anterior instrumentation. Surgical technique. J Bone Joint Surg Am, 2009, 91 Suppl 2:233-248.

[2] Niemeyer T, Freeman BJC, Grevitt MP, et al. Anterior thoracoscopic surgery followed by posterior instrumentation and fusion in spinal deformity. Eur Spine J, 2000, 9(6):499-504.

[3] Picetti GD 3rd, Pang D, Bueff HU. Thoracoscopic techniques for the treatment of scoliosis:early results in procedure development. Neurosurgery, 2002, 51(4):978-984.

[4] Newton PO, Shea KG, Granlund KF. Defining the pediatric spinal thoracoscopy learning curve:sixty-five consecutive cases. Spine, 2000, 25(8):1028-1035.

[5] Early SD, Newton PO, White KK, et al. The feasibility of anterior thoracoscopic spine surgery in children under 30 kilograms. Spine, 2002, 27(21):2368-2373.

[6] Sucato DJ, Welch RD, Pierce B, et al. Thoracoscopic discectomy and fusion in an animal model:safe and effective when segmental blood vessels are spared. Spine, 2002, 27(8):880-886.

[7] 邱勇, 凌为其, 沈勤, 等. 节段性血管阻断对脊髓传导功能的影响. 中国脊柱脊髓杂志, 2002, 12(4):258-260.

[8] Nakagawa Y, Tamaki T, Tamada H, et al. Discrepancy between decreases in the amplitude of compound muscle action potential and loss of motor function caused by ischemic and compressive insults to the spinal cord. J Orthop Sci, 2002, 7(1):102-110.

[9] Dong CC, Macdonald DB, Janusz MT. Intraoperative spinal cord monitoring during descending thoracic and thoracoabdominal aneurysm surgery. Ann Thorac Surg, 2002, 74(5):S1873-S1876.

[10] 邱勇, 吴亮, 王斌, 等. 特发性胸椎侧弯胸腔镜下前路矫形与开放小切口前路矫形的疗效比较. 中华外科杂志, 2004, 42(21):1284-1287.

[11] Newton PO, Upasani VV, Lhamby J, et al. Surgical treatment of main thoracic scoliosis with thoracoscopic anterior instrumentation. a five-year follow-up study. J Bone Joint Surg Am, 2008, 90(10):2077-2089.

[12] Lee CS, Park SJ, Chung SS, et al. A comparative study between thoracoscopic surgery and posterior surgery using all-pedicle-screw constructs in the treatment of adolescent idiopathic scoliosis. J Spinal Disord Tech, 2013, 26(6):325-333.

[13] Betz RR, Harms J, Clements DH, 3rd, et al. Comparison of anterior and posterior instrumentation for correction of adolescent thoracic idiopathic scoliosis. Spine, 1999, 24(3):225-239.

[14] Dakwar E, Cardona RF, Smith DA, et al. Early outcomes and safety of the minimally invasive, lateral retroperitoneal transpsoas approach for adult degenerative scoliosis. Neurosurg Focus, 2010, 28(3):E8.

[15] Anand N, Rosemann R, Khalsa B, et al. Mid-term to long-term clinical and functional outcomes of minimally invasive correction and fusion for adults with scoliosis. Neurosurg Focus, 2010; 28(3):E6.

[16] Mundis GM, Akbarnia BA, Phillips FM. Adult deformity correction through minimally invasive lateral approach

techniques. Spine 2010；35（26 Suppl）：S312-S321.

[17] Sarwahi V，Wollowick AL，Sugarman EP，et al. Minimally invasive scoliosis surgery：an innovative technique in patients with adolescent idiopathic scoliosis. Scoliosis，2011，6（1）：1-10.

[18] Vanderpool DW. Scoliosis in the elderly. JBJS，1969，51（3）：446-455.

[19] Schwab F，Dubey A，PagalaM，et al. Adult scoliosis：a health assessment analysisby SF-36. Spine，2003，28（6）：602-606.

[20] Grubb SA，Lipscomb HJ. Diagnostic findings in painful adult scoliosis. Spine，1992，17（5）：518-527.

[21] Sapkas G，Efstathiou P，Badekas AT，et al. Radiological parameters associated with the evolution of degenerative scoliosis. Bull Hosp Jt Dis. 1996，55（1）：40-45.

[22] KobayashiT，Atsuta Y，TakemitsuM，et al. A prospective study of de novoscoliosis in a community based cohort. Spine，2006，31（2）：178-182.

[23] Bao H，Zhu F，Qiu Y，et al. Coronal curvature and spinal imbalance in degenerative lumbar scoliosis：disc degeneration is associated. Spine. 2014，39（24）：E1441-1447.

[24] Bao H，Zhu F，Liu Z，et al. Vertebral rotatory subluxation in degenerative scoliosis：facet joint tropism is related. Spine. 2014，39（26）：B45-51.

[25] Dubousset J. Three-dimensional analysis of the scoloitic deformity. Pediatic Spine：Principle and Practice. New York：Raven Press，1994.

[26] Jackson RP，McManus AC. Radiographic analysis of sagittal plane alignment and balance in standing volunteers and patients with low back pain matched for age，sex，and size. A prospective controlled clinical study. Spine，1994，19（14）：1611-1618.

[27] Frank S，Ashish P，Benjamin U，et al. Adult spinal deformitypostoperative standing imbalance. Spine，2010，35（25）：2224-2231.

[28] Roussouly P，Berthonnaud E，Dimnet J. Geometrical andmechanical analysis of lumbar lordosis in an asymptomaticpopulation：proposed classification. Rev Chir Orthop ReparatriceAppar Mot，2003，89（7）：632-639.

[29] Roussouly P. Biomechanical analysis of the spino-pelvic organizationand adaptation in pathology. Eur Spine J，2011，20（5）：S609-S618.

[30] Mac-ThiongJM，Roussouly P，Berthonnaud E，et al. Sagittalparameters of global spinal balance：normative values from aprospective cohort of seven hundred nine Caucasianasymptomatic adults. Spine，2010，35（22）：E1193-E1198.

[31] Simmons ED. Surgical treatment of patientswith lumbar spinal stenosis with associated scoliosis. Clin Orthop RelatRes，2001，3（384）：45-53.

[32] AebiM. The adult scoliosis. EurSpine J，2005，14（10）：925-948.

[33] Ploumis A，Transfledt EE，DenisF. Degenerative lumbar scoliosis associated withspinal stenosis. Spine，2007，7（4）：428-436.

[34] Schwab F，Ungar B，Blondel B. Scoliosis Research Society--Schwab Adult Spinal Deformity Classifi cation. Spine，37（12）：1077-1082.

[35] Transfeldt EE，Topp R，Mehbod AA，et al. Surgical outcomes of decompression，decompression with limited fusion，and decompression with full curve fusion for degenerative scoliosis with radiculopathy. Spine，2010，35（20）：1872-1875.

[36] Wang G，Hu J，Liu X，et al. Surgical treatments for degenerative lumbar scoliosis：a meta analysis. Eur Spine J，2015，24（8）：1792-1799.

[37] Silva FE，Lenke LG. Adult degenerative scoliosis：evaluation and management. Neurosurg Focus，2010，28（3）：E1-10.

[38] 韦锋（译）. 美国骨科医师协会 - 脊柱外科学 . 北京：北京大学医学出版社，2013.

[39] Islam NC，Wood KB，Transfeldt EE，et al. Extension of fusions to the pelvis in idiopathic scoliosis. Spine，2001，26（2）：166-173.

[40] Berven SH，Deviren V，Mitchell B，et al. Operative management of degenerative scoliosis：an evidence-based approach to surgical strategies based on clinical and radiographic outcomes. Neurosurg Clin N Am，2007，18（2）：261-272.

[41] Bridwell KH，Edwards CC，Lenke LG. The pros and cons to saving the L5-S1 motion segment in a long scoliosis fusion construct. Spine，2003，28（20）：S234-242.

[42] Koller H，Pfanz C，Meier O，et al. Factors influencing radiographic and clinical outcomes in adult scoliosis surgery：a study of 448 European patients. Eur Spine J，2015，25（2）：532-548.

[43] Kim YJ，Bridwell KH，Lenke LG，et al. Is the T9，T11，or L1 the more reliable proximal level after adult lumbar or lumbosacral instrumented fusion to L5 or S1? Spine，2007，32（24）：2653-2661.

[44] Korovessis P，Repantis T，Papazisis Z，et al. Effect of sagittal spinal balance，levels of posterior instrumentation，and length of follow-up on low back pain in patients undergoing posterior decompression and instrumented fusion for degenerative lumbar spine disease：a multifactorial analysis. Spine，2010，35（8）：898-905.

［45］ Kostuik JP,Israel J,Hall JE. Scoliosis surgery in adults. Clin Orthop Rel Res,1973,93:225-234.

［46］ Ponder RC,Dickson JH,Harrington PR,et al. Results of Harrington instrumentationand fusion in the adult idiopathic scoliosis patient. J Bone JointSurg(Am), 1975,57:797-801.

［47］ Swank S,Lonstein JE,Moe JH,et al. Surgical treatment of adult scoliosis:areview of two hundred and twenty-two cases. J Bone Joint Surg(Am),1981,63:268-287.

［48］ Kim YB,Lenke LG,Kim YJ,et al. Surgical treatment of adult scoliosis:is anterior apical release and fusion necessary for the lumbar curve? Spine,2008,33(10): 1125-1132.

［49］ Cecchinato R,Berjano P,Aguirre MF,et al. Asymmetrical pedicle subtraction osteotomy in the lumbar spine in combined coronal and sagittal imbalance. Eur Spine J, 2015,24(suppl 1):S66-71.

［50］ Rousseau MA,Lazennec JY,Tassin JL,et al. Sagittal rebalancing of the pelvis and the thoracic spine after pedicle subtraction osteotomy at the lumbar level. J Spinal Disord Tech,2014,27(3):166-173.

［51］ Boulay C,Tardieu C,Hecquet J,et al. Sagittal alignmentof spine and pelvis regulated by pelvic incidence: standardvalues and prediction of lordosis. Eur Spine J, 2006,15(4):415-422.

［52］ Schwab F,Lafage V,Patel A,et al. Sagittal plane considerations and the pelvis in the adult patient. Spine, 2009,34(17):1828-1833.

［53］ Oliveira L,Marchi L,Coutinho E,et al. A radiographic assessment of the ability of the extreme lateral interbody fusion procedure to indirectly decompress the neural elements. Spine,2010,35(26 Suppl):S331-337.

［54］ Castro C,Oliveira L,Amaral R,et al. Is the lateral transpsoas approach feasible for the treatment of adult degenerative scoliosis? Clin Orthop Relat Res,2014,472 (6):1776-1783.

［55］ Acosta FL,Liu J,Slimack N,et al. Changes in coronal and sagittal plane alignment following minimally invasive direct lateral interbody fusion for the treatment of degenerative lumbar disease in adults:a radiographic study. J Neurosurg Spine,2011,15(1):92-96.

［56］ Anand N,Baron EM,Thaiyananthan G,et al. Minimally invasive multilevel percutaneous correction and fusion for adult lumbar degenerative scoliosis. J Spinal Disord Tech,2008,21(7):459-467.

［57］ Castellvi AE,Nienke TW,Marulanda GA,et al. Indirect decompression of lumbar stenosis with transpsoas interbody cages and percutaneous posterior instrumentation. Clin Orthop Relat Res,2014,472(6):1784-1791.

［58］ Flouzat-Lachanictte CH,Ratte L,Poignard A,et al. Minimally invasive anterior lumbar interbody fusion for adult degenerative scoliosis with 1 or 2 dislocated levels. J Neurosurg Spine,2015,23(6):739-746.

［59］ Scheer JK,Khanna R,Lopez AJ,et al. The concave versus convex approach for minimally invasive lateral lumbar interbody fusion for thoracolumbar degenerative scoliosis. J Clin Neurosci,2015,22(10):1588-1593.

［60］ Khajavi K,Shen AY. Two-year radiographic and clinical outcomes of a minimally invasive,lateral,transpsoas approach for anterior lumbar interbody fusion in the treatment of adult degenerative scoliosis. Eur Spine J, 2014,23(6):1215-1223.

［61］ Castro C,Oliveira L,Amaral R,et al. Is the lateral transpsoas approach feasible for the treatment of adult degenerative scoliosis? Clin Orthop Relat Res,2014,472 (6):1776-1783.

［62］ Caputo AM,Michael KW,Chapman TM,et al. Extreme lateral interbody fusion for the treatment of adult degenerative scoliosis. J Clin Neurosci,2013,20(11): 1558-1563.

［63］ Phillips FM,Isaacs RE,Rodgers WB,et al. Adult degenerative scoliosis treated with XLIF:clinical and radiographical results of a prospective multicenter study with 24-month follow-up. Spine,2013,38(21):1853- 1861.

［64］ Isaacs RE,Hyde J,Goodrich JA,et al. A prospective, nonrandomized,multicenter evaluation of extreme lateral interbody fusion for the treatment of adult degenerative scoliosis:perioperative outcomes and complications. Spine,2010,35(26 Suppl):S322-330.

［65］ Dakwar E,Cardona RF,Smith DA,et al. Early outcomes and safety of the minimally invasive,lateral retroperitoneal transpsoas approach for adult degenerative scoliosis. Neurosurg Focus,2010,28(3):E8.

第二十一章　脊柱感染性疾病

第一节　椎间盘炎的微创外科治疗

一、概述

椎间盘炎（discitis/disktis）是指各种病原微生物或各种物理、化学性刺激导致的椎间盘感染或椎间盘无菌性炎症。多发于腰椎间盘。由于椎间盘解剖的特异性，临床上对椎间盘炎患者病原学检查并非都为阳性，因此疾病的确切病因目前尚不十分清楚。

（一）病因

目前有三种学说：

1. 化脓性椎间盘炎　分为原发性和继发性。

2. 无菌性炎症　此类椎间盘炎与直接对椎间盘的物理和化学刺激有密切关系，一般找不到病原体，细菌培养均为阴性。

3. 免疫性炎症　Puranen 等提出椎间盘炎可能是自身免疫性炎症。椎间盘组织的胶原、糖蛋白具有自身抗原，淋巴细胞对其敏感性极高。纤维环破裂会激发体液免疫反应而致椎间盘炎的发生。

临床上较为常见的为化脓性椎间盘炎。其命名有椎间盘化脓性感染、化脓性椎间盘炎以及椎间隙感染等。椎间盘组织中，纤维环的血运较为丰富，而软骨板及髓核的血运较差，尤其是髓核，一旦感染容易形成经久不愈的感染，且静脉及口服抗生素治疗效果不佳。病程长、有自愈性趋向是其特点，尤其是无菌性炎症和免疫性炎症类。

Praser 等对椎间盘造影后发生椎间盘炎症的

患者取患处椎间盘组织做病理学检查，发现其病理变化以慢性炎症为主。

对于化脓性椎间盘炎一般分为原发性和继发性两种类型。

（二）原发性椎间盘炎

致病菌经血液循环进入椎间盘病变常为单发，也有多发。笔者于 20 年前曾为 1 例椎管狭窄患者行椎管成形术，手术未对椎间盘进行干预，术后第 2 天患者患化脓性扁桃体炎，术后 1 周出现剧烈腰痛，最后确诊为 L_{4-5} 椎间盘炎，经保守治疗 L_{4-5} 以破坏自发融合而痊愈，病程 3 个月。

细菌进入椎间内引发感染的途径有三：①经血液循环直接进入；②致病菌经血液循环进入终板下骨松质后再进入椎间盘；③细菌经肉芽组织的血液进入椎间盘，一般经 Baston 静脉进入椎间盘。

实验室细菌培养，金黄色葡萄球菌多见，一般症状较重，有明显脓液；但也有培养出细菌为不致病菌，症状虽重，但化脓不明显；也有真菌性椎间盘炎。多伴有口腔炎、慢性腹泻等症状。

原发性椎间盘炎根据年龄不同，可分为儿童型和成人型。儿童型 1~15 岁，临床表现多样，有的症状较轻，常见症状为背痛、跛行、肌肉痉挛，有呼吸道、胃肠道、耳或者泌尿系感染的前期表现。成人型发病缓慢，偶可急发。多数体温正常或低热，临床表现以下腰部疼痛为主，以痉挛性疼痛为其特点，大部分预后好，卧床休息或单纯抗生素治疗即可痊愈。

（三）继发性椎间盘炎

直接因素如手术、外伤、穿刺等原因，将细菌带入椎间盘引起椎间盘炎。化脓性椎间盘炎是一种严重的并发症,其发病率约在 0.73%~4%。尤其在开展 PLD(APLD)治疗后,此并发症有上升的趋势。

继发性椎间盘炎起病急,症状重,体温可达38.5℃以上,但也有低热或体温不高者。腰部痉挛性疼痛是其主要特点。患者拒动,尤其腰部活动出现剧烈痉挛性疼痛,甚至摇动病床或外界刺激都可诱发腰部剧痛。实验室检查,血常规白细胞可升高,尤其是血沉增快和 C 反应蛋白增高是其早期特点。此类椎间盘炎一般均要抗感染治疗,必要时用手术干预。

(四)椎间盘炎的诊断及鉴别诊断

不管原发性还是继发性椎间盘炎,其诊断要点应该是其典型的临床症状 + 特殊的实验室检查 + 阶段性影像学表现。

1. 典型的临床表现 患病区域的剧烈痉挛性疼痛,腰椎间盘发病率最高(也有颈椎及胸椎间盘的报道),以腰椎椎间盘为例:腰部术后(包括腰椎间盘介入手术或穿刺造影等)3~14 天内突发出现的剧烈疼痛,开始为钝痛,后可发展为痉挛性疼痛,不能翻身,不能挺腰,甚至不能受任何震动,否则可诱发严重的无法忍受的痉挛性疼痛,一般需用强止痛药剂或亚冬眠才能缓解痛苦。

2. 实验室检查

(1)白细胞:在化脓性椎间盘炎一般均有升高,但有部分患者白细胞在正常范围内。

(2)血沉(ESR)变化:是实验室检查中重要的观察指标,国内外许多学者都将血沉变化作为诊断椎间盘炎的一个重要依据。血沉在早期就出现明显增快,而且血沉的变化对疾病的发展及控制程度是一种客观标准。

(3)C 反应蛋白(CRP):C 反应蛋白是炎症期一种急性反应蛋白。在受到创伤及炎症刺激后6~8 小时后左右迅速升高,21~42 小时达到高峰,3 周左右下降到正常水平。由于 C 反应蛋白的半衰期短于 24 小时,故一旦感染控制血沉、C 蛋白会下降,因此 C 反应蛋白可作为防感染和观察疗效的指标,是诊断和判断椎间盘炎转归的重要指标之一。

(4)降钙素原(procalcitonin,PCT):是一种蛋白质,当严重细菌、真菌、寄生虫感染以及脓毒症和多脏器功能衰竭时,它在血浆中的水平升高。自身免疫、过敏和病毒感染时 PCT 不会升高。局部有限的细菌感染、轻微的感染和慢性炎症不会

导致其升高。PCT 反映了全身炎症反应的活跃程度,是严重细菌性炎症和真菌感染的特异性指标。

(5)组织学和细菌学检查:组织学检查可证实椎间盘的炎性改变,细菌学检查对感染的评估也有所帮助,细菌培养可帮助抗生素的运用,阳性率达 67% 左右;在使用抗生素后,细菌培养阴性不能排除细菌性感染,应以病理学为依据。

3. 影像学检查

(1)X 线检查(图 21-1):早期无明显改变,X线的节段变化有参考价值。2~6 周后 X 线片显示受累椎间隙变窄,软骨板变模糊,可看到椎间隙破坏。椎体骨质疏松软骨下骨吸收脱钙等,经 X 线断层检查可看到节段性发展:

1)骨质破坏前期:间隙未见明显异常;

2)骨质吸收疏松期:受累椎体骨质疏松,密度减低,椎体软骨下骨吸收,间隙开始变窄,软骨板模糊不清呈云雾状改变;

3)骨质破坏期:受累椎体软骨面有不规则破坏,部分呈溶骨性破坏(应与椎体结核相鉴别),椎体终板呈锯齿状破坏,有的椎体呈波浪状骨质疏松区硬化线,病变间隙由云雾状逐渐变为毛玻璃样;

4)椎体前方和侧方有骨桥形成,横突增生肥大,与双髂骨连结。

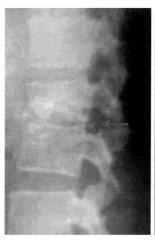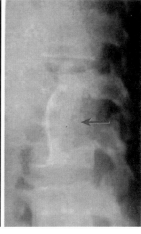

图 21-1 腰椎间盘炎 X 线所见

(2)CT 扫描(图 21-2):CT 扫描对椎间盘炎症的早期诊断具有重要意义,应该在发病 3~7 天内就具有一定诊断意义。早期通过 CT 值可了解椎间盘的密度减低,椎间盘膨隆,随后可显示椎间隙变窄,终板破坏和硬化,骨赘形成,骨质疏松区及硬化线,间隙云雾状改变及毛玻璃样改变。

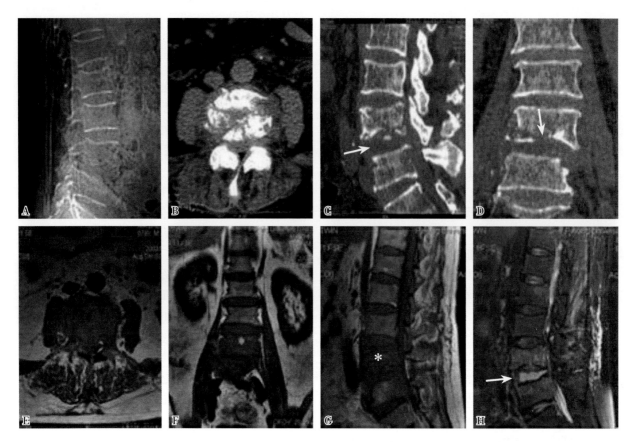

图 21-2 腰椎间盘炎 CT 所见

（3）磁共振（MRI）：MRI 能清楚地显示病灶及周围的成像，其特异度为 96%，敏感度为 92%，准确度为 94%，在 X 线、CT 及 ECT 无法确诊时，MRI 是最佳选择。病变椎体 T_1 加权像呈低信号，T_2 加权像呈高信号，硬膜外脂肪消失，椎间盘的形态和信号发生异常改变，病灶椎体骨质改变以下位椎体破坏为显著，GD-DTPA 增强扫描呈异常相对增强（图 21-3）。

（4）核素骨扫描（ECT）：表现为病变处放射性浓聚，其诊断价值敏感度为 90%，特异度为 78%，准确度为 86%，同位素扫描可早期准确定位，应结合临床对于原发性儿童性非典型性椎间盘炎的诊

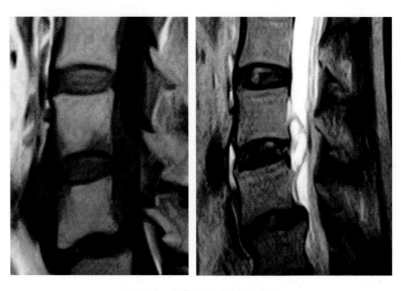

图 21-3 腰椎间盘炎 MRI 所见

断,应早期通过 CT 或 MRI 进一步确诊治疗,但一般通过保守治疗大都取得良好的效果。

4. 椎间盘炎的鉴别诊断　因为椎间盘炎的典型临床症状及实验室及影像科的特点,诊断应当不难,但尚需与以下几种疾病作鉴别。

(1)脊柱结核:症状不典型、椎间有破坏者应与脊柱结核鉴别。以下几点可作参考:①脊柱结核起病缓慢,病程长而椎间盘炎在 2~4 周内就出现典型的椎间隙改变,且影像学有典型的节段性改变(节段性在 1~2 个月以内);②结核引发局部疼痛不明显,仅有不适感,但一般可有结核中毒症状,为午后潮热盗汗等,结核菌素试验阳性;③结核椎体易形成楔形变,而本病不会;④结核可出现椎旁脓肿甚至出现流注脓肿,该病不会或较少。

(2)脊柱化脓性骨髓炎:本病与脊柱化脓性骨髓炎的急缓和命名还有争议。但炎症主要侵犯椎间盘者,且出现椎间盘炎特有的痉挛性疼痛者,一般诊断为化脓性椎间盘炎。而化脓性骨髓炎则主要是累及椎体,很少或不累及椎间盘,因而临床症状也有所不同。化脓性椎间盘炎治疗不当,也可演变为脊柱化脓性骨髓炎。

(3)脊柱退行性软骨关节病:与椎间盘炎相似之处是椎间隙变窄,平片可见终板不规则,也可有椎体终板破坏和硬化,椎间盘退变,有肉芽长入,瘢痕组织形成之前,也可出现长 T_1 长 T_2 信号,并出现带状强化。临床也可出现腰痛,但区别之处就是退行性骨关节病病史长、发展缓慢,没有椎间盘炎那样的剧烈腰痛,尤其没有痉挛性疼痛,没有椎间盘炎的“震动痛”现象。在 CT 的扫描下,骨关节病无骨破坏,而椎间盘炎有明显的骨和软骨破坏。

(4)巨大许莫氏结节:许莫氏结节是髓核突破软骨终板陷入椎体骨质内,终板可形成较大的凹陷,其周围可出现骨破坏,椎间隙也变窄,但无骨破坏及周围软组织肿胀,临床症状与椎间盘炎也完全不同,很易鉴别。

(五)椎间盘炎的治疗

1. 传统治疗　分两种,即保守治疗和手术治疗

保守治疗:首先应该肯定,一般椎间盘炎保守治疗都能治愈,且预后尚可。病程最少 3 个月左右。尤其对原发性椎间盘炎一般均采用保守治疗。

保守治疗包括:

(1)绝对卧床休息。尽量少刺激,少震动,减少患者痉挛性疼痛的诱发。

(2)大量使用抗生素,细菌培养阳性者按药敏试验选用抗生素;如为真菌所致,应使用抗真菌性药物。

(3)支持及对症处理:止痛,可选用镇痛泵和非甾体抗炎药按时给药,使镇痛药保持血液内有效浓度。保持电解质平衡,营养饮食。

(4)不能牵引,不能理疗,不能按摩,坚持“三不”。因牵引可诱发痉挛性疼痛,刺激椎间盘,加重局部水肿。不能理疗,早期理疗可引起炎症的扩散。不能按摩,按摩会诱发“震动痛”“痉挛痛”,同时可使炎性扩散,水肿加重。

(5)制动:临床症状消失后予以支具或腰围保护下床活动。

手术治疗:对于继发性化脓性椎间盘炎,保守治疗见效不显著或有引发脊柱化脓性骨髓炎或硬膜外腔感染扩散时有必要采用手术治疗。

手术治疗的优点是能够比较彻底地清除感染病灶,降低由于感染所造成的椎间隙内高压力从而缓解疼痛。更重要的是冲洗引流彻底病灶清除,以防发展为椎体骨髓炎和硬膜外腔感染的扩散。

手术方式:后入路感染病灶冲洗,抗生素液局部灌洗引流。而 Femand 等主张前路切口病灶清除融合术。传统手术创伤大,相对并发症多,患者痛苦相对增大,恢复的时间相对延长。

2. 微创技术治疗椎间盘炎　微创技术治疗椎间盘炎包括两部分技术:

(1)化脓性椎间盘炎的微创套管活检技术:适应证为颈、胸、腰椎间隙感染病灶。

由于腰椎化脓性椎间盘炎的最大问题在于病原体的成功检出率低,报道为 42%~64%。为提高检出率,笔者推荐一种新的微创针吸活检技术。

方法:分为三部分:(A)置入 21G 针进行抽吸脓液或液体作为样本;(B)如果第一步失败,则注入盐水,并再回抽液体;(C)如果第二步失败,置入另一根针进入椎间盘,注入盐水再用另一枚针筒抽回液体。

操作方法:患者取侧卧(或平卧)位,透视下,通过侧后路径将 21G 针穿入病变椎间盘,采用三种方法采集液体样本(表 21-1)。三种方法在 CT 导航下采集,也可在 C 形臂机透视下采集(见图 21-4A~D)。

表 21-1 三种方法的介绍

	操作	阳性率
A	置入 21G 针进行抽吸脓液或液体	
B	如果 A 失败,则注入盐水,并再回抽液体	↑
C	如果 B 失败,置入另一根针进入椎间盘,	↑↑
	注入盐水,再用另一枚针筒回抽液体	

采用三种不同但序贯的技术来采集液体标本的关键点在于穿刺针必须在椎间盘内四处移动以采集液体样本,在 B 和 C 中注入盐水 5ml 后回抽。如果液体不能抽出,可移动针尖或再注入 5ml 盐水,最多注入可达 20ml 盐水,但必须是抽出再注。采用 B 和 C 采集的标本均能成功分离出致病菌,甚至标本液清澈时也不例外,研究液体标本的一个好处是可以立即进行革兰氏染色,医生很快就能开始使用合适的抗生素。这种方法比较 1948年 Valls 等将针吸活检发展成为一项检查微生物的标准技术有很大优越性,这种针吸活检无法分离出致病菌的原因可能是标本数量太少或标本从错误的地方获取使检出率大大下降之故。

以上介绍的三步抽吸稀释法取活检细菌培养法对化脓性椎间盘炎的有效抗菌术治疗提供了先决条件,使该病的治疗更加有把握,目的性更强。

(2)微创椎间盘经皮穿刺置管病灶清除连续冲洗技术:

1)适应证:颈、胸、腰椎椎间隙感染病灶。

2)设备及器械(图 21-5):

设备:C 形臂机或 CT 监视设备器械与方法。

器械:采用经皮穿刺颈、腰椎间盘切除器械。

3)手术方法:

Ⅰ. 侧卧或俯卧位,局麻下经皮腰椎间盘穿刺,C 形臂机监视下将穿刺针套管沿穿刺针导入病椎后 1/3 处,如 $L_5 \sim S_1$ 髂骨过高,也可在髂骨上钻孔,从侧面垂直椎间盘由侧方进入椎间盘内。

Ⅱ. 置入工作管道后,用专用环锯或超微创髓核钳取病变的髓核做病检及细菌培养,再将套管针尾部接负压吸引瓶,将椎间盘切除器械送入外套管内,在负压抽吸作用下往复旋转切除患病椎间盘组织,用大量含抗生素的生理盐水反复经导管冲洗,一直冲洗使流出液由混浊变澄清,以上方法对

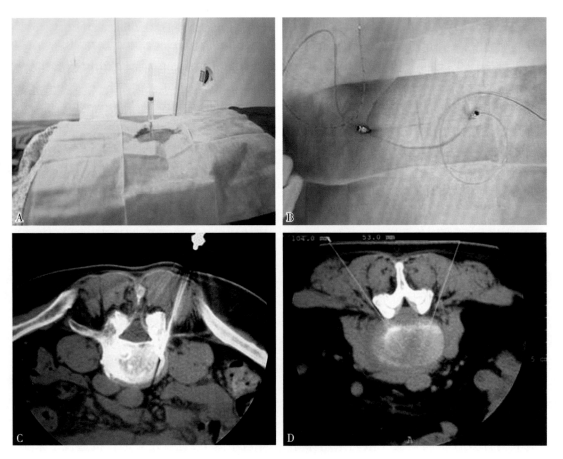

图 21-4 三步抽吸稀释法

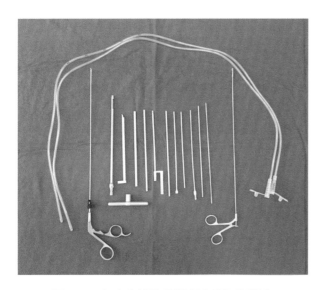

图 21-5　经皮穿刺颈、腰椎间盘镜切除器械

一般化脓性椎间盘炎就能达到清创冲洗目的。

　　Ⅲ. 硅胶管植入持续冲洗技术：先按上方法经皮穿刺置管病灶清除冲洗完后，将长约 50mm 注射用输液管植入椎间盘内，拔除外套管用丝线缝管于皮肤上。

　　同法在对侧穿刺置管病灶清除，同法置管。也缝线固定在皮肤上，选其中一根管为进水管，另一根为出水管，就可完成持续椎间盘内冲洗，一般出水管比进水管应粗 1 号为佳。冲洗液的配剂：0.9% 的生理盐水，选用适当的抗生素按照静脉输液的配剂比例每日 2 次或每日 3 次由入管缓慢滴入 16~20 滴 / 分。可冲完夹管，而出管开放。在两瓶抗生素液冲洗之间也可用生理盐水持续冲洗。一般在前 24~48 小时选用连续冲洗，24~48 小时后可改为定时冲洗。等待腰部疼痛完全消失或痉挛疼痛消失后拔管。

　　（六）椎间盘炎的预防

　　椎间盘炎是一个带给患者极大痛苦的疾病，因而预防和减少椎间盘炎的发生至关重要。

　　1）预防血源性感染：在行椎间盘手术前，避免患者存在口腔部、泌尿系、上呼吸道等有炎症状态下进行，以防在抵抗力低下时造成血源性感染。正确选择围术期应用抗生素的原则。

　　2）严格遵守手术室的无菌环境及操作：尤是在做椎间盘介入时，切忌因为开口小或不开口就掉以轻心，消毒不严或无菌观念不强造成污染。

　　3）术者要熟悉解剖：熟练掌握操作技能，尽量减少手术创伤。

　　4）合理选择治疗方案：尤其是手术方案，坚持能不手术就不手术，能小手术就不大手术，能简单就不复杂。爱护椎间盘，尽量保存椎间盘的功能，坚决不要过度治疗，尽量减少并发症。

二、临床疗效

　　化脓性椎间盘炎多继发于脊柱术后，少数为原发性椎间隙感染，伴有腰椎剧烈疼痛、腰背部肌肉痉挛及腰椎活动受限。因其感染深在，部位特殊，给临床治疗带来困难。如何早期诊断、选择正确的治疗方法等问题仍是大家关注的重点。

　　付青松等对 22 例继发、14 例原发性化脓性椎间盘炎采用经后路病灶清除、椎间自体骨植骨融合、椎弓根内固定结合灌注冲洗持续引流治疗，结果显示：术后及末次随访时 VAS、ODI 评分明显低于术前；平均灌注冲洗引流时间为（9.5±1.6）天；所有患者切口无感染或窦道形成，末次随访时所有病变椎间隙全部骨性愈合，愈合时间为 4~10 个月。

　　在不使用内固定的情况下，灌注冲洗持续引流治疗化脓性椎间盘炎在临床已有成功报道。张西峰等经皮置管持续冲洗治疗椎间隙感染 21 例，冲洗时间 7~50 天，平均 21 天，仅 1 例复发。王德明等采用同样治疗方法治疗化脓性椎间盘炎 7 例，效果良好，无复发病例。

　　朱卫洁等经皮穿刺清创灌洗治疗术后椎间盘炎 28 例，其中细菌培养结果阳性者 9 例，阳性率 31.1%。23 例获得随访，随访时间 10 个月至 8 年，平均 3.2 年。所有患者的引流孔、穿刺孔均 I 期愈合，患者症状体征消失。3~9 个月随访均恢复正常工作和生活能力，长期随访没有复发。

　　胡传亮等手术置管冲洗治疗化脓性腰椎间盘炎 13 例，切口均 I 期愈合，平均住院 32 天，近期疗效良好。随访 6 个月至 6 年，9 例无腰腿痛等不适，4 例偶有腰背不适，腰腿痛基本消失，能正常参与日常活动，效评价均优良。

　　Nagata 等使用经皮抽吸术（percutaneous suction aspiration and drainage）并置管引流治疗 23 例早期椎间盘感染，所有患者观察随访 2 年以上，20 例（87%）获得满意疗效，12 例找到病原菌。最主要的腰背痛症状在术后平均第 9 天得到缓解。其中白念珠菌感染的患者通过该治疗方法 2 次均未成功。

　　Yang 等经皮内镜椎间盘切除并置管引流（percutaneous endoscopic discectomy and drainage，PEDD）治疗椎间隙感染 15 例，13 例术后腰痛立即缓解，其中的 2 例术后 1 个月及 8 个月再发腰痛，遂再次行手术干预治疗;剩余 2 例因伴有进行性后凸畸形,分别于 PEDD 术后 1 周及 2 周行前路病灶清除 + 自体骨植骨融合。

Fu 等同样使用经皮内镜椎间盘切除并置管引流(percutaneous endoscopic discectomy and drainage,PEDD)治疗椎间隙感染 6 例,男 4 例,女 2 例,其中 5 例在术后 1 周内腰痛缓解,在 2~22 周内 5 例的 CRP 均降至正常。MRI 随访未发现椎旁及硬膜外脓肿,无外科相关并发症发生。

Hadjipavlou 等使用经皮椎弓根间盘切除(percutaneous transpedicular discectomy,PTD)并置管引流治疗 28 例原发性椎间隙感染,75% 的患者疼痛症状术后即刻缓解,经过长期随访,该治疗成功率为 68%。后期研究通过更严格的筛选标准选取 6 例(5 例血行原发性感染和 1 例术后继发性感染),5 例血行原发性感染患者术后疼痛症状即刻缓解,持续至随访后的 12~18 个月,两次研究中的 34 例总体治疗有效率为 76%。

(雷高　罗德民)

第二节　脊柱结核

一、概述

结核感染在我国仍属于常见病,特别是欠发达地区。脊柱结核是肺外结核较为常见的发生部位,占骨关节结核的 50% 以上。临床特点是局部疼痛、肌肉痉挛、冷脓肿、脊柱畸形。脊柱结核的诊断主要依靠临床表现和影像学检查。影像学检查方法包括 X 线、CT、MRI,其中 X 线有助于了解脊柱整体情况,排除跳跃病灶。CT 可以了解椎间隙、椎体及椎旁病灶。MRI 可以显示病灶范围及脊髓的状态。组织活检是确诊脊柱结核的重要方法。另外,穿刺脓液涂片找抗酸菌、PCR、脓液或组织培养也是诊断脊柱结核重要的辅助手段。

抗结核药物是治疗脊柱结核的关键,但是结核病灶内常形成一个药物屏障,阻碍抗结核药到达,其结果是病灶经久不愈。手术治疗的作用虽然局限,但是可以清除病灶,破坏药物屏障,让抗结核药在病灶内达到足够的浓度,促使病灶愈合。手术治疗的缺点是可以引起结核病血源性扩散,因此,术前全身抗结核治疗是必不可少的,最少 1 周以上才可以手术治疗。手术主要适应证包括保守治疗无效、脊柱失稳、脊柱结核造成的脊柱畸形

和脊髓压迫。手术治疗脊柱结核的潜在优势有减少畸形、即时稳定、促进脊柱融合、早期恢复正常活动。目前,脊柱结核的手术方法主要包括前路清创 + 固定、前路清创 + 后路固定、后路清创 + 固定。研究显示,结核分枝杆菌不会在死骨或内固定表面形成生物膜,因此在脊柱结核手术中使用内固定已取得共识。但对于不同发病部位的手术方法选择还存在争议。

脊柱结核手术的微创技术主要介绍影像引导病灶穿刺引流技术和腔镜辅助外科手术。影像引导病灶穿刺引流技术主要采用 B 超或 CT 引导。下腰椎病灶或椎旁脓肿采用侧前方穿刺入路,上腰椎或胸椎病灶采用侧后方穿刺入路。腔镜辅助外科手术在胸椎采用胸腔镜辅助前路活检或清创,在腰椎则主要采用腹膜外腹腔镜技术。

二、手术适应证

(一)病灶穿刺活检引流

1. 适应证　颈、胸、腰椎结核病灶。

2. 手术方法

(1)颈椎结核病灶穿刺:一般采用前路穿刺,B 超引导。为避免食管损伤,可经右侧颈动脉鞘和气管食管内脏鞘之间的筋膜间隙穿刺至病灶(图 21-6)。

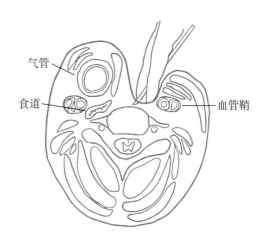

图 21-6　颈椎病灶穿刺途径

(2)胸腰椎结核病灶穿刺:一般采用后外侧入路,CT 引导。行病灶部位 CT 扫描,计算穿刺的角度、深度及皮肤与病灶的距离。根据 CT 引导光线做皮肤标记,局部麻醉,用 18 号 20cm 长针头穿刺至病灶。置入导线,沿导线扩张穿刺通道后放入引流管,病灶引流管可放置 5~7 天。收集脓液行涂片找抗酸菌、结核 PCR 检测(图 21-7)。

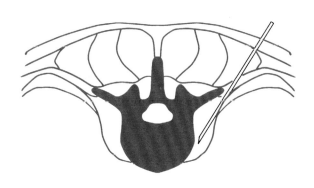

图 21-7　胸腰椎病灶穿刺入路

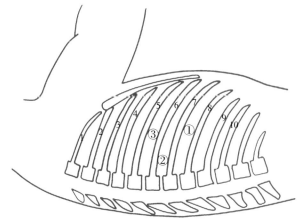

图 21-9　胸腔镜脊柱手术工作通道的建立

（3）髂窝结核脓肿穿刺：在 B 超或 CT 引导下，沿盆壁穿刺。余方法同胸腰椎结核病灶穿刺。

（4）骶前结核脓肿穿刺：采用 C 形臂机引导经骶前间隙穿刺置管。术前患者需进行肠道准备。手术时患者为俯卧位，在尾椎旁做 2cm 切口，手指沿骶前间隙钝性剥离前方直肠，用钝性穿刺针在 C 形臂机引导下穿刺至 S_1 终板下缘。置入导线，沿导线扩张穿刺通道后放入引流管，病灶引流管可放置 5~7 天。收集脓液行涂片找抗酸菌、结核 PCR 检测（图 21-8）。

块髂骨填充。放置病灶引流，镜下缝合后胸膜，放置胸腔引流管。可以一期行内固定，前路单钉单棒或后路椎弓根螺钉系统。

（三）腹膜外腔镜技术

1. 适应证　L_{1-5} 结核病灶、椎旁脓肿。

2. 手术方法

（1）传统腔镜技术：术者站位、手术室布局见图 21-10。健侧卧位、垫高腰桥。髂嵴上一横指横行切开 1.5cm，钝性分离肌肉组织、腰背筋膜，

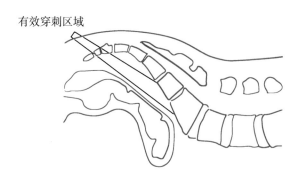

有效穿刺区域

图 21-8　骶前脓肿穿刺入路

（二）胸腔镜辅助技术

1. 适应证　T_{4-11} 结核病灶。

2. 手术方法　患者侧卧位，病灶较为严重的一侧朝上，采用双腔管气管插管全麻。在腋前线与 T_{7-8} 肋间交点做 1cm 切口，放置工作套管。C 形臂机引导下，在病变节段侧方体表投影处做 1cm 切口，放置工作套管。第三个工作套管在胸腔镜监视下放置，位置选择腋前线，与其他套管成三角形分布，利于手术操作（图 21-9）。切开脓腔，清除坏死组织，节段血管可用血管夹处理。垂直于病灶的切口可以适当延长或采用可扩张通道系统，便于使用骨科工具进行操作。骨缺损处可移植大

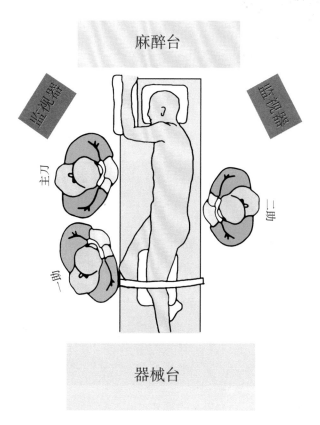

图 21-10　手术者站位，腔镜、器械台布局

于其下方放入自制气囊,注气500~600ml,保留3~5分钟(图21-11)。以此作为A点,置入1cm工作套管,注入CO_2气体,压力维持11-13mmHg(1mmHg=0.133kPa)。置入腔镜,监视下于肋缘下腋后线置入1cm工作套管(B点)。置入分离钳,推离前腹膜返折,监视下于腋前线肋缘下置入1cm工作套管(C点,图21-12)。辨认腰大肌(图21-13),于腰大肌筋膜与腹膜之间用超声刀游离。用钛夹定位病椎,单极电凝于腰大肌前缘分离肌肉组织,向后牵开腰大肌暴露病椎。彻底清除坏死椎间盘、骨组织,腔镜吸引器清除脓肿,反复局部冲洗,镜下测量骨缺损范围,根据骨缺损情况髂骨取骨植骨。后路椎弓根螺钉固定邻近节段椎体。

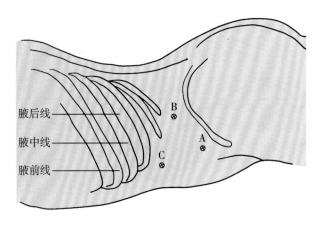

图21-12 腹膜后腔镜工作通道建立

(2)单孔腔镜技术:用于病灶累及单个间隙,相邻两个椎体保留50%以上的患者,一期前路病灶清创、植骨及内固定。体位同传统腹腔镜技术。于腋中线髂嵴上3cm做一长约3cm切口,钝性分离达腹膜后腔,置入自制气囊。注气500~600ml,保留3~5分钟。放置自制单通道穿刺器建立通道(图21-14)。置入腹腔镜,充CO_2气体,压力维持在11~13mmHg。腰大肌分离、病灶清除及植骨同传统腹腔镜技术。内固定采用单钉单棒系统,邻近上下椎体侧方置钉(图21-15),C形臂机确定螺钉位置,依次安装连接棒及螺帽。

三、临床疗效

外科手术在脊柱结核的治疗中的作用一直存在争议。目前,主流的观点认为全身抗结核药物是脊柱结核治疗必不可少的。循证医学证据显示

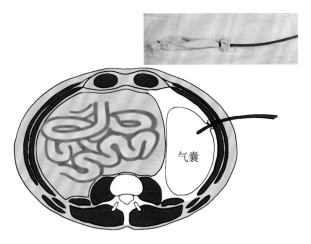

图21-11 使用自制气囊扩张腹膜外间隙

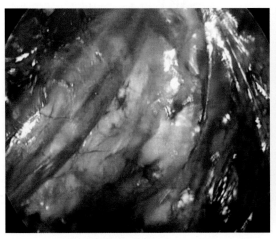
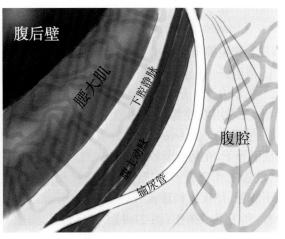

图21-13 腔镜下识别腰大肌及周围结构(左),镜下解剖示意图(右)

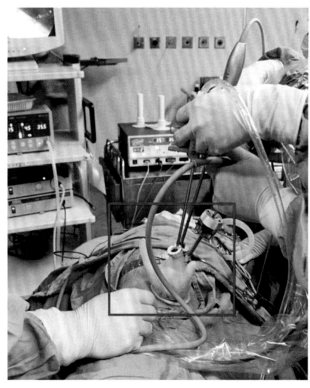

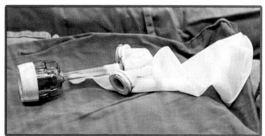

图 21-14　自制单孔腔镜通道及术中操作情况

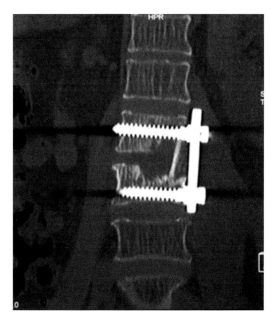

图 21-15　前路腔镜下植骨、钉棒系统固定

手术治疗与单纯药物治疗在后凸角、神经功能、融合率、死亡率、复发率等方面均没有显著差异。最近,英国皇家医师协会的治疗指南提出,常规开放手术不作为脊柱结核治疗的首选。

随着技术的发展,微创技术避免了长的手术切口,不需要广泛离断肌群,术后疼痛更轻、恢复时间更短,可以早期活动锻炼,缩短住院时间并且切口外观更符合美容要求。内镜手术使用纤维光学摄像系统,能够提供直接的光学照明和放大图像,更有利于对手术节段脊柱的显露和观察,最大限度地减少了对周围正常组织的损伤,同时又能精确地处理病灶。手术治疗脊柱结核可以在短时间内清除脓液及坏死组织。内固定的使用可以减少脊柱畸形,获得即时的稳定性,有利于患者短期内恢复正常活动,也有利于局部炎症吸收和远期脊柱融合。因此,在微创手术的适应证选择上可以适当放宽指征。

早期脊柱结核病灶穿刺主要用于辅助诊断。20 世纪 90 年代初开始有研究在 CT 引导下行病灶穿刺,穿刺后放置引流管,用于治疗脊柱结核。文献报道,影像引导穿刺引流治疗脊柱结核复发率为 10%~20%。复发原因包括全身抗结核治疗不规范,多个脓腔导致引流不彻底。然而,复发病例仍可以通过二次,甚至三次穿刺引流治疗,患者均能治愈。一般认为引流管留置的时间在 7 天左右,引流管时间过长容易导致窦道形成。病灶局部使用抗结核药物灌注主要在国内应用。理论上讲,抗结核药物局部灌注可以提高病灶药物浓度,有助于杀灭结核分枝杆菌。由于局部用药治疗脊柱结核的相关文献均为单中心回顾性分析结果，缺乏循证医学证据，世界卫生组织（WHO）及国内外关于脊柱结核的治疗指南均未推荐局部用药，因此局部用药在脊柱结核治疗中的作用还需进一步研究。

经胸腔前路清创、植骨治疗胸椎结核最早由Hodgson提出，也称为"香港手术"。经胸腔前路手术的优势是直视下病灶清创，能够充分清除坏死组织，有效保护胸椎前方大血管等重要结构。清创后前路植骨也是重建胸椎前柱最有效的方法，同时后柱完整性的保留有利于脊柱术后稳定性。经胸腔前路手术的缺点是创伤较大，对患者术后呼吸功能影响大，残余病灶有胸腔内引流的风险，术后胸膜广泛粘连。采用胸腔镜技术可以减少前路手术的创伤，但是经胸手术的其他风险仍然存在。近年来，有很多文献提出胸椎单纯后路或后外侧入路手术与前路手术比较，预后无明显差异。而后路手术在矫正脊柱后凸畸形、远期矫正度数丢失方面优于前路手术。

腹膜后间隙为一潜在间隙，腹腔镜在腹膜后进行手术，必须建立一个手术操作空间。利用腹膜后球囊扩张器，可以扩张腹膜后间隙形成腹膜后腔，再注入 CO_2 以维持空间，使观察腹膜后结构更清楚，并有足够的操作空间。作者对比所在医院 2010~2013 年腔镜手术与开放手术治疗腰椎结核的病例，结果显示平均手术时间、脊柱融合率、复发率无明显差异；腔镜手术平均术中出血量、平均术后引流量、止痛药物使用率、平均住院天数均较开放手术减少；但腹膜后腔镜技术操作相对复杂，手术技巧要求较高，对初学者而言在操作难度上比开放手术大，学习曲线也较长。

（唐勇）

参考文献

[1] Adam D, Papacocea T, Hornea I, et al. Postoperative spondylodiscitis. A review of 24 consecutive patients. Chirurgia(Bucur), 2014, 109(1):90-94.

[2] Kaliaperumal C, Kuechler D, Kaar G, et al. Dose surgical technique affect the incidence of spondylodiscitis post-lumbar microdiscectomy? A retrospective analysis of 3063 patients. Spine, 2013, 38(4):364-367.

[3] Jasper GP, Francisco GM, Telfeian AE. Clinical success of transforminal endoscopic discetomy with foraminotomy: a retrospective evaluation. Clin Neurol Neurosurg, 2013, 115(10):1961-1965.

[4] Tian NF, Wu YS, Zhang XL, et al. Minimally invasive versus open transforaminal lubar interbody fusion: a meta-analysis based on the current evidence. Eur Spine J, 2013, 22(8):1741-1749.

[5] 侯树勋. 脊柱外科学. 北京:人民军医出版社, 2005: 735.

[6] 胥少汀. 骨科手术并发症预防与处理. 2版. 北京: 人民军医出版社, 2006:6.

[7] 邓树才, 董荣华, 赵合元, 等. 腰椎间盘突出症手术失败原因和再手术方法的探讨. 中华骨科杂志, 2007, 27(2):90-95.

[8] 周忠, 陈学明, 王万明. 原发性腰椎间盘炎的手术治疗. 脊柱外科杂志, 2009, 7(3):142-145.

[9] 刘铁龙, 严望军, 章允志, 等. 继发性腰椎间盘炎的诊治分析. 脊柱外科杂志, 2008, 6(5):277-280.

[10] Maiuri F, Iaconetta G, Gallicchio B, et al. Spondylodiscitis. Clinical and magnetic resonance diagnosis. Spine, 1997, 22:1741-1746.

[11] Rohde V, Meyer B, Schaller C, et al. Spondylodiscitis after lumbar discectomy. Incidence and a proposal for prophylaxis. Spine, 1998, 23:615-620.

[12] 付青松, 周宇, 吴昊, 等. 后路病灶清除椎弓根内固定椎间融合结合灌注冲洗持续引流治疗化脓性椎间盘炎. 中国矫形外科杂志, 2016, 24(5):406-411.

[13] 张西峰, 王岩, 王继芳, 等. 经皮病灶清除持续灌注冲洗治疗腰椎间隙感染. 中国矫形外科杂志, 2003, 11(19-20):1327-1329.

[14] 王德明, 司萌. 椎间盘镜下清创灌洗治疗腰椎间盘术后椎间盘炎7例观察. 中国矫形外科杂志, 2007, 15(23):1836-1838.

[15] 朱卫洁, 王晓芳. 经皮穿刺清创灌洗治疗术后椎间炎. 中国矫形外科杂志, 2008, 16(9):716-717.

[16] 胡传亮, 胡玉华, 钱金用, 等. 手术置管冲洗治疗化脓性腰椎间盘炎. 中国脊柱脊髓杂志, 2002, 12(1):76.

[17] Nagata K, Ohashi T, Ariyoshi M, et al, Percutaneous suction aspiration and drainage forpyogenic spondylitis. Spine, 1998, 15:1600-1606.

[18] Yang SC, Fu TS, Chen LH, et al. Percutaneous endoscopic discectomy and drainage for infectious spondylitis. Int Orthop, 2007, 31:367-373.

[19] FuTS, YangSC, TsaiTT, et al. Percutaneousendoscopic debridement and drainage in immunocompromisedpatients with complicated infectious spondylitis. Minim InvasiveTher Allied Technol, 2010, 19:42-47.

[20] Hadjipavlou AG, Katonis PK, Gaitanis IN, et al. Percutaneous transpediculardiscectomy and drainage in pyogenic spondylodiscitis. Eur Spine J, 2004, 13:707-713.

[21] Dinç H, Ahmetoğlu A, Baykal S, et al. Image-guided

percutaneous drainage of tuberculous iliopsoas and spondylodiskitic abscesses:midterm results. Radiology, 2002,225(2):353-358.

[22] Treatment of tuberculosis:guidelines(4th ed). World Health Organization,2010.

[23] 唐勇,沈慧勇,高梁斌,等. 腹膜后入路腹腔镜下手术治疗腰椎结核. 中国脊柱脊髓杂志,2012. 22(9):p. 775-778.

第二十二章 脊柱肿瘤

第一节 原发性脊柱肿瘤

一、概述

（一）流行病学

发生在脊柱的肿瘤大部分是恶性转移性肿瘤，原发性脊柱肿瘤非常少见，约占所有原发性骨与软组织肿瘤的11%。脊柱原发肿瘤可分为良性和恶性两类。良性肿瘤侵袭并破坏正常骨组织，但并不累及其他组织，主要包括：骨样骨瘤（osteoid osteoma）、骨母细胞瘤（osteoblastoma）、骨软骨瘤（osteochondroma）、软骨母细胞瘤（chondroblastoma）、巨细胞瘤（giant cell tumor）、血管瘤（hemangioma）、动脉瘤样骨囊肿（aneurysmal bone cysts）、淋巴管瘤（lymphangioma）等。恶性肿瘤不仅对椎骨有侵袭破坏作用，还可累及其他组织，主要包括：骨肉瘤（osteosarcoma）、尤文肉瘤（Ewing's sarcoma）、软组织肉瘤（soft-tissue sarcoma）、脊索瘤（chordoma）、软骨肉瘤（chondrosarcoma）、孤立性浆细胞瘤（solitary plasmacytoma）、多发性骨髓瘤（multiple myeloma）等。理论上，某一特定肿瘤可发生于脊柱的任何区域，但每一种肿瘤都有其特定的好发年龄、部位。一般而言，良性肿瘤好发于后方附件的部位，大部分良性肿瘤患者在20~30岁确诊。恶性肿瘤大多位于脊柱前侧，且发生在骶骨的肿瘤常为恶性。

（二）临床特点及治疗难点

疼痛是大多数脊柱肿瘤患者的主要表现，主要因骨膜刺激和骨质破坏所导致，缺乏特异性，临床上容易忽视。因此，当患者新产生疼痛，休息无法缓解，且在夜间加剧，应进行影像学检查。

脊柱肿瘤种类繁多，常见的也有十余种；病情复杂，与脊柱结核、感染容易混淆，无法做到简单明了。脊柱肿瘤发病率低，临床医生对该类疾病的认识程度、治疗方法各异，治疗不规范直接影响治疗效果。

脊柱解剖结构复杂，肿瘤与周围血管、神经关系密切，往往需要牺牲神经功能以实现肿瘤的安全切除边界。因此，在制订手术方案过程中要认真权衡手术的利弊。

（三）诊疗流程

诊断常常需要临床＋辅助检查（实验室、影像学）＋病理三结合，CT、MRI等影像学检查是重要的诊断手段，必要时行骨扫描、PET检查。当高度怀疑肿瘤可能时，需行病理活检，为下一步手术治疗、放化疗及预后评估提供依据。活检技术包括：细针抽吸活检（FNAB）、粗针活检、切开活检等，但要操作规范，防止肿瘤扩散。

（四）影响预后的因素

1. 病变的部位　出现在脊柱不同部位的肿瘤，手术切除的难易程度不同。下颈段、下胸段、胸腰段及腰段脊椎手术显露相对容易，手术切除相对容易进行，相应复发率低。位于上颈段、上胸段脊椎或骶骨区的肿瘤，手术显露困难，手术切除常难以进行，相应复发率较高，预后较差。

2. 病理分级　由于脊柱原发肿瘤的恶性程度及生物学行为的不同，其预后也存在很大区别。肿瘤恶性程度较低，则预后较好，肿瘤的恶性程度较高，则预后较差。

3. 脊柱恶性肿瘤由于其部位深在、解剖结构复杂、手术难度大，肿瘤的切除常存在一定的危险，所以很难进行根治性切除。一般认为，切除、清除肿瘤较为彻底,预后要比刮除植骨术好。

4. 社会心理因素。

(五)外科治疗原则

1. 外科分期　真正影响治疗决策的是肿瘤的分期,正确的分期可以帮助制订治疗方案、评估预后。目前,主要有判断生物学行为的 Enneking 分期、判断肿瘤范围并指导手术的 WBB(Weinstein-Boriani-Biagnini)分期。

(1)判断肿瘤的生物学行为 Enneking 分期:

1)良性肿瘤分期:

1 期(S1):潜伏期,静止,外有包膜。

2 期(S2):活跃期,活跃,外有假包膜。

3 期(S3):侵袭期,侵袭性,假包膜中有指状突起或跳跃卫星灶。

2)恶性肿瘤分期:

分期原理:解剖学间室(compartment),每个椎节作为一个独立的间室。

根据肿瘤组织学分级(G)、位于间室内外(T)以及有无远处转移(M)三方面进行分期。GTM 分期对制订正确的手术切除方案、选择合适的辅助治疗手段以及判断预后都有重要的意义。A:低度恶性,脊椎间室内,有假包膜;ⅠB 低度恶性,脊椎间室外(椎旁或椎管内);ⅡA:高度恶性,间室内,椎体内卫星灶;ⅡB 高度恶性,间室外,卫星灶,无远处转移。Ⅲ:局部或远处转移。

分期	分级	部位	转移
ⅠA	低度恶性	间室内	无
ⅡB	低度恶性	间室外	无
ⅡA	高度恶性	间室内	无
ⅡB	高度恶性	间室外	无
Ⅲ	任何分级	任何部位	局部或远处转移

(2)确立肿瘤的空间范围与毗邻关系 WBB 分期:1996 年,3 个国际性肿瘤机构(Rizzoli Institute,Mayo Clinic 和 University of Iowa Hospital)提出 WBB 分期:①在脊柱横断面上按顺时针方向平均划分 12 个扇形放射区,其中 4~9 区为前部椎体结构,1~3 区和 10~12 区为后部附件结构;②肿瘤的组织层次从椎旁到椎管分成 A~E 共 5 层;A 为骨外组织,B 为骨性浅层,C 为骨性深层,D 为椎管内硬膜外部分,E 为椎管内硬膜内部分;③肿瘤涉及的纵向范围。WBB 分期能够确定肿瘤的空间位置和范围,以及受累节段的毗邻关系,根据肿瘤的空

间位置和毗邻关系制订手术方案。该分期的应用和推广,使脊柱肿瘤切除手术方法标准化,使国际学术交流与比较有了一个相对统一的标准(图 22-1)。

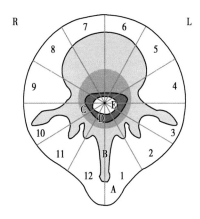

图 22-1　脊柱横断面上平均划分 12 个扇形放射区,其中 4~9 区为前部椎体结构,1~3 区和 10~12 区为后部附件结构。从椎旁到椎管分成 A~E 共 5 层:A . 骨外组织,B. 骨性浅层,C. 骨性深层,D. 椎管内硬膜外部分,E. 椎管内硬膜内部分

脊椎不完全切除时,范围至少要距离肿瘤一个区。B、C 层肿瘤可行整块切除,先将后方结构去除,稳定性重建,再将前方椎体切除。A、D 层肿瘤可行囊内切除。

WBB 定义的三种经典脊柱肿瘤整块切除方式:①后弓切除(resection of the posterior arch)(当肿瘤位于 10~3 区之间时,4、9 区未被累及,可经后路将其整块切除);②矢状切除(sagittal resection)(当肿瘤位于 3~5 区或 8~10 区时,这一方法最为适用);③椎体切除(vertebroctomy)(当肿瘤位于椎体 4~8 区或 5~9 区,至少有一个椎弓根未被侵犯且有合适的边缘,则行椎体切除,一般为前后联合入路;当 A 区未被侵及时可以行单一后入路 enbloc 切除)(图 22-2)。

2. 外科手术边界(surgical margin)(图 22-3):

囊内性手术:在肿瘤病损内。

边缘性手术:整块切除,沿肿瘤假包膜。

广泛性手术:整块切除,包括假包膜外的健康组织。

根治性手术:整块切除,包括整个间室。

姑息性手术:改善症状,切除或不切除肿瘤。

3. 手术适应证

(1)手术目的:去除病灶,防止复发,改善症状,解除肿瘤对周围组织的压迫,维持脊柱的稳定

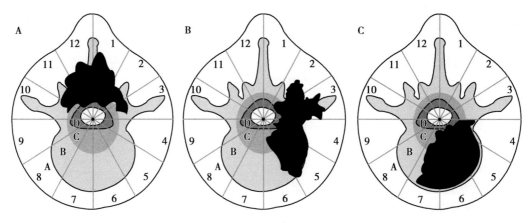

图 22-2　WBB 定义的 3 种脊柱肿瘤整块切除方式

A. 肿瘤位于 10~3 区之间,未累及 4、9 区,可经后路将其整块切除;B. 肿瘤位于 3~5 区或 8~10 区,可行矢状切除;C. 肿瘤位于椎体 4~8 区或 5~9 区,至少有一个椎弓根未被侵犯可行全椎体切除

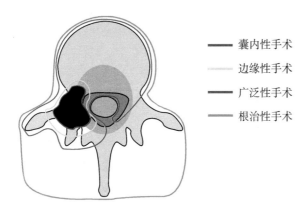

图 22-3　肿瘤四种切除方式的切除边界示意图

囊内性手术
边缘性手术
广泛性手术
根治性手术

性,防止肿瘤并发症,明确诊断,改善患者的生存质量。

（2）手术适应证:①存在神经和（或）脊髓受压,神经和（或）脊髓功能进行性减退;②存在脊柱不稳定或即将发生脊柱不稳定;③存在经非手术治疗无效的顽固性疼痛;④肿瘤经放、化疗后仍进行性增大;⑤预期寿命大于 12 周;⑥需要明确病理诊断的;⑦社会经济心理需求因素等。

（六）外科治疗策略

1. 良性肿瘤　对于 Ⅰ 期和 Ⅱ 期的肿瘤（如骨样骨瘤、骨软骨瘤、骨母细胞瘤、血管瘤、动脉瘤样骨囊肿）,如果没有症状,可以行观察随访,一般不需要治疗。当开始出现一定症状时,如果需要手术治疗,可以行囊内切除,伴（或不伴）使用一些辅助治疗手段,诸如无水酒精、射频消融、液氮冷冻等。近年来,经皮引导下热凝治疗骨样骨瘤、椎体成形术治疗椎体血管瘤取得良好临床疗效,逐渐被人们认可,日益普及。这些微创治疗研究报道

对照往往不充分,其长期有效性及安全性还需进一步研究。对于 Ⅲ 期的侵袭性肿瘤,尽管归于良性肿瘤的范畴（如巨细胞瘤和骨母细胞瘤）,但往往有很高的局部复发率且有一定的恶变率,因此适宜行边缘切除,如有可能,应连同周围组织行广泛切除,同时伴（或不伴）使用一些辅助治疗手段。

2. 恶性肿瘤　对于诸如骨髓瘤、淋巴瘤和尤文肉瘤等对放化疗敏感的原发脊柱肿瘤,放、化疗仍是主要治疗手段。对于一般状况良好,Ⅰ 期和 Ⅱ 期的恶性肿瘤以及部分全身综合治疗有效的 Ⅲ 期脊柱肿瘤,可以考虑行边缘或广泛切除,同时联合使用有效的辅助治疗。对于 Ⅲ 期晚期的肿瘤患者,可采取姑息手术并联合辅助治疗。

分期	分级	部位	转移	治疗
Ⅰ A	低度恶性	间室内	无	边缘（或广泛）切除
Ⅰ B	低度恶性	间室外	无	边缘（或广泛）切除
Ⅱ A	高度恶性	间室内	无	边缘（或广泛）切除
Ⅱ B	高度恶性	间室外	无	边缘（或广泛）切除
Ⅲ	任何分级	任何部位	局部或远处转移	边缘或姑息切除

（七）原发性脊柱肿瘤分类

1. 主要良性肿瘤

（1）骨样骨瘤:良性成骨性肿瘤,约占全部骨肿瘤的 1%,约 10% 的骨样骨瘤发生在脊柱。病灶为一小的瘤巢,由成骨细胞及其产生的骨样组

织构成,一般直径 <2cm,周围可有较大的成熟的骨反应区。临床上常见于 30 岁以下的青少年,好发于男性。在脊柱,病变几乎均发生在附件,发病率依次为腰椎、颈椎、胸椎。典型的骨样骨瘤见于腰椎的后侧结构,通常伴有疼痛,病初为间歇性疼痛,夜间加重,服用止痛药可以减轻。后期疼痛加重,呈持续性,药物不能使之缓解。亦可迅速出现脊柱侧弯畸形。典型的 X 线表现是由致密骨包绕的小病灶,大多数直径 <1cm,中央呈致密度较小的透射线区,可有不同程度的钙化。

症状较轻,可行保守治疗,活跃的 Ⅱ 期伴有疼痛的骨样骨瘤,可行边缘的大块切除,去除瘤巢和反应骨,单纯瘤巢刮除术后复发率较高。近来有报道,可在 CT 引导下经皮瘤巢去除术:用空心钻钻入病灶,切除病灶,或将变速磨钻的磨头导入瘤巢内,消灭瘤巢和周围的反应骨。另外一种方法是射频消融治疗,在 CT 引导下置入一根探针,用它产生的高频"消融"来消灭瘤巢。这些技术的安全性和有效性有待进一步研究。

(2)骨母细胞瘤:骨母细胞瘤曾用名较多,如良性成骨细胞瘤、巨大骨样骨瘤、良性骨母细胞瘤等,组织学特性与骨样骨瘤相似,无恶性表现,但常有侵袭性。男女之比为 2:1,患者年龄 80%<30 岁,与骨样骨瘤鉴别可根据病灶大小,前者往往直径超过 2cm。脊柱骨母细胞瘤半数发生于腰椎,其次是胸椎、颈椎和骶椎,尤以椎弓根易先受累。X 线表现:肿瘤呈孤立的、溶骨性膨胀改变,边界清楚,病灶外的骨皮质变薄呈不规则状,并伴有钙化灶。病变可突破皮质侵入椎管或周围软组织。CT,MRI 对病变累及范围判定更为清晰。

因骨母细胞瘤有恶变可能,因而首选肿瘤全切。因有复发可能,故需长期随诊。复发的患者应采取手术治疗。如范围大,局部切除困难时,只能进行搔刮,术后行辅助治疗。

(3)动脉瘤样骨囊肿(ABC):常发生在较大儿童和青壮年,有 11%~30% 发生于脊柱,主要位于脊柱的后部附件,特点是瘤内有均匀泡沫状透亮区。局部穿刺吸出血样液体且压力常很高。X 线表现偏于一侧的显著膨胀性病灶,皮质变薄,呈吹气样,边缘有硬化带,其中有粗或细的不规则小梁分隔成蜂窝状,部分病例可见骨膜反应。腰背疼痛是主要症状。可选择的治疗方式为栓塞及手术切除。切除或刮除病变并植骨常可治愈。如出现任何脊柱不稳的表现,应做脊柱融合术以求稳定。

对不易施行手术的部位,放射治疗也能奏效。

(4)血管瘤:约占脊柱原发肿瘤的 2%~3%,可发生于任何年龄,女性多于男性,以胸椎下段和腰椎上段多见,椎体通常受累,但也有后侧结构受累者。多数血管瘤并无症状,常于体检时偶然发现。有症状者多见于 30 岁或 40 岁发病,可有背部酸胀疼痛,脊椎僵直,活动受限。有少量患者的血管瘤组织可累及椎体外压迫脊髓或马尾等神经组织,造成下肢疼痛、无力,大小便障碍或截瘫等症状。

X 线是最基础的检查方法,CT 对评价血管瘤骨内病变是最有效,在横断面上表现为高密度的"圆点征"或"蜂巢样改变",在矢状面上呈"栅栏样"改变。MRI 可以观察软组织扩张程度、脊髓受压程度。

血管瘤没有临床症状,不需要治疗,伴有症状时,栓塞、放疗及手术切除都可考虑。经皮椎体成形术已被成功的用于治疗侵袭性血管瘤,短期随访取得良好疗效。当血管瘤累及椎体外,造成骨折和神经功能障碍,手术彻底切除通常为首选治疗方案,术前栓塞有助于控制血管瘤术中出血。如果不可能彻底切除,放疗可作为一种辅助治疗措施。

(5)巨细胞瘤(GCT):本病多在 20~50 岁发病,女性发病率高于男性,占所有原发骨肿瘤的 4%~5%,来源尚不清楚,可能起始于骨髓内间叶组织。发生在脊柱的巨细胞瘤约占骨巨细胞瘤总发病率的 10% 左右,单就脊柱肿瘤而言,其发生率在良性脊柱肿瘤中仅次于血管瘤居第二位。脊柱骨巨细胞瘤好发于椎体,以骶骨发病率最高,疼痛是最常见的症状,通常在确诊前已持续很长时间,有 20%~80% 病例出现神经功能损失,导致肠道及膀胱的功能障碍。

X 线主要表现为侵及骨骺的溶骨性病灶,具有偏心性、膨胀性,边缘无硬化,也无反应性新骨生成,病变部骨皮质变薄,呈肥皂泡样改变。在骶骨,病灶通常靠近近端并偏向一侧。骨巨细胞瘤具有较强侵袭性,对骨质的溶蚀破坏作用大,刮除术后复发率高,少数可出现局部恶性变或肺转移(即所谓良性转移),如果可能,首选广泛的整块切除。术前栓塞有助于控制术中出血。整块切除并发膀胱及肠道功能障碍的机率很高。如手术切除不彻底或可造成严重功能障碍,放疗可作为一种有效的辅助治疗手段。

2. 主要恶性肿瘤

（1）脊索瘤：脊索瘤（chordoma）是起源于中胚层脊索残余组织的恶性肿瘤，占原发恶性骨肿瘤的1%~4%，以40~60岁多见，男性多于女性。它好发于脊柱两端，据统计约35%发生在颅底，55%发生在骶尾部，10%发生在其他椎体，肿瘤生长较慢，到最后才发生转移，有报道肿瘤转移到肺部、眼睑等部位。疼痛通常是最早出现的主诉，是局部骨质破坏引起。临床症状取决于肿瘤发生的部位，颅型脊索瘤可产生头痛、颅神经受压症状，以视神经最多见。脊柱型脊索瘤主要为骨质破坏引起疼痛及相应节段的脊髓、神经压迫症状。骶尾型脊索瘤以肿块为主，症状出现较晚，但疼痛严重，肿瘤向前后方膨胀性生长引起直肠或膀胱压迫、刺激症状，可误诊为直肠炎或膀胱炎。

脊索瘤好发于骶骨的下部或全骶骨，X线片上多在骶骨中央，侧位片多在骶骨前部，主要为溶骨性破坏，在病灶周围可以见到软组织肿块阴影。CT扫描可清晰地显示骨破坏范围、周围的软组织肿块影、与大血管与神经的关系以及同周围毗邻脏器的关系。MRI可清晰显示脊索瘤及累及椎节的所有结构，对脊索瘤的观察及鉴别诊断价值均高于平片及CT。

脊索瘤 Enneking 分期多属ⅠB期肿瘤，如果外科手术可彻底切除，其仍为首选。但由于接近马尾，外科手术难以切除。虽然如此，手术治疗的原则为：彻底切除肿瘤、恢复和重建脊柱的稳定性。若肿瘤位于S_{2-3}以下，可行S_2以下骶骨大部切除而不伤及骶神经丛；肿瘤位于S_{1-2}者宜行骶骨次全切除或骶骨全切除术；位置过高则不得不行肿瘤刮除或肿瘤部分切除术，但术后极易复发。关于骶神经与大小便功能问题，一般认为仅保留双侧S_1神经，则丧失括约肌的功能；保留双侧S_{1-2}神经，50%的患者可恢复括约肌功能；若再保留一侧S_3神经，多数患者可控制大小便。

脊索瘤对放疗不敏感，反应较慢，但放疗对减少神经系统症状和控制肿瘤疼痛有一定效果，对于不能手术、多次复发，或未能彻底切除者，可以试用放射疗法。脊索瘤一般化疗无效，目前国际、国内报道不多见。

（2）骨肉瘤：骨肉瘤累及脊柱的很少，仅占所有骨肉瘤的3%，但高度恶性。视网膜母细胞瘤基因携带者、Rothmund-Thomson综合征或Li-Fraumeni综合征的患者发生骨肉瘤的机率更高。有 Paget 病史或有放疗史的患者发生骨肉瘤的风险也增高。患者因疼痛就诊，肿瘤侵犯周围组织时可出现神经受累症状。平片可见椎体有溶骨性、成骨性或混合性病灶，伴有基质骨化。为进行肿瘤分期，还需要行全身骨扫描、胸部CT和病变部位的MRI和CT扫描。活检是诊断所必需的，一旦确诊，应行新辅助化疗。

骨肉瘤的治疗应选用手术根治切除，辅以放疗及化疗。通常需采用全椎体或脊椎切除术，Ozaki 指出，广泛切除或边缘切除有助于提高生存率。但有脊髓或神经压迫时也只有姑息性手术椎板切除减压。肿瘤切除后需要重建稳定性，通常选用钉棒系统。术后6周再行放疗或化疗。

（3）尤文肉瘤：尤文（Ewing）肉瘤是一种高度恶性的圆形细胞瘤，与原始神经外胚层肿瘤（primitive neurotodermal tumour，PNET）关系密切，占骨原发恶性肿瘤的3.5%~8%，次于骨髓瘤、骨肉瘤和软骨肉瘤，常见于儿童。发病年龄高峰10~15岁，男性好发。典型尤文肉瘤患者的最初症状为疼痛，可能同时伴有软组织包块。脊柱尤文肉瘤约有半数长在骶骨上，易累及神经。X线表现为边界不清的溶骨样破坏，骨膜反应少见，椎体破坏显著，出现严重压缩。MRI可见溶骨性破坏及软组织团块影。大多数病例病情发展非常迅速，尤其是出现贫血、血沉快及白细胞升高并核左移时，常使人怀疑为骨髓炎。

尤文肉瘤通常为Ⅱb期肿瘤，如果不治疗，90%的患者在1年内出现致命的肺转移而死亡。对原发病灶进行放疗可改善疼痛症状，传统化疗药物长春新碱、阿霉素、环磷酰胺加上异环磷酰胺等可以提高无转移尤文肉瘤的预后。遗憾的是，即使采用联合治疗方案（即化疗、术前放疗及广泛切除，术后辅以放疗和化疗），尤文氏肉瘤的5年生存率仍不到20%。

（4）浆细胞瘤与多发性骨髓瘤：脊柱骨髓瘤主要分为孤立性浆细胞瘤及多发性骨髓瘤。浆细胞瘤（myeloma）患者年龄多在50岁以上，胸椎好发，男性多见。腰背疼痛是临床最常见的症状，因肿瘤压迫或椎体病理骨折还可能出现脊柱后凸畸形、神经损害，甚至截瘫。由于浆细胞瘤对放射线敏感，治疗首选放疗，对于需要减压和固定的患者，可采用外科手术治疗。

约有一半单发浆细胞瘤患者会发展成多发骨髓瘤。此外，因检查不全面（MRI、PET-CT等），部分病例就诊时已存在其他病灶而未被发现,误诊为孤立性浆细胞瘤。多发骨髓瘤在脊柱原发性恶性肿瘤中,发病率仅次于脊索瘤,占第二位。多数患者表现为疼痛、疲劳,约一半以上患者就诊时脊柱破坏,引起多发的椎体压缩骨折甚至脊髓受压。

多发性骨髓瘤是全身性疾病,且对放疗极其敏感,以全身治疗为主(化疗、造血干细胞移植、双膦酸盐、药物镇痛等),辅以局部治疗(放疗、椎体成形术、手术)。发生病理骨折的患者,即将或已经发生神经损害的患者,或者放疗后依然顽固性疼痛的患者,都可以考虑手术治疗以重建脊柱稳定性。骨折、后凸畸形或有神经损害的患者可考虑前方手术。

多发性骨髓瘤容易影响其他脏器,常见的如肾衰竭,其临床预后远较浆细胞瘤为差,经化疗平均生存期约 3 年,5 年生存率约为 20%。

(5)软骨肉瘤:软骨肉瘤多发于 30~50 岁,男性多于女性。脊柱的发生率约为 15%,多为中央型和边缘型,常见于中老年患者的胸、腰椎及骶部。软骨肉瘤早期发展缓慢,钝性疼痛为主要临床表现,当肿瘤压迫脊髓或神经可产生相应的临床症状,当患者就诊时肿瘤可能已形成一定的规模。X 线为溶骨性病灶伴散在的钙化斑块。CT 可见肿瘤对骨质的破坏程度、边缘硬化情况。MRI 可明确肿瘤对软组织以及椎管的侵袭程度。

由于软骨肉瘤对传统放疗和化疗均不敏感,广泛的肿瘤切除仍为首选治疗方法。切除的边界常累及神经根、大血管等重要组织、器官,因此手术难度大,风险高,并发症发生率高。软骨肉瘤的复发可发生在术后 5 年之后,因此肿瘤治愈的判断需要更长期的随访。肿瘤的预后与组织学分级相关,恶性度越高,预后越差。

二、微创技术在原发性脊柱肿瘤中的适应证

(一)经皮椎体成形术、后凸成形术

1. 历史及由来 20 世纪 80 年代末,欧洲学者主要关注于经皮椎体成形术(percutaneous vertebroplasty,PVP)在脊柱恶性肿瘤及血管瘤患者中的治疗效果。1984 年,法国医生 Deramond 和 Galibert 首次经皮将一根粗大针管通过椎弓根插入 1 例 C_2 椎体血管瘤伴重度疼痛患者的椎体,并向内注射了一定量的聚甲基丙烯酸甲酯(PMMA),

随后患者疼痛症状完全消失。他们将这种新的治疗方法命名为经皮椎体成形术(PVP)。

后来,PVP 开始被尝试应用于骨质疏松性椎体骨折的治疗并取得了良好的治疗成绩。早期的 PVP 仅能阻止伤椎的进一步压溃,并不能恢复椎体高度及纠正后凸畸形。1998 年,后凸成形术(percutaneous kyphoplasty,PKP)技术通过美国食品药物管理局(FDA)的认证,这种通过球囊膨胀恢复椎体高度及矫正后凸畸形的微创技术开始在美国实施。

2. 手术适应证 所有良恶性病变引起的椎体压缩骨折,主要包括:

(1)骨质疏松:中、高度疼痛,活动障碍;

(2)椎体骨髓瘤或淋巴瘤:疼痛明显;

(3)椎体转移瘤:疼痛明显,椎体不稳;

(4)侵袭性椎体血管瘤:疼痛明显。

3. 禁忌证

(1)绝对禁忌证:

1)感染、结核;

2)出凝血功能障碍,无法纠正。

(2)相对禁忌证:

1)椎体后缘骨质广泛破坏;

2)椎体压缩超过 75%,预计无穿刺入路;

3)有出血倾向;

4)体质极度虚弱,不能耐受手术;

5)成骨性转移性肿瘤或椎弓根成骨硬化;

6)高度椎管狭窄伴神经症状的肿瘤。

4. 操作技术 患者俯卧位,在 C 形臂机或 G 形臂机透视下局麻同时定位,经皮插入穿刺针(图 22-4)。

操作流程:

(1)俯卧位。

(2)从椎弓根外上到内下 15°~30° 缓慢进针。

(3)动态观察,侧位针尖到椎体后缘之前正位未越过椎弓根内缘。

(4)进一步穿针至椎体前 1/3 靠近中线。

(5)注入骨水泥,2~3min 注完。颈椎 1~2.5ml、胸椎 3~5ml、腰椎 4~7ml。

(6)PKP 的操作技术:PKP 的初期操作基本和 PVP 相同,不同之处在于 PKP 手术时间较长,由于 PKP 需要球囊膨胀恢复椎体高度及纠正后凸畸形;穿刺针通常选用 8 号粗针来利于球囊穿过。球囊扩张,扩大了伤椎内空腔的容积,PMMA 的填充量一般比 PVP 多 1~2ml。

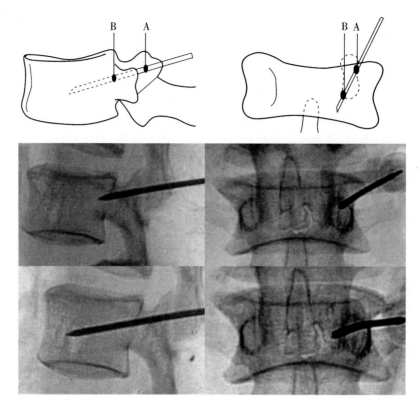

图 22-4 椎体成形穿刺示意图及术中透视示范图：从椎弓根外上到内下 15°~30°（A 到 B 方向）缓慢进针，侧位针尖到椎体后缘之前，正位未越过椎弓根内缘，进一步穿针至椎体前 1/3 靠近中线

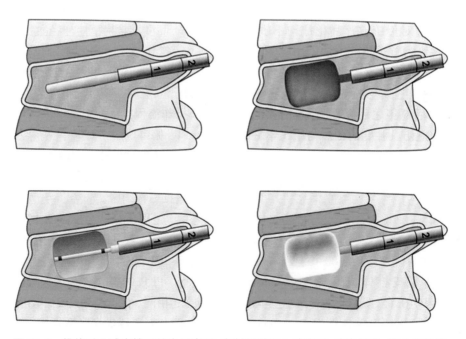

图 22-5 椎体后凸球囊撑开扩张示意图：穿刺通道置入球囊后，球囊扩张，扩大伤椎容积，恢复椎体高度及纠正后凸畸形

5. 术后管理 患者至少入院 1 天,绝对卧床休息,并监护生命体征;一般在术后 2~3 天检查无明显异常后,方可出院。

6. PVP、PKP 的止痛效果十分明显,美国、欧洲和亚洲的临床报告显示,PVP 术后疼痛的缓解率达 70%~95%。PKP 的止痛效果及改善患者生活质量效果与 PVP 十分相似,术后早期疼痛的缓解及消失率在 90% 以上。

7. 并发症 ①骨水泥渗漏;②神经根或周围组织热损伤;③肋骨骨折,邻近椎体骨折;④肺栓塞;⑤感染。

继发椎管狭窄通常是由于注入骨水泥时椎体后壁游离骨块受压、凸入椎管内、压迫椎管内容物而出现神经症状的并发症。其他并发症如局部出血、炎症反应、肺栓塞致死等稀有并发症在 PVP 术中或术后出现,通常以病例报告的形式被报道。

(二)射频消融术

1. 射频消融(radiofrequencyablation,RFA) 是利用射频消融仪,在影像系统的引导下,直接穿刺到肿瘤部位,射频电极发出中、高频射频波,通过消融电极传送到肿瘤组织内,激发组织细胞进行等离子振荡产生较高的热量,从而产生热杀伤局部肿瘤细胞作用,同时可使肿瘤周围的血管组织凝固形成一个反应带,从而引起微循环闭塞,不能继续向肿瘤供血而引起组织死亡。目前,射频消融已广泛应用于肝癌、肾癌、肺癌、乳腺癌和胰腺癌等肿瘤的治疗,作为手术不能切除病例的姑息疗法,同时也应用在放疗的辅助治疗。在骨骼肌肉系统疾病中,射频消融先后被用于治疗骨样骨瘤、软骨母细胞瘤、脊索瘤、上皮样血管内皮瘤及脊柱转移性肿瘤。

2. RFA 的适应证和禁忌证

(1)适应证:①患者存在中、重度疼痛,或者虽然轻度疼痛,但因为疼痛无法改善或这种疼痛通常需要口服止痛剂治疗;②患者的疼痛局限于 1~2 个部位,且有与影像相符合的证据;③转移癌病灶适合射频消融,适合 RFA 的病灶通常是溶骨性病变、溶骨性兼成骨性病变或软组织病变;④任何接受放疗和化疗的患者距本次治疗均 >3 周,年龄 >18 岁;⑤寿命 >2 个月。

(2)禁忌证:①位于脊髓、主要的运动神经、脑组织、大动脉、肠或膀胱 1cm 以内的病灶消融器械展开时靠近这些关键部位;②多发性疼痛病灶;③病灶是成骨性病变,如果应用骨活检技术或钻一骨洞,能为消融提供通道和开伞部位时也可应用;④凝血功能障碍。

3. RFA 操作要点 根据病灶情况,选用的消融技术及患者的全身情况,麻醉可以是局麻、区域麻醉(神经阻滞、腰麻或硬膜外)、静脉麻醉或全麻。通常射频区大于病灶 1cm,以确保消融效果。另外,在 RFA 前影像学评估也非常重要,如果附近有大血管,消融区温度要下降。如与肠相邻可以由于热损伤肠壁导致迟发性肠穿孔。根据医师的经验,可以使用多齿电极或低温针尖电极,一般使用的单极电极用于直径 <3cm 的病变,射频消融时间是 5~10 分钟,中心温度是 100℃或直到温度无法传递到靶组织。大的病灶,重叠消融直至到达骨肿瘤的边缘,一般每处用 5~10 分钟,一旦肿瘤消融术完成,拔出电极时,要开动消融机器处理骨通道。处理通道的目的是防止肿瘤异位种植。

RFA 的并发症有:①射频消融部位骨折;②皮肤窦道,术前如果存在窦道,不能行 RFA 或者忠告患者治疗后窦道可能加重;③皮肤烫伤,监测皮肤温度,当温度 >38℃时在电极周围放置冷盐水纱布;④肺炎;⑤脊髓、神经损伤等。

在射频消融治疗时应注意不要损伤邻近重要结构,如脊髓和神经根等,采取的方法是病灶距离重要结构 1cm 以上时方可进行消融治疗。在射频消融治疗脊柱转移性肿瘤时也可借鉴此标准。由于骨皮质隔热性最好,骨松质次之,肿瘤组织最差,因此射频消融的安全进行要求椎体转移灶与脊髓和神经根之间存在骨皮质或骨松质,以免损伤脊髓和神经根等重要结构。当脊柱肿瘤侵及椎体后侧皮质,距离脊髓 <1cm 时,不适合行 RFA。因此,在行射频消融治疗时消融范围只能包括没有进入椎管的肿瘤组织,而且射频电极不能直接放在椎体后方骨皮质上操作。

RFA 联合骨水泥注射治疗脊柱肿瘤的文献逐渐增多。射频消融和经皮椎体成形术联合应用具有以下优点:①射频消融除可以杀死肿瘤细胞外,还可以使椎旁静脉丛和椎间静脉丛形成微血栓,从而降低经皮椎体成形术骨水泥渗漏的发生率;②射频消融破坏肿瘤组织,降低椎体内的压力,有利于经皮椎体成形术骨水泥的注入及分布减少肿瘤压力性播散的几率;③射频消融清除局部肿瘤组织,可以降低经皮椎体成形术中发生局部骨折的几率。

（三）放射性粒子植入技术

近距离放疗（brachytherapy，BT）是将放射源直接放入肿瘤或靠近肿瘤，利用其近距离内高强度活性，在一定距离后剂量明显下降的物理特点，在给肿瘤高剂量照射的同时保护周边正常组织，使其仅受低剂量照射而受到较少损伤的一种有效放疗方法。在过去的100年中，近距离放疗作为放射治疗的一个重要组成部分，涉及多种解剖部位肿瘤的治疗，如皮肤、脑、头颈、眼、口腔、乳腺、胰腺、软组织、直肠、尿道、前列腺、妇科（宫颈、宫体、阴道）等。

目前，近距离放疗在临床中已成为肿瘤患者的重要治疗手段之一，在延长恶性肿瘤患者的生存时间、提高患者的生活质量等方面起到相当大的作用。近距离照射有以下几个特点：①放射源活度较小，治疗距离短，0.5~5.0cm之间；②大部分能量被周围组织吸收，肿瘤剂量远较周围正常组织的剂量高；③由于平方反比定律的影响，在近距离照射中，离放射源近的组织剂量相当高，而距离放射源远的组织剂量较低，靶区剂量分布均匀性较差。

临床中经常遇到的情况是发生于脊椎、脊柱旁、骶尾部、腹膜后区的骨与软组织恶性肿瘤往往与周围重要组织脏器粘连，很难完整切除，并且邻近小肠、脊髓等剂量限制性正常组织，外照射很难达到高剂量。因此，术中、术后近距离放疗经常用于这些部位手术后的辅助治疗。其中放射性碘粒子植入是其代表性的技术，可以手术中插植或CT引导下经皮插植。近距离放射治疗对控制肿瘤局部复发、改善生活质量起到很大作用。许多研究显示其良好的延缓肿瘤复发的临床疗效，而且对周围正常组织的损伤不大，并发症不严重。但是这些报道的例数不多，随访时间不长，而且其晚期毒性作用研究还不多。

三、临床疗效

原发性骨肿瘤占所有脊柱肿瘤的比例不到10%，但由于其对局部骨质的破坏和对周围神经血管组织的浸润性生长，脊柱原发性肿瘤的发病率较高且诊治困难。脊柱原发性肿瘤包括多发性骨髓瘤、动脉瘤样骨囊肿、骨样骨瘤、骨母细胞瘤、血管瘤、骨巨细胞瘤、脊索瘤、软骨瘤和软骨肉瘤、尤文肉瘤、骨肉瘤等。除手术切除外，放化疗均为常见的治疗手段。近年来，椎体成形术（PVP）及椎体后凸成形术（PKP）被广泛报道应用于脊柱肿瘤的治疗。

完整性切除脊柱肿瘤是最好的治疗手段，但对于脊柱肿瘤来说，完全切除常常非常困难，有些部位的肿瘤也难以实施全脊椎切除。对于不需要或完整切除难度较大的脊柱肿瘤，可以采用椎体成形等方式强化椎体，再联合放化疗治疗手段，降低患者疼痛，提高生存质量。常见的椎体成形的肿瘤的适应证为多发性骨髓瘤、血管瘤等。

Galibert等首先报道了应用PVP技术治疗血管瘤的经验，并迅速将PVP技术推广到骨质疏松性脊柱骨折的治疗中。近年来，PVP或PKP应用于脊柱肿瘤的治疗被广泛报道。Bydon的研究中指出，PVP或PKP可应用于治疗脊柱椎体静止期的肿瘤，应严格把握手术指征。郭卫等提出，即使存在脊髓压迫的椎体肿瘤，如果不能耐受开放手术，PVP也可以作为一种姑息手术方法，降低患者疼痛，提高生存质量。PVP术能有效增加椎体强度，缓解疼痛症状。PKP则联合应用了球囊扩张椎体，再注入骨水泥，能恢复椎体高度，挤压松散的骨质，形成一个完整的空腔，有利于避免骨水泥渗漏。骨水泥填充物能在凝固过程中产生热效应，杀死肿瘤细胞，对于椎体内的感觉神经纤维也有破坏作用，达到止痛的作用。骨水泥作为一种刚度较高的填充物，能强化椎体，避免因肿瘤侵蚀造成椎体的塌陷，进一步压迫神经，能有效避免因脊柱病理性骨折造成瘫痪。另外，骨水泥单体的化学毒性，也能对椎体内的肿瘤组织造成一定破坏。

多发性骨髓瘤患者中，70%以上存在脊柱疼痛，常见部位为胸背部、腰部，并且脊柱区域疼痛往往是患者发现肿瘤的首发症状。传统治疗方法为放疗及化疗。治疗过程中，患者存在感染、脊髓损伤、高钙血症等并发症可能，既往未将多发性骨髓瘤纳入手术治疗的范畴。由于脊柱稳定性下降，患者常常在治疗过程中出现病理性骨折，肿瘤或者骨折块压迫椎管，造成脊髓症状甚至瘫痪。因此，近年来国内外学者提出，对于多发性骨髓瘤的患者，采用椎体成形手术治疗，能降低患者疼痛，稳定强化椎体，避免脊柱塌陷造成的神经症状。虽然椎体成形手术不能改变疾病的预后及生存期，但是可以有效提高患者的生存质量。

Yang等报道了对多发性骨髓瘤的患者进行PVP联合化疗及单纯化疗的RCT研究，PVP组的短期内疼痛程度显著降低（VAS评分分别为

3.0 ± 0.62 和 6.0 ± 0.40），患者的体力活动表现也优于单纯化疗组。在 3~5 年的长期随访中，PVP 组的优势仍然明显，VAS 评分水平低于单纯化疗组。PVP 组为出现神经功能损伤，而在单纯化疗组则出现了 2 例截瘫。

Orgera 的 RCT 研究中对比了 PVP 联用射频消融肿瘤和单纯应用 PVP 的治疗多发性骨髓瘤的效果。研究发现两组术后均较术前疼痛程度减轻，但两组对于疼痛的抑制作用对比没有明显的差异性。

由于肿瘤的浸润性生长，以及肿瘤所具有的丰富血供，对肿瘤病灶进行椎体成形手术时，骨水泥可能突破后壁，压迫椎管，造成患者出现急性脊髓或者神经受压；骨水泥还可能通过肿瘤的滋养血管，渗漏入静脉，并造成肺栓塞等严重并发症。因此，有学者提出采用 PKP 治疗脊柱肿瘤。PKP 与 PVP 相比具有以下优点：由于扩张气囊的作用可以更大程度地恢复椎体的高度，有研究表明 PKP 最大可以恢复原骨折椎体 97% 的高度。PKP 在扩张过程中，将松散的骨质推向边缘，形成一个有较完整内壁的空腔，注入骨水泥时的压力减少，气囊可以压缩骨小梁封闭骨水泥渗漏的通道。相对 PVP，PKP 的骨水泥渗漏风险大幅度降低。

Pflugmacher 等在 RCT 研究中发现，相对于对照组，PKP 能显著降低患者的 VAS 评分，从术前大于 7 分降低至 4 分以下。术后 20% 的患者疼痛完全消失，76% 的患者疼痛明显缓解，只有 4% 的患者没有明显改善。1 个月的随访结果，PKP 组镇痛药物应用自 91% 下降至 49%，对照组镇痛药物由 80% 下降至 64%。

Li 和 Erdem 在针对 PKP 与 PVP 治疗多发性骨髓瘤等肿瘤的随机对照研究中发现，PVP 与 PKP 的镇痛效果并没有显著的差异性。国内外大部分关于 PVP 与 PKP 的研究结果也与此类似。

综上所述，PVP 或 PKP 可以作为治疗脊柱原发肿瘤的镇痛手术方案，也可以在开放手术存在禁忌证时作为一种辅助性的姑息治疗手段。

（贺石生　戎利民）

第二节　脊柱转移癌

一、概述

在人体中，肺、肝脏和骨骼系统是转移癌最常发生的部位。近年来，随着人口老龄化、恶性肿瘤发生率的升高以及肿瘤综合治疗的广泛开展，脊柱转移癌的发病率明显上升。脊柱转移癌可以导致患者明显的疼痛和神经损伤相关的并发症，从而严重影响患者的生活质量。

（一）流行病学

脊柱转移癌可发生在任何年龄段，尤其在 40~65 岁之间更为好发。在所有的骨转移癌病例中，约有 2/3 的患者的转移灶位于脊柱，其中胸椎最常见（60%~80%），其次为腰椎（15%~30%）和颈椎（<10%）。90% 以上的骨转移癌来源于肺癌、乳腺癌、肾癌、前列腺癌和甲状腺癌这 5 种肿瘤类型。其中肺癌是亚裔男性最常见的骨转移癌，而女性最常见的骨转移癌为乳腺癌。文献报道，在尸检过程中发现死于恶性肿瘤的患者中，约 30%~70% 的人出现了肿瘤的脊柱转移。大约有 14% 的脊柱转移癌患者出现了临床症状。

（二）脊柱转移癌的转移途径

脊柱转移癌主要有 4 种转移途径：动脉转移、静脉转移、淋巴转移、直接扩散：①动脉转移：由于脊椎骨为红骨髓，血运丰富，因此血行转移最多见。经动脉转移首先发生于椎体边缘，逐步向髓腔扩散，最后扩散至椎管；②静脉转移：静脉转移则通过无瓣 Batson 静脉丛引流至脊椎形成逆行转移，并同多脏器的静脉系统相联系，它既与上下腔静脉有直接关系，又能独立成为系统，当胸腔腹腔压力增加时，就会出现血流缓慢、停滞或逆流，为通过的癌细胞制造停留和繁殖的机会，常见于乳腺癌、前列腺癌及肺癌；③淋巴转移：虽然淋巴管造影证实骨内有淋巴管，但其作为脊椎转移栓子通道的临床意义尚未肯定。肿瘤栓子首先在脊椎周围淋巴结形成栓塞，增殖达到一定体积时先侵犯骨膜，而后达到骨质形成转移。这种方式实际亦可视为局部蔓延的另一方式；④邻近脊椎的肿瘤，上从鼻咽部，下至腹腔、盆腔后壁的恶性肿瘤，当其发展到一定大小或经椎间孔进入椎管时，可直接浸润破坏椎体。其中以子宫、卵巢、直肠肿瘤以及肺沟癌、神经母细胞瘤和腹膜后肿瘤等多见。一个癌转移灶的形成，必须有足够量的癌细胞栓子，才能有机会使部分癌细胞存活而繁殖。至于需要什么样的必要环境，转移癌细胞才能存活和繁殖，仍不太清楚。国外学者还提出脑脊液转移途径，位于脊髓或小脑部位的肿瘤细胞因手术脱落所致。

（三）脊柱转移癌的临床表现

1. 疼痛　脊柱转移癌最常见的症状是疼痛，96%以上的患者会出现此症状，70%的患者以疼痛为首发症状。常进行性加剧，休息时不缓解，夜间痛明显，呈烧灼痛或钻痛。疼痛可由以下几种原因造成：①椎体塌陷或节段性不稳定：表现为活动时诱发疼痛出现，坐或站立时疼痛加重。大剂量的麻醉性止痛药、激素或放射治疗一般对这种疼痛效果差；②神经根受压：可以是肿瘤组织的直接压迫，也可继发于椎体塌陷，表现为典型的放射性疼痛；③脊髓或马尾受压：椎体塌陷后肿瘤或向后方突出的组织进入椎管造成压迫，疼痛严重且不间断，这种疼痛相对少见；④在少数的患者中，肿瘤侵入椎管但不伴有椎体的塌陷，患者在走路时可能出现间歇性跛行。许多患者的疼痛原因可能不只一种。

2. 脊髓压迫症状　脊柱转移癌常较快出现脊髓、马尾或神经根的压迫症状。5%的脊柱转移癌患者有疼痛合并神经功能减退。颈、腰椎转移癌在神经功能障碍出现以前6个月即可有症状，而胸椎在首发症状不久即可有神经症状。

转移癌主要发生于椎体，通常从前方挤压前角细胞或锥体束，因此运动功能损害最先出现。依据病变的平面，运动功能障碍各异。当脊髓的运动传导通路障碍，患者有肢体的沉重感，手中掉物，通常同侧的上、下肢受累，以后可发展至对侧。颈髓前角细胞受损，可导致上肢肌萎缩性无力，病变以下呈不同程度的痉挛。患者腹壁反射消失，腱反射亢进，出现伸趾反应和踝阵挛。转移病灶累及胸髓出现相似的下肢体征以及双下肢运动无力和痉挛。圆锥水平的转移灶可出现下肢下运动神经元的麻痹，下肢张力减低，伸趾反射消失。马尾神经硬膜外受压表现单侧或双侧下肢无力，跟腱反射减弱。

感觉功能障碍通常在运动功能损害之后出现，常伴有神经根性痛。脊髓后侧受压转移性病变，可出现早期的脊髓后柱功能障碍，并可有位置觉、振动觉和轻触觉的异常。随着压迫继续发展，感觉传导束可受累。由于脊髓丘脑束的神经纤维呈板层状，感觉障碍平面常低于脊髓受压平面以下1或2个皮节。脊髓圆锥的转移病灶，可引起马鞍区麻木，并有直肠、阴道和尿道感觉的消失。马尾神经受压常致腰骶皮节的感觉消失。括约肌功能障碍一般发生在后期，多由病理性骨折引起，

往往提示预后不良。髓内病变有括约肌功能障碍并有清晰的感觉障碍者较有症状的髓外转移瘤多2倍。神经受累越重其预后越坏，其部分原因由于常并有较高的脑转移发生率。髓外病变产生典型的感觉丧失，此种感觉丧失与髓内病变相比，远端较近端更为明显。颈、胸椎髓内病变由于脊髓内受累可出现骶尾部仍有感觉或阶段性的感觉消失。偏向一侧的肿瘤可有明显的脊髓一般功能丧失，产生浅感觉缺如，肌力减弱，病变侧的振动觉和位置觉缺如，以及对侧的痛温觉丧失（Brown-Squard）；由于双下肢无力和感觉混乱，患者行走困难。

自主神经功能障碍表现为血管收缩活动、出汗和呼吸的异常。在胸髓中段以上的病变，可有体位性低血压；病变在 T_1 或以上，出现上眼睑下垂、瞳孔缩小、无汗、眼球凹陷（Horner 综合征）。上颈段病变由于多方便的原因可引起呼吸障碍。可因压迫延髓呼吸中枢（枕骨 ~C_2）或压迫支配膈肌的颈髓（C_{3-5}），亦可因影响肋间肌支配而致呼吸障碍。

3. 活动受限　当广泛骨破坏及脊柱不稳时，患者活动后疼痛明显加重，妨碍其正常的日常生活。依据神经受累平面的不同，患者可出现脊髓、圆锥或马尾的症状。如上颈椎转移癌累及寰枕关节或寰枢关节会引起头颈部的活动受限、僵硬。部分患者可出现斜颈，长期斜颈导致头面部发育不对称。当转移为多节段、多发病灶时，可出现混合性的神经症状。

4. 病理性骨折　有轻微外伤或根本没有任何诱因，在此之前，全无自觉症状，甚至带瘤生存，可发生椎体压缩性骨折，此时疼痛加剧，可很快出现截瘫等。肋骨病理性骨折时，病理性骨折端可使肋间血管及肺组织损伤，而出现气胸、血胸或血气胸，引起严重的呼吸困难。骨盆病理性骨折可致膀胱和尿道损伤，引起尿外渗所致的下腹部、会阴疼痛、肿胀以及血尿、排尿困难。骶尾部病理性骨折可致直肠损伤，出现下腹疼痛和直肠内出血。

5. 全身症状　有原发肿瘤症状者，全身情况差，常有贫血、消瘦、低热、乏力等症状。临床检查中可以发现血沉增快、贫血、血清碱性磷酸酶的升高等非特异性表现，以及肿瘤特定标记物的检出。例如，前列腺癌时前列腺酸性磷酸酶（PAP）及前列腺特异性抗原（PSA）值的升高。

（四）脊柱转移癌的影像学特点

一般情况下，在肿瘤侵袭破坏骨质达 30%~50% 时 X 线才能表现出骨破坏的征象，它的诊断检出率 40% 左右，转移多发生在椎体，早期仅表现为骨松质的稀疏，椎体发生压缩性骨折后，病椎的上、下椎间隙保持不变。CT 能够更清楚地显示骨质的破坏情况，较 X 线可以提前 6 个月发现转移癌。CT 用于评估脊柱转移癌的敏感度为 66.2%，而 MRI 则为 98.5%。MRI 能反映转移灶的分布、数目、大小及与毗邻组织的关系。局灶性溶骨性病变在 T_1 加权像一般表现为低信号，在 T_2 加权像由于出血、坏死或炎性反应而常变现高信号或高低混杂信号，但信号变化缺乏提议性。局灶性硬化的病变在 T_1 和 T_2 加权像均表现为低信号。PET/CT 能够作为很多恶性肿瘤的辅助诊断工具，相比骨扫描，其具有更高的特异性和敏感性，有着更高的阴性预测价值。

（五）脊柱转移癌的分期及评估

对脊柱转移癌进行分期及评估是决定治疗方案的重要步骤。Harrington 等依据骨性结构破坏程度和神经损害将脊柱转移癌分为 5 型。Ⅰ型：无严重神经损害；Ⅱ型：累及骨性结构但无椎体塌陷及不稳；Ⅲ型：重要的神经功能损害（感觉或运动），但无明显的骨性结构破坏；Ⅳ型：椎体塌陷并引起疼痛，但无明显神经功能损害；Ⅴ型：椎体塌陷或不稳，伴明显神经功能损害。对Ⅰ~Ⅲ型患者可行非手术治疗，包括化疗、激素治疗和放疗；Ⅲ型患者若脊髓受压并且肿瘤对放疗不敏感可行手术治疗；Ⅳ~Ⅴ型患者行手术治疗。

对脊柱转移癌患者的评价应包括对疼痛的评价，对神经功能状态的定量评分和一般状况的定量评分：①疼痛评价：疼痛评价可以用视觉量表来测定。这种方法是许多癌症患者所熟悉的。疼痛分值可以换算为轻度（0~4）、中度（5~6）和重度（7~10）；②神经功能定量评分：最常用的神经功能量表是 Frankel 分级系统和美国脊髓损伤协会（American Spinal Injury Association, ASIA）评分。两者均评价运动功能，E 级表示正常，A 级表示完全瘫痪；③一般状况评价：一般状况反映了患者的行走能力、合并的疾病和疾病的程度。一个患者可能因为丧失了本体感觉、下肢骨折、营养状况差、肺功能低下或其他的原因，即使有正常肌力也不能行走。应用 ECOG（eastern cooperative oncology group）一般状况评估表来对患者的功能进行评价。

Tokuhashi 等提出了一个评估脊柱转移癌患者预后和生存期的术前评分系统：①总的健康状况；②脊柱外转移的肿瘤数量；③脊柱受累数量；④重要脏器转移情况；⑤原发肿瘤类型；⑥脊柱损害情况。每个参数的分值为 0~2 分，分值高则预后好，术前评分 >9 分者行切除手术，≤5 分者行姑息性手术，对总分 6~8 分者没有作推荐。Enkaoua 等应用 Tokuhashi 评分回顾研究 71 例患者，认为 Tokuhashi 评分是一个很有效的预后指标，但建议把原发灶不明肿瘤的分值由 1 分降为 0 分。

Tomita 等提出一种新的脊柱转移癌的评分系统，包括 3 项预后因素。①原发肿瘤病理分级：生长缓慢 1 分，中度 2 分，生长迅速 4 分；②脏器转移情况：无转移 0 分，可治疗 2 分，不可治疗 4 分；③骨转移情况：单发或孤立 1 分，多发 2 分。总分为 10 分，预后评分 2~3 分者，行广泛切除或边缘切除，以获得长期局部控制；4~5 分者，行边缘或病灶内切除，以获得中期局部控制；6~7 分者，预计生存期较短，行姑息性手术治疗，以获得短期局部控制；8~10 分者，仅行非手术治疗。

Boriani 等将 Enneking 分期用于脊柱肿瘤提出 WBB 分期系统（Weinstein-Boriani-Biagini），包括：①脊椎横断面按顺时针方向分为 12 个扇形区域；②组织层次从椎旁到椎管共分成 A~E 层；③肿瘤涉及的纵向范围。WBB 倡导在脊柱不完全切除时切除范围至少要距肿瘤一个扇区，根据肿瘤侵犯范围制定不同手术方案：①椎体切除术（椎体肿瘤的边界切除）适合于肿瘤位于 4~8 区或 5~9 区；②矢状切除适合于肿瘤位于 3~5 区或 8~10 区（以椎弓根为中心）；③后弓切除适合于肿瘤位于 10~3 区。WBB 分期为广泛和边缘切除提供了标准化方案，便于计划手术入路及经验交流。

（六）脊柱转移癌的治疗

脊柱转移癌的治疗一直是临床的难点，治疗方法包括外科手术、放疗、动静脉化疗、药物止痛、内分泌治疗等。虽然治疗方法很多，但是尚未找到一种理想的治疗手段，目前治疗脊柱转移癌的方法主要是姑息性缓解疼痛和预防椎体病理性骨折引起的一系列并发症。

手术是目前脊柱转移癌的重要治疗方式。对于已经发生脊柱转移的癌症患者来说，很显然，肿瘤已经进入晚期，是不能被彻底治愈的，因此手术目的在于缓解疼痛、解除脊髓神经压迫、重建脊柱稳定性和改善患者生活质量。而在 10 余年前，情况并非如此，放疗是当时的主流治疗方式。文献报道单纯放疗可使 44% 的脊柱转移癌患者神经症状得到改善，这一数值与单纯后路椎板切除减压不实施内固定、术后合并放疗的神经症状改善率无显著性差异。而在当时手术方式十分单一，仅有单纯后路椎板切除减压不实施内固定这一种手术方式。然而，单纯放疗虽然限制了肿瘤的生长，但对于已对脊髓、神经根形成压迫的病灶所造成的影响并无明显改善，因此，对于疼痛以及神经压迫症状明显的患者，手术仍是较好的选择。

此后，由于生物力学及内固定技术的发展，许多新的手术方式被提出，手术也逐渐成为了脊柱转移癌最重要的治疗手段之一。手术必须考虑肿瘤的病理类型、转移情况、脊柱病变范围、脊柱稳定性、脊髓压迫情况、基础疾病、一般状况以及患者的生存期。手术决策是复杂的，即使有明确的适应证，手术本身和目的必须由患者对术式的耐受力，更重要的是由他们的预期寿命来决定。一般认为，行手术的脊柱转移癌患者存活预期不应少于 6 个月。

脊柱转移癌的主要手术方式包括：姑息性减压手术、肿瘤切除术以及经皮椎体强化术等。而采用何种术式，应根据术前对患者的预后评估作出合理的选择。开放性手术治疗难度高，创伤大，风险高，恢复慢，且费用昂贵，仅对患者脊髓压迫症状明显时采用；由于患者多为癌症中晚期，体质较差，往往多个椎体成跳跃转移，手术很难切除彻底，术后易复发。非手术治疗能在一定程度上缓解疼痛，但起效慢，且无法加强脊柱稳定性。其中放疗可能导致放射性脊髓损伤；化疗周期长、药物毒副作用大，年老体弱者难以实施或坚持。对于体质差、无法耐受手术的患者，使用镇痛剂、麻醉药物治疗只能在短期内暂时缓解疼痛，易出现药物副作用和药物依赖。

因此，对于该类患者需要一种创伤小、见效快的治疗方法。随着影像技术及脊柱介入技术的发展，包括经皮椎体强化术、立体定向放射外科和射频消融等在内的微创技术对传统的脊柱转移癌治疗提出了挑战。微创手术创伤小，出血少，手术时间短，且很少影响其他的治疗，与传统手术相比，并发症发生率更低，治疗时间短，可在放、化疗周期的间隙进行，逐渐成为改善不稳定疼痛的有效方法和开放性手术之外的一个选择。经皮椎体强化术不仅能够起到立即止痛的效果，而且能增加脊柱的强度和稳定性，杀灭局部肿瘤细胞。能有效预防病椎塌陷，可以明显改善晚期肿瘤患者的生存质量，同时亦可取肿瘤组织检查，为后续的放化疗提供客观依据，是治疗脊柱转移瘤的一种创伤小、安全有效的治疗手段，已逐渐受到临床医生的重视。

二、经皮椎体强化术治疗脊柱转移癌的适应证

本节主要介绍应用经皮椎体强化术治疗脊柱转移癌。经皮椎体强化术包括经皮椎体成形术（percutaneous vertebroplasty，PVP）和经皮椎体后凸成形术（percutaneous kyphoplasty，PKP）。

PVP 是一种在影像引导和监测下进行的微创治疗，经皮穿刺到椎体病灶内，并注入聚甲基丙烯酸甲酯（PMMA）等灌注剂，PMMA 聚合反应放热，凝固后达到一定的强度，通过一系列机械性、血管性、化学性、热效应等因素，起到止痛、增加椎体强度、防止塌陷、预防瘫痪、抑制肿瘤生长的作用。1987 年，法国的 Galibert 首先应用该技术成功地治疗了 1 例 C_2 椎体血管瘤的患者，随后在欧洲逐渐推广应用于治疗恶性肿瘤或骨质疏松引起的椎体压缩性骨折。1994 年开始在美国应用，近年来逐渐推广。

PKP 是在 PVP 的基础上发展起来的新的脊柱微创技术。由于 PVP 恢复椎体高度、纠正后凸畸形的作用不明显，且 PVP 骨水泥渗漏发生率较高。1994 年，美国加利福尼亚州的 Reiley 等设计研制出一种可膨胀性球囊（inflatable bone tamp，IBT），经皮穿刺置入椎体，通过球囊扩张恢复椎体高度并形成空腔，充填骨水泥，增强椎体的刚度和强度，重建脊柱稳定性，达到缓解疼痛、矫正后凸畸形、改善患者生活质量的目的。因此，该技术被称为经皮椎体后凸成形术（PKP）。自 1998 年美国 FDA 批准 PKP 运用于临床以来，其以疗效可靠、安全等潜在优势而备受青睐，与 PVP 相比，具有更少的并发症，疗效也大大提高。

手术适应证：①已证实的脊柱转移癌，伴有严重的局部固定性背部疼痛，并影响日常生活，需使用麻醉药止痛治疗者；②持续性疼痛，保守治疗不缓解；③转移癌直接侵袭引起的疼痛；④转移癌导致的脊柱不稳所引起的疼痛；⑤放、化疗后疼痛不能缓解者；⑥出现局部转移病变，患者预期寿命在

1 年以上者。

三、PKP/PVP 微创治疗脊柱转移癌的临床疗效

自 1989 年 Lapras 等首次报道用 PVP 治疗椎体转移性肿瘤以来,该方法得到了广泛的应用,取得了显著疗效。PVP 治疗脊柱转移瘤的主要作用是增加脊柱的稳定性和止痛,其可能的机制为:①骨水泥的刚度较高,重建和稳定脊柱,降低患者疼痛,解除对脊髓及神经根的压迫,防止神经功能恶化;②骨水泥凝结时产生的高温可以破坏部分肿瘤组织,以及椎体内的感觉神经末梢;③骨水泥可能产生的单体具有抗肿瘤作用,从而减轻肿瘤对骨质的破坏,防止肿瘤进一步转移,使患者术后疼痛明显减轻,生活质量得到提高。国内外研究表明 PVP 治疗脊柱转移瘤,短期内疼痛缓解率为 88.7%~98.5%。Kaemmerlen 等报道应用 PVP 治疗 20 例有严重疼痛的脊柱转移癌患者,80% 的病例在术后 48 小时内疼痛明显减轻。针对 PVP 与 PKP 治疗脊柱转移癌的有效性、安全性等,国内外学者开展了很多研究。有许多研究证明其能够明显缓解转移癌所造成的疼痛以及神经功能损伤,同时,其安全性也被广大学者所认可,因此这种技术也被作为脊柱转移癌的姑息治疗方案被广泛应用。Appe 等报道了对存在脊髓压迫的椎体转移瘤患者进行 PVP 治疗,结果表明疼痛缓解率为 87%,并未出现神经功能损害进一步加重。Calmels 等应用 PVP 治疗 52 例脊柱病理性骨折的患者,86% 的患者在术后 1 个月疼痛缓解,92% 的患者在术后 6 个月疼痛缓解,局部并发症发生率为 8.5%,全身并发症发生率为 3.4%。Sun 等的研究中,对 32 例接受 PVP 治疗的患者,97%(31/32)的患者在治疗后 1 天、1 周时疼痛缓解,86.7%(26/30)的患者在治疗后 1 个月疼痛缓解,82.3%(24/29)的患者在治疗后 3 个月疼痛缓解,76.9%(20/26)在治疗后半年内疼痛缓解,64%(33/53)出现骨水泥渗漏,但均无临床症状。杨惠林教授在国内率先应用 PKP 治疗骨质疏松性脊柱骨折,后被逐渐推广,用于治疗脊柱转移癌。杨惠林等应用 PKP 治疗 48 例脊柱转移癌,术后 VAS 评分,Oswestry 功能障碍指数和后凸角较术前明显降低,术后椎体前缘和中部高度高于术前,12 例出现少量骨水泥渗漏,均无临床症状。2011 年 2 月 16 日,美敦力公司在 "Lancet Oncology" 权威杂志上发表了首个多中心随机对照研究,研究在 22 个机构进行,分布于美国、欧洲、澳大利亚及加拿大,比较 PKP 与非手术方法治疗癌症患者的疼痛性椎体压缩性骨折的有效性和安全性。此项研究有 134 例患有脊柱压缩性骨折的患者参与研究,这些患者还同时患有其他各种癌症,如乳腺癌、肺癌、前列腺癌或多发性骨髓瘤。参与研究的患者被随机分为 PKP 治疗组(n=70)和非手术治疗的对照组(n=64)。研究评估了 129 例患者(68 例 PKP 患者和 61 例非手术治疗患者)的生活质量、身体功能和背部疼痛导致的多方面试验结果。结果显示 PKP 手术后 1 个月,比非手术治疗能更好地恢复背部功能,更快地缓解疼痛以及提高生活质量,是一项安全、有效的技术。然而,该研究的随机抽样只进行了 1 个月,目前的研究缺乏中远期疗效的报道。骨水泥渗漏是 PKP 和 PVP 手术需要重视的并发症,它可能导致急性的神经损伤。然而,骨水泥的渗漏往往是无症状的,其可以通过使用高黏稠度水泥和注射相对少量的水泥等来降低渗漏风险。对比 PVP 与 PKP,众多研究结果显示,两者止痛效果相似,但 PKP 能有效恢复椎体高度,纠正后凸畸形,而远期疗效有待进一步证明。

目前的研究表明,经皮椎体强化术治疗脊柱转移癌是安全、有效的。同时,Itagaki 等比较椎体强化术和开放手术治疗脊柱病理性骨折的医疗费用及住院时间发现,椎体强化术的医疗费用更少,住院时间更短,在脊柱病理性骨折的治疗中有一定价值。

(杨惠林　孟斌)

参 考 文 献

[1] Theodorou DJ, Theodorou SJ, Sartoris DJ. An imaging overview of primary tumors of the spine: Part 1. Benign tumors. Clin Imaging, 2008, 32(3): 196-203.

[2] Theodorou DJ, Theodorou SJ, Sartoris DJ. An imaging overview of primary tumors of the spine: Part 2. Malignant tumors. Clin Imaging, 2008, 32(3): 204-211.

[3] 江晓兵, 梁德, 晋大祥, 等. 椎体成形术治疗多发性骨髓瘤椎体病理性骨折的疗效分析. 中医临床研究, 2012, 4(10): 61-62.

[4] 陈钢, 黄宏伟, 陈永雄, 等. 经皮椎体成形术治疗多发性骨髓瘤椎体病理性骨折. 中国矫形外科杂志, 2012, 20(15): 1436-1437.

[5] 赵亭国, 扈文海, 李会杰, 等. 脊柱病变为主的多发

性骨髓瘤的手术治疗探讨. 实用骨科杂志,2012,18(12):1057-1060.

[6] 王振林,幸永明,卓孟川,等. 椎体成形术治疗多发骨髓瘤椎体病理性骨折 39 例分析. 临床军医杂志,2013(2):198-199.

[7] 王毅飞,郭卫,杨荣利,等. 脊柱骨髓瘤的手术治疗效果及预后分析. 中国脊柱脊髓杂志,2014,24(11):1001-1006.

[8] Bydon M,Gokaslan ZL. Delayed pedicle screw augmentation after spinal instrumentation for fractures in patients with multiple myeloma. World Neurosurg,2015,83(5):769-770.

[9] Ha KY,Min CK,Seo JY,et al. Bone cement augmentation procedures for spinal pathologic fractures by multiple myeloma. J Korean Med Sci,2015,30(1):88-94.

[10] Papanastassiou ID,Eleraky M,Murtagh R,et al. Comparison of unilateral versus bilateral kyphoplasty in multiple myeloma patients and the importance of preoperative planning. Asian Spine J,2014,8(3):244-252.

[11] Mattei TA,Mendel E,Bourekas EC. Postoperative cement augmentation after 360-degree fixation for highly unstable vertebral fractures in patients with multiple myeloma:a technical note on delayed trans-instrumentation vertebroplasty. World Neurosurg,2014,82(3-4):531-537.

[12] Chen LH,Hsieh MK,Niu CC,et al. Percutaneous vertebroplasty for pathological vertebral compression fractures secondary to multiple myeloma. Arch Orthop Trauma Surg,2012,132(6):759-764.

[13] Yang Z,Tan J,Xu Y,et al. Treatment of MM-associated spinal fracture with percutaneous vertebroplasty(PVP) and chemotherapy. Eur Spine J,2012,21(5):912-919.

[14] Chew C,Ritchie M,O'Dwyer PJ,et al. A prospective study of percutaneous vertebroplasty in patients with myeloma and spinal metastases. Clin Radiol,2011,66(12):1193-1196.

[15] La Maida GA,Sala F,Callea G,et al. Efficacy of unipedicular baloon kyphoplasty for treatment of multiple myeloma vertebral lesions. Asian Spine J,2011,5(3):162-168.

[16] Witham TF,Khavkin YA,Gallia GL,et al. Surgery insight:current management of epidural spinal cord compression from metastatic spine disease. Nat Clin Pract Neurol,2006,2(2):87-94.

[17] Perrin RG,Laxton AW. Metastatic spine disease:epidemiology,pathophysiology,and evaluation of patients. Neurosurg Clin N Am,2004,15(4):365-373.

[18] Agarawal JP,Swangsilpa T,van der Linden Y,et al. The role of external beam radiotherapy in the management of bone metastases. Clin Oncol(R Coll Radiol),2006,18(10):747-760.

[19] Lewandrowski KU,Bell GR,McLain RF. Cancer of the spine:how big is the problem?,in McLain RF. Cancer in the Spine:Comprehensive Care. Totowa,NJ:Humana Press,2006:1-5.

[20] 候树勋. 脊柱外科学. 北京:人民军医出版社,2005:1233-1239.

[21] Sciubba DM,Gokaslan ZL. Diagnosis and management of metastatic spine disease. Surgical Oncology,2006,15(3):141-151.

[22] 田伟. 积水潭实用骨科学. 北京:人民卫生出版社,2008:565.

[23] Buhmann Kirchhoff S,Becker C,Baur-Melnyk A,et al. Detection of osseous metastases of the spine:comparison of high resolution multi-detector-CT with MRI. Eur J Radiol,2009,69(3):567-573.

[24] Akeyson EW,McCutcheon IE. Single-stage posterior vertebrectomy and replacement combined with posterior instrumentation for spinal metastasis. J Neurosurg,1996,85(2):211-220.

[25] Galibert P,Deramond H,Rosat P,et al. A treatment method for certain spinal angiomas-percutaneous vertebroplasty with acrylic cement. NeuroChirurgie,1987,33:166-168.

[26] Lee CS,Jung CH. Metastatic spinal tumor. Asian Spine J,2012,6(1):71-87.

[27] Lapras C,Mottolese C,Deruty R,et al,Percutaneous injection of methyl- metacrylate in the treatment of severe vertebral osteolysis and osteoporosis. Ann Chir,1989,43(5):371-376.

[28] Kaemmerlen P,Thiesse P,Bouvard H,et al. Percutaneous vertebroplasty in the treatment of metastases. Technic and results. J Radiol,1989,70(10):557-562.

[29] Calmels V,Vallee JN,Rose M,et al. Osteoblastic and mixed spinal metastases:Evaluation of the analgesic efficacy of percutaneous vertebroplasty. AJNR Am J Neuroradiol,2007,28(3):570-574.

[30] Sun G,Jin P,Li M,et al. Percutaneous Vertebroplasty for Pain Management in Spinal Metastasis with Epidural Involvement. Technol Cancer Res Treat,2011,10(3):267-274.

[31] 杨惠林,Hansen,A. Yuan,等. 球囊扩张椎体后凸成形术治疗骨质疏松性椎体压缩骨折. 苏州大学学报:医学版,2002,22(4):406-409.

[32] Qian ZL,Sun ZY,Yang HL,et al. Kyphoplasty for the

treatment of malignant vertebral compression fractures caused by metastases. J Clin Neurosci,2011,18(6): 763-767.

[33] Berenson J,Pflugmacher R,Jarzem P,et al. Balloon kyphoplasty versus non-surgical fracture management for treatment of painful vertebral body compression fractures in patients with cancer:a multicentre,randomised controlled trial. Lancet Oncol,2011,12(3):225-235.

[34] Itagaki MW,Talenfeld AD,Kwan SW,et al. Percutaneous Vertebroplasty and Kyphoplasty for Pathologic Vertebral Fractures in the Medicare Population:Safer and Less Expensive than Open Surgery. J Vasc Interv Radiol, 2012,23(11):1423-1429.

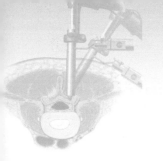

索　引

A

Aebi 分型　549
ALIF　461
AO 分型　486
AxiaLIF 2L　321
AxiaLIF 360°技术　321
AxiaLIF⁺　323
Axial-LIF　463

B

半主动交互式导航系统　353
被动交互式导航系统　353
标准"锁孔"VATS 手术　202

C

Charite 假体　378
CT 影像脊柱导航系统　350
C 反应蛋白（CRP）　557

D

Dennis 脊柱三柱理论　482
单节段 AxiaLIF　320
等离子射频髓核消融技术　88
骶骨骨折　506
骶骨倾角　548
骶管内镜下激光消融腰椎间盘减压术　414
骶髂关节螺钉固定　506
骶前结核脓肿穿刺　563
电磁导航系统　349
电动式经皮腰椎间盘切吸技术（APLD）　87
电视辅助显像胸腔镜手术　197
动脉瘤样骨囊肿（ABC）　571
多发性骨髓瘤　572

E

二维 X 线透视影像导航系统　351

F

复发性腰椎间盘突出症　161
复合肌肉动作电位（CMAP）　222
腹膜外腔镜技术　563
腹腔镜下前路腰椎椎体间融合术　230
腹腔镜下腰椎骨折内固定术　230

G

改良 YESS 技术　151
骨母细胞瘤　571
骨盆倾斜角　548
骨盆投射角　548
骨肉瘤　572
骨水泥渗漏　518
骨形态发生蛋白（bone morphogenic protein，BMP）　542
骨样骨瘤　570
骨质疏松性椎体压缩骨折　509
骨质疏松症　509
硅胶管植入持续冲洗技术　561

H

Hangman 骨折　471
Horner 综合征　101
红外光（光学定位）影像手术导航系统　350
后路经皮内镜下颈椎间盘髓核摘除术　191
后路微创技术　540
后路显微内镜下颈椎椎板椎间孔切开与颈椎间盘髓核摘除　180
后路腰椎椎体间融合术　461
后外侧椎间孔入路　79

化学髓核溶解术　87

J

Jefferson 骨折　471
极外侧入路腰椎椎间融合术　292
极外侧腰椎椎体间融合术　462
脊髓造影　451
脊索瘤　572
脊柱侧弯胸腔镜下前方松解手术　212,529
脊柱机器人辅助手术　366
脊柱棘突间锁定术　397
脊柱结核　562
脊柱手术导航系统　353
脊柱微创外科　1
计算机体层摄影（CT）　451
浆细胞瘤　572
降钙素原（procalcitonin, PCT）　557
近距离放疗　576
经鼻内镜技术　177
经多裂肌最长肌间隙入路　83
经口鼻联合内镜技术　178
经口内镜技术　177
经皮齿状突螺钉内固定术　264
经皮抽吸术（percutaneous suction aspiration and drainage）　561
经皮穿刺颈椎间盘切除术　430
经皮骶髂关节内固定术　393
经皮附加伤椎置钉内固定　503
经皮后路 C_{1-2} 螺钉内固定术　248
经皮激光颈椎间盘减压术　97
经皮激光腰椎减压术　98
经皮激光椎间盘减压术　87,426,441
经皮激光椎间盘减压术（PLDD）　436
经皮经椎间孔镜下椎间盘髓核切除术　141
经皮颈椎间盘髓核成形术　430
经皮颈椎椎弓根螺钉内固定术　269
经皮跨伤椎螺钉内固定　503
经皮内镜下腰椎间盘髓核切除术　141
经皮内镜椎板间入路椎间盘切除术　172
经皮内镜椎板间入路椎间盘髓核切除术　141
经皮内镜椎间盘切除并置管引流（percutaneous endoscopic discectomy and drainage, PEDD）　561
经皮前路 C_{1-2} 关节突螺钉内固定术　255
经皮胸腰椎椎弓根螺钉内固定术　277
经皮轴向髓核置换　322
经皮椎弓根钉内固定术　248
经皮椎弓根间盘切除（PTD）　562
经皮椎弓根螺钉内固定技术　474
经皮椎弓根外固定技术　411

经皮椎体成形术　103,511,580
经皮椎体后凸成形术　107,511,580
经竖脊肌腰方肌间隙入路　85
经胸骨入路　56
经椎弓根入路　58
经椎间孔腰椎椎体间融合术　462
颈椎后路显微镜外科技术　311
颈椎间盘等离子射频髓核消融术　89,90
颈椎前路显微镜外科技术　307
颈椎前路椎间盘切除 + 融合术　307
巨细胞瘤　571

K

可膨胀式脊柱融合器（B-Twin）　401

M

MRI 手术导航系统　352

N

内镜下经颈动脉三角前路 C_{1-2} 微创技术　188
内镜下颈后路手术　427
内镜下颈椎前路手术　429
内镜下腰椎间盘髓核摘除术　437

Q

QUADRANT™ 可扩张通道微创系统　283
QUADRANT™ 可扩张通道下手术　284
髂窝结核脓肿穿刺　563
前路腹腔镜下椎间盘摘除　80
前路腰椎椎体间融合术　461
青少年特发性脊柱侧弯　528

R

人工髓核（prosthetic disc nucleus, PDN）　384
人工髓核置换术　384
人工椎间盘置换术　380
乳糜胸　224
软骨肉瘤　573

S

SMII 型人工腰椎间盘　379
SRS-Schwab 分型　549
三维 X 线透视影像导航系统　352
上颈椎后路　47
上颈椎前路　47
射频消融　575
神经源性 MEP（NMEP）　223
视频辅助的腰椎前方腹膜外直肠旁入路　81

手术导航系统　346

枢椎齿状突骨折　471

术中 CT 影像脊柱导航系统　351

双腔支气管导管法　215

T

TESSYS 技术　166

TLICS 评分　475

TLIF　462

体感诱发电位　222

退行性腰椎侧弯　547

W

Watkins 间隙入路　85

WBB 分期　569

Wiltse 间隙入路　84

完全开放式的导航系统　352

微创脊柱侧弯矫形手术　543

微创经皮螺钉内固定　503

微创入路脊柱手术　282

X

XLIF　463

X 线透视导航系统　351

下颈椎后路　49

下颈椎前路　48

显微内镜辅助下 MIS-TLIF　131

显微内镜下颈椎管减压术　180

显微内镜下腰椎间盘髓核摘除术　118

显微内镜下椎板减压术　119

小切口微侵袭 VATS　197

小切口微侵袭 VATS 手术　202

小切口胸腰椎侧弯前路矫形手术　533

胸腔镜辅助技术　563

胸腔镜辅助下小切口胸椎侧弯前路矫形术　531

胸腔镜辅助下小切口胸椎侧凸前路矫形术　227

胸腔镜入路　56

胸腔镜下矫形术　531

胸腔镜下胸腰椎骨折减压内固定术　197

胸腰椎连接部的前方入路　60

胸椎侧凸胸腔镜下矫形术　224

胸椎骨折　474

选择性神经根造影术　418

选择性神经根阻滞术　418

血沉（ESR）　557

血管瘤　571

Y

YESS 技术　141

腰骶椎轴向椎体间融合术　320

腰椎管狭窄症　445

腰椎骨折　495

腰椎后路扩张管技术　282

腰椎后路椎间盘镜的入路　78

腰椎滑脱症　458

腰椎疾病的显微镜外科技术　314

腰椎间盘等离子射频消融术　94

腰椎间盘突出症　435

腰椎退行性滑脱症　458

尤文肉瘤　572

运动诱发电位　222

Z

载荷分享评分（LSC）　484

轴向融合内固定手术　319

轴向腰椎椎体间融合术　463

主动交互式导航系统　353

椎间盘电热法纤维环成形术（IDET）　88

椎间盘镜技术　118

椎间盘镜下齿状突骨折内固定术　184

椎间盘炎　556

椎旁脓肿　563

椎体成形术　58

椎体骨折不愈合　518

椎体填充材料　520

左侧腹膜后腰椎间盘摘除术入路　82